国家卫生健康委员会"十三五"规划教材

专科医师核心能力提升导引丛书

供专业学位研究生及专科医师用

罕见病学

Textbook on Rare Diseases

主　编　张抒扬　赵玉沛

副主编　黄尚志　崔丽英　陈丽萌

人民卫生出版社

·北京·

图书在版编目（CIP）数据

罕见病学／张抒扬，赵玉沛主编 . —北京：人民
卫生出版社，2020.10（2020.12重印）
ISBN 978-7-117-30572-3

Ⅰ. ①罕… Ⅱ. ①张…②赵… Ⅲ. ①疑难病—研究
生—教材 Ⅳ. ①R442.9

中国版本图书馆 CIP 数据核字（2020）第 185516 号

人卫智网　**www.ipmph.com**	医学教育、学术、考试、健康， 购书智慧智能综合服务平台	
人卫官网　**www.pmph.com**	人卫官方资讯发布平台	

罕 见 病 学
Hanjianbingxue

主　　编：张抒扬　赵玉沛
出版发行：人民卫生出版社（中继线 010-59780011）
地　　址：北京市朝阳区潘家园南里 19 号
邮　　编：100021
E - mail：pmph @ pmph.com
购书热线：010-59787592　010-59787584　010-65264830
印　　刷：三河市潮河印业有限公司
经　　销：新华书店
开　　本：850×1168　1/16　印张：34　插页：16
字　　数：960 千字
版　　次：2020 年 10 月第 1 版
印　　次：2020 年 12 月第 2 次印刷
标准书号：ISBN 978-7-117-30572-3
定　　价：159.00 元

打击盗版举报电话：010-59787491　E-mail：WQ @ pmph.com
质量问题联系电话：010-59787234　E-mail：zhiliang @ pmph.com

编　者 （按姓氏笔画排序）

万　阔　北京协和医院

马祎楠　北京大学第一医院

王　鸥　北京协和医院

王　涛　北京协和医院

王　薇　北京协和医院

王秋菊　中国人民解放军总医院

王振刚　首都医科大学附属北京同仁医院

王晓玲　深圳华大生命科学研究院

王绿娅　首都医科大学附属北京安贞医院

王瑾晖　北京协和医院

方　萍　广州金域医学检验集团股份有限公司

邓　姗　北京协和医院

卢　琳　北京协和医院

田　文　北京积水潭医院

田　庄　北京协和医院

田欣伦　北京协和医院

田秦杰　北京协和医院

白晋丽　首都儿科研究所

冯　永　南华大学附属长沙中心医院

冯小黎　深圳华大生命科学研究院

巩纯秀　首都医科大学附属北京儿童医院

朱　兰　北京协和医院

朱以诚　北京协和医院

朱华栋　北京协和医院

朱惠娟　北京协和医院

乔　杰　北京大学第三医院

刘　洁　北京协和医院

刘永太　北京协和医院

刘明生　北京协和医院

刘雅萍　中国医学科学院基础医学研究所

安云飞　重庆医科大学附属儿童医院

孙丽颖　北京积水潭医院

苏　畅　首都医科大学附属北京儿童医院

李　丽　北京协和医院

李　忱　北京协和医院

李庆阁　厦门大学生命科学学院

李雪梅　北京协和医院

杨　红　北京协和医院

杨仁池　中国医学科学院血液病医院（血液学研究所）

杨佳欣　北京协和医院

杨焕明　深圳华大生命科学研究院

吴　南　北京协和医院

吴志宏　北京协和医院

邱正庆　北京协和医院

邱贵兴　北京协和医院

谷　峰　温州医科大学附属眼视光医院

邹和建　复旦大学附属华山医院

汪德鹏　北京希望组生物科技有限公司

宋　昉　首都儿科研究所

宋红梅　北京协和医院

张　文　北京协和医院

张　晔　北海康成医药科技有限公司

张为民　北京协和医院

张抒扬　北京协和医院

张学军　安徽医科大学

张新超　北京医院

陈　峰　北京协和医院

陈　楠　上海交通大学医学院附属瑞金医院

陈丽萌　北京协和医院

陈晓巍　北京协和医院

竺晓凡　中国医学科学院血液病医院（血液学研究所）

金　晖　北京协和医院

周文浩　复旦大学附属儿科医院

周在威　上海寻因生物科技有限公司

周学东　四川大学华西口腔医院

赵　屹　中国科学院计算技术研究所

赵玉沛　北京协和医院

赵明杰　大连医科大学

赵晓东　重庆医科大学附属儿童医院

荆志成　北京协和医院

胡建华　北京协和医院

柳　青　北京协和医院

段小红　空军军医大学第三附属医院（第四军医大学口腔医学院）

施　均　中国医学科学院血液病医院（血液学研究所）

费允云　北京协和医院

姚　宏　陆军军医大学第一附属医院（重庆西南医院）

姚　明　北京协和医院

袁永一　中国人民解放军总医院

聂时南　东部战区总医院

晋红中　北京协和医院

顾学范　上海交通大学医学院附属新华医院

钱家鸣　北京协和医院

徐凯峰　北京协和医院

徐胜勇　北京协和医院

郭一然　费城儿童医院

黄　慧　北京协和医院

黄尚志　中国医学科学院基础医学研究所

梅长林　上海长征医院

曹　钰　四川大学华西医院

曹延延　首都儿科研究所

崔丽英　北京协和医院

彭琳一　北京协和医院

韩　冰　北京协和医院

韩连书　上海交通大学医学院附属新华医院

舒慧君　北京协和医院

睢瑞芳　北京协和医院

颜景斌　上海交通大学附属儿童医院

潘晓霞　上海交通大学医学院附属瑞金医院

薛　群　北海康成医药科技有限公司

薛　澄　上海长征医院

霍　红　北京协和医院

戴　朴　中国人民解放军总医院

戴　毅　北京协和医院

魏　捷　北京协和医院

瞿宇晋　首都儿科研究所

审 稿 人 员 （按姓氏笔画排序）

丁发明	国家药品监督管理局药品审评中心	何方方	北京协和医院
王伟铭	上海交通大学医学院附属瑞金医院	何玺玉	北京协和医院
王建祥	中国医学科学院血液病医院(血液学研究所)	张 波	北京协和医院
		张清炯	中山大学中山眼科中心
方理刚	北京协和医院	幸 兵	北京协和医院
史录文	北京大学药学院	金自孟	北京协和医院
朱文玲	北京协和医院	金美玲	复旦大学附属中山医院
刘 杰	广州医科大学附属第一医院	周立新	北京协和医院
刘子文	北京协和医院	郑黎薇	四川大学华西口腔医院
刘俊荣	广州医科大学	赵 宇	北京协和医院
刘俊涛	北京协和医院	侯 勇	北京协和医院
孙 正	首都医科大学附属北京口腔医院	贾继东	首都医科大学附属北京友谊医院
孙 青	山东大学齐鲁医院	高翼之	东南大学医学院
李 杨	首都医科大学附属北京同仁医院	陶 娟	华中科技大学同济医学院附属协和医院
李景南	北京协和医院	董 咚	香港中文大学公共卫生及基层医疗学院
杨锡强	重庆医科大学附属儿童医院	蒲传强	中国人民解放军总医院
肖新华	北京协和医院	魏 珉	北京协和医院

主 编 简 介

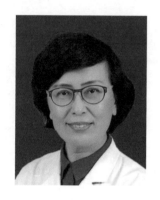

张抒扬　心内科教授，博士研究生导师，享受国务院政府特殊津贴。现任北京协和医院党委书记、副院长，兼中国医学科学院北京协和医学院副院校长。世界医学会理事，中华医学会常务理事，中华医学会临床药学分会副主任委员，中华医学会心血管病学分会常务委员兼秘书长，中国研究型医院学会罕见病分会会长，中国医师协会心血管内科医师分会候任会长。

多年来致力于内科及心血管系统常见病、疑难危重症以及罕见病的诊断与治疗，作为主要研究者承担和参与了国家多项课题研究，为国家"十三五"重点研发计划精准医学研究重点专项罕见病临床队列研究的首席专家，建立了中国第一个罕见病的临床信息库和生物样本库，参与创建了中国罕见病联盟，是国家卫生健康委员会罕见病诊疗与保障专家委员会主任委员。作为跨学科的临床医学、临床药理和慢性病管理专家，组织领导并参与了 50 余项国际和国内药物临床试验。目前已经发表学术论文 150 多篇，主编/译专著 12 部。为国家卫生和计划生育委员会突出贡献中青年专家。获"国之名医·优秀风范"和"国之名医·卓越建树"荣誉称号，荣获全国抗击新冠肺炎疫情先进个人称号。

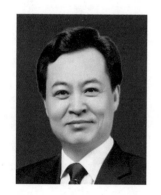

赵玉沛　中国科学院院士，外科学教授，博士研究生导师，享受国务院政府特殊津贴。现任北京协和医院院长，中国科学技术协会副主席，中华医学会常务副会长、外科学分会主任委员、全国胰腺外科学组组长，中国香港外科医学院荣誉院士。《中华外科杂志》总编辑、美国《外科学年鉴》（*Annals of Surgery*）（中文版）主编等；国际外科学院、美洲外科学院及英格兰皇家外科学院荣誉院士；国际肝胆胰协会副主席，第 16 届亚洲外科年会主席。

多年来一直工作在临床和医学教育第一线，在肝胆、胃肠、甲状腺等普外领域进行了系统性研究，特别是对胰腺外科有着深厚造诣。获得国家科学技术进步奖二等奖两项、中华医学科技奖一等奖、北京市科学技术进步奖一等奖、教育部科学技术进步奖二等奖、何梁何利基金科学与技术进步奖等；其主编的《胰腺病学》被评为"三个一百"原创图书出版工程。荣获首届周光召基金会临床医师奖、卫生部有突出贡献中青年专家、中国医师奖、北京市医德标兵、北京市师德先进个人、全国五一劳动奖章等多项荣誉称号。

副主编简介

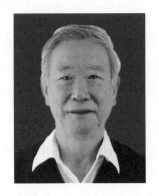

黄尚志 北京协和医学院 1970 年本科、1981 年硕士研究生毕业；中国医学科学院北京协和医学院医学遗传学研究员、博士研究生导师，1997 年获国家人事部有突出贡献中青年专家称号。曾任中华医学会医学遗传学分会副主任委员（二届）；现任世界卫生组织遗传病社区控制合作中心主任、海峡两岸医药卫生交流协会遗传与生殖专业委员会主任、北京罕见病诊疗与保障学会常务理事、中国出生缺陷干预救助基金会专家指导委员会委员成员。

1986 年应用分子克隆技术分离并鉴定中国人的 β 地中海贫血等位基因；确定了中国人 β 地中海贫血基因突变谱。承担各项科研基金 30 多项，致力于遗传性基因分析和基因诊断方法的研究；指导公安系统建立 DNA 指纹分析技术。自 1990 年起提供单基因病临床和产前诊断服务；发表论文 315 余篇，译著、专著 20 多部，获得国家和省部级成果奖 11 项。近年，致力于推动罕见病和孤儿产品的政策、培训遗传咨询从业人员和倡导基因检测联盟，以推动遗传服务全流程的规范化建设。

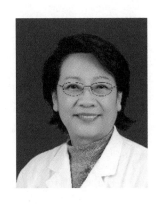

崔丽英 教授，博士研究生导师，北京协和医学院神经病学系主任。中华医学会神经病学分会前任主任委员，中国医师协会神经内科医师分会副会长，中华医学会神经病学分会肌萎缩侧索硬化（ALS）协作组组长。《中华神经科杂志》名誉总编，《中华医学杂志》（英文版）等 6 个杂志副主编。世界神经病学联盟 ALS 研究组委员（WFN Research Group for ALS/MND）。

主要研究方向为运动神经元病临床、电生理和发病机制；神经电生理等在神经肌肉病、多系统萎缩和多发性硬化等的临床应用。发表学术论文 400 余篇，著书 20 余本。获第九届"吴阶平 - 保罗·杨森药学研究奖"神经病学专业一等奖；中华医学科学技术奖二等奖和三等奖等。荣获卫生部有突出贡献中青年专家，北京市教育工会"教育先锋"，"北京市有突出贡献的科学、技术、管理人才"，北京市高等学校教学名师奖等荣誉。

副主编简介

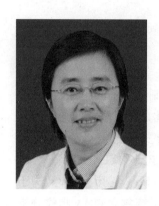

陈丽萌　中国医学科学院北京协和医院内科学系主任医师，教授，博士研究生导师，协和学者特聘教授，肾内科副主任，《美国肾脏病协会杂志》（JASN）副主编，青年编辑培训项目（Editorial Fellowship Program）导师。国家卫生健康委员会罕见病诊疗与保障专家委员会委员，中国研究型医院学会罕见病分会理事，中国研究型医院学会甲状旁腺及骨代谢分会副主任委员，中国医师协会肾脏内科医师分会常务委员（2011—2017），北京罕见病诊疗与保障学会副会长，北京医学会肾脏病学分会常务委员。

从事教学工作 20 余年，多次被评为北京市及院校优秀教师，完成美国国立卫生研究院（NIH）博士后，芝加哥大学国际医学教育学者项目、加州大学旧金山分校临床科研设计培训。副主编三部罕见病专著及整合医学教材《泌尿系统与疾病》。主持 6 项国家自然科学基金等国家及省部级科研和教改项目，共 20 余项；发表论文 200 余篇，其中英文论文 60 余篇。

全国高等学校医学研究生"国家级"规划教材
第三轮修订说明

进入新世纪,为了推动研究生教育的改革与发展,加强研究型创新人才培养,人民卫生出版社启动了医学研究生规划教材的组织编写工作,在多次大规模调研、论证的基础上,先后于2002年和2008年分两批完成了第一轮50余种医学研究生规划教材的编写与出版工作。

2014年,全国高等学校第二轮医学研究生规划教材评审委员会及编写委员会在全面、系统分析第一轮研究生教材的基础上,对这套教材进行了系统规划,进一步确立了以"解决研究生科研和临床中实际遇到的问题"为立足点,以"回顾、现状、展望"为线索,以"培养和启发读者创新思维"为中心的教材编写原则,并成功推出了第二轮(共70种)研究生规划教材。

本套教材第三轮修订是在党的十九大精神引领下,对《国家中长期教育改革和发展规划纲要(2010—2020年)》《国务院办公厅关于深化医教协同进一步推进医学教育改革与发展的意见》,以及《教育部办公厅关于进一步规范和加强研究生培养管理的通知》等文件精神的进一步贯彻与落实,也是在总结前两轮教材经验与教训的基础上,再次大规模调研、论证后的继承与发展。修订过程仍坚持以"培养和启发读者创新思维"为中心的编写原则,通过"整合"和"新增"对教材体系做了进一步完善,对编写思路的贯彻与落实采取了进一步的强化措施。

全国高等学校第三轮医学研究生"国家级"规划教材包括五个系列。①科研公共学科:主要围绕研究生科研中所需要的基本理论知识,以及从最初的科研设计到最终的论文发表的各个环节可能遇到的问题展开;②常用统计软件与技术:介绍了SAS统计软件、SPSS统计软件、分子生物学实验技术、免疫学实验技术等常用的统计软件以及实验技术;③基础前沿与进展:主要包括了基础学科中进展相对活跃的学科;④临床基础与辅助学科:包括了专业学位研究生所需要进一步加强的相关学科内容;⑤临床专业学科:通过对疾病诊疗历史变迁的点评、当前诊疗中困惑、局限与不足的剖析,以及研究热点与发展趋势探讨,启发和培养临床诊疗中的创新思维。

该套教材中的科研公共学科、常用统计软件与技术学科适用于医学院校各专业的研究生及相应的科研工作者,基础前沿与进展学科主要适用于基础医学和临床医学的研究生及相应的科研工作者;临床基础与辅助学科和临床专业学科主要适用于专业学位研究生及相应学科的专科医师。

全国高等学校第三轮医学研究生"国家级"规划教材目录

1　医学哲学（第2版）　　　　　　　　　　　　　　主　编　柯　杨　张大庆
　　　　　　　　　　　　　　　　　　　　　　　　　副主编　赵明杰　段志光　边　林　唐文佩

2　医学科研方法学（第3版）　　　　　　　　　　　主　审　梁万年
　　　　　　　　　　　　　　　　　　　　　　　　　主　编　刘　民　胡志斌
　　　　　　　　　　　　　　　　　　　　　　　　　副主编　刘晓清　杨土保

3　医学统计学（第5版）　　　　　　　　　　　　　主　审　孙振球　徐勇勇
　　　　　　　　　　　　　　　　　　　　　　　　　主　编　颜　艳　王　彤
　　　　　　　　　　　　　　　　　　　　　　　　　副主编　刘红波　马　骏

4　医学实验动物学（第3版）　　　　　　　　　　　主　编　秦　川　谭　毅
　　　　　　　　　　　　　　　　　　　　　　　　　副主编　孔　琪　郑志红　蔡卫斌　李洪涛
　　　　　　　　　　　　　　　　　　　　　　　　　　　　　王靖宇

5　实验室生物安全（第3版）　　　　　　　　　　　主　编　叶冬青
　　　　　　　　　　　　　　　　　　　　　　　　　副主编　孔　英　温旺荣

6　医学科研课题设计、申报与实施（第3版）　　　　主　审　龚非力　李卓娅
　　　　　　　　　　　　　　　　　　　　　　　　　主　编　李宗芳　郑　芳
　　　　　　　　　　　　　　　　　　　　　　　　　副主编　吕志跃　李煌元　张爱华

7　医学实验技术原理与选择（第3版）　　　　　　　主　审　魏于全
　　　　　　　　　　　　　　　　　　　　　　　　　主　编　向　荣
　　　　　　　　　　　　　　　　　　　　　　　　　副主编　袁正宏　罗云萍

8　统计方法在医学科研中的应用（第2版）　　　　　主　编　李晓松
　　　　　　　　　　　　　　　　　　　　　　　　　副主编　李　康　潘发明

9　医学科研论文撰写与发表（第3版）　　　　　　　主　审　张学军
　　　　　　　　　　　　　　　　　　　　　　　　　主　编　吴忠均
　　　　　　　　　　　　　　　　　　　　　　　　　副主编　马　伟　张晓明　杨家印

10　IBM SPSS 统计软件应用　　　　　　　　　　　主　编　陈平雁　安胜利
　　　　　　　　　　　　　　　　　　　　　　　　　副主编　欧春泉　陈莉雅　王建明

11	SAS 统计软件应用（第4版）	主　编	贺　佳
		副主编	尹　平　石武祥
12	医学分子生物学实验技术（第4版）	主　审	药立波
		主　编	韩　骅　高国全
		副主编	李冬民　喻　红
13	医学免疫学实验技术（第3版）	主　编	柳忠辉　吴雄文
		副主编	王全兴　吴玉章　储以微　崔雪玲
14	组织病理技术（第2版）	主　编	步　宏
		副主编	吴焕文
15	组织和细胞培养技术（第4版）	主　审	章静波
		主　编	刘玉琴
16	组织化学与细胞化学技术（第3版）	主　编	李　和　周德山
		副主编	周国民　肖　岚　刘佳梅　孔　力
17	医学分子生物学（第3版）	主　审	周春燕　冯作化
		主　编	张晓伟　史岸冰
		副主编	何凤田　刘　戟
18	医学免疫学（第2版）	主　编	曹雪涛
		副主编	于益芝　熊思东
19	遗传和基因组医学	主　编	张　学
		副主编	管敏鑫
20	基础与临床药理学（第3版）	主　编	杨宝峰
		副主编	李　俊　董　志　杨宝学　郭秀丽
21	医学微生物学（第2版）	主　编	徐志凯　郭晓奎
		副主编	江丽芳　范雄林
22	病理学（第2版）	主　编	来茂德　梁智勇
		副主编	李一雷　田新霞　周　桥
23	医学细胞生物学（第4版）	主　审	杨　恬
		主　编	安　威　周天华
		副主编	李　丰　吕　品　杨　霞　王杨淦
24	分子毒理学（第2版）	主　编	蒋义国　尹立红
		副主编	骆文静　张正东　夏大静　姚　平
25	医学微生态学（第2版）	主　编	李兰娟
26	临床流行病学（第5版）	主　编	黄悦勤
		副主编	刘爱忠　孙业桓
27	循证医学（第2版）	主　审	李幼平
		主　编	孙　鑫　杨克虎

28	断层影像解剖学	主 编	刘树伟 张绍祥
		副主编	赵 斌 徐 飞
29	临床应用解剖学（第2版）	主 编	王海杰
		副主编	臧卫东 陈 尧
30	临床心理学（第2版）	主 审	张亚林
		主 编	李占江
		副主编	王建平 仇剑崟 王 伟 章军建
31	心身医学	主 审	Kurt Fritzsche 吴文源
		主 编	赵旭东
		副主编	孙新宇 林贤浩 魏 镜
32	医患沟通（第2版）	主 审	周 晋
		主 编	尹 梅 王锦帆
33	实验诊断学（第2版）	主 审	王兰兰
		主 编	尚 红
		副主编	王传新 徐英春 王 琳 郭晓临
34	核医学（第3版）	主 审	张永学
		主 编	李 方 兰晓莉
		副主编	李亚明 石洪成 张 宏
35	放射诊断学（第2版）	主 审	郭启勇
		主 编	金征宇 王振常
		副主编	王晓明 刘士远 卢光明 宋 彬
			李宏军 梁长虹
36	疾病学基础	主 编	陈国强 宋尔卫
		副主编	董 晨 王 韵 易 静 赵世民
			周天华
37	临床营养学	主 编	于健春
		副主编	李增宁 吴国豪 王新颖 陈 伟
38	临床药物治疗学	主 编	孙国平
		副主编	吴德沛 蔡广研 赵荣生 高 建
			孙秀兰
39	医学3D打印原理与技术	主 编	戴尅戎 卢秉恒
		副主编	王成焘 徐 弢 郝永强 范先群
			沈国芳 王金武
40	互联网＋医疗健康	主 审	张来武
		主 编	范先群
		副主编	李校堃 郑加麟 胡建中 颜 华
41	呼吸病学（第3版）	主 编	王 辰 陈荣昌
		副主编	代华平 陈宝元 宋元林

42	消化内科学（第3版）	主　审	樊代明	李兆申		
		主　编	钱家鸣	张澍田		
		副主编	田德安	房静远	李延青	杨　丽
43	心血管内科学（第3版）	主　审	胡大一			
		主　编	韩雅玲	马长生		
		副主编	王建安	方　全	华　伟	张抒扬
44	血液内科学（第3版）	主　编	黄晓军	黄　河	胡　豫	
		副主编	邵宗鸿	吴德沛	周道斌	
45	肾内科学（第3版）	主　审	谌贻璞			
		主　编	余学清	赵明辉		
		副主编	陈江华	李雪梅	蔡广研	刘章锁
46	内分泌内科学（第3版）	主　编	宁　光	邢小平		
		副主编	王卫庆	童南伟	陈　刚	
47	风湿免疫内科学（第3版）	主　审	陈顺乐			
		主　编	曾小峰	邹和建		
		副主编	古洁若	黄慈波		
48	急诊医学（第3版）	主　审	黄子通			
		主　编	于学忠	吕传柱		
		副主编	陈玉国	刘　志	曹　钰	
49	神经内科学（第3版）	主　编	刘　鸣	崔丽英	谢　鹏	
		副主编	王拥军	张杰文	王玉平	陈晓春
			吴　波			
50	精神病学（第3版）	主　编	陆　林	马　辛		
		副主编	施慎逊	许　毅	李　涛	
51	感染病学（第3版）	主　编	李兰娟	李　刚		
		副主编	王贵强	宁　琴	李用国	
52	肿瘤学（第5版）	主　编	徐瑞华	陈国强		
		副主编	林东昕	吕有勇	龚建平	
53	老年医学（第3版）	主　审	张　建	范　利	华　琦	
		主　编	刘晓红	陈　彪		
		副主编	齐海梅	胡亦新	岳冀蓉	
54	临床变态反应学	主　编	尹　佳			
		副主编	洪建国	何韶衡	李　楠	
55	危重症医学（第3版）	主　审	王　辰	席修明		
		主　编	杜　斌	隆　云		
		副主编	陈德昌	于凯江	詹庆元	许　媛

56	普通外科学（第3版）	主 编	赵玉沛
		副主编	吴文铭 陈规划 刘颖斌 胡三元
57	骨科学（第3版）	主 审	陈安民
		主 编	田 伟
		副主编	翁习生 邵增务 郭 卫 贺西京
58	泌尿外科学（第3版）	主 审	郭应禄
		主 编	金 杰 魏 强
		副主编	王行环 刘继红 王 忠
59	胸心外科学（第2版）	主 编	胡盛寿
		副主编	王 俊 庄 建 刘伦旭 董念国
60	神经外科学（第4版）	主 编	赵继宗
		副主编	王 硕 张建宁 毛 颖
61	血管淋巴管外科学（第3版）	主 编	汪忠镐
		副主编	王深明 陈 忠 谷涌泉 辛世杰
62	整形外科学	主 编	李青峰
63	小儿外科学（第3版）	主 审	王 果
		主 编	冯杰雄 郑 珊
		副主编	张潍平 夏慧敏
64	器官移植学（第2版）	主 审	陈 实
		主 编	刘永锋 郑树森
		副主编	陈忠华 朱继业 郭文治
65	临床肿瘤学（第2版）	主 编	赫 捷
		副主编	毛友生 沈 铿 马 骏 于金明
			吴一龙
66	麻醉学（第2版）	主 编	刘 进 熊利泽
		副主编	黄宇光 邓小明 李文志
67	妇产科学（第3版）	主 审	曹泽毅
		主 编	乔 杰 马 丁
		副主编	朱 兰 王建六 杨慧霞 漆洪波
			曹云霞
68	生殖医学	主 编	黄荷凤 陈子江
		副主编	刘嘉茵 王雁玲 孙 斐 李 蓉
69	儿科学（第2版）	主 编	桂永浩 申昆玲
		副主编	杜立中 罗小平
70	耳鼻咽喉头颈外科学（第3版）	主 审	韩德民
		主 编	孔维佳 吴 皓
		副主编	韩东一 倪 鑫 龚树生 李华伟

71	眼科学（第3版）	主　审	崔　浩	黎晓新		
		主　编	王宁利	杨培增		
		副主编	徐国兴	孙兴怀	王雨生	蒋　沁
			刘　平	马建民		
72	灾难医学（第2版）	主　审	王一镗			
		主　编	刘中民			
		副主编	田军章	周荣斌	王立祥	
73	康复医学（第2版）	主　编	岳寿伟	黄晓琳		
		副主编	毕　胜	杜　青		
74	皮肤性病学（第2版）	主　编	张建中	晋红中		
		副主编	高兴华	陆前进	陶　娟	
75	创伤、烧伤与再生医学（第2版）	主　审	王正国	盛志勇		
		主　编	付小兵			
		副主编	黄跃生	蒋建新	程　飚	陈振兵
76	运动创伤学	主　编	敖英芳			
		副主编	姜春岩	蒋　青	雷光华	唐康来
77	全科医学	主　审	祝墡珠			
		主　编	王永晨	方力争		
		副主编	方宁远	王留义		
78	罕见病学	主　编	张抒扬	赵玉沛		
		副主编	黄尚志	崔丽英	陈丽萌	
79	临床医学示范案例分析	主　编	胡翀群	李海潮		
		副主编	沈国芳	罗小平	余保平	吴国豪

全国高等学校第三轮医学研究生"国家级"规划教材评审委员会名单

顾 问

韩启德 桑国卫 陈 竺 曾益新 赵玉沛

主任委员（以姓氏笔画为序）

王 辰 刘德培 曹雪涛

副主任委员（以姓氏笔画为序）

于金明 马 丁 王正国 卢秉恒 付小兵 宁 光 乔 杰
李兰娟 李兆申 杨宝峰 汪忠镐 张 运 张伯礼 张英泽
陆 林 陈国强 郑树森 郎景和 赵继宗 胡盛寿 段树民
郭应禄 黄荷凤 盛志勇 韩雅玲 韩德民 赫 捷 樊代明
戴尅戎 魏于全

常务委员（以姓氏笔画为序）

文历阳 田勇泉 冯友梅 冯晓源 吕兆丰 闫剑群 李 和
李 虹 李玉林 李立明 来茂德 步 宏 余学清 汪建平
张 学 张学军 陈子江 陈安民 尚 红 周学东 赵 群
胡志斌 柯 杨 桂永浩 梁万年 瞿 佳

委 员（以姓氏笔画为序）

于学忠 于健春 马 辛 马长生 王 彤 王 果 王一镗
王兰兰 王宁利 王永晨 王振常 王海杰 王锦帆 方力争
尹 佳 尹 梅 尹立红 孔维佳 叶冬青 申昆玲 田 伟
史岸冰 冯作化 冯杰雄 兰晓莉 邢小平 吕传柱 华 琦
向 荣 刘 民 刘 进 刘 鸣 刘中民 刘玉琴 刘永锋
刘树伟 刘晓红 安 威 安胜利 孙 鑫 孙国平 孙振球
杜 斌 李 方 李 刚 李占江 李幼平 李青峰 李卓娅
李宗芳 李晓松 李海潮 杨 恬 杨克虎 杨培增 吴 皓

前　言

罕见病又称孤儿病，尽管世界各国对罕见病的定义不尽相同，但已经确认的罕见病超过 7 000 种，全球受累患者超过 3 亿。作为人口大国，我国罕见病患者并不罕见。同其他国家一样，罕见病也是我国面临的重要公共卫生难题。

党和政府高度重视罕见病患者群体，出台多项政策保障罕见病诊治和孤儿药研发。2018 年 5 月，五部门联合发布中国《第一批罕见病目录》，完成了我国首批罕见病的认定；2019 年 2 月 27 日，国家卫生健康委员会发布了首部《罕见病诊疗指南（2019 年版）》；同年 8 月 26 日，全国人民代表大会常务委员会通过了新修订的《中华人民共和国药品管理法》，从法律层面确立了申报孤儿药"绿色通道"机制；政府及社会各界在罕见病社会救助保障模式方面也做出了积极探索。

尽管近年来我国在罕见病诊治方面取得了长足进步，但是缺医少药、因病致残、因病致贫等问题依然突出，罕见病诊疗能力亟待提升，这也是提高罕见病患者生活质量，维护社会公平公正的核心要义。广大医务工作者作为罕见病诊治主力军，在提升全社会对罕见病的认知水平、保障罕见病患者权益等方面也发挥了越来越重要的作用。如何造就一批代表中国、引领世界水平的罕见病工作者、研究者、孤儿药研发者和卫生管理者是一项重要课题，罕见病学人才培养是重中之重。我们不仅要"坐而言之"，更要"起而可设，张而可施行"，这正是我们编写《罕见病学》研究生教材的初衷。

作为我国首部系统的罕见病学教材，本书凝结了全国 100 多位志同道合的罕见病临床、基础、药学专家学者和公共卫生管理者的集体智慧，秉承了"博观而约取、厚积而薄发"和"深入浅出"的统一原则。全书共分三篇，其中，第一篇为理论篇，包括罕见病总论、历史沿革和公共卫生政策；第二篇为方法篇，围绕最常见的遗传性罕见病，从遗传学基础理论、基本原则，到遗传方法学最新进展，逐层展开；第三篇为实战篇，选择具有代表性的罕见病，分系统介绍诊治思路，聚焦某些罕见病被发现和认识的过程，这其中有无数前辈根据临床需求和挑战，总结临床病例特点、推动开创性的科学研究、新药研发，甚至完成了从罕见病到常见病诊治的跨越，重现那些医学史上的经典传奇和激动人心的时刻。"改变因为了解而开始"，希望青年学子们通过学习，成为罕见病患者"生命的伙伴"，谱写中国罕见病事业发展的新篇章。

本书首次从医学教育层面填补了罕见病学科领域的空白，以期通过培养更多合格的罕见病相关医药卫生工作者，从而提升医务工作者乃至全社会对罕见病的认知和关注，建立科学、系统、规范的罕见病诊疗模式，对于从根本上解决罕见病诊疗难、孤儿药研发难、药物可及性低的难题，具有积极的战略意义。

　　罕见病是人类解析生命密码的重要遗传宝库，"生有涯而知无涯"，这一学科还有很多未知领域等待老师和同学们共同去探索。本书很难在有限的篇幅中涵盖罕见病的所有重要领域和进展，也可能因为认知水平的限制，存在缺点或不足，敬请读者批评指正。也希望本书能在罕见病教育领域"抛砖引玉"，为实现"健康中国，一个都不能少"做出积极贡献。

张抒扬

2020 年于北京

目　录

第一篇　罕见病学总论

第一章　罕见病定义、历史和现状……………1
第一节　罕见病的定义……………2
第二节　罕见病诊疗保障的挑战与进展……3
第三节　我国罕见病学的发展机遇与方向……9
第四节　总结……………11
第二章　人类基因组学……………13
第三章　罕见病伦理原则……………27
第一节　罕见病相关伦理问题……………27
第二节　应对罕见病的伦理原则……………31
第三节　应对罕见病相关主体的伦理责任……33
第四章　多学科团队与罕见病的诊疗……………35
第五章　罕见病药品的法规和政策……………40
第一节　国际罕见病药品相关法规的发展
　　　　概况……………40
第二节　部分国家和地区罕见病药品的
　　　　医疗保障政策……………45
第三节　我国罕见病相关政策法规现状……………46
第六章　罕见遗传病的三级预防……………52

第二篇　罕见遗传病诊治

第一章　罕见遗传病概述……………57
第一节　遗传病与罕见遗传病……………57
第二节　遗传病相关的基本知识……………59
第三节　几个容易混淆的概念……………60
第四节　影响基因型与表型相关性的因素……62
第五节　罕见病预防中的几个环节及伦理
　　　　学关注……………65
第二章　染色体病和基因组病……………70
第一节　人类染色体的形态与结构……………70
第二节　细胞分裂与染色体畸变……………71
第三节　染色体异常与疾病……………78
第四节　常染色体数目异常疾病……………79
第五节　性染色体数目异常疾病……………82
第六节　部分三体或单体综合征……………85
第七节　基因组病……………87
第三章　单基因病……………93
第一节　典型孟德尔遗传方式……………94
第二节　非典型孟德尔遗传……………102
第三节　单基因病基因型与表型的相关
　　　　性问题……………105
第四章　线粒体病……………107
第一节　线粒体病的生物学基础……………107
第二节　线粒体病的分类及一般临床表现……109
第三节　线粒体病的诊断和治疗……………112
第四节　线粒体病的遗传咨询和生育指导……115
第五章　遗传病诊断的基础知识与基本
　　　　技术……………117
第一节　DNA 与遗传信息传递……………117
第二节　分子水平检测……………123
第三节　细胞与基因组水平检测……………146
第四节　生化代谢物检测……………156
第五节　酶学检测……………159
第六章　遗传性罕见病的基因治疗……………163
第一节　基因治疗的定义与历史……………163
第二节　基因治疗的分类……………163
第三节　基因治疗案例……………167
第四节　基因治疗所面临的问题……………168
第五节　基因治疗的前景……………169
附　　胚胎植入前遗传学检测技术在遗传性
　　　罕见病中的应用……………169

第七章　遗传病研究思路和方案举例⋯⋯⋯⋯171
　第一节　新时代下的遗传病研究思路⋯⋯⋯172
　第二节　全外显子组测序和全基因组测序
　　　　　家系分析策略⋯⋯⋯⋯⋯⋯⋯⋯175
　第三节　三代测序技术⋯⋯⋯⋯⋯⋯⋯⋯177
　第四节　连锁分析⋯⋯⋯⋯⋯⋯⋯⋯⋯⋯179
　第五节　数据解读⋯⋯⋯⋯⋯⋯⋯⋯⋯⋯183
　第六节　全基因组关联分析⋯⋯⋯⋯⋯⋯190
　第七节　RNA 转录组测序技术在遗传病
　　　　　领域的应用及挑战⋯⋯⋯⋯⋯⋯198
　第八节　细胞水平基因编辑⋯⋯⋯⋯⋯⋯200
　第九节　人类疾病动物模型⋯⋯⋯⋯⋯⋯202

第三篇　各系统主要罕见病概述

第一章　心血管系统罕见病⋯⋯⋯⋯⋯⋯⋯209
　第一节　左心室心肌致密化不全⋯⋯⋯⋯209
　第二节　转甲状腺素蛋白淀粉样变心肌病⋯211
　第三节　纯合子家族性高胆固醇血症⋯⋯215
　第四节　特发性肺动脉高压⋯⋯⋯⋯⋯⋯219
　第五节　典型病例：纯合子家族性高胆固
　　　　　醇血症⋯⋯⋯⋯⋯⋯⋯⋯⋯⋯223
第二章　神经系统罕见病⋯⋯⋯⋯⋯⋯⋯⋯225
　第一节　结节性硬化症⋯⋯⋯⋯⋯⋯⋯⋯225
　第二节　进行性假肥大性肌营养不良⋯⋯228
　第三节　肌萎缩侧索硬化⋯⋯⋯⋯⋯⋯⋯233
　第四节　伴皮质下梗死和白质脑病的常
　　　　　染色体显性遗传性脑动脉病⋯⋯237
　第五节　典型病例：进行性假肥大性肌
　　　　　营养不良⋯⋯⋯⋯⋯⋯⋯⋯⋯240
第三章　呼吸系统罕见病⋯⋯⋯⋯⋯⋯⋯⋯242
　第一节　淋巴管肌瘤病⋯⋯⋯⋯⋯⋯⋯⋯242
　第二节　肺泡蛋白沉积症⋯⋯⋯⋯⋯⋯⋯247
　第三节　特发性肺纤维化⋯⋯⋯⋯⋯⋯⋯251
　第四节　囊性纤维化⋯⋯⋯⋯⋯⋯⋯⋯⋯255
　第五节　典型病例：淋巴管肌瘤病⋯⋯⋯258
第四章　消化系统罕见病⋯⋯⋯⋯⋯⋯⋯⋯261
　第一节　波伊茨 - 耶格综合征⋯⋯⋯⋯⋯261
　第二节　进行性家族性肝内胆汁淤积症⋯⋯264
　第三节　先天性胆汁酸合成障碍⋯⋯⋯⋯267
　第四节　隐源性多灶性溃疡性狭窄性
　　　　　小肠炎⋯⋯⋯⋯⋯⋯⋯⋯⋯⋯269

　第五节　典型病例：波伊茨 - 耶格综合征⋯⋯271
第五章　肾脏系统罕见病⋯⋯⋯⋯⋯⋯⋯⋯275
　第一节　遗传性失盐性肾小管病⋯⋯⋯⋯275
　第二节　Alport 综合征⋯⋯⋯⋯⋯⋯⋯⋯280
　第三节　肾脏囊性病与多囊肾病⋯⋯⋯⋯286
　第四节　肾结石与罕见肾脏病⋯⋯⋯⋯⋯294
　第五节　典型病例：Gitelman 综合征⋯⋯⋯297
第六章　血液系统罕见病⋯⋯⋯⋯⋯⋯⋯⋯300
　第一节　血友病⋯⋯⋯⋯⋯⋯⋯⋯⋯⋯⋯300
　第二节　阵发性睡眠性血红蛋白尿症⋯⋯304
　第三节　范科尼贫血⋯⋯⋯⋯⋯⋯⋯⋯⋯308
　第四节　重型先天性中性粒细胞缺乏症⋯⋯313
　第五节　典型病例：阵发性睡眠性血红
　　　　　蛋白尿症合并再生障碍性贫血⋯⋯317
第七章　生殖系统罕见病⋯⋯⋯⋯⋯⋯⋯⋯319
　第一节　性发育异常疾病⋯⋯⋯⋯⋯⋯⋯319
　第二节　生殖道发育畸形——MRKH
　　　　　综合征⋯⋯⋯⋯⋯⋯⋯⋯⋯⋯324
　第三节　幼少女妇科恶性肿瘤⋯⋯⋯⋯⋯328
　第四节　不孕症相关罕见病⋯⋯⋯⋯⋯⋯334
　第五节　典型病例：阴道内胚窦瘤⋯⋯⋯338
第八章　内分泌代谢性罕见病⋯⋯⋯⋯⋯⋯340
　第一节　先天性肾上腺发育不良⋯⋯⋯⋯340
　第二节　自身免疫性垂体炎⋯⋯⋯⋯⋯⋯344
　第三节　McCune-Albright 综合征⋯⋯⋯⋯347
　第四节　典型病例：淋巴细胞性垂体炎⋯⋯351
第九章　免疫系统罕见病⋯⋯⋯⋯⋯⋯⋯⋯353
　第一节　先天性无丙种球蛋白血症⋯⋯⋯354
　第二节　重度联合免疫缺陷病⋯⋯⋯⋯⋯356
　第三节　Wiskott-Aldrich 综合征⋯⋯⋯⋯359
　第四节　慢性肉芽肿病⋯⋯⋯⋯⋯⋯⋯⋯362
　第五节　家族性地中海热⋯⋯⋯⋯⋯⋯⋯363
　第六节　NLRP3 相关自身炎症性疾病⋯⋯365
　第七节　Blau 综合征⋯⋯⋯⋯⋯⋯⋯⋯⋯367
　第八节　蛋白酶体相关自身炎症综合征⋯⋯368
　第九节　IgG4 相关性疾病⋯⋯⋯⋯⋯⋯⋯370
　第十节　系统性硬化症⋯⋯⋯⋯⋯⋯⋯⋯373
　第十一节　复发性多软骨炎⋯⋯⋯⋯⋯⋯377
　第十二节　SAPHO 综合征⋯⋯⋯⋯⋯⋯⋯380
　第十三节　典型病例⋯⋯⋯⋯⋯⋯⋯⋯⋯383
第十章　骨与关节罕见病⋯⋯⋯⋯⋯⋯⋯⋯388
　第一节　先天性脊柱侧凸⋯⋯⋯⋯⋯⋯⋯388

第二节　Klippel-Feil 综合征 …………………391
第三节　Poland 综合征 ………………………394
第四节　Apert 综合征 …………………………399
第五节　典型病例 ………………………………404
第十一章　皮肤罕见病 ……………………………410
第一节　卟啉症 …………………………………411
第二节　遗传性大疱性表皮松解症 ……………415
第三节　朗格汉斯细胞组织细胞增生症 ………420
第四节　原发性皮肤淋巴瘤 ……………………423
第五节　典型病例：红细胞生成性原
　　　　卟啉症 …………………………………431
第十二章　眼、耳鼻喉、口腔罕见病 ……………434
第一节　视网膜色素变性 ………………………438
第二节　Leber 先天性黑矇 ……………………440
第三节　听神经病 ………………………………442
第四节　大前庭水管综合征 ……………………446
第五节　Treacher Collins 综合征 ……………449
第六节　Waardenburg 综合征 …………………453

第七节　以口腔颌面表现为主的罕见病……456
第八节　具有典型口腔表现的罕见病………461
第九节　典型病例 ………………………………465
第十三章　罕见病相关危急重症诊治…………472
第一节　意识障碍 ………………………………472
第二节　急性心力衰竭 …………………………475
第三节　急性呼吸衰竭 …………………………480
第四节　急性肝衰竭 ……………………………482
第五节　急性肾损伤 ……………………………485
第六节　典型病例：非典型溶血性尿毒症
　　　　综合征 …………………………………488
第十四章　儿童罕见病 ……………………………490
第一节　甲基丙二酸血症 ………………………490
第二节　高胰岛素血症性低血糖症 ……………493
第三节　肝豆状核变性 …………………………496
第四节　典型病例：肝豆状核变性 ……………499

中英文名词对照索引………………………………503

第一篇　罕见病学总论

第一章　罕见病定义、历史和现状

罕见病（rare diseases）又称稀有疾病或"孤儿病"，是相对于常见病，发病率极低的一大类疾病的统称。世界各国对罕见病的定义不尽相同。欧洲罕见病组织（EURORDIS）在 2005 年提出罕见病为"一般人群中偶尔或很少发生"的任何类型的疾病。我国于 2018 年 5 月由国家卫生健康委员会、科学技术部、工业和信息化部、国家药品监督管理局、国家中医药管理局联合发布了《第一批罕见病目录》（包括 121 种罕见病），完成了首批中国罕见病的认定。据文献报道，全球已知的罕见病有 7 000 多种，另外每年有 250 多种新的罕见疾病被报道。尽管单病种患病率低，但由于病种繁多，亦造成罕见病总体数量庞大。全球的罕见病患者估计已超过 2.5 亿，美国约有 3 000 万罕见病受累人群，欧盟罕见病患者占其总人口的 6%～8%，我国罕见病患者估计为 1 600 万～6 000 万。因为医务工作者对罕见病的认知能力有限，以及药品研发难、价格高等因素，导致罕见病不仅确诊困难、误诊率高，还常常缺乏有效诊治办法，致残、致死率极高（图 1-1-1）。因此，罕见病问题已在世界范围内成为一个日益凸显的公共卫生问题，亦是医疗保障的重大难点问题，其诊疗水平及保障制度已成为一个国家或地区医疗体系先进性和社会公平性的重要体现。

尽管对罕见病的关注支持晚于欧美国家，但是我国自"十三五"期间开始全面提速针对罕见病及罕见病患者的政策保障和科学研究，在专项设置、行业体系和政策保障方面都取得了较大进展。近年来国家注册登记研究数据充分显示，我国在国际罕见病研究领域具有独特社会背景和人群规模优势，深化和推进罕见病领域研究，将使我国有望在诊断技术、治疗方法、药物研发和辅助工具等方面取得重大进展。

作为首部关于罕见病的医学研究生教材，本书不仅系统地阐述了相关医学知识，而且鉴于罕见病的社会学属性，本书也涉及了罕见病的伦理、医疗卫生法制建设和产业发展等相关内容，并且希望读者能够了解：罕见病不仅仅关乎医学知识，更关乎学术视野和社会责任；医学研究生需要学习和了解罕见病的特殊性，储备知识，为参与罕见病的医学攻关及其相关工作做好准备。

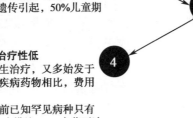

① 单一病种发生率低，罕见病并不罕见
- 罕见病发病率低，患者人数占比少
- 全球已知罕见病种约有 7 000～8 000 种，罕见病虽然分布在不同疾病领域，但按照发病率估算中国约有 1 700 万人

② 病情严重，多发于儿童
- 罕见病常为多系统受累疾病，90% 罕见病为严重疾病，呈渐进性、慢性发展，30% 患者寿命不到 5 年
- 80% 罕见病由遗传引起，50% 儿童期发病

③ 诊断困难，误诊率高
- 临床医生和患者缺乏对罕见病的认知，一些罕见病症状与常见疾病类似，误诊率高
- 罕见病从发病到明确诊断大约需要 5~30 年，经过 5~10 名医生诊断

④ 疾病负担重，可治疗性低
- 罕见病多为终生治疗，又多始发于儿童，与常见疾病药物相比，费用昂贵
- 缺医少药，目前已知罕见病种只有 5% 有切实的治疗措施，1% 有药可治

图 1-1-1　罕见病概况及诊疗的主要特点

第一节 罕见病的定义

全球确定的罕见病超过 7 000 种，世界各国和地区对罕见疾病种类的认定各不相同，分别是了国家、地区认定罕见病目录的方法和根据患病率（患病人数）确定罕见病标准的方法。我国大陆地区采取的是国家确定罕见病目录病种的方法，台湾地区将罕见病定义为患病率小于 1/10 000 的疾病。在国际上，俄罗斯采取的国家确定罕见病目录病种的方法。其他国家和地区则根据患病人数和总人口基数推算的方法，随着人口基数变化，患病率的标准也处于动态变化中。如美国将患病人群小于 20 万人的疾病定义为罕见病，按照美国 2018 年 3.25 亿人口基数来计算，其罕见病为患病率小于 6.15/10 000 的疾病。欧盟将患病率小于 5/10 000 且威胁生命或造成长期痛苦的疾病定义为罕见病，按照欧盟 2018 年 5.12 亿人口基数，罕见病为患病人群小于 25.6 万的疾病，与此相似的日本的罕见病定义为患病人数少于 5 万（相当于患病率小于 4/10 000 的疾病）；澳大利亚定义罕见病为患病人数少于 2 000 人（相当于患病率小于 1.2/10 000 的疾病）。尽管世界各国常以患病率或患病人数为罕见病界定标准，但对患病率不清、病情严重且缺乏有效治疗手段的罕发疾病，仍保留罕见病病种认定资质的特殊规定，以保障药物研发的有序开展，具体内容见表 1-1-1。

明确定义罕见病需要综合考虑所在国家的患病人口、诊疗水平、医疗保障以及社会福利等因素。我国在 2010 年曾由中华医学会医学遗传学分会给出过一个患病阈值（建议患病率小于 1/500 000 或新生儿发病率小于 1/10 000 的疾病定义为罕见病），但医疗从业人员普遍认为此标准设定的阈值过低且缺乏各类数据支持，并未获普遍认可。鉴于目前我国罕见病病种的患者人数、地域分布、医疗花费、诊疗路径等方面存在太多的未知，现阶段设置统一的患病率标准来确定罕见病范围尚不现实。2016 年 2 月，上海市卫生和计划生育委员会制定发布了《上海市主要罕见病名录（2016 年版）》，共收录 56 种罕见病。同年 9 月，国内罕见病公益组织——罕见病非营利组织中国罕见病发展中心（CORD）发布了民间版《中

国罕见病参考名录》。该名录综合考虑《上海市主要罕见病名录（2016 年版）》、台湾地区罕见病名录、大陆地区罕见病患者组织关注病种及基因检测机构临床检出情况、国内外已有药物治疗的罕见病种以及全球罕见病发病率，共收录了 147 种疾病。2018 年 5 月 11 日，国家 5 部门联合发布了《第一批罕见病目录》，纳入了 121 种疾病。我国目录病种的遴选原则是优先纳入符合以下四个条件的疾病：国内外有证据表明发病率或患病率较低；对患者和家庭危害较大；有明确诊断方法；有治疗或干预手段、经济可负担，或尚无有效治疗或干预手段，但已纳入国家科研专项。罕见病目录更新时间原则上不短于 2 年，并根据患者注册登记数量、诊疗情况、费用负担情况调整。

对罕见病产品的认证是罕见病定义的一个重要衍生内容。罕见病的治疗、诊断、辅助、康复用

表 1-1-1 部分国家和地区罕见病定义

国家和地区	罕见病定义
美国	患病人数少于 20 万；或患病人数超过 20 万时，开发和生产用于这些疾病或病变的药品仍无法从销售中收回其成本的疾病
澳大利亚	患病人数少于 2 000 人的疾病（约占人口总数 1/1 000）
日本	患病人数少于 5 万人（相当于少于日本人口总数 4/10 000），无合适的替代药物、医疗器械或治疗手段的疾病
韩国	患病人数少于 2 万人或者没有合适治疗药物、替代药物的疾病
欧盟	患病率低于 0.5‰，危及生命的、严重渐进性疾病或严重慢性病，其针对性治疗药物难以从无保护的市场销售中收回成本，该疾病目前无令人满意的疗效与替代疗法
新西兰	患病率低于 0.5‰，或者是危及生命、慢性衰退性疾病
加拿大	患病率低于 0.5‰ 的危及生命的或是严重衰退性疾病
中国	台湾地区：患病率小于 1/10 000 的疾病；大陆地区：第一批罕见病目录（121 种疾病），更新时间不短于 2 年
俄罗斯	24 种威胁生命的罕见病（免费治疗）+ 230 种一般罕见病

品及专用食品等称为罕见病产品，其中罕见病药品也往往被称为"孤儿药"。单病种罕见病的患者人群极小，对其治疗产品的研发和生产很难得到回报，导致企业缺乏动力对此进行相关研发或者生产，许多发达国家和地区相继立法激励和支持罕见病产品的转化和应用。近年来随着我国经济和医保能力的提高，国家卫生管理部门和相关各方积极思考和探索解决罕见病患者诊疗和保障的举措，罕见病目录的发布填补了我国既往对罕见病定义或病种认定的空白，也是一系列保障政策、诊疗方案、用药指导和知识库构建的抓手和依据。

第二节 罕见病诊疗保障的挑战与进展

全球罕见病诊疗保障领域面临着同样的挑战，总体可归纳为：诊断困难、认知不足、治疗方法缺乏、孤儿药研发与转化困难，以及患者权益保障与支持不足等诸多难题。本节中将围绕我国应对上述挑战的策略及相关进展进行简述。

一、制定罕见病知识普及及标准诊疗流程

罕见病确诊困难，误诊率高，大多数患者辗转就医，经济负担极大。从全球来看，罕见病从发病到明确诊断大约需要 4.8 年，患者至少经历 5 名医生才能进行诊断。中国与世界各国在罕见病诊疗上面临着同样的困难，即临床医生缺乏对罕见病的系统培训，导致其认识不够，缺乏足够的经验将罕见病患者从大量患者中准确识别出来。在北京病痛挑战公益基金会与香港浸会大学、华中科技大学合作完成的《2018 年中国罕见病调研报告》中，对全国所有省份 2 040 名受访罕见病患者关于 109 种罕见病的调查结果显示，64.2% 的患者有被误诊经历，42.6% 的患者获得明确诊断用时超过 1 年，其中 13.4% 的患者超过 6 年才得到确诊，15.9% 的患者转诊超过 5 家医院。在全国范围内，有着相当比例的医生对罕见病尚不了解，对罕见病群体的关注度不足。"患不知医，医不知患"的情况仍然显著存在，这成为解决罕见病问题的巨大挑战。《2018 年中国罕见病调研报告》还对全国 27 个省份三甲医院 24 个专科 285 名临床医生进行了调研，结果显示有三成医生不了解罕见病，超过半数医生年接诊罕见病患者少于 5 人。

从整体来看，我国罕见病漏诊、误诊现象频发，确诊时间长，患者常常因辗转就医而延误了最佳治疗时机。在治疗方面，各病种尚没有规范的诊疗路径可以遵循，有效治疗手段少，因病致贫、因病返贫的悲剧在罕见病患者家庭频频上演。面对这样的诊疗困局，我国目前迫切需要规范罕见病的临床诊疗，切实提高罕见病诊治的临床水平。

为提升公众及医疗从业人员对罕见病的认知，在《第一批罕见病目录》发布后，国家卫生健康委员会即委托北京协和医院牵头先后编写和出版了《中国第一批罕见病目录释义》（以下简称《释义》）和《罕见病诊疗指南（2019 年版）》。其中《释义》定位为疾病介绍通识性读本，对《第一批罕见病目录》中的 121 种罕见病的定义、病因、临床表现、诊断和治疗预后进行了简洁精练的归纳和介绍，以期提升我国大众和医务工作者对罕见病的了解和认知度。在《释义》的基础上，由国家罕见病诊疗与保障专家委员会牵头组织全国专家编写了《罕见病诊疗指南（2019 年版）》（以下简称《指南》）。《指南》梳理了《第一批罕见病目录》中涉及的 121 种疾病的临床诊疗方案，对疾病定义、病因、流行病学、临床表现、辅助检查、诊断与鉴别诊断、治疗和管理进行了全方位的阐述，并附上了简明扼要的诊疗流程，为各学科临床医师及研究人员提供了目录中 121 种疾病相对全面的临床操作依据。

随着罕见病目录的定期调整以及对疾病研究和实践的不断进展，《释义》及《指南》的内容也将持续更新，以期实现提升罕见病认知度、诊疗规范度，早发现、早诊断、早治疗的效果。

二、罕见病相关研究成果逐年上升

罕见病的基础医学研究在国内多家实验室陆续展开，罕见病基础医学研究有助于深入了解罕见病致病机制，也促进临床常见药物开发新用途即"老药新用"，推动拓展孤儿药的适应证，对提高孤儿药的可及性有重要意义。截至 2019 年

9月, PubMed 共检索到 250 987 篇罕见病研究文献, 其中中国研究者发表的罕见病文献发表有 6 198 篇, 仅占 2.5%, 而中国总人口数量庞大, 约占全球人口的 18.8%（2019 年）, 由此可见我国的罕见病基础医学研究还有很大的发展空间。中国罕见病研究最早开始于 1970 年, 到 2002 年发表文献 568 篇, 2002 年后发表文献数量迅速上升, 这可能与罕见病患者呼吁、国家出台一系列重大疾病救助扶持政策、社会对罕见病日趋关注有关。2013 年至今共发表文献 3 840 篇, 占所有中国研究者发表罕见病文献的 62%（图 1-1-2）。总体来看, 我国罕见病的相关研究呈现逐年上升的趋势。

在系统分布方面, 基础医学研究多集中在神经类疾病、代谢疾病、血液疾病、肿瘤、先天性畸形和染色体异常以及免疫系统疾病。在罕见病遗传分子机制方面, 我国研究人员发表了多项重要的致病基因及其表型的研究成果。2015 年, 吴南等提出"罕见变异联合常见遗传多态性共同致病"的复合遗传新机制。利用人类全基因组拷贝数变异检测芯片等遗传学分析, 发现高达 10% 的先天性脊柱侧凸患者可以通过 T 盒结合转录因子 6（T-box transcription factor 6, TBX6）基因的上述全新遗传学机制来解释, 并在全世界多中心、多人种中得到验证。他们进一步研究发现由 TBX6 突变导致的先天性脊柱侧凸具有独特的临床表型, 从而首次从分子水平定义了一种全新的先天性脊柱侧凸亚型——TBX6 相关性先天性脊柱侧凸（TBX6-associated congenital scoliosis, TACS）。

2016 年, 杨勇等在国际上确定了遗传性大疱性表皮松解症的一种新致病基因 KLHL24 及其全新发病机制, 同时研究发现, KLHL24 是皮肤结构分化形成及蛋白代谢稳态的重要调节基因, 揭示了皮肤角蛋白泛素化的信号转导通路, 为角蛋白异常性疾病治疗提供了新途径。此外, 还有在同一家系的 2 例高磷血症性家族性肿瘤样钙沉着症患者中发现多肽 N- 乙酰氨基半乳糖转移酶（polypeptide N-acetylgalactosaminyltransferase 3, GALNT3）基因新发突变, 为遗传咨询和产前诊断提供依据; 通过二代测序发现心脏肌球蛋白结合蛋白 C（myosin binding protein C3, MYBPC3）基因突变与家族性和散发性限制型心肌病表型存在致病关联, 有助于后续明确遗传性或散发性限制型心肌病诊断。在诊断评估方法研究方面, 我国研究者对常见疾病大类下的罕见病亚型进行了研究, 如对来自 96 家医院的罕见病患者临床报告进行描述分析, 分析临床常见的 10 种罕见病患者的发病信息, 如肝豆状核变性、系统性硬化症等, 为罕见病的诊断、治疗和预防提供了基础数据, 对未接受药物治疗的早发型帕金森病和迟发型帕金森病早期患者的生理功能特点进行定位和评估, 发现不同疾病亚型的生理功能存在差异, 此类研究的深入开展将进一步揭示帕金森病的发病机制。此外, 我国临床研究者在某些罕见病如肺动脉高压、淋巴管肌瘤病等的临床诊断和治疗方案优化方面也取得了一定的研究成果, 得到了国际学术界的认可。

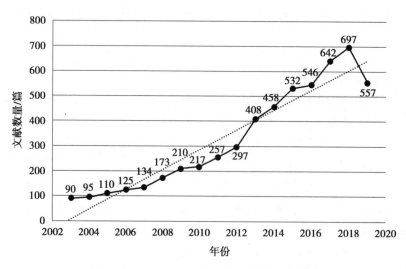

图 1-1-2　2003—2019 年中国罕见病文献数量

三、设立专项基金支持罕见病研究和基础平台建设

由于 95% 的罕见病尚没有有效的治疗措施，加速相关研究以支持新疗法、新药物的研发是应对治疗缺口的重要途径。然而与常见病相比，罕见疾病研究有其固有特点——病理生理学的强异质性，临床试验患者数量少，治疗效果存在个体差异性，缺乏有效的生物标志物，治疗时间和结束点具有不确定性，单病种既往病例信息匮乏等，成为医务工作者、医药企业和科研人员开展罕见病机制及治疗方案研究的实际障碍。保障罕见病科研基金项目的投入是实现罕见病有效治疗和罕用药可获得性的前提。

为突破罕见病研究的困局，1986 年国家科学技术部在 863 计划"十一五"科技部署中，首次设立了与罕见病有关的预防、诊治研究项目。我国新药专项支持了神经胶质瘤、多发性硬化等罕见病用药研发课题 20 余项，部分治疗用药获得新药证书。在 2014 年度公益性行业科研专项立项中支持了儿童罕见病方向的研究项目，主要研究儿童免疫缺陷病。在 2017 年和 2018 年新药专项课题申报指南中，将罕见病治疗急需药物列入"临床急需药品研发"，支持了研发课题 9 项，申报中央财政经费 5 000 余万元。

2016 年国家布局并支持重点研发计划精准医学专项，设立了"罕见病临床队列研究""中国人群重要罕见病的精准诊疗技术与临床规范研究"和"中国重大疾病与罕见病临床与生命组学数据库"项目，同时建立信息资源平台、生物样本库，以及基因、蛋白质、代谢组学和分子影像诊断平台，形成了罕见病全链条创新联盟。

尽管在近年来一些重大科技计划中已经设立了罕见病相关的专项支持，但我国对单病种或自由申请的罕见病研究项目的支持与欧美各国仍有不小差距。2011—2018 年，我国国家自然科学基金（NSFC）与美国国立卫生研究院（NIH）对罕见病相关研究项目支持见表 1-1-2。

由表 1-1-2 可见，2016—2018 年国家自然科学基金在罕见病领域的基金支持呈缓慢下降趋势。相比之下美国 NIH 在 2011—2015 年对罕见病领域的资助呈稳定状态，保持在 360 亿美元左右水平，

表 1-1-2　2011—2018 年中美罕见病科研基金项目及经费

年份	中国 NSFC 资助金额	美国 NIH 资助金额
2011 年	—	352.7 亿美元
2012 年	—	362.3 亿美元
2013 年	—	345.6 亿美元
2014 年	—	363.9 亿美元
2015 年	—	367.9 亿美元
2016 年	2 220 万元	434.2 亿美元
2017 年	1 820 万元	461.3 亿美元
2018 年	1 680 万元	522.7 亿美元
2016—2018 年总计	5 720 万元	1 418.2 亿美元

—：未查询到有关数据

其后增长较为明显，资助金额从 2015 年的 367.9 亿美元上升至 2018 年的 522.7 亿美元。

美国作为世界上第一个实施罕见病用药管理制度的国家，明确授权政府在罕见病研发项目上的责任，建立了专业的管理机构和科研基金项目的资助机制和力度。此外，随着美国食品药品监督管理局（Food and Drug Administration，FDA）对罕见病用药的加速审批和优先评审等政策红利，以及自 2014 年后，以孤儿药身份获批的药物数量的显著增长，进一步激发了海外企业和学术机构对罕见病药物的研发热情。中国作为在罕见病领域起步较晚的国家，与美国相比，在该领域专项科研基金项目和管理的建设上仍具有很大的上升空间。

四、探索罕见病出生缺陷检测和干预三级预防体系

我国罕见病的研究始于遗传病的相关工作，20 世纪初国人就对遗传病开展了相关工作，但限于个例的临床报道，对罕见遗传性疾病的病因尚无准确的诊断。直到改革开放，随着国家层面的攻关项目陆续落地，医学遗传学的应用研究逐渐获得令人瞩目的成绩，科研成果不断转化到临床应用，遗传学基础研究和临床实践开始蓬勃发展。1978 年，中国遗传学会成立，其下各学组成立了各疾病筛查协作组，对相应遗传疾病进行了首次全国范围的筛查，并进行了前沿科学研究，取得很多突破性进展。

我国于 1986 年建立了以医院为基础的出生缺陷监测系统，监测期为孕满 28 周至出生后 7 天，重点监测围生儿中 23 类常见的结构畸形、染色体异常及少部分遗传代谢性疾病。其中，除了异常血红蛋白调查和苯丙酮尿症的新生儿筛查外，鲜有全国性的罕见疾病的合作项目开展。近 10 年来，随着出生缺陷防治工作力度进一步加强，部分对干预措施敏感的致死和严重致残出生缺陷发生率逐步下降，同时对出生缺陷的认知和相关研究也逐步深入。出生缺陷病种繁多，目前已知的至少有 8 000～10 000 种，先天性心脏病、多指（趾）、唇裂伴或不伴腭裂、神经管缺陷、先天性脑积水等 10 类疾病是我国围生儿发病率前 10 位的高发畸形。

2002 年国家卫生部（现为国家卫生健康委员会）和中国残疾人联合会首次共同发布实施《中国提高出生人口素质、减少出生缺陷和残疾行动计划（2002—2010）》。2005 年起将 9 月 12 日定为"中国预防出生缺陷日"。

我国政府高度重视出生缺陷防治工作，制定实施了《中华人民共和国母婴保健法》及其实施办法，制定了 2011—2020 年阶段《中国妇女发展纲要》和《中国儿童发展纲要》，并印发了出生缺陷防治相关法规和技术规范，使出生缺陷防治做到有法可依。2012 年，印发了《卫生部贯彻 2011—2020 年中国妇女儿童发展纲要实施方案》，将加强出生缺陷防治作为重要内容，明确了相关任务目标。

此外，2011 年国家卫生部牵头成立了中国出生缺陷干预救助基金会，自成立以来，在财政部和国家卫生健康委员会的大力支持下，在山西、陕西、贵州、四川、西藏、山东、广西、湖南、湖北、宁夏、河南、河北、甘肃等 31 个省（区、市）组织实施了以"从生命起点关注民生"为主题的多项出生缺陷干预救助项目，检测新生儿 151 万例，救助出生缺陷患儿 17 837 名，为提升出生人口素质等方面发挥了应有作用。2013 年 5 月，中国出生缺陷干预救助基金会正式组建第一批由 17 名院士领衔的出生缺陷防治领域专家团队，至今已发展成为拥有近百人的专家队伍，帮助基金会提高决策的专业化、科学化、规范化水平。

经过多年努力，我国逐渐形成了政府主导、部门合作、社会参与的出生缺陷防治工作格局，初步建立了包括妇幼保健机构、综合医院、妇女儿童专科医院、基层医疗卫生机构、相关科研院所等在内的出生缺陷综合防治体系。国家罕见病注册登记数据和不断积累的罕见病遗传背景的科研进展将为构筑覆盖罕见病的出生缺陷三级预防措施和检测体系提供重要依据。

五、罕见病药物相关管理政策及保障体系

制定专门的法规进行管理和激励对罕见病药物研发的促进作用十分明确。在 1983 年《孤儿药法案》颁布前 10 年，美国仅有 10 种孤儿药上市，但是自 1983 年至 2018 年底，美国 FDA 一共批准了 647 种孤儿药。近 5 年美国 FDA 批准的药物中，孤儿药比例超过 40%。与此类似，欧盟在《罕见病治疗药物管理规定》实施前仅有 8 种孤儿药，但在法规颁布后至 2018 年底已经有 142 种孤儿药获批上市。在欧洲药品管理局（European Medicines Agency，EMA）近 5 年批准上市的药物中，约 1/3 为孤儿药。日本孤儿药获批数量也超过每年获批药物的 40%。

尽管起步较晚，但我国对罕见病和孤儿药的关注和管理近年来取得了明显成效。由于本书第一篇第五章对我国孤儿药政策法规及管理有详细的阐述，本节中仅对我国法规政策及重要事件做一简要归纳，见图 1-1-3。

近年来，国家特别重视罕见病患者群体的诊疗保障工作。2006 年，全国人大代表在全国两会上首次为罕见病立法发声，呼吁完善罕见病医疗保障制度。2010 年，山东省在国内建立了首个罕见病学术团体——山东省罕见疾病防治协会。2011 年，上海市医学会成立了我国首个罕见病学术团体——罕见病专科分会，同年将罕见病特异性药物纳入少儿住院互助基金支付范围。目前，国内已纳入医保的罕见病药物 36 种，涉及疾病 23 种。由于我国经济发展水平和医保筹资能力的限制，部分价格昂贵的罕见病治疗药物还未能纳入医保用药范围。一些地方根据本地实际情况和大病保险负担能力，探索通过谈判等方式，将部分较昂贵的罕见病治疗药纳入了当地大病保险合规费用范围。详细如下：

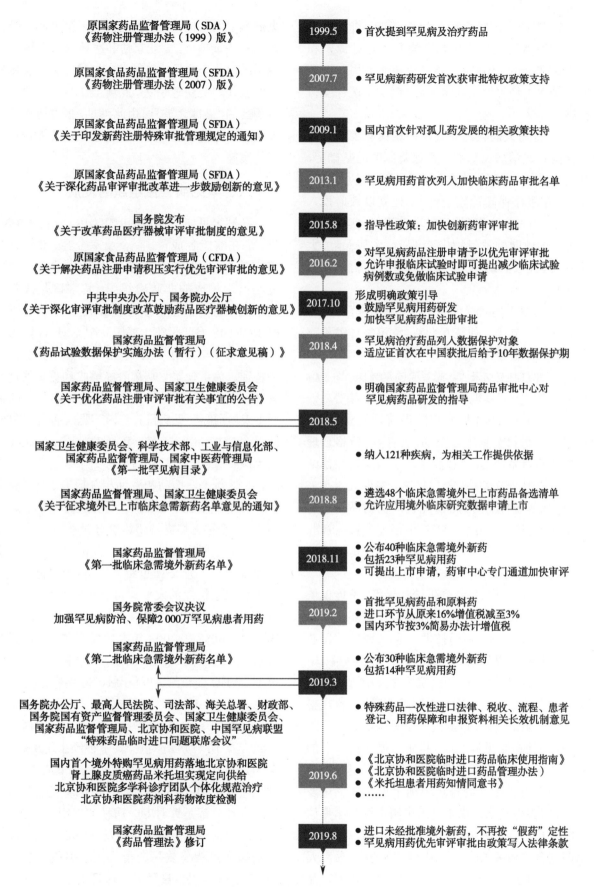

原国家药品监督管理局（SDA）
《药物注册管理办法（1999）版》
1999.5
● 首次提到罕见病及治疗药品

原国家食品药品监督管理局（SFDA）
《药物注册管理办法（2007）版》
2007.7
● 罕见病新药研发首次获审批特权政策支持

原国家食品药品监督管理局（SFDA）
《关于印发新药注册特殊审批管理规定的通知》
2009.1
● 国内首次针对孤儿药发展的相关政策扶持

原国家食品药品监督管理局（SFDA）
《关于深化药品审评审批改革进一步鼓励创新的意见》
2013.1
● 罕见病用药首次列入加快临床药品审批名单

国务院发布
《关于改革药品医疗器械审评审批制度的意见》
2015.8
● 指导性政策：加快创新药审评审批

原国家食品药品监督管理局（CFDA）
《关于解决药品注册申请积压实行优先审评审批的意见》
2016.2
● 对罕见病药品注册申请予以优先审评审批
● 允许申报临床试验时即可提出减少临床试验病例数或免做临床试验申请

中共中央办公厅、国务院办公厅
《关于深化审评审批制度改革鼓励药品医疗器械创新的意见》
2017.10
形成明确政策引导
● 鼓励罕见病用药研发
● 加快罕见病药品注册审批

国家药品监督管理局
《药品试验数据保护实施办法（暂行）（征求意见稿）》
2018.4
● 罕见病治疗药品列入数据保护对象
● 适应证首次在中国获批后给予10年数据保护期

国家药品监督管理局、国家卫生健康委员会
《关于优化药品注册审评审批有关事宜的公告》
2018.5
● 明确国家药品监督管理局药品审批中心对罕见病药品研发的指导

国家卫生健康委员会、科学技术部、工业与信息化部、
国家药品监督管理局、国家中医药管理局
《第一批罕见病目录》
● 纳入121种疾病，为相关工作提供依据

国家药品监督管理局、国家卫生健康委员会
《关于征求境外已上市临床急需新药名单意见的通知》
2018.8
● 遴选48个临床急需境外已上市药品备选清单
● 允许应用境外临床研究数据申请上市

国家药品监督管理局
《第一批临床急需境外新药名单》
2018.11
● 公布40种临床急需境外新药
● 包括23种罕见病用药
● 可提出上市申请，药审中心专门通道加快审评

国务院常委会会议决议
加强罕见病防治、保障2 000万罕见病患者用药
2019.2
● 首批罕见病药品和原料药
● 进口环节从原来16%增值税减至3%
● 国内环节按3%简易办法计增值税

国家药品监督管理局
《第二批临床急需境外新药名单》
2019.3
● 公布30种临床急需境外新药
● 包括14种罕见病用药

国务院办公厅、最高人民法院、司法部、海关总署、财政部、
国务院国有资产监督管理委员会、国家卫生健康委员会、
国家药品监督管理局、北京协和医院、中国罕见病联盟
"特殊药品临时进口问题联席会议"
● 特殊药品一次性进口法律、税收、流程、患者登记、用药保障和申报资料相关长效机制意见

国内首个境外特购罕见病用药落地北京协和医院
肾上腺皮质癌药品米托坦实现定向供给
北京协和医院多学科诊疗团队个体化规范治疗
北京协和医院药剂科药物浓度检测
2019.6
● 《北京协和医院临时进口药品临床使用指南》
● 《北京协和医院临时进口药品管理办法》
● 《米托坦患者用药知情同意书》
● ……

国家药品监督管理局
《药品管理法》修订
2019.8
● 进口未经批准境外新药，不再按"假药"定性
● 罕见病用药优先审评审批由政策写入法律条款

图 1-1-3　我国罕见病相关药物管理及标志事件大事记

1. 山西省医疗保障局组织谈判，将治疗戈谢病的特效药注射用伊米苷酶和治疗糖原贮积症Ⅱ型（Pompe disease）的特效药注射用阿糖苷酶α纳入大病保险用药范围，并确定了医保支付标准。

2. 青岛大病救助模式。在城镇职工基本医疗保险和城镇居民基本医疗保险制度的基础上，针对重大疾病、罕见病参保患者所发生的大额医疗费，在医疗保险管理平台上，建立以政府投入为主导，引入多方资源，通过项目管理，实施多渠道补偿的救助机制（基本医疗保险、大病保险、大病救助、民政救助、社会互助等多方共付的保证模式）。

3. 上海市建立首个地方性罕见病基金会，与政府共同设立少儿住院互助基金、溶酶体贮积症专项救助基金等项目。

4. 北京血友病未成年患者通过80%医保+20%慈善基金的方式实现Ⅷ因子标准治疗0花费。

总体来看，基本医疗保险当前只能立足"保基本"，支付符合临床必需、安全有效、价格合理等条件的药品费用，难以将市场上所有药品都纳入支付范围。国家医保部门将结合参保人用药需求、医保筹资能力等因素，完善医保药品目录动态调整机制，建立专利、独家药品谈判准入机制，通过专家评审，逐步将疗效确切、医保基金能够承担的罕见病药物纳入医保支付范围。

为众多罕见病患者提供诊疗保障，不能仅依靠医疗机构和政府管理部门的努力，需要联合药物企业、研究机构、前沿技术产业、患友组织、慈善团体和社会媒体共同推进。北京协和医院、中国医药创新促进会、中国医院协会及中国研究型医院学会共同发起成立中国罕见病联盟，旨在整合罕见病防治资源，以此提升罕见病防治与保障水平，并促进罕见病临床、科研与孤儿药开发的协同创新。中国罕见病联盟向国家卫生健康委员会呼吁多方携手共同推进中国罕见病药物可及性，针对国外已上市尚未进入中国市场的罕见病药物，开启特殊药物合法进口的绿色通道及保障用药安全的相关工作。经国务院办公厅、最高人民法院、司法部、国家卫生健康委员会、国家药品监督管理局、财政部、国务院国有资产监督管理委员会、海关总署，以及制药企业、慈善总会和罕见病联盟的共同协商，制定出我国罕见病药品特购的相关管理办法，北京协和医院通过此流程完成了国内首个罕见病特购药——治疗肾上腺皮质癌的米托坦的快速引进，此项工作被称为罕见病特购药的"破冰之旅"。由此可见，多方协作平台和联合工作机制能够有效支持罕见病患者诊疗保障的实施。

六、罕见病公益组织的发展

欧洲罕见病组织（EURORDIS）成立于1997年，是在欧盟各成员国、企业基金会、健康机构等支持下，由罕见病患者组织及罕见病领域的爱心人士组成的非政府组织，其宗旨是改善欧洲罕见病患者的生命质量。2008年2月29日，EURORDIS发起了第1届国际罕见病日，因为这个日子每4年才有1次，也用来寓意罕见病稀少的特征。为了使罕见病患者能够收到更多的社会关怀，其后在各国的协定下，约定每年2月的最后1天为国际罕见病日。美国罕见疾病组织（The National Organization for Rare Disorders，NORD）是美国一家以罕见病患者服务为宗旨的非营利组织，主要方式是推动和资助相关研究、教育和合作。该组织成立于1983年，创办者是阿贝·迈耶斯，由多个罕见病支持团体参与创办。

与欧美国家和地区相比，我国罕见病公益组织起步较晚。进入21世纪之后，国内罕见病公益组织迎来了快速的发展。可查询到的数据显示，截止到2019年9月国内有80家罕见病公益组织，其中60%在2008年之后成立，30%设置在北京。上述公益组织共包括68种不同的罕见病类型，WHO公布的2009年版国际疾病分类第11次修订本（ICD-11）疾病分类中，将采用主要以病因分类的新方法对罕见病进行归纳，国内公益组织涉及16种疾病类型，其中神经系统疾病、代谢和发育异常以及血液系统疾病占比超过60%（图1-1-4）。如上述资料显示，我国罕见病公益组织绝大部分都是针对专一病种的组织，而综合性公益组织主要有中国罕见病发展中心（CORD）和北京病痛挑战公益基金会。在单病种公益组织中，血友病组织数量最多。这是由于血友病患者需要使用血制品来维持生命，而输血存在病毒感染风险，导致患者对血源凝血Ⅷ因子疑惑重重。

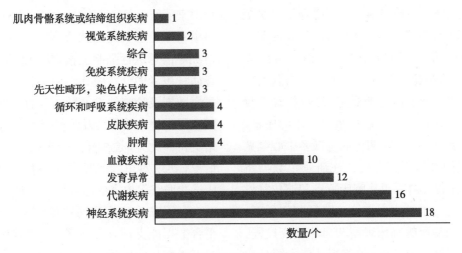

图 1-1-4　我国罕见病公益组织疾病类型分布情况

在这个背景下，中国血友之家于 2000 年在中国医学科学院血液病研究所支持下成立。随后很多患者又逐渐自发成立了其他血友病组织，开展政策倡导、疾病学习等活动，来维护自身合法权益。

罕见病组织在 21 世纪之后如雨后春笋般蓬勃而出，这也几乎是伴随着互联网技术的发展，尤其社交软件和社区管理的出现，让罕见病患者有了更多可以足不出门和患友交流的方式。网络时代的到来，也最终催生了罕见病组织的快速发展。但是不可否认的是，几乎所有的罕见病公益组织最初都是由患者及患者家属发起成立并成为核心成员（也有一些医生参与其中），领导组织的策略制定、对外合作、患友服务及日常工作等。成立的目的更多是为了相互之间进行疾病知识传播，寻找治疗药物，相互鼓励，屏蔽虚假信息等，这也导致大部分的组织发展较弱，组织化程度很低，很多组织没有注册、没有自己的官方网址，更多的是一个患友群体。由此可见，我国需要有组织地建立和规范综合性患者协作组织，辅助罕见病患者及家庭开展信息管理与交流。

综上，围绕罕见病这一复杂困难的世界性共同课题，参考国际较成熟的经验和模式，我国近年来在诊疗体系、防治管理、研发支持、政策法规及各级协作组织等多个方面有了一定程度的工作积累和成效。在这些工作基础上持续投入和发展，我国政府有能力牵头建立以患者为中心的医疗、研究、技术、药物、市场、社会、个人等多渠道、多资源、多维度、全方位的罕见病诊疗与保障模式。

第三节　我国罕见病学的发展机遇与方向

如前所述，我国自"十三五"期间开始全面提速针对罕见病及罕见病患者的政策保障和科学研究，搭建了队列研究、注册登记平台、直报体系、诊疗协作网络等一系列的国家级平台和基础设施，而这些关键数据平台和全国联动的分级诊疗网络的独特运行管理模式的探索可以为世界各国开展罕见病保障提供重要参考。鉴于我国庞大的人口基数，使得我国在国际罕见病研究领域具有不可复制的规模优势，深化和推进罕见病领域研究，将使我国在发现新型诊疗生物标志物、发现新型药物靶点、推进支持孤儿药和医疗器械的临床评价等关键方向实现弯道超车。以下简要列举基于我国罕见病工作积累持续开展的重点攻关方向。

一、现代信息技术引领的基于大数据的全生命周期患者管理平台

在 2016 年前，中国没有统一数据标准、多中心、多病种的罕见病登记平台，直到"十三五"国家重点研发计划精准医学专项布局"罕见病临床队列登记"项目。在项目的支持下，2017 年北京协和医院牵头建设的中国国家罕见病注册系统（National Rare Diseases Registry System of China，NRDRS）正式上线运行（https://www.nrdrs.org.cn）。截至 2020 年 9 月，NRDRS 本着"规范、开放、长

期、发展"的原则，共开展国内多中心登记注册罕见病 165 种，57 476 份病例。NRDRS 是我国首个国家统一标准的罕见病临床研究的数据平台，共有 61 家医疗机构超过 200 个开展罕见病队列研究的团队在平台上开展注册登记，这也拉开了我国调研罕见病患病情况和诊疗水平工作的序幕，并在此基础上对接了多个病种的全国多中心罕见病临床研究的协作研究开展。注册登记数据将长期支持医生提高对罕见病临床特点和遗传背景的认知以实现对罕见病规范诊疗路径制定更新、深入了解疾病精准的临床表型和自然演变过程，为疾病干预研究奠定基础，最终惠及广大罕见病患者。

罕见病具有显著的异质性，分子诊断的技术是患者确诊的关键技术环节。精准医学专项中同时支持了"中国人群重要罕见病的精准诊疗技术与临床规范研究"项目的运行，此项目中获得的重要罕见病相关组学数据与"罕见病临床队列研究"项目中的临床队列关键信息，对发现我国罕见病特有的遗传标记与临床表型之间的关系有重要意义，可以根据遗传性罕见病及相关致病基因的整体信息，汇总分析我国多民族人口背景下罕见病致病位点分布特点，针对性地制定我国罕见病新生儿筛查方案及罕见病相关出生缺陷的预防策略。

为荟萃我国罕见病资源优势，形成高效罕见病分级诊疗体系，提高我国罕见病诊治总体水平，解决我国罕见病研究资源分散、诊治能力不均衡和患者缺医少药的局面，2018 年 2 月国家卫生健康委员会医政医管局牵头建设全国罕见病诊疗协作网络，支持实现罕见病远程会诊、双向转诊、分级诊疗的运行模式。诊疗协作网络由全国范围内遴选的罕见病诊疗能力较强、诊疗病例较多的 324 家医院组成，包括 1 家国家级牵头医院、32 家省级牵头医院以及 291 家成员医院。北京协和医院主要负责完善协作网工作机制，制定相关工作制度或标准，并在协作网运行中作为国家级中心承担疑难病例的多学科诊疗和远程医疗支持。省级中心接收辖区成员医院转诊的罕见病患者并实施规范诊疗方案。成员医院承担患者的初诊判断、病情评估及初始上报的医疗任务。参考传染病直报模式，通过在协作网医院中建立并运行国家罕见病直报系统（https://zhibao.nrdrs.org.cn），要求对罕见病病例的就诊路径、诊疗内容及费用情况等信息进行强制上报，实现对全国及各省市各病种患者的分布统计、各病种患病率和年新发病率数据及诊疗情况及随访信息的实时更新，为国家卫生健康委员会及医保管理部门决策提供数据支持。此外，通过建立患者信息卡并记录接诊情况，实现对患者就医指导，对接诊疗需求及临床试验联络等内容的患者信息服务功能。

在国家诊疗协作网络的框架下运行的直报平台数据能支持对我国罕见病患病情况、疾病负担形成整体性评估，建立罕见病诊治和研究全局观，实现在全局层面进行医疗和科研资源调配，同时为后续从学术和临床服务的角度，建立辐射全国范围的一个罕见病转诊、会诊以及诊断咨询体系。

二、信息技术、人工智能、人机交互等跨领域技术在罕见病诊疗中的全链条研发设计

在建设罕见病信息平台的同时，我国研究者同步开展了规范的罕见病知识库及术语体系的建设。中国国家罕见病注册系统链接了国际主流临床表型及遗传信息知识库，并对人类表型术语集（Human Phenotype Ontology，HPO）数据库和遗传性疾病知识库 GeneReviews 进行了汉化和持续更新，中文版 HPO 知识库（http://www.chinahpo.org）和中文版 GeneReviews（https://genereviews.nrdrs.org.cn）为研究者提供了疾病介绍、临床表型、基因表型等信息的中文检索和更新支持。此外，参考欧洲罕见病 / 孤儿药信息网（Orphanet）罕见病本体（Orphanet Rare Disease Ontolog）数据模式构建中国罕见病本体（CRDO）数据库的工作也纳入了 NRDRS 知识库构建的规划，可以支持中文语言环境下获取疾病、基因和临床特征之间的关系，为罕见病的计算分析提供有用的资源。在此基础上，北京协和医院与清华大学联合开发了基于临床表型的罕见病辅助决策模型，已进入第一阶段——病历信息验证阶段。人脸识别目前已支持库欣综合征的微信平台患者初筛，并在其他有面部特征的遗传性罕见病中扩展开发应用，除面部识别外，在步态识别、认知评估、发育评估、语

音语意判读、康复辅助等辅助远程诊疗及根据疾病知识库构建的罕见疾病智能问诊系统方面的探索都积累了初步研究基础。由于罕见病疾病异质性大，病程发展复杂，常多系统受累，明确诊断及治疗方案制定难度极高，开展跨学科多领域的合作，结合远程医疗平台，多模态数据采集分析、人工智能辅助决策等工具技术，有望支持罕见病远程管理模式，分级诊疗及远程多学科管理，减少患者异地确诊和异地就医的负担。

三、以孤儿药研发和治疗为导向，探索针对罕见疾病的适用性策略

全球罕见病用药市场热度居高不下，已成新药研发主战场。罕见病领域用药市场增速是同时期非罕见病用药市场增速的 2 倍，预计到 2024 年，其在处方药市场中的占比将首次突破 20%。从地域分布上看，美国孤儿药研发由于起步较早，是目前全球罕见病用药临床试验开展最多的国家，占比接近 45.19%。其次为欧洲地区国家，如英国（4.81%）、德国（15.87%）和意大利（15.38%）。中国由于罕见病政策成立较晚，相关体系尚未成熟，试验开展数量仅占 0.48%，在全球处于尾部梯队，孤儿药的研发及转化研究必将成为我国罕见病诊疗体系的重点支持领域。

我国罕见病相关基础医学研究呈现逐年上升的趋势，基础研究的积累有助于推动常见疾病药物适应证拓展，使部分常见疾病药物重定位为孤儿药，或扩展罕见病治疗适应证。此外，由于大多数罕见病为遗传性疾病，基因诊断和基因治疗方法将是罕见病诊疗领域的关键技术方法。在全球范围，基因诊断和基因治疗在近 10～20 年间有了飞速发展。以罕见病治疗和孤儿药研发为抓手，探索创新基因编辑技术，并厘清临床转化路径，解决我国在基因治疗领域存在的基础研究不领先、临床转化不足、产业化路径不清晰和伦理观念淡薄的问题。

第四节 总 结

当前，中国罕见病事业的发展迎来了良好契机，随着 2018 年国家《第一批罕见病目录》的出版和 2019 年新版《药品管理法》的颁布，对罕见病研发的鼓励机制、配套细则和医保等跨部门政策有望后续出台。近年来中国在应对罕见病方面进展迅速，但仍然面临和其他国家相似的挑战，包括新治疗方法的创新，解决罕见病患者和家庭因病带来的社会经济影响，保障其接受高质量的医疗服务，提高对罕见病这一公共卫生问题重要性的认识等。随着中国经济的增长，坚持以患者为中心的理念，不断推动新药的创新与研发，中国也必将在全球应对罕见病方面做出贡献。

（张抒扬 金 晔）

参 考 文 献

[1] 施维. 罕见疾病和"孤儿药"的历史和发展趋势 [M] // 中国科协学会学术部. 新观点新学说学术沙龙文集 50：我国罕见疾病研究关键问题与对策，北京：中国科学技术出版社，2011：77-83.

[2] U. S. Food and Drug Administration（FDA）. Rare diseases take spotlight in annual event [EB/OL]. (2011-02-24) [2020-07-09]. http://www.fda.gov/ForConsumers/ConsumerUpdates/ucm244408.htm.

[3] European Commission. Rare diseases [EB/OL]. [2020-07-09]. http://ec.europa.eu/health/rare_diseases/portal/index_en.htm.

[4] Song P, He J, Li F, et al. Innovative measures to combat rare diseases in China: the national rare diseases registry system, larger-scale clinical cohort studies, and studies in combination with precision medicine research[J]. Intractable Rare Dis Res, 2017, 6（1）：1-5.

[5] Randhawa GK. Orphan diseases and drugs[J]. Indian J Pharmacol, 2006, 38（3）：171-176.

[6] 陈永法, 伍琳. 我国罕见病界定标准初探 [J]. 中国卫生政策研究，2014，7（10）：16-20.

[7] 张抒扬. 中国第一批罕见病目录释义 [M]. 北京：人民卫生出版社，2018.

[8] 国家卫生健康委办公厅关于印发罕见病诊疗指南（2019 年版）的通知：国卫办医函〔2019〕198 号 [EB/OL]. (2019-02-27) [2020-07-09]. http://www.nhc.gov.cn/yzygj/s7659/201902/61d06b4916c348e0810ce1fceb844333.shtml.

[9] Wu N, X Ming, J Xiao, et al. TBX6 null variants and a common hypomorphic allele in congenital scoliosis[J]. N Engl J Med, 2015, 372(4): 341-350.

[10] Lin Z, Li S, Feng C, et al. Stabilizing mutations of KLHL24 ubiquitin ligase cause loss of keratin 14 and human skin fragility[J]. Nat Genet, 2016, 48(12): 1508-1516.

[11] Sun L, Zhao L, Du L, et al. Identification of two novel mutations in the GALNT3 gene in a Chinese family with hyperphosphatemic familial tumoral calcinosis[J]. Bone Res, 2016, 4: 16038.

[12] Shi X, Liu H, Zhan S, et al. Rare diseases in China: analysis of 2014-2015 hospitalization summary reports for 281 rare diseases from 96 tertiary hospitals[J]. Orphanet J Rare Dis, 2019, 14(1): 160.

第二章　人类基因组学

一、基因组学的定义

基因组学（genomics）是研究基因组（genome）的科学。

基因组的定义，从不同学科的角度有不同的表述：从形式遗传学（formal genetics，即经典的孟德尔遗传学）的角度，基因组是指一个生物体所有基因（遗传和功能单位）的总和；从染色体遗传学的角度，基因组是指一个生物体（单倍体）所有染色体的总和，如人类的22条常染色体和X、Y染色体；从分子遗传学的角度，基因组是指一个生物体或一个细胞器DNA分子的总和，如真核生物的核基因组DNA分子和线粒体基因组DNA分子（一个线粒体可能会有一个以上的DNA分子，而植物还另有叶绿体基因组DNA分子），细菌的主基因组和数目不等的质粒DNA组分。此外，从生态环境这一角度来说，基因组还指某一特定生态环境样本中所有微生物（即群落生态学，microbiota）DNA的总和（即人体共生微生物组，metagenome，META）。最重要的是，从现代生物信息学的角度，基因组是指一个生物体所有遗传信息的总和。

在一定意义上，基因组学是遗传学的继续和发展，是基于基因组层次和规模的遗传学。基因组学和一般意义上的遗传学的相同之处是两者都以基因和其他遗传的功能因子为研究对象；不同之处在于遗传学一般研究的是一个或少数几个基因，而基因组学则是以一个生命体的所有基因和所有遗传的功能因子的自然存在单位为研究对象。也可以说，基因组学是既有全基因组规模和广度，又有分子（即核苷酸水平）深度的遗传学。正因为如此，基于遗传学和基因组学的历史和科学的亲缘关系，遗传学的几乎所有分支都升华为基因组学对应学科。

例如，研究人类基因遗传和变异的人类遗传学，研究人类疾病发生和发展遗传机制的医学遗传学，着重研究遗传学在疾病诊断和治疗方面应用的临床遗传学，研究基因和癌症相关性的癌症遗传学，研究人类的演化（evolution）与"生命之树"上其他生物亲缘关系的人类演化遗传学，研究人群的基因组特点、基因变异、迁移和分布特点的人类群体遗传学等，都已取其所需、与时俱进，汲取了基因组学的概念、理念与研究方法的精华，部分或全部升华为人类基因组学、医学基因组学、临床基因组学、癌症基因组学、人类演化基因组学、人类群体基因组学等。

基因组学对生命科学的最重要影响是把生命科学的几乎所有学科都"- 组（-ome）"化和"- 组学（-omics）"化了。例如，研究人类所有表型（包括疾病概况和正常性状）的表型组（phenome）和表型组学（phenomics）；研究内源性代谢物变化规律的代谢物组（metabolome）和代谢物组学（metabolomics）；综合研究直接取自生态环境样品中的微生物组群的宏基因组（metagenome）和宏基因组学（metagenomics）；研究脑科学的连接组（connectome）和连接组学（connectomics）；以及更多细分的研究人类健康相关的疾病组（diseasome）和疾病组学（diseasomics）、免疫组（immunome）、症状组（symptome）、癌症组学（canceromics）。还有临床上的影像组（imageome），包括X影像、超声波影像、CT/PET、NMR等）和影像组学（imageomics）、药物组（pharmacogenome）和药物组学（pharmacogenomics）、临床组（clinicome）和临床基因组学（clinicogenomics），以及正在发展的体内或遥控的生物感应器组（biosensorome）等。

二、基因组学的两个理念

（一）"生命是序列的（Life is sequencial）"

"生命是序列的（Life is sequencial）"源于James

13

Watson 和 Francis Crick 在 1953 年提出的一个论点："……碱基的精确序列是携带遗传信息的密码。"生命延续性和多样性的所有相关信息，包括未为所知的"暗物质（dark matter）"，都蕴藏在 DNA 的核苷酸序列之中。

（二）"生命是数字的（Life is digital）"

"生命是数字的（Life is digital）"来自 John Sulston 在 2002 年的一段话"……代代相传的生命指令是数据的，而不是模拟的……"。"生命是数字的"连接了 21 世纪影响最大的两门科学——生命科学与信息科学，特别是当今世界的重要趋势——数字化。如果把生命的基本语言——A/T/C/G 与信息科学的基本语言——0/1 并排放在一起，就会豁然开朗：生命在本质上就是数字的。

这两个理念是从基因组学角度对生命和生命世界的理解，是基因组学的基石和支柱。更重要的是，人类的复杂表型（如所有的临床数据，包括影像）的数字化分型（digital phenotyping，即数字化表型分析），使生物库（BioBank）和基因分型（genotyping）的数字化和智能化分析成为可能，也使生命科学与其他学科一样进入了大数据（big data）和智能化的新纪元。

三、基因组学的起源

生命科学史上三大重要的发现，即演化学说、细胞学说与基因学说，是现代生物学的基础，也是基因组学的源流。

（一）演化学说

演化学说是现代生命科学的"灵魂和基石"。现代演化学说至少包括以下三个方面。

1. 同祖同宗　所有的生物都由演化而来，而基因组序列则是所有生命体演化的"活化石"和自然界生命演化的"实验室记录"，古 DNA 组学（ancient-DNA-omics，或 aDNA）则为生命演化提供了最直接、最有说服力的证据。

2. 变异为源　演化的原始动力是基因组 DNA 的自发变异，基因组序列的分析就是重建数字化的"生命之树"。由于多数变异是中性的，因而基因组变异事件及其发生的时间，可以根据基因组序列变异来估算。

3. 选择定向　与表型相关的基因组区段或基因的被选择（正选择或负选择）的信息，可以通过基因组序列和表型的综合分析得到。现代演化生物学还有一个十分重要的任务，就是以前所未有的序列大数据和其他新技术来解释物种起源、环境选择以及物种与新表型的产生，阐明生命的连续性和多样性及其成因，使演化学说真正成为生命科学的灵魂和基石。

（二）细胞学说

所有生物体都是由细胞组成的。细胞是一切生物（除了前细胞生物）基本的结构单位与功能单位，这是细胞学说的核心。指导细胞活动的所有指令以及细胞对环境的反应，都来自基因组。细胞分裂是基因组 DNA 分子复制及分离的过程。细胞分化是基因组指导相关基因[调控组（regulatome）]在特定时空和特定环境条件下的反应和表达。

（三）基因学说

基因学说开始于 20 世纪初的 Gregor Mendel 遗传学定律的再发现和 20 世纪 30 年代 Thomas Morgan 的基因论，发展于 20 世纪 50 年代开始的经典遗传学和分子遗传学的"联姻"。

20 世纪 40 年代的细菌转化实验和噬菌体转导等实验，为"DNA 是遗传物质"提供了最重要的确凿证明；Erwin Chargaff 实验表明所有物种 DNA 的嘌呤数与嘧啶数的比值大体上都等于 1（$N_{嘌呤} = N_{嘧啶}$），为 DNA 双螺旋结构提供了重要的生物学证据；而生命科学的"第一场革命"则是 1953 年发表的 Watson-Crick 模型，即 DNA 双螺旋结构模型；60 年代中期解读的遗传密码，是人类解读的第一种"自然语言"，随后建立的阐明遗传信息流向的"中心法则"，奠定了遗传学和整个生物学的分子和信息学基础。

所有这些科学发现和技术发明，激发了人们对了解生物全基因组——特别是人类全基因组的愿望，催生了生命科学的"第二场革命"和基因组学的第一次成功实践——人类基因组计划（Human Genome Project，HGP）。

四、人类基因组计划和四张"组图"

基因组学的发展史，就是从讨论 HGP 伊始直至今日所有后续计划的历史。HGP 是基因组学第一次在全基因组规模上的成功实践，使基因组学成为真正的、全面的、成熟的、系统的科学学科，得到科学界的认可并列入高等院校的授课学科。正是在这一意义上，可以说 HGP 及后续计划的全过程就是基因组学发展史上最重要的部分。

HGP 是人类自然科技史上最有影响的国际合作计划。HGP 的讨论首先是在美国开始的。历经 6 年的酝酿讨论和反复论证，美国在 1990 年 10 月 1 日率先启动 HGP。HGP 的国际化首先是由 Watson 提出的，并立即得到了英国的支持和积极加入。1996 年 2 月，由英国 Wellcome 基金会（The Wellcome Trust）提议并主持，在百慕大（Bermuda）举行第一次国际人类基因组测序协作组（International Human Genome Sequencing Consortium，IHGSC）会议，美国、法国、德国和日本的代表出席了会议。会议通过的"百慕大原则（Bermuda Rules）"奠定了"HGP 精神"的基础。1999 年 8 月 31 日在人类基因组测序国际战略第五次会议上，经过认真答辩和慎重讨论，中国被正式接纳为 IHGSC 的成员。中国承担了 3 号染色体短臂端粒侧约 30cM［厘摩（centimorgan，cM），遗传图距单位和重组频率的度量单位］区域的测序和分析任务，约占人类整个基因组测序和注释工作的 1%。

2000 年 6 月 26 日，人类基因组草图宣布完成。2000 年 6 月 26 日早上 8 点，时任美国总统克林顿（Bill Clinton）与英国首相布莱尔（Tony Blair）代表美国和英国，在华盛顿、伦敦和其他参与国的大使及科学家代表一起，举行了以"解读生命的天书，人类进步的里程碑（Decoding the Book of Life, A Milestone for Humanity）"为题的庆典，宣布人类基因组草图的完成（表 1-2-1）。2003 年 4 月 14 日，人类基因组精细图宣布完成。中国、法国、德国、日本、英国和美国的政府首脑联合签署了"人类基因组计划宣言（Proclamation of the Human Genome Project）"。

表 1-2-1 HGP 的 6 个成员国共 16 个中心对 HGP 的贡献

国别	承担中心	承担区域 /Mb	国家贡献率
美国	Wash U＋MIT 等	1 657	53.8%
英国	Sanger 等	1 043	33.8%
日本	RIKEN 等	207	6.7%
法国	GenoScope	83	2.7%
德国	IMB 等	65	2.1%
中国	Beijing 等	30	1.0%

HGP 是 20 世纪影响最大的自然科学研究计划之一，被誉为生命科学史上的"第二场革命"，是继"曼哈顿原子弹计划"和"阿波罗登月计划"之后，人类科学史上的又一个伟大工程。了解 HGP 学术思想的源流，以及它的提出和启动、目标和技术等其他内容的概况，对于更好地理解基因组学的发展史、理念和概念、技术和原理是非常重要的。

HGP 采取的技术路线是结合"重叠克隆（clone-by-clone）"和"鸟枪法（shotgun sequencing）"（又称霰弹法）的两步策略，即定位克隆鸟枪法（mapped-clone shotgun）。定位克隆鸟枪法是将初步定位的 DNA 克隆作为测序"模板"分别逐个用鸟枪法进行测序的技术路线。

定位克隆鸟枪法的优点是：充分利用了人类遗传学研究的多年积累，将遗传图（genetic map）、物理图（physical map）和序列图（sequence map）紧密结合，保证了"前所未见、巨大无边"的人类全基因组序列图的准确性和说服力。

尽管 HGP 的具体任务和时间表几经修改，但整体的四项技术目标始终没有改变——构建人类基因组的四张图，即遗传图、物理图、转录图（transcription map）和序列图。从技术层面来说，除了遗传图、物理图和转录图自身的研究价值以外，都可以理解为构建序列图的基础。这四张图称为基因组学的骨架图——"组图"。

从科学层面来说，这四张"组图"（图 1-2-1）构成了一个完整的人类基因组的研究和技术体系：遗传图是人类遗传学研究多年积累的结晶，开发的遗传标记（genetic marker）可以作为相对位置更为准确的基因组"路标"；物理图既是以物理标记为"路标"的基因组图谱，所提供的 DNA 克隆又是基因组测序的实验材料；转录图可以看成是序列（基因）图的雏形，提供的编码序列对序列组装和基因注释是非常重要的。某种意义上，人类基因组的序列图可以说是以遗传标记、物理标记和转录本为"路标"和"骨架"的、核苷酸水平的物理图。

HGP 的后续计划特指那些在组织上以 IHGSC 的各主要研究中心为主体，在思路和策略上延续 HGP（特别是全基因组规模），在技术上以基因组测序和信息学分析为主要的技术平台，在原则上

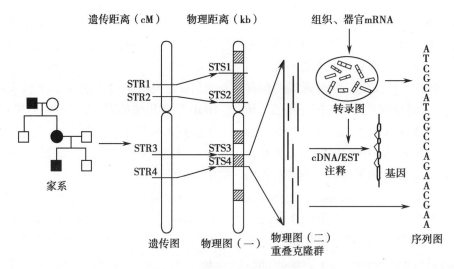

图 1-2-1 HGP 的四张 "组图"

坚持 "HGP 精神" 的国际合作计划。从基因组学发展的角度，主要有：标志 "从一个个体的基因组参考序列到人类基因组多样性" 的国际人类基因组单体型图计划（国际 HapMap 计划）； "从参考序列到注释人类基因组功能元件" 的国际 DNA 元件百科全书（The Encyclopedia of DNA Elements，ENCODE，中国唯一没有参与的大型国际基因组合作计划）； "从一个个体的参考序列到研究人类代表性主要群体的多个体全基因组序列多样性" 的国际千人基因组计划（International 1000 Genomes Project，G1K 计划）；标志人类基因组学研究进入临床应用的国际癌症基因组计划（International Cancer Genome Project，ICGP）。

模式生物基因组的研究是 HGP 的重要任务和内容之一。在完成人类基因组的第一张序列草图的同时，HGP 还完成了大肠埃希菌（*Escherichia coli*，*E. coli*）、酿酒酵母（*Saccharomyces cerevisiae*）、秀丽线虫（*Caenorhabditis elegans*，*C. elegans*，也称秀丽隐杆线虫）、拟南芥（*Arabidopsis thaliana*）、黑腹果蝇（*Drosophila melanogaster*）、河豚鱼（*Fugu rubripes*，也译为红鳍东方鲀）和小鼠（*Mus musculus*）等七种模式生物基因组序列的测序、组装和注释（表 1-2-2）。

大肠埃希菌是原核生物的模式生物。大肠埃希菌既是分子生物学的经典实验材料、生物产业的重要工程细胞之一，肠道微生物组群的重要成员，又与人类的健康与疾病密切相关。大肠埃希菌的基因和表达调控都很清楚，遗传图完整、精

美。1997 年 9 月，大肠埃希菌的全基因组序列图绘制完成，多数基因的结构和功能的相关性已被实验证明。与 HGP 相关的技术也初步证明了 "定位克隆鸟枪法" 测序策略和注释软件用于原核基因组的可行性。

酿酒酵母是单细胞真核生物的模式生物。酿酒酵母一直是遗传学和分子生物学的经典实验材料、遗传工程的主要工程细胞，在生物产业中扮演着重要角色。同为真核生物，酵母 30% 以上的编码基因与哺乳动物乃至人类有较高的同源性，因而酵母基因组对 HGP 的意义比大肠埃希菌更重要，特别是对基因和其他功能因子的注释以及代谢途径和信号转导通路的阐明。酵母的全基因组序列于 1996 年 10 月发表。

秀丽线虫是多细胞真核生物（无脊椎动物）的模式生物。秀丽线虫为生命科学特别是发育生物学和神经科学做出了重大贡献。将秀丽线虫作为模式生物是 40 多年前由当时英国剑桥医学研究委员会（Medical Research Council Unit in Cambridge）的 Sydney Brenner 提出的。Sulston 和美国 HGP 主要负责人之一 Robert Waterston 对线虫的基因组测序做出了突出贡献，发展和完善了定位克隆鸟枪法的战略和技术，为 HGP 的完成提供了信心和技术基础。Brenner 和 Sulston 也因为对秀丽线虫的多年研究和发现获 2002 年诺贝尔生理学或医学奖。秀丽线虫基因组序列图的圆满完成再次证明 HGP 的测序策略是可行的。

果蝇是无脊椎动物（昆虫纲）的模式生物。

表 1-2-2 模式生物基因组概貌

物种名 学名	代表类群	单倍体基因组大小	编码基因数	基因密度 (个基因/Mb)	染色体数目 (单倍体)	发表年份
大肠埃希菌 *E. coli*	原核生物	5Mb	4 288	857	—	1997
酿酒酵母 *Saccharomyces cerevisiae*	单细胞真核生物	12Mb	6 275	500	16	1996
秀丽线虫 *C. elegans*	多细胞真核(无脊椎动物)	100Mb	19 699	200	6	1998
果蝇 *Drosophila melanogaster*	无脊椎动物(昆虫纲)	140Mb	13 792	99	4	2000
拟南芥 *Arabidopsis thaliana*	双子叶植物	115Mb	25 498	220	5	2000
河豚鱼 *Fugu rubripes*	脊椎动物(鱼纲)	392Mb	31 059	80	21	2002
小鼠 *Mus musculus*	脊椎动物(哺乳类)	2.5Gb	22 927	8.8	19+X/Y	2002

除了饲养容易、繁殖快等优点之外，果蝇在基因组研究中具有独特优势，早在 20 世纪初即成为最为广泛使用的经典模式动物。

拟南芥是 HGP 选择的唯一模式植物。拟南芥是植物遗传、生理、生化、发育等方面研究的理想实验材料，其基因组较小，适用于比较植物和动物基因组的异同及演化。

河豚鱼是脊椎动物（鱼纲）的模式生物。HGP 选择河豚鱼的主要原因是它的基因组很小，当时估计只有人的七分之一，却可能含有脊椎动物的几乎所有编码基因。在识别编码基因和其他功能因子，以及理解脊椎动物基因组的结构和演化等方面有很大的参考价值，对人类基因组序列的注释起了很大作用。

小鼠是脊椎动物（哺乳类）的模式动物。小鼠是最经典、最常用、最重要的医学实验动物，也是研究得最广泛、最深入、最详尽的模式生物。HGP 选择小鼠作为模式生物，是因为小鼠在基因组大小、染色体或区段的结构和位置、编码基因和其他功能因子的密度和分布及其序列、重复序列的构成等各方面都与人类高度相似，90% 以上的小鼠基因均能在人类基因组中找到相应的同源基因，对人类基因组的组装和注释意义非凡。小鼠基因组序列的完成，意味着 HGP 接近成功。

HGP 虽已经落下帷幕，但对它的意义和影响的争论仍在继续。从科学技术和人文精神的双重意义来说，HGP 有三个主要方面的意义。首先，HGP 创造了一种新的文化——合作。从人文精神和社会意义来说，HGP 是人类自然科学史上第一次影响最大的多国参与的国际合作计划，开辟了作为"全球化"的一个重要组成——国际科研合作的新篇章。中国倡导的 HGP 精神"共需、共有、共为、共享"成为 HGP 后续计划以及国际合作计划的旗帜。第二，HGP 催生了一门新的学科——组学。HGP 是基因组学的第一次实践，使基因组学成为科学并形成了自己的特点：从全基因组规模的广度和核苷酸水平的深度来研究生物学的所有问题。HGP 对科学的最大影响是生命科学几乎所有学科的"-组"化和"-组学"化。第三，HGP 发展了一项新的技术——测序。HGP 的运行过程，就是测序技术发展的过程。测序技术此后的发展，也应归功于 HGP、基因组学和其他"-组学"的推动。测序技术使生命变成了数据。生命和生命科学的数字化也汇入当今世界数字化和大数据的潮流，成为生命科学史最为重要的技术之一。

五、人类基因组概貌的特点

人类基因组同所有其他生物的基因组一样，一般仅指核基因组。完整意义的人类（人体）基因组还应包括线粒体基因组以及人体的微生物组群。根据欧洲生物信息学研究所（EMBL-EBI）和

Sanger 的 Ensembl 数据库于 2018 年 11 月更新的 GRCh38.p12 数据，人类单倍体核基因组的大小为 3.6Gb（3 609 003 417bp）。人类单倍体核基因组由 24 条 DNA 分子组成（22 条常染色体加 X、Y 染色体）。最大的 1 号染色体 DNA 长约 250Mb，约占全基因组的 8%，最小的 21 号（而不是 22 号）染色体 DNA 长约 48Mb，只占全基因组的 1.5% 左右。

GC 含量（鸟嘌呤和胞嘧啶所占的比率）是一个基因组的重要特征。人类基因组 GC 含量平均值为 41%，分布极不均匀，存在 GC 富集区（GC-rich）和 GC 贫乏区（GC-poor）。人类基因组一些特定的较大（> 10Mb）区域 GC 含量远远偏离平均值。例如，染色体 17q 的 GC 含量平均值在着丝点远端的 10.3Mb 的区域为 50%，但在邻近着丝点的 3.9Mb 的区域则只有 38%。

DNA 序列甲基化的范围和程度是基因组的另一重要特征。人类基因组约 70% 的 DNA 甲基化修饰发生在 CpG 岛，与表观基因组（epigenome，序列修饰，也称外饰基因组）的基因调控密切相关。就 GC 含量而言，人类基因组中最特殊的就是 CpG 岛，GC 含量平均约为 60%，而相比之下，其他区域的平均 GC 含量仅为 40%。人类基因组总共拥有约 45 000 个 CpG 岛。人类基因组 CpG 岛在染色体上的分布不均匀，多数染色体含有 5～15 个岛 /Mb。Y 染色体的岛密度最小，仅为 2.9 个岛 /Mb。人类多数 CpG 岛不长，95% 的 CpG 岛的长度不超过 1 800bp。

（一）编码序列

人类基因组可以分为基因序列和基因间序列（intergenic sequences）。基因序列是指与编码蛋白质有关的所有序列，包括外显子、内含子和其他相关功能因子。而基因间序列则指介于两个基因序列之间的部分。

一个人类编码基因的总长度平均约为 27kb，许多基因长度超过 100kb。所有基因序列的合计长度占人类基因组的 25% 以上。一般所说的一个完整的人类蛋白质编码基因，其总长度包括：上游与基因表达调控相关的序列（TATA 框、CAAT 框、启动子及 CpG 岛，还包括远离该基因的增强子等）；转录起始位点（transcription start site，TSS）；5′ 非翻译区（5′-untranslated region，5′-UTR）；第一个外显子和位于其中的翻译起始密码识别序列和随后的起始密码子 ATG；第一个内含子；其他外显子和内含子及剪接信号；最后一个外显子和位于其中的翻译终止密码子（termination codon，UAA 或 UAG 或 UGA）；3′-UTR；转录终止位点（transcription termination site，TTS），加 A 信号（polyadenylation signal，一般为 AATAAA）和随后的加 A 位点（polyadenylation site）。

IHGSC 根据 2003 年发表的人类全基因组精细图，估计人类基因组有 1.8 万～2.1 万个蛋白质编码基因。其后，各数据库根据最近版本的人类基因组参考序列，不断适时更新人类编码基因的数目，但数据略有差异。

人类的编码基因平均约有 9 个外显子，外显子的平均长度约 135bp（很少超过 800bp，最短的只有 5bp 或 6bp），这 9 个外显子的总长度平均约 1 200bp。这样加上前面所说的所有外显子相关序列，人类外显子组（exome）的总长度约为 48Mb，只有人类基因组的 1.5% 左右。要注意的是，人类的可读框（open reading frame，ORF）是指人类基因组中编码氨基酸序列的综合，比外显子组要小（不含 3′ 和 5′ 的 UTR）。

人类基因平均有 8 个内含子，内含子的平均长度为 3 365bp（长度从 30bp 至几十 kb 不等）。因此，一个基因的编码序列只有基因总长度的 5% 左右。约 60% 的人类基因的转录本具有 1 种以上的剪接方式，平均每个人类基因约有 8 个不同方式剪接的转录本，其研究被称为"剪接组（splicome）"。

人类基因组的平均基因密度为 5.96 个基因 /Mb（表 1-2-3）。基因分布不均匀是人类基因组的主要特点之一。约 20% 的人类基因组位于几乎没有基因的"沙漠"区（gene-poor region，又称基因稀疏区，指长度超过 500kb 而不含任何已知基因的区域）。人类基因组也有很多基因密集区（gene-rich region）。

（二）非编码序列

大量非编码重复序列的存在是人类基因组的最重要特征之一，也是基因组分析的最重要、最困难的内容之一。人类基因组 50% 以上的区域含重复序列，其中 60%～80% 是中度、高度重复序列。人类和灵长类基因组最具特征性的重复序列是 Alu 家族。

表 1-2-3　人类染色体大小和基因密度

染色体号	占基因组大小比例	基因数目/个	染色体大小/Mb	基因密度（个基因/Mb）
1	8.04%	2 014	249.2	8.1
2	7.84%	1 238	243.2	5.1
3	6.38%	1 049	198.0	5.3
4	6.17%	749	191.0	3.9
5	5.85%	859	181.0	4.7
6	5.53%	1 026	171.0	6.0
7	5.14%	878	159.1	5.5
8	4.73%	682	146.3	4.7
9	4.56%	784	141.2	5.5
10	4.38%	740	135.5	5.5
11	4.36%	1 280	134.9	9.5
12	4.32%	1 034	133.8	7.7
13	3.72%	311	114.1	2.7
14	3.47%	634	107.3	5.9
15	3.31%	594	102.5	5.8
16	2.92%	835	90.3	9.2
17	2.62%	1 024	81.2	12.6
18	2.52%	217	78.0	2.8
19	1.91%	413	59.1	7.0
20	2.03%	538	63.0	8.5
21	1.55%	227	48.1	4.7
22	1.66%	445	51.2	8.7
X	5.02%	826	155.2	5.3
Y	1.92%	54	59.4	0.9
合计	100%	18 447	3 094.8	5.96

资料来源于脊椎动物基因组注释数据库［Vega（VEGA48）］。其染色体大小不包括主要组织相容性复合体（MHC）及白细胞受体复合物（leukocyte receptor complex，LRC）区域，基因数目统计中也不包括免疫球蛋白（immunoglobulin，IG）基因和 T 细胞受体（T cell receptor，TR）基因

假基因（pseudogene）是指与已知功能的基因有较高的序列相似性，但由于某些变异而未能检出任何功能的基因序列。据 Ensembl 数据库 2018 年 11 月统计数据，人类基因组有 15 171 个假基因，数目几乎接近"真"基因的三分之二。人类的假基因分布也不均匀。如人的 21 号染色体有 227 个基因和 144 个假基因，22 号染色体有 445 个基因和 298 个假基因。

端粒（telomere）DNA 也不是编码的，其长度与个体、细胞寿命以至于癌症有关。

（三）非编码 RNA

人类基因组的大部分区域（>75%）是可转录却不能被翻译成蛋白质的序列，称为非编码 RNA（non-coding RNA，ncRNA），包括微 RNA（microRNA，miRNA）与长链非编码 RNA（long non-coding RNA，lncRNA）。ncRNA 中含有很多功能因子，在精确调控基因的表达、细胞的增殖和分化、个体的生长和发育，以至于疾病的发生，特别是在演化上，都具有重要的意义。

人类基因组中有 500～1 300 个核糖体 RNA（rRNA）基因，另有约 100 个核仁小 RNA（small nucleolar RNA，snoRNA）可能与 rRNA 加工有关。人类基因组预测有 497 个转运 RNA（tRNA）基因，另有 324 个 tRNA 假基因。据推测，人类基因组中大约有 3% 的基因能编码 miRNA 前体，多于 60% 的编码基因可被 miRNA 调控。作为一种负调控基因表达的调节因子，miRNA 参与许多细胞过程，如生长、发育、增殖和凋亡等。干扰 RNA（interfering RNA，iRNA）介导的 RNA 干扰（RNA interference，RNAi）技术，在基因治疗研究中已显示其可能前景。

人体多种细胞（含肿瘤细胞）都能释放胞外 RNA（extracellular RNA，exRNA），在血液中不断循环。通过对多种人类生物体液（血清、血浆、脑脊液）及分泌到体外的唾液、尿液、汗液、眼泪、鼻腔液、阴道分泌物等的 exRNA 图谱分析显示了六种 exRNA 载体类型（包括囊泡载体和非囊泡载体）。现在已开发出用于外排体（exosomes）RNA 或 DNA 的体液样本进行检测的"液体活检（liquid biopsy）"技术，为癌症早期发现提供了新的方法。

（四）线粒体 DNA 基因组

人的线粒体 DNA 基因组（mitochondrial DNA genome，mtDNAome）是独立于核基因组的另一基因组，全长 16 568bp，呈环状双链，共包括 37 个基因，其中 13 个编码多肽。人类体细胞中一般含有 10～100 个线粒体，每个线粒体含 2～10 个 mtDNA 的拷贝。

人类线粒体基因组有 3 个主要特点：基因结构简单紧凑；基因无内含子而有"重叠基因"（overlapping gene）；含特异密码子。人类线粒体的基因排列非常紧凑。除与 mtDNA 复制及转录有关的一段小区域外，无内含子序列。从遗传学的角

度，mtDNA 呈典型的母系遗传。mtDNA 的突变率高而缺乏修复能力。

（五）人类宏基因组

人肠道微生物组群和复杂疾病的相关性研究，已成为医学的一个新的重要领域。人类宏基因组与肿瘤、肥胖、冠心病、糖尿病、肝硬化以及认知类疾病的"肠 - 脑轴线（gut-brain axis）"等研究中都发挥了重要作用。对于代谢性疾病，人类宏基因组研究还有望采取粪便移植来缓解肥胖等代谢疾病和某些神经性疾病的症状。人体共生微生物组群（metagenome，META）治疗的可能性已在也还将继续在癌症中尝试。

除了肠道以外，META（包括病毒或噬菌体）研究还包括口腔、鼻腔、眼内、皮肤、呼吸道和生殖道等。大多数微生物组群是人类健康不可缺少的平衡因素之一。人体中广泛存在的所有可能引起疾病的生物和非生物体，包括细菌、病毒和真菌等，是病原基因组学（pathogenomics）的重要方面。

（六）基因组变异和泛基因组

人类基因组的种群、个体以至于一些细胞类别（如"异常"的疾病、正常的脑组织和淋巴细胞）的高度多样性，是人类基因组的最重要特点。人类泛基因组反映的是人类基因组大小和组成的多样性，人类所有个体"共有"的基因组以及一些群体、个体特有的区段的组成。

泛基因组的概念源于微生物学，原意是指一个微生物物种之内不同的株系的基因组大小和组成的高度多样性，在人类基因组中不仅仅是单核苷酸多态性（single nucleotide polymorphism，SNP），也不只是拷贝数变异（copy number variation，CNV），或缺失、插入、重复及位置、方向的变异（如易位和倒位）等常见基因组变异等，而是基因组一个区段或数个区段的大区域，在这个物种的一些群体或个体中存在或缺失。人类基因组 0.6%～2.0% 的序列（18～60Mb）是有群体或个体特异性的。进一步的分析还证明其中不乏新发现的编码基因。对这些群体、个体特异性的编码基因和其他功能因子的研究将丰富对人类基因组多样性的认识。通过在群体水平进行大规模基因组学研究，可以了解遗传变异在群体内以及群体间的分布模式，以及影响其分布模式的各种因素，

阐明遗传变异与表型变异以及与内外环境相互作用的关系和机制。

从某种意义上，临床基因组学就是人类基因组学的应用。临床基因组学还涉及"- 组学"和其他医学临床的相关技术，就像临床医学是医学研究和所有相关技术（包括生物与理化技术）的研究和应用一样。基于序列数据的检测技术是基因组学给医学临床带来革命性变化和人类健康的福音。例如，镰状细胞贫血（sickle cell anemia）是一种常染色体隐性基因遗传病，由珠蛋白的 β 链基因发生单一碱基突变引起。正常 β 基因的第 6 位密码子为 GAG，编码谷氨酸，突变后为 GTG，基因诊断 SNP（dbSNP 编号 rs334）可采用聚合酶链反应（polymerase chain reaction，PCR）- 限制性内切酶谱分析法。

又如，亨廷顿病（Huntington disease，HD）又称亨廷顿舞蹈症（Huntington chorea），*HD* 基因位于 4p16.3，含 68 个外显子，mRNA 长 13 474nt，编码一个由 3 142 个氨基酸组成的蛋白质——亨廷顿蛋白（huntingtin）。*HD* 是三核苷酸重复突变（tri-nucleotide repeat expression mutation），即在其第一个外显子内存在一段三核苷酸（CAG）的重复，患者有 36 甚至 180 个重复单元，而常见的正常等位基因只有 15～35 个重复单元。不同族群的患病率不同，重复单元的数目也不同，如西欧人群携带比其他人群多的重复单元。

再如，猫叫综合征是因第 5 号染色体短臂缺失致病，故又名 5p⁻ 综合征，为最常见的缺失综合征，因婴儿时有猫叫样啼哭而得名，其原因在于患儿的喉部发育不良或未分化所致，发病率约为 1/50 000，女性患者多于男性患者。

六、测序技术发展的突破

基因组学发展的历史，从某种意义上来说，就是 DNA 测序技术发展的历史。DNA 测序技术是基因组学的核心技术，也是现代生命科学应用最广泛的重要技术之一。

在过去的几十年中，测序技术的发展经历了从"前直读"到"直读"、从手工到自动化、从平板（slab）到毛细管（capillary）凝胶电泳（规模化的初步实现）、从 DNA 测序到 RNA 与外饰基因组相关的技术开发、再到大规模平行高通量测序技术

（massively parallel high-throughput，MPH），以及从现在开始的新一代技术，这样六个阶段和六个突破。未来测序技术虽然面临新的挑战，但纳米技术、光学电子学技术和人工智能技术的发展将把"-组学"推向更高的阶段。

（一）直读

"直读"是测序技术的第一个突破，是生物技术"数字化"的开始。在直读法（direct reading）问世以前，核苷酸序列是通过各种手段间接推导的，就像现在蛋白质的氨基酸测序一样。20世纪70年代 Frederick Sanger 的双脱氧末端终止法（dideoxy nucleotide termination method，又称 sequencing by synthesis，SBS 法或 Sanger 法，图1-2-2）与 Walter Gilbert 等的化学降解末端终止法（sequencing by chemodegradation，SBC 法，又称化学终止法），是第一代有效的直接读出碱基序列的 DNA 测序技术体系。直读法的问世，得益于

当时趋于成熟的三大技术：分子克隆（molecular cloning）、聚丙烯酰胺凝胶电泳（polyacrylamide gel electrophoresis，PAGE）和放射自显影（autoradiography）技术。

（二）自动化

自动化是测序技术发展的第二个突破。从此改变了生物实验室"现代技术，手工操作"的历史。

20世纪80年代中期出现的平板凝胶电泳测序仪是测序技术自动化的开始，也是 HGP 获得支持并得以启动的重要技术依据之一。SBS 法走向自动化的关键突破则是 Leroy Hood 发明的四色荧光标记和 Maynar Olson 与 Phil Green 联合开发的评估序列质量（准确率）的软件 Phred-Phrap。

（三）规模化

规模化是测序技术区别于其他生物分析的重要特点。

20世纪90年代末期出现的四色荧光毛细管

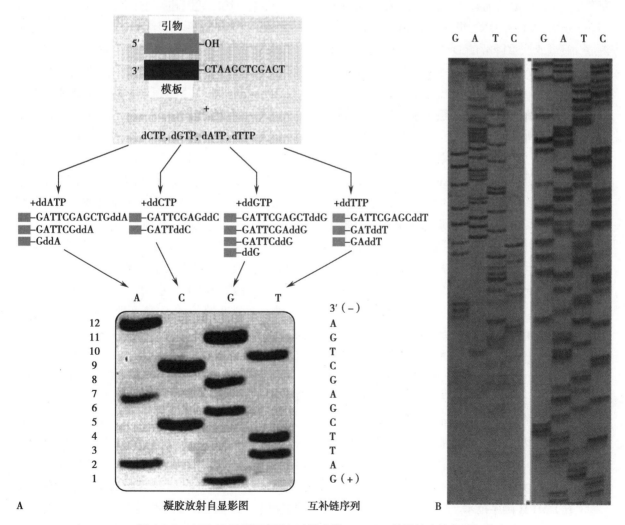

图 1-2-2 SBS 法原理示意图（A）及人类 *NUP155* 基因的直读序列（B）

凝胶电泳自动测序仪，在通量（throughput，又称测序效率）、成本，特别是规模化操作等方面，都有了量与质的双飞跃。毛细管凝胶电泳自动测序仪使 SBS 法得以规模化、高通量化和自动化（不需要人工制胶）。更重要的是它的历史性贡献——正是这一技术的问世，才使 HGP 得以提前 2 年完成。

（四）四向化

"四向"是借用分子生物学的传统技术术语——Southern DNA 及后续的相关技术，我们把这一历史阶段的测序技术也称为 Southern、Northern、Western 和 Eastern 四个方面。可以说，Northern、Western 和 Eastern 测序都是 Southern 测序的延伸与发展，形成了完整的全方向的组学技术。

1. Southern 测序[DNA 组测序（DNA-seq）] 包括全基因组测序、外显子测序（exon-seq）或全外显子组测序（whole exome sequencing）、靶区域[如靶基因、人类白细胞抗原（human leukocyte antigen，HLA）分型、线粒体 DNA 组（mtDNAome）等]及点测序、痕量或严重降解的 DNA 测序（如无创产前检测与古 DNA 研究）、单细胞基因组测序和宏基因组测序等。

2. Northern 测序[RNA 组测序（RNA-seq）] 包括全转录组测序、ncRNA（特别是 lncRNA 和 miRNA 测序、单细胞 RNA 测序研究等），特别是数字化表达谱（digital expression profiling，DEP）。

3. Western 测序（West-seq） 通过抗体辅助的 DNA 结合蛋白（DNA-binding protein）来分析结合区域的 DNA 序列，主要有调控组（regulatome）测序（即 ChIP-seq）及其新进展翻译组分析（translatome analysis）[或称核糖体保护（ribosome protection，RP）]等。

4. Eastern 测序（East-seq） 即外饰基因组学研究的主要技术——甲基化组测序，其研究方法都与测序有关，如化学法、酶切法等。测序技术也开始用于组蛋白修饰组与染色质构型的研究（ncRNA 的研究也可归为 East-seq）。

而二代测序技术将可能直接对全部个体以及生态样品的单细胞进行基因组、转录组、外饰基因组等组学的综合分析。

（五）MPH 测序技术

21 世纪初出现的 MPH 测序技术，被称为第二代测序（new generation sequencing，NGS）技术（亦成为二代测序），是生物技术的一个革命性的飞跃。

这一技术的突破，应主要归功于 Sanger 法的原理，以及"裸"（合成反应脱离了独立的反应"单位"，如试管、毛细管等传统反应体系）与"密"（化学合成反应单位的超高密度）的主要特点。现在分析一个人的全基因组序列的成本已降低到 HGP 前的 1/600 万（从 300 亿美元一个人类 WGS，一个碱基 10 美元，到 500 美元一个人类 WGS），而通量提高了好几个数量级，分析周期也大幅度缩短。

MPH 测序技术问世以来，测序成本神速下降。测序通量愈来愈高，其代价是测序读长却由长变短。未来的新一代测序技术应该以准确率、读长、速度和通量，以及运行稳定、综合成本等技术和经济参数为综合衡量指标。

（六）"第二轮"测序的热潮

测序技术已随基因组学的普及而被广泛应用，并将改变生命科学研究和生物产业发展的格局。基因组学与测序技术给我们带来的冲击，将不亚于数字化、大数据和电子计算机技术的冲击。例如，纳米孔测序（nanopore sequencing）被认为是测序技术的发展方向，其主要特点是根据 ssDNA 或 RNA 模板分子通过纳米孔引起"信号"变化进行实时测序，纳米孔测序大致分为物理纳米孔和生物纳米孔两大类。纳米孔测序的理论优势显而易见：高速度、高通量、小机型和低成本，但准确率还需进一步提高。还有显微测序技术和杂交测序技术等潜在的新技术。

1. 痕量 DNA/RNA 测序 痕量或微量（微克至纳克）、严重降解的 DNA 测序技术为生命演化和人类疾病、无创早期精准检测和法医鉴定、古 DNA 研究等提供了新的工具。

很多生物样本的 DNA/RNA 含量很低，而且降解严重，片段很短。微量 DNA 测序的第一个最为重要的成功应用是无创产前检测（non-invasive prenatal testing，NIPT）。孕妇外周血中含有胎儿细胞释放的 DNA 片段，测序技术可以在妊娠早期将非整倍体，如"21 三体综合征"等染色体疾病检出。单基因遗传病检测方面的应用也呼之欲出。痕量 DNA/RNA 测序第二个重要的应用是体液中的 DNA 和 RNA（特别是 miRNA）分析。对于癌症和其他疾病的早期检测和复发监控具有巨大的临床应用前景。同时，痕量 DNA 测序将广泛用于法医 DNA 的研究。如在几个指纹上便可以提取到足量的 DNA 用于测序，这对于个体身份鉴定是非常重要的。痕量 DNA 测序的另一重要的应用是古 DNA 研究。古代样本中的 DNA 含量微少而又严重降解。随着测序技术的发展，更多的"死无对证"将"开口说话"。

2. 单细胞测序（DNA/RNA） 人类基因组学的一大重点是癌症和很多其他复杂疾病的异质性（heterogeneity），单细胞 DNA/RNA 测序和分析将发挥很大作用。此前的癌症研究都使用取自患者癌组织的样本。实质上，这些样本都混有相当比例的正常细胞，而癌细胞也处于癌症发生的不同时期并具有不同的基因组变异。单细胞的全基因组序列分析在这里展示了它独特的优势。此外，对所有人体、其他动植物，特别是直接取自特定生态环境的群落生态学（microbiota）样本，单细胞组学分析也将发挥很大的作用。

单细胞组学分析技术主要包括细胞分离、DNA 或 RNA 扩增、深度测序、信息分析等几个方面，不久的将来有望取得更大的进展与突破。它还将在"脑计划"等神经系统研究中发挥独特的作用。单细胞"组学"分析还可能发现和鉴定生物体新的细胞类型。单细胞分析的技术难点是如何高效率、高保真地扩增 DNA/RNA 分子，大幅度地降低成本，以及利用智能分析。

3. META 测序 META 测序是目前微生物基因组研究最常用的重要技术。在技术上，META 测序可以说是多种微生物基因组的混合测序和分析；就样品的特点来说，META 研究的是多种微生物（有时也包括宿主）基因组的综合分析；就样品量（相对于一个基因组而言）来说，META 测序也属于微量测序，模板 DNA 就单个基因组来说，含量很小又有不同程度的降解。

例如，对环境中游离微生物（environmental/ecological DNA，环境/生态 DNA，eDNA）的研究正是将宏观生态环境和微观 DNA 序列结合的最好典范。它的研究对象是生态环境中的所有生物（微生物、动植物、人类），而研究手段则是环境基因组学。

由于 MPH 的通量很大，要发挥这一优势，必须采用"样本标签"（Indexing）的策略。假如 1 台测序仪 1 个 run（从样品上机到获得测序下机序列的 1 个实验周期）能产生 1 000Gb 的数据，即使一个人类个体全基因组（3Gb×30＝90Gb）测序量仍不到它的十分之一，如果 10 个全基因组的样本能在 1 个 run 中完成就比较经济。关键是每个个体的序列都要严格标记上"标签"以相互区别。Indexing 技术对 META 样本的测序尤为重要。

七、中国对人类基因组学的贡献

基因组学作为生命科学的重要新兴学科，是中国在现代自然科学中起步较早、几乎与世界同步发展，并为国际基因组学界几乎所有里程碑式的引领项目都做出重要贡献的学科之一。

（一）1% 国际人类基因组计划和"HGP 精神"

参与 HGP 是我国生命科学发展中的一个里程碑和新的起点。1999 年 7 月 7 日，中国申请加入国际 HGP。1999 年 9 月 1 日，IHGSC 宣布中国正式加盟，并作为"最后一个贡献者"承担 3 号染色体短臂端粒一侧约 30cM 区域的测序和分析任务。2000 年 6 月，北京区域（Beijing 等）的草图（draft map）与人类全基因组序列草图同步完成。2002 年 5 月，北京区域（Beijing 等）的完成图构建完毕，至今仍是人类基因组"参照序列"中最为准确的基因组区域之一。参与"1% 计划"（或称 HGP"中国卷"）的有中国科学院遗传发育研究所人类基因组中心（暨北京华大基因研究中心，后简称华大基因）、国家人类基因组北方研究中心、国家人类基因组南方研究中心、西安交通大学、东南大学等 15 家单位。中国的参与，从此改变了自然科学的国际合作格局。

2006 年 4 月 27 日，由美国、德国和中国等国组成的合作小组在 Nature 杂志上发表了《人类 3 号染色体的 DNA 完成序列与详尽分析》。HGP 的人文贡献之一是创造了合作的文化。中国基因组学界将合作的文化发扬光大，形成"共需、共有、共为、共享（Needed by All，Owned by All，Done by All，Shared by All）"的 HGP 精神。

中国积极参加"人类基因组属于全人类"的有关讨论，并促成了 2000 年 5 月 7 日联合国教育、科学及文化组织（United Nations Educational，

Scientific and Cultural Organization，UNESCO）关于支持人类基因组数据免费分享的声明。已故诺贝尔奖获得者、英国 HGP 负责人 Sulston 曾赞扬道："我要特别感谢中国的同事，因为他们不仅对国际合作的 HGP，而且对保证人类基因组属于全人类，都做出了重要贡献。"中国的参与不仅提高了 HGP 的国际代表性，使 HGP 成为人类自然科学史上第一个由发达国家和发展中国家一起参与的国际合作科研计划，也是中国科学走向国际科学大舞台的重要起点之一。

（二）10% 国际人类基因组单体型图计划（国际 HapMap 计划）

作为 HGP"姐妹计划"的 HapMap 计划于 2002 年 10 月宣布启动，中国是 HapMap 计划的发起国和主要参与国之一，承担并完成了 10% 的任务。HapMap 计划提供的数百万 SNP，不仅对人类基因组的多样性、群体和演化基因组学起了很重要的作用，而且奠定了研究常见或复杂疾病（common or complex diseases）的全基因组关联分析（GWAS）的基础。中国参与这一计划的有中国科学院遗传发育研究所人类基因组中心（暨北京华大基因研究中心）、国家人类基因组南方研究中心、国家人类基因组北方研究中心及中国香港大学、香港科技大学和香港中文大学。

（三）国际千人基因组计划（G1K 计划）

G1K 计划是英国和中国首先提出，并立即得到多国支持而迅速发展的国际合作计划。2008 年年初，华大基因以 MPH 测序技术完成了第一个亚洲人的全基因组（又称"炎黄计划"），走过了中国人类基因组学研究从 1% 到 100% 的发展历程。在此基础上启动的 G1K 计划由中国、意大利、日本、肯尼亚、尼日利亚、秘鲁、英国和美国，以及三家测序仪制造公司共同参与，G1K 计划与所有其他里程碑计划一样，继承了"HGP 精神"，全部数据免费分享。

（四）国际癌症基因组计划（International Cancer Genome Project，ICGP）

2006 年，美国、英国、加拿大与中国一起成立了国际癌症基因组协作组（International Cancer Genome Consortium，ICGC），启动了国际癌症基因组计划（International Cancer Genome Project，ICGP），中国是三大贡献国之一。这一计划旨在分析 50 种主要癌症的约 2.5 万个体基因组。参与中国癌症基因组协作组的有中国医学科学院、北京大学肿瘤医院等 59 个科研与医疗单位。

（五）人类宏基因组

2010 年中国团队与欧洲同行合作发表了第一张人体肠道微生物组群的目录，带动了常见复杂疾病的宏基因组学研究。

（六）"万物基因组"

数字化地球生命研究旨在破译地球上众多的生物基因组，全面了解整个地球的生物信息，从而更好地理解地球生命的起源、物种相互之间的关系和演化规律，构建以序列为基础的数据化"生命之树"，有望鉴定并开发出界、门、纲、目、科、属、种以及亚种、品种、品系、株系的特异性或代表性序列，使保存、保护和恢复生态系统的生物多样性成为可能，并促使地球生态系统最大化地回馈人类社会，为农业、医药和生态系统服务提供新的基因资源。特别是了解存在于人体和其他动物植物的微生物，对于探索病原的起源和"中间宿主"，了解人类病原微生物非常重要。

2002 年，中国团队率先用 Sanger 法测序技术结合全基因组鸟枪法测序（whole genome shotgun sequencing，WGSS，也称全基因组霰弹法测序）策略构建了籼稻基因组草图，同时完成了国际水稻基因组计划中的第 4 号染色体精细图（fine map）。中国西南大学等团队于 2004 年发表了第一张家蚕的全基因组序列草图，这是以 Sanger 法测序的第一个重要鳞翅目昆虫的基因组序列。2009 年，中国团队和多国同行一起倡议的万种（哺乳）动物基因组计划启动。至 2015 年 5 月，就这一计划所测物种数来说，中国与其他国家的合作者对动植物基因组学的贡献约占全球的一半。2017 年，中国又倡议并参与了国际合作的"地球生物基因组学计划（The Earth Biogenome Project）"。

（七）第二代酵母全基因组设计和合成

第二代酵母（Sc2.0）的全基因组设计和合成是全球合成基因组学领域历史性的"里程碑"计划。Sc2.0 计划由美国、英国、中国、澳大利亚、新加坡等国科学家合作促成并分别承担任务。中国参与这一重要合作的有天津大学、清华大学、华大基因等多个团队，贡献率约为 40%。

八、基因组伦理学

作为生命科学中与生命本源最为接近、对人类社会影响最大的学科，基于人类社会一员的共同责任和专业科技工作者的社会责任，人文（humanity）精神必须放在生命伦理讨论的首位，并关注科技与民众的关系、文化宗教多样性、经济、生物安全和生物防护等新问题。据此，在 HGP 把伦理（ethics）扩展到伦理、法律、社会问题／影响（ethical, legal and social issues/implications，ELSI）的基础上，基因组伦理学再扩展为 HELPCESS。

人文（H，Humanity）——"H"在这里指人类进步、人道主义和人文精神。对生命领域的科技工作者而言，应铭记包括生命科学服务人类、助力人类文明发展的使命，自身肩负的道义和责任以及必须高度发扬的人文精神。

伦理（E，Ethics）——生命伦理讨论的核心问题是保护参与者的权利问题、人类的尊严（dignity）以及人类与自然的关系。近来，在个体化基因组（personalized genome）的讨论中，如何对待可能出现的遗传歧视、如何切实保护隐私、"知情之权"与"不知之权"都已成为亟待回答的生命伦理新问题。如"直接面向消费者（directly-to-consumer）"的"娱乐性（entertainment）"遗传检测，一方面反映了大众对基因检测技术的兴趣和期待，另一方面带来了令人忧虑的结果解读、伦理学思考和保护隐私的困难。个人基因组数据在医学应用中的共享和保密方面的平衡则是精准医学急需解决的问题。

法律（L，Law）——生命科学研究需要制定和遵循各种法律、法规。实现有法可依、"无"法则立、违法必究。反对遗传歧视是继反对性别和种族歧视之后人类文明的第三大进步，在法律层面禁止各种形式的遗传歧视，具有全人类历史性的重大意义。

公众关系和决策（P，Public-relationship/Policy-making）——改善科学界与社会的关系，促进科技工作者与公众的交流与合作，并参与科技相关的政策制定，是科技工作者面临的新挑战。如何走出象牙塔，以社会成员的身份，携手生命伦理学专家、社会学家、新闻媒体与患者援助组织等团体走向社会，搭建与民众长期良性互动的交流平台，并逐步让民众参与到科技政策制定、科研项目设计、执行监管、知识传播和应用的系列过程之中，是生命科学研究人员的职责。其中，需特别重视与专业媒体的合作。如何参与有关科学研究的决策（政策制订）过程，做好有关决策部门的咨询和"参谋"，也是科技工作者的专业和社会的责任。

文化（C，Culture）——文化等有关方面的问题是生命伦理讨论的一个重要议题。生命科学以生命为研究对象，因而各种文化因素，特别是不同的宗教和传统，会在不同程度上影响公众对科学技术的理解和看法。毋庸置疑，生命伦理的讨论需要尊重文化尤其是宗教的多样性。

经济和教育（E，Economy/Education）——考虑经济与商业以及科学教育、科学传播的相关问题是广义的伦理学面临的新的挑战。当代科学需要正视的问题是，一方面社会的发展需要"科研—产业"合作的机制；另一方面，科研工作者确有可能成为某一应用技术的利益相关者。公私合作关系（public-private-partnership，PPP）和经济的相关政策，已成为"非技术"考量以至于国际合作重大项目的重要方面。"E"也表示教育。科学工作者的自学或再教育，对社会各界特别是青少年的科学普及教育已成为科技工作者的社会责任。

生物安全和防护（S，Safety/Security）——生物安全和生物防护问题是生命科学技术应用中政府和公众最关心的问题之一。生物安全讨论的是对科研和应用过程中可能出现的意外状况的防范和控制及其对环境、生态可能造成的破坏等。生物防护则是应对生物技术的非和平使用，反对和防范一切形式的生物恐怖行为。

社会（S，Society）——与所有其他科学和技术一样，在生命科学与医学研究中，研究内容和结果对个人、家庭、族群和整个社会可能造成的影响是所有讨论的重点。应当让科学界和社会都理解：如果没有科学，人类将会面临更多的挑战甚至灾难；如果没有伦理规范，科学便没有灵魂与良心，也将危害人类。生命伦理的讨论要为生命科学和生物技术"正名顺言""鸣锣开道"和"保驾护航"，以呼吁对科技创新和科学研究的支持，监督并保证科学研究和应用沿着正确安全的方向发展，为人类福祉和社会和谐做出贡献。

（杨焕明　王晓玲　冯小黎）

参 考 文 献

[1] Watson JD, Crick FH. Genetic implications of the structure of deoxyribonucleic acids[J]. Nature, 1953, 171(4361): 964-967.

[2] Sulston J, Ferry G. The Common Thread: A Story of Science, Politics, Ethics, and the Human Genome[M]. Washington, D.C.: Joseph Henry Press, 2002.

[3] Watson JD, Crick FH. Molecular structure of nucleic acids: A structure for deoxyribose nucleic acid[J]. Nature, 1953, 171(4356): 737-738.

[4] Dulbecco R. A turning point in cancer research: Sequencing the human genome[J]. Science, 1986, 231(4742): 1055-1056.

[5] The International Human Genome Sequencing Consortium. Initial sequencing and analysis of the human genome[J]. Nature, 2001, 409(6822): 860-921.

[6] International Human Genome Sequencing Consortium. Finishing the euchromatic sequence of the human genome[J]. Nature, 2004, 431(21): 931-945.

[7] Deloukas P, Schuler GD, Gyapay G, et al. A Physical Map of 30,000 Human Genes[J]. Science, 1998, 282(23): 744-746.

[8] Mouse Genome Sequencing Consortium. Initial sequencing and comparative analysis of the mouse genome[J]. Nature, 2002, 420(2915): 520-562.

[9] Qin JY, Li RQ, Raes J, et al. A human gut microbial gene catalogue established by metagenomic sequencing[J]. Nature, 2010, 464(7285): 59-65.

[10] Li R, Li Y, Zheng H, et al. Building the sequence map of the human pan-genome[J]. Nat Biotechnol, 2010, 28(1): 57-63.

[11] Yu J, Hu SN, Wang J, et al. A draft sequence of the rice genome (*Oryza sativa* L. ssp.indica)[J]. Science, 2002, 296(5565): 79-92.

[12] Xia QY, Zhou ZY, Lu C, et al. A draft sequence for the genome of the domesticated silkworm (*Bombyx mori*)[J]. Science, 2004, 306(10): 1937-1939.

[13] Annaluru N, Muller H, Mitchell LA, et al. Total synthesis of a functional designer eukaryotic chromosome[J]. Science, 2014, 344(6179): 55-58.

第三章　罕见病伦理原则

罕见病严重威胁人类的健康福祉，罕见病的防治不仅仅是一个医学问题，更是关乎社会、经济和人权的综合问题。本章主要关注罕见病防治工作中的伦理学问题，包括罕见病相关卫生制度的伦理问题、罕见病相关药物的伦理问题、罕见病诊治中的伦理问题及其相关社会问题；应对罕见病的伦理学原则，以及不同层次的主体应该承担的伦理责任。

第一节　罕见病相关伦理问题

一、罕见病相关卫生制度的伦理问题

罕见病相关卫生制度面临的最重要的问题是确保公正性。政策的公正性是制度伦理研究的核心，对于医疗卫生资源的分配标准究竟应基于整体利益，还是应优先减少卫生体系中的不平等现象？来自功利主义的终极目标："最大多数人的最大幸福"中对"最大多数人"的解释是对整体人群健康结果改善最大的人群和接受优先干预能获得健康结果改善的最大人群。按照功利主义的观点，显然在罕见病领域的投资效率低，应考虑投资成本，在整体效益最大化原则下应放弃对罕见病领域的投入，而应将资源投入到使社会收益最大化的常见病。功利主义的观点其实是对罕见病群体生命权和健康权的忽视。与人类的健康需求相比，医疗卫生资源总是有限的，人们无法得到每一样想要的东西，但对于罕见病患者群体来说，能否获得所需的医疗卫生资源却是关乎能否继续生存的重大问题。

首先，罕见病其实并不罕见。按照各国对罕见病认定标准计算，欧洲有 2 400 万～3 600 万罕见病患者。美国约有 3 000 万罕见病受累人群。中国目前还没有针对罕见病的官方定义，按照

2010 年中华医学会医学遗传学分会曾给出的标准估算，中国的罕见病患者人数也将达到 1 680 万，但这一标准仍被认为阈值过低而未被普遍采用。罕见病虽然发病率低，但考虑到中国庞大的人口基数后，罕见病患者的绝对数量并不少，也是一个庞大的群体。罕见病已经成为一个重大的公共卫生问题。

其次，罕见病患者的病情通常比较严重，常伴有退行性病变，致死率较高，严重威胁到患者的生命。对于普通疾病的患者来说，医疗卫生面对的只是能否改善生活质量的问题，而对于罕见病患者来说，医疗卫生常常要面对生死抉择的问题。如戈谢病，又称葡糖脑苷脂病，是由于葡糖脑苷脂酶基因突变导致葡糖脑苷脂酶的活性缺乏，造成其底物在器官中沉积，进而导致相应器官出现病变，临床上常表现为生长发育落后于同龄人，肝脾大，骨和关节出现病理性骨折，皮肤改变，中枢神经受累时出现意识改变、语言障碍等，肺部受累时可能出现呼吸困难、肺动脉高压等。一旦发病，致残率和致死率非常高。又如脊髓性肌萎缩能导致婴儿运动神经元退化，婴儿表现为重度虚弱，严重者举头困难，呼吸和吞咽困难，大部分婴儿生存期不超过 2 周岁，是威胁婴儿健康的头号遗传病，长期以来一直无药可医，直到 2016 年诺西那生钠（nusinersen）上市，这一药物需要婴儿在出生 2 个月内使用，并且终身持续用药。而 2019 年新上市的 Zolgensma（onasemnogene abeparvovec）的临床试验结果显示，使用该药物一次治疗后持续有效，相对于诺西那生钠无疑是一个巨大的进步。越来越多的罕见病药物的上市给罕见病患者带来了希望，他们不仅可以活着，还能活得更好。

最后，罕见病的防治关乎每一个人。罕见病是基础疾病的极端表现，是环境、基因突变等因

27

素共同作用的结果，罕见病患者是自然、社会环境变化的受害者，而导致罕见病的基因缺陷能伴随人类的繁衍一直存在，没有人愿意患病，罕见病患者是替全人类承担了基因突变造成的风险。罕见病患者是无辜的，社会对其负有责任。并且针对罕见病的基础研究，将有助于对罕见病发病机制的认识，探索治疗疾病的新方法。

但是，与罕见病患者面临的现实状况形成巨大反差的是可享用的医疗资源的极度缺乏。第一，享受到的医疗卫生资源有限，罕见病患者获得的有效诊断和治疗非常有限，大多数针对罕见病的有效治疗药物尚未纳入国家基本医保药品目录，罕见病治疗药物常需终身使用，但价格昂贵，且患者自费比例高，严重影响了药物的可及性。第二，患者可获得的社会救助资源稀少，我国罕见病患者群体多采取家庭自助救助模式，政府救助起步较晚，第三方的关爱救助也是在近几年才兴起、发展的。第三，医药企业对于罕见病药物研发的投入相对不足。欧洲的一项针对制药企业的经济学调查显示，制药企业对于罕见病药物研发的资金投入从 2010 年的 3.3% 上升到 2016 年的 4.6%，但是限于罕见病药物研发的巨大投入，未来 10 年制药企业对于罕见病药物研发的投入将会维持在 4%～5%。而中国医药企业目前对于罕见病药物的研发投入更少，大多只是与国外罕见病药物研发企业、科研机构合作。针对罕见病患者群体的相关卫生制度和罕见病本身的疾病特点导致罕见病患者群体处于生理上和社会上的双重弱势地位。

二、罕见病相关药物的伦理问题

（一）药物可及性问题

罕见病药物可及性是一个全球性问题，常体现在较差的可获得性与较低的可负担性两个方面。

一是可获得性较差。首先，从市场层面，绝大多数罕见病患者面临"无药可医"的状况。美国是罕见病药物研发最多的国家，美国食品药品监督管理局认可的罕见病有 6 000 多种，截至 2018 年 9 月，以孤儿药身份获批上市的药物也只有 503 种，涉及 731 种适应证。欧洲药品管理局 2017 年的数据显示，在欧盟上市的孤儿药是 98 种，而欧洲药品管理局认可的罕见病达 8 000 多种。日本药

监局 2017 年发布的上市孤儿药是 253 种。与种类繁多的罕见病形成强烈对比的是罕见病药物的稀少，仅有不到 5% 的罕见病有治疗药物。这一问题在中国更加突出，2018 年，中国发布《第一批罕见病目录》，共纳入 121 种罕见病，其中 74 种罕见病在境外有 162 种上市药物，而在中国只有 83 种药物上市。中国罕见病药物平均上市时间滞后美国 9 年，同时 22 种罕见病药物存在超适应证使用问题。所以，中国的罕见病患者群体甚至面临境外有药、境内无药的尴尬境况。其次，从医院孤儿药的配备情况看，配备孤儿药的医院所占的比例很低，且在不同级别、不同地区的医院之间存在差异。2019 年，一项针对中国 1234 家二甲和三甲医院的调查显示，医院层面的药品可获得比例仅为 15%，东部地区医院的药品可获得性相对较高，中西部地区医院的药品可获得性低于 13%。最后，从孤儿药的获得性层面来看，不同种类的孤儿药的可获得性也存在差异。2019 年，一项针对中国 134 种上市孤儿药的调查显示，只有不足 30% 的医院配备了所调查孤儿药的 83%，超过 80% 的被调查医院没有配备孤儿药。

二是可负担性较低。第一，对于有可用药物的罕见病患者，面临的另一个困境就是罕见病药物价格昂贵，终身服药的代价更是高昂，使绝大多数患者难以承受。2017 年被评为全球五种最贵的药物全部是孤儿药，世界首个治疗脂蛋白酶缺乏症基因药物阿利泼金（alipogene tiparvovec），年花费高达 101 万美元；治疗脊髓性肌萎缩的孤儿药诺西那生钠年花费 75 万美元；治疗糖原贮积症Ⅱ型的阿糖苷酶 α（alglucosidase alfa）每年费用为 62.6 万美元；治疗尿素循环障碍的药物苯丁酸甘油酯（glycerol phenylbutyrate）和卡谷氨酸（carglumic acid）年花费是 60 万美元。美国孤儿药的数量仅占药品总数的 0.3%，但孤儿药费用却占药品总费用的 7.9%，这些"天价药"只能让罕见病患者望而却步。第二，罕见病患者生理上和经济上的双重弱势地位进一步加剧了药物的不可负担性。罕见病患者多是学龄前儿童、失业群体及无劳动能力的人，他们多数无固定收入，在高昂的诊疗费用面前，患者因病致贫、因病返贫的现象非常普遍。第三，不完善的社会保障制度使罕见病患者雪上加霜。我国不同地区根据医疗保险

基金的情况，将一些罕见病药物列入大病保险特药报销目录，但目前在中国上市的 55 种药物中，纳入目录的也只有 29 种，其中有 9 种享受国家医保目录甲类报销。但是还有 26 种（涉及 13 种罕见病）尚未纳入医保，意味着需要这些药物的罕见病患者要全部自费。据估计，涉及这 13 种罕见病药物的治疗费用最高可达每年 500 余万元，费用中位值也为 20 万元，平均年治疗花费约为 8 万元，在没有医保报销的情况下，大部分患者很难获得长期的治疗。

（二）制药企业的社会责任和道德地位

企业在市场中自主经营、自我决策、自负盈亏，企业与个体一样具有自主性，但企业也同样具有道德主体地位，所以需要履行一定的道德义务，承担相应的社会责任。企业社会责任概念最早由英国学者 Sheldon 提出，后逐渐产生两个社会认可度较高的企业责任观。其一是 Carroll 在 1979 年提出的企业责任金字塔模式，将企业责任划分为经济责任、法律责任、伦理责任、自行裁量责任和企业全部社会责任；其二是 Freeman 提出的利益相关者社会责任观，指出企业必须充分了解其利益相关者的利益要求，并要尽量调用企业可用资源来满足这些利益相关者的利益要求。

医药企业之所以对于罕见病药物研发动力不足，尤其是在中国，从事研发的医药企业不足 10 家，有两个主要原因。一是投入高、回报低。新药从研发到临床试验，再到市场销售需要投入巨额的资金，但每种药物覆盖的罕见病患者人数少，所以对企业来说回报率极低。二是缺少相关的政策支持，缺乏完善的补偿和奖励机制。美国在 1983 年通过了世界上第一部《孤儿药法案》，法案中有经济支持（包括税收抵免、科研经费支持、注册费用减免）和行政支持（包括试验设计援助、市场独占期、快速审评审批）。该法案极大地提高了企业研发的积极性。之后陆续有国家和地区通过立法来激励孤儿药研发，欧盟 2000 年颁布《罕见病治疗药物管理规定》、日本出台《罕见病用药管理制度》、新加坡出台《罕见病药物特许令》等。而我国的罕见病相关政策基本都是零散地出现在政策法规中，直到 2019 年 2 月 20 日，财政部等四部门专门发布《关于罕见病药品增值税政策的通知》，明确了罕见病药品增值税政策，鼓励罕见病

制药产业发展，降低患者用药成本。但与欧美国家相比，依然有很长的路要走。

医药企业作为众多行业中的特殊企业，其承担的社会责任应该划分为两个层次。第一个层次是企业自身的发展壮大，包括保证生产的药物质量安全有效。第二个层次需要履行医药企业的道德主体义务。医药企业同时也是医药行业发展的推动者、人民群众健康的守护者，包括孤儿药研发、慈善救助等，从企业的社会责任角度出发，孤儿药的研发本质上是非经济导向，出于医药企业的道德地位和社会责任对罕见病患者这一弱势群体的关注和支持，医药企业应主动承担起罕见病药物研发的责任，推动罕见病药物研发事业的前进；同时政府应配套出台相关的补偿和奖励政策，共同改变中国罕见病药物短缺的现状。

（三）药物研发中受试者权益保护

人体试验是医学研究成果从动物实验步入临床应用的唯一途径，是不可或缺的环节，罕见病药物人体试验相比其他药物存在一些特殊之处。

第一，受益和风险分配不公平的问题。受试者招募一直是一项复杂且极具挑战的工作，罕见病药物的受试者招募困难更多。受到罕见病患者人数的限制，很难寻找到合适数量的受试者，为了尽可能让罕见病患者加入试验项目，研究者可能存在隐瞒试验风险，夸大试验受益，存在过多诱导甚至强迫的问题；而罕见病患者在面对可能治愈或改善症状的希望时，可能把参与试验作为最后的机会，更易被试验所支配，面临着更多的风险和可能的伤害。

第二，受试者的特殊性。罕见病患者的病情一般都比较严重，约 80% 是由于基因缺陷引起的，儿童占患者总数的 75% 以上，通常多个系统受累。如运动系统受累主要表现为骨骼发育不全、肌肉萎缩，可能因此丧失劳动能力；神经系统受累主要表现为发育迟缓、认知障碍、难治性癫痫；血液和免疫系统受累表现为溶血性贫血、血小板减少、肾衰竭、免疫能力下降、易感染等，常表现为衰退性病变，严重影响患者的生命质量，约 30% 的患者寿命不到 5 年。所以罕见病药物人体试验的受试者可被认为是极端弱势群体，在人体试验中尤其需要强调将受试者利益放在首位。罕见病的临床试验对象很可能是儿童，在进

行试验之前必须获得儿童的父母或法定代理人的许可，并尊重每位儿童的意见，儿童拒绝参与时也应予以理解。

第三，临床试验方案风险与受益的充分平衡。罕见病由于发病率低且分布零散，导致无法开展大规模的临床试验，开展随机和双盲试验的比例明显较少，而且参与到罕见病临床试验的受试者人数明显少于一般药物，2018 年在美国申请获批的新药中，有 5 种新药申请的临床试验患者数少于 100 名，其中的 4 种新药只需要一项临床试验就获得了批准，而另外一种治疗腺苷脱氨酶重症联合免疫缺陷症的药物 Revcovi（elapegademase）的临床试验受试者只有 10 名。罕见病的特点决定了其临床研究的不充分和试验数据的不足，针对罕见病的特点，许多国家和地区对药物的审批采取了特殊和灵活的政策，这些政策在加速罕见病药物的研发过程中起到了积极的作用，但同样也给受试者带来了更多的不确定风险。所以伦理委员会在评估罕见病药物临床试验方案时要尤其关注试验方案的风险与受益，要始终坚持知情同意，尊重每位受试者的自主选择权，在试验过程中增加对研究风险的把控和防范措施。

第四，受试者隐私的保护。罕见病的临床研究主要采用分子生物技术，提取生物样本等涉及人类的遗传资源，这些含有身份识别的遗传信息在使用中可能会涉及人身权和使用权问题，甚至可能会涉及民族和种族问题，在使用中必须坚持隐私保护、知情同意、正当获取和使用的原则。

三、罕见病诊治中的伦理问题

（一）疾病诊疗手段的可获得性

罕见病在诊疗中面临的主要问题是难诊断、难治疗。全世界大部分医生对罕见病的认知度都非常低，大部分医生不具备诊断和治疗罕见病的能力，《2018 年中国罕见病调研报告》显示，我国罕见病的误诊率高达 64.2%，而且诊断周期较长，一般为 5～30 年，即使在接受治疗的罕见病患者中，规范治疗的概率只有 25%。而这些对罕见病的诊治资源主要集中在大城市、大医院，北京市卫生健康委员会与北京医学会罕见病分会根据北京市患病人口规模及实际诊疗情况，制定了《具备第一批罕见病目录中所列疾病诊治能力推荐医院/科室名单（2018 年）》，每种疾病分别有 2～7 家推荐医院。从这个名单可以发现，具有诊治能力的医院主要是北京协和医院、首都医科大学宣武医院、首都医科大学附属北京天坛医院等高水平的大医院。即使是在北京这样的大城市，一项针对北京罕见病患者群体的调查显示，40.7% 的罕见病患者曾经被误诊，61% 的罕见病患者不确定或不认为目前的治疗是有效的，55.5% 的患者对目前的治疗状况不满意。2019 年，《国家卫生健康委办公厅关于建立全国罕见病诊疗协作网的通知》公布了第一批罕见病诊疗协作网医院名单，在全国范围内遴选一定数量的医院组建罕见病诊疗协作网，建立畅通完善的协作机制，对罕见病患者进行相对集中的诊疗和双向转诊，以充分发挥优质医疗资源的辐射带动作用，以期提高我国罕见病的综合诊疗能力，逐步实现罕见病早发现、早诊断、能治疗、能管理的目标。

（二）罕见病的遗传咨询

根据中国遗传学会遗传咨询分会的定义，遗传咨询是指联合人类基因组技术和人类遗传学知识，为患者开展遗传咨询、基因诊断、遗传病治疗等相关医学服务。遗传咨询对于罕见病群体尤其重要，在结果提示累及胎儿之后，要保证做到充分知情的选择。遗传咨询中咨询提供者有义务向咨询者提供的信息包括：妊娠早期需要做哪些检查；产前诊断可鉴定哪些疾病及一般特征，包括对孩子未来的影响，对父母及家庭的影响；所患疾病治疗的可能性及相关医疗服务的可及性；孕妇可供选择的方案；产前诊断手段的局限性等。在罕见病的遗传咨询中需要做到，第一，要保证提供准确、完备和无偏倚的信息，这些信息有助于做出正确的决定；第二，咨询提供者并不是告诉咨询者应该如何做，而是由咨询者及其家庭做出决定，无论其决定如何，咨询提供者应理解他们的境遇，并尽可能地提供帮助。

（三）罕见病的产前诊断

产前诊断又称宫内诊断，是在遗传咨询的基础上，应用各种技术手段了解胎儿在子宫内的发育状况，如胎儿外形、染色体核型，以及胎儿是否有某些遗传缺陷及先天畸形。产前诊断在为罕见病群体带来孕育健康下一代希望的同时，也存在一些伦理困惑。

首先,罕见病群体是否可以优先获得产前诊断?世界卫生组织在有关产前诊断的伦理建议中提到:包括产前诊断在内的遗传学服务应公平分配,优先提供给最需要的人,不应考虑其支付能力或其他因素。我国《产前诊断技术管理办法》第十七条孕妇有下列情形之一的,经治医师应当建议其进行产前诊断:①羊水过多或者过少的;②胎儿发育异常或者胎儿有可疑畸形的;③孕早期时接触过可能导致胎儿先天缺陷的物质的;④有遗传病家族史或者曾经分娩过先天性严重缺陷婴儿的;⑤年龄超过35周岁的。罕见病的致病原因80%是基因异常,大部分属于遗传病,所以罕见病患者群体可以优先获得产前诊断体现了伦理学的公正原则。

其次,既然大部分罕见病是遗传病,那么罕见病患者是否必须进行产前诊断?产前诊断在性质上是自愿的,不得采取强制性措施强迫孕妇做产前诊断。胎儿的父母有权决定是否接受罕见病的遗传筛查,在伦理学上体现了尊重自主的原则。但是同时,罕见病患者也应该秉持对自身和后代健康负责的态度,育龄夫妇应积极主动开展相关筛查,孕育健康的下一代。

最后,确诊患有罕见病的胎儿是否要流产?虽然不同的文化背景、社会群体对不同严重程度的疾病胎儿有不同的认知,但尚无哪个国家有关于遗传异常或畸形胎儿必须流产的医学规定。我国的《产前诊断技术管理办法》和《中华人民共和国母婴保健法》也没有规定哪种疾病必须人工流产。而且产前诊断不能百分之百确诊疾病,即使确诊,也不能对患儿以后的身体状况、精神状况、疾病严重程度以及未来可能治愈疾病的概率进行预测。所以产前诊断是向产妇提供有力的临床依据,对于是否终止妊娠应尽可能尊重和保护夫妇的决定,是对自主权的尊重,但同时也应该兼顾保护后代和社会公益的原则。

四、其他相关社会问题

罕见病不仅是一个医学问题,也是社会问题。由于疾病本身的特征,很多患者在外貌、语言、智力等方面出现异常,容易在教育、就业、婚恋等方面遭受歧视。我国罕见病教育歧视第一案就是一名血友病患者,校方称根据《普通高等学校招生体检工作指导意见》,患有严重血液、内分泌及代谢系统疾病、风湿类疾病的,学校可以不予录取。正因如此,学校取消了其就读的资格。事实上,我国许多罕见病患者如成骨不全症、黏多糖贮积症、重症肌无力症等患者,都有过入学被拒的遭遇,学校以各种借口侵害、剥夺患者受教育权的案例屡见不鲜。由于患者的特殊外表特征,全世界的白化病患者目前遭受着多种形式的歧视。白化病患者往往因其外表成为受迷信影响的错误信念和传说的攻击目标,这使得他们被社会排斥,处于边缘化位置。罕见病群体遭受的各种歧视,使他们很难融入社会,内心也更加自卑、自闭。

第二节 应对罕见病的伦理原则

一、生命至上原则

随着医学的发展,人们逐渐认识到通过医疗卫生手段可以改善健康状况,所以把健康作为一项基本权利。《联合国人权宣言》中指出,"人人享有为维持本人和家人的健康、福祉所需的生活水准";《世界卫生组织宪章》也明确指出,"医疗保健基本权利是无论种族、宗教、政治信仰、经济或地位如何,每一个人都有权享有最高标准的健康水平"。生命权和健康权是公民的基本权利。这意味着生命至上(human life is priceless),人人都享有医疗保健,不能因为缺乏支付能力或因社会、文化、区域、所患疾病种类的差异而丧失权利。

罕见病患者群体处于生理性和制度性的双重弱势地位,但是他们同样享有生命权和健康权,在生命面前人人平等。这是国家制定医疗卫生政策的基础。

二、公正原则

公正(justice)原则在医学领域表现为健康公正,对医疗卫生资源的公正分配是社会成员能否获得个体健康权的前提。卫生资源的分配包括宏观分配和微观分配。

宏观分配是指政府将国民收入投入到医药卫生领域的比例,以及这些卫生资源在各个具体项目中如何再次分配。在罕见病领域涉及的公正问题就是政府将多少卫生资源投入到罕见病领域，是优先保证大多数人的利益还是少部分弱势群体的利益是公共原则的核心问题，而健康公正的核心是关注弱势群体。因为医疗资源总是不充足的，这是一个永恒的、全世界的问题。但是全体社会成员应共享社会进步的成果，包括医疗卫生资源，所有成员都应有平等获得基本医疗保健权利的机会。作为确定卫生资源分配的成本效益分析是用于比较某一项目或干预措施所消耗的价值成本和该项目或干预措施带来的产出价值效益的方法，用于从理论上分析和解释医疗资源分配的优先排序，以便达到最好效果，使多数人受益。这种方法采用了效用论和后果论的伦理标准，以定量的方法优先排序改善健康的不同干预，要求总体疾病负担最小化，总体人群健康最大化，而不考虑疾病和健康的分配结果，是一种经济学的视角，这种资源配置的方法对罕见病相关卫生资源配置有致命性的限制。对于罕见病卫生资源配置应该从社会学的角度出发，对各种投入，包括国家的投入、医疗系统的投入、医药企业的投入、患者及家庭的投入，甚至他们在精神上和心理上的付出和这些投入对社会产生的总体效益，进行完整的评估。政府在涉及罕见病卫生资源分配中，应优先考虑公正原则，而非效用原则，优先保障弱势群体的利益，对于参与到卫生资源宏观分配的两个主体——政府和市场，政府应该发挥更加积极的调节作用。

微观分配是指医务人员在患者之间如何分配医疗卫生资源和服务，尤其是稀缺的卫生资源和昂贵的服务。大部分罕见病患者在临床诊治中面临着误诊、漏诊等问题，很多罕见病在中国很难找到权威的医学专家和诊疗机构。在临床的检查中，也多从常规疾病角度对患者进行检查，医务人员对罕见病往往知之甚少。医学院校在课程设置和教学内容中也很少涉及罕见病，由此形成恶性循环。医务人员在工作中也要加强对罕见病群体的关注，学习罕见病相关专业知识，提高对罕见病的诊疗水准。

三、尊重原则

尊重（respect）原则是医学伦理学的最基本和最重要的伦理原则，同样也是罕见病诊疗、研究领域中的重要伦理原则。最核心的要求是尊重每

一位罕见病患者的生命和人格尊严、隐私权和自主权。

尊重罕见病患者的生命和人格尊严，要求将患者当作一个完整的人对待。罕见病患者由于疾病的特殊性和严重性，常常在身体的各个方面表现异常，"瓷娃娃""蝴蝶宝宝""渐冻人""不食人间烟火的孩子"这些看起来很美的名字，背后却是罕见病患者面对的残酷现实。但是他们的生命同样需要被尊重，生命质量同样需要被重视。减轻、缓解罕见病患者的生理痛苦，尊重患者的内心感受和价值理念，使每个生命个体的权利都得到尊重，无论生命处于何种状态。

尊重罕见病患者的隐私权，一是罕见病患者隐私信息不被泄露，尤其对于罕见病患者的遗传信息，涉及罕见病患者以及相关亲属的人身权和隐私权，可能导致他人或社会产生偏见或歧视，所以无论是在基础研究、临床治疗和药物研发中，都应遵循隐私保护原则，避免对其产生不利影响。二是罕见病患者的身体不应被随意观察。罕见病患者常常会有一些特殊的体貌特征，医生在实施检查、治疗时要保护患者的身体不被他人随意观察；将罕见病患者作为病例进行学术报道、论文发表时必须注意保护患者隐私，不能含有可识别身份的相关信息。

尊重患者的自主权，罕见病患者在医疗实践中同样享有自我做出选择和决定的权利。尤其在涉及罕见病患者遗传咨询和产前诊断的过程中，不得采取强制措施，要充分尊重患者的自主权，同时要求医生提供准确、清晰的信息。但要尽量做到患者的决定不与他人和社会产生冲突。

四、互助原则

人类社会就是在彼此的互助合作中逐步发展壮大起来的。尤其在涉及稀缺医疗卫生资源分配时，都会影响到我们每一个人的权益，对于普通人来说可能是多与少的问题，但是对于罕见病患者来说可能是生与死的问题，所以在应对罕见病的过程中也需要强调互助（solidarity）原则。

互助原则也体现在三个层次。第一是个体层次。作为社会成员的个体，应理解全社会成员都能共享医学的进步与发展，享用医疗卫生资源，对处于危难之中的罕见病患者，他们为全人类承

担了基因突变的风险，需要我们每一个人对其给予帮助。第二是组织层次。当个体层次的互助被公众广泛认可，这个互助就被体制化了，成为组织层面的互助，无论是医疗卫生机构、疾病预防控制机构、健康教育机构，还是罕见病非政府组织等，从组织层面对罹患罕见病的个体提供帮助、分享医学信息、减少疾病的负面影响、组织活动筹集资金以研究应对罕见病的策略和措施。第三是国家层次。国家层面应制定相关的法律法规来维护罕见病患者的权益，这一层次是最高的，也是最牢固的互助层次。

第三节 应对罕见病相关主体的伦理责任

公共健康组织是组织和实施公共健康行为的主体，一般可以分为三大类：一是公共健康行政组织；二是公共健康服务组织；三是与公共健康相关的民间组织。公共健康组织伦理关注的是公共健康组织实施的公共健康行为和活动的相关伦理问题和道德评价，是处理公共健康组织之间、公共健康组织与外部各个因素之间关系时应该遵循的伦理原则和规范。在罕见病防治过程中不同的公共健康组织同样需要承担相关伦理责任（ethical responsibility）。

一、公共健康行政组织

在我国，公共健康行政组织具体指各级卫生行政部门。它们是公共健康决策的主体，在影响公共健康决策的众多因素中，如经济、政治、文化，伦理因素变得愈发重要。因为在健康决策中涉及的是让更多的社会成员受益，还是让小部分受益，如何对待社会中的弱势群体，一个国家的卫生政策反映了决策者的价值观。2009年，原国家卫生部等几部委联合制定了《关于促进基本公共卫生服务逐步均等化的意见》（以下简称《意见》），指出"现阶段，国家基本公共卫生服务项目主要包括：建立居民健康档案，健康教育，预防接种，传染病防治，高血压、糖尿病等慢性病和重性精神疾病管理，儿童保健，孕产妇保健，老年人保健等"，同时"国家和各地区针对主要传染病、慢性病、地方病、职业病等重大疾病和严重威胁妇

女、儿童等重点人群的健康问题以及突发公共卫生事件预防和处置需要，制定和实施重大公共卫生服务项目，并适时充实调整"。《意见》中充分体现了对公共卫生的伦理内涵，体现了公平正义的伦理原则和价值取向。

强化各级卫生行政系统的道德责任，承担相应的责任和义务，造就真正负责的卫生行政部门，是罕见病防治的关键一环。所以，对于罕见病的防治工作，要明确政府的责任主体，完善罕见病患者群体的相关保障政策。政府要从整体上规划和完善罕见病医疗保障政策，加快罕见病药物管理制度建设，提高罕见病药物的可及性，探索建立企业罕见病药物研发的激励政策，加快罕见病的用药保障，兼顾罕见病药物收益评估的特殊性，推动罕见病研究，加强罕见病知识的宣传教育工作，完善相关的社会救济制度，在实施中政府多部门分工合作，整合各方面的社会力量。

二、公共健康服务组织

公共健康服务组织具体包括医疗机构、疾病预防控制机构、妇幼保健机构、健康教育机构以及卫生信息机构等。这些公共健康服务组织直接接触罕见病患者。对于医疗卫生机构应针对医生加强罕见病相关知识的培训，培养相应的专科医生，让更多的医生了解罕见病，提高罕见病防治水平，有能力的医院可以设立罕见病专业门诊或特色门诊，切实解决罕见病患者的就医负担。对于疾病预防控制机构应加快完善罕见病的登记工作，开展罕见病的流行病学调查，摸清全国罕见病的相关数据，为政府机构制定罕见病的相关政策提供数据支持。妇幼保健机构要做好出生缺陷的预防工作，通过对育龄夫妇的遗传性检查、孕妇的产前诊断和新生儿筛查，从根本上降低生育风险，对患病新生儿，应早发现，尽快制定治疗方案，提高患儿的生命质量。健康教育机构要积极开展罕见病的科普知识宣传工作，提高公众对罕见病的认知，消除歧视，倡导关爱罕见病患者，加强社会对罕见病群体的支持。

三、与公共健康相关的非政府组织

患者组织是由某一种或一类疾病的患者或家属自发成立，代表和维护患者群体利益，进行患

者和家属自助互助的非营利组织。罕见病由于患病人数少、医疗资源匮乏，患者受到的社会隔离、歧视巨大，这些因素更易使罕见病患者自发集合在一起形成患者组织，这些非政府组织常常在罕见病防治中发挥了重要作用。自20世纪80年代以来，美国的罕见病患者组织大量涌现，美国1983年出台的《孤儿药法案》就是在包括罕见病患者组织和社会力量在内的多方面的游说和推动下，国会针对需求而出台的法案；2012年《FDA安全和创新法案》的出台，也离不开罕见病患者组织的推动，这些方案共同推动了罕见病药物的研发。随后欧洲和日本等国家的罕见病患者组织也纷纷成立。欧洲罕见病组织共包含来自65个国家的730个罕见病患者组织。日本罕见病和患者组织的88个成员组织中90%是罕见病患者组织。中国的罕见病患者组织成立相对较晚，大部分是2010年之后成立的，截至2016年底，中国共有70家罕见病组织，涵盖57种罕见病。中国的罕见病患者组织影响较大的是"瓷娃娃罕见病关

爱中心"，2011年十几家罕见病组织在京成立"中国罕见病组织发展网络"，启动了"壹基金海洋天堂计划"等罕见病儿童关爱救助项目。"瓷娃娃罕见病关爱中心"以自身强大的组织力量，积极推动了中国罕见病事业的发展。但是中国的罕见病患者组织还是面临着许多困境，包括起步晚、数量少、组织化和专业化程度低，70家罕见病患者组织只有24家正式登记注册，全职的工作人员少，没有固定的办公场所，可利用的社会资源非常有限等。

罕见病患者组织在罕见病研究和药物研发中起到了重要的作用，在包括促进患者注册登记、提供研发基金支持、推动有利于罕见病和孤儿药的政策制定、宣传罕见病知识、消除大众对罕见病群体的歧视等多个方面起到重要的作用。在罕见病患者组织快速发展的同时，也要关注患者隐私的保护、研究伦理等问题。

（赵明杰　邹明明）

参 考 文 献

[1] 李洪，胡善联. 如何对孤儿药进行药物经济分析和评价[J]. 中国药物经济学, 2018, 13（8）: 5-9.

[2] 英国纳菲尔德生命伦理学理事会. 共济：对一个在生命伦理学正在兴起的概念的反思[J]. 邱仁宗, 整理. 医学与哲学, 2017, 38（9A）: 90-93.

[3] 肖磊. 患者组织在罕见病和孤儿药研发中的作用[J]. 国际药物研究杂志, 2017, 44（2）: 209-214.

[4] Rodriguez-Monguio R, Spargo T, Seoane-Vazquez E. Ethical imperatives of timely access to orphan drugs: Is possible to reconcile economic incentives and patients' health needs?[J]. Orphanet J Rare Dis, 2017, 12（1）: 1.

[5] Barrera LA, Galindo GC. Ethical aspects on rare diseases[J]. Adv Exp Med Biol, 2010, 686: 493-511.

[6] Juth N. For the sake of justice: Should we prioritize rare diseases?[J]. Health Care Anal, 2017, 25（1）: 1-20.

[7] 翟晓梅, 邱仁宗. 公共卫生伦理学[M]. 北京: 中国社会科学出版社, 2016: 59-70.

第四章　多学科团队与罕见病的诊疗

专科化是现代临床医学快速发展的重要特征之一。临床医师的专科化培养阶段也较传统医学教育的时间提前，专科医师对专科领域疾病的诊断和治疗能力不断提高显著改善患者的临床预后和生活质量。但与此同时，专科医师对其他学科或交叉学科相关疾病的诊治能力却相对较低，可能导致患者的误诊、漏诊和不规范治疗。20世纪90年代，多学科团队（multiple disciplinary teamwork，MDT）联合诊疗模式逐渐引起关注，多系统受累或者需要多学科参与诊治决策的患者能够从该模式中显著获益。MDT诊疗模式以患者为中心发挥各相关科室的专业优势，使患者得到综合的个性化的诊断治疗，与孤立的专科诊疗模式相比更加高效、安全和规范。MDT的诊疗模式不仅改善了患者医疗服务，在患者教育和健康政策制定方面都具有重要的意义。

罕见病作为患病率和发病率都极低的一组疾病逐渐得到重视和关注。由于大多数罕见病的发病机制不明确，诊断和治疗手段匮乏，因此罕见病成为医学领域的重大挑战之一。随着医学技术的发展，特别是二代测序（next generation sequencing）技术的广泛应用，越来越多的罕见病相关致病基因得以揭示，但临床诊疗、健康教育、遗传咨询仍任重道远。遗传缺陷是多数罕见病的致病原因，患者常多系统多器官受累，临床表现多样，异质性（heterogeneity）强，诊断和治疗充满挑战。多学科团队联合诊疗模式对罕见病患者的临床诊治、健康科学普及乃至相关医学研究都具有重要价值。

一、罕见病MDT诊疗模式的建立及其影响因素

MDT是指两个或两个以上的专业人员以平行协作的方式共同解决复杂问题或完成项目。在医疗领域指多专科医师、药师甚至医学遗传学专家组成团队为临床疑难重症患者共同开展医疗服务，专科医师从各自的专业视角提出诊断和治疗的建议，全面地评估患者各系统疾病状态后，给予系统的个体化的治疗和随访，并开展临床或基础研究推动该疾病的机制研究、新药研发和治疗革新等。MDT诊疗模式通常是针对特定种类或系统疾病，根据临床诊疗需要由相对固定的专科开展临床诊疗工作。例如胰腺疾病的MDT诊疗团队通常需要由普通外科、消化内科、内分泌科、肿瘤科、放射影像科、病理科和放射治疗科等相关科室共同组成，为疑难或重症患者制定个性化的诊疗方案。罕见病常常多系统受累，临床表现异质型强，MDT团队组织相对复杂。对于患病率相对较高的罕见病，可组织固定专科参与的MDT开展临床诊疗。而对于极其罕见的疾病，可由主要专科根据患者的临床个性化需求邀请相关专科人员参与临床决策，并发起临床或基础研究。

MDT诊疗模式形式多样，可有固定的会诊中心场地，各专科医师同时参与进行病情的讨论和决策，也可连续对患者进行专科评估并提出专科诊疗建议。目前，MDT的基本流程如下：会诊开始前，MDT成员筛选并提交合适的会诊名单，进行会诊预约登记，并由住院医师采集病史、整理病历资料。会诊现场首先由住院医师汇报患者病例，再由相关科室的医师解读辅助检查结果，各科室专家进行交流讨论，提出初步意见，并由主持专家进行汇总统一，制定综合的诊治意见，讨论结束后，向患者讲述专家的会诊意见，通过充分沟通交流，制定下一步的诊治方案。会诊结束后，对患者进行追踪随访，为有需要的患者安排复诊，对于疑难重症、罕见病等重点病例进行回顾学习。随着互联网的发展，基于网络的MDT讨论制度在临床诊疗中发挥重要作用，甚至能够

使 MDT 成员延伸到世界各地。团队目标一致，即为患者提供最规范和系统的诊疗服务和健康教育，以最大程度地改善预后，提高生活质量和延长寿命。MDT 诊疗模式除了具备推进和改善医疗服务外，还需具有开展科学研究的能力，对于罕见病尤为重要。受患者数量的限制，对罕见病的认识相对滞后，发病机制、潜在治疗靶点和疾病预防的研究不足，因此 MDT 诊疗团队应建立临床队列，通过交叉学科研究深入揭示发生机制，探索创新治疗方案，为治疗和预防奠定理论基础，真正达到提高诊疗能力的目标。例如淋巴管肌瘤病（lymphangiomyomatosis，LAM）作为一种诊治困难的肺部罕见疾病，全球注册登记 4 000 余例。随着研究的深入，发现血管内皮生长因子 D（vascular endothelial growth factor D，VEGF-D）可以作为临床诊断的重要标记物，体细胞哺乳动物雷帕霉素靶蛋白（mammalian target of rapamycin，mTOR）信号通路中 *TSC1*/*TSC2* 基因突变的发现揭示了 LAM 的发病机制。因此，1997 年被批准上市用于肾移植患者的 mTOR 抑制剂在 2008 年被首次应用于 LAM 患者，至今仍是 LAM 患者最有效的治疗手段。

MDT 的诊疗能力受团队领导、专科成员和组织框架等多种因素的影响。团队领导者需具备有效的领导力，多由专业领域的专家担任，具备合作、交流和决策的能力。罕见病的 MDT 的领导者更应具有广阔和独特的视角，具备冒险精神和形成共识的能力。而选择具有较强专科业务能力的团队成员也是 MDT 建设的重要内容，根据疾病诊疗和研究的需要，通常需要相关系统的专科医师、检验科和放射影像学医师、病理科医师、临床药师、护理人员参与，随着越来越多的罕见病致病基因的发现，医学遗传学专家也需要加入罕见病的 MDT，为家系基因检测（pedigree genetic testing）、结果解读和遗传咨询提供支持。而罕见病的相关基础研究人员也应参与 MDT 的诊疗活动中，与临床专家共同发现问题、开展研究，推动临床诊疗。因此各专科人员在发挥各自专业特长的同时，打破专业壁垒，相互学习和补充，真正以患者和疾病为中心共同做出的最终决策。现代科学技术的发展提供了前所未有的研究机会，越来越多的非医学专业领域的专家参与到医疗活动中，人工智能（artificial intelligence，AI）就已经应用到医疗领域，包括 AI 辅助影像诊断、病理诊断以及人脸识别等技术都能应用于罕见病的诊疗，3D 打印、电子机械等专业也越来越多地参与到疾病的诊疗中。

二、MDT 诊疗模式在罕见病诊治中的重要意义

罕见病的临床诊疗充满挑战，患者的诊断或治疗十分困难。多学科合作的模式能够在现有医疗条件下给予患者个性化的系统诊治。特别是多学科专业人员面对面的信息分享和讨论有助于深入探讨诊断依据和治疗策略的风险与获益。同时临床药师的加入为罕见病患者用药安全、超适应证用药等提供有力的保障。护理人员通过 MDT 的诊疗平台深入学习和了解罕见病知识，个性化地为患者的医疗看护、科普教育提供支持。而医学遗传学专家的加入在发挥其遗传学专业特长外，对于罕见病的遗传咨询和医学伦理学也发挥着重要作用。因此 MDT 模式有助于各专科人员学习和了解本专业以外的专业发展现状，增加知识的广度。同时，罕见病 MDT 的专科成员能够将这些罕见病的临床诊疗和基础研究进展应用到各自的临床、教学和科研中去，进一步提高罕见病的早期诊断率。同时强化各专业青年医师对罕见病的认识和兴趣，为罕见病的诊疗培养更多的专业人才，使罕见病的诊疗和研究队伍具有延续性。多学科同时围绕罕见病开展相关的基础和临床研究也势必能够加速罕见病诊疗水平的提高。特别是单基因缺陷（single gene defect）导致的罕见病本身也是研究该基因功能的天然模型，通过对临床表型等研究能够发现其编码蛋白的功能，为发现潜在治疗靶点、药物研发甚至其他相关疾病的治疗提供可能。因此 MDT 模式开展临床诊疗的同时，需要关注信息平台的建立、医疗数据的采集、生物样本库的建设，对推动罕见病的科学研究具有重大意义。

外科治疗是罕见病 MDT 诊治体系的重要组成部分，在基因分子科学突飞猛进的今天仍然是不可或缺的。外科参与治疗罕见病的目的在于矫正罕见病并发的不可逆的机体畸形，对伴发的良恶性肿瘤行手术切除，移植替代终末期衰竭的

器官。纵观我国首批罕见病目录，其中需要外科干预的罕见病不在少数。例如快乐木偶综合征（Angelman syndrome，又称天使综合征）、腓骨肌萎缩症、先天性脊柱侧凸、进行性肌营养不良、拉塞尔-西尔弗征（Russell-Silver syndrome）等均需要骨科的配合行骨骼和肢体的矫形，21-羟化酶缺乏症所致外生殖器男性化严重的女性患者则需要行手术重建。范科尼贫血（Fanconi anemia）和波伊茨-耶格综合征（Peutz-Jeghers syndrome，又称黑斑息肉综合征）伴发的恶性肿瘤有赖于早期发现行根治性切除，纤维性骨营养不良综合征（McCune-Albright syndrome）伴发的部分垂体瘤也需要行手术治疗。需要肝脏外科介入行肝脏移植的罕见病包括范科尼贫血、瓜氨酸血症（citrullinemia）、糖原贮积症（glycogen storage disease，GSD）、肝豆状核变性（hepatolenticular degeneration，HLD）、先天性胆汁酸合成障碍（inborn errors of bile acid synthesis，IEBAS）、枫糖尿症（maple syrup urine disease，MSUD）、鸟氨酸氨甲酰胺基转移酶缺乏症（ornithine trans-carboxylase deficiency，OTCD）、进行性家族性肝内胆汁淤积症（progressive familial intrahepatic cholestasis，PFIC）、丙酸血症（propionic acidemia，PA）、酪氨酸血症（tyrosinemia）和卟啉症（porphyria）等。非典型溶血尿毒症综合征（atypical haemolytic uremic syndrome，aHUS）进展至终末期肾病应考虑行肾移植，特发性心肌病进展至心力衰竭晚期应考虑行心脏移植，终末期的特发性肺纤维化（idiopathic pulmonary fibrosis，IPF）和 LAM 患者应考虑行肺移植。外科治疗罕见病的意义在于改善患者生活质量、延长患者生存期、为内科药物治疗创造条件。罕见病患者原发病基础复杂，麻醉的耐受能力差，合并困难气道的患者比例大，手术治疗风险高，因而更有赖于 MDT 的密切配合，严格把握手术适应证，严密进行术前评估，制定个体化的麻醉、手术和术后恢复方案，确保患者平稳顺利地度过围手术期。

三、罕见病 MDT 诊疗模式的范例——垂体瘤卓越诊疗中心

20 世纪 90 年代起 MDT 模式得到广泛的关注，特别在肿瘤等复杂疾病的诊疗中发挥了巨大作用，英国等国家甚至建立了肿瘤多学科诊疗模式的国家标准。2000 年各专业领域的 MDT 诊疗模式得到迅猛发展，而垂体瘤卓越诊疗中心（pituitary tumor centers of excellence，PTCOE）的概念也是在此时提出的。垂体瘤虽然以良性肿瘤多见，但包括垂体促肾上腺皮质激素细胞腺瘤、生长激素细胞腺瘤、促甲状腺激素细胞腺瘤和促性腺激素细胞腺瘤都属于罕见病范畴，不仅患病率低，而且起病隐匿、定位诊断困难和部分肿瘤侵袭生长等特点导致临床诊疗充满挑战。尽早诊断和有经验的神经外科医师手术治疗是影响预后的重要因素，部分患者还需接受内分泌科药物治疗和放射治疗，治疗后患者的长期随访观察都需要 MDT 协作完成。实践证明 MDT 模式对垂体疾病患者的预后改善具有重要的意义。Mercado 等学者回顾 442 例接受 MDT 诊疗的肢端肥大症患者，4.9% 的患者在研究期间死亡，标化死亡比（SMR）为 0.72（0.41～1.03），较同期非 MDT 模式诊疗患者的 SMR（1.2～1.7）明显降低。得益于 MDT 对心血管及代谢并发症的良好控制和密切监测，在 22 例死亡患者中，仅 2 例患者直接死于心脏事件。2017 年美国垂体学会（Pituitary Society）发表了 PTCOE 标准的声明，进一步明确和推动 MDT 模式在垂体瘤规范诊疗、患者教育和科学研究中的重要意义。声明指出 PTCOE 的任务包括：①为垂体瘤和相关疾病患者提供最佳的规范医疗服务；②组织多学科临床诊疗；③有经验的神经外科专家和神经内分泌专家会诊联络；④与支持的专家团队协作；⑤培训相关领域专科医师；⑥为全科和其他专科医师提供课程和教材；⑦收集临床数据；⑧复杂的患者信息采集整理；⑨向管理部门提供研究数据和结论；⑩支持 PTCOE 之外的内分泌中心诊疗垂体疾病；⑪向健康管理部门和政府提供专业问题的建议；⑫提供垂体瘤的科学研究和研究基金；⑬向国家注册平台提供肿瘤数据。PTCOE 的领导团队包括内分泌和神经外科专家，支持团队包括神经放射医师、神经病理医师、放疗科医师、神经眼科学医师和妇科内分泌的辅助生育医师。PTCOE 以患者为中心，旨在推动相关医学领域的诊疗水平、医师培训、患者教育和科学研究，也成为罕见病 MDT 诊疗的模式之一。

四、胰腺外科疑难罕见疾病 MDT 诊疗的"协和模式"

胰腺疾病多发病隐匿，难以诊断和鉴别，von Hippel-Lindau 综合征（VHL 综合征）等多种罕见病常累及胰腺，胰腺肿瘤的病变范围亦常涉及胰腺、脾脏、十二指肠、胃、肝胆等多器官。胰腺疾病的诊断和治疗常需要普通外科、消化内科、肿瘤内科、内分泌、放射科、放疗科、核医学科、病理科、营养科等诸多科室的通力协作，单一专业已不能满足胰腺疾病的诊疗需求。传统的胰腺外科疾病的治疗方法是在"surgery first（手术优先）"的模式下进行，以外科思维主导，在治疗过程中主观性随意性较强，难以为患者提供全方位的诊疗策略。美国纪念斯隆·凯特琳癌症中心的研究发现，近 30 年来，胰腺癌手术切除率及安全性有了极大提高，围手术期病死率及严重并发症发生率显著下降，但患者预后仍无明显改善。可见单一的外科技术进步并未改善胰腺癌患者的预后。从 2011 年起历次修订的美国国立综合癌症网络（The National Comprehensive Cancer Network, NCCN）指南均着重强调了胰腺肿瘤 MDT 诊治的重要性。胰腺癌一经发现多已为进展期，仅有少部分患者可切除或潜在有手术机会，而手术是否一定带来生存获益，有极大的不确定性。胰腺外科疾病的 MDT 诊疗模式以患者为中心，避免了过分强调单一学科特色，通过多学科讨论及协作为每例患者制定最合理的治疗方案，使者的临床受益最大化。例如，如何通过多学科围手术期综合治疗，使得具有潜在手术机会的患者能够达到 R0 切除以改善预后；如何筛选出能够直接从手术或放化疗中获益的患者。MDT 策略的实施也使传统上单一学科难以诊治的累及胰腺罕见病患者获得了明确诊断和系统治疗的机会。

北京协和医院作为国家卫生健康委员会指定的全国疑难重症诊治指导中心，"多科协作发挥综合优势"是其最突出的特色，在 MDT 诊疗模式的探索和规范化上一直起着引领和示范的作用。胰腺疑难疾病的多学科诊治是北京协和医院在疑难罕见疾病 MDT 诊疗方面的重要实践，其发展经历了三个主要阶段：20 世纪 70 年代由曾宪九教授倡导成立了胰腺诊治协作组，外科、消化、放射、病理专业每周联合会诊胰腺疑难病例，并建立了胰腺专业病房 / 实验室；90 年代在胰腺诊治协作组基础上建立了胰腺癌诊治绿色通道；逐步发展至 2010 年正式成立了胰腺疑难疾病会诊中心，完善和建立了胰腺疑难罕见疾病的 MDT 诊疗体系，远早于 2015 年左右相对规范的 MDT 概念在我国的正式出现。现在的胰腺疑难病会诊中心由基本外科、消化内科、肿瘤内科等十余个专业科室组成，已经形成了成熟的多学科、交叉、互补、综合的诊疗协作中心。

会诊现场的主要步骤如下：首先由住院医师汇报患者病例；再由影像科等检查科室解读结果；然后各科室专家进行交流讨论，提出初步意见，并由主持专家进行汇总统一，制定综合的诊治意见；讨论结束后，将患者及家属请入会诊室，讲述专家的会诊意见，并解答患者疑问，通过充分沟通交流，最终制定下一步的诊治方案，并为患者安排后续对接科室。以不明的胰腺占位为例，MDT 讨论首先会对患者进行分类，确定占位的良恶性，如需要手术治疗则会评估手术可切除性，并最终决定患者治疗方式：手术、内科治疗还是进一步完善检查。会诊结束后对患者进行追踪随访，并为有需要的患者安排复诊。对于重点病例如疑难、罕见病，将会在诊治明确后进行回顾学习。

通过胰腺疾病的 MDT 诊疗模式，北京协和医院首次发现并确诊了 VHL 综合征、肾癌胰腺转移等多种胰腺疑难、罕见病例，丰富了我国胰腺疾病库。通过首次会诊，约 95% 胰腺不明占位的患者可得到初步诊断，取得了较好的效果。北京协和医院胰腺疑难疾病会诊中心的实践证明，MDT 可以集合多学科专业优势，在患者诊疗过程中快速获得其他科室的意见和诊疗支持，可显著缩减患者的平均确诊时间和总住院时间，是明确累及胰腺的疑难、罕见疾病的最有效方式。多学科共同评估有利于对疑难罕见病例制定完善的诊疗策略，治疗过程中，可根据患者病情变化随时召集 MDT 讨论，随时调整治疗方案。在进行 MDT 会诊时，各科室通过共同阅片和讨论，能够减少个人主义、经验主义对诊疗的影响，加深各科医师对胰腺疑难罕见疾病的认识，提高了专科医师治疗水平，有助于医院诊疗的规范化和培养高素质复合型人才。此外,MDT 不仅能够为患者提供优质的诊治服务,还能助力罕见病的科研,通过胰腺 MDT 集中罕见病例可获得临床研究所需珍贵的临床资料和标本资源,促进了相关临床和基础研究的开展和进行。

综上所述,MDT 模式在罕见病的临床诊治、人才培养、患者教育、社会宣传和科学研究中能发挥重要的推动作用。但目前仍需各医疗中心探索建立符合我国国情和不同地区发展需求的多学科诊疗团队和协作模式,推动学科建设的整体提升。由于罕见病的医疗资源十分稀缺,因此建立高效的 MDT 诊疗模式、随访流程能够显著提升稀缺医疗资源的利用效率和作用。罕见病 MDT 的支持系统尤为重要,先进可靠的信息化平台、优秀的项目运行专员和良好的激励机制都能够有力推动罕见病 MDT 模式的健康发展,助力我国罕见病诊疗保障体系的建设。

(赵玉沛)

参 考 文 献

[1] 田欣伦,王俊,徐凯峰. 淋巴管肌瘤病:从分子研究到靶向治疗. 国际药学研究杂志 2017,44(2):151-156.

[2] Casanueva FF, Barkan AL, Buchfelder M, Klibanski A, Laws ER, Loeffler JS, Melmed S, Mortini P, Wass J, Giustina A; Pituitary Society, Expert Group on Pituitary Tumors. Criteria for the definition of Pituitary Tumor Centers of Excellence (PTCOE): A Pituitary Society Statement. Pituitary 2017, 20(5): 489-498.

[3] Choi BC, Pak AW. Multidisciplinarity, interdisciplinarity, and transdisciplinarity in health research, services, education and policy: 3. Discipline, inter-discipline distance, and selection of discipline. Clinical and Investigative Medicine 2008, 31(1): E4-48.

[4] Choi BC, Pak AW. Multidisciplinarity, interdisciplinarity, and transdisciplinarity in health research, services, education and policy: 2. Promotors, barriers, and strategies of enhancement. Clinical and Investigative Medicine 2007; 30(6): E224-32.

[5] Weaver T E. Enhancing multiple disciplinary teamwork. Nursing outlook 2008, 56(3): 108-114.e2.

[6] McLaughlin N, Laws ER, Oyesiku NM, Katznelson L, Kelly DF. Pituitary centers of excellence. Neurosurgery 2013, 73(3): 924-6.

[7] Schwartz TH. A Role for Centers of Excellence in Transsphenoidal Surgery. World Neurosurgery 2013, 80(3-4): 270-271.

[8] Mercado M, Gonzalez B, Vargas G, Ramirez C, de los Monteros AL, Sosa E, Jervis P, Roldan P, Mendoza V, López-Félix B, Guinto G. Successful Mortality Reduction and Control of Comorbidities in Patients with Acromegaly Followed at a Highly Specialized Multidisciplinary Clinic. The Journal of Clinical Endocrinology & Metabolism 2014, 99(12): 4438-4446.

[9] Rosenfield PL. The potential of transdisciplinary research for sustaining and extending linkages between the health and social sciences. Social Science and Medicine 1992, 35(11): 1343-1357.

[10] Erlen JA, Siminoff LA, Sereika SM, Sutton LB. Multiple authorship: Issues and recommendations. Journal of Professional Nursing 1997, 13(4): 262-270.

第五章　罕见病药品的法规和政策

基于《中华人民共和国宪法》对健康权的诠释，国家医疗卫生法律体系的宗旨确立了国家在基本医疗卫生服务供给方面的主导义务，以保障社会权意义上的公民健康权得以实现。2016年8月习近平总书记在全国卫生与健康大会上强调"把人民健康放在优先发展战略地位"，罕见病患者和其他患者一样拥有健康权益，以及享受医疗服务、医疗保障的权力。中国作为全球人口基数最大的国家，估计罕见病人数约有2 000万人，解决罕见病患者长期以来面临"无药可医""有药付不起"的双重困境已逐步得到我国政府和社会的广泛理解和重视。在国际上，欧美等国家关于罕见病的法律法规体系的经验值得借鉴；我国罕见病和罕见病药品法规尚在起步阶段，如何通过完善法规体系解决罕见病的问题是我们面临的重要课题。

第一节　国际罕见病药品相关法规的发展概况

虽然罕见病一词出现的历史很长，然而世界各国政府针对罕见病的特殊性并制定相关政策的历程并不是很长，这些政策用以解决罕见病被忽视的问题，其核心就是解决罕见病产品的可及和保障问题。罕见病产品包括药品、食品、器械以及诊断试剂等。由于罕见病药品的问题最受关注，故本章节主要讨论罕见病药品的法规问题。

一、罕见病药品法规制定的基本考虑

由于罕见病药品市场窄小，企业难以收回成本及维持生产，故企业往往缺乏研发动力，罕见病患者无法得到治疗，存在未满足的临床需求，这些特性使得政府需要考虑通过行政和法规手段来调整企业经济利益与社会需求之间的关系，即

对企业研发和生产罕见病产品给予激励政策，支付得以解决，达到支持罕见病的弱势群体能够获得所需产品的目的。

美国是国际上最早对罕见病药品进行立法的国家。自20世纪80年代以来，罕见病患者无药可医的困难开始引起美国各方的高度关注，美国国会于1983年对罕见病药品立法，即《孤儿药法案》（Orphan Drug Act），并以此修订《联邦食品、药品和化妆品法》，极大改善了罕见病药品研发的积极性和可及性。自此以后，30多个国家和地区根据国情和经济发展水平相继制定了专门的、激励性的法律法规。

这些国家均在国家层面立法，通过激励罕见病药品的研发和生产，对罕见病药品的研发和生产给予保障。其罕见病立法进程、罕见病和罕见病药品认定标准，与各国家或地区的疾病状况和经济发展水平有一定关系，同时也与该国通过行政干预解决医疗卫生问题的思路非常相关。以美国为例，其分别于1983年和1984年通过《孤儿药法案》和《药品价格竞争和专利期限恢复法案》（即《Hatch-Waxman法案》），这两部法案极大地推动了美国生物科技以及制药工业的发展。可以说，这两部法律的出台为含孤儿药在内的创新药的研发起到了保驾护航的作用，极大地激发了制药企业对创新研发的热情和资本投入力度，使美国在生物与医药产业取得领先地位。

除了像美国《孤儿药法案》那样主要针对药品研发生产采取具体的激励政策外，罕见病产品的支付问题尤为重要，其不但是罕见病患者对所需药品的真正可及性问题，也是对于罕见病产业的支撑、相关创新力发展的重要问题。对罕见病药品立法的国家和地区，建立了国家基金、医保、商保等多重渠道、不同比例的报销模式，有一定的参考意义，对此本章将在第二节进行阐述。

二、主要国家和地区的罕见病药品法规简介

（一）美国

1. 概况 美国于 1983 年颁布的罕见病药品法规也称《孤儿药法案》，是罕见病药品由政府立法进行支持的先例。该法案经历次修订，连同《罕见病法案》《联邦食品、药品和化妆品法》《食品药品管理法修正案》《FDA 安全与创新法案》以及 FDA 颁布的《罕见病：药物工业发展指南的常见问题》等法规，共同搭建起美国罕见病法规体系。

1983 年美国对罕见病药品立法倡议发起之初，患者、民众和媒体发挥了重要的推动作用，使联邦政府首次以立法形式对如何促进研发和生产罕见病药品予以规定。1990 年之后，企业更多地参与修订讨论，推动了法案的完善。在制定和修订过程中，众多利益相关方参与，反映出对罕见病的认知要素、规制性要素、规范性要素在不同阶段对法制建设的影响，见表 1-5-1。

回顾美国《孤儿药法案》的立法和修订过程，可以看到，政府给予积极协调，其出发点是整个社会的福利与均衡。制药企业是理性的经济体，是利益导向的，而患者群体的福利则是保证药物治疗可及性。可见，政府是均衡企业经济利益和患者福利的一座桥梁，发挥着协调作用。多方参与使政策更为合理，也催生了罕见病药品可持续的商业模式。2012 年出台的《罕见病法规》规定了政府对罕见病的科研项目给予赞助支持，使得罕见病的法规体系愈加完善。

2. 机构 美国罕见病相关常设机构的建立和职责确立使《孤儿药法案》和《罕见病法案》相关政策得以实施。在卫生和人类服务部成立罕见病药品委员会（Orphan Drug Committee），由部长担任委员会负责人，起到协调和推动各相关机构如 FDA、NIH、联邦和公共 / 私人机构等各方面的作用；1982 年美国食品药品监督管理局（FDA）建立罕见病研发办公室（Office of Orphan Products Development，OOPD），负责协调药厂、医疗和研究机构、患者组织，确保对罕见病法案的激励政策的实施；1993 年，美国国立卫生研究院（NIH）成立罕见病研究办公室（Office of Rare Diseases Research，ORDR）以推动国内罕见病的研究并向公众提供各类信息；"地方罕见病研究中心"促进罕见药物的开发、协调和管理。这些常设机构和相应职责建立推进了罕见病和罕见病药品的法规建设和体系完善。

3. 罕见病药品（orphan drug）认定标准 罕见病药品是指针对美国国内发病人数少于 20 万例的罕见疾病所研发的药品，或美国国内发病人数超过 20 万例，但相应药品的开发成本无法得到回报。不仅如此，1988 年国会修订了《孤儿药法案》，在原有药品范围外，纳入了用于治疗、诊断、预防罕见疾病或罕见状态的医疗器械和医药食品，扩大了《孤儿药法案》的覆盖范畴。

4. 政策主要内容 罕见病药品研发临床试验费用的 50% 可以作为税收抵免；同时免除新药申请费，并有相关基金可以提供研究资金资助临床试验。授予罕见病药品认证并给予市场独占权，罕见病药品上市后不受专利期限的影响，可单独享有 7 年市场独占权；可享有快速通道审批资格；可被授予优先审评券；在研发方面，根据个案情况有单臂临床试验即可获批上市，或条件性批准上市等较为灵活的模式。

（二）欧盟

1. 概况 1994 年欧盟共同决定成立欧洲药品管理局（European Medicines Agency，EMA），

表 1-5-1 美国《孤儿药法案》变迁中关键制度因素和作用分析

阶段	主要推动主体	关键制度因素	主要作用	解决问题
1983 年之前	患者和公众群体	关注	罕见病患者需要治疗	对罕见病群体不重视
1983—1989 年	联邦政府	规制性要素	制定具体措施、激励政策	罕见病药物的研发和生产需要得到激励
1990 年之后	制药企业	规范性要素	推动完善	出现搭便车、垄断
2011—2013 年	多方	规范性要求	推动完善	罕见病治疗产品范围需要扩大，包括常见病下的罕见子集、有明显临床优势的罕见病产品等

为所有新药提供注册审查。EMA 包括两个重要的人用药管理机构。欧洲药品评价管理局人用药品委员会(Committee for Medicinal、Products for Human Use,CHMP),为人用药品审核销售许可以及为欧盟提供批准或不批准的意见。罕见病药品委员会(Committee for Orphan Medicinal Products,COMP),包括每个成员国 1 位医学专家,3 位由欧盟委员会指定的成员及 3 位由欧盟委员会建议参与的患者代表,其职责包括:评审罕见病药品认定申请,为欧盟委员会与欧盟罕见病药品政策相关的事务提供援助;建立罕见病专家数据库;开展国际合作等。EMA 成立后,欧盟委员会于 1996 年开始制定罕见病药品条例 EC 141/2000,该条例由欧洲议会审核通过并于 2000 年 4 月施行。

2. 机构 罕见病药品认定机构为罕见病药品委员会(COMP);罕见病药品审评机构为欧洲药品评价管理局人用药品委员会(CHMP)和欧洲药品评价管理局(EMEA)。

3. 罕见病药品认定标准

(1)该药品将用于诊断、预防或者治疗某种危及生命或慢性消耗性的病症,在提出申请之日该病症的感染者在欧盟范围内不超过万分之五;或将用于诊断、预防或者治疗某种危及生命的严重病症或严重的慢性病,如果不提供激励,该药品在欧盟上市产生的回报不足以证明必要投资的合理性。

(2)在欧盟境内缺乏有效的诊断、预防或治疗方法,或与既有的方法相比,该药品能较为显著地使相关疾病患者受益。

4. 政策主要内容 激励政策包括申请费用减免,包括罕见病药品认定、上市申请、稽查、方案协助等方面的费用;对制药企业提供研究经费支持。罕见病药品享有 10 年市场独占权,儿童罕见病药品可延至 12 年;为罕见病药品申请者证明其药品的质量、安全性和有效性需要进行的各种检测和试验提供科学建议;授予中心化审批程序,即不必向每个欧盟成员国单独递交上市申请。

(三)日本

1. 概况 1993 年,日本国会修订了《药事法》(Pharmaceutical Affairs Law),2002 年增补了罕见病药品的认定标准并增设受理处等。分别从增加补贴、减税、免费咨询、缩减申请过程成本、审理优先权、纳入医保、独占期延长等方面进行修订。

2. 机构 罕见病药品认定机构是厚生劳动省(Ministry of Health,Labour and Welfare,MHLW);罕见病药品审评机构是医药品医疗器械综合管理机构(Pharmaceuticals and Medical Devices Agency,PMDA)。

3. 罕见病药品认定标准 患者数量少于 5 万人;临床急需;无合适的替代药物 / 医疗设备与现有药品相比;预期疗效或安全性更高;清晰的药品开发计划和支持此药物在日本上市的科学依据。

4. 政策主要内容 激励政策包括在药品研发阶段,日本对罕用药研发过程中的非临床研究、临床研究给予专用基金支持;药品上市后,建立利润返还机制,针对销售业绩好的罕用药强制收取 1% 的销售税用于偿还资助基金。同时采取税收减免政策,减税额度可达罕见病药品研发全部费用的 6%。行政激励包括研发协助(免费顾问和临床方案协助)、加速审批和 10 年市场独占期。

(四)澳大利亚

1. 概况 1989 年澳大利亚政府对《治疗药物法案》(Therapeutic Goods Act)进行修订,通过了一系列激励机制以促进制药企业研发罕见病药品。

2. 机构 罕见病药品资格认定机构和审评机构均是澳大利亚治疗产品管理局(Therapeutic Goods Administration,TGA)。

3. 罕见病药品认定标准 TGA 规定所申请认定的产品是针对严重威胁生命疾病的产品,且用于预防、治疗和诊断目标疾病的患者少于万分之五;在财务上无法得到相关回报。

4. 政策主要内容 1997 年,澳大利亚颁布了"罕见病药品计划",采取与美国类似的激励政策,免除罕见病药品企业所有评估费用并提供快速审评通道,同时授予罕见病药品 5 年市场独占权。

(五)新加坡

1. 概况 1991 年新加坡政府颁布《罕见病药品豁免令》,提出了罕见病药品的认定标准和进口规定,以管理和鼓励使用罕见病药品。

2. 机构 罕见病药品资格认定机构和监管机构是新加坡卫生科学局(Health Sciences Authority,HSA)。

3. 罕见病药品认定标准 药物必须用于治疗威胁生命的疾病，并且在治疗中起到决定性作用，且疾病只能影响到极少数人，申请人须提供对发病率的初步估计，产品已由原产国或使用该罕见病药品的任何其他国家的主管卫生当局批准。

4. 政策主要内容 具备"罕见病药品"资格的药品，在新加坡审批时将获得最高优先权。"罕见病药品"能获得10年的市场独占期。对罕见病药品研发的财政激励力度相对较小。2019年7月，新加坡卫生部宣布成立罕见疾病基金，患有罕见疾病的新加坡人可能从这一基金受惠。关于"罕见病药品"的补偿机制对新加坡政府来说仍然是一种挑战。

（六）韩国

1. 概况 1998年，韩国发布了《罕见药指定法规》，体现出政府开始关注和重视罕用药带来的社会问题。2003年，韩国政府正式出台《罕见病用药指南》，以激励罕用药的开发，并规范罕用药的使用和管理。2015年7月9日颁布《罕见病药品认定法规》。

2. 机构 罕见病药品认定机构和审评机构均是韩国食品药品安全局（Ministry of Food and Drug Safety，MFDS）。

3. 罕见病药品认定标准 韩国患者数量少于2万人，且无合适的替代药物或与现有药品相比预期疗效或安全性更高。

4. 政策主要内容 罕见病药品申请需4~6个月，申请费用减免50%，同时享有6年的市场独占期。财务激励方面，韩国在罕见病药品的研发过程中并不提供资金资助，也尚未出台相关制药企业税收减免等优惠政策。

综上所述，美国、欧盟、日本、韩国等国家的罕见病药品通过"认定"和"注册"的方式上市，享受优先审评、市场独占、税收减免、研究资助等针对罕见病药品的激励政策。

三、罕见病药品研发的激励措施

（一）对基础研究和产品研发的鼓励和资助

美国继1983年颁布了《孤儿药法案》，又在2002年颁布《罕见病法案》，其意义是使罕见病研究资助有了明确的法律保障，罕见病研究基金也逐渐增加。并为了响应该法案，NIH分别于2002年和2008年构建了第一阶段和第二阶段的罕见病临床研究支持程序，目的是通过对临床研究提供支持，促进各方合作、研究招募和数据分享来发展罕见病的医学研究。在满足条件的医院、医学院校及研究中心逐步设立罕见病临床研究联盟（Rare Disease Clinical Research Consortia，RDCRC），同时建立了数据管理协调中心（Data Management Coordinating Center，DMCC）。每年资助10万~20万美元。该机构免费为研发者提供指导，使研究时间有效缩短，降低研发成本。FDA的罕见病产品开发办公室（OOPD）也为研发罕见病产品的申办人协调补助金项目的申报和批准，这些具体措施和职责明晰的常设机构为罕见病产品相关的临床研究筹措资金。

欧盟各成员国对于罕见病产品研发进行基金资助，并在欧盟制订框架计划时，均会列入多个罕见病药品的资助项目。

日本政府支持罕见病药品研发，从临床前试验到临床试验，均可享受基金资助。基金需用于支付试验和研究的直接成本，总额不超过研究总费用的1/2，时间为3年。基金由厚生劳动省（MHLW）提供。MHLW免费为罕见病药品的研发、上市等提供咨询与指导。

在澳大利亚，企业在研发、申请上市等过程中可向治疗产品管理局（TGA）寻求帮助，TGA会免费提供咨询服务。

（二）税收抵扣

美国对研发企业采取减税政策，最高可达开发者用于该罕见病药品临床研发费用的50%。欧盟采取的措施是鼓励各成员国对相关企业给予税收优惠。日本对罕见病药品研发企业减免税金，数额为扣除资助基金后罕见病药品研发全部费用的6%，但是不能超过公司税的10%。

（三）罕见病药品的快速注册通道

药品上市注册审批环节通常需要花费相当长的时间和费用，为了鼓励罕见病药物研发，解决罕见病巨大的临床需求，特别是危及生命的急危重症罕见疾病无药可用的情况，在药品注册过程中灵活地进行科学评价是各国均采用的一种方式。各国及地区也通常会以绿色通道、条件性批准等形式加速对罕见病药品注册审批速度。美国FDA

专门设立了的罕见病药品研发办公室（OOPD），负责审评和批准通过优先审评（priority review）、加速审批（accelerated approval）或快通道项目（fast track programs）等加速程序提速注册过程。罕见病药品的平均注册审批时间比普通药品短至少6个月，并会对罕见病药品的注册费用进行减免。

欧洲药品管理局（EMA）对专利药品委员会（Committee for Proprietary Medicinal Products，CPMP）进行审评，规定罕见病药品可以享受有条件的上市审批（Conditional Marketing Authorization）或特殊情况上市审批（Marketing Authorization Exceptional Circumstances）等两种特殊通道，根据产品的具体情况减免有关费用。

在日本，厚生劳动省（MHLW）规定可对罕见病药品进行优先审批，减免审评、咨询、审批等费用。与非罕见病药品注册审批相比可节约1～2年时间。

罕见病药品在澳大利亚上市注册时可享受优先审批政策，同时对注册相关的费用全部减免。

四、罕见病药品立法的效果

各国罕见病政策给罕见病药品的上市带来极大的促进作用，其中美国的《孤儿药法案》常被首先提及，通过其主要的激励政策包括注册费用减免、临床研究经费以税收抵免、7年市场排他性、优先审评券等，极大促进了罕见病相关研究，罕见病药品的批准逐年上升（图1-5-1）。较比《孤儿药法案》实施前只批准了10个药品，该法案在1983年实施之后，截至2017年，已经批准了超过450个罕见病药品的600多个罕见适应证，2018年，FDA药品评价和研究中心（CDER）批准的新药中58%（59种中的34种）是孤儿药。

罕见病药品批准趋势逐年增加，根据美国制药研究和制造商协会（PhRMA）调查数据显示，目前美国制药和生物技术公司有超过5 400种潜在的新药正在进行测试，其中有近1 800个研究项目针对罕见病，数百种是属于近10年来甚至更长时间没有新药问世的治疗领域，这无疑为罕见病患者带来新的希望。

日本政府为了改善罕见病用药开发现状，除了立法，还为医药行业提供财务激励和开发协助，这大大激励了企业开发新的方法治疗罕见病患者。对于日本批准的罕见病政策结果，据日本医药品医疗器械综合管理机构（PMDA）批准的罕见病用药分析，除疫苗和血液制品外，在2008—2017年这10年间共批准了174个品种，其中，重复成分作为一个成分，共统计了138种成分。图1-5-2显示了这10年期间批准的罕见病药品情况，自2014年后批准了大量的罕见病用药，同时，2014年后罕见癌症领域的批准数量有所增加。由图1-5-2可知，制药工业正在积极开发用于罕见病的药物。

根据2008—2017年间日本批准罕见病用药的基本专利和时间点（138种成分），药企所在国的统计分析结果为：美国最多（65种），其次为日本（25种）、瑞士（19种）、德国（8种）和英国（6

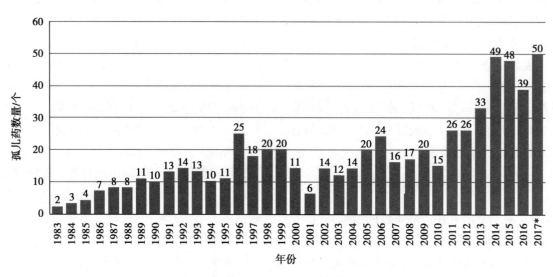

图1-5-1 FDA获批孤儿药数量

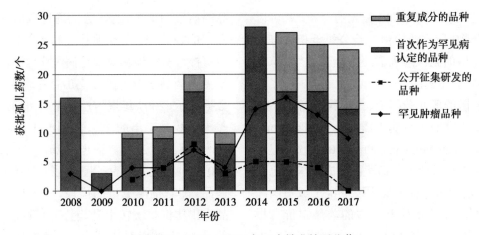

图 1-5-2　2008—2017 年日本批准的孤儿药

种）。另一方面，在这 138 种成分中，小分子药成分的数量（103 种）接近于生物药成分数量（35 种）的 3 倍。无论是在小分子化药还是大分子生物药，数据显示，美国都位居首位，且数量遥遥领先；同时，在小分子化药类别中，日本以 22 种成分位居第二，瑞士（11 种）第三；而在生物药类别中，瑞士（8 种）和日本（3 种）分别位居第二、三位。

在日本批准的 138 种成分药品中，有 98 种成分以同样的适应证在美国获批，位居前 3 位的国家分别为美国、瑞士和日本。

孤儿药的激励政策和执行机构的具体措施，带来了孤儿药研发批准逐年上升的势头，如图 1-5-3 所示。

第二节　部分国家和地区罕见病药品的医疗保障政策

与我国情况类似，罕见病由于发病率极低，既往罕见病药品的支付往往被排除在医疗保险体系之外。20 世纪 80 年代起，世界各国尤其是经济发达国家开始对罕见病立法，并出台有关医保、社会救助等配套政策，以保障患者权益。各国由于国情差异，罕见病的医疗保障制度也各有不同。

美国绝大多数罕见病患者可以通过多种付款方式如政府医疗保险、健康维护组织等获得治疗。美国国会还通过立法规定了任何商业保险公司不能拒绝罕见病患者的投保，罕见病患者只需

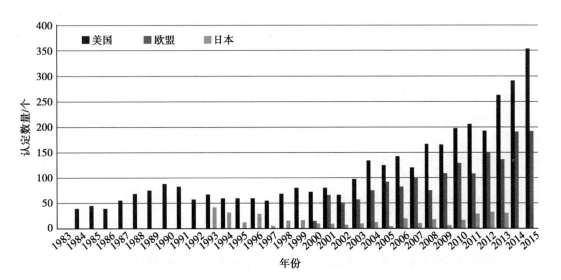

图 1-5-3　美欧日孤儿药认定数量

每年比普通人多支付 1 000 美元的保费,就可以使用任何药物,所需费用由保险公司承担。符合收入要求资格的无保险人群还可能通过"紧急药品获得计划"获得药品。

欧盟各国的孤儿药指定、方案援助等上市批准程序集中由欧盟罕见病用药委员会(The committee for Orphan Medicinal Products)负责,但这些药品的定价和报销工作仍然由各成员国自己负责,罕见病治疗可及性方面主要取决于成员国医疗保险体系和相关疾病基金中的药品定价与报销系统;而其报销体系以社会医疗保险为主,主要基于预算决定是否报销,部分国家同时考虑成本效益指标,大多数药品全额报销。另有部分国家在现有医疗保障体制下,结合各国传统对弱势群体保护的补助手段给罕见病患者以优待,保障对罕见病患者予以平等并相对优厚的补偿(如加拿大、澳大利亚等);或在现有医疗保障体制内又形成专门针对罕见病医疗保障的实施意见(如日本);有些国家直接将罕见病及罕用药纳入其医疗保障体制(如巴西、韩国等)。部分国家罕见病医疗保障政策如表 1-5-2 所示。

目前,对罕见病进行医疗保障的一些国家和地区主要通过国家层面立法,一方面积极激励产品的研发和上市,另一方面通过政府和社会多方负担的模式,建立专项基金和慈善筹资,从而有望可控可持续地解决罕见病医疗保障问题。对于罕见病药品是否占医保支出存在较大的顾虑,有数据显示,2007 年遗传性罕见病用药总支出只占美国总药品支出的 1%、法国的 1.7%、意大利的 1.5%、德国的 2.1%。截止到 2018 年,美国已批准 600 余种罕见病药品,欧盟批准 100 余种罕见病药品,随着批准数量的增加,罕见病药品占总药品支出比例呈缓慢上升趋势,且存在国家和地区差异,但总体上对药品预算的影响较小且相对稳定。这说明尽管罕用药价格昂贵,但由于患者人数少,罕用药支出有可能仍只占整体药品支出较小的比例。由于对罕见病产品的医保呈费用较高而覆盖面小,对高值罕见病药物的医保问题往往需要逐步探索和调整。

第三节 我国罕见病相关政策法规现状

罕见病患者公平享受医疗的合法权益,对罕见病公共属性的忽略,必然导致罕见病产品的可及和医保困难,为公共卫生事件的发生埋下隐患。

表 1-5-2 部分国家罕见病药品医疗保障政策

国家	医疗保障政策
美国	非全民医保,美国政府医疗保险计划和商业保险
加拿大	公共卫生服务保健计划为主体,扩展健康服务中对价格昂贵的灾难性药物提供报销福利,罕见病患者用药达到灾难性药物标准就可以获得补偿
德国	纳入社会保险,还通过年金体系、社会救助、子女津贴等的社会安全体系给予罕见病患者其他的救助,罕见病治疗基本得到完全补偿
法国	在社会保险的基础上,制定罕见病诊断和治疗计划
意大利	建立罕见病治疗基金,罕见病患者可以申请通过基金对其医疗费用进行支付和报销
比利时	作为国家处方药系统的一部分报销,对缺少替代疗法、罕见病特殊疗法以及治疗成本高的患者,建立"特别团结基金"
荷兰	患者在几个中心集中治疗,费用全部支付
波兰	通过国家健康保险基金,对罕见病进行报销
匈牙利	通过国家健康保险基金,100% 支付罕见病治疗费用
俄罗斯	通过地区预算为 24 种罕见疾病提供资金。2013 年,地方当局斥资 8 500 万欧元治疗罕见病
澳大利亚	80% 的费用由药品福利计划支付,对不能纳入福利计划的特殊药品,由卫生部和财政部联合制定标准,纳入"救命药项目"特殊
日本	由国家健康保险支付,包括新生儿健康筛查制度;罕见病患者还能得到直接政府补助,收入越低补助越多
韩国	将罕见病药纳入国民健康保险目录,报销 80%,患者还可以申请医疗救助

以一般的市场规律来实现对这一特殊的弱势群体在医疗卫生服务上获得公平权益，实践证明很难达到，我国须通过建立完善切实可行的法律法规体系，来提高罕见病患者对治疗药品或相关医疗服务的可及度，从而保障该群体的生命权、健康权。为提高罕见病患者的诊疗与保障水平，我国已经颁布了一系列的罕见病和罕见病药品相关政策，但我国尚未对罕见病或罕见病药品进行立法。

一、罕见病防治的相关法规政策

在卫生体系法规建设中，罕见病和普通疾病一样，可以从"防"和"治"的双重角度，去建设罕见病相关的政策和法规；罕见病中80%为遗传性疾病，加强预防尤为重要。作为出生缺陷高发国家之一，我国自20世纪末便积极倡导并启动出生缺陷预防工程。1986年，我国建立了以医院为基础的出生缺陷监测网络；近年，国家科技部高科技研究发展计划批准设立了与罕见病相关的研究项目，体现了国家逐步对罕见病科研工作的重视。

2006年以来，全国人大代表多次在全国两会上为罕见病立法发声，呼吁完善罕见病医疗保障制度。随着罕见病患者的呼吁如"冰桶挑战"等社会宣传活动的开展，社会各界开始逐步正视和面对罕见病的药品可及和医疗服务问题。

2015年12月，为加强罕见病管理，促进罕见病规范化诊疗，原国家卫生和计划生育委员会组建了罕见病诊疗与保障专家委员会，自此罕见病的防治工作在原国家卫生和计划生育委员会主导下得到极大推动。2016年，罕见病研究首次被纳入"十三五"国家重点研发计划。同年启动运行了中国首个国家罕见病注册登记平台，这是我国首个全国范围内的大规模罕见病注册登记平台。2018年5月，中国第一份政府官方出台的《第一批罕见病目录》正式公布，121种临床上较罕见、医疗需求较急迫、社会关注度较高的疾病纳入目录范围。为贯彻落实《关于深化审评审批制度改革鼓励药品医疗器械创新的意见》，加强我国罕见病管理，促进罕见病目录的制订更加科学合理，国家卫生健康委员会在2018年6月制定并公布《罕见病目录制订工作程序》，这是中国首次使用清单制方式将罕见病进行界定，从而为卫生、医保和药品审评提供进一步工作的出发点和依据。2019年我国首部《罕见病诊疗指南（2019年版）》权威发布，这些工作为罕见病治疗药品的法规体系建立奠定了坚实的基础。

二、罕见病药品审评审批方面的法规政策现状

近年来，各级政府和有关部门对罕见病的问题越来越重视，2015年8月，国务院印发了第44号文件《国务院关于改革药品医疗器械审评审批制度的意见》，针对当时的医药产业发展提出了一系列改革举措，其中把罕见病药品的注册申请列为改革的任务之一，我国的药品安全"十二五""十三五"规划也把罕见病药品研发作为支持项目。2017年10月，在中共中央办公厅、国务院办公厅印发的《关于深化审评审批制度改革鼓励药品医疗器械创新的意见》（厅字〔2017〕42号）中，从临床试验、上市审批、知识产权保护等六个领域提出了36个鼓励药品创新的举措，涵盖从研发到上市的全生命周期流程，继续重申对罕见病药品采取优先审评。中国药品监管的基本法律——《中华人民共和国药品管理法》在2019年8月26日经十三届全国人大常委会第十二次会议表决通过，完成了第二次修订，并于2019年12月1日起正式施行，提出"国家支持以临床价值为导向、对人的疾病具有明确或者特殊疗效的药物创新，鼓励具有新的治疗机理、治疗严重危及生命的疾病或者罕见病、对人体具有多靶向系统性调节干预功能等的新药研制，推动药品技术进步"（第十六条）、"国家鼓励短缺药品的研制和生产，对临床急需的短缺药品、防治重大传染病和罕见病等疾病的新药予以优先审评审批"（第九十六条）。2019年11月发布的新版《中华人民共和国药品管理法》和2020年7月1日开始实施的新版《药品注册管理办法》，以及相应的指导原则，均提及了关于罕见病产品优先审评和附条件批准等的激励政策，这些罕见病相关法条显示了国家对罕见病用药的研发和上市的激励政策。现对我国罕见病药品相关领域的政策按照药品生命周期全流程进行如下梳理：

（一）建立专利补偿机制鼓励创新

开展药品专利期限补偿制度试点，探索建立

药品专利链接制度、开展药品专利期限补偿制度试点，针对早期研发阶段申请的专利在临床试验过程和审评审批过程中的时间延误，给予适当的专利时间补充。

（二）完善试验数据保护制度

《药品试验数据保护实施办法（暂行）（征求意见稿）》明确提出：对在中国境内获批上市的创新药给予6年数据保护期，创新治疗用生物制品给予12年数据保护期；对罕见病用药或儿童专用药，自该适应证首次在中国获批之日起给予6年数据保护期。作为与药品专利保护完全不同的知识产权保护体系，这一鼓励创新的后继保护措施对于支持医药研发和技术转化具有重要的意义，但该法规目前尚未正式出台。

（三）加快审评审批

近年来我国药品注册审评审批工作近年来发生了深刻变化，在中共中央办公厅和国务院办公厅《关于深化审评审批制度改革鼓励药品医疗器械创新的意见》的指导下，2020年7月国家药品监督管理局发布《突破性治疗药物审评工作程序（试行）》等三个文件的公告，其中明确规定，符合条件的罕见病可以纳入突破性治疗药物审评程序、附条件批准上市申请审评审批工作程序、药品上市许可优先审评审批工作程序等。并配套建立与申请人之间的沟通交流机制，加强对药品研发的指导，并对纳入优先审评审批范围的注册申请，审评、检查、审批等各环节优先配置资源等。对于罕见病或其他特殊病种，可以在申报临床试验时提出减少临床试验病例数或者免做临床试验的申请。国家药品监督管理局药品审评中心根据《接受药品境外临床试验数据的技术指导原则》，按照技术审评需要及我国患者实际情况做出是否同意的审评意见；对于国外已批准上市的罕见病治疗药物和医疗器械有"条件性批准"上市的政策，即上市后在规定时间内补做相关研究。2018年10月12日，国家药品监督管理局发布《用于罕见病防治医疗器械注册审查指导原则》，同样鼓励用于罕见病防治的医疗器械研发。药监药审部门通过越来越多罕见病药品审评和批准，在科学审评上逐步积累了经验，形成了思路。

（四）按照临床急需引入国外已上市药品

原国家食品药品监督管理总局（现为国家药品监督管理局）于2017年5月正式加入人用药品注册技术规范国际协调会（International Conference on Harmonization of Techn，ICH），同年7月发布《接受药品境外临床试验数据的技术指导原则》，这使得国外已批准罕见病药品在中国进行注册时可以采用境外数据来佐证对中国患者的疗效和安全性。2018年10月23日，国家药品监督管理局、国家卫生健康委员会联合发布《关于临床急需境外新药审评审批相关事宜的公告》（2018年第79号），国家药品审评中心先后公布两批《临床急需境外新药名单》，共70个药品进入目录，其中涉及39个罕见病药品。2018年，为加快临床急需的境外上市新药审评审批，国家药品监督管理局会同国家卫生健康委员会组织起草了《临床急需境外新药审评审批工作程序》及申报资料要求（以下简称《工作程序》）。文件规定，近十年在美国、欧盟或日本上市但未在我国境内上市的新药，符合相应标准可申请通过专门通道审批上市。这些政策可使国外新药在中国上市的时长缩短，加快国内罕见病患者对药品的可及。随着新版《药品注册管理办法》后续执行细则的制订，考虑到罕见病药品注册与一般药品的不同特点，在注册程序上的加速还有空间，比如考虑是否进一步加大政策力度，鼓励上市后使用真实世界的数据取代临床试验的补充或者替代、使用上市许可人制度（Marketing Authorization Holder，MAH）中所要求的企业承担质量风险义务来取代商业药检等措施，可进一步加快临床急需境外新药在我国的审评审批时间。按照新版《药品注册管理办法》的规定，优先审评审批程序的审评时限为130个工作日，临床急需境外上市罕见病用药优先审评审批程序的审评时限为70个工作日。

（五）促进药品创新和仿制药发展，完善药品试验数据保护制度

国家药品监督管理局组织起草了《药品试验数据保护实施办法（暂行）（征求意见稿）》，对罕见病用药或儿童专用药，自该适应证首次在中国获批之日起给予6年数据保护期。

（六）进一步改善生产流通环节

2019年2月20日，财政部、海关总署、税务总局、国家药监局四部门发布《关于罕见病药品增值税政策的通知》。通知指出，为鼓励罕见病制药

产业发展,降低患者用药成本,自 2019 年 3 月 1 日起,对纳入名单的进口罕见病药品,增值税一般纳税人生产销售和批发、零售罕见病药品,可选择按照简易办法依照 3% 征收率计算缴纳增值税。上述纳税人选择简易办法计算缴纳增值税后,36 个月内不得变更。减按 3% 征收进口环节增值税。在此之前,这些药物的增值税为 16%。罕见病的药价和税的问题得到越来越多的关注,为此企业希望进口税和增值税的减免范围可以进一步扩大,以鼓励企业将罕见病药品进口引入我国市场。

目前,药物监督管理方面的行政激励政策频出,为此社会各界很受鼓舞。这些政策加速了对境外罕见病药品的引进,但对国内罕见病药品的研发促进作用尚显不足,这表现在对罕见病药品研发、上市申报等方面相比一般产品的特点关注不够,部门之间的衔接和配套措施有待加强,需要通过协调合作进一步推动和鼓励罕见病的研究、罕见病产品的研发、上市申报等。目前我国罕见病药品基本依赖进口,这一方面与制药行业综合研发实力有关,另一方面也与国家对罕见病药品研发倾斜支持力度有关。我国新版《药品管理法》实施后,可在具体执行细则制订中综合考虑,既鼓励加快境外临床急需药品的审评审批,也积极激励国内罕见病产业发展,为罕见病药品供应体系的完备性奠定基础。

三、罕见病药品保障法规现状

我国实施基本医疗保险之后,显著降低了患者的医疗经济负担。长期以来罕见病的医疗费用报销低或没有报销、医疗负担重、城乡居民在医疗保障水平上差异性等问题逐步得到改善。根据《中国罕见病药物可及性报告(2019)》的统计,2018 年底,已经在中国上市且有罕见病适应证的 55 种药物中,有 29 种药物被纳入国家医保目录,涉及 18 种罕见病。这 29 种药物中,有 9 种享受国家医保目录甲类报销,用于治疗 11 种罕见病适应证,患者使用时无需自付。截止到 2019 年底,目前在我国已经获批上市的 55 种罕见病用药中,已有 39 种被纳入了国家医保药品目录(含 7 种国家谈判罕见病药品),比 2018 年度报销品种增加了 10 种。

近年来我国政府在罕见病药品支付问题的解

决上已经迈出了积极的步伐,国家逐步加大对罕见病医保支付的力度,2017 年国家人力资源和社会保障部通过谈判将治疗血友病的重组人凝血因子Ⅶa、治疗多发性硬化的重组人干扰素 β-1b 和治疗结节性硬化症的依维莫司纳入国家医保目录乙类报销。2018 年两轮国家医保谈判中都出现了罕见病药物的身影;随着深化医药卫生体制改革的推进,以及灾难性疾病的医疗保障试点工作的开展,罕见重大疾病也逐渐成为社会关注的热点。我国已有部分地区将罕见病纳入保障范围或设立相关基金,但各地对罕见病保障政策的支持力度和模式在探索阶段,各有特点,简介如下。

1. **山东省青岛市**　2012 年建立了大病医疗救助制度,明确将罕见病纳入其覆盖范围之内,其基本上建立了罕见病医疗保障制度。在城镇职工基本医疗保险和城镇居民基本医疗保险制度的基础上,针对重大疾病、罕见病参保患者所发生的大额医疗费,在医疗保险管理平台上,建立以政府投入为主导,引入多方资源,通过项目管理,实施多渠道补偿的救助机制(基本医疗保险、大病保险、大病救助、民政救助、社会互助等多方共付的保证模式)。

2. **上海市**　建立首个地方性罕见病基金会,与政府共同设立少儿住院互助基金、溶酶体贮积症专项救助基金等项目,探索建立了以慈善为主的支付模式。

3. **安徽省铜陵市**　2011 年 5 月,安徽省铜陵市出台《关于我市罕见病患者医疗费用的处理办法》,规定罕见病患者门诊发生医疗费用比照住院费用处理;患者必须使用但不属于基本医疗保险药品报销目录范围的药品,比照乙类药品使用规定执行;确需转外地治疗的,所发生费用比照在本市治疗所发生费用处理;罕见病患者参加城镇职工基本医疗保险和大额医疗保险的,所发生医疗费用按城镇职工基本医疗保险、大额医疗保险和特大医疗费用统筹规定处理。参加城镇居民医疗保险的,按城镇居民医疗保险和特大医疗统筹规定处理。包括患有肝豆状核变性疾病、克罗恩病、尼曼匹克病、血友病等在内的多名患者享受了报销待遇,其中绝大部分为在校学生,最小的为 10 岁。

4. **宁夏回族自治区**　2013 年 12 月 31 日,宁夏回族自治区的人社厅、财政厅、民政厅、卫生厅四部门共同发文，将治疗戈谢病的特效药品注射用伊米苷酶纳入自治区的基本医疗保险药品目录，戈谢病患者每年的住院医疗费用纳入基本医疗保险和城乡居民大病保险住院费用支付范围，其中每年9~12月份的药品费用由自治区人力资源和社会保障厅会同民政厅协调中华慈善总会捐助。民政医疗救助基金每年按城乡居民医疗救助标准的上限救助，卫生应急救助基金每年按规定予以救助。

5. **浙江省** 2016年1月1日，浙江省人社厅和相关部门联合出台了《关于加强罕见病医疗保障工作的通知》，将戈谢病、肌萎缩侧索硬化症（渐冻症）、苯丙酮尿症纳入首批罕见病医疗保障范围，初步建立了浙江省罕见病保障机制，首次明确了财政对保障费用予以托底，费用分段包干，形成了政府财政联合医疗保险和医药公司谈判议价的模式。

6. **北京市** 北京血友病未成年患者通过80%医保+20%慈善基金的方式实现Ⅷ因子标准治疗。

7. **广东省深圳市** 2017年9月27日，深圳市卫生计生委和市财政委印发了《深圳市苯丙酮尿症（PKU）患者特殊食品医疗保障项目实施方案》，具有深圳市户籍或在深圳出生并持有居住证的非该市户籍，且在深圳市妇幼保健院进行治疗的0~18周岁PKU患者，可以申请特殊食品救助。

8. **天津市** 2018年天津市人力社保局发布《关于做好庞贝氏症参保患者医疗费用报销工作有关问题的通知》，将庞贝氏症（即糖原贮积症Ⅱ型）临床治疗所必需的特定药品注射用阿糖苷酶α纳入重特大疾病医疗保险报销范围。参保患者因病治疗所发生的注射用阿糖苷酶α费用可得到按使用量不同比例的报销。

9. **山西省** 2019年，山西医疗保障局组织谈判，将治疗戈谢病的特效药注射用伊米苷酶和治疗糖原贮积症Ⅱ型的特效药注射用阿糖苷酶α纳入大病保险用药范围，并确定了医保支付标准。

10. **台湾** 2000年台湾出台了罕见病和罕见病药品相关规定，对供应、生产和研发"罕见病药品"起到很好的促进作用，其罕见病药品认定标准包括：发病率低于万分之一、基因相关疾病（遗传或突变）、存在未满足的临床需求。罕见病产品

注册过程中实施简化审评、减免税和数据保护等激励措施；罕见病产品包括特食上市批准后可以得到健保报销。按健康保险规定提供给付保障，同时按罕见病相关规定补助健康保险未覆盖的部分费用。

近几年来，我国医疗保险进入"提质增效"的精细化管理阶段，除了国家医保部门不断将适宜的罕用药纳入医保外，地方政府也在探索昂贵的罕用药支付问题，用"多方筹资、评价谈判、风险分担，救助补偿"等方式，将药物费用纳入医疗保障范围。然而，目前的地方政策基本只覆盖个别疾病，个人仍然支付比例较大。

浙江省于2019年11月6日推出建立"罕见病医疗保障基金"的政策，为浙江省的罕见病患者做出了专门的保障制度安排，其包含了罕见病从待遇保障、筹资运行、支付管理等一整套相对独立的管理体系，统筹层次也从基本医保的市级统筹，上升为更具风险分担能力的省级统筹。这个模式的建立，为全国其他省份乃至国家的罕见病治理改革，提供了新的实践依据。此外，我国药品经济学家已开始研究孤儿药可及性和费用控制的平衡手段。

四、对我国罕见病立法的思考

罕见病的法律法规以及政策，需考虑其特殊性，而出发点需重点考虑激励，这有别于一般的监管法规。罕见病立法框架需从罕见病的"有病可治"和"有药可支付"两大方面去搭建。目前，我国罕见病流行病学数据尚不足，患者登记和疾病队列研究开展时间较短，扩大罕见病名录的范围尚待推进；医保对罕见病支出还需摸底，对罕见病药品的支付模式也尚在摸索；对于高价罕见病药品支付后是否会产生新的公平性问题、制药行业对开展罕见病创新研发信心不足等一系列挑战，需继续加大力度开展跨部门合作，探讨多方支付、试点先行等多种解决方案。基于国家的鼓励性政策，逐步出台可操作的执行细则和具体措施，并借鉴他国经验尽快在国家层面立法，使多部门多环节问题能得到一揽子解决。

在药品研发上市方面，首先可通过在药品准入给予的提速通道，在药品注册程序和沟通机制上对罕见病药品企业研发进行特别关注、指导和

扶持，倾听企业关于目前药品注册环节中针对罕见病药品特点的突出问题并给予解决；继续落实加快国外已上市罕见病药品上市速度的政策；关注新技术研发，积极出台与基因治疗等新技术相匹配的技术审评指导原则；强化罕见病药品数据保护和市场独占，提倡专利保护和数据链接制度，建立研发税收减免政策，增加政府对罕见病相关创新项目的资助力度，解决罕见病药品多依赖进口的局面，促进本土罕见病产业发展。

在筹资和支付方面，各级政府正在积极考虑搭建新型社会共筹模式，包括：推动地方政府设立罕见病专项救助基金；设立罕见病扶贫项目，加大对罕见病患者因病致贫的救助力度，增加罕见病患者得到治疗的机会；将罕见病患者纳入社会救助范围，包括纳入残疾补贴、民政救助和慈善机构资助大力推进罕见病商业保险品种，可考虑在孕产期提倡和推广，不但从源头改善罕见病患者的医疗状况，也有望减少国家公共卫生支出；考虑对罕见病高危人群产前检查指导和费用减免，对罕见病的扩散和人口质量的提升从长计议。

综上所述，罕见病的治疗是健康中国发展的重要挑战，我们应完善法律法规，实现对罕见病研究诊治、治疗产品研发生产的激励，搭建多方支付平台，建立良性发展的中国罕见病产业，从而保障中国罕见病患者对治疗所需医疗服务和产品的可及。一直以来，我国政府在罕见病医疗体系的顶层设计和配套政策等方面不懈地努力，正在现有医药卫生改革的基础上，探索一个针对罕见病的、符合医疗保障改革整体思路的、可持续的良性机制，来实现对这个特殊领域的医疗卫生服务，从而完善我国医疗卫生服务保障体系，构建社会主义和谐社会，实现包括罕见病患者在内的"健康中国"。

（张　晔　薛　群）

参 考 文 献

[1] 陈云良. 基本医疗卫生立法基本问题研究——兼评我国《基本医疗卫生与健康促进法（草案）》[J]. 政治与法律，2018（5）：100-111.

[2] 高山行，韩晨. 美国《孤儿药法案》的变迁及启示——基于对中国生物医药产业的研究 [J]. 西安交通大学学报：社会科学版，2015，35（6）：100-106.

[3] 赵艺皓，王翔宇，丁若溪，等. 罕见病疾病负担研究进展与医疗保障政策的方向抉择 [J]. 中国卫生事业管理，2018（9）：644-656.

[4] Schlander M，Dintsios CM，Gandjour A. Budgetary impact and cost drivers of drugs for rare and ultrarare diseases[J]. Value Health，2018，21（5）：525-531.

[5] 刘丽华，赵建中，左晓春，等. 罕见病治疗药物注册申请临床审评中的基本考虑 [J]. 中国临床药理学杂志，2018，34（19）：2372-2375.

[6] 黄如方，邵文彬. 中国罕见病药物可及性报告 [M]. 北京：蔻德罕见病中心，2019.

[7] 胡善联. 罕见病药物政策和药物经济学研究的特征 [J]. 国际药学研究杂志，2019，46（9）：652-658.

第六章　罕见遗传病的三级预防

罕见病是一类严重危害人类身心健康，病因复杂的疾病。虽然多数疾病明确为遗传病，但少数疾病的病因仍不明或者致病基因不明，精准诊断要求高，在治疗方面也颇有挑战。目前，只有少数疾病，例如苯丙酮尿症、先天性肾上腺皮质增生症（21-羟化酶缺乏症）等疾病通过成本效益较高的特殊医学用途配方食品（Food for Special Medical Purpose）或药物取得了较好治疗效果；或者通过酶替代治疗、基因治疗或者骨髓移植、器官移植等获得一定疗效，但治疗费昂贵，个人和家庭无力承担。当前，对于多数罕见遗传病，只能采取对症治疗，以及康复、护理治疗。罕见遗传病不仅给个人、家庭及社会带来了沉重的负担，而且能危及后代，严重影响人口健康。

为减少或控制出生缺陷及罕见遗传病，卫生工作的重点应该从以疾病治疗为中心转变为疾病预防为中心，广泛开展疾病的综合预防显得格外重要。根据 WHO 出生缺陷三级综合干预策略，国际和国内通过广泛开展的三级预防实践已取得一定成绩。根据出生缺陷及罕见遗传病个体的发生时间、发病时间以及可检出的时间，目前防控的时间点主要定在婚前、孕前、孕期及出生后早期，主要措施有遗传咨询、杂合子检出、植入前遗传学检测、产前筛查、产前诊断及新生儿疾病筛查等，具体技术包括：为有先证者、有家族史和有需求者，利用医学遗传学技术，围绕遗传问题，告知与结婚、生育、妊娠、产前筛查和产前诊断的相关疾病知识、疾病风险和目前的防治手段，开展母婴遗传咨询和指导。具体的实验室检测方法有：染色体核型分析、生化代谢物检查、酶活性检测、基因检测、超声等影像学检查等一系列技术，检测的目的是尽量减少出生缺陷及罕见遗传病胎儿的发生，避免出生缺陷及罕见遗传病患儿的出生，或者在患儿出生后得到早期诊断、早期治疗、

早期干预，预防疾病发作或减轻疾病的危害。总之，要在目前不断发展的现代医学条件下，通过三级预防的各项措施，尽量使罕见遗传病患者不出生、少出生，或者出生后早诊断、早治疗、早干预，降低疾病的危害。本节主要介绍罕见遗传病的预防措施。

一、一级预防

一级预防（primary prevention）：在婚前、孕前阶段，降低出生罕见遗传病的发生风险。

一级预防的对象主要针对正常人群，特别是有生育要求的婚前、孕前年轻人为主要对象，以健康教育和遗传咨询为主要手段。

1. 凡本人或家族成员有遗传病或先天畸形史、多次在家族中出现，或生育过智力低下儿或反复自然流产者，要在婚前和孕前，找出病因，明确诊断，进行遗传咨询，采取预防对策。

2. 禁止近亲婚配。在随机婚配中，某种常染色体隐性遗传病的发病率取决于致病基因突变体在该群体中的发生频率。与随机婚配的群体相比，在近亲婚配的群体中常染色体隐性遗传病的发病率明显升高，这是因为近亲个体可能从共同祖先遗传到相同的隐性致病基因，导致后代发生疾病。因此，近亲结婚造成不良后果可使罕见遗传病发生率增高。例如，近亲结婚所生子女患智力低下的概率比非近亲婚配的风险要增高数十倍，畸形率也要高 3 倍多，国家法律禁止直系血缘和三代以内的旁系血缘结婚。

3. 致病基因携带者筛查（carrier screening）。大多数遗传病危害严重，可致死、致畸或致残。携带者筛查的目的并非检出疾病，而是了解正常人的致病基因携带状态，评估后代罹患相关遗传病的风险，以便用于遗传咨询和生育决策。因此有针对性地检测备孕夫妻携带者状态，可帮助人

群或者高危家庭及时检出致病基因携带者，并在检出后积极进行婚育指导，对预防和减少罕见遗传病患儿的出生具有现实意义。致病基因携带者一般是指具有隐性致病基因（杂合子）或平衡易位染色体，且能传递给后代的表型正常个体。

携带者检出的现实意义在于：①在群体中每种隐性遗传病的发病率虽然很低，但致病基因携带者却相当多，例如苯丙酮尿症的发病率为 1:11 000，但人群中的致病基因携带者达 1:50～1:55；②双亲之一为染色体平衡易位，其后代异常胚胎的概率较高；③对 X 连锁隐性遗传病携带者的检出则有助于遗传咨询和婚育指导。故检出携带者，并在检出后积极进行婚育指导或产前诊断，对预防遗传病患儿发生或者出生具有现实意义。

传统的携带者检出一般应用于有阳性家族史的家庭或个人，家族中出现先证者后，家庭成员前往专业医疗机构寻求检测是否为携带者。对常染色体隐性遗传病而言，在同胞兄弟姐妹中若存在患者，除外新发突变的情况，其他正常人的携带率可高达 2/3。X 连锁隐性遗传病的女性携带者，男性后代有 50% 患病可能，女性后代有 50% 携带可能。该类方法的特点为检出率高、性价比高，局限性在于多数携带者没有阳性家族史。由于大多数人都是某些隐性遗传病致病性基因变异的携带者，就目前的条件和技术，适用人群主要包括：①表型正常，但有需求了解生育风险和关注子代健康的人群；②已有遗传病家族史的人群；③近亲婚配人群；④有特定种族或地域背景的遗传病高风险人群；⑤辅助生育配子（精子或卵子）捐赠者；⑥妊娠早期的孕妇和配偶。

随着技术的发展以及成本的下降，目前携带者筛查已由个人推广到特定的疾病高发人群，针对人群中发病率高、危害大，对家庭和社会造成严重的经济负担和社会负担的疾病，例如可导致认知障碍、严重影响生命质量、通过产前诊断可以改善围生期结局等疾病，筛查需具有准确、高效、经济的特点，且符合伦理要求。就技术而言，携带者筛查主要方法包括染色体核型分析、单基因变异筛查等。

目前携带者筛查主要针对致病基因存在的热点变异，订制相应的检测芯片，或者基因包（panel），进行准确、快速、经济的检测。例如，95%～98% 的脊髓性肌萎缩患者由运动神经元存活 1（survival motor neuron 1，SMN1）基因第 7～8 号（或第 7 号）外显子纯合缺失所致；缝隙连接蛋白 β2（gap junction protein beta 2，GJB2）基因的 c.235delC 变异是中国人群耳聋的主要致病变异之一，该变异等位基因在东亚正常人群中频率为 4.972‰。地中海贫血在我国南方发病率高，携带者筛查是这些地区该病防控的主要一环，2012 年原国家卫生部启动了严重地中海贫血防控试点项目，为试点地区新婚和备孕夫妇免费提供地中海贫血的杂合子筛查，结合遗传咨询和产前诊断，明显降低了严重地中海贫血患儿的出生，取得了良好的效果。随着社会经济发展和技术的发展，携带者的筛查可能进一步扩展，携带者筛查的基因可达数十种或者更多。但是携带者筛查的基因选择对于伦理也是挑战，筛查的致病基因应该是严重致残、致死、致愚，且目前无有效方法治疗的疾病，或者治疗费用极其昂贵，公共卫生经费无法保障的严重疾病。

需要强调的是，携带者都属健康人群，携带者筛查的目的是通过对夫妻一方或者双方的基因筛查，通过遗传咨询和其他技术，避免在家庭后代中出现特定的常染色体隐性遗传病或者 X 连锁隐性遗传病患者。在目前阶段，携带者筛查已可应用于普通人群筛查，特别是在孕前阶段。但是对于其检测范围和报告内容目前仍存在较大争议，是目前研究的热点。在目前技术和社会经济条件下，携带者筛查要有明确的致病基因和致病位点的清单，技术的精准性要有保证，操作上要知情告知、知情选择，要做好携带者筛查的遗传咨询和公众教育，要通过医学伦理认可等。

4. 胚胎植入前遗传学诊断（preimplantation genetic diagnosis，PGD）是一种早期的孕前诊断方法，是指在胚胎植入前，对体外受精胚胎的遗传物质进行分析，诊断胚胎是否有某些遗传学异常，选择没有遗传学特定检测异常的胚胎植入宫腔，从而获得正常胎儿的诊断方法。PGD 理论上可适用于所有的单基因遗传病，包括常染色体显性遗传病、常染色体隐性遗传病、性连锁遗传病等。这些单基因病，理论上只要致病基因突变明确，即可进行 PGD。然而在临床上，目前主要针对特定的遗传病，而且由于不同的致病基因在染色体上的位置及周围序列的复杂性不同，具体实施时需要充分评估，并进行体系构建，确认是否可进行 PGD 检测。

由于染色体非整倍体是体外受精 - 胚胎移植技术反复种植失败或流产的主要原因，目前胚胎植入前遗传学筛查正在发展，主要对体外受精形成的胚胎进行非整倍体筛查，或者染色体微缺失、微重复筛查，挑选没有检测到遗传学异常的胚胎植入子宫，以提高患者的临床妊娠率，降低流产率和染色体病的发生。

二、二级预防

二级预防（secondary prevention）：通过产前筛查和产前诊断，在孕期减少严重缺陷儿出生。

产前检查在孕早期或者孕中期进行，这时可以检查胎儿基因突变情况，可以对包括唐氏综合征（21 三体综合征）及其他致命性的、严重的、新发突变进行检测，或者对隐性遗传病基因进行检测，可以告诉家长疾病的严重性，之后由家长自主决定是否继续妊娠。这就是二级预防。我国目前主要针对重点疾病进行产前筛查和产前诊断，例如严重的先天性心脏病、重大体表畸形，神经管缺陷，地中海贫血，唐氏综合征等染色体异常疾病，以及先证者诊断明确的各种单基因遗传病。

（一）产前筛查

产前筛查（prenatal screening）是通过经济、简便和无创伤等可行的多种方法，对妊娠妇女进行疾病筛查，以期发现子代具有先天性和遗传性疾病高风险的可疑人群，结合干预措施，避免严重缺陷儿或严重遗传病患者出生。

产前筛查包含多种目标疾病，需要借助不同的检测方法进行针对性筛查。目前主要有以下 4 种项目用于产前筛查。

1. **唐氏综合征血清学筛查** 唐氏血清学筛查有多种组合形式，早孕期唐氏综合征血清学筛查、中孕期唐氏综合征血清学筛查、唐氏综合征早中孕期联合筛查 / 序贯筛查等，筛查的内容有两联、三联或者四联筛查，通常孕期血清学筛查可以筛查出 60%～70% 的唐氏综合征患儿和 85%～90% 的神经管缺陷。

2. **孕妇外周血游离 DNA（cfDNA）测定** cfDNA 大部分来源于胎盘，对 cfDNA 进行高通量测序，可检测胎儿染色体非整倍体，其中 21 三体准确检出率可达到 99% 以上，但 18 三体 /13 三体的检出率低于 21 三体。非整倍体以外的胎儿染色体结构异常、微缺失 / 微重复综合征的检测在不断发展中。

3. **胎儿超声结构异常筛查诊断** 在孕 20～24 周期间，通过超声对胎儿的各器官进行系统筛查和诊断，以发现严重致死性畸形（无脑儿、严重脑膨出、严重开放性脊柱裂、严重胸腹壁缺损并内脏外翻、单腔心等）。

4. **胎儿磁共振成像（magnetic resonance imaging，MRI）** 孕 18 周后开始进行该项检测，可作为超声 / 胎儿超声心动图发现可疑异常后的有效补充方法，但不作为常规检查手段。

（二）产前诊断

产前诊断（prenatal diagnosis）是指胎儿出生之前应用各种检测手段，了解胎儿在宫内的发育状况，对先天性和遗传性疾病做出诊断，为胎儿宫内治疗及选择性流产创造条件。

产前诊断一般采用羊膜腔穿刺和脐血穿刺，均为在超声引导下获得胎儿标本以便进行进一步分析。中孕期穿刺通常在 18～22 周实施，是现阶段我国主要的产前诊断方法；绒毛活检通常在 10～13[+6] 周实施，在经验丰富医师操作下可以早期获得诊断；脐带血穿刺在妊娠孕周较大时实施，或当羊膜腔或绒毛检查结果不确定时实施，但流产风险高于羊膜腔穿刺。

一般具有以下临床指征的孕妇建议行产前诊断：①羊水过多或羊水过少；②胎儿发育异常或者胎儿可疑畸形；③孕早期时接触过可能导致胎儿先天缺陷的物质；④夫妇双方患有先天性疾病或遗传性疾病，或有遗传病家族史；⑤曾经分娩过遗传病或先天性严重缺陷儿；⑥年龄 35 周岁及以上的孕妇。产前诊断的技术包括常规的染色体核型分析、基因芯片检测技术、Sanger 法 DNA 测序，基于特定疾病谱的高通量基因包（panel）测序，以及全外显子测序等。

三、三级预防

三级预防（tertiary prevention）：在新生儿及儿童期，通过筛查手段早发现、早治疗、早预防，减轻罕见遗传病对患者的影响。

三级预防的对象主要是出生后的新生儿及婴儿，这个阶段主要是针对一些可以生存，可能早期发病，或者严重影响生活质量，而现有技术可以早期发现并在早期干预后预后较好的一类疾病。

罕见遗传病出生后的早诊断、早治疗、早预防是三级预防的重要内容，包括出生后即开展目标明确的血生化检测、基因检测、影像检测等。新生儿遗传代谢病筛查是指医疗保健机构在新生儿群体中，通过快速、敏感的检验方法，对一些先天性单基因病和遗传代谢病在新生儿中进行群体筛检，从而使患儿在临床上尚未出现疾病表现，而其体内生化、代谢或者功能已有变化时就做出早期诊断，对于多数新生儿筛查的疾病，多数患儿出生10～20天内即可确诊，在患儿重要脏器出现不可逆性的损害之前通过有效治疗，避免临床发病，降低疾病的危害。

始于20世纪60年代的新生儿筛查（neonatal screening，NBS），最初以苯丙酮尿症和先天性甲状腺功能减退症为筛查疾病，以后逐渐发展至40～60种疾病。随着新生儿筛查技术在全世界不断普及，目前已有上百万的患儿因在新生儿期得到及时诊断和治疗，幸免于各种严重临床后果。实践已经证明，在降低出生缺陷和罕见遗传病的三级预防措施中，新生儿筛查是预防效果显著、成本效益最好的一项措施。

以苯丙酮尿症为例，这是一种常染色体隐性遗传病。患者无论男女，分别从同为携带者的父母各获得了一条携带致病基因的染色体。苯丙氨酸羟化酶（phenylalanine hydroxylase，*PAH*）基因致病性导致患者PAH活性缺乏，不能将苯丙氨酸转变为酪氨酸，导致血苯丙氨酸增高，苯丙氨酸及其代谢物苯丙酮酸在体内蓄积，并从尿中大量排出，出现苯丙酮尿症的临床表现，如智力发育迟缓、尿液和汗液有鼠臭味、头发和皮肤颜色浅淡等，未经治疗的患儿出生3～4个月后逐渐表现出典型症状。患者出生哺乳后血苯丙氨酸浓度就升高，随着时间延长血苯丙氨酸浓度进一步增高，导致智力不断受损。新生儿筛查就是在出生后2～3天采集足跟血，滴于滤纸片上，检测血苯丙氨酸浓度，判断有无苯丙酮尿症和其他遗传代谢病。如果患儿在出生后即得到诊断和治疗，通过长期控制血苯丙氨酸在正常范围，可避免智力低下，使患儿和正常人一样正常学习和生活。

我国于1981年在上海市首先开展新生儿筛查，目前已全面推广，各地主要筛查的疾病有苯丙酮尿症、先天性甲状腺功能减退症、先天性肾上腺皮质增生症以及葡糖-6-磷酸脱氢酶缺乏症。苯丙酮尿症发病率约为1:11 000，先天性甲状腺功能减退症发病率约为1:2 100，先天性肾上腺皮质增生症发病率约为1:15 000，不少地区开展了串联质谱法的多种遗传性代谢病筛查，包括氨基酸代谢病、有机酸代谢病、脂肪酸氧化代谢障碍等数十种罕见遗传病，实现了新生儿筛查由"一种方法检测一种疾病"，向"一种方法检测多种疾病"的转变，扩大了新生儿筛查疾病谱。在我国2018年公布的首批罕见病目录中，其中1/3以上的疾病可通过新生儿筛查手段早发现和早诊断。

新生儿筛查病种的选择，一般认为要符合以下原则：①在人群中有一定发病率；②疾病危害程度较大，出生早期无明显临床表现；③有准确、成熟又经济的检测手段；④通过治疗和干预能明显改善疾病预后；⑤筛查项目投入/产出有成本效益。目前认为，新生儿疾病筛查也可包括部分发病率较低的严重疾病，即使针对患儿没有有效的治疗，对家庭和社会受益这一点非常重要。

随着技术的发展，新生儿筛查已由传统的以苯丙酮尿症为首的遗传代谢病筛查，逐步扩大到听力障碍、先天性心脏病、早产儿视网膜病、新生儿免疫缺陷病及发育性髋关节发育不良等的筛查，筛查方法有生化筛查技术、电生理技术、影像学技术、基因检测等技术，新生儿筛查的技术在不断拓展中，更多的疾病能在出生后得到早诊断和早治疗，这将大大改善患者的预后，提高生活质量。

特别需要指出的是，新生儿疾病筛查已经开始从生化指标的筛查进入到基因组筛查的时代，以前没有发现生化筛查指标的疾病，如脊髓性肌萎缩（SMA）、努南综合征等单基因罕见病，可以通过基因筛查得到诊断。现在基因芯片技术、高通量测序技术能够在较低的成本下，对几百种疾病甚至更多疾病（主要是罕见病）进行检测，进而发现和诊断疾病。基因筛查具有检测技术成本相对低廉、通量高的优点，提高了罕见遗传病筛查的效能。

2019 年英国计划对所有新生儿都将开展全基因组测序，这为新生儿疾病筛查既开辟了新视野，也提出了新挑战。开展全基因组测序筛查的优点是显而易见的，例如，项目的实施对于罕见病患者来说，可能缩短其疾病诊断的历程，提早得到相应治疗，包括能提高生活质量的支持性或姑息疗法，支持参与临床试验；也可对家庭再生育提供帮助，让父母理解孩子的健康状况预期并做好充分的准备；对于社会大众，能提高对罕见病的关注程度，增加罕见病的医学知识，提升临床诊疗水平，提高医学研究水平。另外，早期治疗和可能的家庭再生育决定可使疾病负担减轻，产生更大的卫生经济学效益等。在挑战方面，基因测序是一项新技术，过程复杂，目前人类对自身的基因变异了解不足，结果还有一定的不确定性，如何将正确的信息以恰当的方式展示给医生，以保证医生可以根据此结果进行进一步的诊断和治疗；如何判断家长应该知道哪些信息，以减少因基因结果的解读造成压力及焦虑。真正做到从基因水平干预孩子的正常成长及发展，这些都需要不断探索。

总之，罕见遗传病的一级预防应该以健康教育和遗传咨询为主要手段，二级预防与三级预防在技术上有一定类似，主要涉及生化检查、基因检测和影像技术应用，但在策略上，在个体的发育阶段以及伦理上有显著不同。二级预防的措施包括产前筛查和产前诊断，筛查什么疾病或者选择什么样的疾病谱，筛查疾病的风险度和假阳性、假阴性问题，疾病的诊断和后续的干预，产前诊断的疾病如何进行严重疾病的定义等，涉及大量的技术问题和伦理问题，因为如果处理不当，会在一定程度上影响家长"是否继续妊娠"的决定。二级预防阶段要决定胎儿的"生死"，影响家庭和社会。三级预防即新生儿筛查则是针对出生后的每一个新生儿进行普筛，因为每个人都有疾病风险，所以三级预防阶段为的是提高孩子的生存质量和生活质量，而非决定"生死"，这是与二级筛查的显著差别。很多筛查阳性的患儿，若从出生开始就进行早期诊断、治疗干预和随访，就能及时阻断疾病进展，保障患儿有更好的预后，而不是等待疾病发病后，进行罕见遗传病漫长的诊断历程。

（顾学范）

参 考 文 献

[1] ACOG Committee on Genetics. Committee Opinion No.691. Carrier screening for genetic conditions[J]. Obstet Gynecol, 2017, 129(3): e41-e55.

[2] Cheung SW, Patel A, Leung TY. Accurate description of DNA-based noninvasive prenatal screening[J]. N Engl J Med, 2015, 372(17): 1675.

[3] Edwards JG, Feldman G, Goldberg J, et al. Expanded carrier screening in reproductive medicine-points to consider: a joint statement of the American College of Medical Genetics and Genomics, American College of Obstetricians and Gynecologists, National Society of Genetic Counselors, Perinatal Quality Foundation, and Society for Maternal-Fetal Medicine[J]. Obstet Gynecol, 2015, 125(3): 653-662.

[4] Grody WW, Thompson BH, Gregg AR, et al. ACMG position statement on prenatal/preconception expanded carrier screening[J]. Genet Med, 2013, 15(6): 482-483.

[5] Gu X, Wang Z, Ye J, et al. Newborn screening in China: phenylketonuria, congenital hypothyroidism and expanded screening[J]. Ann Acad Med Singapore, 2008, 37(12 Suppl): 107-110.

[6] Yao R, Goetzinger KR. Genetic Carrier Screening in the Twenty-first Century[J]. Clin Lab Med, 2016, 36(2): 277-288.

[7] 顾学范, 叶军. 新生儿疾病筛查[M]. 上海：上海科学技术文献出版社, 2003.

[8] 顾学范. 临床遗传代谢病[M]. 北京：人民卫生出版社, 2015.

[9] 邬玲仟, 张学. 医学遗传学[M]. 北京：人民卫生出版社, 2016.

第一章　罕见遗传病概述

罕见病（rare diseases）是一个社会学概念，2009年我国开始讨论孤儿药，相对应的，"罕见病"这个概念才走进大家的视野。

罕见病，顾名思义就是罕见，不常见。一是发病率低，确实"不常见"；二是医生见的少，不认识。罕见是相对于"常见"而言的。

罕见病不是一个病因学分类。从病因学来说，罕见病致病因素可分遗传性的、感染性的，还有毒物中毒。严重急性呼吸综合征（SARS）是病毒所致，肯定是罕见病，在2003年春天一晃而过，悄悄地来又悄悄地走了。艾滋病在20世纪80年代是罕见的，刚刚被人们认识，但在非洲并不少见；在美国也不常见，属罕见；我国1986年由北京协和医院报道过1例，似乎是绝无仅有的，极罕见。此后，艾滋病在我国发病率逐年上升，相继出现在性工作者、吸毒人员、非法采血的供血者中；在某些地域不再罕见，在河南甚至出现艾滋病村。狂犬病是罕见病，但现今随着宠物潮的掀起，加上免疫接种实施不力，致使狂犬病的警示处处可见，狂犬病也变得不少见了。毒物中毒，可能是误服或者是劳动中的毒物暴露，都属罕见；如《为了六十一个阶级兄弟》一文所报道的，1960年2月2日山西省平陆县61名修路民工因人投毒而发生集体食物中毒的群体事件，多为个例，都极罕见。这些因感染或中毒所致的罕见病常常引起政府的警觉，成为一时间的突发事件，威胁公共安全，需着力防控。

由遗传因素所致的罕见病多为单基因病（见本篇第三章）。绝大部分单基因病都是罕见或极罕见的。仅有少数例外，相对不罕见，例如德裔犹太人中的泰-萨克斯病（Tay-Sachs disease，黑矇性痴呆）、非洲黑种人中的镰状细胞贫血，在某些人群中并不罕见；又如在地中海和东南亚地区、印度，以及中国南方省份等疟疾高发区域，地中海贫血比较高发。

第一节　遗传病与罕见遗传病

人类疾病的致病因素无外乎遗传因素和环境因素两种，可导致单纯由遗传因素所致的、遗传和环境因素共同作用的和完全由环境因素所致的疾病。单纯由遗传因素所致的疾病有单基因病（2%）和染色体病（0.38%）；单纯由环境因素所致的疾病，只有9%左右。从遗传角度认识疾病的方式改变了传统的疾病诊断和防治体系，并成为个体化医学（individualized medicine）的核心内容。

一、遗传病的定义

遗传病是遗传物质结构（无论是数量上还是质量上的）和表达调控异常所致的疾病。

基因（gene）是位于染色体上由DNA组成的遗传功能单位，由调控序列、转录序列和/或其他功能序列组成，其产物为蛋白质或RNA分子（包括非编码RNA），决定基因表达的时空性和组织器官的分化形成及个体的生老病死。基因稳定地世代传递，维持物种特性，同时还会发生变异，导致生物的演化和疾病。

对于遗传病，人们的认识有一个逐步提高的过程，从英文inherited disease或hereditary disease的字面来看，似乎是指世代相传的疾病。最先认识的是先天性代谢缺陷（inborn errors of metabolism），后来发现更多的疾病，不限于代谢性疾病，它导致机体结构、形态和功能的异常。随着对疾病传递规律的深入研究及其病因揭示，逐步认识了其致病本质，皆为遗传物质的改变所致。现在认为，凡是由于遗传物质的改变所致的疾病都称为遗传病（genetic disease），有人因此译为"基因病"，包括体细胞变异所致的肿瘤，以区别于传统意义上的遗传病的概念。另外，除了 DNA 序列的结构异常外，还有一类是基因时空调控修饰的异常所致，DNA 序列没有改变，称为表观遗传病。本书所涵盖的疾病是指这种广义的遗传病。

在线人类孟德尔遗传（Online Mendelian Inheritance in Man，OMIM）2019 年 11 月 6 日统计数字表明，单基因病及性状为 5 472 个（涉及 3 792 个基因），对复杂疾病或感染易感的有 691 个（涉及 501 个基因），体细胞突变所致的疾病（肿瘤等）226 个（涉及基因 127 个）。二代测序的检测结果显示，临床上现今还有约一半的病例尚未明确其致病基因。可能有以下原因：表型采集不完善致使变异解读证据不足无法匹配；变异所在的位置尚未被检测技术所覆盖；或者尚有新的致病基因没有被发现。如今，在继续深入研究单基因病的基础上，医学遗传学的研究也开始注重解析遗传因素在高血压、糖尿病、动脉硬化、肿瘤、精神分裂症、孤独症等多基因病发病中的作用，探究遗传因素及复杂的环境因素在疾病发生、发展中的作用。另外，表型组学（phenomics）的研究，可能从更深层次上揭示人类生命决定的奥秘。从研究策略来看，一些复杂性状中的极端个体，如身高中的巨人症和侏儒症，常表现为孟德尔遗传方式，通过解析这些个体的致病基因及其相互作用的机制对于理解复杂性状疾病的发生具有重要意义。

二、罕见遗传病的纳入标准

随着遗传病致病机制的揭示，一些治疗遗传性疾病的新药逐步问世。孤儿药政策的研究成为一件错综复杂的事：定义孤儿药，界定罕见病。自 2009 年至 2017 年的近十年中，人们一直纠结于罕见病的定义是什么。多数人的观点是以发病率来定义，少数人指出这行不通，既然是孤儿药，就应该从人文关怀的角度思考问题，无论罕见与否，凡是遗传病都得给予特殊的政策。不同的国家划定罕见病的标准很不一致，有以发病率划界的，有以发病人数确定的，总的趋势是经济越发达的国家和地区，界限越宽松。2010 年中华医学会医学遗传学分会通过专家讨论，建议患病率小于 1/500 000 或新生儿发病率小于 1/10 000 的

疾病为罕见病，结果引起不少同行和患友组织的质疑。一个词的定义应该是唯一的，所谓"罕见病"，就是罕见，一般的人不认识，一般的医生也不认识。至于什么样的疾病应该是罕见病，这只是一个标准问题，不是"定义"！

如果按发病率来划定中国的罕见病，在短时间内似乎是不可能的。因为在中国，由于没有遗传流行病学调查和疾病登记制度，除了几个实施了新生儿筛查的疾病，例如苯丙酮尿症和地中海贫血，基本没有发病率的数据。而这些疾病散落在基层，尤其是边远地区，无法给予统计；而且这些疾病的分类（识别和诊断）需要大批的专业人员（医生和实验室人员），缺乏队伍。同时，培训人员、人群调查都耗费巨大且耗时。而孤儿药政策的制定又是迫在眉睫的事，不能等待，短期内也等待不到。

目前中国的现状更适合于由行业专家直接评定哪些疾病属于罕见病。2016 年 2 月上海市卫生和计划生育委员会发布《上海市主要罕见病名录（2016 年版）》；2016 年 9 月中国罕见病发展中心（CORD）发布《中国罕见病参考名录》；2016 年笔者在第四届北京市罕见病学术大会上发表专文，建议由专家组确认疾病名单，并根据情况进行动态增减。2018 年 5 月 11 日，国家卫生健康委员会等五部门联合发布了《第一批罕见病目录》。该目录以治疗为导向制定，包含的大多数疾病的发病率相当低，像镰状细胞贫血在中国基本没有，但也有不少疾病的发病率高于 1/10 000，例如脊髓性肌萎缩（SMA）、甲基丙二酸血症等。

如果按发病率（< 1/10 000）划分罕见病的标准，有些病将落在罕见病的边界之外，例如南方多发的地中海贫血、葡糖 -6- 磷酸脱氢酶缺乏症（俗称蚕豆病）和甘肃省多发的苯丙酮尿症（发病率在 1/4 000），这些常见的地域高发性遗传病，是要聚力应对的事，否则会成为公共卫生问题。界定罕见病，是由孤儿药开始的。因为疾病罕见，治疗药物研发又比较难，要给予这些疾病的诊断和治疗多一些特殊的政策和投入，对这些患者多一份关怀和体恤，像照顾孤儿那样多一些感情的色彩。所以，无论是罕见还是非罕见，我们都要面对，这是医学的初心，莫以罕见而忽视，"一个也不能少"！在《第一批罕见病目录》中，有些入

选的疾病,就没有受限于曾经建议的 1/10 000 的发病率,这也体现了专家们的情感色彩。

第二节 遗传病相关的基本知识

一、基因组

基因组(genome)是指一个生物体所有基因(遗传和功能单位)的总和,决定了生物的物种,分核基因组(nuclear genome)和线粒体基因组(mitochondrial DNA genome, mtDNAome)两类。人类基因组有 268 549 个基因,蛋白编码基因 21 036 个、RNA 基因 217 563 个、生物功能区域 3 780 个、假基因 22 342 个、基因座 1 398 个、基因簇 14 个,还有 2 416 个尚未确定其特征;疾病基因 13 878 个(详见 GenCards v4.12)。核基因组包含 22 条常染色体和 2 条性染色体(22 + X + Y),长度为 3×10^9 碱基对(base pair, bp)。人类的体细胞为 2 倍体细胞,含 46 条染色体(2n = 46),女性为 46, XX,男性为 46, XY;配子(germ,卵子和精子)为单倍体,含 23 条染色体(1n = 23, 22 + X 或 22 + Y),核染色体是由线性双链 DNA 与组蛋白、非组蛋白及 RNA 组成复合体(详见本篇第二章)。核基因组所包含的遗传信息比单倍体的多。线粒体基因组是独立于核基因组的另一基因组,由位于细胞质中的细胞器线粒体内的线粒体 DNA(mtDNA)组成。人类体细胞中一般含有 10~100 个线粒体,每个线粒体含 2~10 个 mtDNA 拷贝,数目因组织的代谢水平而异,神经、肌肉中线粒体最丰富。mtDNA 是环状双链,包含 16 569bp,为母系遗传。线粒体组(mtOME)指为线粒体功能所需的全部蛋白质编码基因,除了 13 个线粒体编码的蛋白质基因外,还包括核基因(详见本篇第四章)。

二、基因变异

基因变异(gene variation)分基因结构异常和基因表达调控异常。结构变异有碱基置换、缺失/插入、重复、倒位、动态突变、基因转换(gene conversion)、复杂基因组重排、插入 - 缺失(InDel)和拷贝数变异;基因表达异常为甲基化异常,包括遗传印记和表观遗传(详见本篇第五章第一节)。

基因变异的后果有:①对基因功能没有影响,称为多态性;②导致基因功能异常,称为致病性变异;③增强基因功能或者是全新的功能,导致物种的演化(evolution)。

按基因变异发生的时间,基因变异还可分为胚(或种)系突变(germline mutation)和新生突变(de novo mutation)。胚系突变系指在父母就存在的突变,在全身的细胞都存在,故称"组成性"变异(constitutional mutation)。有时因"胚系"二字,会误解为"凡配子携带的"变异就是胚系突变,其实有些配子携带的变异是在配子形成的减数分裂过程中新发生的变异,是严格意义上的新生突变。广义新生突变是指在个体中检测到的上辈没有的变异,它可以发生在个体发育的任何阶段的细胞有丝分裂时,统称为体细胞突变(somatic mutation),形成嵌合性个体。局限于生殖细胞中的体细胞突变导致生殖腺嵌合(gonadal mosaicism),发生在生殖细胞之外时导致体细胞嵌合(somatic mosaicism)。生殖腺嵌合导致生育异常,体细胞嵌合导致肿瘤等体细胞病。

三、遗传病的分类

(一)按涉及的基因多少分类

遗传病可分为单基因病(monogenic disease)、多基因病[polygenic disease,包括双基因病(digenic disease)、寡基因病(oligogenic disease)]、染色体病(chromosomal disease)和复杂性疾病(complex disease,或多因素疾病 multifactor disease)。单基因病由单一基因的突变引起,是目前研究较多的疾病(见本篇第三章),例如苯丙酮尿症(phenylketonuria, PKU)(OMIM #261600)、进行性假肥大性肌营养不良(Duchenne muscular dystrophy, DMD)(OMIM #310200)。双基因病由两个基因座的变异共同参与致病,例如面肩肱型肌营养不良 2 型(fascioscapulohumeral muscular dystrophy 2, FSHD2)(OMIM #158901)、长 Q-T 综合征、由 GJB2/GJB3[缝隙连接蛋白 β3(gap junction protein beta 3)]或 GJB2/GJB6[缝隙连接蛋白 β6(gap junction protein beta 6)所致的常染色体隐性遗传耳聋(OMIM #220290)等,有 100 多个。寡基因病则是由两个以上的基因变异共同引起,例如伴或不伴有嗅觉丧失的低促性腺激素型性腺功能减

退症 2 型（hypogonadotropic hypogonadism 2 with or without anosmia, HH2）（OMIM #147950），主基因是成纤维细胞生长因子受体（fibroblast growth factor receptor, *FGFR*）基因（OMIM #136350）。染色体病是由染色体的数目或结构异常所致（详见本篇第二章）。复杂疾病或多因素疾病由遗传因素和环境因素共同作用所致，为常见病，不在本书关注之内。需要记住的是，即便是经典型的单基因病，有时也是多因素病，其表型受多种因素的影响。例如苯丙氨酸羟化酶（PAH）缺乏症（也称 PKU）也是一种多因素的疾病，除了酶活性的遗传缺陷之外还需要暴露于饮食的苯丙氨酸负荷，还受辅酶 BH₄ 丰度的影响，只是个体特定的 *PAH* 基因型是代谢表型的主要决定因素。具有相同 *PAH* 基因突变型的个体可能具有不同的表型，低苯丙氨酸饮食可以避免 PKU 表型的发生，补充 BH₄ 也可以放松苯丙氨酸摄入量的限制（BH₄ 反应型 PKU）。

（二）按表型呈现的规律性即"遗传方式"（pattern of inheritance）分类

遗传病可分为孟德尔病（Mendelian disease）与非孟德尔病（non-Mendelian disease）。成对染色体上的基因座，其等位基因在减数分裂中一定分离，在合子中组合成新的基因型。在世代传递中，传递的是等位基因而不是基因型，更不是表型（疾病），除非是显性遗传病才有连续世代患病的现象（详见本篇第三章及下文）。

第三节 几个容易混淆的概念

如前所述，遗传（genetic disease）是遗传物质结构（无论是数量上还是质量上的）和表达调控异常所致的疾病。

在以往的教科书中，遗传病的英文有 inherited disease 或 hereditary disease，于是有人就将遗传病理解为像"遗产"一样可以在家族中世代相传，这是一种错解。在生殖细胞的减数分裂中，除了线粒体只能由母亲传递，核染色体在减数分裂中同源染色体分离，基因座上的等位基因亦发生分离，分配到子细胞中（见本篇第二章）。生殖细胞存在的核基因缺陷有 1/2 机会传给下一代，在体细胞新发生的基因缺陷是不能够向下一代传

递的，除非是生殖腺嵌合。等位基因能否被传递下去，就要看携带它的配子有无机会参与受精并发育成子代个体。由于等位基因分离，子代的基因型是父母等位基因的 4 种组合之一，不是基因型的直接传递。具有突变基因的个体是否患病、何时患病取决于许多因素。首先取决于基因型，是纯合子还是杂合子；基因位于常染色体、性（X 或 Y）染色体，还是线粒体上；突变是显性的（dominant）还是隐性的（recessive）；疾病是早发的还是迟发的；是否系动态突变；个体遗传背景及环境因素的影响，表现为外显不全和表现度的差异（见本篇第三章）。

对于遗传病，人们常有许多模糊的认识，例如，认为"家族性的疾病是遗传病""出生时就有的疾病是遗传病"，甚至会认为"检测到基因变异的就是得了遗传病"，因而闹出许多误解和误诊。

一、遗传病 ≠ 家族性疾病

家族性疾病不一定是遗传病，遗传病也不一定表现为家族性。由于家庭成员生活在共同的环境中，某些环境因素引起的疾病会表现为家族聚集性，如缺铁性贫血、缺碘所致的单纯性甲状腺肿、大骨节病、一些传染病等。家族成员（不包括配偶）有共同的先辈，他们的遗传物质有相当的比例是相同的，血亲关系越近相同程度越高，一级亲属（双亲与子女、同胞）之间有一半相同，二级亲属（祖孙、叔侄）之间有 1/4 相同。当家族中存在显性遗传病时，表现为连续世代发病，如多指畸形、成人型多囊肾、某些先天性耳聋等，后代有 1/2 的机会患病。但不是所有的遗传病都表现为家族性，例如常染色体隐性遗传病，杂合子（一个等位基因发生突变）不患病，只有配偶也是该基因的杂合子时，子女才有 1/4 的概率同时获得两个突变基因（纯合子或复合杂合子）而患病（见本篇第三章）。在家系中可能有数个同胞患病，但不会连续数代人同患一种病，除非其杂合子子女的配偶又是杂合子，或者患者（能够活到成年并能够生育的话）的配偶也是杂合子。近亲婚配可导致隐性遗传病发病的增加。即使是显性遗传病，由于存在新生突变，患病子女的父母是正常的，他们的外周血中不存在相应的基因变异。一些地区高发的隐性遗传病，患者的配偶若

为杂合子，可能出现连续世代患者的"显性遗传"假象。所以，不能以是否有家族史来判断是否是遗传病，当然对于家族性疾病应该考虑遗传病的可能。在遗传咨询中我们询问家族史，绘制家系图，是为了了解疾病的传递关系，计算家庭成员的遗传风险，并不等于说是遗传病就有家族史。

二、遗传病≠先天性疾病

先天性疾病不一定是遗传病，遗传病也不一定生下来就有病。先天性疾病是出生时就发病的疾病。一些先天性疾病并无遗传学基础，如沙利度胺（反应停）引起的著名的"海豹肢"畸形、日本汞污染引起的"水俣病"、TORCH 感染引起的耳聋或心脏病、羊膜带引起的胎儿躯体的缢痕或肢体残缺、分娩过程中的新生儿缺血缺氧和产伤所致的脑瘫后遗症等。虽然遗传因素所致的缺陷与生俱来，但相当一部分遗传病并不是一出生就显现，这是因为：①遗传因素并不影响胚胎结构发育，出生时胎儿外观是正常的；②母体代偿了胎儿本身的缺陷，在出生后新生儿暴露于不利环境中一段时间后才能出现临床表现，如苯丙酮尿症、甲状腺功能低下；③基因表达的时空性，胚胎特异表达的基因关闭，而成人型基因发生了缺陷，例如 β- 地中海贫血，出生后当 γ 基因关闭后贫血的症状就显现出来；④有些遗传病是一些代谢产物的贮积或功能组织的退行性变化所致，出生后需要相当长的累积作用才显示损伤，因此发病年龄较晚，而出生时和出生后相当一段时间表型是完全正常的，如进行性假肥大性肌营养不良、亨廷顿病、遗传性小脑共济失调、成人型多囊肾病、家族性高胆固醇血症。至于体细胞突变所致的疾病，突变细胞的克隆性生长需要达到足够的规模时才导致疾病，例如结节性硬化、单侧单发的视网膜母细胞瘤、骨纤维囊性化、肿瘤等。只有那些遗传缺陷影响了胚胎发育，疾病才会表现为先天性，如多指、成骨不全、软骨发育不良等。

三、检测到基因变异≠患遗传病

"检测到基因变异"或"基因检测结果阳性"是一句"含糊其词"的话，不是诊断。在临床病例诊断中，检测到变异就是"阳性"。二代测序（NGS）结果显示，每个人都有成千上万的变异，除去绝大多数为多态性变异之外，许多的变异临床意义不明（variation of unknown significance，VUS），致病性的是少数。首先要确定变异是否具有致病性，确定了致病性之后，还得看个体的基因型。常染色体显性遗传的疾病只需要检测到一个致病性变异，而常染色体隐性遗传的，必须检测到两个致病性变异。有时即使检测到两个致病性变异，还得确定这两个变异是否分别来自父母（通过家系传递分析）。有时这两个变异会来自同一个亲本（父亲或母亲），这是一个双突变（double mutated）等位基因，个体仅仅是这个双突变的杂合子。更重要的是，还要确定该基因变异所致疾病的表型是否与患者的临床表型相吻合，因为遗传病存在基因座异质性，患者的致病基因可能是另外的基因座（详见第三章）。而检测到某个基因的杂合致病变异也不意味着该个体就是这个基因的变异所致，还需要另外一个等位基因也存在变异，例如可能是 NGS 尚无法准确检测到的重复 / 缺失或者调控区域和内含子深部的变异，需要对 NGS 的原始数据进行再次挖掘。有时，患者的关键临床表型归纳得不全面，也可能造成误判，将部分匹配的基因当成患者的致病基因，尤其是采用软件进行排队时。因此，临床采集表型和解读中都要注意表型的微小差异。

说到遗传学检测结果的"阳性"，还得强调一下检材的问题。通常我们采集外周血进行基因检测，这是基于"个体是由一个受精卵发育而来的，机体中所有的有核细胞提取的 DNA 是个体遗传组成的代表"。当我们知道机体存在嵌合现象以后，外周血的代表性就打了折扣。外周血来自血液系统，虽然在绝大多数情况下，检测到的变异是机体组成性变异（constitutional mutation），但也可能这个变异只是限于血液系统本身的新发变异。如果某种疾病只是限于身体的某些组织和器官，用外周血作为检材就可能检测不到变异，必须采集病理组织进行检测。产前基因诊断通常应用绒毛膜绒毛，它可以用来检测父母来源的致病性变异（胚系突变，组成性的），因此进行单基因病产前诊断不存在问题。但胎盘存在局限性嵌合的问题，有时从胎盘检测到的变异不代表胎儿存在该变异，胎儿的新生变异在胎盘也不一定存在；羊水来源于胎儿表皮、羊膜和胎盘，其中只有部分细胞而不是全部来自胎儿。因此，从胎盘检测到的染色体异常不一定代表胎儿就有染色体异常，反之亦然。同理，由于胎儿的游离 DNA 也来源于胎盘绒毛，应用孕妇外周血中游离 DNA 进行胎儿无创产前检测（NIPT）时也会发生"假阳性"和"假阴性"。所以操作规范规定，NIPT 阳性的胎儿需要接受有创产前诊断，用核型分析来验证；遗憾的是，对于孕妇外周血血清学筛查（俗称"唐筛"）低风险的胎儿不再进行 NIPT，这种"假阴性"导致了受累胎儿的"逃逸"，不能被发现。

第四节 影响基因型与表型相关性的因素

基因突变导致的遗传结局及表型呈现规律，一方面取决于基因位于哪条染色体上（常染色体、性染色体，还是线粒体），另一方面取决于这个基因的两个等位基因控制的性状特征的强弱（等位基因之间的显隐性关系）。

人们通常观察到的是个体的表型（phenotype），除了肉眼所见的，用各种仪器设备所检测到的结果（除了基因分析之外），都可以称为表型，例如生化表型、影像学表型。个体的基因型与表型有时并不对应，存在不确定性。一般情况下，可以从个体的基因型推测其表型，这是产前诊断的基础。但有时从基因型难以推测到个体的表型，存在诸多的影响因素。

一、等位基因的显隐性

在杂合子（Aa）时就表现突变基因所决定表型的，这种突变称为显性突变，突变等位基因（A）相对于野生型等位基因（a）是显性的，疾病遗传模式为显性遗传（dominant，AD 或 XLD）。在显性遗传的疾病中基因型 AA 和 Aa 个体的表型相同，而不同于 aa 基因型个体的表型，则等位基因 A 是完全显性；若基因型 Aa 个体的表型介于基因型 AA 与 aa 个体的表型之间，则等位基因 A 是不完全显性或半显性。当突变的表型只有在突变纯合子（两个等位基因都是突变基因，功能皆异常，无论是结构相同还是结构不同，后者称为遗传复合体）时才表现出来，突变等位基因（a）为隐性突变，疾病遗传模式为隐性遗传。杂合子同时表现

出两个等位基因的作用，称为共显性，例如决定 ABO 血型的有 3 个等位基因，即 I^A、I^B 和 i，i 等位基因是隐性基因，而 I^A、I^B 等位基因为显性基因，I^A 与 I^B 共显性，I^A/I^B 基因型的个体同时表达 A、B 抗原，表型为血型 AB。

二、等位基因与基因型

常染色体和女性的 X 染色体是成对的，称为同源染色体，其上的基因也成对，彼此称为等位基因（allele），共同控制个体的某一性状。由于变异，这一对基因或染色体区域可存在差别。一个基因座具有多个等位基因时称为复等位基因（multiple alleles），如控制 ABO 血型的有 I^A、I^B 和 i 3 个等位基因；多态性标记的等位基因是复等位基因。男性的性染色体为 X+Y，XY 染色体之间只有两个端粒区域的拟常染色体配对区有同源基因，Y 染色体上的基因很少，与富含基因的 X 染色体极不对称，故男性被称为 X 染色体基因的半合子（hemizygote）。男性是 X 染色体的半合子，只要获得 X 染色体上的致病等位基因，必定会患病。

个体的等位基因组成类型称为基因型（genotype），具有相同等位基因的个体称为纯合子（homozygote），可以是结构不同而功能相同（正常纯合子或突变纯合子），也可能是结构完全相同的同等位基因（homoallelic）（通常是功能正常的等位基因，野生型）；具有一个正常等位基因和一个功能异常等位基因的个体称为杂合子（heterozygote）；如果两个功能异常的变异等位基因结构是不同的，该个体称为遗传复合体（genetic compound，或复合杂合子，compound heterozygote）（见于常染色体隐性遗传疾病）。同等位基因的纯合子患者极少，除非是近亲婚配或者某种突变等位基因占比较高，才能有机会形成同等位基因的纯合子。有些地区将具有不同变异等位基因的 β- 地中海贫血患者称为"双重杂合子"，这是概念的错误。双重杂合子（double heterozygote）是指该个体在两个不同的基因座上都是杂合子，例如，α- 地中海贫血和 β- 地中海贫血分别由 α- 和 β- 珠蛋白基因突变引起，在中国南方省份高发，人群中不乏同时具有 α- 和 β- 珠蛋白基因都有突变的杂合子，这样的个体才能被称为双重杂合子。

三、典型孟德尔病与非典型孟德尔病

由单个基因的一对等位基因控制的遗传病称为单基因病（monogenic disease，single-gene disorder）。等位基因的分离和表型传递都符合孟德尔规律的疾病称为典型孟德尔病（typical Mendelian disorder）（详见本篇第三章）。

等位基因分离遵循孟德尔规律但表型呈现不规则（不是无规律），称为非典型孟德尔病（atypical Mendelian disorder）（见本篇第三章）。导致非典型孟德尔病的原因有很多，现简述如下。

1. 嵌合现象（mosaicism） 具有正常染色体组的 X 精子或 Y 精子同时与卵细胞及刚刚形成的第二极体分别受精，或与两个卵细胞受精后融合，即双受精，而形成具有两种细胞系的嵌合体。这种起源于两种合子的嵌合体，称异源嵌合体（chimera）。发生于合子之后有丝分裂过程中的体细胞突变，例如染色体不分离、染色体丢失、核内复制以及染色体易位或重排、基因的微小变异，产生含不同类型细胞系的同源嵌合体或嵌合体（mosaic）。前面已经描述过，嵌合体导致胎盘与胎儿不一致、羊水与胎儿不一致。发生变异的细胞造成机体局部组织、器官的结构或功能的异常，其临床表型会因存在正常组织的多少而轻重不一。发生在体细胞的变异没有传递给下一代的风险，而只有发生在生殖腺嵌合才有可能传递给下一代，且与组成性基因变异不一样，传递机会不是 1/2，再发风险与突变细胞占比有关。线粒体没有核基因那样的等位基因分离，mtDNA 的变异被积聚，是天生的嵌合体，有丝分裂中线粒体随机分配给子细胞，减数分裂时随胞质都传递给卵细胞（精子的线粒体局限在颈部，不能进入受精卵）。其实，人体就是一个嵌合体，除了从父母获得的遗传组成之外，在合子发生第一次有丝分裂之后，其子细胞就分道扬镳，经历不同的变异事件。有些变异细胞成了气候，导致疾病，显露出来被我们认识，而绝大多数的变异，不是被清除或者永远形不成克隆生长而终生默默无闻。以往的测序技术由于检测的敏感性不够，不能揭示这些微弱的变异。而二代测序技术能够以读长证据，显示丰度不等的变异，揭示了潜伏嵌合体的广泛存在。

2. X 染色体的莱昂化（Lyonization） 女性有两条 X 染色体，莱昂化使一条 X 染色体在胚胎早期发生随机失活（虽然这种失活不是整条 X 染色体的，有部分基因是失活逃逸的），产生两种细胞系，父源失活或母源失活。从理论上讲，其比例应为 1∶1，但通常发生偏倚。受莱昂化偏倚的影响，表型取决于优势细胞群的比例。致病基因所在的 X 染色体发生失活，称为幸运的莱昂化，反之称为不幸的莱昂化（unfortunate X chromosome inactivation）。由于这种偏倚不是极端的 0∶100 关系，所以 X 连锁遗传病的女性患者因存在正常细胞，临床症状要比男性患者轻。

3. 遗传印记（genetic imprinting） 遗传印记或亲本印记（parental imprinting；译成"亲代印迹"就错了！印迹已被用来翻译 Southern blotting）是性别对配子上基因活性的影响（封印），使得疾病表型的传递（外显）取决于致病变异来自父亲还是来自母亲。例如是母源基因印记，母源等位基因都是失活的，父源等位基因是活跃的，个体实际上是父源基因的半合子。男性后代在减数分裂时母源基因的印记被消除，精子中所有的等位基因都是活跃的，女性后代的配子中两个等位基因都被印记。反之亦然，即在传递给后代时印记被相反性别反转。正常基因被印记时，杂合子患病；相反，突变基因被印记时，杂合子不患病。例如，普拉德 - 威利综合征（Prader-Willi syndrome，PWS）是由于 15q11-q13 染色体区域内母源印记基因小核糖核蛋白多肽 N（small nuclear ribonucleoprotein polypeptide N，*SNRPN*，OMIM#182279）基因、抑蛋白（necdin，*NDN*，OMIM#602117）基因以及其他一些基因父源拷贝功能丧失（缺失、印记异常或母源 UPD 导致），母源等位基因因印记而失活，个体两个等位基因都无功能。笔者曾见到 1 例 PWS 患者的父亲也有该区域的基因缺失，但表型正常，估计父亲的缺失基因是来源于祖母。亲本印记是正常基因序列的甲基化修饰的结果，常规测序时检测不到碱基的变异。遗传印记在配子产生时形成，属于合子前事件，而前面所说的 X 染色体的莱昂化是在女性胚胎的胚胎早期发生的，属于合子后事件，是不同的两回事。二者一旦形成，终生不变。

4. 单亲二体（uniparental disomy，UPD） 有人将 UPD 译成"单亲二倍体"，这是不对的。UPD

系个体的一条染色体或染色体的一个区域来源于父母一方，拷贝数仍然是 2。UPD 使得隐性遗传病的传递不符合孟德尔规律，变异只来源于一方，表现为纯合状态。UPD 需要与同源染色体相应区域外显子的缺失所致的纯合假象相鉴别（通过剂量分析）。在遗传检测发现 UPD 时，要确定该基因是否存在遗传印记，是否有致病性变异的"纯合"。

5. **修饰基因（modifier gene）** 表现为不完全外显（incomplete penetrance）或可变表现度（variable expressivity），例如 SMN2 基因的拷贝数可以影响 SMA 的表型，具有 >2 拷贝 SMN2 基因的脊髓性肌萎缩症患者表现为 SMA Ⅱ 型或 Ⅲ 型。γ 干扰素基因（IFNG）内含子 1 中 CA 串联重复等位基因 $(CA)_{12}$，通过提高 IFNG 基因表达使得 TSC2 突变导致的结节性硬化症患者的肾脏血管平滑肌脂肪瘤的发生率降低，因此 IFNG 是结节性硬化症的修饰基因。类甲基转移酶 13（methyltransferase like 13，METTL13）基因杂合突变可以使 GAB1 基因（导致常染色体隐性遗传耳聋 26 型）的纯合突变个体不发生耳聋。在 β- 地中海贫血中，α- 珠蛋白基因的拷贝数可减轻或加重 α-/β- 珠蛋白的不平衡而影响 β- 地中海贫血杂合子或患者的临床症状，此外还发现对 β- 地中海贫血症状有减轻作用的基因有 HBG2、HBG1、BCL11A、Kruppel 样转录因子 1（KLF1）和 MYB。环境因素也可以导致外显不全和表现度的差异。下文所讲的双基因遗传病与此处的修饰基因参与不是一回事。虽然都涉及两个基因，但作用不同，前者是两个基因同时作用致病，而后者是减轻疾病症状以至于不发病。

6. **动态突变（dynamic mutation）** 在孟德尔遗传疾病中，突变等位基因的状态在世代传递中是不改变的，而动态突变基因在世代传递的减数分裂甚至在体细胞的有丝分裂中表现为不稳定，其重复单元的数目发生改变。脆 X 综合征中出现正常男性传递者，似乎与 X 连锁显性遗传不符，但若考虑到脆 X 突变基因存在前突变及前突变经女性传递转变成全突变，则圆满地解释了这一现象。

7. **性别对表型的影响** 从性性状（sex-influenced trait）在两种性别都表现，只是其频率存在性别差别。在常染色体疾病中色素性肝硬变是一个例子，该病是一种常染色体隐性铁代谢异常，铁吸收增强导致体内超铁负荷引起皮肤色素沉着、肝硬变和糖耐受降低，在男性多见，女性的发病率只有男性的 1/10，可能与女性经期失血降低了铁负荷有关。21- 羟化酶缺陷造成女婴外阴异常，而男性无表现，只是未经治疗的男性会发生性激素过剩。一些性状虽然是由位于常染色体上的基因决定，但只在一种性别表现，另一性别携带致病变异，但无表型，这种遗传方式称为限性遗传（sex-limited inheritance）。例如，男性限制的性早熟（male-limited precocious puberty）或称家族性睾丸中毒（familial testotoxicosis）只在男性发病，男孩 4 岁时便出现第二性征和成人型生长。阴道子宫积水（hydrometrocolpos）为常染色体隐性遗传，但只在女性表现相应症状，而男性没有此结构不会表现该性状。

8. **肿瘤的二次打击（second hit）** 这在隐性遗传肿瘤中常见，但表现为连续世代患病，似乎是常染色体显性遗传方式，这是二次打击的结果。在抑癌基因一个胚系变异等位基因的基础上，另一个等位基因又发生致病变异。用患者外周血进行基因检测只能显示为杂合子，而用病理材料检测则可检测到另外一个变异等位基因（缺失、UPD 或点突变）。视网膜母细胞瘤中 RB 基因的变异，是第一个二次打击的模型。

9. **双基因 / 寡基因遗传（digenic/oligogenic inheritance）** 一些表现为非典型孟德尔遗传规律的疾病，它不是单基因病而是双基因病（digenic disease）或寡基因病（oligogenic disease），这类疾病的表型传递不遵循孟德尔规律，但等位基因的分离仍然遵循孟德尔规律（见本篇第三章）。

10. **线粒体 DNA（mtDNA）突变** 线粒体病是由于 mtDNA 上基因突变所致的遗传病，如视神经萎缩症。因为线粒体只来自卵细胞，mtDNA 变异所致遗传病为母系遗传，传递不遵循孟德尔规律。此外，卵母细胞分裂时胞质是不等分离，加上 mtDNA 突变的杂质性（heteroplasmic），线粒体中 mtDNA 是正常和突变混合物，成熟卵中变异 mtDNA 所占比例不确定，因此女性患者的子女是否患病，取决于细胞中突变纯质化程度、功能异常线粒体是否达到阈值。线粒体病与 mtDNA 所致的疾病不能混为一谈,参与线粒体功能的大多数蛋白是由核基因编码的,这些核基因突变所致的线粒体病依然遵循孟德尔规律。

11. 共病(comorbidity) 患者同时患两种不同的遗传病,其表型复杂,干扰表型与基因型的对接匹配。

第五节 罕见病预防中的几个环节及伦理学关注

在本书的其他章节已经对遗传病的治疗、管理进行了讨论,在第一篇第六章已对罕见病的三级预防做了专门的讲述,第一篇第三章专门论述了罕见病伦理原则,这里只对遗传病预防中的几个环节及相关伦理学问题做一些介绍。

对遗传病和出生缺陷的干预,WHO 推出三级预防的措施:一级预防是防患于未然,预防发生;二级预防是亡羊补牢,避免出生;三级预防是早诊早治,防止致残。

在二级预防中,涉及胎儿的终止妊娠,伦理学的关注非常重要,要明确哪些遗传病需要采取二级预防措施。在三级预防中,通过新生儿筛查发现潜在患儿,以便早诊早治,这里涉及治疗的可及性问题,同样也要强调伦理学关注。

一、杂合子基因筛查

如果说对有遗传病生育史的夫妇提供产前诊断是"亡羊补牢"的话,那么通过携带者筛查(carrier screening)进而实现首次妊娠的产前诊断则是"防患于未然"。携带者筛查是为了确认哪些夫妇有较高风险生育受累的孩子,以便在知情的情况下做出生育决定。最初的携带者筛查是以先证者为线索展开的,在家族成员中进行,例如在进行性假肥大性肌营养不良(DMD,XLR)家系中通过连锁分析确定女性亲属的携带者身份、在苯丙酮尿症(AR)患者的亲属中通过突变分析检测杂合子个体,实践证明是可行的。可是,对于隐性遗传病,大多数患者是出生在没有家族史的家庭中,为了提高遗传病的预防力度,扩大的携带者筛查(expanded carrier screening,ECS)成为预防遗传病的主流策略。在过去的十多年里,ECS 是针对一种或几种相对常见的隐性疾病(AR 和 XLR)进

行的,这些疾病表型严重、预期寿命较短,在局部地区发病率很高。例如中国南方的地中海贫血,以血液学指标筛查孕妇中的风险个体,然后通过基因分析确定杂合子,再筛查配偶,如果夫妇皆为同一个基因的杂合子(称为携带者夫妻,carrier couple),则提供产前诊断。这个筛查策略也很成功,实现了医院出生婴儿中 0 发病的目标。

NGS 和其他基因组技术正在以前所未有的速度普及,使面向群体的一次检测筛查多种遗传病的杂合子的产前筛查策略成为可能。国际上自 2011 年起,采用 NGS 途径开展 ECS。2018 年 6 月国内 9 个机构启动了 ECS 探索项目,用基因的 89 个含基因包(panel)筛查 100 个隐性遗传的单基因病(不包括成年后发病的、表型轻微的、易于治疗的疾病)。初步结果显示,3 000 多对夫妇中携带者夫妻检出率为 0.76%,若是聚焦 11 个常见疾病,检出率为 0.49%。

据估计,隐性遗传疾病(AR 和 XLR)有 1 300 多种,其症状从非常轻微到严重不等,累计起来每 10 000 名儿童中至少有 30 个患者。这意味着大约每 100 对夫妇中就有 1～2 对夫妇的孩子有隐性遗传的风险。

携带者筛查是为了生育决策,可在 3 个不同的阶段实施,即孕前携带者筛查、婚前或恋爱前携带者筛查,以及产前携带者筛查。在每个特定的阶段进行筛查既有优点也有缺点。产前筛查在孕妇首次孕检时进行,最实用;孕前携带者筛查可能会给夫妇提供更多的生育选项,除了自然妊娠＋产前诊断外,还可以选择试管婴儿＋胚胎植入前遗传学诊断(PGD,胚胎选择),或者捐赠精子、不生育或领养小孩。当然,婚前筛查还可以进行配偶／伴侣选择。

产前杂合子筛查确定高风险妊娠,目标疾病是早发的、严重致死致残的(体残和智残)、目前尚无治疗和干预手段或治疗非常昂贵的疾病。因此,列入筛查目录的疾病有限,需要由医学遗传学专家列出清单,设计针对性的基因集。

施行产前诊断的目的也不是以终止受累胎儿为宗旨,所以通过携带者筛查确定了携带者夫妇,也有助于在新生儿期(也可能是宫内)对某些疾病进行早期治疗;对已知携带者夫妇所生婴儿进行更密切的监测和早期诊断,从而降低与这些

疾病有关的发病率和死亡率。

某些晚发性疾病不能纳入携带者筛查的疾病清单中,同样晚发的显性遗传病也不能包括在内,因此症状前个体的筛查应该慎重,即使参与,也要本人的知情同意。

需要向受检者告知筛查技术的局限性、目标基因变异的特征及数据的不完善性,不能检测到所有的致病性变异,存在残余风险。

与临床病例检测不同,筛查只报告该群体中明确致病性的变异(可以放宽到可能致病性),但不能报告临床意义不明(VUS)的变异,一定要告知残余风险。所筛查的致病基因、突变的致病性和检出率应该是明确的,以便计算残余风险。携带者筛查只能检测到胚系致病性变异,无法检测到生殖腺嵌合及减数分裂时的新生突变。此外,某些疾病基因座的特殊性也会漏检而产生残余风险,例如,在脊髓性肌萎缩(SMA)的携带者筛查中,若以 $SMN1$ 拷贝数分析的方法筛查,则无法区分正常个体(基因型 1/1)与两个 $SMN1$ 拷贝的等位基因与缺失型杂合子(基因型 2/0)或点突变杂合子($1/1^m$)。这些都得在知情告知同意书中给予明确告知。

所有的筛查都应该是自愿的知情选择,需要告知筛查内容、测试结果的不确定性和携带者身份确定后可能造成的伤害。在 ECS 方案中,要采用"通用的知情同意"(generic consent),避免信息过载影响知情决策。遗传咨询在筛查前、筛查后都要进行,以及后期的随访。保护隐私,注意阳性结果对筛查对象心理的影响以及可能的社会歧视。携带者筛查的遗传咨询应该因人而异,是个性化的。没有这些到位的遗传咨询,可能会影响携带者筛查项目实施和伤害筛查对象。

由于采用 NGS 进行筛查,可以检测足够多的基因,所以基因集所包含的疾病突变基因频率不应限于 0.01,包含的基因越多携带者检出的阳性率越高。但检测和分析的成本会随之增加,因此也不是越多越好。

携带者筛查应与新生儿筛查(newborn screening,NBS)不同,NBS 旨在发现有严重可治疗性疾病的新生儿,以便早日进行治疗和干预,属于"亡羊补牢"的三级预防。对于 NBS 所针对的疾病,在检出受累新生儿的同时,还会检出携带者,其数目是患者的 2 倍多(因为 q > p,2pq > 2p²)。孩子的携带者身份可能被认为是一个"污点"而受到歧视,因此是否向父母披露这一信息还有很大争议。

对供精者是否进行携带者筛查似乎还没有统一意见。虽然定向筛查或 ECS 可视为供精者常规选择程序的一部分,然而,由于这样的操作可能使几乎所有捐精者失去资格,因为 ECS 途径检测的基因数目较多,很少有正常个体是"清白"的。除了增加费用,还会产生这些负面影响。因此即使进行筛查,也以定向筛查策略为宜。

二、产前诊断中的伦理学问题

1. 产前诊断的疾病清单 产前诊断预防的是严重疾病,产前诊断疾病应实行清单制。产前诊断是指在妊娠的早、中期,对胎儿进行检测,确定是否存在早发性致残(体残和智残)、致死、目前尚无有效治疗手段或治疗费用昂贵的出生缺陷或遗传性疾病,为夫妇采取适合他们境遇的选择提供依据,从而降低再发风险的过程。

随着分子检测技术的进步,对于单基因病的产前诊断,会逐步从现在的依据先证者的"亡羊补牢",逐步过渡到通过携带者筛查而实施的"防患于未然",甚至是通过无创产前筛查达到传递性的和新生突变所致疾病的"一网打尽"。

确定什么样的疾病进行产前诊断,需要临床遗传学和伦理学专家通过慎重的讨论,以专家共识的形式提出一个动态化的清单。《第一批罕见病目录》是以可治疗性遗传病为导向,重在治疗。而产前诊断是以目前尚不能治疗的严重遗传病为目标,重在预防。因此,产前诊断的疾病清单应该有所区别。

产前诊断应该在妊娠 20 周前进行,至 28 周前完成。这主要是考虑受累胎儿的处置,如果超过时间窗口,胎儿已经可存活,是不能进行流产处置的。孕妇有时会对问题的认知产生不确定性,拖延医生所建议的有关产前诊断常规程序的执行,可能错过服务窗口,产生不良后果。因此,医生要明确告知,并且记录在就诊记录上。如果由于这种拖延而导致的不良结局,医生不承担责任。

除了明确的 X 连锁疾病,禁止对胎儿进行非医学目的的宫内性别鉴定。

2. 受累胎儿的处置 对产前诊断结果显示胎儿受累（affected），应将相关的信息提供给夫妻，帮助他们根据自身的情况和胎儿的问题作出决定。诸如，是否延续妊娠到足月分娩或终止妊娠、是否对胎儿进行宫内治疗、是否对新生儿准备特殊护理或新生儿手术治疗等。产前诊断不意味着流产受累胎儿，对受累胎儿去留的决定权在于父母，尤其是孕妇，医生无权决定受累胎儿的去留。

3. 单基因病的无创产前筛查和诊断 对于遗传病的预防，前面介绍了先证者为基础的产前诊断，为"亡羊补牢"；通过携带者筛查，达到首次妊娠的产前诊断，为"防患于未然"；无创筛查和产前诊断可以将预防的关口进一步提前，而且还可能预防由新生突变所致的遗传性疾病。

无创产前筛查所采用的胎儿材料可以是孕妇外周血中的游离胎儿 DNA，也可以是胎儿细胞。首选胎儿细胞的技术正在发展中，单细胞的全基因组扩增已经不成问题。随着基因分析技术的发展，应用胎儿细胞除了可以诊断单基因遗传病，还可以诊断染色体病（数目和结构的异常），采用胎儿细胞进行产前诊断的技术指日可待。

4. 防止胚胎植入前单基因遗传学检测（PGT-M）滥用 世界卫生组织明确指出，在遗传学中，不存在"优等"或"劣等"基因组，人类的生存依赖于复杂的遗传多样性，以适应与环境之间的相互作用。生育后代和生育一个健康的后代，是每一对夫妇及其家人的愿望。医学的发展使这种愿望得以实现。采用辅助生殖技术帮助有生育障碍的夫妇孕育一个自己的孩子；采用产前筛查、产前诊断，让有不良生育史的夫妇生育一个健康的孩子。

对于遗传性疾病预防，除自然妊娠后的产前诊断外，还可以选择 PGD。当高通量测序技术获得广泛应用，并且其准确性和稳定性获得证明之后，植入前遗传诊断便应运而生。通过 PGD 可以对胚胎进行特定遗传病的致病变异检测，筛选不受累的胚胎种植，确保胚胎没有罹患先证者所患疾病的风险。合理应用 PGD 应该注意伦理学问题。采用何种方式达到安全生育后代，这是夫妇的知情选择，在目前或今后相当长的一段时间，PGD 服务尚不能满足需求。需做好知情告知

和知情选择，而不应是在商业驱动下对技术的滥用。在提供生育咨询时，需要向寻求服务的夫妇清楚告知：① PGD 只是选项之一；② PGD 的操作过程复杂；③ PGD 的费用还是昂贵的；④体外受精（in vitro fertilization，IVF）操作对女性的损害；⑤ PGD 只是降低了再发风险，胎儿还必须接受产前诊断；⑥不能保证孕育的胎儿没有任何瑕疵；⑦ PGD 的成功率，可能需要数个周期才能达到生育的目的。

三、新生儿筛查及伦理学问题

关于新生儿筛查，世界卫生组织 2012 年公布了一个标准（表 2-1-1）。尽管解释标准有诸多版本，但如何评价一个群体筛查项目，大家在以下几点的认识还是一致的：明了所筛查疾病的自然史、必须有可及的干预措施、必须有成本合适的筛查方法和验证手段。

表 2-1-1 世界卫生组织经典筛查标准

1. 所筛查的疾病应该是一个重要的健康问题。
2. 患者应该有一个可及的治疗。
3. 应该有诊断和治疗设施。
4. 应存在可识别的潜伏期或早期症状期。
5. 应该有合适的检测或检查措施。
6. 这种检测方法应该为大众所接受。
7. 这种疾病的自然史，包括从潜伏到疾病的发展，应该得到充分的理解。
8. 谁是需要治疗的患者，应该有一个一致同意的政策。
9. 所需要的费用（包括诊断和治疗确诊的患者）应与整个医疗保健的可能开支在经济上取得平衡。
10. 该项目应该是一个持续的过程，而不是一个"一劳永逸"的项目。

1994 年 10 月颁布的《中华人民共和国母婴保健法》第二十四条指出："医疗保健机构对婴儿进行体格检查和预防接种，逐步开展新生儿疾病筛查、婴儿多发病和常见病防治等医疗保健服务。"第一次以法律形式确定了新生儿疾病筛查在疾病预防方面的地位，把新生儿疾病筛查与预防接种放在同等重要的地位；在其后的实施办法中将苯丙酮尿症和先天性甲状腺功能低下列为新生儿筛查项目，推动该工作规模化发展。1999 年中华预防医学会儿童保健分会成立了新生儿疾病筛查学组，从行政方面为新生儿筛查体系的建设

提供了方便。经过 20 多年的逐步推广，目前这两项筛查的覆盖率达到 90% 以上，有效地防治了这两种发病率较高的疾病。后来拓展到听力筛查，使有听力障碍的幼儿及时安装人工耳蜗，获得语言能力；在一些地域还增加了当地发病率较高的疾病，例如南方省份筛查地中海贫血症和葡糖 -6-磷酸脱氢酶缺乏症。2009 年 6 月，卫生部颁布实施《新生儿疾病筛查管理办法》，明确规定了我国当前新生儿筛查的主要病种为苯丙酮尿症、先天性甲状腺功能低下和听力障碍。

新生儿筛查的成功使成千上万的婴儿诊断出可治疗的疾病，预防了死亡和重大医疗问题。技术的进步提高了检测的发展速度，降低了部署花费的时间。然而，随着诊断技术的发展，可以在新生儿实现筛查的病种越来越多，但如何确定需要筛查的疾病、采用什么技术展开有效的筛查，我们所面临的困难也变得更大。如何进一步发展新生儿筛查项目，国内专家在热烈讨论中。最终的解决办法不是放弃有问题的检测，而是这样的检测需要改进或增加更明确的后续检测。

1. **串联质谱应用于新生儿筛查** 20 世纪 90 年代，质谱的使用使许多疾病的筛查变为可能，应用串联质谱可以筛查到 40 多种代谢性疾病，这促使美国医学遗传学与基因组学学会（American College of Medical Genetics and Genomics，ACMG）提出了用于 NBS 的建议。目前，美国大多数州都遵循 ACMG 的建议，只是筛查的病种因州而异，没有统一要求。许多国家，如澳大利亚、英国、德国、日本、加拿大，都在不同程度上遵循这些建议。对于我国是否采用串联质谱技术进行 NBS，国内专家一直存在争议。建议慎行的专家认为，虽然串联质谱方法能够筛查出许多代谢性疾病，且这些疾病都是新生儿重症监护病房（neonatal intensive care unit，NICU）的常见疾病，如果能够及早做出诊断，可以获得及时治疗，这无疑可提高 NICU 的治疗能力，但问题是有些疾病目前只是在国外有治疗手段，在中国一时还不可及，除了因为这些药物尚未引入中国外，还有治疗费用昂贵，一般家庭负担不起。另一些专家则认为，即使这些疾病在国内一时还不能治疗，但有条件的家庭可以自行寻找治疗的途径，总比不诊断要好；另外，即使这些病一时还治疗不了，家长可以在后续生育中采取措施，寻求产前诊断，避免再次不幸。

2. **将基因筛查应用于新生儿或儿童的伦理学挑战** 数年前，应用 4 个基因 9 个变异点进行耳聋基因新生儿筛查也在业内引起争议，其症结不在于治疗的可及性，而是这款基因检测芯片的覆盖度不够，它到底能够将听力障碍的检出率提高多少，缺乏循证医学的数据支持。

在 2016 年前后，美国开展了一个儿童基因检测的项目，但该项目并没有得到父母们的响应。2018 年，国内某地也计划开展百万儿童基因检测的"中国新生儿基因组计划"，这一计划引起了业内讨论，该项目后来收缩到针对 NICU 中的新生儿。基因检测的关键障碍在于，检测结果的解读及伦理学问题。最近，有机构推出新生儿基因筛查项目，再一次引起业内热议。中国在 NGS 技术的应用方面走在国际的前列，NIPT 和 NIPT + 的应用日趋成熟。NGS 技术拓展到儿童以至于新生儿，在技术层面上毫无问题，关键还在于伦理学问题。筛查的目标疾病是哪些？相应疾病的治疗措施是否到位？如果筛查出来的新生儿不能得到妥善的治疗，他（她）们的命运将会如何？是否会发生弃婴问题？此外，即使是筛查有限的疾病，由于目前我国还没有致病性变异数据库，缺乏变异致病性判断的依据，如何报告筛查结果？残余风险是多少？这些也都需要考虑。此外，还存在一个问题：是否会导致对筛查对象的伤害？目前国人对遗传性疾病的认识还有限，先不谈如何善待筛查出的小患者（无论是可治性疾病，还是目前尚无治疗手段的疾病），就说对于检出的"携带者"（杂合子）该如何理解，是否会出现基因歧视问题？

3. **将技术"关进"医学伦理学的"笼子"里** 技术是柄双刃剑，技术的使用要有人文方面的考虑。技术的"能"与伦理学的"该"要严格区分开来，即使技术上能够实行，但在没有解决伦理学问题之前，是不该做的。

（黄尚志）

参 考 文 献

[1] Scriver CR，Waters PJ. Monogenic traits are not simple：lessons from phenylketonuria[J]. Trends Genet，1999，15（7）：267-272.

[2] Henneman L，Borry P，Chokoshvili D，et al. Responsible implementation of expanded carrier screening[J]. Eur J Hum Genet，2016，24（6）：e1-e12.

[3] Mertes H，Lindheim SR，Pennings G. Ethical quandaries around expanded carrier screening in third-party reproduction[J]. Fertil Steril，2018，109（2）：190-194.

[4] Ross LF，Saal HM，David KL，et al. ACMG Policy Statement，Technical report：ethical and policy issues in genetic testing and screening of children[J]. Genet Med，2013，15（3）：2344-2245.

[5] Wilson JM，Jungner G. Public Health Papers 34：Principles and Practice of Screening for Disease[M/OL]. Geneva, Switzerland：World Health Organization，1968[2020-07-09]. http://whqlibdoc.who.int/php/WHO_PHP_34.pdf.

第二章　染色体病和基因组病

染色体英文单词为 chromosome，由希腊语"chrom"（colored）和"soma"（body）组合而成，这种位于细胞核的可染色的物质在很早以前就被认为是遗传物质的载体。20 世纪很长一段时间内，人类染色体都被错误地认为有 48 条。1952 年，徐道觉利用低渗预处理细胞获得了显微镜下更为清晰的染色体；应用该项技术，1956 年蒋有兴和 Levan 利用胚胎细胞确定人类正常细胞的染色体数目为 46 条，同年 Ford 和 Hamerton 利用取自睾丸组织的细胞证实此结论。1959 年，唐氏综合征（Down syndrome）、克兰费尔特综合征（Klinefelter syndrome）以及特纳综合征（Turner syndrome）的病理基础（染色体数目异常）同年被发现。1960 年，诺埃尔使用植物血凝素凝集红细胞，结果刺激了淋巴细胞重新进入母细胞状态而发生细胞分裂。这一发现使得人们可以通过短期培养淋巴细胞获得足够多的分裂象细胞进行染色体核型分析，催生了临床细胞遗传学。至此一门研究染色体形态、结构、遗传规律，并将其用于临床实践的医学与遗传学交叉学科——医学细胞遗传学的历史正式开启。而此后 60～70 年代建立的各种染色体显带技术，使得染色体分析成为临床常规检查项目，并沿用至今仍不可被替代。80～90 年代发展起来的荧光原位杂交（FISH）技术使得染色体亚显微结构变异的检测成为可能，21 世纪初在比较基因组杂交和微阵列芯片基础上建立的染色体微阵列杂交技术进一步提高了染色体微小结构变异的检测能力，医学细胞遗传学的研究与临床应用从染色体病扩展到基因组病。

第一节　人类染色体的形态与结构

染色体由 DNA 和参与其结构塑造的蛋白质组成，在细胞周期的不同阶段呈现出不同的形态和结构特征，这种形态和结构的周期性转换与其组成特性和功能状态密切相关。染色体的形态与结构既是遗传病理分析的基本依据，也是染色体生物学功能研究的重要领域。

一、常染色质与异染色质

间期细胞核的染色体被称为染色质，因呈线性状态通常难以直接观察，但部分区域可被碱性染料染色，深着色部分称为异染色质（heterochromatin），浅着色部分称为常染色质（euchromatin）。常染色质和异染色质实际上是染色质的两种不同功能结构域。染色质功能结构域建立和维持的基础是其 DNA 序列组成，同时也受到多种表观遗传学机制（如甲基化和组蛋白修饰等）的调控。

染色体是由染色质经过多级螺旋包装形成的棒状结构。人类核基因组约 3.4 亿碱基对，分布于 24 条不同的染色体（1～22、X 和 Y），其 DNA 链总长约 1m。然而细胞分裂中期单倍体染色体的总长仅 115μm，长度被压缩近万倍。染色体的压缩是由核小体（nucleosome）完成的，许多核小体彼此连接形成的串珠链，构成了染色质的一级结构；核小体串珠链螺旋盘绕形成螺线管，构成染色质的二级结构；螺线管再盘绕形成超螺线管，构成染色质的三级结构；超螺线管进一步折叠，形成染色单体即染色质的四级结构。从功能上讲，间期的染色质有利于遗传信息的复制和表达，分裂期的染色体有利于确保遗传物质的正确分离。

二、着丝粒

细胞分裂中期，每条染色体由两条姐妹染色单体（sister chromatid）组成，姐妹染色单体通过着丝粒（centromere）联接，状若"X"。染色体在着丝粒处骤然缩窄，形态上被分为两臂——长臂（q）

和短臂（p）。每种染色体的着丝粒位置是固定不变的，因此着丝粒位置是分辨染色体的重要界标。依据着丝粒的位置染色体可分三种类型：中央着丝粒染色体、亚中央着丝粒染色体、近端着丝粒染色体（图 2-2-1）。

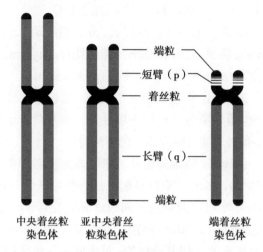

图 2-2-1 染色体结构示意图

人类着丝粒是高度特化的结构性异染色质区域，由特殊的重复 DNA 序列单元——α 卫星序列串联排列而成，总长度约 3～10Mb。着丝粒对于细胞分裂过程中染色体的正常分离起至关重要的作用。

三、端粒

端粒（telomere）位于线性染色体的物理末端，是保护线性染色体免于末端融合或触发双链断裂诱导的重组修复和细胞检查点活性的特殊结构。端粒是 DNA 和蛋白质组成的复合体，其序列由 5'-TTAGGG-3' 串联重复组成，重复次数约为 250～1 500。端粒的维持基于端粒酶的复制机制，这一机制确保了端粒序列不会因 DNA 复制循环的增加而损耗。若端粒酶缺乏，端粒序列会随着细胞分裂次数增加而越来越短，最终触发细胞凋亡。

第二节 细胞分裂与染色体畸变

染色体遗传的基础是染色体的复制和传递，通过细胞分裂过程实现。有两种类型的细胞分裂——有丝分裂和减数分裂。细胞分裂过程中染色体复制、重组、修复以及分裂的错误是导致染色体数目或结构异常的主要原因，也是染色体病和基因组病的病理遗传学机制。

一、有丝分裂

正常人体的体细胞约有 100 万亿个，全部由一个二倍体受精卵经过数十至数百次有丝分裂（mitosis）而来。从一次分裂完成到下一次分裂结束所经历的全过程被称为细胞周期（cell cycle），可分为 4 个阶段：G_1 期（first gap）、S 期（synthesis）、G_2 期（second gap）以及 M 期（mitosis）。G_1-S-G_2 构成分裂间期（interphase）（图 2-2-2，彩图见文末彩插）。间期细胞的合成与代谢活动非常活跃，蛋白质和细胞器的生产贯穿整个阶段，为细胞分裂做准备。G_1 期历时较长，染色质处于相对松散的状态；S 期是染色体 DNA 复制阶段，至 S 期结束每条染色体的数目加倍（$2n \times 2 = 4n$），复制期间或完成后，姐妹染色单体间会在部分区段进行互换，互换事件与同源修复缺陷有关；G_2 期历时相对较短，细胞会在此期对 DNA 复制错误进行修复。

细胞周期进程受检查点（checkpoint）机制调控，检查点是决定细胞分裂是否进入下一阶段的监控机制，通过审查发现进程中的错误可以启动修复或诱导凋亡。逃过检查点审查的错误事件将导致染色体数目或结构畸变。

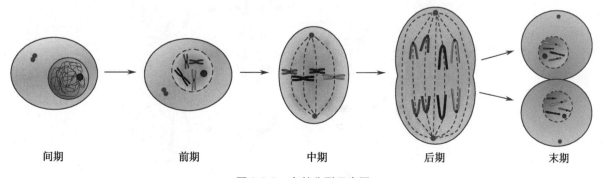

图 2-2-2 有丝分裂示意图

有丝分裂是生命个体生长、分化和组织再生的基础。有丝分裂异常可导致染色体分离异常，其直接结果是产生不同染色体组成的细胞系嵌合现象（mosaicism），医学后果是导致生长发育异常或肿瘤等疾病。胚胎早期有丝分裂异常是体细胞嵌合型染色体病或基因组病的原因。原始生殖细胞有丝分裂增殖阶段发生染色体畸变（或基因变异）可形成生殖腺嵌合，增加后代非嵌合型胚系遗传病的发生风险。

二、减数分裂

减数分裂（meiosis）是生殖腺中二倍体生殖原细胞产生单倍体配子的特殊细胞分裂过程。减数分裂包括 1 次 DNA 复制、2 次染色体分离和 2 次细胞分裂，最终产生 4 个单倍体细胞（n=23）（在女性发生的不是胞质均等分裂，只产生 1 个卵细胞、3 个只有少量胞质的极体）。发生减数分裂的生殖母细胞由受精卵经过有丝分裂并分化而

来。减数分裂分两个阶段：减数分裂 I 和减数分裂 II，中间有减数分裂间期。

（一）减数分裂 I

减数分裂 I 的主要事件包括染色体复制、联会、交叉互换以及同源染色体分离，可细分为前期 I、中期 I、后期 I、末期 I（图 2-2-3）。

前期 I：前期 I 历程较长，分为细线期（leptonema）、偶线期（zygonema）、粗线期（pachynema）、双线期（diplonema）和终变期（diakinesis）。

细线期：染色体已复制完成，光镜下呈线状交织，姐妹染色单体尚不可区分。端粒附着于核膜，有利于随后的同源染色体配对。

偶线期：同源染色体从末端开始配对形成二价体（bivalents），染色体配对过程称为联会（synapsis），配对同源染色体间通过联会复合体（synaptonemal complex）粘接。联会复合体是多种蛋白质组成的三层复合结构，对于同源染色体的配对（pairing）和交换（crossing-over）至关重要。

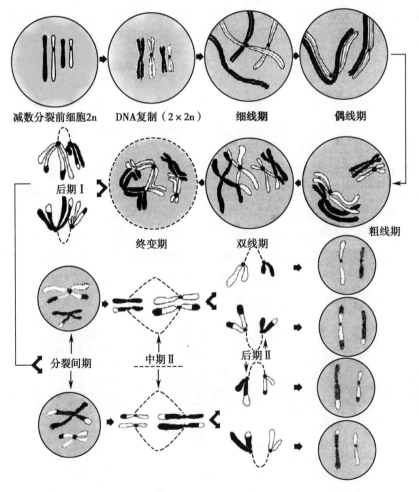

图 2-2-3　减数分裂示意图

粗线期：染色体配对完成，光镜下可见每条染色体包含两条染色单体，互称姐妹染色单体。同源染色体的染色单体之间互称为非姐妹染色单体。此阶段，同源染色体的非姐妹染色单体会在序列同源区段随机发生交叉而导致染色体节段的互换。

双线期：联会复合体解体，同源染色体趋向分离，但局部位置仍由交叉结构相连。通常认为交叉是非姐妹染色单体配对互换发生的区域，交叉可持续至后期Ⅰ。值得注意的是，女性减数分裂行进至此阶段会休止，进入网线期（dictyate）并维持15～50年，只有在排卵前黄体生成素骤增的冲击下才重启进入下一阶段。

终变期：染色体进一步凝缩，光镜下4条染色单体清晰可见。染色体移向细胞核中央，交叉滑向端部。类似于有丝分裂前中期，核仁与核膜解体，微管与动粒附着，纺锤体开始形成。

中期Ⅰ：染色体高度浓缩，在微管的牵引下整齐排列于赤道板，染色体部分分离，但仍通过端化的交叉连接。

后期Ⅰ：在微管牵引下，同源染色体分离，并移向两极。此时着丝粒不分裂，每条染色体仍由两条染色单体组成。非同源染色体在向细胞两极移动过程中可自由组合（组合类型可达 2^{23} 种），产生配子遗传多样性。

末期Ⅰ：染色体到达细胞两极，解聚成丝状染色质，被重新形成的核仁与核膜包围，然后胞质分裂，最终形成两个子细胞，每个子细胞含23条染色体，每条染色体有两条染色单体，由着丝粒相连。卵母细胞分裂时胞质不均等分配，形成的第一极体只有少许的胞质（第二次减数分裂时依然如此）。

Meiosis 源于希腊语 Meion（意为"减少"），如上所述，至末期Ⅰ两个子细胞的染色体数目减半，因此减数分裂Ⅰ也被称为减半分裂。此阶段发生的异源染色体自由组合和同源染色体互换是人类遗传多样性的主要来源。

（二）减数分裂间期

减数分裂Ⅰ和Ⅱ之间的短暂间隔时期（女性则较长），此阶段无DNA复制。

（三）减数分裂Ⅱ

减数分裂Ⅱ（meiosis Ⅱ）为均等分裂，过程与有丝分裂大致相仿。

前期Ⅱ（prophase Ⅱ）：染色体浓缩并移向赤道区，中心体移向两极。

中期Ⅱ（metaphase Ⅱ）：着丝粒分离，染色单体分离为相互独立的染色体。

后期Ⅱ（anaphase Ⅱ）：染色单体分开，分别移向两极，成为分开的染色体。

末期Ⅱ（telophase Ⅱ）：染色体到达细胞两极并松解，核膜重新形成，随着胞质分裂完成，最终产生4个各含23条不同染色体的单倍体细胞（女性则为1个成熟的卵细胞和3个极体）。

（四）减数分裂的生物学意义

减数分裂是有性生殖生物繁衍的基础。同源染色体互换和异源染色体自由组合是减数分裂的特征性事件，二者是人类遗传多样性产生的主要来源。同源染色体非姐妹染色单体的互换，使得染色体基因连锁关系重新组合，因此单倍体生殖细胞获得每条染色体的遗传信息与亲本对应的两条同源染色体的均不完全相同。同源染色体分离过程中，非同源染色体的分配遵循自由组合规律，23对染色体可产生的组合就有 2^{23} 种。同源重组和自由组合的联合效应使得减数分裂产生的每个配子都具有独一无二的基因组。

减数分裂过程中染色体分离或重组差错，如染色体不分离或非平衡重组，会导致染色体数目或结构异常的配子产生，这些配子受精后，常导致流产或染色体异常与基因组异常综合征。

三、染色体数目异常及其形成机制

细胞染色体数目是物种区别的重要特征，正常人类体细胞（2n）的数目是46条，数目的增加或减少均被称为染色体数目异常。配子发生或受精过程中的差错事件是导致染色体数目异常的主要原因。

（一）染色体数目异常分类

从细胞系的组成上可分为组成性（或原发性）和嵌合性（或继发性）；从数目异常的类型上可分为整倍体和非整倍体。整倍体异常是指在二倍体（2n）基础上染色体整组增加或减少，超过二倍体的整倍体称为多倍体，如三倍体（3n）或四倍体（4n）等；少于二倍体称为单倍体；非整倍体异常是指在二倍体基础上减少或增加其中一条或多条染色体,减少者为亚二倍体(多见单体),增加者为超二倍体(多见三体征)。

(二)多倍体产生机制

双雄受精(diandry):两个精子同时与一个成熟卵受精,两个精核与一个卵核融合形成三倍体合子(图2-2-4A,彩图见文末彩插)。

双雌受精(digyny):第二次减数分裂时,初级卵母细胞与一个精子受精,由于某些原因次级卵母细胞的第二极体未能正常排出,一个卵核、一个精核,以及一个极体核重新融合,形成三倍体合子(图2-2-4B,彩图见文末彩插)。

核内有丝分裂(endomitosis):有丝分裂时,染色体正常复制一次,但至分裂中期,纺锤体未形成或组装异常,导致细胞未能进入分裂后期、末期,核膜未解体,无胞质分裂,结果细胞内含有四组染色体,形成四倍体;有丝分裂后期或末期,姐妹染色单体的分裂出现染色体桥,阻碍染色体分离,也会形成多倍体。

核内复制(endoreduplication):在一次有丝分裂过程中,染色体复制两次,而细胞分裂一次,产生的两个子细胞都为四倍体。多见于肿瘤细胞。

(三)非整倍体产生机制

1. 减数分裂期染色体不分离(chromosomal nondisjunction)

经典模型:在减数分裂过程中,同源染色体或姐妹染色单体未能完成分离,在纺锤体牵引下移向同极,而非相反两极,从而导致非整倍体——二体(disomic)或缺体(nullisomic)——配子的产生。不分离既可发生在减数分裂Ⅰ(图2-2-5A),也可发生在减数分裂Ⅱ(图2-2-5B)。

早分离模型:早分离模型由3个连续事件组成(图2-2-5C)。首先,同源染色体在减数分裂Ⅰ未配对联会形成二价体,而是以单价体形式存在;然后,尽管正常情况下姐妹染色体的分离应严格发生在减数分裂Ⅱ,然而单价体的姐妹染色单体却易在减数分裂Ⅰ发生前分裂(predivision),形成只含1条染色体单体的"单染色体";最后,"单染色体"和"双染色体(含有2条染色单体的染色体)"在减数分裂后期Ⅰ独立分离,形成非整倍型和正常组型的配子。

常染色体非整倍体形成主要源于卵子发生,而女性高龄是独立的主要风险因素。常见性染色体非整倍体主要源于精子发生,与年龄无显著相关性。非整倍体配子受精后形成非整倍体或单亲二体性胚胎(图2-2-6)。

2. 后期滞后(anaphase lag)

后期滞后是指在有丝分裂过程中,某染色体未与纺锤丝相连,不能移向两极参与新细胞的形成,或者在移向两极时迟滞,导致其滞留在细胞质并最终降解而丢失。在生殖细胞有丝分裂增殖阶段,后期滞后将导致生殖腺非整倍体嵌合的形成,增加非整倍体配子的发生率。

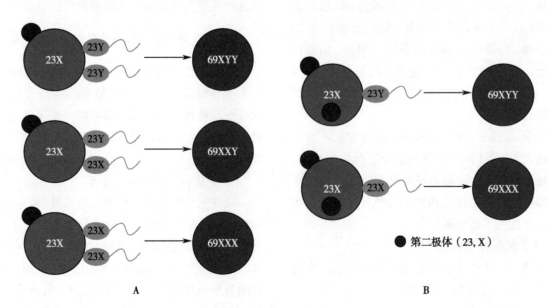

A

B

● 第二极体(23, X)

图2-2-4 双雄受精与双雌受精
A. 双雄受精;B. 双雌受精

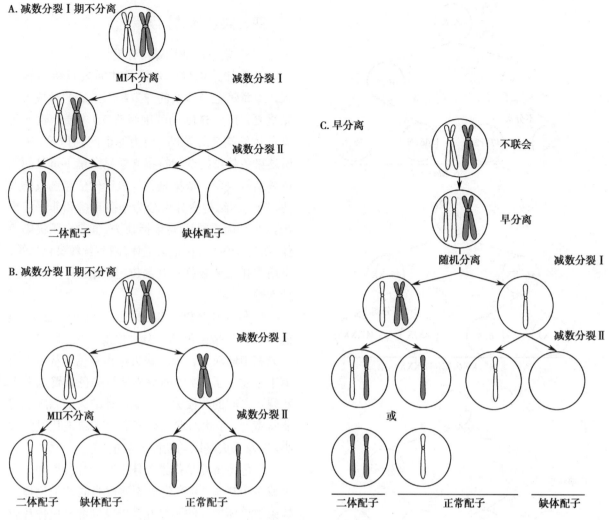

图 2-2-5 减数分裂期染色体不分离

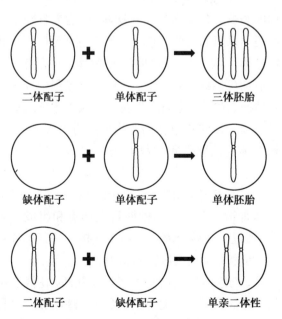

图 2-2-6 非整倍体配子受精结果

（四）嵌合体产生机制

生物个体含有由两种或两种以上不同染色体构成的细胞系被称为嵌合体（mosaic）。嵌合体的产生主要是由于合子形成以后的有丝分裂不分离和后期滞后（图 2-2-7）。衍生出嵌合体细胞系的初始合子细胞既可是正常二倍体合子，也可是非整倍体合子。正常二倍体合子起源的嵌合体，不分离或后期滞后事件发生得越早，异常细胞细胞系比例越高，临床表型越严重；发生得越晚，异常细胞细胞系比例越低，临床表型越轻。非整倍体合子起源的嵌合体情况则正相反，非整倍体合子通过不分离或后期滞后产生正常二倍体的现象通常被称为非整倍体自救。

（五）镶嵌体产生机制

含有不同合子（受精卵）起源细胞系的生物个体被称为镶嵌体（chimeric）。尽管都含有由两

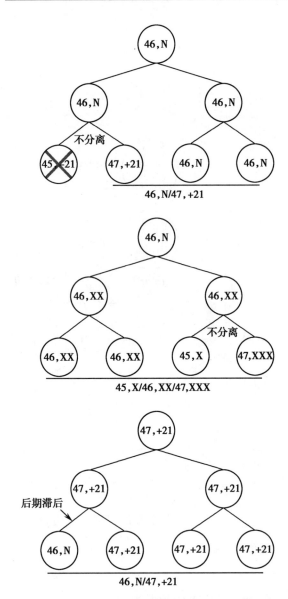

图 2-2-7 嵌合体产生机制

种或两种以上的遗传物质组成不同的细胞系，但合子起源性质的差异使得镶嵌体和嵌合体具有本质的不同。镶嵌体形成机制可能有如下几种：①两个受精卵起源的囊胚接触融合形成一个囊胚并完成发育，这类镶嵌体个体实际上含有 4 个配子的遗传信息，因此也被称为"四配子镶嵌体"；②异卵双胎间的细胞交换，最常见的是双胎间通过胎盘血管吻合交通产生胚胎干细胞交换；③输血、器官移植等也可形成广义上的镶嵌体。胚胎起源镶嵌体的临床效应主要取决于细胞系间的性别差异和致病变异组成。通常同性别且遗传组成正常的镶嵌体无明显异常表现，而不同性别细胞系形成镶嵌体有可能存在性征发育异常。

四、染色体结构异常

（一）染色体结构异常分类

染色体结构异常是染色体断裂重接错误所致。本章第七节涉及的导致基因组病的微缺失或微重复（小于 5Mb 的基因组改变）本质上也属于染色体结构变异范畴，但为便于区别讨论，本节所述染色体结构变异特指光学显微镜下可见的染色体结构改变。依据是否导致遗传信息剂量的改变，染色体结构变异可分为平衡重排和非平衡重排。非平衡重排主要包括缺失、重复、环状染色体、等臂染色体、标记染色体、双着丝粒染色体等，平衡重排主要包括相互易位、罗伯逊易位、倒位、插入等。

1. 缺失与重复（deletion and duplication） 染色体缺失是指染色体部分片段的丢失，包括末端缺失和中间缺失。末端缺失是指染色体从断裂点至末端发生丢失，中间缺失是指染色体臂上两个断裂点之间的片段丢失。染色体缺失的临床表现非常宽泛，症状的严重程度取决于缺失片段的大小，以及丢失基因的功能与数量。

染色体重复是指染色体上某一片段增加了一个或多个拷贝，其产生机制通常为同源染色体姐妹染色单体之间的不等互换以及同源染色体片段的插入。一般来讲，重复的危害程度小于缺失，但也常导致异常表型。

2. 环状染色体（ring chromosomes） 染色体的长臂和短臂各发生一次断裂，含着丝粒节段的两端以断面彼此连接形成的染色体环即为环状染色体。环状染色体的姐妹染色体单体在有丝分裂后期可能纠结在一起，导致分离过程中发生染色体断裂融合，进而产生新的环状染色体或标记染色体。环状染色体的发病率约为 1/50 000，受累个体的症状严重程度取决于末端序列丢失的大小。

3. 等臂染色体（isochromosomes） 等臂染色体是指一条染色体的两臂在形态和组成上相同，通过一或两个着丝粒镜像连接。等臂染色体的形成机制尚不明确，目前有两种假设：一种假设是，染色体复制后发生着丝粒横断，使两条染色单体的长臂和短臂分开，两条长臂（或短臂）再以着丝粒连接成等臂染色体；另一种假设是，两条同源染色体着丝粒融合,短臂和长臂分开,形成分别以着丝粒连接的等臂染色体。等臂染色体多见于肿瘤细胞,由于丢失一条臂,多数非平衡等臂染色体个体不能存活。临床上常见的等臂染色体是 i(Xq)、i(Yq)以及 i(12p)等,i(X)(q10)表现为 Turner 综合征,表现为身材矮小和性腺发育异常,活产的 i(12p)均为嵌合体,导致 Pallister-Killian 综合征,表现为严重智力障碍、癫痫、肌张力低下等。

4. 标记染色体(marker chromosome)　标记染色体是指形态上可以辨认,但无法确定其来源和结构特征的衍生染色体,大小通常等于或小于同一分裂象的 20 号染色体。标记染色体可呈多种形式,如微小染色体、环状染色体等。其产生有可能是因为减数分裂期间姐妹染色单体重组互换错误,也可能是非整倍体自救过程产生的染色体"碎片"。新生儿中标记染色体的发生率约为 0.043%,产前诊断样本检出率约为 0.075%,其中来源于父母的约占 30%,新发变异占 70%。标记染色体的临床效应变异较大,取决于标记染色体的遗传组成、结构、来源等。家族性标记染色体多数情况可稳定遗传,携带者表型正常。新发标记染色体的表型效应多变,可能引起多种综合征。

5. 双着丝粒染色体(dicentric chromosome)　两条染色体均发生长臂或短臂的整臂缺失,然后含着丝粒的片段融合重接形成含两个着丝粒的染色体。双着丝粒染色体既可发生在两条姐妹染色单体之间,也可发生在同源或非同源染色体之间。着丝粒是调控有丝分裂后期染色体正常分离的关键因素,双着丝粒染色体的两个着丝粒的组成性质(相同或不同)与活性状态影响细胞的有丝分裂行为,如果两个着丝粒均具有活性且行动不一致,容易导致分裂异常,但如果只有一个着丝粒有活性或两个着丝粒行动一致,则可以进行稳定的有丝分裂。

6. 易位(translocation)　易位是指两条染色体之间节段互换的一种结构畸变。包括两种类型:相互易位和罗伯逊易位(非相互易位)。

相互易位(reciprocationl translocation):两条非同源染色体各发生一次断裂,重组节段互换位置重接形成两条新的衍生染色体。如果相互易位仅改变互换节段的染色体位置,而不改变原有

遗传物质总量,称为平衡易位。平衡易位个体通常没有异常表型,但因在减数分裂中产生高比例(16/18)的非平衡配子,故面临生育困难和较高的后代出生缺陷风险。少部分平衡易位(约 6.4%)可有异常表型,其原因可能是重组导致基因结构破坏、融合基因、染色体位置效应等。通常来讲平衡易位是光学显微镜观察到的结论,其实在基因组序列层面上多为非平衡,断裂重接区域常有少数 DNA 序列的丢失或额外 DNA 序列插入。

罗伯逊易位(Robertsonian translocation):又称着丝粒融合,发生在近端着丝粒染色体(D、G 组)之间的整臂易位,即两条近端着丝染色体在其着丝粒区发生断裂,一条染色体的长臂与另一条染色体的短臂发生互换,两条长臂通过着丝粒融合形成一条大的衍生染色体,两条短臂则连接成一条小染色体并在减数分裂过程中丢失。大的衍生染色体两个着丝粒在细胞分裂过程中行动一致,故不影响细胞分裂和染色体稳定传递。罗伯逊易位核型仅有 45 条染色体,但由于近端着丝粒染色体短臂仅含有卫星 DNA 和 rRNA 编码基因,所以短臂的丢失几乎不会导致异常表型。罗伯逊易位携带者产生非平衡配子的比例是 4/6,因此存在生育不平衡后代的风险,通常来讲母本携带生育患儿的风险高于父本携带。

7. 倒位(inversion)　一条染色体同时产生两处断裂,两个断裂点之间片段旋转 180°后重接,即为倒位。两处断裂发生在着丝粒同一侧(长臂或短臂)形成的倒位称为臂内倒位,两处断裂发生在着丝粒的两侧形成的倒位称为臂间倒位。倒位属于平衡重排,携带者通常没有异常表型,例如 9 号染色体的倒位。正常人群中倒位的发生率为 1%~2%,其中臂间倒位的频率远大于臂内倒位。倒位携带者可能产生非平衡配子,因此也存在生育不平衡子代的风险。臂内倒位经过减数分裂可产生 4 种配子,即正常、倒位、双着丝粒染色体以及无着丝粒染色体,其中前两者可形成正常胚胎,而后两者形成的胚胎则不可存活。臂间倒位也可产生 4 种配子,即正常、倒位、缺失以及重复;后两者受精后可产生非平衡后代。臂间倒位携带者生育非平衡后代的风险为 5%~10%,两个断点距离染色体末端越近,子代为非平衡重排的风险越小。

8. 插入（insertion） 指一条染色体的部分节段转移到另一条染色体上。插入的产生至少需要 3 个断点，因此比较罕见。插入携带者的后代有 50% 的概率为缺失或重复的患者。

（二）结构变异产生机制

结构变异主要发生在细胞间期和减数分裂前期。细胞间期染色体复制或修复过程中，DNA 双链断裂及断裂后重接事件频繁，如断裂后重接发生在原断裂位置（原位重接）则染色体结构恢复，通常不引起遗传效应，如断裂后未重接或重接不发生在原断裂位置（异位重接）则染色体将发生部分缺失、重复或结构重排，产生染色体结构畸变。减数分裂前期同源染色体配对互换过程中的差错事件，如非等位同源重组和各种同源序列介导的修复事件，也会导致染色体结构变异。

（三）染色体结构变异的生物学意义

染色体结构变异的生物学效应可能表现在当代，也可能表现在子代。非平衡变异的个体表现为各种染色体缺失或重复综合征，可以孟德尔方式传递。平衡变异的当代个体通常无表型异常，但面临不同程度的生育非平衡子代的风险，这种风险的评估取决于平衡变异的类型。

第三节 染色体异常与疾病

染色体数目异常或结构变异引起的疾病称为染色体病。由于染色体变异往往涉及大量基因的剂量或位置改变，导致机体多个系统的结构和功能受到损害，因此通常有较为严重或明显的临床后果。染色体畸变胚胎大部分流产或死产，少数活产儿则往往存在多种严重缺陷，如多发结构畸形、生长发育迟缓以及智力行为障碍等。染色体异常占流产胚胎比例 60% 以上，新生儿比例 5‰～10‰，一般人群比例约 5‰。染色体病多数为源于配子发生及受精过程中的差错，少部分源于双亲染色体异常，所以产前筛查、产前诊断与胚胎植入前检测是染色体病预防的关键。

一、染色体异常的表型效应

染色体异常可产生广泛的表型效应，严重者可致早期胚胎破坏，轻微者可无明显疾病表现（表 2-2-1）。

表 2-2-1 染色体异常的表型效应

胚胎或胎儿效应	临床后果
囊胚破坏	胚胎短暂着床或不着床
胚胎破坏	早期自发流产
宫内形态发生严重异常	死胎或新生儿死亡
宫内形态发生严重异常	少数存活，严重出生缺陷
宫内形态发生中度异常	活产比例高，严重智力低下
宫内形态发生轻度异常	活产比例高，智力异常
轻微的体征异常	不同程度智力低下，生育能力下降
无明显异常体征	认知功能基本正常，但低于家庭遗传背景预期

染色体疾病往往具有特征性的症状和体征，这些特征既是染色体病临床印象建立的初步依据，也为深入研究疾病发病机制提供了表型观察基础。但需要注意的是，染色体病通常以临床综合征为特点，其临床诊断与鉴别并不容易，较为依赖实验室遗传学检查。

二、染色体异常与胚胎丢失

绝大多数染色体数目异常胚胎于妊娠早期流产。据统计，在可识别的人类自然流产胚胎中，染色体异常占比达 60%～70%，而在所有染色体异常中，数目异常比例占 95%，其中单纯三体的比例占到 2/3，多倍体和 X 单体（45,X）分别约占 10%（图 2-2-8）。单亲二体与自发流产的关联性并不显著。

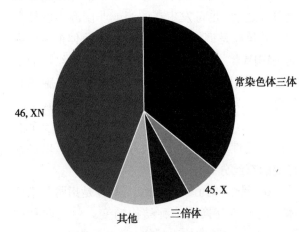

图 2-2-8 流产胚胎与染色体异常

尽管在流产胚胎中所有常染色体的三体性都曾被发现过，但出现频率高低依次为 16、22、21、15、13、18、14 号染色体（图 2-2-9，彩图见文末彩插）。

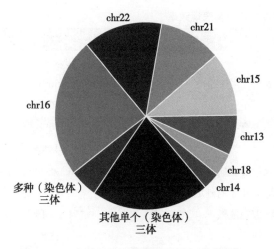

图 2-2-9 流产组织中常染色体的三体发生频率

母亲高龄是子代染色体非整倍体发生的独立风险因素，同时低龄妊娠也与非整倍体发生率有显著相关性，统计显示女性 26 岁至 30 岁风险最低。

三、染色体异常的致病机制

染色体异常的致病机制基本可归为以下几种效应：剂量效应、基因破坏、基因印记、位置效应以及以上效应的叠加。

剂量效应：非平衡重排使得剂量敏感性基因的拷贝数改变，导致相应的分子生物学效应，进而产生异常表型。

基因破坏：染色体重排导致疾病相关基因结构或功能的破坏，如易位或倒位的断接点发生在特定基因的内部使其完整性被破坏，不能产生正常功能的基因表达产物，进而导致疾病，这种情况实际上是失功能变异导致的单基因遗传病。

基因印记：染色体重排导致具有亲源表达特异性的基因的表达异常，常见情形包括印记基因区的缺失与重复以及单亲二体。

位置效应：染色体重排改变了特定基因的基因组环境导致其功能异常，如易位将断接点附近基因置于新的顺式调控元件背景下，导致基因表达的时空特异性调控机制被扭曲。

第四节 常染色体数目异常疾病

尽管所有常染色体的数目异常均在产前样本或流产组织中被检出过，但活产新生儿中仅多见 13、18、21 三种常染色体的三体。本节主要以临床上最常见的 21 三体综合征（trisomy 21 syndrome）为例阐述常染色体数目异常疾病诊断、咨询以及预防。13、18 以及其他染色体非整倍体的临床表现、诊断以及咨询可参考染色体异常咨询经典书目 *Gardner and Sutherland's Chromosome Abnormalities and Genetic Counseling*。

1866 年 Langdon Down 最早对 21 三体综合征进行了描述，故又称唐氏综合征（Down syndrome），1959 年 Lejeune 等证实其病因为多了一条 21 染色体故称为"21 三体"。唐氏综合征是最常见的常染色体数目异常综合征，新生儿比例约为 1/1 000~1/650，据估计全球患者近 600 万，患病率无种族差异，高龄孕妇（>35 岁）子代患病风险增加。21 三体胚胎的自发流产或胎停率达 80%，活产率约 20%，而 1/4 存活患儿 1 岁前因心脏病夭折。

一、临床表现

唐氏综合征典型特征包括新生儿肌张力低下、智力障碍以及特征性面容，同时常伴其他器官畸形和多系统并发症。该征主要临床特征和相应表现频率见表 2-2-2。

二、遗传学分类与再发风险

临床上可见的唐氏综合征主要有四种核型：标准型（21 三体型）、罗伯逊易位型、嵌合型、部分三体型。

标准型：核型为 47,XN（N 代表 X 或 Y），+21（图 2-2-10），约占唐氏综合征患者 95%，主要是减数分裂过程中 21 号染色体不分离或早分离所致，其中约 90% 为母源性，父源性仅占 5%。母源性异常 80% 发生在减数分裂 I，而父源性异常减数分裂 I 和 II 发生概率均等。已生育过标准型患儿夫妇女方再生育，年龄小于 35 岁时再发风险约为 0.5%~1%，较未生育过患儿的女性高 4~9 倍。

罗伯逊易位型：约占唐氏综合征患者比例 4%，分为非同源和同源罗伯逊易位。非同源罗伯逊易位型常见核型为 D 组（13、14 和 15 号）G 组（22 号）染色体与 21 号染色体的罗伯逊易位（如 46,XN, der（14;21）(q10;q10),+21），其中 3/4 属于新发，1/4 为家族性。同源罗伯逊易位患者核型为 46,XN, der（21;21）(q10;q10),+21，衍生染色体绝大部分

表 2-2-2　唐氏综合征主要临床特征及其表现频率

临床特征	频率	临床特征	频率
智力低下	100%	中耳炎	50%～70%
肌张力低下	100%	隐睾	50%
Alzheimer（阿尔茨海默）样病理改变	100%	屈光不正	50%
男性不育症	100%	耳郭发育不良	50%
指纹异常	85%	伸舌	45%
外眼裂上斜	80%	先天性心脏病	40%～50%
颈背或颈部皮肤松弛	80%	牙缺失和牙萌延迟	23%
早期反射消失延迟	80%	甲状腺功能低下	4%～18%
腭部狭窄	75%	白内障	15%
短头畸形	75%	胃肠闭锁	12%
听力问题	75%	癫痫	1%～13%
鼻梁扁平	70%	铁元素缺乏	10%
新生儿盘骨发育不良	70%	暂时性骨髓增生异常	10%
第1与第2趾间距增宽	70%	腹腔疾病	5%
手短而粗	65%	贫血	3%
视力问题	60%	寰枢椎不稳	1%～2%
第5指变短	60%	孤独症	1%
张口	60%	白血病	1%
通贯掌	55%	先天性巨结肠病	1%
阻塞性睡眠呼吸暂停	50%～75%	新生儿类白血病反应	0.1%

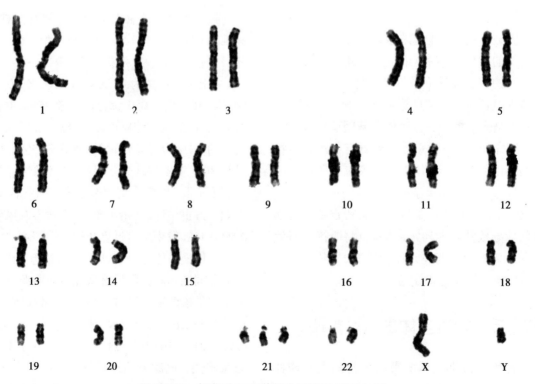

图 2-2-10　标准型 21 三体综合征核型 47,XY,+21

为 21q 复制形成的等臂染色体 i（21q）。在自然生育中，对于非同源罗氏易位（D/21 或 21/22 易位）而言，若男方为携带者，21 三体生育风险为 1%～3%，若女方为携带者，21 三体生育风险为 10%～15%。对于同源罗氏易位（21/21 易位）而言，任何一方为携带者，21 三体生育风险均为 100%，建议避免生育。

嵌合型：此型较少见，约占 2%。嵌合型较标准型唐氏综合征患者的症状轻，表型严重程度与异常核型所占比例有关，产前诊断中准确评估其预后较为困难。此类患者的再生育风险取决于异常细胞的比例与组织分布。

部分三体型：由染色体结构重排导致的 21 号染色体长臂部分重复，此型非常罕见，但在定位唐氏综合征关键基因区域的研究中具有非常好的价值。部分三体型患者的父母可能为 21 号染色体易位或倒位携带者，再生育风险评估需依据染色体核型检查结果。

三、分子病理机制

21 三体综合征的分子病理机制尚不明确，通常认为基因剂量效应是主要作用方式。基于部分三体型来寻找唐氏综合征关键区（Down syndrome critical region，DSCR）和关键基因是研究该综合征机制的主要方法之一。现有的研究将 DSCR 定位于 21q22.1-q22.2，此区域基因对于该综合征某些表型起重要作用，比如 β 淀粉样前体蛋白（amyloid beta precursor protein，APP）基因表达增加被证实是患者早发性 Alzheimer 样病理改变的重要原因。

四、临床诊断过程

病史采集：详细询问患者症状学特征、生长发育史和患者父母生育史，查体时重点关注有无特殊面容、心脏缺陷、特殊皮纹等。

实验室诊断：疑似患者可通过常规染色体核型分析确诊，对于疑似嵌合型患者需加大核型计数，同时用 FISH 进行嵌合比例的鉴定，部分三体型可能需要染色体微阵列分析（CMA）和拷贝数变异测序（CNV-seq）才能发现。

辅助检查：40%～50% 合并先天性心脏病，建议心脏超声明确是否存在心脏缺陷及其类型和严重程度；约 75% 伴有听力损害，需及早监测其听力；对于已出现的其他临床症状也应进行相应检查，以便采取针对性治疗。

五、产前筛查

产前筛查是及早发现常见染色体非整倍体（21 三体、18 三体、13 三体）的重要环节。

血清学筛查：孕妇外周血血清标志物妊娠相关血浆蛋白 A（PAPP-A）、人绒毛膜促性腺激素（HCG）、游离 β-HCG、游离雌三醇（uE₃）、甲胎蛋白（AFP）、抑制素 A 的水平变化可一定程度反映常见染色体非整倍体综合征（21 三体、18 三体、13 三体）和开放性神经管缺陷（ONTD）的风险（表 2-2-3）。血清学筛查包括早孕期血清学筛查、中孕期血清学筛查、整合筛查以及序贯筛查等 4 种模式，检出高危者需行产前诊断。

超声筛查：唐氏综合征胎儿常见解剖结构畸形主要包括心内膜垫缺损、十二指肠狭窄或闭锁、水肿或体腔积液、法洛四联症、室间隔缺损、脐膨出、颈部水囊瘤、唇腭裂及马蹄内翻足等。超声软指标主要为：鼻骨缺损或短小、胎儿颈后透明层厚度（NT）增厚、轻度脑室扩张、肠管强回声、轻度肾盂扩张、草鞋足、脉络丛囊肿、心室内强回声点等。需要注意的是，并非所有的唐氏综合

表 2-2-3　孕妇外周血血清学标志物水平变化与常见出生缺陷风险

常见出生缺陷	早孕期筛查		中孕期筛查			
	PAPP-A	游离 β-HCG	uE₃	AFP	HCG	抑制素 A
21 三体	↓	↑	↓	↓	↑	↑
18 三体	↓	↓	↓	↓	↓	—
13 三体	↓	↓	↓	↓	↓	—
ONTD	—	—	—	↑	—	—

↑：大于正常值范围；↓：小于正常值范围；—：正常范围

征胎儿都有异常声像表现，事实上，至中孕期仅17%的唐氏综合征胎儿会表现出超声结构畸形。

无创产前检测（NIPT）：采集和分离母体外周血血浆游离 DNA 进行高通量测序和生物信息分析，以预测胎儿染色体疾病受累风险。NIPT 对21、18 及 13 三体的检出率分别达到 99%、97% 和79%，假阳性率分别为 0.1%、0.1% 和 0.4%，相对于传统的血清学筛查，其在灵敏度和准确性上都有了极大提升。建议的 NIPT 最早时窗是 8～12孕周，大孕周通常不影响检测的准确性，临床上以 26^{+6} 孕周为限，主要是考虑到后续产前诊断的时间要求。临床运用应参照相关指南，需要强调的是，NIPT 为筛查技术，筛查高风险仍应在相应孕周进行产前诊断。

六、产前诊断

下列情况建议进行产前诊断：孕妇预产期年龄≥35 岁；血清学唐氏筛查或 NIPT 阳性；产前超声检查提示胎儿可能存在染色体异常；曾经生育染色体病患儿；夫妻双方或一方为染色体异常携带者。通过经腹羊膜腔穿刺术、经腹脐静脉穿刺术、绒毛取样等方法采集胎儿细胞进行核型分析和染色体微阵列分析。产前诊断取材具有创伤性，有胎儿丢失的风险，需对孕妇知情告知。

七、治疗及生存建议

目前尚无有效的治疗方法。患儿寿命取决于有无严重的先天性心脏病、白血病、消化道畸形，及其抗感染能力等。早期干预、定期体检、药物或外科对症治疗，以及良好的家庭环境可以改善患儿的生长发育状况，延长患儿寿命；接受适宜教育，改善智力发育、增进社会融合，有助于提高患者生存质量。随着医疗水平的改善，唐氏综合征患者的寿命已由 20 世纪中期平均 30 岁，提高到了目前平均 50 岁以上。当前正探索该征基因治疗的可能性，譬如额外 21 号染色体失活或特异敲除。

第五节 性染色体数目异常疾病

整体而言，性染色体非整倍体疾病的新生儿发病率高于常染色体非整倍体。这类患者的异常表现主要体现在性器官发育异常和性激素依赖的生长，部分患者可有畸形发生，但发生频率和严重程度相对常染色体疾病轻得多。常见的性染色体非整倍体主要包括 Turner 综合征、Klinefelter综合征、47,XYY、47,XXX、48,XXYY 等。本节主要介绍 Turner 综合征和 Klinefelter 综合征。

一、Turner 综合征

Turner 综合征（Turner syndrome）又称先天性卵巢发育不全综合征，是由于全部或部分体细胞中性染色体只有一条 X 染色体，或 X 染色体存在其他结构异常所致，其发病率为 1/4 000～1/2 000活产女婴。1938 年 Turner 首先对该征临床表型进行了描述，1959 年 Ford 揭示其遗传学病因。Turner综合征胚胎致死率极高，99% 孕 28 周前自发流产，约占自然流产比例 15%，活产患儿通常不伴严重畸形，少数患者新生儿期死亡，多数能存活。

（一）临床表现

该征表型谱较宽，患者可有典型的症状与体征，也可仅有轻微可见的特征，不典型者延误诊断和漏诊较为常见。患者表型女性，典型特征包括身材矮小、性腺发育不良以及外周淋巴肿，同时具有其他特殊体征（表 2-2-4）。

（二）遗传学分类

Turner 综合征核型可分三类：经典型、嵌合型以及结构畸变型。经典型（单纯 45,X）约占 55%，嵌合型约占 10%，结构畸变型约占 30%，此外，尚有部分患者有 Y 染色体。鉴于 X 单体极高的胚胎致死率，临床上所见非嵌合性 45,X 患者很大可能是隐匿性嵌合体。结构畸变导致的 Turner 综合征常见核型包括：X 染色体整臂缺失、等臂 X、双着丝粒 X、环状 X，以及标记染色体等。

正常人群中也有 45,X 低比例嵌合者，如无Turner 综合征表现，这些人群不应归为 Turner 综合征患者。此外，随着年龄增长 X 染色体丢失是一种较为常见的现象，这种与衰老相关的性染色体丢失通常无明显的临床表现。

（三）病理机制

绝大部分患者青春期或成年卵巢呈条索状，无卵泡。由于雌激素缺乏，雄激素合成减少，第二性征发育不良。激素替代治疗有助于改善患儿的性征发育和生育能力。

表 2-2-4　Turner 综合征临床表现

	临床表现
生长发育	宫内发育迟缓，出生体重低，出生后生长缓慢，缺乏青春期发育，未经治疗的成年患者身材显著矮小（低于平均约 20cm）
性腺	性腺发育不良为本征主要特征，早期卵巢几乎正常却很快萎缩呈索状，至青春期多数患者卵巢无卵泡，雌激素水平低下，促性腺激素水平增高，故大部分患者原发性闭经，约 2%～5% 能经历初潮或规律月经，但仅持续数月或数年；第二性征发育差，成年后外阴幼稚、阴毛稀少、乳房不发育、子宫发育不良
躯干与四肢	第 4 掌骨短小；盾状胸，乳间距增宽，乳头发育不良；肘外翻，膝外翻，腕部马德隆畸形以及脊柱异常
颅面部	小下颌，腭弓高，颅底角增大，后发际低，颈蹼，颈短；内眦赘皮，上睑下垂，眼距宽，红绿色盲，斜视，弱视；内外耳畸形，进行性听力丧失
牙齿	可有牙根牙冠形态改变，牙根吸收风险增加，牙齿易脱落
内脏器官	肾脏多见集合管系统异常和马蹄肾；心脏畸形多为主动脉狭窄、主动脉瓣狭窄和二尖瓣脱垂等，主动脉夹层发生率（1%～2%）高于一般人群，中位发生年龄为 29～35 岁
皮肤	色素痣过多，皮肤松弛，肤纹异常
外周淋巴	外周淋巴水肿和颈蹼是新生儿期 Turner 综合征诊断的主要依据。胎儿或新生儿淋巴水肿通常于生后 2 年左右消失，但亦可在任何年龄出现或复发
认知与行为	智力在正常范围之内，但不如其正常同胞，有小环状 X 染色体者可出现智力障碍。部分患者可能有特殊类型学习障碍，如视觉空间组织缺陷、社会认知障碍等

X 染色体的基因约 15% 逃离失活，这些基因的单倍剂量不足是该征临床表现的原因。Del（Xp）通常无性腺发育不良，但身材矮小明显，身材矮小同源框（short stature homeobox, SHOX）基因单倍剂量不足被认为是该征身材矮小和骨骼形态改变的主因。性腺发育不良的关键区域可能位于 X 长臂。

（四）实验室检查及其他检查

遗传学检查：外周血染色体核型分析结果是该征确诊的重要依据。疑似嵌合体患者可通过增加核型计数或采用 FISH 进行鉴定，必要时取患者其他胚层来源组织如皮肤或颊黏膜进行检测。

性腺激素检查：患者血清黄体生成素（LH）、卵泡刺激素（FSH）水平明显升高，雌激素水平偏低。

盆腔超声检查：显示子宫、卵巢发育不良，性腺呈纤维条索状。

其他检查：可能伴发包括心血管、泌尿、骨骼、眼、耳以及免疫等多个系统异常，应视病情行相关检查。

（五）治疗与管理

当前该征治疗主要基于三个目的：促进生长，改善身高；诱导性发育，维持第二性征；针对并发症进行治疗，改善生存质量。对于成功怀孕的患者，需要预防动脉夹层的风险。

促生长治疗：一旦出现生长障碍或低于生长曲线第 5 百分位，即可在儿科内分泌医师的指导下进行重组人生长激素（rhGH）治疗，推荐剂量每周 0.35～0.47mg/kg 皮下注射，每 3～6 个月进行生长发育、性发育、甲状腺功能、血糖和胰岛素、糖化血红蛋白（HbA1C）、胰岛素样生长因子 1（IGF-1）水平、脊柱侧凸和后凸等监测，根据临床情况调整 rhGH 剂量。当达到满意身高或生长潜能已较小时，可考虑终止促生长治疗。

诱导性发育：12 岁以后开始行雌激素替代治疗，可诱导性发育，维持第二性征，使子宫正常发育，提高患者骨密度。对较晚诊断的患者，可权衡生长潜能和性发育情况采取个体化治疗。雌激素治疗 2 年后或有突破性出血后，考虑加用孕激素建立人工周期，以维持正常的乳腺和子宫发育。治疗可持续至 40～50 岁。

其他治疗：针对患者出现的骨质疏松、自身免疫性疾病、心血管异常、外周淋巴水肿等并发症，给予专科针对性治疗；对于染色体分析发现含有 Y 染色体或 Y 染色体片段的患者，其发生性腺母细胞瘤风险增加 5%～30%，必要时可考虑预防性切除性腺。

（六）再发风险评估

45,X 大多为新发，再发风险低，但对于曾经有 45,X 孕产史的夫妇，建议再生育时进行产前诊断。曾经生育非平衡 X 染色体重排 Turner 综合征患儿的夫妇可能为平衡携带者，需行染色体检查。如果证实为携带者，再生育 X 染色体或常染色体不平衡患者的风险高，应为其提供产前诊断。性腺发育不良症状较轻者有生育的可能，如怀孕需行产前诊断。

（七）产前筛查与产前诊断

超声筛查：孕 11～14 周产前超声检查发现胎儿 NT 增加、囊性水瘤、主动脉缩窄和 / 或左心缺陷、短头畸形、肾脏畸形、羊水过多或过少、生长迟缓等征象时，母血四项筛查结果明显升高时，均需警惕 Turner 综合征可能。

NIPT：NIPT 对于性染色体异常的检出率约 78%～100%，假阳性率 0.3%，阳性预测值约 48.7%，筛查阳性需行产前诊断。

产前诊断：针对符合产前诊断指征的孕妇，结合孕周和胎盘条件选择胎儿取材方式，并行染色体核型分析和染色体微阵列分析。

二、Klinefelter 综合征

Klinefelter 综合征（Klinefelter syndrome）最早由美国医生 Klinefelter 等于 1942 年报道，Jacob 等 1959 年发现该征是由于额外 X 染色体所致。该征临床表型变异极大，除了不育和不同程度的性征发育异常外，也可能伴随认知与行为症状，该病缺乏明确的临床诊断标准，其诊断建立依赖于核型分析。

（一）流行病学

Klinefelter 综合征群体发病率约为 1/1 000～1/500 活产男婴，是最常见的染色体非整倍体疾病，同时也是男性不育的首要病因。相当部分患者由于无典型的临床表型，病史和体格检查难以获得提示性发现而被漏诊。该征的诊断往往延迟，在临床确诊的患者中，仅少部分青春期前得到诊断并接受规范治疗。相较于普通人群，本征群体平均预期寿命少 1.5～2 年，恶性肿瘤、糖尿病、癫痫、脑血管等疾病发病风险略高，住院治疗比例增加（常见原因为精神、内分泌以及代谢性疾病），受教育程度、就业、收入、结婚与生育比例更低。

（二）临床表现

Klinefelter 综合征临床表现的经典描述为：身材高、四肢修长、窄肩、臀部宽、体毛稀疏、女性化乳房、小而硬的睾丸、小阴茎、雄激素缺乏、不育、无精症以及语言智力低下等。然而这些描述是基于表型最严重的患者，实际上本征表型非常宽泛，个体间差异非常大，患者的体征和症状与年龄相关，通常其疾病表征和并发症可随年龄增长而增多和加重。表 2-2-5 列出了 Klinefelter 综合征相关的临床症状与体征以及其在患者中出现的频率。

表 2-2-5　Klinefelter 综合征表型及其频率

临床特征	频率
不育（成年）	91%～99%
小睾丸（双侧睾丸容量<6ml）	>95%
促性腺激素水平升高	>95%
无精症或隐匿精子症（成年）	>95%
学习障碍（儿童）	>75%
睾酮水平下降	63%～85%
面部毛发减少（成年）	60%～80%
阴毛稀少（成年）	30%～60%
女性化乳房（青春期后期，成人）	38%～75%
语言发育滞后（儿童）	40%
身材高（青春期，成年）	30%
腹型肥胖（成年）	约50%
代谢综合征（成年）	46%
骨质减少（成年）	5%～40%
2 型糖尿病（成年）	10%～39%
隐睾症	27%～37%
阴茎偏小（儿童）	10%～25%
精神与情感障碍（儿童）	25%
先天畸形，腭裂，腹股沟疝	约18%
骨质疏松（成年）	10%
二尖瓣脱垂（成年）	0～55%
乳腺癌（成年）	风险增加（约 50 倍）
纵隔肿瘤（儿童）	风险增加（约 500 倍）
骨折	风险增加（2～40 倍）

Klinefelter 综合征就诊通常是由于男性不育和青春期对性征发育的关注。生精障碍和类固醇生成障碍是 Klinefelter 综合征最常见的症状，多数患者（但并非全部）存在性腺功能减退的问题，成年后普遍睾丸偏小，但外生殖器发育、性取向、性行为通常正常，除了个别情况，几乎无法自然生育。

（三）遗传学分类

核型分析可见 2 条或多条 X 染色体，最常见

核型为 47,XXY,其次为嵌合型(46,XY/46,XXY;45,X/46,XY/47,XXY;46,XX/47,XXY 等),相对少见的核型包括 48,XXXY、48,XXYY、49,XXXXY 等。通常额外 X 染色体数量越多,表型越严重。

(四)病理机制

Klinefelter 综合征患者临床表现的个体差异较大,具体分子机制尚不明确。个体间遗传背景差异、X 失活扭曲、额外 X 双亲来源、雄激素受体(AR)基因表达、基因剂量效应等被认为是影响本征表型表达的潜在原因。额外 X 染色体是睾丸透明化和纤维化并最终导致原发睾丸发育不全的原因。X 染色体存在大量对性征发育和精子发生起重要作用的基因,如 DAX1[位于 X 染色体上剂量敏感的性别反转 - 先天性肾上腺发育不良关键区域基因 1(dosage-sensitive sex reversal, adrenal hypoplasia congenita critical region on the X-chromosome, gene 1),又称为核受体 0 亚家族 B 组成员 1(nuclear receptor subfamily 0 group B member 1,NROB1)]、TEX11[睾丸表达基因 11(testis expressed 11)]和 AR 等,这些基因的剂量和表达变化是否与相关表型形成有关尚有待研究。SHOX 是与生长发育相关的剂量敏感的基因,其剂量增加可能与患者身材高和下肢长有关。

患者神经、认知及行为异常的分子机制目前少有研究。长期的雄激素替代治疗能减少异常行为的发生频率,提示神经精神症状与患者性腺功能减退有关。

(五)临床与遗传学诊断

临床诊断:详细询问患者症状学特征、生长发育史和患者父母生育史,查体时重点关注性发育相关指征及身高。

实验室检查:疑诊青春期或成年患者应进行性激素和精液常规检查,这些检查不仅有助于诊断,对于后续治疗也有重要意义。

遗传学检查:该征需通过染色体核型分析确诊,对于疑似嵌合患者,除了加大核型计数外,可以利用 FISH 对嵌合比例进行鉴定。

(六)产前筛查及产前诊断

Klinefelter 综合征胎儿期通常无超声异常提示,NIPT 对于其筛查准确率较高(阳性预测值 67%);对于 NIPT 筛查提示性染色体异常的孕妇,建议行产前诊断。胎儿确诊为 Klinefelter 综合征,应充分告知夫妇该征临床表型、预后、治疗方法,同时帮助其心理建设,但是否继续妊娠应由孕妇与家属自行决定。

(七)再发风险咨询与生育咨询

既往有 Klinefelter 综合征孕产史的夫妇不需常规核型分析,再发风险较低(<1%),再生育时可权衡再发风险和流产风险后决定是否进行产前诊断。

Klinefelter 综合征患者打算做父亲时,由于非整倍体风险增加,建议行产前诊断。对于拟通过体外受精 - 卵质内单精子注射(IVF-ICSI)助孕的患者,应提供植入前诊断。

(八)治疗与管理

1. 如果发现男性患儿有发育、行为和教育上的问题,建议家长及时寻求专家的帮助,早期干预有利于预后。

2. 对于未成年患儿,父母应在专家的指导下经数年逐步告知患者核型结果。

3. 在儿科内分泌医师指导下,从 10 岁左右开始监测生长情况,检测睾酮、FSH 和 LH。如果存在高促性腺激素型性腺功能减退症,可采用个性化雄激素替代治疗方案,以促进第二性征发育、心理和行为发展,维持男性化特征和性欲,改善骨质疏松症状。

4. 50% 患者可通过显微睾丸活检获得精子,故通过 IVF-ICSI 可以获得后代。

5. 加强语言阅读和拼写训练,注意心理与行为治疗,帮助患者建立自信。

第六节　部分三体或单体综合征

部分三体或单体综合征是指标准显带技术可以分辨的染色体缺失或重复导致的以临床综合征为特征的遗传性疾病,患者常表现为精神运动发育落后、智力低下、特殊面容以及其他先天结构畸形,性染色体缺失或重复还可能导致性腺发育或生育功能缺陷等。一般来讲,染色体缺失的后果较重复严重,故临床上染色体缺失综合征更为多见,绝大部分为散发,整体发生率约为 1/7 000 活婴。产生方式主要有两种:配子形成过程中的染色体非平衡重组,平衡重组携带者产生的非平衡配子。

一、猫叫综合征

猫叫综合征（cri du chat syndrome）是 5 号染色体短臂不同长度片段缺失导致的遗传病（故又称为 5p 缺失综合征或 5p⁻ 综合征），以特殊面容、严重智力障碍、小头畸形、精神发育异常、哭声小似猫叫等为主要临床表现。该征新生儿发病率为 1/50 000～1/20 000，男女比例约为 3∶4，占严重智力障碍患者近 1%。

（一）临床表现

新生儿期哭声小，尖锐似猫叫是本征最典型的特征，猫叫样哭声通常在 1 年后逐渐消失。在临床上，对于 1 岁以上的患儿应询问其 1 岁内哭声情况，注意是否可能为 5p 缺失综合征。

面部特征：普遍特征包括鼻梁宽，短人中，内眦赘皮，耳位低，上颌扁平，满月脸；较为常见的表型包括眼间距过宽，面部不对称，外眦下斜，短颈，上唇薄，嘴唇异常；不常见的表型包括小头畸形，面部肌张力低下，面部色素沉着，前额小，小睫毛，平枕。患者面部特征随着年龄增长会发生变化，在年长患者中，巨口、长脸较为明显，可出现早老面容。

口腔异常：普遍表型包括下颌后缩（90%），前牙开𬬭（63%），口周肌肉张力减退（96%），安格尔Ⅱ类错𬬭；较为常见异常包括高腭弓（55%），巨牙，巨口；不常见的表型包括巨舌症、牙釉质发育不全、牙发育不全、牙移位、多生牙、颞下颌关节紊乱。

生长发育：出生体重低，出生后生长发育迟缓，所有患者严重智力低下（智商 <20），运动功能发育迟缓。

其他临床表现：先天性心脏病，肌张力低下，腹直肌分离，腹股沟疝，通贯掌，指（趾）蹼，指（趾）融合，脊柱侧凸等。

（二）遗传学基础

该征由 5 号染色体短臂缺失所致，缺失片段可包含整个 5p，也可局限于 5p15.3，缺失范围 10Mb 到 45Mb 不等，患者临床表现与缺失片段的位置和大小相关。88% 的病例为新发缺失变异，12% 的病例由双亲之一为染色体相互易位或倒位引发。5p14.1-p15.33 区域基因的单倍型不足，可能与发育迟缓、智力障碍及发声异常等有关。5p15.2-p15.3 是猫叫综合征的关键区域，其中 CTNND2 基因为关键基因，该基因编码的蛋白在维持成熟大脑皮质的树突棘及树突中起重要作用。5p15.3 缺失与患者的猫叫样症状有关，5p15.2 缺失则与特殊面容、小头畸形和智力低下等症状有关。

（三）临床及实验室诊断

临床诊断：包括体格检查，心电图及心脏超声检查，智力和行为评估，脑电图、脑 MRI 检查等。患儿出生后有猫叫样哭声，随年龄增长而逐渐消失，2 岁后不再存在。超声检查发现主动脉瓣狭窄的胎儿是该病产前诊断的重要对象。

实验室检查：可采用染色体核型分析、FISH、多重连接探针扩增（MLPA）、CMA、CNV-seq 等技术。CMA 或 CNV-seq 检查有助于明确缺失范围和大致的断裂区域。

（四）治疗与管理

采用包括康复理疗、心理、发育行为、营养、神经科、眼科、耳鼻喉科、骨科、外科等在内的多学科参与的综合管理模式，根据不同患儿的表型特征，针对性制定干预措施，同时定期随访。

猫叫综合征患者的存活率及生存期望值均较高，缺失的大小及位置与寿命密切相关，平均超过 50 岁。该征死亡率约 10%，75% 发生在出生后第 1 个月，而 90% 发生在生后 1 年内，常见死因为肺炎、先天性心脏病及呼吸窘迫综合征。部分不典型的患者只存在轻微的结构异常，预后及生存质量均较典型症状患者要好。

（五）再发风险及产前诊断

再发风险：大部分为新发变异，少数患者属家族遗传。患者的遗传学病因一旦明确，须对其双亲进行验证，以明确变异父母起源。若父母正常，再发风险小于 1%；若父母为患者，再发风险 50%；若父母一方为平衡易位携带者，再发风险约为 10%～15%。

产前诊断：生育过猫叫综合征的夫妇，无论先证者是何种遗传学机制产生，均建议产前诊断。对于一方为患者或平衡易位携带者的夫妇，也可以选择植入前诊断。

二、其他染色体缺失与重复综合征

由于染色体部分缺失与重复的危害性小于染色体数目异常，胚胎存活率高，因此迄今为止已发现多种染色体缺失或重复综合征，相关变异遍布所有染色体。这些综合征的临床表现、发生机制以及遗传咨询等可以参考 *Gardner and Sutherland's Chromosome Abnormalities And Genetic Counseling*（2018）。

第七节　基因组病

基因组病（genomic disorders）的概念由 Lupski 在 1998 年提出，指基因组结构变异引起的遗传性疾病。从致病机制上讲，单基因遗传病是特定基因碱基改变（点突变）引起的，基因组病则是由基因组结构变异引起的剂量敏感基因的数量变化或结构破坏所致。基因组结构变异本质上即是染色体结构畸变，为了与本章第六节所述的染色体结构异常综合征相区分，基因组病的结构变异通常是指片段小于 5Mb 的亚显微结构变异，包括缺失、重复以及复杂拷贝数变异（copy number variation，CNV），因此基因组病也被称为微缺失微重复综合征。

基因组重组事件的发生频率高于碱基序列改变，例如 CNV 的变异频率为每世代约 10^{-5}，比单核苷酸变异（SNV）的频率（10^{-8}）高 3~4 个数量级，同时存在明显的重组热点。重组事件可导致孟德尔遗传性疾病或者复杂性疾病的发生，也可表现为良性改变，事实上正常健康人类基因组变异数据库中迄今已经收录了超过 55 万条 CNV。目前已证实的基因组病超过 200 种，随着 CMA 和高通量测序技术的应用普及，预期会有越来越多的种类被发现。

一、产生机制

（一）非等位同源重组

同源重组是减数分裂过程中的重要事件。相同基因组位置的同源序列间配对重组，被称为等位同源重组，不会导致基因组结构改变；不同基因组位置的高度同源序列间发生异位配对并交换序列，被称为非等位同源重组（non-allelic homologous recombination，NAHR），其结果是产生缺失、重复以及倒位等结构变异。NAHR 可以分为三种方式：染色体间、染色体内（或染色单体间）和染色单体内。前两种产生缺失和重复伴生的结果，而最后一种则只能产生缺失。

基因组局部区域内存在的重复序列是 NAHR 的基础。人类基因组约 50% 的序列由重复序列组成，包括低拷贝重复序列（low copy repeats，LCRs）和多种散布整个基因组的移动元件序列（如长散在序列 *LINEs*、短散在序列 Alu）等，群体中重复发生的 NAHR 通常由 LCRs 介导，因为经过长期的基因组演化，这些 LCRs 的位置在人群中已相当稳定。NAHR 的结局由重复序列的方向决定，通常同向 LCRs 介导的重组事件导致重组区域的缺失和重复，而在反向 LCRs 介导的重组则引起倒位。NAHR 的发生频率与 LCRs 序列长度和重复序列拷贝数正相关，而与 LCRs 间的距离负相关。

（二）非同源末端连接

非同源末端连接（nonhomologous end-joining，NHEJ）是非重复发生（特发性）基因组结构变异的主要形成机制。NHEJ 是人类细胞用于修复辐射和氧化反应诱发的 DNA 双链断裂（DNA double-strand break，DSB）的基因组修复机制。不同于 NAHR，NEJH 介导的重组不依赖于同源序列，而是通过蛋白质-DNA 复合体直接将两个断裂的 DNA 末端连接起来。NEJH 修复后通常会在断裂连接末端引入非特异的碱基序列。在某些可导致 DSB 或引起 DNA 链弯折的 DNA 基序（如 TTTAA）附近易出现 NHEJ 介导的结构变异。

（三）复制叉停滞与模板交换

复制叉停滞与模板交换（fork stalling and template switching，FoSTeS）又被称为微同源序列介导的断裂诱导复制（microhomology-mediated break-induced replication，MMBIR），该模型的重组过程简述如下：当 DNA 复制叉停滞时，滞后链如果从模板脱落，可在微同源（microhomology）序列介导下转到另一个复制叉上重新开始合成 DNA。发生模板转换的两个复制叉需要在空间上彼此相近。新复制叉位于起始复制叉的下游或是上游，决定了模板转换复制的后果是缺失抑或重复。FoSTeS 不仅可产生长达几个 Mb 的 CNV，还可以引起基因重排和外显子混编，因此 FoSTeS 常导致复杂的基因组结构变异，并引入基因变异。

（四）染色体破碎重组和拼接复制

染色体破碎重组和拼接复制是在肿瘤细胞中

发现的引起基因组结构巨大改变的基因组重组现象。生殖细胞中也存在类似的情况。分析显示这些细胞的基因组存在大量的转位和插入事件。破碎重组和拼接复制的特点是不同断裂点可以相互匹配并连接形成重建的双链片段，过程涉及多种重组修复机制，包括 NHEJ 和同源重组等。

二、基因组病分类

根据结构变异是否为重复发生，可分为重复发生和非重复发生两类，重复发生的基因组病绝大部分经由 NAHR 产生。根据基因效应又可以大体分为单基因效应和多基因效应两类，前者致病机制为区域内核心基因的缺失或重复，呈孟德尔遗传，后者致病机制为区域内的多基因协同效应，既可表现为孟德尔遗传，又可能表现为与某些常见疾病的易感性有关。

基因组病多数为散发。不同基因组病发生频率存在一定差异，这种差异是重组机制和重组频率不同所致。此外，某些基因组病存在显著的地域和种族差异，这可能是由于具有不同遗传背景群体的基因组结构特征不同。

目前已经鉴定的基因组病近 200 种，本节后面部分仅就几种临床常见的典型基因组病的临床特征、发病机制、诊断及预防等方面进行概要介绍。更多基因组病的信息可通过查询在线人类孟德尔遗传（OMIM，https://www.omim.org）、GeneReviews（https://www.ncbi.nlm.nih.gov/books/NBK1116/）、DECIPHER（https://decipher.sanger.ac.uk/disorders#syndromes/overview）、UNIQ（https://www.rarechromo.org）等网站进一步了解。

（一）22q11 微缺失综合征

22q11 缺失综合征（22q11 deletion syndrome，22q11 DS）是 22q11.21-q11.23 杂合缺失引起的一种遗传综合征，活产新生儿发病率约为 1/6 395～1/4 000。根据病理变化和表型特征的区别，临床上分为三个亚型：DiGeorge 综合征（DiGeorge syndrome，DGS）、腭心面综合征（velocardiofacial syndrome，VCFS）以及圆锥干畸形面部综合征（conotruncal anomaly face syndrome，CAFS）。

1. **临床表型** 常见症状及体征包括先天性心脏病、腭裂和特殊面容，免疫缺陷和自身免疫病也较多见。其他包括呼吸问题、肾脏异常、低钙血症、血小板减少、喂食困难、胃肠道疾病和听力障碍等。先天性免疫缺陷、先天性心脏病和严重低血钙是 DiGeorge 综合征表型的主要特征；腭裂、心血管缺陷、手指细长、特殊面容等是 VCFS 的主要表型；心脏流出道畸形及特殊面容是 CAFS 的主要表现。22q11 微缺失综合征占散发腭裂 11%，同时也是腭咽发育不良最常见的病因。22q11 微缺失综合征三种亚型的表型特征见表 2-2-6。

2. **发病机制** 22q11.2 区微缺失是 LCRs 介导非等位同源重组产生的，90% 以上患者缺失片段大小约为 1.5～3.1Mb，其余的与累及 22q11.2 的染色体易位或倒位等染色体结构异常以及 T 盒转录因子 1（T-box transcription factor 1，TBX1）基因变异相关。需要注意的是，10p13 缺失也可导致 DGS 和 VCFS，由 10p13 缺失引起的 DGS 通常有感音神经性耳聋。22q11.2 缺失片段包含 30～40 个基因，其中裂解蛋白 TUP1 样增强子（TUP1-like enhancer of split protein，TUPLE）、TBX1、CRK 样原癌基因（CRK like proto-oncogene，CRKL）以及类泛素融合降解基因 1（ubiquitin fusion degradation 1 like，UFD1L）等是引起该征表型关键的候选基因。

3. **诊断标准**

临床诊断：具有 22q11 微缺失综合征的典型临床表现以及宫内监测到胎儿有心脏锥干畸形者，应进行体格检查、心电图和心脏超声检查、智力和行为评估、脑电图、脑 MRI 检查等。重点关注心脏超声检查、特殊面容、胸部 X 线检查，甲状旁腺功能检测、血钙、认知及精神异常等。

实验室诊断：对超声异常胎儿行介入性产前诊断，采用 CMA、FISH（图 2-2-11，彩图见文末彩插）、MLPA 等方法对 22q11 微缺失进行鉴定。

4. **治疗与管理** 目前尚无特异性治疗，主要是对症处理及支持治疗。22q11 微缺失综合征的表型属多系统性，必须给予多专科综合治疗，包括心脏外科、儿科、内分泌科、免疫科和精神科等。对于心脏畸形多采用手术对症治疗；低钙血症通常补钙治疗；胃食管反流通过抗酸、促胃动力治疗；腭异常者通过颅面手术矫形治疗；婴儿存在淋巴系统异常者应避免接种活疫苗，少数情况下，可预防性使用抗生素，静脉注射免疫球蛋白或胸腺移植。对运动、认知、语言发育迟缓者

表 2-2-6 22q11 微缺失综合征三种亚型表型特征

表型	DGS	VCFS	CAFS
智力	轻、中度智力低下	约 40% 轻度智力低下,平均智商 60~80,多数存在非语言性学习障碍	轻度发育迟滞
头面部	单侧内眦移位、内外眦距短、人中短、小颌、耳郭异常	以灯泡样鼻伴鼻根窄小和小鼻翼、小头畸形、小颌和长脸为特点。其他包括颧骨平坦、下颌后移、杏仁样眼睑裂等	典型的面部特征,包括:眼距宽、内外眦距短、杏仁样眼睑裂、低鼻梁、小耳、小下颌、悬雍垂裂伴鼻音重
心血管	动脉干狭窄、法洛四联症、室间隔缺损;B 型动脉弓离断,常发生在右动脉弓	室间隔缺损、右主动脉弓缺陷、法洛四联症、左锁骨下动脉迷失等	主要表现心脏流出道畸形,包括:法洛四联症、肺动脉闭锁、右心室双出口、共同动脉干、主动脉弓异常等
特征性异常	先天性免疫缺陷:胸腺发育不良或缺如导致细胞免疫缺陷,患者容易患严重感染性疾病。淋巴细胞对植物凝集素(PHA)刺激不敏感,血液培养的分裂指数低,中期细胞少 严重低血钙:甲状旁腺发育不良或缺如,婴儿患者早期严重低钙,抽搐	腭咽发育不良,包括腭裂、黏膜下腭裂、咽腭发育不良等。由于咽腭部畸形,患者说话鼻音浓重	部分患者有低血钙,尤其是在新生儿期(有时伴有甲状旁腺功能减退症),胸腺不发育或发育不全

进行早期教育干预及在 1 岁时进行语言治疗来控制或治疗。

5. 再发风险与产前诊断 该病为常染色体显性遗传方式,约 93% 为新发,再发风险低。仅有 7% 左右遗传自异常亲本,患者后代有 50% 概率获得该变异而发病。有 22q11 微缺失综合征家族史或生育史的母亲再生育该病患儿的风险明显增加。若夫妇双方中有涉及 22q11 的染色体平衡 / 非平衡易位携带者,其后代患 22q11 微缺失综合征的风险高,需行产前诊断。

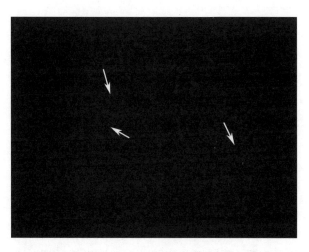

图 2-2-11 22q11.21 微缺失综合征 FISH 检测

(二)Prader-Willi 综合征

Prader-Willi 综合征(Prader-Willi syndrome,PWS)又称张力减退 - 智力减退 - 性腺功能减退与肥胖综合征,是 15q11-q13 父源性印记基因表达缺陷导致的遗传性疾病。PWS 是病态性肥胖最常见的病因之一,活产儿的发病率为 1/30 000~1/10 000。

1. 临床表现 以影响中枢神经系统,特别是下丘脑为主。PWS 临床表型复杂多样,且随年龄而改变,对该疾病不同年龄段的临床表型可参考相关指南与共识,如《中国 Prader-Willi 综合征诊治专家共识(2015)》。①宫内发育迟缓,胎动少,新生儿或婴儿期严重肌张力减退,喂养困难,发育迟滞。②儿童期下丘脑功能失调导致食欲亢进和严重肥胖,脂肪多分布在四肢近端、下腹部和臀部,严重肥胖有导致心肺功能衰竭等的风险。③低促性腺激素型性腺功能减退症,表现为外生殖器发育不良、性腺发育延迟或不全。④青春期发育延迟、男女均不育。生长激素缺乏导致身材偏矮、四肢短、手脚小。⑤头面部轻度畸形,包括额径狭窄、杏仁眼、斜视、口角下移、上唇薄、耳畸形、牙齿缺损。⑥轻到中度智力低下,智商在 20 到 100 不等,通常在 40~80 之间,以语言和阅读为主的学习困难,逻辑思维能力差,运动技巧迟钝。⑦患者嗜睡、呕吐及疼痛阈值增高。与饥饿寻食有关的各种行为和情感异常,如固执、暴躁、暴力、偷窃等。10%～20%患者患有糖尿病,多发生在10岁之后。⑧缺失导致的PWS患者相对其家庭其他成员的皮肤和毛发的颜色更浅,可能与缺失一个拷贝的*OCA2*[眼皮肤白化病Ⅱ型(oculocutaneous albinism Ⅱ)]有关。

2. 发病机制 PWS关键区(Prader-Willi critical region,PWCR)位于15q11-q13,PWCR父源性印记基因失表达是本病发生的原因。影响印记基因表达的机制主要有以下4种:

(1)父源性15q11-q13微缺失:70%病例为父源性15q11-q13区微缺失引起,缺失由LCRs介导的NAHR产生,大部分为新发。缺失主要有两型:Ⅰ型大致区域为GRCh37/hg19 chr15:22,876,632-28,557,186,约5.7Mb;Ⅱ型区域位于GRCh37/hg19 chr15:23,758,390-28,557,186,约4.8Mb。

(2)母源性15号染色体单亲二体(UPD15):20%～30%病例为母源性UPD15,大部分是通过15号染色体二体卵细胞与正常精子受精后的三体拯救机制产生,小部分是由于正常卵子与15号染色体缺体精子受精后母源性15号染色体复制产生。

(3)印记缺陷(imprinting defect,ID):印记中心的微小缺失或突变导致区域内印记基因表达异常。

(4)易位:少数病例是由于涉及PWCR的平衡或非平衡易位所致。

3. 临床与实验室诊断

临床评分诊断:PWS临床评分标准包括6条主要标准、11条次要标准和8条支持证据。年龄<3岁总评分5分以上,主要诊断标准达4分即可诊断;年龄>3岁总评分8分以上,主要诊断标准达5分即可诊断(表2-2-7)。

分子诊断:PWS临床评分诊断标准受年龄、病程、种族等多因素影响,易致漏诊或延误诊断,确诊需依据分子遗传诊断。诊断方法包括染色体核型分析、荧光原位杂交、短串联重复(STR)连锁分析和甲基化特异性MLPA(MS-MLPA)分析等。各种方法的诊断率见表2-2-8。

表2-2-7 Prader-Willi综合征的临床评分标准

标准	内容
主要标准 (1分/项)	1. 新生儿和婴儿期肌张力低下、吸吮力差; 2. 婴儿期喂养、存活困难; 3. 1～6岁期间体重过快增长,肥胖、贪食; 4. 特征性面容:婴儿期头颅长、窄脸、杏仁眼、小嘴等; 5. 外生殖器小、青春发育延迟或发育不良; 6. 发育延迟、智力障碍
次要标准 (0.5分/项)	1. 胎动减少,婴儿期嗜睡、少动; 2. 特征性行为问题:易怒、情感暴发和强迫行为等; 3. 睡眠呼吸暂停; 4. 15岁仍身材矮小(无家族遗传史); 5. 色素沉着减退; 6. 小手(<正常值第25百分位数)、小足(<正常值第10百分位数); 7. 手窄、双尺骨边缘性缺乏弧度; 8. 内斜视、近视; 9. 唾液黏稠,可在嘴角结痂; 10. 语言清晰度异常; 11. 皮损(抠、抓、挠等)

表2-2-8 Prader-Willi综合征检测方法

检测方法	变异类型	诊断率
DNA甲基化分析	缺失,UPD,ID	>99%
MS-MLPA	缺失,UPD,ID	>99%
FISH	缺失	65%～75%
CMA	缺失	65%～75%
SNP微阵列芯片	缺失,UPD	80%～90%
STR连锁分析	UPD,ID	20%～30%
DNA测序	ID	<1%

4. 治疗与管理 对症处理。婴儿早期喂养困难,通常需要采用鼻饲。用理疗改善肌张力低下。婴儿期后要严格控制饮食,给予行为教育和心理治疗,增加运动量以控制肥胖的发展。早期生长激素疗法可以改善患者身高,也可以提高肌张力和减少脂肪。激素替代疗法可使孕酮、睾酮和促性腺激素的水平升高至正常,并能产生正常的精子和青春期体征,有助于阴茎的发育。

对于严重肥胖的患者,应严格限制饮食并与心理治疗相结合,可一定程度降低患者体重,改善高血糖、糖尿以及心脏功能。迷走神经切断术可以成功地治疗由下丘脑病变导致的肥胖。其他的畸形可行相应外科矫正。

5. 再发风险与产前诊断

遗传咨询：PWS 多为新发变异引起，大部分为散发，再发风险应根据先证者的遗传学病因进行评估。①先证者为染色体微缺失和 UPD，同胞发病概率小于 1%；②孕妇高龄可使 UPD 的再发风险明显升高；③累及 15q11-q13 的家族性染色体结构性畸变，通过减数分裂导致 15q11-q13 微缺失再发的风险较高；④印记基因变异（如印记中心缺失）可以隐蔽性地往下传递多代，子代的患病风险为 50%。

产前诊断：对于风险妊娠应提供产前诊断和遗传咨询。

（三）快乐木偶综合征

快乐木偶综合征（Angelman syndrome，AS）又称天使综合征，也是由于印记基因表达异常所致，发病率约为 1/15 000。AS 和 PWS 的基因组印记区域均位于 15q11-q13，但两者间的表型和发病机制不同。

1. 临床表型　产后小头畸形（多见于缺失型患者）、头短畸形、严重智力障碍、语言障碍、共济失调步态、提臂屈肘、震颤、儿童期癫痫发作、好动症、下颌前突、流涎、张口吐舌和无意识发笑，以及以大振幅慢峰波为特点的脑电图是该征主要的临床特征。其他异常包括婴儿期喂养困难、枕部扁平、巨大下颌、斜视、皮肤色素减退、脊柱侧凸。

患者出生时通常正常，但很快出现严重的发育迟缓。智力处于严重障碍水平。幼年早期患者语言发育缺乏，出现无意识发笑伴欢乐姿态，在遇到精神或机体刺激时常伴发笑，故有"快乐木偶"之称。

出生后 6 个月患者各种运动发育参数落后，通常具有特征性的共济失调步态，双脚分开待跑姿势。疾病严重者走路时步态僵硬、摇动和颠簸。婴儿期患者喜手持物品和口含杂物，这种好动症可以随着年龄增大而改善。

癫痫通常在 3～6 岁间出现，其严重程度不一，形式多样化。癫痫发作时脑电图持续异常，并可以持续到癫痫发作被控制之后。癫痫发作可在青春期减少或消失。

2. 发病机制　AS 是由于 15q11-q13 区域泛素蛋白质连接酶 E3A（ubiquitin protein ligase E3A，*UBE3A*）基因缺失或表达异常所致。正常颅脑组织内母源 *UBE3A* 基因表达活跃，父源性 *UBE3A* 基因不表达。AS 的分子遗传学机制主要包括 4 种。① 15q11-q13 微缺失（70%～80%）：母源性缺失，绝大部分为新发变异；②父源性 UPD（3%～5%）：患者 15q11-q13 区段或整条 15 号染色体均来自父亲；③印记中心缺陷（3%～5%）：印记中心缺陷使 *UBE3A* 无法正常表达；④ *UBE3A* 突变（10%～20%）：*UBE3A* 基突变因所致，通常 *UBE3A* 变异导致的 AS 患儿临床症状较轻。

3. 诊断方法

实验室检查：FISH、MLPA 以及 CMA 检测 15q11-q13 片段缺失，可以诊断 70% 的患者；UPD 和印记基因检测可各发现 5% 的患者，这些患者都有双亲等位基因甲基化异常；通过 *UBE3A* 基因序列分析可发现约 15%～20% 的患者，这部分患者无甲基化异常。

其他检查：脑电图检查，AS 患者特征性脑电图为大振幅慢峰波图（通常是 2～3Hz）。

4. 治疗与管理　尚无有效的治疗方法。主要针对临床症状采取对症治疗。对于癫痫发作患者，可以采用抗癫痫药物控制症状。对于语言、智力发育迟缓，可以早期干预，以提高患者生活质量。

5. 再发风险与产前诊断　不同发病机制的 AS 患儿的父母再生育 AS 的风险不同。① 15q11-q13 母源性缺失患者，应行父母染色体检查。新发缺失型患儿的父母再生育 AS 患儿的风险为 1%；同时不能排除生殖腺嵌合可能。②UPD 型再发风险低至 1/200。③印记中心缺陷患者，需确定患儿母亲 15 号染色体是否存在缺失，若不存在缺失其风险为 1%，若患儿母亲存在印记缺失，则再生育 AS 患儿的风险为 50%，对于 *UBE3A* 基因突变者，需进行父母双亲该基因突变位点检测，若母亲存在该基因突变，则生育 AS 患儿风险为 50%，若患儿 *UBE3A* 突变为新生突变，则再次生育患儿的风险较低。对于风险妊娠应提供产前诊断和遗传咨询。

（姚　宏　马永毅）

参 考 文 献

[1] Carvalho CM，Lupski JR. Mechanisms underlying structural variant formation in genomic disorders[J]. Nat Rev Genet，2016，17（4）：224-238.

[2] Harel T，Lupski JR. Genomic disorders 20 years on-mechanisms for clinical manifestations[J]. Clin Genet，2018，93（3）：439-449.

[3] Gardner RJ，Amor DJ. Gardner and Sutherland's Chromosome Abnormalities and Genetic Counseling[M]. 5th ed. Oxford: Oxford University Press，2018.

[4] Nussbaum RL，McInnes RR，Willard HF. Thompson & Thompson Genetics in Medicine[M]. 8th ed. Amsterdam: Elsevier，2015.

[5] Vogel F，Motulsky AG，Speicher MR，et al. Vogel and Motulsky's Human Genetics-Problems and Approaches[M]. 4th ed. New York: Springer，2010.

[6] 陆国辉，徐湘民. 临床遗传咨询 [M]. 北京：北京大学医学出版社，2007.

[7] 邬玲仟，张学. 医学遗传学 [M]. 北京：人民卫生出版社，2012.

[8] 陆国辉. 产前遗传病诊断 [M]. 广州：广东科技出版社，2002.

[9] 严英榴，杨秀雄. 产前超声诊断学 [M]. 北京：人民卫生出版社，2012.

[10] 俞刚. 临床胎儿学 [M]. 北京：人民卫生出版社，2015.

[11] 中华医学会儿科学分会内分泌遗传代谢学组，《中华儿科杂志》编辑委员会. 中国 Prader-Willi 综合征诊治专家共识（2015）[J]. 中华儿科杂志，2015，53（6）：419-426.

[12] 中华医学会内分泌学分会性腺学组. 特纳综合征诊治专家共识 [J]. 中华内分泌代谢杂志，2018，34（3）：181-186.

第三章 单 基 因 病

在罕见病中，约 80% 是遗传病，其中单基因病形式的罕见病在家系中上下代之间的传递符合孟德尔定律，因此被称为孟德尔病（Mendelian disorder）。单基因病（monogenic disease，single-gene disorder）是指由一对等位基因控制而发生的遗传病。目前在线人类孟德尔遗传（Online Mendelian Inheritance in Man，OMIM）中已记录了 7 000 多种人类相关的孟德尔病，能明确致病性的基因超出 4 000 个。单基因病的遗传方式，一般遵循典型孟德尔遗传，有些也呈现出非典型孟德尔遗传。本章简单介绍孟德尔病的遗传方式，着重介绍遗传方式的判定和其中的一些复杂情况，以及相关的重要遗传学概念。

首先介绍在遗传分析时常常涉及的一些基本概念。

先证者（proband）：家系中第一个就诊的患者称为先证者。先证者在系谱图中用一个箭头标识出来。

等位基因（allele）：位于一对同源染色体同一位点上的基因的不同形式互称等位基因。群体中大多数人都具有的等位基因形式一般称为野生型或常见等位基因（wild-type or common allele）；其他不同于野生型的等位基因，称为变异或突变等位基因（variant or mutant allele）。

多态性（polymorphism）：群体中某个位点至少有两个相对常见的等位基因形式，则这个位点具有多态性。不影响基因功能的变异称为多态性等位基因，其等位基因频率一般 >1%。除了常见等位基因形式，该位点可能还存在其他罕见等位基因形式。罕见变异可能会导致遗传病或增加疾病的易感性。

基因型（genotype）：决定表型的遗传组成，可以是一组等位基因的组合，也可以仅特异地指一个位点的一对等位基因的组合。

表型（phenotype）：基因型在形态、临床、细胞或生化方面可观察到的性状的总和。在医学遗传学学科领域，表型通常指患病与否，也包括通过血液或组织检查才能得到的性状。

纯合子（homozygote）：同一位点的一对等位基因相同的个体称为纯合子。可以是功能相同而序列不同，也可以是 DNA 序列结构相同。

杂合子（heterozygote）：一对等位基因不相同，通常一个正常一个突变，称为杂合子。

复合杂合子（compound heterozygote）：是指一对等位基因均为突变等位基因且突变形式不同的个体。

半合子（hemizygote）：男性 X 染色体上的等位基因在 Y 染色体上没有同源部分，因此这个基因就只有一个拷贝，它既不是纯合子也不是杂合子，被称为半合子。

纯合子、杂合子、复合杂合子、半合子这些术语可以用于指某个个体或某个个体某一位点的基因型。

确定单基因病在家系中的遗传方式需绘制系谱图（pedigree）。系谱图是记录某种遗传病在家系中的发病情况、家族各个成员的亲缘关系等资料，用特定的系谱符号（图 2-3-1）按一定方式绘制而成的图解。

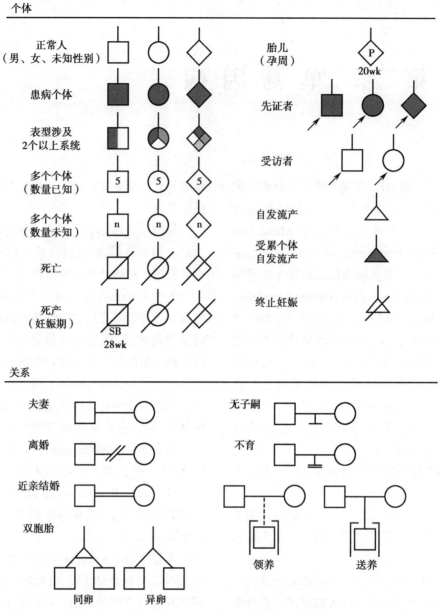

图 2-3-1 家系图绘制常用的系谱符号

第一节 典型孟德尔遗传方式

一、典型孟德尔遗传及其系谱特点

典型孟德尔遗传方式有四种：常染色体显性遗传（autosomal dominant inheritance，AD）、常染色体隐性遗传（autosomal recessive inheritance，AR）、X 连锁显性遗传（X-linked dominant inheritance，XLD）及 X 连锁隐性遗传（X-linked recessive inheritance，XLR）。Y 连锁遗传（Y-linked inheritance，YL）：由于 Y 染色体没有严格意义上的同源

染色体，世代传递只有父子传递（male to male）现象，不符合孟德尔规律。位于 X 和 Y 染色体末端的拟常染色体配对区（pseudoautosomal paired regions）上的基因会因为 X、Y 染色体之间的互换而在 XL 与 YL 之间摆动。四种典型孟德尔遗传方式和 Y 连锁遗传的系谱特点总结见表 2-3-1。

二、遗传方式的判定

如表 2-3-1 系谱特点显示，在典型的孟德尔病家系中理应看到 1/2 或 1/4 的患病比例，但是由于通常看到的都是小家系，很难看到这样的大样本下得到的统计比例。而且通常在遗传方式判断

表 2-3-1　四种典型孟德尔遗传方式和 Y 连锁遗传的系谱特点

系谱特点	典型系谱图
常染色体显性遗传	①男女患病率相等；②家系每一代都有患者，存在连续传递的现象；③患者的双亲之一必为患者，即致病基因由亲代传来，如果双亲都无病，子女一般不患病，除非发生新生突变；④患者的子代有 1/2 可能患病；⑤存在父子传递	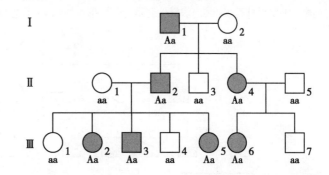
常染色体隐性遗传	①男女患病率均等；②患者一般仅出现在一代，通常看不到连续传递；③患者双亲都无病，但都是致病基因的携带者，因此患者的同胞有 1/4 概率患病，其无病同胞中有 2/3 可能是携带者；④患者的子女一般都无病，但为肯定携带者；⑤父母可能是近亲，因为近亲结婚时，后代的发病风险比随机婚配的发病风险大大增高	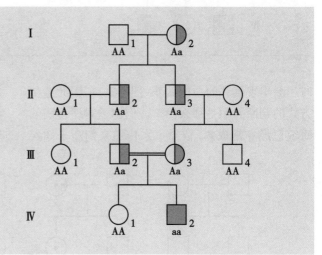
X 连锁隐性遗传	①男性患者远远多于女性患者，或者仅可见男性患者；②致病基因由女性携带者传递，儿子有 1/2 可能患病，女儿都无病，但有 1/2 的可能是携带者；③男性患者的兄弟、姨表兄弟、外甥、外孙等也有可能患病，男性患者的外祖父也有可能患病，但舅父不会患病，即男性患者的儿子不会这时患病（即家系中没有父子传递）	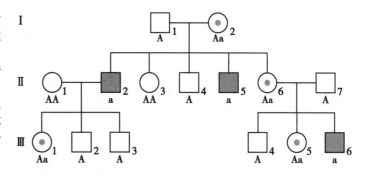
X 连锁显性遗传	①男女均患病，但女性患者较男性患者多；②女性患者表型较男性患者轻；③男性患者的女儿全部患病，而儿子全部正常，女性杂合子患者的子女各有 1/2 的可能患病；④在家系中常可看到连续传递	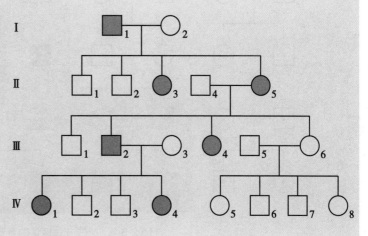

续表

系谱特点	典型系谱图
Y连锁遗传	①仅男性受累；②患病男性通常有一个患病的父亲；③患病男性的所有儿子都将患病

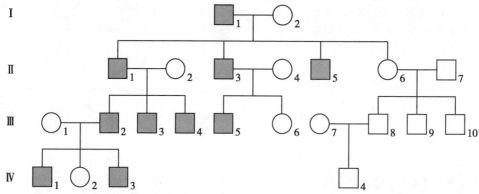

时还会出现确认的系统偏差（图2-3-2），因此遗传方式的判断并不是那么简单。但由于对遗传病的研究已经非常成熟，依靠家系传递来判断未知疾病的任务已经非常少了，在通常情况下，是按照疾病的临床症状来拟诊，并依靠基因检测来区分遗传方式。

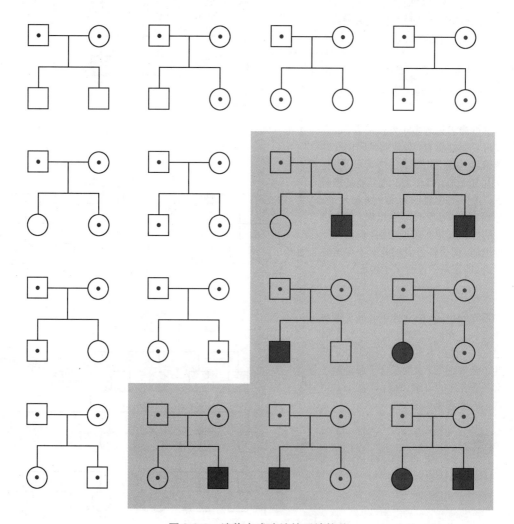

图 2-3-2 遗传方式确认的系统偏差

目前，人们通常会通过比较收集到的家系情况与表 2-3-1 所示的 5 种情况来判断遗传方式，并希望通过基因检测来消除图 2-3-2 所示的确认系统偏差。

如图 2-3-2 所示的 16 个小家系，父母均为常染色体隐性遗传病的携带者，32 个子代表现出标准的 1∶2∶1（8 正常 AA∶16 携带者 Aa∶8 患病 aa）比例。但是，收集这种家系的前提是家系里出现患者（即仅有蓝框影内的 7 个家系被发现），因此子代患病比例为 8/14，而不是 1/4。

三、基本遗传方式判定的复杂因素

在真实案例中，一些复杂的情况会影响遗传方式的判断。

（一）常染色体显性遗传

常染色体显性遗传经常会有一些特殊问题，例如：某个体携带致病突变但没有任何表型；同一种遗传病在病情轻重、症状的累及范围及发病年龄等方面会有很大的不同。

1. 可变表现度 表现度（expressivity）是指携带有相同致病基因基因型的个体其表型的严重程度。当相同基因型个体的病情在不同的患者间呈现很大的变异度时，即使同一家庭的不同患者间也如此，这种现象称作可变表现度（variable expressivity）。如图 2-3-3 所示，常染色体显性遗传的 Waardenburg 综合征 I 型（Waardenburg syndrome type 1）（OMIM #193500）是由于配对盒 3（paired box 3，PAX3）基因突变导致的。主要临床症状为感音神经性聋、虹膜异色、白额发、早白发及皮肤低色素白化病等。如图 2-3-3 可见，家系患病个体之间，在受累组织和器官的病情严重程度方面有很大不同。

2. 不完全外显 外显率（penetrance）是指携带致病基因型的个体中表现出相应病理表型的个体所占的比例。在显性遗传模式下，有些突变基因杂合子表现为某种显性遗传病，而有些则没有，这种降低的外显率（reduced penetrance）称为不完全外显（incomplete penetrance）。外显率降低可以是修饰基因作用和 / 或基因与环境因素相互作用的结果。那些携带有突变基因而没有任何临床表型的个体为"不外显"。"不外显"很普遍，事实上 100% 外显率是比较少见的现象。值得注意的是，常染色体隐性遗传的疾病也存在不外显的情况。

不完全外显和可变表现度是家系分析和遗传咨询中两个主要的陷阱。如图 2-3-4 所示，II-2 既有患病的母亲（I-2），又有患病的女儿（III-3），因此 II-2 应该携带致病突变，只不过表型正常，为"不外显"个体。另外，家系成员 III-7 目前看没有任何疾病表型，但是有经验的遗传咨询师应该告知虽然她目前没有疾病表型，因为存在"不外显"的可能性，所以她有可能是致病基因携带者，而且她的子代也有可能遗传到她的致病基因而发病。这种情况下，基因诊断可以帮助这个家系做出明确的遗传咨询。

虽然个体的基因型是不变的，但表型有可能直到成年才表现出来，这种现象称为晚发（late-onset），这时候外显率通常与年龄相关，最典型的例子是亨廷顿病（Huntington disease）（OMIM #603218）（图 2-3-5）。某种遗传病可能会随着年龄的增加最终达到 100% 的外显率。随年龄而变化的外显率在遗传咨询中非常重要，例如，根据图 2-3-5 所示的曲线图，遗传咨询师可以评估某无症状携带者在某年龄段的发病风险。

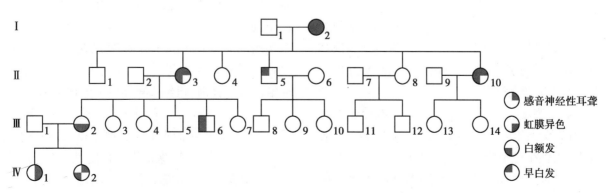

图 2-3-3 Waardenburg 综合征 I 型家系所示患病个体可变表现度

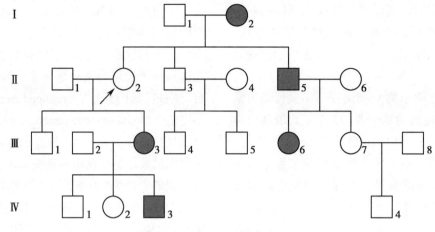

图 2-3-4 家系图示外显率下降

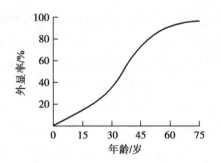

图 2-3-5 外显率随年龄而变化

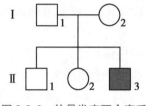

图 2-3-6 软骨发育不全家系

3. 新生突变 常染色体显性遗传病患者的双亲之一通常患病，但实际情况不总是如此。例如，软骨发育不全（achondroplasia）（OMIM #100800）为一种短肢侏儒症，在绝大多数情况下，患者父母的身高都正常。这种由于基因在配子形成过程中产生突变而使家系中突然出现某种显性遗传病的现象称为新生突变（*de novo* mutation）。软骨发育不全患者的双亲一般都正常，但由于观察到患者的子女有 50% 的患病概率，因此可以确定其显性遗传方式。这种情况除了新生突变的可能性之外，也应该考虑其他情况，如降低的外显率或可变表现度，以及非生物学双亲的可能性等。此外，新生突变还可能发生在体细胞和生殖细胞的有丝分裂过程中，个体是体细胞或生殖细胞嵌合体。在这样的家系中，再发风险要比减数分裂中发生新生突变高得多。

新生突变在某些情况下和父亲年龄过大有关，称为父亲年龄效应（paternal age effect）。一般认为，男性生殖细胞在男性有生殖能力期间经历了大量的有丝分裂，新生突变可能由此产生。如图 2-3-6 所示，软骨发育不全家系患病个体Ⅱ-3 的

致病突变为新生突变，常常来源于父亲，与父亲年龄相关，表现为"父亲年龄效应"。

一般说来，凡疾病较为严重，患者的适合度（fitness）较低时，新生突变的可能性大。所谓适合度，是个体将其携带的遗传信息传递给后代的能力，通常以这类患者生育子女的数目与正常个体的子女数相比。早死、生育困难或不育导致适合度降低。

新生突变通常会使家系分析复杂化。图 2-3-7 所示的家系中，判定遗传方式非常困难，可能是常染色体隐性遗传，常染色体显性遗传的新生突变，或者 X 连锁隐性遗传（男性患者），甚至非遗传因素。在没有基因检测结果支持时，不论是判定遗传方式还是给出进一步的遗传咨询都有很大的不确定性。但由于已经积累相当的经验，大多数疾病的遗传方式已经明确，尤其是采用二代测序技术进行基因诊断后，能够明确遗传方式，进而给出遗传咨询，已经不再需要考虑这点了。

4. 生殖腺嵌合 有时候临床会出现这种情况，一对表型正常的夫妇生育两个以上同一种单基因病的患者，且排除常染色体隐性遗传，而是常染色体显性遗传，那么很可能是这一对夫妇中任意一方存在生殖腺嵌合。生殖腺嵌合（gonadal

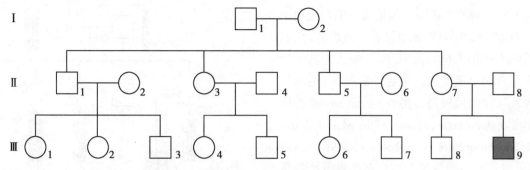

图 2-3-7 散发病例判断遗传方式的挑战

mosaicism）是指基因突变只发生在部分生殖细胞里而不出现在体细胞中的现象。生殖腺嵌合体本人不是患者，但是由于能够产生带有致病基因的配子，所以可以将致病基因向下传递而致其后代发病，并且常染色体显性疾病可在后代中连续发生。如图 2-3-8 所示，一个无症状母亲两次婚姻育有两个患一种遗传病的孩子（AD 或 X 遗传病），则母亲可能为突变生殖腺嵌合体，只有部分生殖腺细胞和由之产生的卵子携带该突变，而用外周血做基因检测时则显示不携带突变。这一点与减数分裂中发生的新生突变不同。

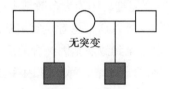

图 2-3-8 生殖腺嵌合家系

嵌合现象（mosaicism，"mosaicism"字典意义是"镶嵌现象"，"mosaic"字典意义是"镶嵌"，"chimeric"字典意义是"嵌合"，但在以往的医学遗传学书籍中，一直将"mosaicism"翻译为"嵌合现象"，"mosaic"翻译为"嵌合"，"chimeric"翻译为"异源嵌合"，所以现在就约定俗成了）可发生于生殖腺（gonadal）或者体细胞（somatic），或者二者皆有。嵌合是指一个个体或者一种组织中，含有来源于单个受精卵但遗传组成稍有不同的两种或者两种以上的细胞系。嵌合仅在某种特定组织中可见而在生殖细胞中无突变，称为体细胞嵌合；嵌合仅出现在生殖细胞中而在体细胞中没有突变，称为生殖腺嵌合；体细胞和生殖细胞中都含有突变嵌合体，则是全身嵌合。如图 2-3-9 所示，发生于受精卵形成后的遗传变异，携带该遗传变异的细胞不断分裂，后续发育成不同的组织，可表现为全身性嵌合，包括体细胞和生殖腺嵌合。

例如，临床诊断为进行性假肥大性肌营养不良（Duchenne muscular dystrophy，DMD，又称迪谢内肌营养不良）（OMIM #310200）的男性患者，如果没有家族史，则为散发病例。如其母淋巴细胞中并未检测出突变，一般认为该患者 DMD 基因座上出现了新生突变，其父母再次生育患儿的

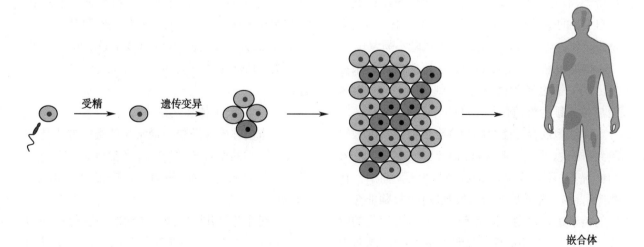

图 2-3-9 嵌合现象及来源

风险与正常人群概率相同。如果家系里有兄弟两个都是 DMD 患者,且家系里没有其他患者,而其母淋巴细胞中仍未检测出突变,一般认为其母为生殖腺嵌合的可能性大。在这种情况下,再次生育时再发风险仍然较高。另外,在很多严重的遗传病如血友病 A(hemophilia A)(OMIM #306700)、血友病 B(hemophilia B)(OMIM #306900)家系中,都可以见到生殖腺嵌合体。在严重致死性常染色体显性遗传病成骨不全(osteogenesis imperfecta)(OMIM #166200)的患者中,有 6% 的患者是由于生殖腺嵌合现象致病。

在任何被认为是新生突变的家系中,都要考虑存在生殖腺嵌合的可能性,因为这涉及再发风险的评估。图 2-3-10(彩图见文末彩插)所示的某种 X 连锁遗传病家系中,Ⅲ-1 可能为新生突变,这个新生突变可能发生于四种可能时间点的任意一点,每种情况对于遗传咨询都有不同的解释:

(1)如果Ⅲ-1 携带的新生突变仅是Ⅱ-1 的一次减数分裂差错,那么对于所有的家系成员来说再发风险都非常低。

(2)如果突变发生于Ⅱ-1 受精卵形成后,那么Ⅱ-1 可能为生殖腺嵌合,则她的子代有很大的可能性遗传到这一突变,但是具体风险不易量化。但是Ⅱ-1 的三个姐妹的子代则没有这种风险。

(3)如果Ⅱ-1 的突变来自Ⅰ-1 或Ⅰ-2 的减数分裂差错,Ⅱ-1 本人为携带者,而Ⅱ-1 的其他姐妹都没有携带者的风险。

(4)如果Ⅱ-1 的突变来自Ⅰ-1 的生殖腺嵌合,则第二代所有 4 个姐妹均有很大的可能性为突变携带者,但是具体风险不易量化;如果Ⅱ-1 的突变来自Ⅰ-2 的生殖腺嵌合,则第二代 4 个姐妹为突变携带者可能性均 <1/2,但是具体风险不易量化。

(5)如果Ⅱ-1 携带的变异还可能来源母系更早世代发生的 X 染色体突变,则她的子代再发风险与 X 连锁隐性遗传是一样的。

体细胞嵌合可能会因为嵌合度低而不能被检测到(缺失、重复一般较难,而点突变在低于 15% 的情况下,不能通过 Sanger 测序发现,而下一代测序可以)。生殖腺嵌合一般难以检测,除非对男性的精子进行检测。因为不能确定嵌合发生的阶段,遗传咨询时不必建议做母亲的"嵌合"携带者身份确定,再次生育一律进行产前诊断。因为检

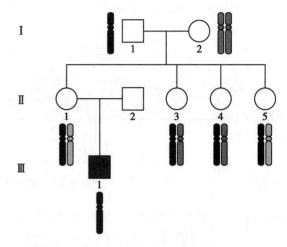

图 2-3-10 Ⅲ-1 所携带的新生突变的可能来源

测结果阴性会掩盖生殖腺嵌合的风险,导致"无风险"的误解。

5. 共显性 共显性(codominance)是指同一位点两个不同等位基因(杂合子)没有显隐之分,共同表达的现象。例如 ABO 血型系统中,血型为 AB 型的个体的两个等位基因 I^A 和 I^B 都得到表达,等位基因 I^A 和 I^B 就是共显性。

6. 不完全显性 因为大多数常染色体显性遗传病都很罕见,所以通常患者是致病基因杂合子。但是,偶尔也会见到致病基因纯合的患者,其双亲是致病基因杂合子患者。致病基因纯合子患者的症状有时会比杂合子患者的症状严重,如家族性高胆固醇血症(hypercholesterolemia, familial 1)(OMIM #143890)纯合子患者相较杂合子患者其出现症状早且严重。这种现象称为不完全显性(incomplete dominance)。相反,有些常染色体显性遗传病的致病基因杂合子和纯合子的症状没有明显差别,如亨廷顿病和强直性肌营养不良(myotonic dystrophy 1)(OMIM #160900)。这些基因变异所产生的不同的表型效应与突变的性质有关。

(二)常染色体隐性遗传

常染色体隐性遗传病最常见的婚配方式是两个表型正常的杂合子婚配。患者父母必然都是突变等位基因的携带者,称为肯定携带者(obligate carrier)。

一般来说,引起隐性遗传病的突变等位基因 a 在群体中非常罕见,即等位基因 a 在群体里的频率 q 非常小;同一基因位点的正常等位基因

A 的频率 p 则接近于 1，因此群体中杂合子频率 $[2pq = 2(1-q)q \approx 2q]$ 也很低。因为常染色体隐性遗传病患者（纯合子或复合杂合子，频率为 q^2）的两个突变等位基因必然分别来自其携带者父母（杂合子，频率为 $2pq$）。因此，了解一种遗传病的杂合子频率在临床遗传咨询中至关重要。

因为绝大多数常染色体隐性遗传病的突变等位基因都存在于隐性基因的携带者中，突变等位基因可以在家系中隐匿地一代代地传下去而不会出现隐性基因纯合子，因此所有的家系成员不会有任何表型。这种隐性基因携带者中突变等位基因的存在，一直都不会被觉察，除非该杂合子偶然地和群体中另一个该位点的杂合子随机婚配并且都将突变等位基因传给后代，这时才会出现患者。如果某个体的双亲是近亲，他们在同一位点都携带突变等位基因的概率会大大增加，因为他们可能从共同的祖先那里获得同样的突变等位基因，这种情况称之为近亲婚配（consanguineous marriage）。在法律上，近亲结婚定义为三代之内亲属之间的婚配形式；而在遗传学上，夫妇只要有共同祖先，就是"近亲"。如果患者的双亲是近亲，可以为判定常染色体隐性遗传方式提供证据。共享等位基因的概率随亲代系数以 $\frac{1}{2}^n$ 而降低，三级表亲及以上的近亲之间婚配，后代患病概率与随机婚配相比，增加的倍数微乎其微，可以忽略不计。

近亲婚配在亚洲某些地区和中东等地区较为普遍，20%～60% 为表亲婚配。但在我国，由于婚姻法禁止近亲婚配，常染色体隐性遗传病的发生最常见的解释并不是近亲婚配。随机婚配的夫妇双方碰巧都是携带者的情况占更大的比例，特别是当隐性突变基因携带者频率较高时。因此，许多较常见的隐性疾病患者的双亲并不是近亲。囊性纤维化（cystic fibrosis）（OMIM #219700）在高加索人中发病率大约为 1/2 500，其携带者频率高达 1/25，因此很多囊性纤维化患者的双亲并非近亲婚配，而是随机婚配。但是，对于非常罕见的隐性遗传病，患者双亲是近亲的可能性大大提高。例如，着色性干皮病（xeroderma pigmentosum）（OMIM 194400），是一种非常罕见的常染色体隐性遗传病，20% 以上患者的双亲为一级表亲。

另外，在常染色体隐性遗传病发病率较高的地区，由于携带者频率也较高，则一个患者在群体里随机婚配时配偶可能也是一个杂合子携带者，这种婚配形式会有 1/2 的概率生出患者，因此表现为如图 2-3-11 所示的家系传递情况，从表型来看，两代都有患者，类似于显性遗传，因此这种情况被称为假显性遗传（pseudodominant inheritance）。该家系中，第一代女性为常染色体隐性遗传病 aa 纯合患者，其丈夫为杂合子 Aa，因此他们的子代将有 1/2 为 aa 纯合患者，该家系中女儿即为 aa 纯合患者。

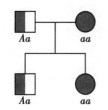

图 2-3-11　假显性家系

（三）X 连锁隐性遗传

X 连锁隐性性状由 X 染色体上的基因决定，一般仅在男性表现。男性在其唯一的一条 X 染色体上携带有致病基因。家系中一般由正常女性携带者传递给患病的儿子，患病的男性传给他的女儿，其女儿为肯定携带者，再由携带者女儿传给孙辈，男性孙辈有 1/2 机会为患者。

一些 X 连锁隐性遗传病患者生存不到生育年龄，因此不由男性向下传递。例如进行性假肥大性肌营养不良的男性患者病情非常严重，一般死于 20 岁左右。因此该病由女性携带者传递，或者来自新生突变。

有些 X 连锁隐性遗传病的部分女性杂合子（一个正常等位基因，一个突变等位基因）会表现为嵌合体的表型。例如 X 连锁的眼白化病（ocular albinism）（OMIM #203100），男性患者的虹膜和眼底都没有色素。然而女性携带者出现马赛克式的眼底色素。这种嵌合型的受累可以用 X 染色体失活（X chromosome inactivation）来解释。在有色素的地方，正常基因位于有活性的 X 染色体上；而在没有色素的地方，突变基因位于有活性的 X 染色体上。

（四）X 连锁显性遗传

X 连锁显性遗传病一般并不常见，女性杂合子及男性半合子都患病。X 连锁显性遗传病表面上与常染色体显性遗传很相似，例如女性患者的子女各有 50% 的概率患病。重要的不同之处是，在 X 连锁显性遗传中，男性患者只能将疾病传给他的女儿，而他的儿子全部无病。因此，X 连锁显性遗传的家系，会看到女性患者多于男性患者，看不到父子的直接传递。某些 X 连锁显性遗传病中，女性杂合子表现出嵌合体的表型，这与女性 X 染色体失活有关。例如 X 连锁显性遗传的色素失调症（incontinentia pigmenti）（OMIM #308300）女性杂合子中可见异常皮肤色素的嵌合型表现。男性致病基因的半合子为胚胎致死，因此该病仅见于女性患者（图 2-3-12）。

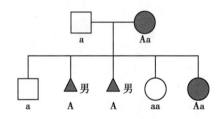

图 2-3-12 X 连锁显性遗传病男性致死的家系

第二节 非典型孟德尔遗传

单基因病在家系中传递时表现出各自的规律，通过家系调查和系谱分析，可以对疾病的遗传方式做出初步判断并预测后代的发病风险。然而某些单基因性状或疾病在家系里传递时并不符合典型的孟德尔遗传规律，存在一些例外情况，这就是非典型孟德尔遗传。

一、遗传早现

某些遗传病在代代相传的过程中，出现发病年龄逐代提前，临床表现逐代加重的特殊遗传现象，即遗传早现（genetic anticipation）。遗传早现是动态突变，一种非常特殊的遗传机制的标志。患者致病基因编码序列或者非编码序列中几个核苷酸重复的拷贝数目明显多于正常个体的拷贝数。这种主要为三核苷酸的 DNA 重复序列拷贝数发生扩展而引起的突变，称为动态突变（dynamic mutation）。这种重复序列随着家族的世代传递不断扩展，拷贝数逐渐增加，在超过一定的阈值后，可引起基因表达和功能异常，从而导致疾病的发

生。通常，随着重复序列拷贝数的增加，疾病的发生提前和病情严重程度逐代加重。

强直性肌营养不良是一种常染色体显性遗传病，具有典型的遗传早现现象。主要临床表现包括肌强直、白内障、性腺功能减退、糖尿病及脑电图改变等。该病致病基因为编码萎缩性肌强直蛋白激酶的强直性肌营养不良蛋白激酶（DMPK）基因，在其 3′-UTR 区存在 CTG 三核苷酸重复序列。正常的重复次数约为 5～30 次；当重复次数为 38～54 次时，携带者无临床症状，但与正常人相比发病风险增加，称为前突变携带者；当重复次数达到 50～80 次时，个体出现临床表型，且其严重程度随重复次数的增加而加重；如果重复次数大于 2 000，则患者表现出严重的疾病表型，且发病年龄提前。如图 2-3-13，I-1（重复次数 65）个体仅有早期发作的白内障表现，到其子代 II-1（重复次数 90）、II-3（重复次数 95）则出现肌无力、肌强直等表现，并且 II-3 的发病年龄提前到 20 岁，而到第三代患者 III-3（重复次数 200）的发病年龄提前至青少年期，IV-1（重复次数 700）甚至发生更为严重的呼吸衰竭引发的新生儿死亡。

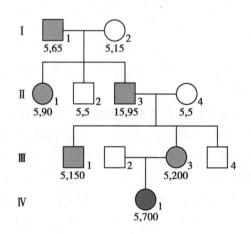

图 2-3-13 强直性肌营养不良家系中的遗传早现现象
个体下方标出的为该个体 DMPK 3′-UTR 区 CTG 的重复次数

二、单亲二体

在正常情况下，二倍体细胞内每一对同源染色体均为一条来自父方，一条来自母方。单亲二体（uniparental disomy，UPD）是指体细胞内某对同源染色体或同源染色体片段都来源于同一亲代的现象（图 2-3-14）。

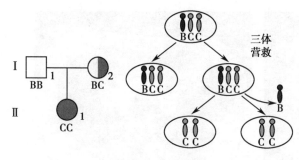

图 2-3-14 单亲二体

人类 UPD 形成的机制大多数为三体拯救,如图 2-3-14 中所示,由于染色体不分离而造成的三体性细胞为了生存必须随机丢掉一条染色体,如果剩下的两条恰好是来自同一个亲本未正常分离的染色体,即形成 UPD。

系统研究证明一些染色体的 UPD 是致病的。异常表型通常由于 UPD 亲本不同正好互补,例如父源性 UPD 表现为过度生长,而对应的母源性 UPD 则为生长迟缓。而有些染色体(片段)UPD 是致死的,可能是由于相关染色体上特定基因的 UPD 造成的,并不是整条染色体。人类中的染色体(片段)UPD 可见于正常人或患者中,说明有些染色体(片段)UPD 是良性的,有些是致病的。

Prader-Willi 综合征(Prader-Willi syndrome,PWS)(OMIM #176270)与快乐木偶综合征(Angelman syndrome,AS)(OMIM #105830)是两种由于染色体 15q11-q13 微缺失而导致的综合征。二者虽为同一染色体区段的微缺失,然而临床表现截然不同。该现象符合单亲二体遗传模式。

Prader-Willi 综合征:新生儿发病率约为 1/15 000,多见于男性,大部分为散发病例,少数具有家族遗传性。临床主要表现为:轻中度智力低下、新生儿期肌张力减低、儿童期食欲亢进、肥胖、小手小足、性腺功能减退、隐睾、矮小等。该病的发病机制包括父源性染色体 15q11-q13 缺失(70%)、母源性单亲二体(20%~25%)、甲基化异常。

快乐木偶综合征:以女性较为常见,临床主要表现为严重智力障碍伴或不伴有语言障碍,伴有共济失调及特征性步态,儿童期癫痫发作伴脑电图异常,幼年可出现无意识发笑伴欢乐姿态,故称为"快乐木偶"。其发病机制包括母源性染色体 15q11-q13 微缺失(70%)、父源性单亲二体(5%),以及 *UBE3A* 基因的突变等。

三、遗传印记

同源染色体或相应的一对等位基因由于亲本来源不同而存在表达上的差异,这种现象称为遗传印记(genetic imprinting)或称亲本印记(parental imprinting)、基因组印记(genomic imprinting)。遗传印记持续存在于一个个体的终生,但它并不是一种突变,也不是永久性的改变,在配子形成时,旧的印记会被擦除,再根据个体的性别产生新的印记,即印记通过相反的性别传递而转换。遗传印记的存在使得突变基因的表型不符合孟德尔遗传规律。如图 2-3-15 所示,突变基因由父亲传递下来时才会表达,图中明显的外显不全的个体由于获得由母亲传递的突变基因而不表达。

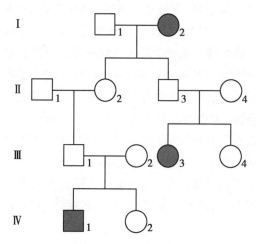

图 2-3-15 遗传印记家系

遗传印记的最典型病例就是前文提到的 Prader-Willi 综合征和 Angelman 综合征。如前所述两者是临床表型不同的两种遗传病,但均由 15q11-q13 发生染色体微缺失导致,该区域是印记基因区域,Prader-Willi 综合征多由父源性缺失或母源性单亲二体引起,而 Angelman 综合征则由母源性缺失或父源性单亲二体引起。

四、修饰基因

单基因病定义为一对等位基因控制的疾病,但基因型 - 表型的相关性在很多单基因病中并不如预期的直接,而是呈现出非常复杂的情形。因此,生物体的遗传性状实际上是由基因 - 基因、基因 - 环境相互作用决定的。单基因病决定是否致病的为致病基因,而使其出现外显不全、表现度

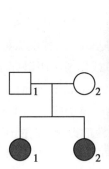
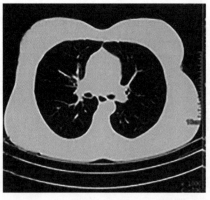
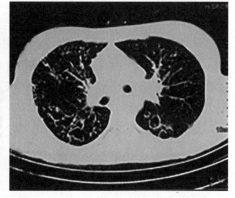

图 2-3-16 修饰基因的作用

变异的原因是存在一些修饰基因（modifier gene），它们通过与致病基因在同一相关或并行的生物通路中相互作用而影响给定基因型的表型；这种影响可以是增强（导致更严重的表型）或抑制（使表型减轻）；可以潜在改变基因多效性（一个基因可以导致多器官系统受累的不同表型），导致表型的不同组合。多种修饰基因可协同作用对表型产生累积效应，其产生的作用可包括外显率降低、显性修饰、表现度以及表型多效性等。修饰基因还可以改变发病年龄、症状的范围以及疾病的严重程度。许多单基因病可能是多个位点之间遗传相互作用的结果，修饰基因被认为是表型变异的重要因素，可以解释基因型 - 表型相关性，它们数量式影响基因表达，其产物可以影响剪接、转录、翻译、蛋白质转运、糖基化、蛋白质表达、降解和分泌等。

如图 2-3-16 所示为一个囊性纤维化的小家系，父母均为囊性纤维化跨膜传导调节因子（CFTR）p.Gly970Asp 的杂合子携带者，表型正常；两个女儿均为 CFTR p.Gly970Asp 的纯合子，为囊性纤维化患者。但是两个女儿的临床表型差异非常大，姐姐Ⅱ-1 肺功能基本正常，而妹妹Ⅱ-2 表现为阻塞性通气功能障碍，CT 影像学检查也显示，妹妹Ⅱ-2（图 2-3-16 CT 影像片右图）比姐姐Ⅱ-1（图 2-3-16 CT 影像片左图）严重很多。这个例子中，同一家系中的两个患者突变完全相同，但是临床表现差异很大，修饰基因的作用可能是二者表型差异大的原因之一。

五、双基因遗传

临床可见携带有相同单个基因突变的个体，

其临床表现差异很大，有的非常严重，有的则只有轻微症状或者无症状。这种基因型与表型不完全匹配的现象，是外显率和表现度差异的例子。这种差异可能是由于决定疾病发生的突变基因不仅依赖于一个基因，更有可能是两个或者更多基因座共同影响所致，这种遗传模式称为双基因遗传（digenic inheritance）。两个基因中有一个可能是主要基因，其单独突变就可以引起家系成员异常，而另一基因只影响疾病表现度；也可能是两个基因共同作用时才导致疾病。两个基因的不同突变组合（双位点基因型）决定了家系中成员患病与否、疾病严重程度等。

双基因遗传模式最早发现于视网膜色素变性（retinitis pigmentosa, RP）（OMIM #180100）的一个家系。RP 是最常见的致盲眼底病之一，是发病机制尚未完全明确的一种遗传性疾病。图 2-3-17 为双基因突变遗传家系，家系中Ⅰ-1 是基因 A 突变的杂合子（A⁻）；Ⅰ-2 是基因 B 突变的杂合子（B⁻），二者表型正常。Ⅱ-2 继承了父亲Ⅰ-1 的 A⁻ 和母亲的 B⁻，成为双基因杂合子，患病。Ⅱ-3 仅有 A⁻，

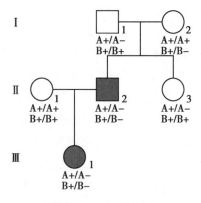

图 2-3-17 双基因遗传

不患病。II-2 的女儿，继承了 A⁻、B⁻，和 II-2 一样也是患者。

双（多）基因遗传方式在越来越多的疾病中被发现。如耳聋、巴尔得 - 别德尔综合征（Bardet-Biedl 综合征）、长 QT 间期延长综合征等。

第三节 单基因病基因型与表型的相关性问题

一、遗传异质性

单基因突变与疾病表型之间的相关性是一个比较复杂的问题。遗传异质性（genetic heterogeneity）是指表型相同的遗传病具有不同致病基因的现象，分为等位基因异质性（allelic heterogeneity）和基因座异质性（locus heterogeneity），前者是指同一基因 / 位点不同类型突变导致同一种遗传病，后者是指位于不同基因 / 位点的突变导致同一种遗传病。认识遗传异质性是临床诊断和遗传咨询的重要内容。

表型相同的一种遗传病可能由于不同基因的突变导致，这种现象叫基因座异质性。例如，感觉神经性耳聋（sensorineural deafness）最常见的是常染色体隐性遗传形式。如果一对耳聋夫妇都

是同一个隐性基因的纯合子，则他们的后代都将是耳聋患者。但实际情况有时并非如此。双亲都是隐性耳聋患者的子女不患有耳聋，这是因为不同基因的突变都可以导致感觉神经性耳聋，该个体的双亲就是不同基因座的纯合子患者，如父亲为 *aa*，母亲为 *bb*。由于亲子之间的传递关系，该个体从双亲分别获得一个突变等位基因，因此该个体在两个不同的耳聋致病基因位点都只是杂合子，即 *Aa* 和 *Bb*，所以表型正常。这些个体被称为双重杂合子（double heterozygote），如图 2-3-18 所示，两个无亲属关系的耳聋患者结婚，他们的后代都不患病，可能的原因是父母的耳聋症状分别由不同的隐性耳聋致病基因座突变所致，因此其子代的基因型在两个位点均为杂合子，即双重杂合子，所以都不患病。

遗传异质性也可以发生于等位基因水平。大多数单基因遗传病都发现同一基因有不同的突变类型。一个个体在同一基因座携带两种不同的致病突变等位基因，称为复合杂合子（compound heterozygote），例如在 A 位点，正常人基因型为 *AA*，隐性杂合子为 *Aa*，而 *a* 可以有多种类型，可用 a_1、a_2、a_3……来表示，那么复合杂合子的基因型就是 a_1a_2、a_1a_3 或 a_2a_3 等。若它们的临床表型不同，这种现象就是所谓的等位基因异质性。大

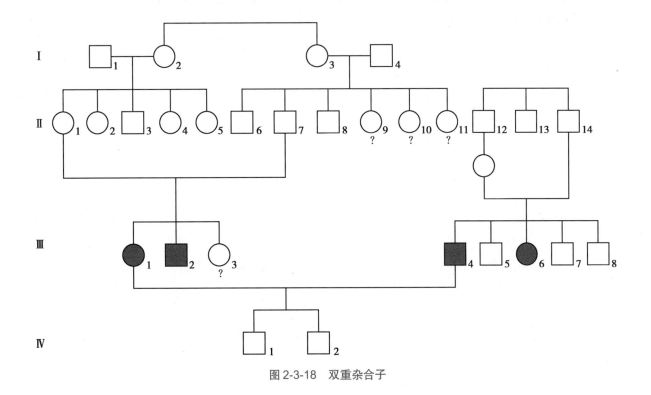

图 2-3-18 双重杂合子

多数常染色体隐性遗传病患者更可能是复合杂合子而不是真正的纯合子（homozygote）。只有当患者的父母由于亲缘关系而从共同祖先遗传到同一种突变时，隐性突变患者才真正是同一突变的纯合子。许多基因都有多种突变等位基因，例如，导致肺囊性纤维化的 *CFTR* 基因目前报道已有大约 2 000 种不同的突变。这些不同的突变可能产生相同或相似但严重程度略有不同的临床表型。

已知的单基因病致病基因越来越多，人们越来越清楚地认识到突变本身将决定表型。然而基因型 - 表型相关性的复杂程度，使很多经典孟德尔遗传方式在遗传病的家系传递中出现难以解释的情况，成为单基因病研究的一大挑战。

二、基因多效性

单一基因突变导致的遗传病可能仅累及身体的一个部位或一个器官，例如先天性白内障仅累及眼睛。但是，比较常见的一个现象是单基因突变更可能以多种形式累及全身多个器官或系统，这种即称为基因多效性（gene pleiotropism），是指单个基因会引起两个或多个明显不相关的症状。基因多效性的现象也使得基因型和表型的相关性更为复杂。例如结节性硬化症的临床表型包括面部皮肤血管痣、癫痫发作、智力减退、肾病、心脏病或肺部疾病［淋巴管肌瘤病（lymphangioleiomyomatosis，LAM）（OMIM #606690）］；有些患者会表现出所有的症状，而有些可能几乎没有任何症状。多效性还表现为另外一种情况，即同一基因的不同突变会导致完全不同的遗传病，例如编码早老素 1 的早老蛋白 1（presenilin 1，*PSEN1*）基因突变会导致早发型的阿尔茨海默病（Alzheimer disease，type 3）（OMIM #607822），家族性反常性痤疮（acne inversa，type 3）（OMIM #613737），扩张型心肌病（dilated cardiomyopathy，1U）（OMIM #613694），以及额颞叶痴呆（frontotemporal dementia）（OMIM #600274）。

（刘雅萍）

参 考 文 献

[1] Thompson and Thompson Genetics in Medicine. Saunders；8th Revised edition Nussbaum R. et al. Thompson and Thompson Genetics in Medicine[M]. Amsterdam：Elsevier，2016.

[2] Turnpenny P. and Ellard S. Emery's Elements of Medical Genetics[M]. Elsevier，2017.

[3] Tobias E. et al. Essential Medical Genetics[M]. New Jersey：Wiley-Blackwell，2011.

第四章 线粒体病

线粒体病（mitochondrial disease）是一组由于遗传缺陷引起线粒体三磷酸腺苷（ATP）合成障碍而导致的复杂的异质性疾病，它主要累及能量代谢系统，发病率大约 1∶5 000。线粒体病的临床表型复杂多变，发病年龄大小不一，直到今天，它的诊断仍然十分困难。线粒体功能蛋白由线粒体基因组（mtDNA）和核基因组（nDNA）双重编码，涉及基因 1 000 多条。目前线粒体病尚无特效治疗方法，本章对线粒体病的发生、临床、诊断、治疗和预防做一简要的介绍，有助于我们更好地理解线粒体病。

第一节　线粒体病的生物学基础

一、线粒体的结构

线粒体是双重膜细胞器，分为外膜、内膜、膜间隙和基质腔。外膜是一层平滑而连续的膜，它是线粒体的边界膜；内膜向线粒体内室弯曲突出形成嵴，含有呼吸链酶复合体和 ATP 合成酶复合体等蛋白质。基质是充满内室的液态物质，内含数百种酶，包括丙酮酸与脂肪酸氧化的酶、三羧酸循环全部的酶等。

不同种类组织中的线粒体数量主要由该组织对能量依赖程度决定。由于神经元、心肌细胞和骨骼肌细胞对于能量变化最为敏感、依赖程度最大，因此它们中的线粒体数量最多。线粒体拥有自己的遗传物质，即线粒体 DNA（mtDNA），每个细胞通常具有一百至数百个线粒体，而每个线粒体内又含有 2~10 个拷贝的 mtDNA，因此每个细胞可具有数千个 mtDNA。

人类的 mtDNA 是闭环双链 DNA，长度大约 16 569bp，mtDNA 非常紧凑，没有内含子。在 mtDNA 中包含 13 个蛋白编码基因、22 个 tRNA 基因和 2 个 rRNA 基因（16S rRNA 和 12S rRNA）。13 种蛋白质组成呼吸链与 ATP 酶复合体，具体编码复合体 I 的 7 个亚单位：ND1、ND2、ND3、ND4、ND4L、ND5 和 ND6；复合体 III 的 1 个亚单位：CYB；复合体 IV 的 3 个亚单位：CO I 、CO II 和 CO III；复合体 V 的 2 个亚单位：ATP 酶 6 和 ATP 酶 8（图 2-4-1）。虽然线粒体拥有自己的蛋白质合成系统，但是 mtDNA 自身复制、修复、转录和翻译需要的酶仍然完全依赖于核基因。

线粒体的功能是由双重遗传系统控制的，即线粒体基因组和核基因组。核基因变异是线粒体病最常见的病因，自 1995 年第一个核基因 *SDHA* 变异被发现以来，目前认为有 1 000 多条基因与线粒体病相关，但是其中只有 150 多条基因编码线粒体呼吸链酶复合物而直接影响氧化磷酸化和 ATP 的产生。而其他的基因则与线粒体的功能间接相关，包括与线粒体呼吸链酶复合物装配相关的基因、保持线粒体 DNA 稳态和表达的基因及线粒体动力学相关的基因。这些核基因编码的线粒体相关蛋白由细胞质中的核糖体翻译后通过内膜转运酶/外膜转运酶（TIM/TOM）系统转运至线粒体。

二、线粒体 DNA 的传递

mtDNA 是通过母系遗传方式遗传的。到目前为止，有 1 例报道证实父亲将位于 mtDNA 复合物 I 基因上的一个 2bp 的缺失传递给了下一代，但在散发的线粒体肌病患者中未发现父系的线粒体。也有研究认为，当父亲还存在其他的变异可使父系线粒体复制时，这些父系 mtDNA 就能够保留在合子中，最终在成熟个体中存活下来，这种 mtDNA 遗传方式称父系渗漏（paternal leakage），但是这是极为少见的。因此，即使父系遗传存在，在遗传咨询中，mtDNA 的母系遗传还是被普遍接受的。

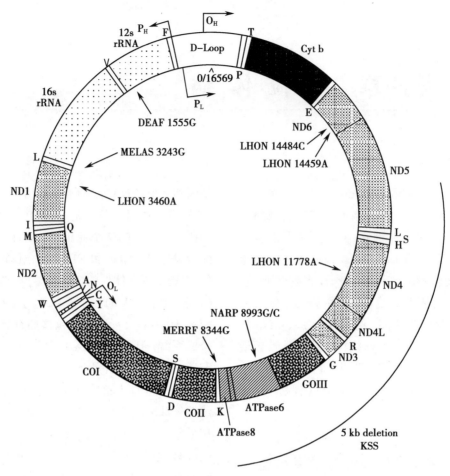

图 2-4-1 人类线粒体 DNA 的结构示意图
图片源自 https://www.mitomap.org/MITOMAP

三、线粒体 DNA 的同质性和异质性

每个细胞中可能有上千个 mtDNA 分子,在大多数情况下,它们的序列都是一致的,我们称为 mtDNA 同质性(mtDNA homoplasmy)。但是当细胞发生 mtDNA 变异时,细胞中野生型 mtDNA 和变异型 mtDNA 以某种比例共存称为 mtDNA 异质性(mtDNA heteroplasmy)。mtDNA 异质性这个概念对于理解变异 mtDNA 和线粒体病患者临床表现多样性的关系非常重要。

线粒体在细胞有丝分裂过程中以随机分配的方式进入子代细胞,母体变异的 mtDNA 随机分配进入子细胞后,变异的 mtDNA 在子细胞的线粒体中所占的百分比会发生改变。卵母细胞中有 150 000 个 mtDNA,在卵子细胞形成时仅有少量的 mtDNA(大约 100 个),这种 mtDNA 锐减的过程称为遗传瓶颈。它是造成不同组织、不同细胞变异 mtDNA 所占比例不同的主要原因。

四、线粒体的功能

线粒体参与多个细胞的生物学过程,其中最主要的是通过氧化磷酸化产生细胞需要的能量 ATP。这个过程需要 5 个酶复合物,这些酶复合物又是由多个亚单位组成的。其中复合物 I、Ⅲ、Ⅳ和 V 是由核基因和线粒体基因共同编码的,而复合物Ⅱ是由核基因编码的。

五、线粒体 DNA 的变异

mtDNA 上的变异非常多,mtDNA 的变异率一般为 nDNA 的 10 倍。其原因主要是:① mtDNA 所处的环境,线粒体产生能量的同时也产生大量的高超氧化物,使 mtDNA 更易受到损伤。②虽然 mtDNA 存在修复机制,但是非常有限。由于缺乏类似 nDNA 具有的多种 DNA 损伤修复机制,mtDNA 发生损伤后难以修复。③ mtDNA 缺乏像 nDNA 与组蛋白的结合而形成的保护,也使得 mtDNA 易被损伤。

mtDNA 上的这些变异一部分是多态位点，另一部分是致病的变异。线粒体 DNA 的致病变异种类繁多，包括 mtDNA 缺失和点突变。缺失可以发生在 mtDNA 环的任何部位，缺失大小从一个碱基到几千个碱基。最常见的缺失是大于 5kb 的缺失，跨越细胞色素 b 基因和编码细胞色素氧化酶Ⅱ亚基的基因，包括 tRNA 基因和编码蛋白的基因。缺失在人群中的发生率大约为 1.2/100 000。缺失是以异质性的形式存在的，不同组织中缺失的 mtDNA 分子比例不一致，而且会随着时间变化而变化。

1988 年 Wallace 首次报道线粒体 DNA 突变可以引起线粒体病，目前已经发现了 300 多种与线粒体病相关的 mtDNA 的点突变。根据突变的性质可以分为同义突变、错义突变和无义突变等。根据突变所在的基因和功能可以分为蛋白质编码基因的突变和影响线粒体中蛋白质合成的突变，前者是在线粒体 13 个蛋白质编码基因中的突变，突变大多为错义突变和无义突变；后者是发生在 tRNA 基因和 rRNA 基因上，改变其序列的突变，它们并不直接影响蛋白中氨基酸的构成，但是会影响线粒体内蛋白质的合成效率、降解速率以及蛋白质的修饰和加工，从而使线粒体呼吸链中的酶复合物功能受损，引起临床症状。

六、线粒体 DNA 突变的致病机制

mtDNA 突变引起的临床症状十分复杂，同一家系中携带同一突变的患者临床症状也不相同，有的致死，有的却没有任何的临床症状，目前机制尚未完全清楚，据研究主要与下列因素相关。

1. 突变异质性　即突变的 mtDNA 和正常的 mtDNA 共存于细胞。衡量 mtDNA 突变异质性程度的重要指标之一是突变比例，突变比例指发生突变的 mtDNA 占全体 mtDNA 的百分比。突变比例往往决定 mtDNA 疾病发生及其临床表型。

2. 突变阈值效应　突变型与野生型 mtDNA 的比例以及该种组织对线粒体 ATP 供应的依赖程度决定了其是否发病；突变 mtDNA 需要达到一定比例，才足以引起组织器官功能改变，即阈值效应。当异质性 mtDNA 的突变负荷较低时，突变型 mtDNA 的作用可能被掩盖，由野生型 mtDNA

发挥补偿作用。

3. 遗传背景的影响　遗传背景的影响一直受到关注，核基因的修饰以及 mtDNA 单倍体型和 mtDNA 复合突变的作用使同样的突变在不同个体中的发病与否、病情的轻重有所差别。遗传背景在疾病的发生过程中所起的作用，既有促进疾病的发生作用，也有抑制疾病的发生作用。

4. 环境因素的影响　包括药物、营养条件、感染等都会对临床表型产生影响。

第二节　线粒体病的分类及一般临床表现

线粒体病患者的主要临床特点是氧化磷酸化功能缺陷和由此引发的一系列复杂多样的临床表现。线粒体病是一种"年轻"的疾病，从发现至今仅仅 50 年的时间，然而人们对它的认识却是突飞猛进的。

随着研究的深入，医生也面临着巨大的挑战。其一就是线粒体病患者复杂多变的临床表型。线粒体病既可以同时累及多个组织器官表现为各种综合征，如线粒体脑肌病伴高乳酸血症和卒中样发作（mitochondrial encephalomyopathy with lactic acidosis and stroke-like episode，MELAS）（OMIM #540000）、肌阵挛癫痫伴破碎红纤维综合征（myoclonic epilepsy with ragged red fibre，MERRF）（OMIM #545000）、Leigh 综合征（Leigh syndrome，LS）（OMIM #256000）等。也可仅以累及单一器官为主，表现类似某些常见病，如糖尿病、心肌病或脑卒中等。其二是线粒体病的发病年龄不一，新生儿期、儿童期和成年期都可以发病。

线粒体病的临床表现可以发生在人体除了红细胞外的各个器官，但是由于线粒体主要为人体提供能量 ATP，因此症状最常出现于能量需求较大的器官，例如脑、骨骼肌和心脏。由于多个基因与线粒体病有关，而每个基因又会引起不同的临床症状，因此在线粒体病中基因型与表型的关系非常薄弱。例如在儿童最常见线粒体病 Leigh 综合征，目前发现 80 多个基因上不同的变异可引起该病。因此与之相关的线粒体病的诊断标准并不统一，多根据患者的临床表型结合实验室检查和影像学资料并排除其他疾病之后综合判定。

一、线粒体病的分类

线粒体病有多种分类方法,目前最常用的分类方法有两种,一是根据疾病的临床表型分类;二是根据引起线粒体病的变异基因的不同分类。

(一)根据疾病的临床表型分类

线粒体病根据其临床表现可以分为三大类。

1. **线粒体肌病(mitochondrial myopathy)** 病变以侵犯骨骼肌为主。临床特征为骨骼肌极度不能耐受疲劳,轻度活动即感疲乏,常伴肌肉酸痛及压痛,肌萎缩少见。

2. **线粒体脑病(mitochondrial encephalopathy)** 病变以侵犯中枢神经系统为主。主要包括 Leber 视神经萎缩(Leber optic atrophy)(OMIM #535000)、Leigh 综合征、线粒体 DNA 耗竭综合征 4A 型(Alpers 型)[mitochondrial DNA depletion sydrome 4A(Alpers type),MTDPS4A(OMIM #203700)]等综合征。

3. **线粒体脑肌病(mitochondrial encephalomyopathy)** 病变除侵犯骨骼肌外,尚侵犯中枢神经系统。主要包括 MELAS、MERRF 和卡恩斯 - 塞尔综合征(Kearns-Sayre syndrome,KSS)(OMIM #530000)等综合征。

(二)根据引起线粒体病的变异基因的不同分类

根据引起线粒体病突变基因的不同可以分为三大类。

1. **mtDNA 突变引起的线粒体病** 包括 mtDNA 上的点突变和缺失。

2. **nDNA 突变引起的线粒体病** 由于呼吸链是由 mtDNA 和 nDNA 共同编码的,因此 mtDNA 和 nDNA 突变均可致病,大约 70%~75% 的原发性线粒体病是核基因突变所引起。这些核基因包括参与组成五个复合酶体的结构基因,复合酶体组装过程中的辅助蛋白质、转运这些蛋白质跨越线粒体内外膜的转运蛋白以及和氧化磷酸化偶合相关的蛋白质等。

3. **核基因组与 mtDNA 间信息交流缺陷而造成的线粒体病** 两个基因组之间的信息交流对于线粒体的数目和 mtDNA 的复制和修复有直接的调控作用,可以影响 mtDNA 的拷贝数,从而引起相应的临床症状。

二、线粒体病的一般临床表现

由于线粒体在人体内分布广泛,通常线粒体病有以下特点:①累及三个以上的组织器官,且以耗能高的器官表现明显,如肌肉、肝脏、神经系统等;②发病年龄范围广泛,可随年龄的不同而有不同的临床表现;③无法解释的合并神经肌肉系统和非神经系统症状;④症状反复且进展性病程;⑤轻度运动可引起疲劳不耐受;⑥静态血乳酸升高。

线粒体病的突出特点为多系统病变,临床表现复杂多样。其临床表现可归为下列 4 个方面。①中枢神经系统受累:癫痫、认知障碍、共济失调、偏头痛、卒中样发作、复视、语言障碍、感觉神经性耳聋等;②肌肉疾病:肌无力、肌病、肌张力低下等;③眼部疾病:眼外肌麻痹、眼球活动受限、眼睑下垂,视力丧失如皮质盲、色素性视网膜病、视神经病等;④系统性损害:身材矮小、糖尿病、心脏症状、胃肠道症状、肝衰竭等。上述临床表现在不同的年龄和不同的疾病类型呈现不同的组合。在不同的年龄,疾病具有不同的临床特点,在相同的年龄段各种线粒体基因变异导致的组织病变也各不相同。

疾病的严重程度与很多因素相关,对于线粒体 DNA 变异引起的线粒体病来说,mtDNA 变异比例与发病年龄和表型的严重程度相关,变异比例越高发病年龄越早,病情越严重,另外还与变异线粒体的组织特异性和正常线粒体拷贝数有关;而对于核基因突变引起的线粒体病则与变异的基因和位点密切相关。

三、特殊的线粒体综合征

1. **MELAS** MELAS 是一种累及多器官系统的疾病,临床表现复杂多样,反复发作。平均发病年龄 10 岁,一般在 2 岁到 40 岁之间,大多数患者早期发育正常。后来出现发作性头痛、呕吐,偏瘫、偏盲、偏身感觉障碍等脑卒中样发作,多伴有身材矮小、智力减退、神经性耳聋。血乳酸增高,脑脊液多正常。头颅 CT 或 MRI 显示分布在顶叶、颞叶及枕叶的多发性脑梗死,但是病灶与脑部血供分布不一致,另外还可伴有基底节钙化、脑萎缩、脑室扩大等;MRS 可见病灶区典型的乳酸盐峰，N-乙酰天门冬氨酸盐/肌酸值正常或略降低，肌活检可见破碎红纤维（RRF）。现已报道了 31 个 MELAS 综合征相关的 mtDNA 突变，超过 80% 的 MELAS 患者携带有 mtDNA m.3243A>G 突变。该突变位于线粒体编码的 tRNA 亮氨酸 1（mitochondrially encoded tRNA leucine 1，MTTL1）基因，影响 tRNA^{Leu} 的立体构象，从而干扰 tRNA^{Leu} 的氨酰化、加工、转录后修饰以及蛋白质的合成。其他致病突变还包括 MTTL1 基因 m.3271T>C，线粒体编码的 tRNA 缬氨酸（mitochondrially encoded tRNA valine，MTTV）基因 m.1642G>A 突变，线粒体编码的细胞色素 C 氧化酶Ⅲ（mitochondrially encoded cytochrome coxidase Ⅲ，MTCO3）基因 m.9957T>C 和线粒体编码的 NADH 脱氢酶 5（mitochondrially encoded NADH dehydrogenase 5，MTND5）基因上 m.12779A>G、m.13045A>C、m.13513G>A 和 m.13514A>G 等。

2. MERRF　MERRF 是一种进行性神经退行性疾病，中枢神经系统出现选择性的神经细胞变性、胶质细胞增生和神经传导通路脱髓鞘。多见于儿童，几乎所有患者的首发症状为肌阵挛。肌阵挛、癫痫和肌肉活检有 RRF 为本病的三大特征。此外常见症状还包括肌病，中枢神经系统症状，大脑共济失调，视神经萎缩，听力下降。非神经系统症状可出现心动过速和脂肪瘤。血乳酸可增高，脑脊液多正常。MRI 主要表现为大脑和小脑萎缩。MERRF 已报道的突变有 8 个位点，包括 m.611G>A、m.3255G>A、m.8296A>G、m.8344A>G、m.8356T>C、m.8361G>A、m.8363G>A 和 m.12147G>A，其中最常见的致病突变为 MTTK 基因上的 m.8344A>G。高突变比例的 m.8344A>G 可使线粒体内的蛋白质合成下降，赖氨酸含量高的蛋白质尤为明显，线粒体耗氧量和呼吸链的功能均下降。有时可能出现 MERRF 与 MELAS 表型并存，形成了 MERRF 和 MELAS 重叠综合征。

3. Leigh 综合征　Leigh 综合征是一种进行性神经退行性疾病，病变的主要特征为脑干，间脑或基底节区出现局部双侧对称性海绵样损害。Leigh 综合征的平均发病年龄为 1.5 岁，可分为婴儿型和迟发型，大部分患者为婴儿型，表现为精神运动发育迟缓、肌张力低下、共济失调、不自主运动、呼吸节律异常及惊厥、喂养困难等。病情进展快，多在发病几年内死亡。脑脊液和血乳酸高，脑脊液更明显。肌肉活检正常。MRI 检查表现为对称性的纹状体以及脑干出现长 T_1 和 T_2 信号的病灶。15%～20% 的 Leigh 综合征是由 mtDNA 突变引起的，常见的突变点有 m.8993T>C/G、m.10158C>T 和 m.10191T>C；80% 左右的 Leigh 综合征是由核基因突变所致，最常见的基因是 SURF1。

4. Leber 视神经萎缩　Leber 视神经萎缩是最常见 mtDNA 突变导致的线粒体病，发病率大约为 11.82/100 000。突变为器官特异性疾病，主要侵袭视网膜胶质层细胞，临床上呈急性或亚急性起病，患者年龄范围为 5～80 岁，青中年多发，其中 80%～90% 为男性。临床表现为双眼同时或先后相继受累，病变主要累及视盘黄斑束纤维。初期常表现为视盘炎、眼底呈以缺血为主的视神经变性导致视神经退行性变、急性或亚急性中心视力下降等，常伴有色觉障碍并伴发周围神经的退化、心脏传导阻滞和多发性硬化等症状。95% 的患者是由 mtDNA 上的 m.11778G>A、m.3460G>A 和 m.14484T>C 引起的，这三个突变分别位于 MTND4、MTND1 和 MTND6 基因上。其中 m.11778G>A 最常见，占 56%；其次是 m.3460G>A，占 31%；最后是 m.14484T>C，占 6.3%。除了上述三个主要突变，还有次要突变位点和单倍体型，它们影响主要突变的表达，从而影响疾病的表型。例如 m.14484T>C 突变位点出现于线粒体 J 单倍体型时，Leber 视神经萎缩的发病率提高了 8 倍；mtDNA 次级突变 m.4216T>C 和 m.13708G>A 等突变也会使 m.11778G>A 和 m.14484T>C 突变患者的 Leber 视神经萎缩的发病风险增加。

5. 慢性进行性眼外肌麻痹（chronic progressive external ophthalmoplegia，CPEO）和卡恩斯-塞尔综合征（Kearns-Sayre syndrome，KSS）　CPEO 是成人中常见的线粒体疾病之一。其特点为进展性眼肌麻痹导致上睑下垂和眼运动障碍。上睑下垂常为首发症状，可以单侧出现继而累及双侧。任何年龄均可发病，多在 20 岁以前。可伴有四肢近端肌无力。虽然在某些患者中检测到了 mtDNA 的点突变（m.3243A>G，m.12316G>A），但是最常见的还是大片段缺失突变。

KSS 是一种散发性的线粒体病,也主要在 20 岁以前发病,当患者具有眼外肌瘫痪、视网膜色素变性和心脏传导阻滞时,称为完全型 KSS;当患者仅有眼外肌瘫痪或伴有其他一项时,称为不全型 KSS。患者也常常表现为其他神经系统症状,如大脑共济失调、认知受损和耳聋,非神经系统症状包括心肌病、完全传导阻滞、身材矮小、内分泌系统疾病和吞咽困难。实验室检查可发现乳酸血症;头 CT 显示基底节钙化(5%),MRI 检查表现为脑萎缩和双侧皮质下白质广泛的长 T_2 信号,脑干、苍白球、丘脑和小脑高信号损害;肌肉病理检查发现 RRF(98%);眼底检查可见椒盐状改变但视野正常。也有学者将 20 岁前发病、伴视网膜色素变性的 CPEO 称为 KSS,认为 KSS 是 CPEO 较为严重的一型。还有学者认为 KSS 至少具有下列三个特征的一个:①心脏传导阻滞;②脑脊液蛋白超过 100mg/dl;③小脑共济失调。

大部分 KSS 和 CPEO 与 mtDNA 的单一大片段缺失(2~8kb)有关,占 80%。常见缺失从 8 482 到 13 459,共 4 977bp,在缺失的两端还有 13bp 的同向重复。其次有些患者在 10 204~13 761 或 10 208~13 765 出现 3 558bp 缺失。缺失常常出现在重或轻链复制的启动子、12S 或 16S rRNA 基因、重链复制的开始部位。部分与点突变有关。目前已报道的点突变超过十余种,常见的突变包括 m.3254C > T、m.4274T > C、m.5703G > A 和 m.12315G > A。

6. Pearson 综合征(Pearson marrow-pancreas syndrome)(OMIM #557000) 这是一种罕见的婴儿期疾病,以铁粒幼细胞贫血和胰腺外分泌失常为特点,患儿常早期死亡。存活下来的患儿血液系统症状有所改善,但开始表现为 KSS 症状。这些患儿的所有组织中往往携带有 mtDNA 大片段缺失且突变率较高。

7. 视网膜色素变性共济失调性周围神经病(neuropathy, ataxia, and retinitis pigmentosa, NARP)(OMIM #551500) 发病年龄从青少年期到成年早期,临床特点为感觉性周围神经病、视网膜色素变性和小脑共济失调,这三大临床表现有时不全部出现,其他症状还包括发育落后、痴呆、惊厥、近端肢体无力。血乳酸水平正常;肌活检一般无 RRF。该综合征已在多个家系中报道且与线粒体编码的 ATP 合成酶 6(mitochondrially encoded ATP synthase 6, *MTATP6*)基因的 m.8993T > G 突变相关。患者的遗传异质性决定了临床症状的严重性:女性携带者或症状较轻的女患者突变率 <70%;突变率为 70%~90% 时,表现为 NARP;突变率 >90% 时,表现为 Leigh 综合征。因此,常可见到 NARP 和 Leigh 综合征在同一家系中并存。

第三节 线粒体病的诊断和治疗

一、线粒体病的诊断

(一)临床表现和体征

线粒体病的突出特点为多系统病变,临床表现复杂多样。当患者出现其他疾病不能解释的进展性神经肌肉和 / 或非神经肌肉症状,累及了多种器官或组织时,就应该考虑有无线粒体病的可能,表 2-4-1 列举了一些线粒体病的线索。

表 2-4-1 线粒体病的主要临床线索

累及器官系统及实验室指标	主要临床线索
中枢神经系统	发育落后或发育倒退
	癫痫
	共济失调
	肌阵挛
	卒中样发作
	脑病
肌肉系统	肌病:无力、疲劳、肌张力减低
眼部	眼睑下垂
	眼外肌麻痹
	视网膜色素沉着
	白内障
	突然视力丧失
耳部	感音神经性耳聋
心脏	心肌病
	传导阻滞
胰腺	2 型糖尿病
肾脏	肾小球病变(范科尼综合征)
骨髓	铁幼粒细胞贫血
	全血细胞减少
实验室检查	静态血乳酸升高

（二）一般实验室检查

主要包括血液乳酸检测、脑脊液检测、神经影像学、神经生理学、听力测定、心脏检查和眼科学检查等，对临床表型的诊断极为重要。80% 以上的患者静脉血静态乳酸水平增高。影像学检查虽然不是特异的，但对线粒体病的临床诊断具有重要辅助作用。

（三）病理学检查

肌肉病理对帮助诊断线粒体疾病的价值很大。光镜检查的特征性病理改变是破碎红纤维（RRF），即在改良的 Gomori 三色（MGT）染色可见肌膜下出现不规则的红色边缘，经电镜证实为堆积的线粒体膜。RRF 多数出现在 I 型纤维，如超过 4% 则对诊断本病有重要意义，提示患者的线粒体蛋白合成受到了影响，如 MERRF。

（四）呼吸链酶活性检测

从新鲜肌肉分离线粒体或培养皮肤的成纤维细胞，测定呼吸链酶复合体活性，对线粒体病的诊断也有重要价值，并对基因检测有重要的指导作用。但是，酶活性检测受到受检组织的状态、酶底物和电子受体状态的干扰，而且人群中酶活性也受到年龄和环境因素的诸多影响，因此酶活性检测并不是判定线粒体病的"金标准"。

（五）基因诊断

由于线粒体病的表型多样，因此线粒体病的基因诊断非常重要。特别是高通量测序技术的发展，更加促进了线粒体病的分子诊断，目前认为高通量测序技术是线粒体病诊断最重要的工具，但是对于高通量测序所产生的数据的分析也是比较困难的。

1. 线粒体基因组　线粒体基因组的突变大多数是以异质性的状态存在的，即野生型的线粒体 DNA 分子与突变型的线粒体 DNA 分子共同存在于细胞中，而突变型线粒体的比例与患者的临床表型密切相关，因此检测突变比例也是非常重要的。线粒体基因组的变异主要分为点突变和单一的大片段缺失。

点突变（包括小缺失突变）可以发生于线粒体基因组的所有基因，目前已发现 674 种突变，最常见的是与 MELAS 综合征相关的 m.3243A > G 突变，其中 75% 为母系遗传，25% 为新发突变。单一的大片段缺失突变人群发生率大约 1.2/100 000，

与核基因的缺失不同，线粒体基因的单一大片段缺失主要是胚胎发育中自发产生的，有很小的再发风险（<10%）。

根据检测目的的不同，需要选择合适的检测方法。

（1）大片段缺失：Southern 杂交是检测 mtDNA 大片段缺失最准确的诊断方法，但是杂交需要的标本量大，且操作复杂；利用实时定量 PCR 技术也可以检测缺失，方法简单，但是没有 Southern 杂交的方法准确；将线粒体基因组进行大片段扩增后（8~16kb），利用琼脂糖凝胶电泳进行大片段缺失的初步筛查是目前各实验室普遍采用的方法，但是较低比例的缺失无法检测。

（2）已知的、常见的 mtDNA 点突变：① PCR-限制性内切酶分析法，此方法利用突变位点产生新的限制性内切酶酶切位点，将包含此突变位点的一段 mtDNA 基因进行扩增，然后酶切所得 PCR 产物，因此由突变 mtDNA 模板所得 PCR 产物将被切成两个片段，而未发生突变的 PCR 产物片段不变，通过电泳很容易找到突变，该方法操作简便，花费很小，但是 <5% 的低比例的突变很难发现。② ARMS-qPCR 系统，即结合能特异检测含已知突变位点的扩增受阻突变系统（amplification refractory mutation system，ARMS）及实时定量 PCR（real-time quantitative PCR，qPCR）技术。该法通过设计两个 5′ 端引物，一个与正常 DNA 互补，一个与突变 DNA 互补，分别加入这两种引物及 3′ 端引物进行两个平行 PCR，需有与突变 DNA 完全互补的引物才可延伸并得到 PCR 扩增产物。如果错配位于引物的 3′ 端则导致 PCR 不能延伸，则称为 ARMS。将 5′ 端引物用荧光标记，在 qPCR 仪上进行扩增，在每个循环的特定阶段对反应体系的荧光强度进行检测，实时地记录荧光强度的改变，比较内标，从而对样品的浓度进行精确的定量。目前认为该方法是最佳的检测线粒体点突变的方法。

（3）未知的 mtDNA 点突变：线粒体基因组没有内含子，为了避免核基因上假基因的干扰，一般先利用 1~2 对 PCR 引物扩增长片段的 mtDNA 进行富集，然后进行 PCR 产物片段化、文库制备和测序。目前高通量测序技术是最佳的检测方法，它不仅可以检测全部的线粒体基因组，而且

可以检测到低比例的突变。

值得注意的是，不同组织间野生和突变型 mtDNA 的比例相差很悬殊，肌肉、脑、肝、肾所含的突变 mtDNA 比例较高，而外周血中突变型 mtDNA 的比例较少。尿沉淀标本作为非侵入性检查手段，对一些特殊的 mtDNA 突变点的检测及预后的判断具有很好的应用价值。骨骼肌是最常受累的组织且骨骼肌基因突变的杂合程度和其他有丝分裂期后的受累组织如大脑是平行的，因此目前认为骨骼肌是检测 mtDNA 分子诊断的最好标本。

2. **核基因组**　核基因突变是线粒体病最常见的病因，检测方法首选高通量测序，包括线粒体相关基因包测序、亚外显子组测序（subexome sequencing，WES）、全外显子组测序（whole exome sequencing，WES）和全基因组测序（whole genome sequencing，WGS）。基因包检测主要是对与线粒体密切相关的 250～1 300 条基因的外显子及相邻 ±10bp 的内含子进行目标测序；亚外显子组测序是对 OMIM 数据库收录的、与疾病关系明确的 6 000 多条基因的外显子及相邻 ±10bp 的内含子进行目标测序；全外显子组测序是对所有发现的 2 万多条基因的外显子及相邻 ±10bp 的内含子进行测序；全基因组测序除了外显子检测外，还对内含子深部进行测序；全外显子组测序和全基因组测序最好采用核心家系的同时测序。一般在进行核基因组检测前，需要先排除线粒体基因组的突变。目前高通量测序后根据美国医学遗传学与基因组学学会（ACMG）指南判定变异的致病性，分为致病性变异、可能致病性变异、无法确定性质的变异、可能不致病变异和不致病变异。对于可能致病性变异和无法确定性质的变异可以通过组织活检（线粒体呼吸链酶活性分析、免疫组化等）进行进一步的分析。

二、线粒体病的治疗

尽管已进行了数年的临床试验，目前为止仍无特异性的治疗手段，临床上一般采用药物或支持性疗法来缓解症状和减缓疾病的进展。但是随着基因诊断技术的发展，越来越多的线粒体病突变被发现，针对突变，精准治疗可以得到实现，近来已取得一些进展。另外，基因诊断还提高了诊断速度，使线粒体病患者获得早期治疗的机会，提高了治疗效果。目前的治疗包括对症治疗、药物治疗和基因治疗。

（一）对症治疗

由于线粒体病目前尚缺乏有效的治疗，所以对症治疗对患者更重要。感染或精神刺激均可以导致能量消耗的增加而诱发疾病，所以应当防止感染的发生；有一些药物可以导致线粒体或能量代谢的异常，应当防止应用，例如丙戊酸钠的肝脏副作用明显，线粒体病患者慎用。癫痫的控制、血糖的控制、酸中毒的治疗、心脏损害的处理、胃肠症状的处理、肺部感染的控制等对于患者均可能是挽救生命的治疗。还有一些改善生活质量的治疗，如眼外肌麻痹患者的整形手术，听力丧失患者的助听器配置或耳蜗植入术等。

（二）药物治疗

大多数的药物还在研发和实验中，根据其作用机制主要分为维生素和辅助因子、抗氧化剂、补充还原当量以恢复氧化还原平衡、稳定线粒体膜和刺激线粒体生物合成等，目前临床应用较多的是维生素、辅助因子和抗氧化剂。由于线粒体疾病最根本的缺陷在于 ATP 产生不足，所以改善能量代谢的维生素、辅助因子、ATP 和抗氧化剂都有助于症状的缓解。目前比较推荐的就是"鸡尾酒疗法"，包括大剂量 ATP、辅酶 Q_{10}、肉碱、B 族维生素、维生素 C、维生素 E 以及肌酸。另外，辅酶 Q_{10} 的类似物还原型辅酶 Q_{10}（ubiquinol）和艾地苯醌（idebenone）也被用于临床，其中艾地苯醌已经在美国批准用于治疗 Leber 视神经萎缩。

有几种特殊的线粒体病对于特异性药物的反应非常好，包括辅酶 Q_{10} 合成障碍、核黄素（维生素 B_2）转运和代谢障碍、硫胺素（维生素 B_1）和生酮饮食反应型丙酮酸脱氢酶复合物缺陷和由于编码硫胺素转运蛋白的 *SLC19A3*［溶质载体家族（solute carrier family，SLC）］基因突变引起的生物素 - 硫胺素反应性基底节病。

（三）基因治疗

基因治疗还处于探索阶段，根据线粒体的病因分为针对线粒体 DNA 和核 DNA 两部分。线粒体基因组的高拷贝数、线粒体突变的异质性以及独立的密码子，都使线粒体病的基因治疗非常困难。针对 mtDNA 突变的基因治疗大致存在 3 种途径。

①异位表达野生型 mtDNA：将野生型 mtDNA 的功能基因导入细胞核内，核内表达的产物进入线粒体替代缺陷的功能；例如重组腺相关病毒 ND4（rAAV2-ND4）治疗 Leber 视神经萎缩，重组载体包括一段用于核基因编码线粒体蛋白的序列和线粒体目标序列，这种方法在动物模型和人临床试验中都获得很好的效果，目前已进入Ⅲ期临床试验。②降低 mtDNA 突变率：通过各种方法使线粒体内突变 mtDNA 降解或停止复制，同时促使野生型 mtDNA 拷贝数上调。③直接纠正 mtDNA 的突变：将野生型 DNA 转染入线粒体内，弥补或纠正突变型 mtDNA 的缺陷。由于 RNA 很难转运至线粒体，因此目前认可的成簇规律间隔短回文重复序列编辑系统（CRISPR-Cas9）并不适用于线粒体 DNA 的基因治疗。

针对核 DNA 的基因治疗也在研发当中，主要原则是利用载体向细胞转入正常的基因，表达相应的蛋白，目前尚在动物实验阶段。对于 NDUFS4 基因缺陷导致的 Leigh 综合征，基因敲除小鼠的治疗取得了很好的效果，但是线粒体涉及的基因太多，对于每个基因的精准治疗是非常困难的。

第四节 线粒体病的遗传咨询和生育指导

线粒体病的发病率远比我们想象的高，流行病学研究显示，线粒体病在人群中最小发病风险为 1/5 000，是造成儿童神经代谢病和遗传性神经系统疾病的主要原因。线粒体病为进展性病程，目前仍不可治愈，因此预防非常重要。

一、线粒体病的遗传咨询

由于线粒体病的遗传病理机制复杂，几乎包括了所有的遗传类型。如果没有通过分子诊断找到突变，仅能给出初步的遗传咨询，不能进行产前诊断。如果分子诊断检测发现突变基因和突变位点，就能够给出相应的针对性的遗传咨询。相对来说，对于检测到 nDNA 突变的线粒体病患者的遗传咨询较为简单，与其他单基因病的遗传咨询和诊断没有区别。例如常染色体隐性遗传，患儿父母为携带者，再育患儿风险为 25%，可再孕后实施产前诊断。而对于 mtDNA 突变引起的线粒体病呈母系遗传，突变女性的后代有发病风险。但是由于线粒体基因突变的异质性、突变传递的可变性以及临床表现的多样性，其遗传咨询和产前诊断十分困难，下面我们主要针对线粒体基因突变引起的线粒体病进行介绍。

mtDNA 突变类型不同，传递风险也不同，例如线粒体缺失突变通常是自发的，而点突变通常是由母亲传递的。家庭成员分析对于突变传递的遗传咨询非常重要：如果先证者母亲不携带突变，而且先证者的同胞也不携带突变，则母亲再育胎儿受累的概率较小。笔者所在课题组收集 16 个携带 m.3243A>G 突变且已生育 2 个子女的家系进行研究，发现当母亲血液中未发现 m.3243A>G 突变、尿液中 m.3243A>G 突变比例小于 10% 时，再育胎儿受累概率小。

当线粒体突变为异质性突变，即正常线粒体和异常线粒体共存于同一个患者，携带线粒体异质性突变的母亲如果传递给后代较多比例的异常线粒体，那么后代的临床表型较重，反之则较轻。而携带线粒体同质性突变的母亲 100% 会将突变传递给后代，但是其他因素（例如环境因素、核基因的修饰作用等）会影响疾病的严重程度。

二、线粒体病妇女的生育指导

近几年产前诊断技术和植入前诊断技术发展迅速，为线粒体突变妇女的生育指导提供了有力的方法。目前对于携带线粒体突变孕妇的生育指导主要有以下几个方面。

（一）卵子捐赠

接受来自无关女性的健康卵子无疑会避免突变的传递，虽然与父亲的精子受精，但是胎儿的一半基因来自捐赠的女性，大部分妇女都不能接受。

（二）绒毛穿刺和羊水穿刺

当明确是 mtDNA 基因突变时，临床常用绒毛膜细胞或羊水细胞行产前诊断。对于异质性突变，由于在生殖细胞发育过程中的"瓶颈效应"，不同子代携带的突变线粒体数量差别非常大，同一个体的不同组织中的突变线粒体分别也不同。虽然线粒体突变比例与临床症状有一定的关系，但是在其他修饰因素的作用下，突变比例并不能完全反映携带该突变者是否患病，因此对于孕妇的产前诊断非常困难。但是绒毛穿刺和羊水穿刺会对胎儿情况提供一些参考,如果检测突变比例非常高(>40%),那么胎儿患病概率非常高;反之如果检测突变比例非常低(<10%),那么胎儿患病概率非常低。但是,如果检测突变比例在中间范围,则非常难判定胎儿的情况。

(三)植入前遗传学诊断

植入前遗传学诊断(PGD)是指在胚胎 8 细胞阶段进行单个细胞 mtDNA 突变遗传分析,评估突变率的大小。但是植入前遗传学诊断应用于线粒体疾病是有局限性的,因为所有卵细胞都可能带有突变的 mtDNA,最理想的结果是选中含 mtDNA 突变率最低的胚胎植入子宫。大约每个卵裂球含有 10~100 000 个拷贝的线粒体 DNA,虽然每个卵裂球中的线粒体 DNA 拷贝数不同,但是线粒体 DNA 的高拷贝数对于 PGD 是非常合适的。一些研究发现,对于异质性突变,在小鼠和人类的早期胚胎中的分布是同质性的,PGD 已经成功应用于一个携带线粒体 8993 突变的家系。但极体和任一卵裂球中的突变比例是否均代表胚胎突变比例,PGD 技术是否可以应用于其他线粒体突变的家庭,还需进一步的验证。

(四)细胞质移植

绒毛穿刺、羊水穿刺和 PGD 对于携带线粒体异质性突变妇女生育有一定的指导,但是对于携带同质性突变的妇女则没有帮助。细胞质移植是将携带正常线粒体的细胞质转移至卵细胞,起到稀释异常突变线粒体的作用。通过稀释作用,原本同质性突变的卵母细胞变成异质性突变的卵细胞,那么受精后的后代可能含有较低比例的突变。但是目前发现该技术的应用价值不高,由于移植效率低,对于卵细胞的突变比例改变不大,而且细胞质移植可能改变了某种表观遗传的修饰,16 个接受细胞质移植的孕妇有 2 个发现了染色体异常。

(五)细胞核移植

细胞核移植将携带 mtDNA 突变的卵母细胞的细胞核移植到去除细胞核的捐赠卵细胞内,从而保留了来自双亲的细胞核遗传物质,而突变的线粒体基因被去除。最近的研究认为卵细胞的细胞核移植时,低于 2% 的供体 mtDNA 被带入受体细胞,证明了这种方法对 mtDNA 突变引起的线粒体病预防有良好的应用前景。目前有母系纺锤体移植(maternal spindle transfer)和原核移植(pronuclear transfer),二者的区别是前者是卵细胞移植,后者是受精卵移植。但是该方法还有伦理学上的限制,而且对于胎儿远期的健康问题还没有研究。但是这种方法对 mtDNA 突变引起的线粒体病预防有良好的应用前景。

(马祎楠)

参 考 文 献

[1] Lightowlers RN, Taylor RW, Turnbull DM. Mutations causing mitochondrial disease: What is new and what challenges remain?[J]. Science, 2015, 349(6255): 1494-1499.

[2] Craven L, Alston CL, Taylor RW, et al. Recent advances in mitochondrial disease[J]. Annu Rev Genomics Hum Genet, 2017, 18: 257-275.

[3] Wortmann SB, Mayr JA, Nuoffer JM, et al. A Guideline for the Diagnosis of Pediatric Mitochondrial Disease: The Value of Muscle and Skin Biopsies in the Genetics Era[J]. Neuropediatrics, 2017, 48(4): 309-314.

[4] Nesbitt V, Alston CL, Blakely EL, et al. A national perspective on prenatal testing for mitochondrial disease[J]. Eur J Hum Genet, 2014, 22(11): 1255-1259.

[5] Abbott JA, Francklyn CS, Robey-Bond SM. Transfer RNA and human disease[J]. Front Genet, 2014, 3(5): 158.

[6] Ma Y, Fang F, Cao Y, et al. Clinical features of mitochondrial DNA m.3243A>G mutation in 47 Chinese families[J]. J Neurol Sci, 2010, 291(1/2): 17-21.

第五章 遗传病诊断的基础知识与基本技术

第一节 DNA 与遗传信息传递

一、DNA 双螺旋结构

1944 年，Avery 等通过肺炎双球菌转化实验证实脱氧核糖核酸（deoxyribonucleic acid，DNA）是遗传物质。1953 年，Watson 和 Crick 提出 DNA 分子的双螺旋结构模型。DNA 是两条多核苷酸链平行反向缠绕形成的双螺旋大分子，其基本组成单位为脱氧核糖核苷酸。每个脱氧核糖核苷酸包括戊糖（脱氧核糖）、磷酸基团和含氮碱基。碱基包括腺嘌呤（adenine，A）、鸟嘌呤（guanine，G）、胞嘧啶（cytosine，C）和胸腺嘧啶（thymine，T）。DNA 分子的两条链围绕一个假设的共同轴心形成右手螺旋结构，两条链的嘌呤和嘧啶以氢键相结合，称为碱基对（base pair，bp），A 与 T 互补配对形成两个氢键（A=T），G 与 C 互补配对形成三个氢键（G≡C）。DNA 双螺旋的两条链反向平行，一条链为 5′→3′ 方向，另一条链为 3′→5′ 方向。DNA 双螺旋分子模型的创立具有重要生物学意义，它首先阐明了生物体的全部遗传信息是以碱基的不同排列顺序蕴藏在全部 DNA 序列之中，同时阐明 DNA 分子的碱基互补配对机制是 DNA 复制和修复的基础，并保证了物种的稳定性。

二、基因与基因表达调控

人类基因组约有 2 万个蛋白质编码基因、2.2 万个 RNA 基因和 1.4 万个假基因（pseudogene）。这些基因散在地分布在基因组中，基因间距变化很大，基因之间可以相互重叠，一些基因可以位于其他基因的内含子区，或是在相同链或不同链 DNA 上相互重叠，共享编码序列和／或调控元件。

（一）基因的基本结构

真核生物（包括人）的蛋白质编码基因，其编码序列通常被非编码序列隔开，是不连续的，因此真核基因又称割裂基因或断裂基因（split gene）。人类的编码基因主要由外显子、内含子和侧翼序列组成（图 2-5-1）。

一个完整的基因一般由若干个外显子和内含子相间组成，外显子和内含子的长度变化很大，不同基因含有不同数目的外显子和内含子，一般基因越大，外显子越多。外显子（exon）是指基因转录后存在于成熟 mRNA 的 DNA，包含编码序列，而内含子（intron）是指位于两个外显子之间的序列，为 DNA 非编码序列，在转录后通过剪接加工被剪切掉，外显子部分连接为成熟的 mRNA 序列。外显子与内含子的交界处有一高度保守的剪接识别信号 5′GT-...-AG3′，即每个内含子 5′ 端的两个碱基都是 GT，3′ 端的两个碱基都是 AG，这种连接方式称为 GT-AG 法则（GT-AG rule），是真核生物基因表达时剪切内含子和拼接外显子的共有机制。5′ 端 GT 称为剪接供体位点（5′ splicing donor site，5′-ds），3′ 端 AG 称为剪接受体位点（3′ splicing acceptor site，3′-as），如图 2-5-1 所示，5′-ds 和 3′-as 除符合 GT-AG 法则之外，其邻近序列还有一些共有序列（consensus sequence），当符合共有序列时，剪接过程才能在此发生。

每个结构基因的 5′ 端和 3′ 端两侧都有一段自身不被转录翻译的 DNA 序列，但对基因的转录及翻译具有重要的调控作用，包括启动子、增强子、终止子等。这些调控序列距基因可近可远，基因表达可被它们共同调控。启动子（promoter）是位于基因 5′ 端的一段特定序列，一般位于转录起始点上游 −2 000～−20bp 范围，能与转录因子及 DNA 聚合酶结合，促进基因转录的发生。

增强子（enhancer）是位于基因 5′ 端、3′ 端（近

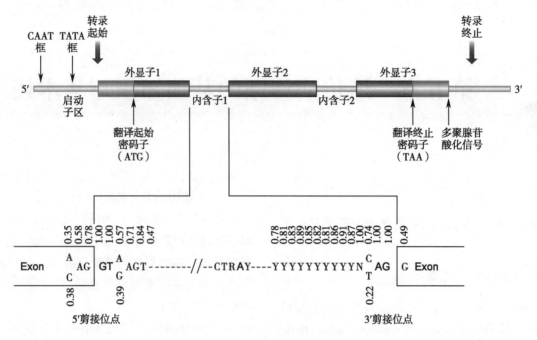

图 2-5-1 典型的人类基因模式图

端或远端均可)或内含子中的短 DNA 序列元件（<20bp），能够与特异的转录因子结合，显著增强基因的转录活性。增强子可以位于基因的任何位置，其功能与位置和序列方向无关。增强子可促进其结合蛋白质与启动子结合蛋白质相互作用，增强基因的转录。

（二）基因表达与调控

基因的功能通过基因表达来实现。基因表达（gene expression）指储存于基因 DNA 序列中的遗传信息通过转录（transcription）生成 mRNA，然后通过翻译（translation）生成蛋白质的过程。这是所有生物共同遵循的中心法则（central dogma）：遗传信息通过自我复制从 DNA 传递给 DNA；从 DNA 传递给 RNA，再从 RNA 传递给蛋白质，完成遗传信息的转录和翻译。RNA 也可以自我复制，即遗传信息从 RNA 传递给 RNA；RNA 可以反转录成 DNA，即遗传信息从 RNA 传递给 DNA；这些都是对中心法则的补充。

1. 复制 DNA 复制（DNA replication）是 DNA 合成的过程，即以原来的 DNA 为模板半保留合成新的相同 DNA 分子，亲代 DNA 通过复制把储存的遗传信息随着细胞的分裂传递给子代或子细胞，DNA 复制在保持物种的延续以及遗传的稳定性方面发挥重要作用。DNA 复制有以下两个主要特点。

（1）半保留复制（semiconservative replication）：即在复制完成后，每个子代 DNA 双链一条来自亲代 DNA，另一条为新合成的 DNA，因而复制过程是半保留的。

（2）半不连续复制（semidiscontinuous replication）：DNA 复制按照 5′→3′ 方向进行，双链同时进行双向复制：以 3′→5′ DNA 链为模板，按 5′→3′ 方向复制的前导链是连续复制的；以 5′→3′ DNA 链为模板，用于 DNA 序列互补的一段前导 RNA 为引物，按 5′→3′ 方向进行分级复制。这些片段（冈崎片段）在切除前导 RNA 引物后再连接起来，称为后随链。因而 DNA 复制是半不连续的。

2. 转录 转录是指基因在调控序列与转录因子的相互作用下，从转录起始点开始，以 DNA 一条链为模板，以腺苷三磷酸（ATP）、胞苷三磷酸（CTP）、鸟苷三磷酸（GTP）、尿苷三磷酸（UTP）为原料，按照碱基互补配对原则，在 RNA 聚合酶催化下合成 RNA 单链的过程。转录发生在细胞核中，模板 DNA 的方向为 3′→5′，转录产物 RNA 的合成方向为 5′→3′，RNA 序列与 DNA 模板链互补，与非模板链相同，只是将胸腺嘧啶 T 换成了尿嘧啶 U。

真核细胞基因组中仅一部分 DNA 依需要而被转录，转录产物包括编码 RNA 和非编码 RNA。编码 RNA 即信使 RNA(messenger RNA,mRNA)。非编码 RNA 包括:核糖体 RNA(ribosomal RNA,rRNA)、转运 RNA(transfer RNA,tRNA)、核内小 RNA(small nuclear RNA,snRNA)、微 RNA(microRNA,miRNA)、长链非编码 RNA(long non-coding RNA,lncRNA)等。仅 mRNA 指导翻译成蛋白质,其他 RNA 不翻译成蛋白质,而以 RNA 形式行使各种生物学功能。原始转录产物经过一系列加工产生成熟的 mRNA,进而形成合成多肽链的模板。加工过程一般包括剪接、加帽和加尾。

(1) 剪接(splice):原始的 mRNA 转录产物包含基因外显子和内含子。剪接是在酶的作用下,将内含子序列切除,然后各个外显子序列顺序拼接起来的过程,是转录加工过程中的最关键步骤。剪接发生在外显子与内含子交接处的 GT(5′端剪接给点)和 AG(3′端剪接受点)。3′端剪接受点 AG 上游约 40 个核苷酸处,有一段保守序列称为分支点(branch point),与 GT-AG 共同构成剪接信号,细胞核内小核糖核蛋白(small nuclear ribonucleoprotein,snRNP)识别剪接信号形成剪接体(spliceosome),完成切除内含子的功能。一个基因存在多种剪接方式,称为选择性剪接(alternative splicing)。

(2) 加帽(capping):是指转录时在成熟 mRNA 的 5′端连接一个甲基化鸟嘌呤(7-甲基鸟苷酸帽)。加帽封闭了 mRNA 的 5′端,增强 mRNA 的稳定性,有利于 mRNA 从细胞核运输到细胞质,有助于 mRNA 被细胞质中的核糖体小亚基识别。

(3) 加尾(tailing):是指成熟 mRNA 的 3′端再附加约 200 个腺苷酸的多聚腺苷酸(poly A)尾。为 poly A 加在 mRNA 转录物 3′端非编码区加尾信号(AAUAAA)的下游约 15~30bp 处。Poly A 可促进 mRNA 从细胞核向细胞质转运,避免 mRNA 被核酸酶降解,增强 mRNA 分子的稳定性,帮助核糖体识别 mRNA。

3. 翻译 翻译是指将 mRNA 的特定碱基排列顺序转变为多肽链的特定氨基酸排列顺序最终生成蛋白质的过程。成熟的 mRNA 从细胞核转运到细胞质,翻译在细胞质中进行,核糖体参与这个过程。成熟的 mRNA 5′端第一个(或多个)外显子的部分序列和 3′端最后一个外显子的大部分序列,包含 5′端加帽和 3′端加尾的序列,不被翻译成氨基酸,分别称为 5′非翻译区(5′-untranslated region,5′-UTR)和 3′非翻译区(3′-untranslated region,3′-UTR)。翻译是在 mRNA、tRNA 和核糖体三者的协同作用下合成多肽链的过程。核糖体是 rRNA 和蛋白质组成的复合物,真核生物的核糖体是由 60S 大亚基和 40S 小亚基构成的,mRNA 链横穿于大、小亚基之间。40S 小亚基识别 mRNA 5′端的"帽子"结构,翻译从起始密码子 AUG 开始;各种 tRNA 携带特异的氨基酸,以 tRNA 上的反密码子逐一识别 mRNA 上的密码子,按照进位、转肽、移位和脱落等步骤,精确地将对应的氨基酸添加到不断延长的多肽链上,直至识别到终止密码子(UAA、UAG 或 UGA),多肽链从核糖体上脱离,翻译结束。

(1) 遗传密码的简并性:mRNA 分子由起始密码子 AUG 开始,从 5′端到 3′端方向,每 3 个连续的核苷酸组成 1 个遗传密码(genetic code),翻译时被解译成特定氨基酸。核酸分子中有 4 种碱基,可以组合形成 $64(4^3)$ 个密码子,除 3 个终止密码子(UAA、UAG 或 UGA)之外,还有 61 个编码密码子。而合成蛋白质的氨基酸只有 20 种,因而不同的密码子可能编码同一种氨基酸,这种特性称为遗传密码的简并性(degeneracy)(表 2-5-1)。因此,关于密码子和反密码子的互补配对存在一个摆动假说(wobble hypothesis),即反密码子前两个碱基遵循 A-U 和 G-C 互补配对规律,但第 3 个碱基可以发生"摆动"出现 G-U 配对,这样在 mRNA 翻译过程中 tRNA 仍然能够有效地转运氨基酸。

(2) 翻译后修饰:翻译后生成的初始多肽链需要进一步加工修饰,才能形成具有一定空间结构和生物活性的蛋白质,这个过程被称为翻译后修饰。主要包括氨基端脱甲酰基、氨基端乙酰化、多肽链磷酸化、糖基化以及多肽链切割等,还包括两条以上多肽链之间的组合和进一步折叠,以形成特定的空间构象等。

4. 基因表达的调控 人体的每个体细胞都含有完整的基因组,但实际上体细胞中的基因表达都有其组织细胞(空间)特异性及时间特异性。这种差异性表达形成了人体内 200 种细胞类型形态和功能的差异。当基因在不恰当的时空表达,

表 2-5-1 密码子表

第一个核苷酸（5'端）	第二个核苷酸								第三个核苷酸（3'端）
	U		C		A		G		
U	UUU	苯丙氨酸	UCU	丝氨酸	UAU	酪氨酸	UGU	半胱氨酸	U
	UUC	苯丙氨酸	UCC	丝氨酸	UAC	酪氨酸	UGC	半胱氨酸	C
	UUA	亮氨酸	UCA	丝氨酸	UAA	终止密码	UGA	终止密码	A
	UUG	亮氨酸	UCG	丝氨酸	UAG	终止密码	UGG	色氨酸	G
C	CUU	亮氨酸	CCU	脯氨酸	CAU	组氨酸	CGU	精氨酸	U
	CUC	亮氨酸	CCC	脯氨酸	CAC	组氨酸	CGC	精氨酸	C
	CUA	亮氨酸	CCA	脯氨酸	CAA	谷氨酰胺	CGA	精氨酸	A
	CUG	亮氨酸	CCG	脯氨酸	CAG	谷氨酰胺	CGG	精氨酸	G
A	AUU	异亮氨酸	ACU	苏氨酸	AAU	天冬酰胺	AGU	丝氨酸	U
	AUC	异亮氨酸	ACC	苏氨酸	AAC	天冬酰胺	AGC	丝氨酸	C
	AUA	异亮氨酸	ACA	苏氨酸	AAA	赖氨酸	AGA	精氨酸	A
	AUG	甲硫氨酸	ACG	苏氨酸	AAG	赖氨酸	AGG	精氨酸	G
G	GUU	缬氨酸	GCU	丙氨酸	GAU	天冬氨酸	GGU	甘氨酸	U
	GUC	缬氨酸	GCC	丙氨酸	GAC	天冬氨酸	GGC	甘氨酸	C
	GUA	缬氨酸	GCA	丙氨酸	GAA	谷氨酸	GGA	甘氨酸	A
	GUG	缬氨酸	GCG	丙氨酸	GAG	谷氨酸	GGG	甘氨酸	G

或表达水平出现异常时，均可能导致疾病。因此，认识基因的表达调控，对于探寻人类生命活动的本质以及疾病发生的机制具有重要意义。基因表达的调控涉及以下几个因素：①基因转录成 RNA 的速率；② RNA 的加工；③ mRNA 的稳定性和降解速率；④ mRNA 翻译为蛋白质的速率；⑤蛋白质翻译后的修饰；⑥蛋白质的稳定性和降解速率；⑦表观遗传水平的调控等。

三、基因突变

基因突变（gene mutation）是指在 DNA 分子水平上遗传物质发生改变。基因突变是生物界普遍存在的遗传事件，但突变频率（简称突变率，一般用每世代每个生殖配子中每个基因座的突变数目来表示）一般很低，高等生物的自发突变率约为 $10^{-10} \sim 10^{-5}$，人类的突变频率约为 10^{-6}。突变可发生于生殖细胞，也可发生于体细胞。发生于生殖细胞的突变能够传递给后代个体，称为种系突变（germline mutation）；发生于体细胞的突变不能传递给后代，称为体细胞突变（somatic mutation）。

突变可发生于一个基因的编码序列，也可发生在启动子、内含子、剪接位点等非编码序列。

（一）发生在外显子（编码区）的突变

发生在外显子（编码区）的突变详见图 2-5-2。

1. 点突变 点突变（point mutation）是 DNA 单个碱基对的改变，是最常见的突变类型。包括两种类型：一是不同嘌呤间或嘧啶间的相互替换，称为转换（transition）；另一种是嘌呤与嘧啶间的相互替换，称为颠换（transversion）。发生在编码区的点突变除可能影响剪接外，主要分为以下 5 种变异。

（1）同义突变（same-sense/silent/synonymous mutation）：是指碱基置换后密码子虽然发生改变，但所编码的氨基酸没有改变的点突变类型。同义突变一般发生在三联密码子的第 3 个碱基，由于遗传密码子的简并性，编码的氨基酸并没有改变。同义突变一般并不产生遗传表型突变效应。

（2）错义突变（missense mutation）：是指碱基置换后编码某个氨基酸的密码子变成了另一个氨基酸的密码子的点突变类型。错义突变改变多肽链的氨基酸序列，一般会影响蛋白质的功能，但其影响可大可小，甚至非常微小。

（3）无义突变（nonsense mutation）：是指碱基置换后使原本编码氨基酸的密码子变成了不编码任何氨基酸的终止密码子（TAG、TAA 或 TGA）

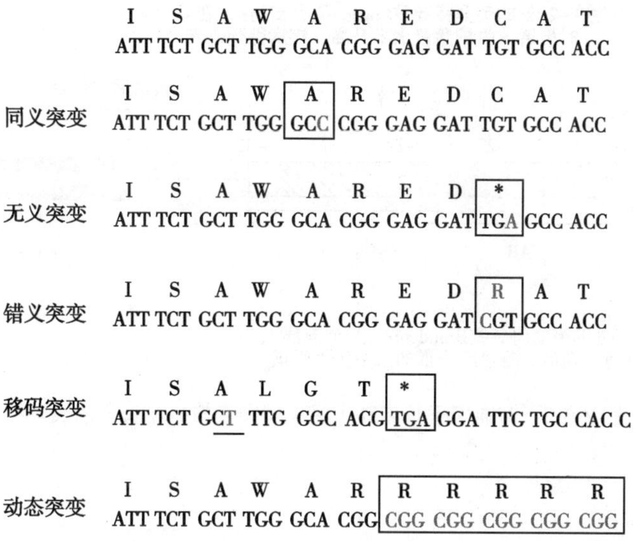

```
                  I   S   A   W   A   R   E   D   C   A   T
                 ATT TCT GCT TGG GCA CGG GAG GAT TGT GCC ACC

                  I   S   A   W  ┌ A ┐ R   E   D   C   A   T
同义突变          ATT TCT GCT TGG │GCC│ CGG GAG GAT TGT GCC ACC
                                 └───┘

                  I   S   A   W   A   R   E   D  ┌ * ┐
无义突变          ATT TCT GCT TGG GCA CGG GAG GAT│TGA│GCC ACC
                                                 └───┘

                  I   S   A   W   A   R   E   D  ┌ R ┐ A   T
错义突变          ATT TCT GCT TGG GCA CGG GAG GAT│CGT│GCC ACC
                                                 └───┘

                  I   S   A   L   G   T  ┌ * ┐
移码突变          ATT TCT GCT TTG GGC ACG│TGA│GGA TTG TGC CAC C
                          ___            └───┘

                  I   S   A   W   A   R  ┌ R   R   R   R   R ┐
动态突变          ATT TCT GCT TGG GCA CGG│CGG CGG CGG CGG CGG│
                                         └───────────────────┘
```

图 2-5-2 基因编码区突变类型

的点突变类型。无义突变使得多肽链的合成提前终止，肽链长度变短而成为无活性的截短蛋白，或者引发无义介导的 mRNA 降解，从而没有蛋白质产物的产生。因此无义突变对蛋白质功能的影响是非常明显的。

（4）起始密码子突变（initiation codon mutation）：是指碱基置换后使起始密码子不再是起始密码子的突变类型。起始密码子突变使本应起始的多肽链合成延后，其结果是形成功能异常的蛋白质结构分子。

（5）终止密码子突变（termination codon mutation）：是指碱基置换后使终止密码子变成了具有氨基酸编码功能的遗传密码子的点突变类型。终止密码子突变使本应终止延伸的多肽链合成异常地持续进行，使多肽链长度延长，其结果也必然形成功能异常的蛋白质结构分子。

2. 移码突变 移码突变（frameshift mutation）是指编码序列中插入（insertion）或缺失（deletion）一个或几个碱基（非 3 的整倍数），使得插入或缺失点下游的三联密码子组合发生改变，造成突变点以后的全部氨基酸序列发生改变。移码突变引起蛋白质多肽链中的氨基酸组成和顺序发生多种变化，很多时候会导致终止密码子提前出现（图 2-5-2），产生的后果与无义突变相似，或者生成截断蛋白质，或者由于无义介导的 mRNA 降解（nonsense-mediated mRNA decay，NMD）而根本没有蛋白质产物。如果缺失或插入的碱基为 3 的整数倍，则引起氨基酸的缺失或插入，而不会引起密码子可读框（open reading frame，ORF）的移码。

（二）发生在基因调控区的突变

是指发生在启动子和增强子等调控基因表达区域的核苷酸序列改变，可能导致一个核苷酸的替换，也可涉及多个核苷酸的插入或缺失。在进化过程中，调控区序列一般比较保守，因而其序列改变有可能改变基因的表达水平，进而改变生物体的表型和形状。如图 2-5-3 所示为发生于凝血因子 IX 编码基因启动子区的突变，两个不同位置的启动子突变可以产生不同的表型。

（三）发生在外显子-内含子交界处的突变

一般指发生在基因剪接位点（5' 或 3' 端）的序列改变，可能使得原本应该被剪切掉的内含子保留，而原本应该保留的外显子被剪切，生成不同的成熟的 mRNA 转录本，因而其蛋白质序列也发生改变进而改变蛋白质的功能。如图 2-5-4 所示为经典的 3' 剪接位点突变，可能产生两种后果，一种为外显子 2 跳读（exon skipping），另一种为部分内含子 1 保留（intron retention）。

（四）动态突变

动态突变（dynamic mutation）是指一类可发生于基因编码序列或侧翼序列的三核苷酸重复单元扩展。因为三核苷酸重复的次数可随着世代的传递而呈现逐代递增，因而被称为动态突变。某些单基因遗传性状的异常或疾病的发生，即由此

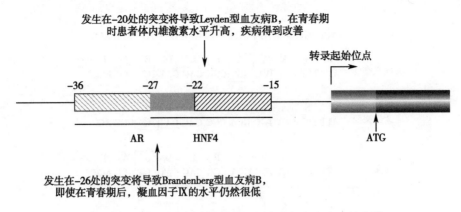

图 2-5-3 凝血因子Ⅸ启动子区不同突变与血友病 B 的表型

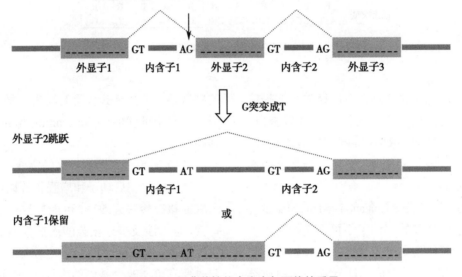

图 2-5-4 经典剪接位点突变与可能的后果

类突变引起。已知的动态突变性疾病已超过 30 余种，如亨廷顿病、脆 X 综合征、脊髓小脑共济失调、强直性肌营养不良等。动态突变往往和遗传早现相关，例如图 2-3-13 所示的家系中所造成的遗传早现现象即与动态突变的重复次数相关，重复次数越多，病情越重，发病年龄越早。

因为大多数变异都是小范围变异（＜50bp），因此对人类基因变异的研究大多集中于此。直到近年随着二代和三代测序技术的诞生和发展，对人类基因组的研究才认识到大范围的基因组变异（＞50bp）也占相当比例，这些变异被称为结构变异（structural variation）。结构变异可分为平衡结构变异（balanced structural variation）和不平衡结构变异（unbalanced structural variation）。平衡结构变异是指 DNA 分子断裂后发生错误重接，新形成的 DNA 分子没有量的增加或减少，但是

结构发生变化，包括易位（translocation）和倒位（inversion）（图 2-5-5A）。易位和倒位的详细内容参见本篇第二章染色体部分。而不平衡结构变异是引起了 DNA 量的变化，增加或减少的大量的 DNA 片段可导致疾病的发生。目前最常见的不平衡结构变异的主要原因是拷贝数变异（copy number variation，CNV），是指大范围（＞50bp）DNA 片段拷贝数的变化。拷贝数的改变可以有不同形式，一类是大片段插入／缺失导致 DNA 或者缺少一特定序列（0 拷贝）或者拥有这一特定序列（1 拷贝）；另一类是长度大于 50bp 的 DNA 片段串联重复（图 2-5-5B）。常见 CNV 是基因组中存在的一种多态性序列变异，不影响基因功能，与疾病无关。但当 CNV 涉及部分基因编码序列、基因调控序列和多个基因时，通常会引起人类疾病。此部分后续章节将会详细论述。

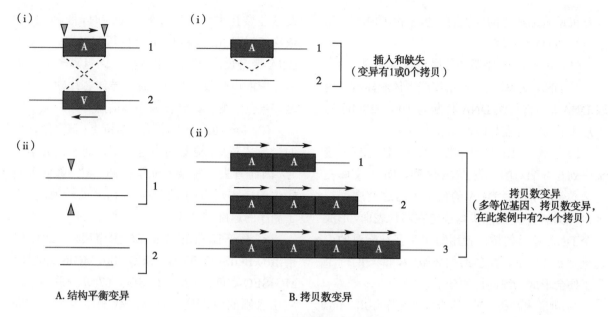

图 2-5-5　结构变异的常见形式

A. 包括（i）倒位和（ii）平衡易位；B. 包括（i）大范围缺失和插入和（ii）包含 A 片段不同拷贝数的等位基因

（刘雅萍）

第二节　分子水平检测

一、二代测序技术

（一）原理

二代测序（next generation sequencing）又名高通量测序（high-throughput sequencing），其命名是相对于一代测序技术 Sanger 测序而言的。二代测序技术，是在 2005 年左右发展起来的新技术，二代测序是将测序反应中的 DNA 分子序列信息，转化为传感器能够接受的光或电信号，通过传感器检测光信号或电信号，确定 DNA 序列的顺序，最终得到 DNA 序列的过程。与一代测序技术相比，二代测序技术测序通量更高。一代测序一次只能完成上至 1 000bp 左右的一个片段，而所有的二代测序平台均能够在一个小的反应体系中，同时完成大批量的片段的测序，因而能够极大地降低测序成本，减少测序的时间。最典型和经典的一个例子便是人类基因组计划（Human Genome Project，HGP）。该计划发起于 1990 年，是基于一代测序的项目，项目集中了美国、英国、法国、德国、日本和中国六国的科学家，花费近 30 亿美元，历经 13 年时间才完成。而在 2015 年，二代测序平台 Hiseq X 推出后，人类已经把人全基因组测序成本已降低到 1 000 美元和 1 周左右的时间。高通量和快速的测序技术也推动了对于基因组的研究和临床应用。基于二代测序技术使得无创产前诊断、罕见遗传病诊断以及肿瘤相关基因检测都已有进入临床实验室阶段。

（二）二代测序系统

现在市面上已有多家公司推出了二代测序的平台，主要包括 454 测序系统、Ion Torrent 测序系统、Illumina 测序系统以及基于 DNBSEQ 技术的测序系统。

这些测序技术，都是基于"边合成边测序"的测序方法。"边合成边测序"顾名思义，就是在合成的过程中进行测序。其基本原理是控制并监测 DNA 合成中的每一个碱基的合成反应，将碱基信息转换为可检测的光信号或电信号。当合成完成时，也就获得了整一段 DNA 的序列信息。下面介绍这几个主要的测序平台。

1. Illumina 测序系统　Illumina 测序系统是在 454 系统之后的第二个商业化的二代测序平台，目前为现在市场上占有率最高的二代测序系统。Illumina 测序系统通过在芯片上桥式 PCR，以及可逆末端终止的"边合成边测序"的方法,完成对待测 DNA 的测序。

(1) Illumina 测序系统测序步骤与原理

1) DNA 文库构建:从组织或者体液样本中提取 DNA 后,将待测 DNA 打断为 100~200bp 的小片段 DNA,并在片段两端加上接头。

2) 桥式 PCR:在测序芯片表面,锚定有与接头序列互补配对的一段 DNA 序列。DNA 文库变性为单链后,待测 DNA 的接头可与这些序列结合,将 DNA 序列的两头均锚定在芯片表面,形成一个 DNA 单链的桥。使用与接头互补配对的引物进行扩增,在足够多的循环数后,单一的一个分子便会形成一簇同样的分子。

3) 可逆末端终止的"边合成边测序":Illumina 技术与 454 平台的不同之处,在于其在测序反应的过程中,引入的可逆末端终止的机制。在测序反应过程中,每一轮反应均加入四种不同荧光标记过的脱氧核糖核苷三磷酸(deoxy-ribonucleoside triphosphate, dNTP),同时这四种 dNTP 的 3′端均为叠氮基团,而不是羟基。因而在每轮反应的过程中,每个分子上有且仅有一个 dNTP 连接到待测的 DNA 上,完成测序合成。此时通过光传感器可以读取该循环的碱基序列信息。将未结合的分子洗脱,随后加入试剂将叠氮基团转换为 3′羟基,并切掉部分荧光基团。继续进行下一步合成。随着合成的不断进行,DNA 的序列信息便转化为光信号被记录。

(2) Illumina 测序系统的特点:由于引入了可逆终止反应,在测序延伸过程中,每个循环均只有一个 dNTP 结合,保证了测序的准确性。

2. Ion Torrent 测序系统 该系统是在 2010 年推出的一套基于半导体技术的测序平台。该平台与其他平台不同的特点在于将序列信息通过半导体技术直接转化成电信号,而不是光信号。

(1) Ion Torrent 测序系统测序步骤及原理:Ion Torrent 测序系统的测序包括了文库构建、PCR 扩增与测序反应。其中,文库构建与之前的平台类似,均是将待测 DNA 打断后加接头。Ion Torrent 的 PCR 扩增步骤则与 454 系统类似,使用的是乳化液 PCR 反应。

测序反应则使用的是 Ion 芯片系统,该芯片上包含有大量的微孔。带有 DNA 的磁珠会结合在这些微孔中。在进行测序反应时,四种 dNTP 依次流过微孔。当 dNTP 与模板配对时,便发生 DNA 聚合反应并释放出氢离子。氢离子会导致微孔中的电位发生变化,而半导体芯片则会记录这些电位的变化并转化为序列信息。

(2) Ion Torrent 测序系统的特点:该系统使用的半导体芯片,检测的为电位变化而不是光学信号,因而省去了复杂的光学检测系统,降低了测序仪的成本,同时由于不需要信号的转换,提高了测序的速度。

3. 基于 DNBSEQ 技术的测序系统 2013 年推出的 BGISEQ-50、BGISEQ-500、MGISEQ-200、MGISEQ-2000 以及 MGISEQ-T7 等一系列不同应用级别的测序仪。这些二代测序仪与之前介绍的一些测序仪不同之处在于其使用的是基于 DNBSEQ(DNA 纳米球技术,DNA nanoball)的测序技术。

(1) 测序原理及流程

1) 文库制备:对待测的 DNA 进行打断。打断后的 DNA 片段进行末端修复,然后加上测序仪特有的接头。将带有接头的双链 DNA 变性为单链 DNA,环化引物会与接头上的序列配对,在 DNA 连接酶的作用下,将连接 DNA 单链,形成环状单链 DNA。以环状 DNA 为模板,使用滚环扩增技术(rolling circle amplification, RCA)扩增出 100~1 000 倍的线性扩增产物,产物便称为 DNB(DNA nanoball)。

2) DNB 加载:构建好的 DNB,会加载到规则阵列芯片上进行测序反应。规则阵列芯片使用了半导体加工工艺,在硅胶表面形成规则的结合位点阵列,每个结合位点仅能结合一个 DNB,因而 DNB 加载到芯片上会规则排列,避免了测序过程中信号的干扰。

3) 联合探针锚定聚合测序法(combinatorial probe anchor synthesis, cPAS):在测序反应中,在 DNA 聚合酶的作用下,DNB 分子锚和荧光探针以 DNB 为模板进行聚合。洗脱未结合的荧光探针后,使用高分辨率的成像系统,采集荧光信号。随后除去荧光基团,进行下一轮反应。采集到的荧光信号经过数字化处理后获得碱基的序列信息。

(2) 技术特点:测序过程中使用滚环扩增技术,而非通常的 PCR 技术,有效地避免了 PCR 过程中扩增错误的积累,同时滚环复制还有效地降低了接头序列所占的比例,增加了有效数据。规则阵列芯片设计,使得每个位点仅能结合一个DNB分子,有效地避免了信号干扰,降低了测序过程中的重复率(duplication rate)。

(三)二代测序结果分析

二代测序由于其测序快速高效,短时间内就能够获得大量序列信息。但是从上述各个平台的介绍可知,二代测序技术均需要对测序DNA进行打断,得到小片段DNA。因而测序获得的测序结果,也仅仅是短片段的序列而不是完整的序列,还需要对这些短序列进行生物信息学分析,才能够得到我们期望得到的目的片段DNA的序列信息。在罕见病诊断过程中,常用的是与疾病相关的测序,因而这里也以分析人基因组测序结果为例,简要介绍生物信息的分析方法。

二代测序的人类基因组的生物信息学分析按照从数据下机到进入遗传分析之前的过程,主要包括以下几个方面:数据质控、数据过滤、序列比对、序列排序与处理、变异的获取以及注释。

二代测序结果的质量,对于遗传分析非常重要,因而测序完成后首先需要对测序质量进行质控,确认测序质量过关,才会进入下一步操作。数据过滤则是除去接头和测序质量差的序列,剩下有效序列。序列比对,是使用相关软件参照参考基因组,将测序获得的短序列拼接起来。序列排序,是对上一步拼接的结果进行排序,有助于后续软件分析。序列处理则是标记和删除由于PCR引入的重复。变异的获取则是使用软件,寻找测序结果中与参考序列不一致的位置,该位置的改变便称为变异。变异的注释则是对上一步处理中找到的变异进行功能注释,确定变异所在的基因,变异导致的基因的改变,变异的人群频率,以及预测变异对基因功能的破坏等。

(四)二代测序技术应用

二代测序系统仅仅是测序的平台,根据测序加入的DNA不同,可以应用于许多领域。当测序的目标是基因组DNA时,二代测序能够检测基因组水平上的点变异、片段插入与缺失、拷贝数变异。当测序目标是线粒体DNA(mtDNA)时,则能够发现位于线粒体上的致病变异。当测序目标为RNA反转录后的互补DNA(cDNA)时,可以监测mRNA的表达水平,寻找剪接异常和融合基因。当测序目标是经过亚硫酸盐处理后的DNA时,还可以检测DNA上的表观修饰等。

1. 靶向(基因包)测序 靶向测序(gene panel sequencing)是针对基因组上某些感兴趣的基因或特定的基因区段进行测序的技术。虽然二代测序的成本已经逐渐下降,但是完成整个基因组测序的成本依然很高。如果检测的目的基因非常明确,或者由于需要检测体细胞变异而增加测序深度,使用全基因组测序则成本过高,而且测序出的结果大部分并没有任何临床意义。靶向测序,则能够很好地覆盖目标区域,给出有用的临床信息,同时节省大量的测序、数据分析与数据储存的成本。

在靶向测序中,需要对目的DNA片段进行富集。富集靶向序列主要是两种策略,基于PCR的扩增富集或者基于探针的捕获富集。基于PCR的富集方法,顾名思义就是使用PCR扩增的方法,获得想要测序的目的序列。这种方法的优势在于能够快速、廉价地获取大量的目的序列,且需要的起始DNA的量非常少,对于高度同源区域,通过设计特异引物也可以获得正确的序列。但基于PCR扩增方法的富集,劣势也很明显:PCR可能会引入突变,形成引物二聚体或非特异扩增影响测序。

基于探针捕获的富集策略,是使用可识别目标序列的探针将目标DNA分离出来。现有技术主要包括固相杂交捕获与液相杂交捕获两种。固相杂交捕获是将与目的片段互补的探针固定在DNA芯片上,将溶液中的目的DNA片段富集到芯片上。液相杂交则是使用带有生物素标记的探针与液体中的目的序列结合,再利用生物素的亲和反应,使用结合了链霉亲和素的磁珠从液体中纯化出目的DNA片段。液相杂交是现阶段最常用的靶向富集方法,SureSelect、SeqCap EZ、TruSeq以及TargetSeq等捕获试剂盒均采用液相杂交捕获技术。

2. 全外显子组测序(whole exome sequencing, WES) 在人的基因组中,约有22 000多个基因。能够影响基因功能的变异一般存在于基因的外显子或外显子与内含子交界的位置。全外显子测序其实也是一种靶向测序,只不过靶向的范围是整个基因组中所有基因的外显子及其旁侧序列(不同公司的捕获产品,覆盖的基因和序列略有不同）。在整个基因组 30 亿个碱基对中，外显子部分所占约 1%，但已知的单基因遗传病的致病变异、肿瘤的驱动基因和药物敏感性变异中，约 85% 位于外显子或附近区域上。因而全外显子组测序能够以较低的成本、较短的时间获得有临床意义的基因变异信息。

3. **全基因组测序**（whole genome sequencing，WGS） 现阶段，由于人的基因组已经有完整的参考基因组序列，因而人的全基因组测序并不是另起炉灶重新测序并组装一遍新个体的基因组，而是将个体的全基因组测序的结果与参考基因组进行比对，寻找其与参考基因组的差异。虽然已知的致病变异多数位于外显子及其附近区域，但越来越多的研究揭示一些位于内含子深处或者调控区域的变异，同样会导致疾病的发生。基于全基因组测序的研究，能够不断地发现这些变异。此外，许多复杂疾病的风险位点，很多都是位于非编码区域，全基因组测序能够覆盖到这些风险位点，通过全基因组测序对这些位点进行分析，可以有效地估算复杂疾病的发病风险。

4. **DNA 甲基化测序**（DNA methylation sequencing） 随着表观遗传学研究的逐渐深入，越来越多的证据揭示，除了 DNA 序列本身，DNA 的甲基化修饰在基因的表达调控、基因组印记等过程中，起到非常重要的作用。使用亚硫酸盐处理 DNA，并结合二代测序技术，能够分辨出单个碱基水平的甲基化改变，为 DNA 甲基化的研究提供了重要的研究方法。

5. **RNA 测序**（RNA sequencing，RNA-seq） RNA 与之前的 DNA 分子不同。DNA 是遗传物质，而 RNA 尤其是 mRNA 则负责将 DNA 编码的信息从细胞核中传递出来，行使功能。因而对 RNA 的测序能够提供基因的转录本信息（包括新转录本、可变剪切、剪接异常和基因融合），基因的表达水平（基因在特定细胞组织中的作用、肿瘤中融合基因的表达情况等），以及发挥调控作用的非编码 RNA（microRNA，lncRNA 等）的功能。

（方 萍 周文浩）

二、Sanger 测序

（一）定义及历史沿革

DNA 测序技术是分子生物学研究中最常用的技术，它的出现极大地推动了生物学的发展。成熟的 DNA 测序技术始于 20 世纪 70 年代中期。最早在 1977 年，Maxam 和 Gilbert 就报道了通过化学降解测定 DNA 序列的方法，同一时期，剑桥大学的 F.Sanger 等人也于 1977 年发明了利用 DNA 聚合反应的双脱氧链终止反应来测定核苷酸序列的方法，故又称为 Sanger 测序（Sanger sequencing）。由于这种方法要求使用适当的 DNA 引物以单链 DNA 为模板在 DNA 聚合酶的催化下进行 DNA 的合成，因此也称为引物合成法或酶催引物合成法。

在 DNA 测序技术发展过程中，双脱氧链终止法最终因其更适合于序列分析的自动化而逐渐占据了显著的优势地位。20 世纪 90 年代初出现的荧光自动测序技术将 DNA 测序带入自动化测序的时代。这些技术统称为第一代 DNA 测序技术。

Sanger 测序是 DNA 测序技术的"金标准"，曾在人类基因组计划中发挥了关键的推动作用，并且现在仍被用来获得高度准确且可信赖的测序数据。

（二）原理

无论是对于重组质粒还是单个基因或是整个基因组，分析 DNA 结构的最基本方法就是测定出这些 DNA 分子的一级结构即 DNA 序列。DNA 自动测序仪的出现，使得 DNA 测序的整个过程变得快捷而稳定，计算机处理能力的迅速提高也使得大量 DNA 小片段很容易地被拼接成较大的片段，甚至整条染色体。

在测序过程中使用的 DNA 聚合酶一般是去掉了 $5' \rightarrow 3'$ 外切核酸酶活性的 DNA 聚合酶 I 的 Klenow 大片段。它利用 DNA 聚合酶所具有的两种酶促反应的特性：①该酶能以单链 DNA 为模板，合成出准确的 DNA 互补链序列；②如果以 $2',3'$- 双脱氧核苷三磷酸为底物，渗入到新合成的寡核苷酸链的 $3'$ 末端后，DNA 链的延伸被终止。

在 DNA 测序反应中，加入模板 DNA（即待测样本）、特异性引物、DNA 聚合酶、dATP、dTTP、dGTP、dCTP 和少量荧光标记的双脱氧核糖核苷三磷酸（dideoxy-ribonucleoside triphosphate，ddNTP），当这种 $2',3'$- 双脱氧 ddNTP 取代常规的脱氧核苷酸（dNTP）渗入到寡核苷酸链的 $3'$- 末端之后，由于 ddNTP 没有 3'-OH 基团（图 2-5-6），不能同后续的 dNTP 形成磷酸二酯键，阻断了 DNA 聚合反应，寡核苷酸链不再继续延伸，而在该位置上发生了特异性的链终止效应。dNTP 和少量荧光标记的 ddATP（绿色荧光标记）、ddGTP（红色荧光标记）、ddTTP（黄色荧光标记）和 ddCTP（蓝色荧光标记）与引物、模板和 DNA 聚合酶一起保温，即可形成一系列全部具有相同的 5'- 引物端和以 ddA、ddG、ddT、ddC 残基为 3' 端结尾的长短不一片段的混合物。经毛细管变性聚丙烯酰胺凝胶电泳分离、激光检测荧光信号将为新合成的不同长度的 DNA 链中 A、G、T、C 的分布提供准确信息，从所得图谱即可直接读得 DNA 的碱基序列（图 2-5-7，彩图见文末彩插）。

图 2-5-6 脱氧核苷酸三磷酸、dNTP（A）和双脱氧核苷三磷酸、ddNTP（B）分子结构式

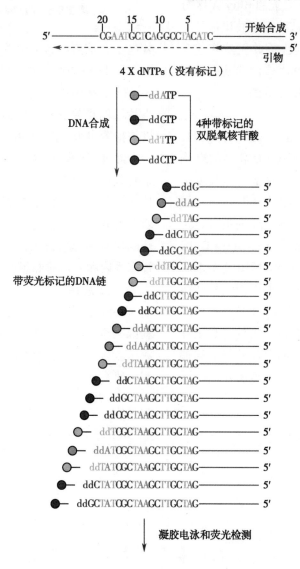

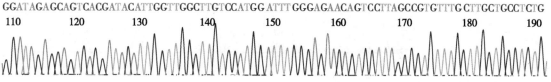

图 2-5-7 Sanger 测序的原理

（三）优势与局限

Sanger 测序精准，流程细致，质控环节多，污染低，结果直观可视，假性结果极低，可进行个性化位点检测并且有价格优势。富含 CpG 双核苷酸的一些区域也可以精准地被测序。由于临床测序特点是"目标明确、结果精准、通量小"，Sanger 测序非常适用于临床。

但是 Sanger DNA 序列分析技术仍具有一定的局限性，一次测序反应的长度不能超过 1 000bp；DNA 的二级结构有时会引起 DNA 聚合酶不正常的终止；在检测较长的同聚物时也存在问题，例如很难以高的可信度将 7 个以上的 ploy A 区分开。另外，由于 Sanger 测序依赖于凝胶电泳技术来分离不同长度的 DNA 片段，因此无法实现全自动化，对于没有明确候选基因或候选基因数量较多的大样本病例筛查是难以完成的。

（四）应用

人类基因组的测序正是基于该技术完成的。Sanger 测序这种直接测序方法具有高度的准确性和简单、快捷等特点。目前，对于一些临床上小样本遗传病基因的鉴定依然具有很高的实用价值。例如，采用 Sanger 直接测序卵泡蛋白（folliculin，FLCN）基因证实单基因 Birt-Hogg-Dubé（BHD）综合征的突变（图 2-5-8，彩图见文末彩插）。值得注意的是，Sanger 测序是针对已知致病基因的突变位点设计引物，进行 PCR 直接扩增测序。单个突变点的扩增包括位点在内的外显子片段即可，不必将该点所在基因的全部外显子都扩增。因此，应明确定位要扩增的位点所在的基因

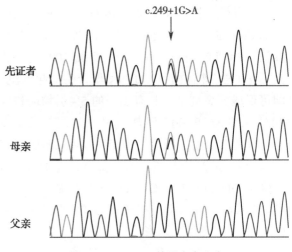

图 2-5-8 FLCN 基因中点突变

外显子和该点的具体位置，设计包括该点在内的上下游 150～200bp 的外显子片段引物。

除了基因单个突变点可以被检测出来之外，小片段的重复和缺失通过 Sanger 测序技术也可以被检测出来（图 2-5-9，彩图见文末彩插）。

此外，尽管有 NGS 的出现，但 Sanger 测序对于有致病基因位点明确并且数量有限的单基因遗传疾病的致病基因的检测，仍然是非常经济和高效的方式。到目前为止，Sanger 测序仍然是作为基因检测的"金标准"，也是 NGS 基因检测后，进行家系内和正常对照组验证的主要手段。

（五）总结

Sanger 测序目的是寻找与疾病有关的特定的基因突变。对于没有明确候选基因或候选基因数量较多的大样本病例筛查是难以完成的，因此测序研究还要依靠具有高通量测序能力的 NGS。

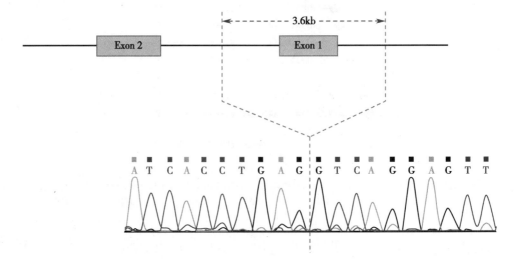

图 2-5-9 FLCN 基因断裂点

虽然，Sanger 测序具有高度的分析准确性，但其准确性还取决于测序仪器以及测序条件的设定。另外，Sanger 测序不能检测出大片段缺失或拷贝数变异等基因突变的类型，因此对于一些与此相关的遗传性疾病还不能做出基因诊断。

（刘雅萍）

三、PCR 产物长度分析

PCR 技术的发明使基因诊断插上了腾飞的翅膀，衍生了许多基因检测的手段。在上述的基因分析手段外，PCR 产物的电泳分析，是非常重要的一项技术。应用电泳技术，可以检测 PCR 反应是否成功、产物片段的大小。因此可以用于一系列遗传缺陷的检测。

（一）电泳技术

在碱性缓冲体系中 DNA 分子携带负电荷，在电场中自负极泳向正极。每个核苷酸的带电量相同，因此 DNA 分子每个组成单元受到的牵引力是一样的，就像每个车厢都自带动力一样。在一定浓度的凝胶介质中，受分子筛的作用，DNA 分子的泳动速度与其分子量负相关，分子越大，泳动越慢。经过一定的电泳时间，混杂的 DNA 分子获得很好的分离，通过对 DNA 分子泳速的分析，即可确定分子（DNA 片段长度）的大小。

常规采用的电泳有琼脂糖凝胶、聚丙烯酰胺凝胶和毛细管电泳。

琼脂糖凝胶电泳分辨率较低，一般用来检测 PCR 产物的有无和片段长度相差较大的 DNA 片段（数十碱基对），凝胶浓度 2% 左右，用溴化乙锭（EB）显示，还可以用花青素。聚丙烯酰胺凝胶电泳（PAGE）的分辨率较高，控制凝胶浓度可以提高分辨率，测序胶的分辨率为 1bp 的差别。进行片段长度分析的 PAGE 胶可以银染显色，拍照保存。测序的 PAGE 胶，原先都是放射自显影，后来升级为荧光标记的 ddNTP，通过激光自动记录。毛细管电泳进行片段长度分析，则需要用荧光标记一侧引物，如果是多重 PCR 体系，可以用不同的荧光进行标记；若是测序，则使用荧光标记的 ddNTP，都是自动记录输出分析结果。

（二）应用

PCR 产物的电泳分析可以用于缺失检测、多态性分析、动态突变分析。

1. 检测 PCR 有无 可以用于 PCR 反应后确定 PCR 反应是否成功，一般用 2% 琼脂糖凝胶电泳、溴化乙锭或花青素染色。

可以用来检测：①性别，用 *ZFX*[X 连锁锌指蛋白（zinc finger protein X-linked）]/*ZFY*[Y 连锁锌指蛋白（zinc finger protein Y-linked）]基因片段引物。② Y 染色体微缺失。③ X 连锁隐性遗传病的男性是否存在缺失变异；一般需要设置双重 PCR，用常染色体上的基因片段扩增，作为内对照；如果同时检测多个 X 染色体上的基因片段缺失，可以不设内对照，这些片段可以互相作为内对照。自然，平行的阳性、阴性和空白对照也不可缺少。

2. 检测 STR 多态性 用普通 PAGE 和银染进行检测，也可以用毛细管电泳检测。可以用作：①连锁分析，在基因定位克隆时期用于全基因组扫描（whole genome screening），进行基因定位和单体型作图，现今作为产前基因诊断中与基因变异直接检测平行的辅助手段；②亲子鉴定和个体识别；③快速进行 21 三体的检测，用 21 号染色体上的 STR 标记进行；④应用 21 号染色体上的 STR 标记来进行胎儿检材的质量控制，确保检材为胎儿来源，并且没有样品错乱和母源污染，即"一石四鸟"程序。

3. 动态突变分析 用 NGS 或者 Sanger 测序不能检测动态突变，需要用 PCR 扩增片段长度分析。动态突变中有些重复单元为 GC 富含的、需要修饰的碱基（7-deaza dGTP），由于产物水平较低，还得用荧光标记的引物。对于脆 X 综合征的检测，还需要特别的设计，添加重复序列的互补引物进行三引物 PCR（TP-PCR），有专门设计的试剂盒。

4. 长片段 PCR 和 Gap-PCR 某些基因具有假基因，例如 21- 羟化酶基因、*SMN1* 基因、戈谢病的 *GBA* 基因和黏多糖贮积症Ⅱ型的 *IDS* 基因，测序时都必须使用长程 PCR 特异扩增真基因，才能获得真实的致病变异，而在 NGS 时，这些假基因上的变异可能会干扰结果的判断。

某些遗传病的基因突变是由于基因内大片段缺失或倒位所致，例如 α- 地中海贫血的缺失突变、*PAH* 基因 5′ 端的缺失。在 MLPA 技术发明之前，对于这类突变的检测方法需要在断裂点两侧设计特别的引物,由于缺失片段较大,一般 PCR(即使是长程 PCR)也不能扩增,而缺失使得这两个引物位置靠近能够获得扩增。而倒位的检测则因为基因结构的改变,使原先远离的序列连接到一起,并且其正负链颠倒,特别设计的引物可以扩增倒位的结构,而不能扩增野生型(另外一套引物可以扩增涵盖断点的野生序列)(图 2-5-10)。

以上这些特殊 PCR 产物可以用电泳直接检测扩增片段。

(黄尚志)

四、熔解曲线分析

(一)高分辨率熔解曲线分析技术原理及应用

高分辨率熔解曲线(high resolution melting,HRM)分析技术,是在 2002 年被开发出来的基因突变检测技术,HRM 技术因其操作简便、快速、使用成本低、结果准确,非常适合于基因突变的研究,一经推出就在生命科学、医学、农学、畜牧业等领域的研究工作中得到广泛的应用。

1. **HRM 技术的基本原理** HRM 是在 PCR 技术基础上发展起来的一种突变检测技术,其最主要的原理是基于 DNA 分子的物理性质,通过测定 DNA 双链熔解曲线变化来检测突变。当 PCR 产物中存在序列的改变时,双链 DNA 在升温过程中解链的温度会发生变化,荧光强度与时间曲线就会显示出差异。特别是杂合子个体两种不同的分子在 PCR 结束时变性 - 复性过程中产生异源杂合双链,错配碱基的存在更加加大了熔解温度的差异。HRM 技术就是根据在升温变性过程中熔解曲线的不同形状和出现的时间(位置)来对样品中的序列信息进行区分。

2. **HRM 技术实现单碱基突变检测的基础条件**

(1)饱和荧光染料:饱和荧光染料是 HRM 技术实现单碱基突变检测的必备条件之一,目前使用比较广泛的饱和荧光染料主要包括 Eva Green 和 LC Green。与传统的荧光染料 SYBR Green 相比,饱和荧光染料不会出现因浓度过高而抑制 PCR 反应的问题。

更为重要的是,饱和染料可以和 DNA 双链上每一对碱基结合,因此当升温解链时,染料会从 DNA 双链上脱落,使得荧光信号明显降低(图 2-5-11,彩图见文末彩插)。而普通 PCR 中常用的非饱和染料由于其没有和 DNA 双链上每一对碱基结合,双链上存在较多空余位置,因此在升温解链过程中常发生荧光染料结合位置上的迁移,从而荧光信号强度不会随解链区域的扩大而降低。

(2)可进行精确温控和高密度数据采集的检测仪器:普通的定量 PCR 仪也有熔解曲线分析的能力,但是这些仪器的温度控制能力和数据采集能力较为有限,不能满足 HRM 分析的需求。HRM 技术的发明者率先设计出了满足 HRM 分析的仪器,可以做到每秒升温 0.1℃,每摄氏度采集 100 个数据点,这样就可以密集地绘制出 DNA 分子的熔解曲线。

将饱和荧光染料与精确温控和高密度数据采集的检测仪器结合,就可以进行 HRM 的分析。

3. **提高 HRM 检测灵敏度和准确度的方法** 如前所述,HRM 技术是通过提高仪器检测灵敏度和应用饱和染料来达到对单碱基突变检测的目的。

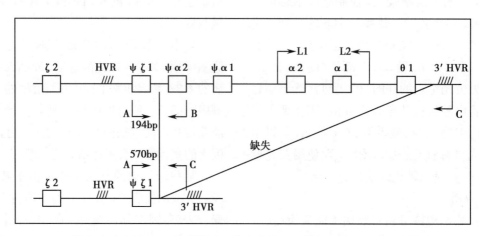

图 2-5-10 用 PCR 方法检测 α- 地中海贫血 1 基因的 PCR 引物位置

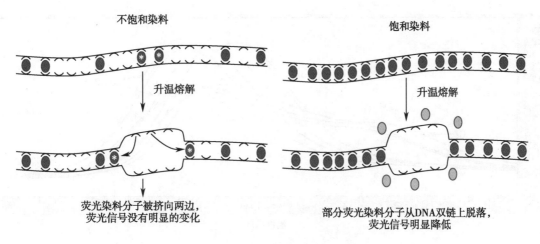

图 2-5-11 饱和荧光染料的作用原理

目前小片段扩增法是 HRM 分析中最常用也是最简单的方法。杂合子由于存在异源双链，因此其熔解曲线有很明显的改变（如图 2-5-12A 所示，图 2-5-12 彩图见文末彩插），因此可以很容易地检出。

但是在实际检测中，纯合子样本常常因曲线的平移幅度较小而难以区分，比如图 2-5-12A 中基因型 CC 的样本产物峰在 84.5～84.8℃之间波动，而基因型 TT 的产物峰则在 84.2～84.4℃之间波动，给结果的判断带来很大的困难。更为棘手的是，纯合子基因型中 G→C 或 A→T 的改变，因为它们具有相似的解链温度（T_m），使用小片段法很难区分。因此，为了更好地提高 HRM 检测的灵敏度和准确度，需要对 HRM 技术进行进一步的优化。其中内标法和异源双链法是最常用和最简便的两种方法。

（1）内标法：HRM 分析过程中，能否有效地区分不同的基因型不仅仅取决于高分辨率的数据采集，更取决于样品间提取质量、反应体积缓冲体系的均一性。如果没有有效的校准手段去消除这些因素带来的影响，就很难稳定地进行纯合子基因分型。

内标法的原理就是利用两个已知序列的片段来对反应体系中引起曲线偏差的各种因素进行校正，由于内标片段的序列是恒定的，且这些片段与 PCR 产物处于同一反应体系中，因此只需将各个反应管中的内标峰调整至同一位置，体系中的误差即可基本消除（图 2-5-12B）。如图 2-5-12C 所示，同样的样本进行内标校正后，基因型 TT 和 CC 之间产物峰的 T_m 值存在明显的差异，且同一

基因型的样本重合度非常高。图 2-5-12D 结果进一步表明，采用内标法可以有效地区分 A→T 的变异。绝大部分样本均可通过这种方法来进行等位基因型的鉴定。

（2）异源双链法：虽然内标法可以极大地提高 HRM 的分辨率，但是某些不同基因型纯合子之间的 T_m 值差异的确非常小，轻微的条件变动就会导致结果的不稳定。因此，对于极少量结果存疑的样本则需要采用其他的方法来进行验证。

由 HRM 的原理可知，杂合子样本中存在两种类型的等位基因，因此 HRM 分析过程中随着温度的升高，杂合双链将先后解链，可以形成明显的双峰，从峰形即可明显地区分纯合子与杂合子。根据这一原理，可以在反应体系中人为加入某种基因型的样本，如图 2-5-13（彩图见文末彩插）所示，在需要验证的样本中加入基因型为 CC 的 DNA，如果出现双峰即证明其基因型为 TT，只有单峰时该样本则为 CC。该方法将纯合子检测的问题转化为杂合子检测，而 HRM 对于杂合子检测的准确度要明显高于纯合子，这样就能极大地提高 HRM 结果的可靠性。

4. HRM 技术的局限与不足

（1）样本质量对于纯合变异的检测灵敏度和准确度影响较大：HRM 技术从原理上讲是基于 PCR 和熔解曲线分析，因此影响 PCR 反应的因素同样会影响到 HRM 的效果。如前所述，HRM 在分辨纯合变异时主要依靠野生型和突变型的扩增产物在互补链碱基之间结合力上的差异来进行区分。如果扩增样本的质量差异很大，或者样本中

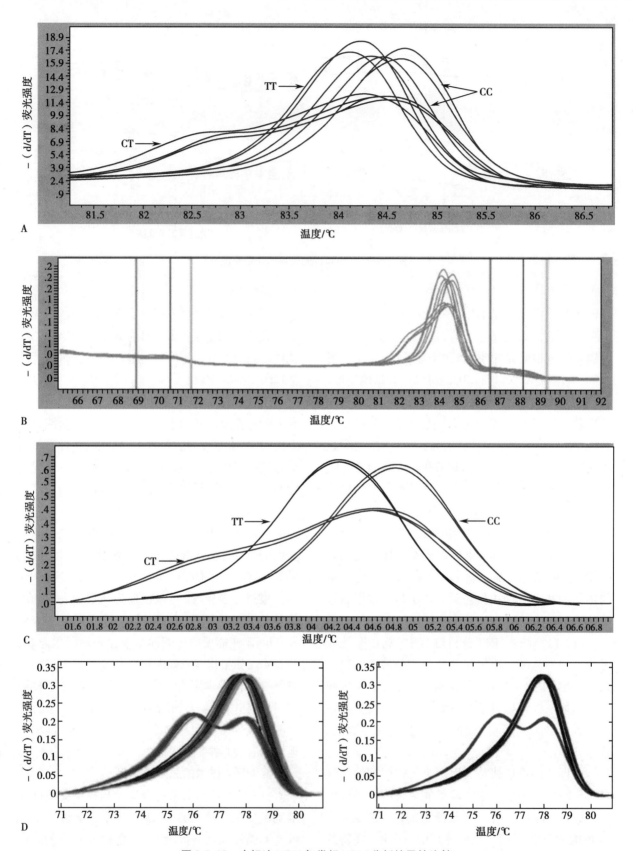

图 2-5-12　内标法 HRM 与常规 HRM 分析结果的比较

A. 常规 HRM 分析的结果,除了基因型 CT 区分较明显外,其他两种基因型区别不明显;B. 内标法 HRM 设置高低温内标的过程,低温内标 T_m 值为 70.62℃,高温内标 T_m 值为 88.15℃;C. 内标法 HRM 分析 C→T 的结果,可见实验样本清晰地分为三种基因型 CC、TT 和 CT;D. 内标法 HRM 分析 A→T 的结果,左侧是未加内标的结果,AA 和 TT 纯合子难以有效区分,右侧为加了内标的结果,可区分 AA 和 TT 纯合子

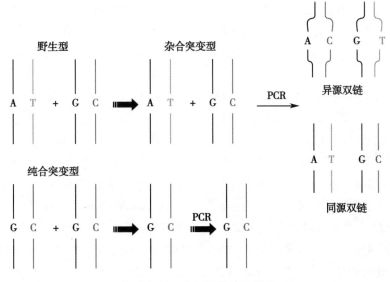

图 2-5-13　异源双链法的原理

存在明显的影响反应的杂质，野生型和突变型的扩增产物无论在数量和质量上就会出现较大的差别，最终这些差别会影响到熔解曲线的分析。

前面提到的异源双链分析法虽然能在一定程度上弥补样本质量对分析结果的干扰，但是这种方法毕竟只适合对少量结果存疑的样本进行验证。如果绝大部分样本均采用这种方法来进行分析，不仅会极大地提高实验的复杂程度，也不利于实验的标准化。因此，目前 HRM 分析前还是建议实验者严格控制样本的质量，以尽量减少后续分析的难度，降低错误发生的概率。

（2）扩增子中其他变异会干扰对已知突变的检测：如果扩增子中出现了其他变异，产物的熔解曲线将发生明显的变化，既不同于野生型也与已知突变型存在差异，这就将严重影响结果的分析。比如，在血红蛋白亚基 β（hemoglobin subunit beta，HBB）基因外显子 1、外显子 2 区域和内含子 2 区域中存在 5 个 SNP（c.9C＞T，c.171C＞G，c.315＋16G＞C，c.315＋74T＞G 和 c.316-185C＞T）位点。这些 SNP 会严重干扰对 HBB 基因致病突变的鉴定。需要重新设计新引物组后才能进行 HBB 基因相关区域突变的鉴定。

一般情况下，当熔解曲线出现超出预期的改变时，需要对扩增产物进行 DNA 测序，以明确其中是否存在新的变异位点。因此，HRM 还可以用来筛查新的基因突变位点。

（3）无法对杂合变异进行定量分析：虽然 HRM 分辨杂合子的效率远远高于纯合变异，但是常规的 HRM 仍无法对杂合变异拷贝数进行定量分析。不少疾病样本中存在嵌合突变，比如肿瘤样本、线粒体突变样本等。要检测其突变的比例，必须制备不同突变比例的标准品，根据标准品分析嵌合体中突变等位基因占比的大致范围，精确定量仍存在困难，需要与其他方法进行组合才能更有效地分析嵌合突变的比例。

5. HRM 技术的应用

（1）已知突变位点快速检测：有相当数量的遗传病具有热点突变，比如 β- 地中海贫血中 5 种常见突变占中国人群中突变位点的 80% 以上，HRM 可快速对上述位点进行检测，甚至可以通过调整扩增子的长度，采用多重 PCR 扩增，不同的扩增片段形成不同形状的熔解曲线，从而对这些位点进行同时检测。

到目前为止，已经有数十种遗传病运用 HRM 技术开展了快速基因诊断，比如囊性纤维化（CFTR 基因）、脊髓性肌萎缩（SMN1 基因）、Lynch 综合征 [mutL 同源物基因 1（mutL homolog 1，MLH1）基因]、马方综合征 [人原纤维蛋白 -1（human fbrillin-1，FBN1）基因]、血友病 A（凝血因子Ⅷ基因）、进行性假肥大性肌营养不良（DMD 基因）、苯丙酮尿症（PAH 基因）、葡糖 -6- 磷酸脱氢酶缺乏症（G6PD 基因）等。上述研究证明 HRM 是一种快速有效地进行基因突变检测的方法。

（2）基因分型：HRM 还被广泛应用于多态性

位点的基因分型中。这些多态性位点虽然没有明确的证据显示其直接致病，但是它们往往与疾病的易感性存在密切的联系，有些位点则与药物的敏感性有关。

比如，HRM 技术在亚甲基四氢叶酸还原酶（MTHFR）、甲硫氨酸合成酶（MTR）、DNA（胞嘧啶 -5）- 甲基转移酶 3β（DNMT3B）等几个与甲基代谢相关基因多态性位点的筛查，多发性硬化症、低磷血症性佝偻病等疾病相关基因多态性位点的筛查中均取得了很不错的效果。对细胞色素 P450 家族 2 亚家族 C 成员 9（CYP2C9）等位基因进行基因分型，从而调整华法林剂量以及针对与硫嘌呤类药物毒性相关等位基因的快速检测也是 HRM 技术在个体化用药方面的成功应用。

（3）线粒体杂质突变的快速筛查：与核基因突变不同，线粒体 DNA 突变存在阈值效应，即细胞内需要有一定比例的线粒体 DNA 发生突变，才可能导致疾病表型的发生。其中线粒体 tRNA$^{Leu(UUR)}$ 3243 位点突变（m.3243A > G）是目前国内外报道最多的线粒体糖尿病致病位点。HRM 技术可检出杂合度高于 2% 的 m.3243A>G 突变，而且 HRM 的检测成本很低，应用 HRM 对样本进行初筛，可以最大程度地加快检测进程，减少筛查成本。

（颜景斌）

（二）多重荧光探针熔解曲线技术（MMCA）

多色探针熔解曲线分析（multicolor melting curve analysis，MMCA）：荧光探针熔解曲线分析是指在温度变化过程中实时监测荧光探针和靶序列杂交时产生的荧光信号强度变化的一种检测技术。如图 2-5-14 所示，荧光强度随温度变化的曲线或者荧光强度变化的负导数随温度变化的曲线，称为荧光探针熔解曲线。在荧光探针熔解曲线中荧光强度变化幅度最大（即荧光强度变化负导数值最大）时的温度值，称为荧光探针和靶序列杂交的溶解温度或称熔点温度（T_m 值）。

荧光探针和靶序列杂交的 T_m 值与互补序列长度及碱基匹配程度直接相关，因此同一荧光探针在与不同的靶序列杂交时，由于碱基匹配程度的不同，可产生各种特征性的 T_m 值。根据 T_m 值的差异，可以实现一条荧光探针对靶序列中野生型和多个突变型等位基因的检测和区分，即 T_m 值的多重检测。如果荧光探针和靶序列杂交后产生预期之外的 T_m 值，则可判定靶序列上存在荧光探针覆盖区内的未知靶位点突变。若同时结合多色荧光检测就可以大大提高单个反应中检测的靶位点数目。不过受到荧光探针的长度限制，每条荧光探针能够覆盖的靶位点数目有限。因此在检测突变靶位点较多的遗传病时，需要设计多条荧光探针才能实现对靶位点的全面覆盖。如果一个体系所需的荧光探针数量超过实时荧光 PCR 仪通道数量，则需要将探针分组设置多个反应体系。

最早用探针熔解曲线分析的荧光探针类型为 Förster 共振能量转移（FRET）探针（又称双杂交探针、相邻探针等）。FRET 探针结构为相邻的两条探针，一条为"锚定探针"，另一条为"检测探针"。在探针设计上锚定探针的熔点温度高于检测探针，因此在温度上升的过程中，检测探针首先从靶序列解链下来，而锚探针一直保持在

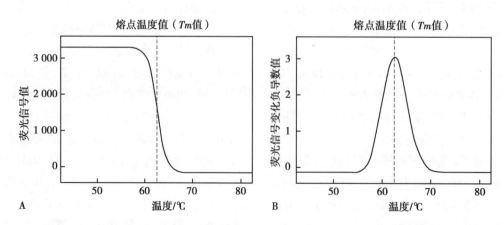

图 2-5-14 荧光探针和靶序杂交的熔解曲线图与熔点温度值

A. 原始荧光信号值的熔解曲线图；B. 对原始荧光信号的变化进行求导后的熔解曲线图

靶序列上，产生荧光信号的变化形成熔解曲线。FRET 信号的检测需要特殊的荧光供受体对和特殊的 FRET 检测通道，常规实时 PCR 仪器配置的普通荧光检测通道无法适用。此外，锚探针的存在增加了检测的盲区，大大限制了其应用。

MMCA 特点是采用多个双标记自淬灭荧光探针作为检测探针（图 2-5-15，彩图见文末彩插）。双标记自淬灭探针是一条两端分别标记荧光基团和淬灭基团的单链寡核苷酸探针，可以是线性也可以是发夹型，其中的线性探针与 TaqMan 探针结构相同。比起传统 FRET 探针，MMCA 无需能量转移检测通道，因此可以实现在多个荧光通道同步检测。同时双标记自淬灭荧光探针无需"锚定探针"，因此设计更为简单灵活，也避免了"锚定探针"覆盖序列所导致的检测盲区。特别是在多位点遗传突变检测中，MMCA 检测通量高的优势展现得更加明显。

MMCA 技术具有覆盖突变位点多、样本检测通量高、操作简便和成本低廉的优点，在遗传病诊断领域有着极大的潜力。目前 MMCA 技术主要应用在常见遗传病，例如地中海贫血（thalassemia）和葡糖-6-磷酸脱氢酶（glucose-6-phosphate dehydrogenase，G6PD）缺乏症；以及罕见遗传病，例如

苯丙酮尿症（phenylketonuria，PKU）、甲基丙二酸血症（methylmalonic acidemia，MMA）、原发性肉碱缺乏症（primary carnitine deficiency，PCD）、先天性肾上腺皮质增生症（congenital adrenal hyperplasia，CAH）中都取得非常理想的诊断效果。

利用 MMCA 技术目前已可对 24 种中国人 β- 地中海贫血突变（c.-140C > T，c.-123A > T，c.-78A > G，c.-79A > G，c.-80T > C，c.-81A > C，c.-82C > A，c.45_46insG，c.48_49insG，c.52A > T，c.79G > A，c.91A > G，c.92 + 1G > T，c.92 + 5G > C，c.84_85insC，c.113G > A，c.[115delA；120G > A]，c.216_217insT，c.216_217insA，c.130G > T，c.315 + 2delT，c.124_127delTTCT，c.315 + 5G > C，c.316-197C > T）进行检测和基因分型。MMCA 技术首先根据已知的 β- 地中海贫血突变设计相应的自淬灭荧光探针，经不对称 PCR 扩增后，在多色荧光 PCR 仪上进行熔解曲线分析，最后根据熔解曲线分析结果中未知样本与野生型对照在各检测通道 T_m 值的差异来判定待检测样本是否含有 β- 地中海贫血突变及突变的类型（图 2-5-16，彩图见文末彩插）。这一基于 MMCA 技术的 β- 地中海贫血突变检测方案简便、快速、无 PCR 后处理、检测通量高，且自动化前景强，非常适合临床使用。

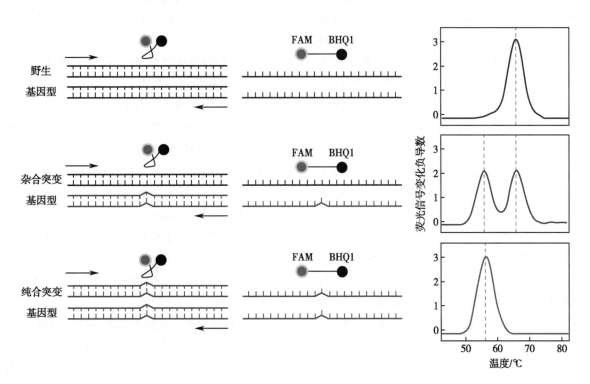

图 2-5-15　基于双标记自淬灭探针的熔解曲线分析原理

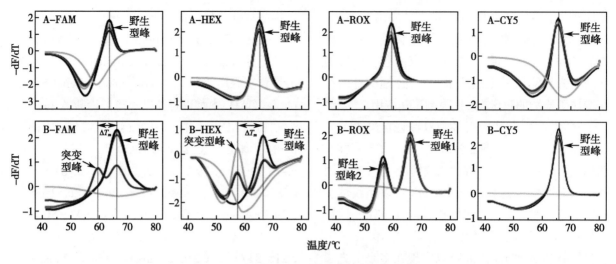

图 2-5-16 MMCA 技术用于 β- 珠蛋白基因突变检测

其中 A-FAM、A-HEX、A-ROX 和 A-CY5 为 PCR 体系 A 在对应通道的检测结果；B-FAM、B-HEX、B-ROX 和 B-CY5 为 PCR 体系 B 在对应通道的检测结果。图中黑色线：正常人对照；绿色线：c.124_127delTTCT 杂合突变型样本；蓝色线：c.124_127delTTCT 纯合突变型样本；红色线：c.124_127delTTCT 和 c.79G＞A 复合杂合突变型样本；灰色线：阴性对照

（李庆阁）

五、多重连接探针扩增技术

（一）概述

多重连接探针扩增（multiplex ligation-dependent probe amplification，MLPA）是一种通过核酸变性、杂交、连接及扩增对 DNA 进行相对定量分析的分子检测技术。MLPA 技术能够在一个独立的反应体系中同时检测多达 60 段核酸序列的拷贝数。

这一技术最先由荷兰的 Schouten 等人于 2002 年报道，主要用于检测人类基因的拷贝数变异，在科学研究和诊断遗传性疾病及肿瘤中也有重要应用。随着技术的不断发展，人们也在 MLPA 技术的基础上，研发了甲基化特异性 MLPA（methylation-specific MLPA，MS-MLPA）分析技术，这项技术可以用于同时检测基因拷贝数和分析基因甲基化水平。本节内容主要介绍用于遗传病诊断的 MLPA 和 MS-MLPA 技术。

（二）工作原理

1. MLPA MLPA 基本工作原理包括特异性探针的设计和结构、探针和靶序列杂交，探针连接、PCR 扩增、毛细管电泳分离及数据收集，最终利用分析软件对数据进行分析获得结论（图 2-5-17，彩图见文末彩插）。

（1）特异性探针的设计和结构：MLPA 的原理主要体现在特异性探针的设计及结构上，即针对每一段待测靶基因序列均需设计一对 MLPA 探针——一条短探针和一条长探针。在图 2-5-17 中，左侧的短探针包括位于 3′ 端并与靶序列完全互补的杂交序列和位于其 5′ 末端的共同序列，共同序列与 PCR 通用引物序列互补。右侧的长探针包括位于其 5′ 末端并与靶序列完全互补的杂交序列和位于其 3′ 末端的共同序列以及在这两个序列中间的填充序列。对应不同的检测序列，其填充序列具有不同的长度，使得一个扩增体系中每个扩增产物的长度都是不同的，以便通过毛细管电泳能够进行有效分离。

（2）探针 - 靶序列杂交和连接：MLPA 检测时先使待测双链 DNA 模板变性解链，然后降低温度使特异性 MLPA 探针分别与靶序列杂交，形成 DNA- 探针杂交产物。加入连接酶，对杂交探针进行连接反应。此时如果探针与待测 DNA 模板互补良好，连接反应可进行，即短探针和长探针连接成为一条完整的核酸单链。反之，若其中一条探针的序列与待测靶基因序列不完全互补，甚至只有一个碱基不互补，也会使探针杂交不完全而使连接反应无法进行。

（3）PCR 扩增、毛细管电泳分离和数据分析：连接反应完成后应用一对通用引物进行 PCR 扩增。该通用引物与所有探针的共同序列互补，能够扩增连接后的所有探针片段。对于完成连接

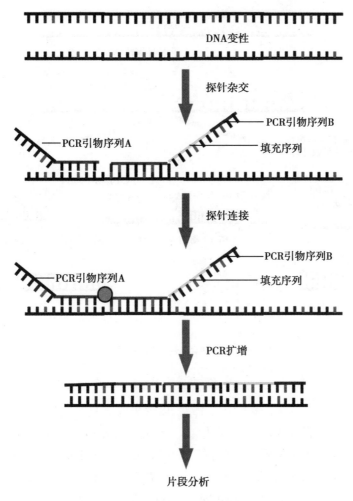

DNA变性

探针杂交

PCR引物序列A

PCR引物序列B
填充序列

探针连接

PCR引物序列A

PCR引物序列B
填充序列

PCR扩增

片段分析

图 2-5-17　多重连接探针扩增技术工作原理

的探针可以作为 PCR 反应模板按指数方式进行 PCR 扩增，而未完成连接的探针由于仅含有一侧通用引物序列，不能进行扩增。由于填充序列的长短差异使扩增产物长度都具有探针特异性，范围在 130～480bp 之间。经毛细管电泳（ABI 3730 等）对 PCR 扩增片段进行分离。在同一批次实验中，待测样品每个探针的信号峰首先需要经同一个反应体系内的参考探针校正，随后与对照样品相同探针信号峰比较。采集的所有探针信号峰，采用 MRC-Holland 研发的 Coffalyser.Net 软件进行数据分析，获得最终的比值（ratio 值），根据比值范围确定样品中靶序列的相对拷贝数。

2. MS-MLPA　2005 年 Nygren 等人在 MLPA 技术的基础上改进和研发出 MS-MLPA，该技术应用限制性内切酶 *Hha* I 而非对 DNA 进行硫化处理，可同时定量检测基因拷贝数和分析基因甲基化水平，用于一些遗传印记疾病和肿瘤的诊

断。*Hha* I 属于甲基化敏感的内切酶，可以特异性识别和酶切非甲基化的 GCGC 序列，而甲基化的 GCGC 序列则不被识别，根据含有 GCGC 序列的 DNA 片段是否被 *Hha* I 消化来判断该 DNA 片段的甲基化水平。

该技术的工作原理同 MLPA 相似，特殊之处在于 MS-MLPA 探针含有内切酶 *Hha* I 识别位点（GCGC）。当 MS-MLPA 探针和标本 DNA 杂交形成了 DNA- 探针杂交产物时，一部分产物直接利用连接酶进行连接反应，分析靶序列的拷贝数情况，而另一部分产物则通过连接酶和内切酶 *Hha* I 进行连接 - 消化反应，分析甲基化水平（图 2-5-18，彩图见文末彩插）。如果靶序列未被甲基化，*Hha* I 将切割 DNA- 探针杂交产物，最终不会产生 PCR 产物；如果靶序列被甲基化，则形成的 DNA- 探针杂交产物不会被 *Hha* I 酶切消化，可在后续的 PCR 中得以扩增。

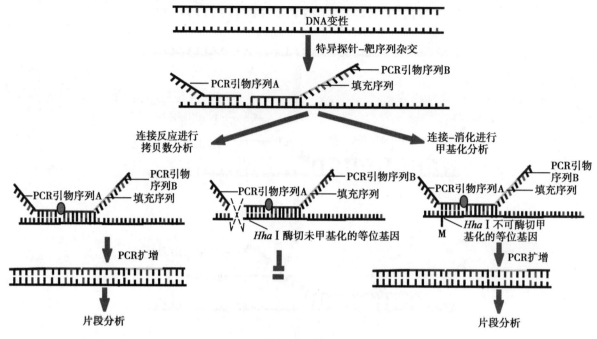

图 2-5-18 MS-MLPA 技术工作原理

（三）优势和局限性

MLPA 技术自 2002 年问世以来，已广泛应用于多种领域的遗传病研究及基因诊断，目前已有400 余种商业产品（https://www.mrcholland.com/）。该技术具有如下临床用途和分析局限性：① MLPA实验设计了多个参考基因进行标化，可以相对定量分析基因拷贝数，适合诊断以拷贝数缺失或重复突变为主的遗传病，还可检测一些遗传病和肿瘤组织的常见点突变；②主要用于分析基因水平的缺失/重复，不适合分析基因组水平的拷贝数变异和平衡易位或倒位，不适合检测未知的点突变；③实验操作流程规范，重复性相对良好，操作相对简便；④检测效率较高，同一反应可同时检测多达 60 段不同的核苷酸序列的拷贝数；⑤拷贝数检测的灵敏度有一定局限，当拷贝数大于 4 时，不能有效区分；⑥ MLPA 和其他以 PCR 为基础的实验一样，当与探针结合的模板序列，尤其在靠近探针连接位点出现多态位点或其他点突变时，会干扰探针杂交和连接效率，造成假阳性的结果判读。

（四）MLPA 技术的应用

虽然一些遗传性疾病的基因缺失或重复占其致病突变的比例不足 10%，但仍有许多疾病，其比例可以达到 10%～30%，甚至更高。因此，对于以缺失或重复突变为主的疾病，如脊髓性肌萎缩（spinal muscular atrophy，SMA）（OMIM #253300、#253550、#253400、#271150）、进行性假肥大性肌营养不良（Duchenne muscular dystrophy，DMD）（OMIM #310200）/贝克肌营养不良（Becker muscular dystrophy，BMD）（OMIM #300376）等遗传病的基因诊断中，MLPA 成为常用的基因检测技术。而 MS-MLPA 则用于印记疾病和肿瘤样本的检测。

现以 SMA、DMD/BMD、天使综合征（Angelman syndrome，AS）（OMIM #105830）和 Prader-Willi 综合征（Prader-Willi syndrome，PWS）（OMIM #176270）为例简要说明该技术在临床基因检测中的应用情况。

1. SMA 和 DMD/BMD　95% 的 SMA 是由于运动神经元存活基因 1（survival motor neuron 1，*SMN1*）第 7、8 外显子或第 7 外显子的纯合缺失所致。*SMN1* 基因有一个高度同源基因——*SMN2*基因，两者在外显子 7 和 8 各有一个碱基差异位点。基于两个基因之间的碱基差异位点，MLPA技术可以同时检测 *SMN1* 基因和 *SMN2* 基因第 7和 8 号外显子的拷贝数（图 2-5-19，彩图见文末彩插）。*SMN1* 拷贝数分析用于 SMA 患者基因诊断、携带者筛查及产前诊断等，*SMN2* 拷贝数对理

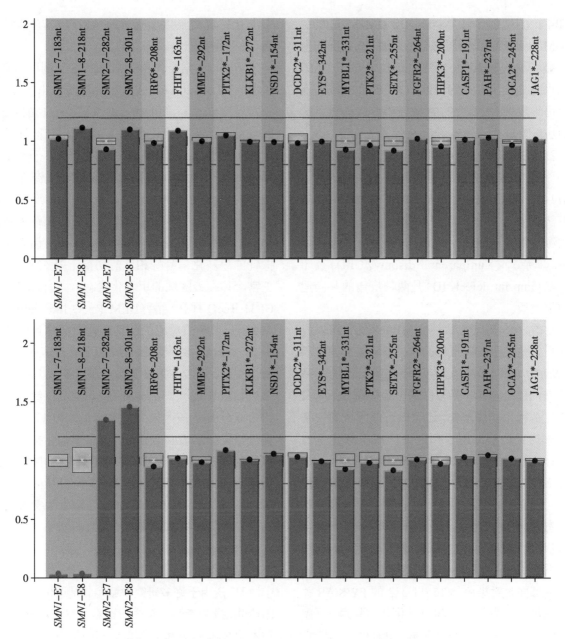

图 2-5-19 应用 MLPA 技术分析 *SMN1* 和 *SMN2* 基因拷贝数

本实验分析使用 SALSA MLPA kit P060 试剂盒，上图为正常对照样品，下图为受检样品。结果显示：正常对照样品 *SMN1* 和 *SMN2* 探针峰的比值均位于 0.8～1.2 之间（拷贝数均为 2），受检样品 *SMN1* 基因外显子 7 和 8 探针峰比值均为 0（拷贝数为 0），而 *SMN2* 基因外显子 7 和 8 探针峰的比值均在 1.30～1.65 之间（拷贝数为 3）

解疾病严重性、预后评估以及 SMA 治疗实验纳入和疗效观察等有重要意义。

常用的 SMA 检测试剂盒有两种：SALSA MLPA kit P021 和 SALSA MLPA kit P060，两者的区别主要在于最新的 P021 试剂盒（P021-B1-02）不仅可以检测 *SMN1* 基因和 *SMN2* 基因外显子 7、8 的拷贝数，还可检测 *SMN1* 基因和 *SMN2* 基因其他所有外显子（E1～E6）的总拷贝数。然而，MLPA 技术无法检测 *SMN1* 基因点突变以及两个

SMN1 基因在同一条染色体上的情况（即"2＋0"型携带者）。

DMD/BMD 均是由编码抗肌萎缩蛋白（dys-trophin）的 *DMD* 基因突变所致。该基因是目前已知人类最大的基因，位于 Xp21.2，全长 2.4Mb，含 79 个外显子。65% 的 DMD 患者和 85% 的 BMD 患者是由于 *DMD* 基因大片段缺失或重复所致。MLPA 技术可对男性患者和女性携带者 *DMD* 基因大片段缺失和重复进行定量分析。SALSA

MLPA 检测试剂盒包含 P034-B2 DMD 和 P035-B1 DMD,两者联合使用可以检测 *DMD* 基因的全部外显子缺失和重复。同样,该技术对于 *DMD* 基因点突变检测存在局限性,位于探针区域的点突变可导致"缺失"假象,因此发生单一外显子缺失的病例要进行该外显子 PCR 验证。

2. AS 和 PWS AS 和 PWS 为最常见的与基因组印记有关的神经遗传性疾病,分别由于 15q11-q13 染色体区段失去了母源或父源等位基因表达所致。缺少母源基因表达导致 AS,而缺少父源基因表达则导致 PWS。15q11-q13 染色体缺失、单亲二体(uniparental disomy, UPD)及印记缺陷(imprint defect, ID)是两种疾病的共同遗传缺陷类型。

目前,MS-MLPA 试剂盒 ME028 除了可以提供拷贝数信息外,基于 15q11-q13 区域某些基因(如 *SNRPN* 和 *NDN* 等)存在母源或父源的甲基化状态的差异,即母源等位基因为甲基化,而父源等位基因为非甲基化,还可以对该区域的甲基化状态进行分析。用于判定该区域甲基化状态的探针主要有 5 个:4 个针对 *SNRPN* 基因、1 个针对 *NDN* 基因。同时,设有 2 个甲基化酶切位点的对照探针,由于其所针对的靶序列为非甲基化状态,经 *Hha* I 酶切消化后的信号峰会下降至 5% 以下,故可用于判定同批次样品连接 - 酶切反应体系中 *Hha* I 内切酶的消化是否完全。由于该试剂盒可同时对染色体 15q11-q13 的 PWS/AS 关键区域进行拷贝数分析和甲基化状态检测,不仅可以明确区分和诊断两种疾病,也有助于诊断大片段缺失和 UPD 的遗传缺陷类型,但无法区分 UPD 和 ID。可依据表 2-5-2,结合基因拷贝数和甲基化检测结果以明确诊断 AS 和 PWS 两种疾病,并获得其遗传缺陷类型。

下面以正常个体和缺失型 PWS 为例进行简要说明。图 2-5-20A(图 2-5-20 彩图见文末彩插)为正常对照个体,上图的拷贝数结果显示 15q11-q13 区域的连续探针峰比值约为 1,提示该区域的基因拷贝数为 2;下图甲基化结果显示 5 个甲基化探针的比值约为 0.5,这是由于针对父源非甲基化等位基因的探针被消化,后续 PCR 反应无法扩增;而针对母源甲基化等位基因的探针未被消化,在后续 PCR 反应中得以扩增,故酶切后 5 个探针的甲基化信号峰相比酶切前下降 50%,符合正常个体在该区域的甲基化状态。同时,*MLH* 和 BLM RecQ 样解旋酶(BLM RecQ like helicase, *BLM*)两个基因对应的酶切消化对照探针峰均低于 5%(基线的红点和黄点),提示该反应中 *Hha* I 酶切完全。图 2-5-20B 为缺失型 PWS 患者,图 A 拷贝数结果显示 15q11-q13 区域连续探针峰比值约为 0.5,提示该区域的基因拷贝数为 1;图 B 甲基化结果显示 *Hha* I 酶切后 5 个甲基化探针的比值约为 1,结合其拷贝数结果提示该区域的单拷贝基因为 100% 甲基化,提示单拷贝基因为母源等位基因,故判断图 2-5-20B 受检者为父源基因缺失导致的缺失型 PWS。

(五)结语

综上所述,MLPA 技术已商品化,在临床应用中,已广泛用于许多研究领域尤其是遗传疾病的基因诊断、携带者筛查及产前诊断。然而,任何一种技术均有其局限性,在实际临床应用中也会存在陷阱。总之,随着分子生物学技术的不断进步,该技术在众多研究领域中的临床应用将会日趋成熟。

表 2-5-2 15q11 基因拷贝数及甲基化结果的解读

结果	PWS 缺失型	PWS PUD/ID	正常对照	AS PUD/ID [§]	AS 缺失型
15q11 区域情况 [*]	M_	MM	PM	PP	P_
拷贝数比值	0.5	1	1	1	0.5
相对拷贝数	1	2	2	2	1
消化后比值	1	1	0.5	0	0
甲基化百分比	100%	100%	50%	0%	0%

来自 https://www.mrcholland.com/ 官网 ME028 试剂盒说明书。[*]15q11 区域的父源和母源拷贝分别用 P 和 M 表示。[§]ME028 探针无法区分单亲二体(UPD)和印记缺陷(ID)

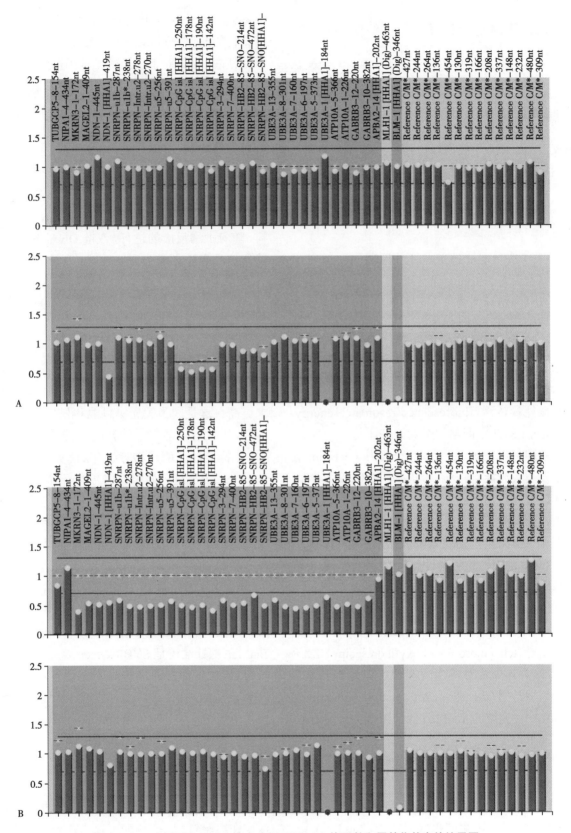

图 2-5-20　应用 MS-MLPA 技术分析 PWS-AS 拷贝数和甲基化状态的结果图

图 A（正常个体）和图 B（缺失型 PWS）的上方图从左向右第 1～32 柱为 15q11-q13 区域探针，用于判断该区域的拷贝数；下方图第 6 和第 13～16 柱的 5 个探针位点（其中 1 个针对 NDN 基因，另外 4 个针对 SNRPN 基因）显示 15q11-q13 甲基化状态；下方图第 27 和第 33～34 柱为酶切消化是否完全的对照探针位点。其他探针位点均为对照探针

（宋　昉　白晋丽）

六、实时定量PCR

实时定量PCR(qPCR)是由Higuchi等人于1993年首次报道的一种定量PCR技术。该技术基于定性PCR,在反应体系中加入荧光基团,通过荧光信号累积实时监测整个PCR反应过程,利用校正曲线或数学模型以达到在扩增的指数期对起始模板进行定量的目的。1996年,美国推出了第一台实时定量PCR仪。1997年进入我国,现已广泛应用于生命科学研究和临床分子诊断等领域中。

(一)实时定量PCR的工作原理

根据荧光产生的原理不同,实时定量PCR技术主要分为特异性荧光标记即TaqMan探针法和非特异性荧光标记即SYBR Green荧光染料法。

1. **TaqMan探针法** TaqMan探针法的实时定量PCR,是在PCR反应体系中加入一个特异性的荧光探针。这一技术基于两个原理,一是荧光共振能量转移(fluorescence resonance energy transfer,FRET),即当一个荧光基团与一个荧光淬灭基团邻近至一定距离时(一般为7~10nm),就会发生荧光能量转移,淬灭基团会吸收荧光基团在激发光作用下的激发荧光,从而使其无荧光发出。而荧光基团一旦与淬灭基团分离,淬灭作用即消失,荧光基团可在激发光作用下发出荧光。TaqMan探针的两端具有荧光标记,5′端为荧光基团,常用的荧光标记为6-羧基荧光素(6-carboxyfluorescein,FAM)、四氯-6-羧基荧光素(tetrachloro-6-carboxyfluorescein,TET)或六氯-6-羧基荧光素(tetrachloro-6-carboxyfluorescein,HEX)等,3′端为淬灭基团,常用的荧光标记为6-羧基-四甲基罗丹明(6-carboxy-tetramethylrhodamine,TAMRA)。完整的TaqMan探针由于荧光基团和淬灭基团相互靠近,因此是无荧光发出的。

TaqMan探针法涉及的第二个原理是Taq DNA聚合酶的外切酶活性。Taq DNA聚合酶除了具有5′→3′方向的聚合活性外,同时还具有5′→3′核酸外切酶活性。因此在PCR过程中,Taq DNA聚合酶可利用其5′→3′核酸外切酶活性,水解与靶序列结合的TaqMan探针,使荧光基团和淬灭基团分离,从而使实时定量PCR仪可以检测到荧光信号,即每扩增1条DNA链就有一个荧光分子形成,实现了通过荧光信号的累积实时监控PCR扩增产物的变化。TaqMan探针法的实时定量PCR特异性高,但是对于不同的靶基因需要合成不同的带有荧光标记的探针,因此费用相对较高。

2. **SYBR Green荧光染料法** SYBR Green是一种可以非特异地结合双链DNA小沟的荧光染料。溶液中,游离状态的SYBR Green仅产生很少的荧光,而当它与双链DNA结合时,则发出很强的荧光信号。SYBR Green只与双链DNA结合。在PCR反应体系中加入SYBR Green荧光染料,随着扩增反应的进行,双链DNA不断增加,荧光信号也随之增强。变性时,双链DNA分开为单链,则无荧光产生。实时定量PCR仪在延伸结束阶段采集荧光信号,根据荧光强度的变化就可以计算DNA增加的量。

荧光染料法的优点是不需要设计探针,仅需特异性PCR引物即可,降低了检测成本。但是与TaqMan探针法相比,染料法对引物特异性的要求更高。这是因为荧光染料能和任何双链DNA结合,因此它也能与非特异的双链,如引物二聚体、非特异性扩增产物等结合,使实验产生假阳性信号。为了避免假阳性信号的干扰,实时定量PCR仪在使用SYBR Green染料法时都会加入一个熔解曲线分析步骤,通过扩增子在熔解温度产生的典型熔解峰可和非特异扩增产物在更低温度下产生的侧峰提示该荧光信号数据是否可信。

(二)实时定量PCR定量方法及应用

PCR反应产物的量与起始模板、扩增循环和效率间具有相应的数学函数关系。因此,无论是TaqMan探针法还是SYBR Green荧光染料法,实时定量PCR都是通过检测荧光信号,实时监控PCR反应的进程,最终通过数学计算实现对待测样本中的靶基因拷贝数准确定量。根据荧光数据处理的方式不同,实时定量PCR定量方法主要包括绝对定量和相对定量两种形式。

1. **常见基本概念**

(1)荧光阈值:是用于定量计算的最小荧光值。在实验过程中,我们可以自动设置,也可手动设置。自动设置通常是扩增过程前3~15个循环的荧光值加10倍标准差。手动设置,可以设定在荧光信号指数扩增阶段任意位置上。

(2)Ct值:是实时监测扩增过程的荧光信号

达到阈值时的循环周期数。Ct 值是实时定量 PCR 的主要定量参数。在实时荧光 PCR 中，每个模板的 Ct 值与该模板的起始拷贝数的对数存在线性关系，起始拷贝数越多，Ct 值越小。

2. 绝对定量 绝对定量用于确定待测标本中某个核酸序列的绝对量值，即通常所说的拷贝数。绝对定量多采用标准曲线法，就是使用一系列已知浓度（如拷贝数）的标准品，常为已知拷贝数的质粒 DNA，根据该系列浓度标准品的 Ct 值与起始模板量之间的线性比例关系，绘制标准曲线。标准品与待测样本同时进行检测，根据待测标本所得的 Ct 值，从标准曲线上得到原始模板的拷贝数。

3. 相对定量 相对定量用于测定一个待测标本中目标核酸序列与校正样本中同一序列表达的相对变化。校正样本可以是一个未经处理的对照或者在一个时程研究中处于零时的样本。较为常用的相对定量方法为比较 Ct 法（又称为 $2^{-\triangle\triangle Ct}$ 法）。比较 Ct 指的是通过待测样本的靶基因、内参基因的 Ct 值和校正样本中靶基因和内参基因的 Ct 值，应用 $2^{-\triangle\triangle Ct}$ 数学公式获得相对定量结果。比较 Ct 的计算公式为 $2^{-\triangle\triangle Ct}$，公式推算展开为：$\triangle\triangle Ct=\triangle Ct[待测样本]-\triangle Ct[校正样本]=(Ct 靶基因[待测样本]-Ct 内参基因[待测样本])-(Ct 靶基因[校正样本]-Ct 内参基因[校正样本])$。$\triangle Ct$ 为校正样品或待测样本的靶基因与内参基因 Ct 值的差值，$\triangle\triangle Ct$ 为两个基因 Ct 值差值的差值。在使用比较 Ct 法时，要求靶基因与内参基因具有相同的扩增效率。在基因表达研究中，一般我们只需要知道某个基因在不同时间或不同组织器官中表达水平的差异即可。所用的内参基因通常是一些随时间以及组织类型变化不大的管家基因如 16S rRNA、*ACTB*、*GAPDH* 等。最终利用 $2^{-\triangle\triangle Ct}$ 得到靶基因在待测样本中的表达是校正样本中的几倍或几分之几。

4. 应用 荧光定量 PCR 主要用于基因表达（mRNA）分析、microRNA 与非编码 RNA 分析、以及包括 SNP 基因分型、药物代谢酶（DME）基因分型、拷贝数变异（CNV）分析在内的遗传变异分析等。

5. 举例 比如研究处理样本与未处理样本组中 *HOXD10* 基因的表达情况。首先分别提取样本总 RNA 后，反转录为 cDNA，根据待检测基因的序列设计特异性引物。本项研究选择的内参基因为 18S rRNA，同样也设计 18S rRNA 的特异性引物，应用 SYBR Green 荧光定量 PCR 进行检测，这样不同的样本会得到不同的 Ct 值，将不同类型样本的 Ct 值代入比较 Ct 法的公式，即可得出相对于未处理组，处理组中 *HOXD10* 基因的表达改变。本例中 *HOXD10* 基因在处理组与未处理组的平均 Ct 值分别为 24.6 和 27.5；18S rRNA 在处理组与未处理组的平均 Ct 值分别为 9.9 和 9.8；代入公式后得出，处理后 *HOXD10* 基因的表达是未处理的 8 倍。

（宋 昉 曹延延）

七、其他分子诊断技术

（一）变性高效液相色谱

变性高效液相色谱（denaturing high performance liquid chromatography，DHPLC）技术建立于 1992 年，1995 年首次由 Oefner 和 Underhill 等提出，把在接近 DNA 解链温度（T_m）条件下进行的离子对反相高效液相色谱分析称为 DHPLC。该技术在二代测序技术之前是广泛应用于遗传病的基因变异和单核苷酸多态性（single nucleotide polymorphism，SNP）分析的分子检测技术之一。

DHPLC 的工作原理主要是：当一对等位基因中的一个基因发生碱基变异时，经过变性和退火后会保留野生型（Wt/Wt′，分别表示正链和反链）和突变型（Mut/Mut′）同源双链 DNA，并产生两种异源双链 DNA（Mut/Wt′，Wt/Mut′），基于同源双链 DNA 与异源双链 DNA 的解链特性不同，在部分变性（分离柱温通常为 53～75℃）和冲洗梯度呈线性增加的情况下，异源双链 DNA 由于存在碱基错配更容易解链形成 Y 形结构，导致 DNA 构象发生变化，与固定相的结合能力降低，当流动相中乙腈浓度梯度增大时，异源双链 DNA 在色谱柱中的保留时间更短，先于同源双链 DNA 被洗脱出来；而同源双链 DNA 的解链温度要高，在色谱柱中的保留时间更长，要晚于异源双链 DNA 洗脱。因此，杂合个体的 DNA 模板经过 PCR 后同时存在异源双链和同源双链，由于两者在色谱柱中保留时间上的差异，导致在色谱图中出现双峰或者多峰的洗脱曲线，而纯合个体的 PCR 产物洗脱峰只有同源双链,因此色谱图显现的是单峰型的洗脱曲线(图2-5-21,彩图见文末彩插)。通过这种洗脱时间上的差异,可以检测含有单个碱基的置换、插入或缺失的异源双链片段,从而发现DNA的突变或SNP,完成含有突变序列个体的筛查。

1. DHPLC的应用

(1)DHPLC在非变性温度(40～50℃)条件下对不同长度的双链DNA进行分离,用于定量反转录-PCR、长度多态性分析以及杂合性丢失(loss of heterozygosity,LOH)分析等。例如*DMD*基因缺失或重复检测、脊髓性肌萎缩(SMA)*SMN1*和*SMN2*基因的半定量检测(图2-5-22,彩图见文末彩插)。

(2)在部分变性温度(51～75℃)条件下检测点突变、SNP和CpG甲基化状态,而且对嵌合体的突变检测灵敏度较高,可以检测到0.5%的线粒体低频突变等位基因。

DHPLC广泛应用于单基因遗传病的已知突变基因诊断和未知突变筛查,包括结节性硬化症、多囊肾、神经纤维瘤、地中海贫血、苯丙酮尿症、白化病、Rett综合征、血友病等,以及天使综合征、Prader-Willi综合征、Beckwith-Wiedemann综合征等甲基化异常疾病以及线粒体疾病等。

此外,DHPLC还应用于诊断癌症(肺癌、乳腺癌等)相关基因和筛查癌症易感基因,以及一些常见的重大疾病、复杂疾病(精神分裂症、糖尿病等)相关基因的筛查等,同时也应用于筛查药物代谢相关基因的多态性位点、功能基因组学、遗传标记多样性研究和种族起源、人类进化等研究领域。

2. DHPLC特点及其局限性 DHPLC技术在其建立后的10余年间因其与同期的其他基因检测技术相比具有高通量、较高灵敏度/特异性、相对价廉等优点而应用广泛;随着Sanger测序技术商业化,特别是高通量二代测序广泛应用于临床后,DHPLC在筛查和诊断点突变方面已没有明显优势。目前,还有少量实验室用于单个外显子缺失或重复的基因检测。

(二)聚合酶链反应-限制性片段长度多态性

限制性片段长度多态性(restriction fragment length polymorphism,RFLP)技术于1980年由人类遗传学家Bostein提出,是第一代DNA分子标

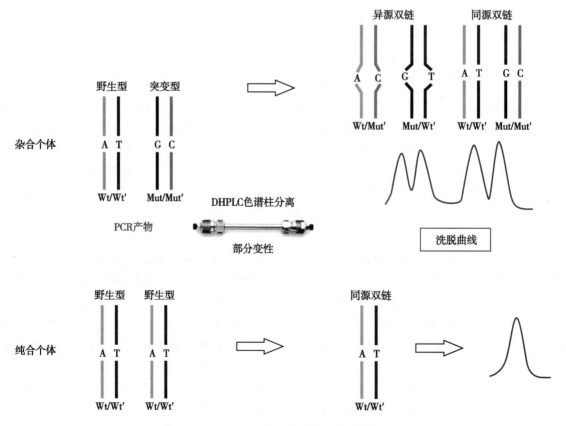

图2-5-21 DHPLC分析基因序列变异的模式图

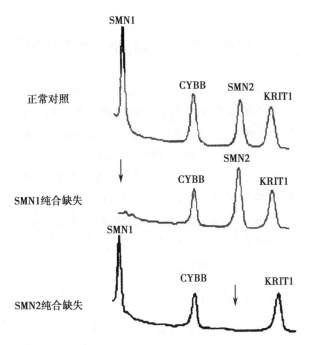

图 2-5-22 等位基因特异性 PCR 联合 DHPLC 技术检测 SMN 基因

海绵状血管瘤致病基因（*KRIT1*）和细胞色素 a、b 亚单位（*CYBB*）为内参基因，根据 *SMN1* 和 *SMN2* 基因外显子 7 的差异位点设计特异性的引物，特异性地扩增 *SMN1* 基因和 *SMN2* 基因，多重 PCR 同时扩增以上 4 个基因（扩增片段长度不同），PCR 产物通过 DHPLC 在 50℃条件下分离，根据峰高或峰面积进行拷贝数计算

记技术。RFLP 曾被用于基因组遗传图谱构建、基因定位、生物进化和分类研究、遗传病诊断和产前诊断等方面。Donis-Keller 利用此技术于 1987 年构建了人类第一张遗传图谱。RFLP 根据限制性内切酶能特异识别 DNA 分子特定序列，并在特定序列处切开 DNA 分子，即产生限制性内切酶酶切片段的特性。对于不同种群的不同生物个体而言，个体间 DNA 的碱基序列存在差异，如果这种差别位于限制性内切酶的识别位点，就会造成限制性内切酶识别位置及酶切位点数目的不同，当用特定限制性内切酶进行酶切时，就会呈现不同个体间的 DNA 水平的 RFLP。当酶切位点之间存在多态性的小卫星 DNA 重复序列时，也产生 RFLP，并且表现为众多等位片段，例如与 *F*Ⅷ 连锁的 TaqI/St14 位点。

随着 PCR 技术的建立及人类基因组序列逐渐明确，RFLP 技术发展成聚合酶链反应 - 限制性片段长度多态性（PCR-RFLP）技术，用限制性内切酶酶切 PCR 扩增的目标片断，直接检测 RFLP

更快速、简便，在遗传病的诊断和产前诊断方面得到广泛应用。

PCR-RFLP 技术可以用于检测发生酶切识别位点的致病性突变（包括插入、缺失、错义突变、无义突变等）。例如在 SMA 的 *SMN1* 基因外显子 7 的纯合缺失检测中，为了区分高度同源的 *SMN1* 和 *SMN2* 基因，在扩增时通过在引物中特异性地引入错配的碱基使得 *SMN2* 基因的 PCR 产物产生含有 *Dra* I 内切酶的识别序列（TTTAAA），而 *SMN1* 的扩增序列（TTCAAA）不能被识别，通过 *Dra* I 内切酶作用于 PCR 产物，使得 *SMN2* 与 *SMN1* 基因扩增产物可以成功分离，从而判定是否存在 *SMN1* 外显子 7 纯合缺失，进行 SMA 疾病的诊断（图 2-5-23，彩图见文末彩插）。

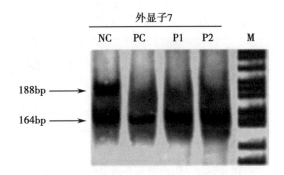

图 2-5-23 应用 PCR-RFLP 技术检测 *SMN1* 基因外显子 7 纯合缺失

扩增后的 *SMN* 基因外显子 7（含 *SMN1* 和 *SMN2* 基因）片段大小为 188bp，应用 *Dra* I 内切酶消化后，由于 *SMN2* 基因含有该酶切位点，被酶切成 164bp 和 24bp 两个片段，而 *SMN1* 基因不含该酶切位点不被消化，仍然为 188bp。NC 为正常对照；PC 为 *SMN1* 外显子 7 纯合缺失的阳性对照；P1 和 P2 为两个病例，均为 *SMN1* 纯合缺失，诊断为 SMA；M 为 DNA 分子量标记物

PCR-RFLP 技术在基因诊断中具有简便快速、价廉、特异性高的特点，但是 PCR-RFLP 存在只能检测已知突变、通量低以及酶切不完全导致假阳性结果等局限性。随着高通量二代测序技术的发展，PCR-RFLP 技术逐渐被取代，目前仅在个别实验室用于少数遗传病（如线粒体病）热点突变的快速检测。

（三）反向斑点杂交

反向斑点杂交（reverse dot blot, RDB）是一种核酸杂交技术，于 1989 年由 Saiki 首次报道，属于斑点杂交技术中的一种，在正向斑点杂交基础上发展而来,可进行多个靶基因的多个致病性变异的批量检测。

RDB 工作原理:将寡核苷酸探针固定在硝酸纤维素膜或尼龙膜上,应用 5′ 端预先进行生物素标记的引物扩增待测的靶 DNA 样本,获得特异性扩增的带有生物素标记的 PCR 产物,产物经变性后与固定在膜上的探针杂交,与探针有同源序列的样品就可以特异地结合,经洗涤后去除没有结合的 DNA 产物,应用生物素 - 亲和素系统(biotin-avidin system,BAS)的原理,加入辣根过氧化物酶标记的亲和素,与探针杂交的 PCR 产物的生物素结合,再加入显色液后呈现颜色的变化,即 PCR 产物与特定探针的杂交信号。RDB 技术可以通过观察膜上的蓝色斑点进行基因型的判断(图 2-5-24,彩图见文末彩插)。

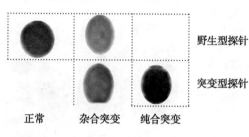

野生型探针

突变型探针

正常　杂合突变　纯合突变

图 2-5-24　RDB 进行基因型分析结果图

RDB 技术可将多种寡核苷酸探针固定于同一膜上,只需通过一次杂交反应,即可筛查一个待检 DNA 样本的十几种至数十种等位基因,常用于以点突变为主的基因突变检测、基因分型、肿瘤研究与病原体筛选等方面。例如在单基因遗传病中可以用于 β- 地中海贫血、葡糖 -6- 磷酸脱氢酶缺乏症、先天性耳聋等基因检测。

RDB 法具有操作简单、敏感性高、特异性强,能准确区分不同基因型,结果容易判断、无需特殊设备,简便省时(1~2 天)、膜易于保存等优点,既适用于少量标本的检测,也可适用于大量标本的筛查。但是 RDB 技术受探针序列、探针的浓度、杂交和洗膜温度、洗膜时间等因素的影响,导致显色过强或者过弱而出现假阳性和假阴性。随着二代测序技术的发展,RDB 技术目前在一些实验室仅用于个别遗传病(β- 地中海贫血、耳聋)的热点突变和病原体感染的快速检测。

(宋　昉　瞿宇晋)

第三节　细胞与基因组水平检测

临床细胞遗传学在早期发展过程中建立了一套完整的细胞水平的染色体检测技术体系,这些依赖于显微镜下染色体形态观察和分析的技术至今仍是细胞遗传学研究和染色体疾病诊断的常用手段。21 世纪以来,基于染色体微阵列和高通量测序的分子细胞遗传学技术快速发展,使得更高分辨率水平检测染色体和基因组变异成为可能,染色体病或基因组病诊断的效率显著提升,其临床应用范围和场景进一步扩展。

一、染色体核型分析

染色体是物种的标志,染色体的数目、结构和形态在物种间差异显著,但在种内却是恒定的。染色体的数目、结构及形态构成的整体特征即染色体核型,而染色体核型分析(karyotype analysis)则是按照物种固有的形态特征和规定,通过显微观察对这些特征进行识别的过程。

(一)染色体显带技术

核型分析的对象是有丝分裂中期的染色体,其技术基础是染色体显带。染色体显带技术分为差异显带和选择性显带。差异显带使整条染色体呈现深浅相间的横行带纹,可用于识别和评估所有染色体的数目、结构和形态,差异显带技术主要包括 Q 显带、G 显带和 R 显带等。选择性显带针对染色体特定区域着色,用于分析或鉴定染色体特定区域(如着丝粒、次缢痕以及近端着丝粒染色体的短臂等)的结构与形态改变,选择性显带技术主要包括 C 显带、N 显带、T 显带和 DA/DAPI 着色等。

G 显带(G-binding):将染色体标本用胰蛋白酶、碱、尿素或其他盐溶液处理后经 Giemsa 染色,可在普通显微镜下观察到染色体呈着色深浅相间的带纹,称 G 显带。人类 24 种染色体具有各自特异而稳定的 G 显带模式(即"带型"),可以根据带型准确识别每种染色体并发现其结构变异。在 400~550 条显带水平,G 显带可发现 5~10Mb 水平的染色体重排。

G 显带技术方法简便,带纹清晰,染色体标本可以长期保存,因此被广泛用于染色体病的诊断和研究。其基本操作流程如下:外周血、羊水细胞或组织分散细胞→加入植物凝集素（PHA）刺激细胞分裂，37℃培养 72 小时→秋水仙素处理，使细胞分裂阻滞在中期→KCl 溶液低渗膨胀细胞，使染色体分散排列→固定液处理、离心→细胞悬液滴片→胰酶处理，去除疏水蛋白→Giemsa 染液染色→镜检。

高分辨显带（high resolution-binding）：如果将细胞有丝分裂阻滞在早中期、前中期、晚前期，染色质压缩程度相对较低，通过 Giemsa 染色可以得到更长、带纹更丰富的染色体，这种染色体显带技术称为高分辨显带。通常高分辨显带的带纹数可达 850 条甚至更多，可发现某些低至 3Mb

水平的染色体结构变异（图 2-5-25）。高分辨显带技术所要求的实验条件较 G 显带更为严格，对实验分析人员的专业水平要求很高，限制了其大范围的推广和常规应用，目前主要作为传统核型分析的重要补充。

R 显带（R-binding）：其带型与 G 显带相反，即 G 显带的深带在 R 显带中为浅带，G 显带的浅带在 R 显带中为深带。由于 G 显带的染色体末端均为浅带，故 G 显带通常难以识别发生在染色体末端的缺失，而 R 显带的染色体末端通常为深带，故 R 显带可用于分析涉及染色体末端的结构重排。

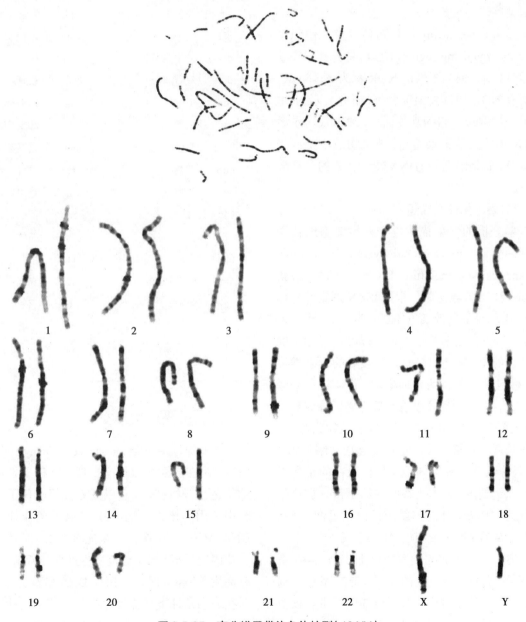

图 2-5-25　高分辨显带染色体核型（46,XY）

复制显带（replication banding）：主要用于鉴定非活性 X 染色质。非活性 X 染色质（失活 X 染色质）的 DNA 复制晚于活性 X 染色质，在细胞培养临近结束时加入 BrdU，BrdU 是碱基类似物，在复制过程中可以替代 T 碱基加入迟复制的 DNA 链中，加入 BrdU 的染色质在中期螺旋化程度较低，与 Giemsa 的亲和力减弱导致着色较浅，因此可以根据着色的深浅鉴定迟复制的 X 染色体。复制显带的带纹类似于 R 带。

C 显带（C-banding）：C 显带可使着丝粒和次级缢痕等结构性异染色质深染，主要用于识别 1、9、16 号染色体的次级缢痕以及 Y 染色体长臂远端结构异染色质区的多态性变异，以及鉴定额外或异常染色体的来源。

N 显带（N-banding）：使随体及核仁组织区（nucleolus organizing region，NOR）特异性银染着色的显带技术，银染阳性的 NOR 称为 Ag-NOR。并非所有 NOR 均可被银染着色，研究显示 NOR 的可银染性取决于它的功能活性，通常仅转录激活的 NOR 才可被银染着色，被染物质不是次级缢痕本身，而是附近与 rDNA 转录有关的一种酸性蛋白。

（二）染色体核型描述

核型分析的结果描述遵守人类细胞遗传学命名国际体制（International System for Human Cytogenetics Nomenclature，ISCN）的标准，最新版 ISCN 于 2016 年出版。根据 ISCN 规定的界标（landmark），每条显带染色体划分为若干个区，每个区（region）又包括若干条带（band）。界标是确认染色体的重要指标，具有稳定显著的形态学特征，界标包括染色体两臂的末端、着丝粒和某些显著的带。每一染色体以着丝粒为界标分成短臂（p）和长臂（q）。区和带的序号以着丝粒为起点，分别向长臂和短臂的末端由近及远依次编号为 1 区、2 区等以及 1 带、2 带等，界标所在的带属于此界标以远的区，并作为该区的第 1 带。被着丝粒一分为二的带，分别归属于长臂和短臂，分别标记为长臂的 1 区 1 带和短臂的 1 区 1 带。

描述一特定带时需要写明以下 4 个内容：染色体序号，臂的符号，区的序号，带的序号。例如：1p31 表示第 1 号染色体短臂 3 区 1 带。核型描述中常用的符号和术语见表 2-5-3。

表 2-5-3 核型分析中常用的符号和术语

符号和术语	意义	符号和术语	意义
A～G	染色体组的名称	inv	倒位
1～22	常染色体序号	mal	男性
→	从……到……	+	增加
/	表示嵌合体染色体	-	减少
ace	无着丝粒断片（见 f）	mat	母源的
?	分类或情况不明	min	微小体
cen	着丝粒	mn	众数
chi	异源嵌合体	mos	嵌合体
:	断裂	p	短臂
::	断裂与重接	pat	父源的
ct	染色单体	ph	费城染色体
del	缺失	pro	近侧
der	衍生染色体	psu	假
dic	双着丝粒	q	长臂
dir	正位	qr	四射体
dis	远侧	r	环状染色体
dmin	双微体	rcp	相互易位
dup	重复	rea	重排
e	交换	rac	重组染色体
end	（核）内复制	rob	罗伯逊易位
f	断片	s	随体
fem	女性	tan	串联易位
fra	脆性部位	ter	末端
g	裂隙	tr	三射体
h	副缢痕	tri	三着丝粒
i	等臂染色体	var	可变区
ins	插入	mar	标记染色体

二、荧光原位杂交

荧光原位杂交（fluorescence in situ hybridization，FISH）是在放射性原位杂交技术基础上发展起来的染色体分析技术，它以荧光标记取代了原位杂交中使用的核素标记。FISH 技术的原理基础是 DNA 碱基互补，操作上是先将靶 DNA 及其周围物质固定于玻片上，通过变性处理使双链靶 DNA 解离为单链，同时也将探针 DNA 解离为单链，然后在适当条件下使探针分子与靶分子互补结合形成新的杂交双链，通过荧光显微镜观察和计数杂交信号,即可确定靶序列在染色体上的数量和定位(图2-5-26,彩图见文末彩插)。

FISH 探针的标记方法可分为直接标记法和间接标记法。直接标记法是将荧光素分子直接标记于 DNA 探针,直接标记探针在杂交后可马上观察到荧光信号,常作为使用中的首选方法。间接标记法是用生物素或地高辛标记 DNA 探针,杂交后通过荧光标记的抗生物素或地高辛抗体检测杂交信号,其优点是在信号较弱时可经抗原抗体反应扩大信号。FISH 探针不仅可与中期分裂相的染色体杂交,也可直接与间期的核染色质杂交,因而检测可以不受细胞分裂状态的限制。

分裂期 FISH:常规分裂期 FISH 临床上主要用于 G 显带技术不能识别的微小标记染色体和可疑的染色体结构重组,例如采用 2 种或以上不同荧光标记的特异探针检测目标序列缺失、染色体易位等(图2-5-27,彩图见文末彩插)。以中期分裂相的染色体为杂交对象,已衍生出多种新的 FISH 策略,如染色体涂染和光谱核型分析等,这些衍生 FISH 技术可以快速直观地分析其他方法难以明确的复杂染色体结构重排,是分子细胞遗传学研究的重要方法。

间期 FISH:以间期核染色质为杂交对象,对于难以获得中期分裂相的细胞,可以直接在组织切片上进行检测,不仅省去了细胞培养步骤,同时也避免了培养造成的结果偏倚,临床上常规用于羊水、绒毛染色体非整倍体和特定微缺失综合征的快速诊断,精子非整倍体检测,以及肿瘤细胞基因组不稳定性检查等。

DNA 纤维荧光原位杂交(DNA fiber-FISH):一种可显微观察的高分辨基因组制图技术。间期 FISH 的分辨率为 50kb~2Mb,而 DNA fiber-FISH 的分辨率可达 5~500kb。其基本原理是利用碱溶液或甲醛溶液处理间期核染色质,将染色质从核骨架中释放出来,在载玻片上制备出 DNA 纤维,然后将不同荧光标记的特异 DNA 探针同时杂交到靶细胞的 DNA 纤维上,根据各探针的定位、方向以及各探针之间的物理距离和重叠程度,确定 DNA 靶序列的排列与拷贝数。这种技术在人类基因组制图、染色质结构分析,以及染色体病、肿瘤研究中具有重要价值。

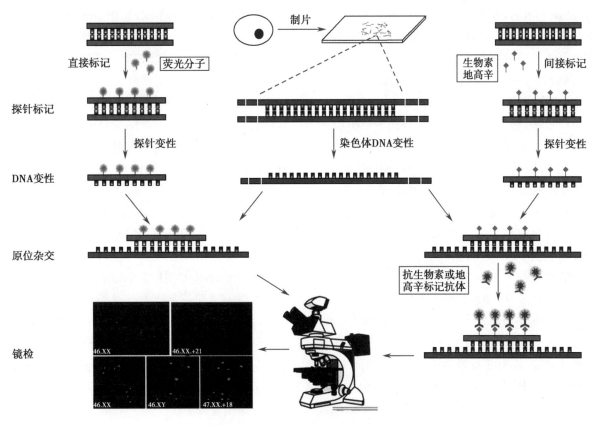

图 2-5-26　常规 FISH 原理示意图

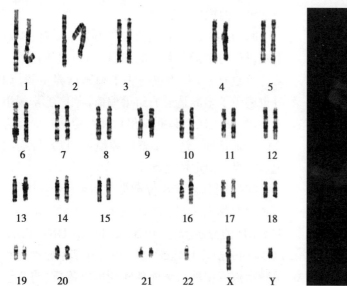
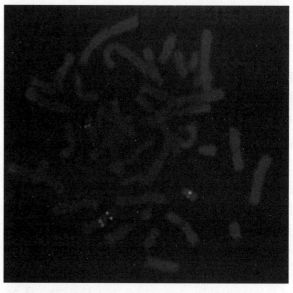

图 2-5-27 分裂期 FISH 检测染色体易位

45,XY,t(16;22)，红色杂交信号为 16 号着丝粒，绿色杂交信号为 22 号着丝粒

三、染色体微阵列分析

染色体微阵列分析（chromosome microarray analysis，CMA）包括微阵列比较基因组杂交（array comparative genome hybridization，array CGH）和单核苷酸多态性微阵列（single nucleotide polymorphism array，SNP array），可以在全基因组范围内高分辨检测染色体的微缺失和微重复，与传统染色体核型分析和 FISH 检测相比，具有高通量、高分辨率和高自动化检测的优势，目前已成为遗传病检测最重要的手段之一。

1. CMA 技术原理 array CGH 技术是在 CGH 技术基础上发展起来的一种基于微阵列芯片的 CGH 分析技术。其基本原理是将待测样本与正常对照样本的 DNA 分别用不同的荧光分子标记，通过与芯片上固定的探针进行竞争性杂交获得定量的拷贝数检测结果（图 2-5-28，彩图见文末彩插）。正常人的 DNA 有两份拷贝，如果相对荧光强度大约等于 1，可推断待测样本在该探针区域也有两份拷贝；如果相对荧光强度为 0.5，可推断待测样本在该区域有缺失，即只有 1 份拷贝；如果相对荧光强度为 1.5，可推断待测样本在该区域有重复，即有 3 份或多于 3 份的拷贝。array CGH 芯片的探针可以是 BAC 克隆或其他大片段克隆（大小为 30～200kb）或直接在芯片上原位合成的寡核苷酸（25～85nt），其中寡核苷酸微阵列

分辨率高，设计方便，结果可靠，具有较好的信噪比。array CGH 技术能够准确地检出 CNV，但按照常规方法进行的 array CGH 技术由于没有设计 SNP 探针，故不能检测出单亲二体和多倍体，但如果用 47,XXY 细胞系 DNA 作为参照就能检测出多倍体。

根据技术原理的不同，SNP array 分为两种技术平台，一种是基于单碱基延伸（微扩增）原理的 Illumina 平台，一种是基于寡核苷酸 SNP 探针竞争性杂交的 Affymetrix 平台。前者的探针末端紧邻 SNP 位点，探针与微珠相连，连接探针的微珠随机黏附在芯片上，待测样本 DNA 和探针杂交之后在酶的作用下进行荧光标记的单碱基延伸，通过荧光信号扫描和计算分析待测样本的 CNV 及 SNP 基因型。后者的探针包含了 SNP 位点，探针连接在固相芯片载体上，待测样本 DNA 被微阵列 SNP 探针竞争性杂交后，通过激光共聚焦扫描和计算获得待测样本的 CNV 和 SNP 分型信息。相对于 array CGH 技术，SNP array 在分析待测样本时不需要正常样本作对照，通过一次芯片实验，可同时获得全基因组 CNV 信息和 SNP 分型信息，同时可以检测单亲二体、三倍体、拷贝数中性杂合性缺失（loss of heterozygosity，LOH），通过家系分析还可以进行亲缘性鉴定（图 2-5-29，彩图见文末彩插）。

近年来这两种技术平台都在借鉴对方的优势

开发一体化的全基因组筛查产品,目前不同类型的 CMA 技术都已将 CNV 探针和 SNP 探针合于一体(又称杂交芯片),二者在全基因组范围高分辨检测与遗传病相关的 CNV、近亲婚配、单亲二体、多倍体以及低水平的嵌合体等方面不再有很大的差异,但仍保持各自的优势。

array CGH 和 SNP array 都可以检测出嵌合体,但对于低比例嵌合体的检测效果均不理想,

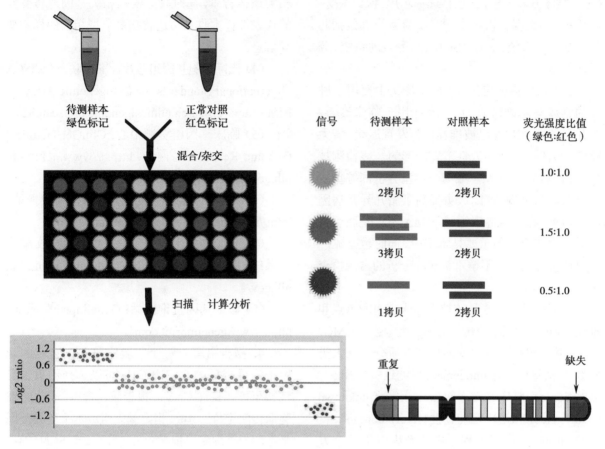

图 2-5-28　array CGH 技术原理

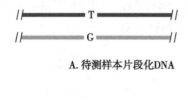

A. 待测样本片段化DNA

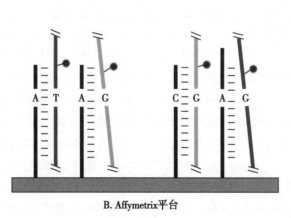

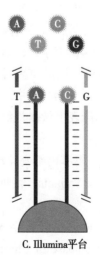

图 2-5-29　SNP array 技术原理

效果的差异主要取决于嵌合体中异常细胞的比例、变异范围的大小，以及微阵列检测平台的技术参数。

2. **实验操作流程** 实验操作流程方面，两种CMA技术基本类似，都包括选择芯片、探针杂交、芯片扫描、数据分析等步骤。实验系统都包括芯片杂交制备系统、芯片扫描仪、信号处理系统、分析软件等。

3. **CMA临床应用** CMA最初主要用于肿瘤的临床与基础研究，后广泛应用于临床诊断。在儿科领域，CMA已被推荐作为发育迟缓、智力障碍、自闭症以及先天性多发畸形的一线检测技术；在产科方面，CMA成为与核型分析同等重要的产前诊断常规项目，大大提高了胎儿异常病因的诊断率；在生殖健康领域，CMA不仅是胚胎植入前筛查和诊断的重要技术手段，同时也是流产组织遗传学检查和不孕不育病因分析的常规检查项目。

检测结果的解读是该技术临床应用的重点和难点，依据美国医学遗传学与基因组学会（ACMG）指南，基因组拷贝数改变的病理性质分为三大类5级，包括致病性（pathogenic）、可能致病性（likely pathogenic）、临床意义不明（variants of unknown significance, VUS）、可能良性（likely benign）、良性（benign）。解读过程中主要考虑以下几个方面：基因组异常片段的大小、所包含及邻近的基因及其数目、与数据库资料比较、变异属于缺失抑或重复、新发变异抑或父母遗传，对于拷贝数中性的杂合性缺失，需要鉴别其起源是亲缘相近抑或单亲二体，单亲二体重点考量印记基因，亲缘相近则需注意隐性遗传病风险。

通过查询多个国际公共数据库进行循证是CMA检测结果解读的重要环节，但所有查询结果的评价均需综合考虑，并结合受检者及其家系成员的实际临床表现做出最终评估。常用的公共数据库如下：

（1）正常人群基因组变异数据库：DGV（Database of Genome Variants），网址：http://dgv.tcag.ca/dgv/app/home。

（2）染色体非平衡变异病理表型数据库：DECIPHER（Database of Chromosomal Imbalance and Phenotype in Humans Using Ensembl Resources），网址：https://decipher.sanger.ac.uk/。

（3）人类孟德尔遗传在线数据库：OMIM（Online Mendelian Inheritance in Man），网址：https://www.ncbi.nlm.nih.gov/omim。数据库包括人类基因和相关遗传背景，同时具有疾病相关基因遗传变异的代表性样本收录与遗传疾病典型相关的样本变异信息。

（4）国际细胞基因组芯片标准化联合会：ISCA（International Standards for Cytogenomic Arrays），网址：http://dbsearch.clinicalgenome.org/search。

（5）临床基因组资源中心：ClinGen（Clinical Genome Resource），网址：https://www.ncbi.nlm.nih.gov/projects/dbvar/clingen。

（6）疾病相关遗传变异数据库：ClinVar，网址：http://www.ncbi.nlm.nih.gov/clinvar。

（7）美国国家生物技术信息中心医学文献检索系统：Pubmed，网址：https://pubmed.ncbi.nlm.nih.gov/。

（8）印记基因查询网站：Geneimprint，网址：http://www.geneimprint.com/。

4. **报告书写** 每个实验室可根据自己的规定报告分类后的CNV/LOH，可以选择不报告良性甚至可能良性CNV。报告应包含以下信息：细胞遗传学定位、剂量、指定基因组版本下变异范围坐标。人类细胞遗传学命名国际系统（ISCN）推荐的标准例子：arr[hgl9] 7q11.22（70, 133, 271-70, 201, 544）×1。对于报告提供的变异，还需提供数据库循证信息。

四、无创产前检测

导致人类出生缺陷和先天畸形的染色体非整倍体和病理性染色体结构变异绝大部分为新发，因此即便是正常人群，每次妊娠都面临染色体异常导致出生缺陷的风险。胎儿染色体缺陷需要通过绒毛、羊水以及脐血检查等产前诊断手段发现，然而产前诊断属于稀缺和昂贵的医疗资源，同时对于孕妇和胎儿都存在一定风险，因此针对所有孕妇进行产前诊断不具现实可行性。通过检测孕妇血清学特定生化指标预测三大染色体三体疾病（21三体、18三体、13三体）风险是过去很长时间内无创产前筛查的主要手段，然而血清学筛查存在大量的假阳性和假阴性，导致很多不必要的产前诊断和漏诊。因此，临床上对于更高精确性的无创产前筛查技术有现实的需求。

1997年，卢煜明等通过母体血浆Y染色体Y染色体性别决定区（sex determining region Y, SRY）基因序列检测证实了孕妇外周血中存在胎儿游离DNA（cell-free fetal DNA, cffDNA），随后研究进一步揭示cffDNA在妊娠早期便存在于孕妇血浆或血清中，其浓度随孕周增加而升高，并在出生后数天内完全降解。cffDNA绝大部分来源于胎盘合体滋养层细胞的凋亡，少部分来源于母体循环中胎儿有核细胞的凋亡和胎儿本体脱落细胞凋亡后的DNA通过胎盘进入母体血浆，因此cffDNA均为片段化的DNA，99%以上在313bp以下，非常适合利用短读长的二代测序对其进行检测。这些发现构成了当前无创产前检测（non-invasive prenatal testing, NIPT）技术的基础。

（一）技术原理

根据测序原理NIPT主要分3种：鸟枪法大规模平行测序（shotgun massively parallel sequencing, s-MPS）、靶向大规模平行测序（targeted massively parallel sequencing, t-MPS）以及基于单核苷酸多态性的大规模平行测序（single nucleotide polymorphism massively parallel sequencing, SNP-MPS），其中以s-MPS应用最为广泛，目前国内临床应用的NIPT也均采用s-MPS技术进行检测。

鸟枪法大规模平行测序（s-MPS）：对母血中总cffDNA片段进行测序与计数，再利用生物信息学技术进行数据分析，当某条染色体片段相对过量或不足时，判断为该染色体三体或单体（图2-5-30，彩图见文末彩插）。由于胎儿cffDNA仅占总cffDNA的3%～20%，因胎儿染色体异常所导致的总cffDNA剂量变化很小，故需要对大量DNA片段进行深度测序以获得更多数据进行生物信息学分析，胎儿DNA比例越低，测序深度要求越高，检测成本越大。

靶向大规模平行测序（t-MPS）：t-MPS策略是通过对目标染色体（如21号）进行选择性扩增，然后计算目标染色体是否相对过量（图2-5-31，彩图见文末彩插）。t-MPS仅对目标序列测序，检测成本相对低廉，对21三体的敏感性及特异性为100%，对18三体的敏感性和特异性分别为87.5%和100%。原理上讲，该技术用于检测其他

的染色体异常也是可行的。

基于单核苷酸多态性的大规模平行测序（SNP-MPS）：采用多重PCR技术扩增血浆中DNA，1个PCR反应产生约20 000个SNP，对扩增产物进行测序分析，根据SNP在染色体的位置以及存在重组的可能性，计算出胎儿是正常、非整倍体或三倍体的最大似然比。该技术可以验证胎儿染色体同源的区域，因此可以检出同源或者单亲二体。通过对目标区域的足量SNP进行验证，该技术可以拓展到对其他染色体不平衡的检测。该技术原理见图2-5-32（彩图见文末彩插）。

（二）临床应用

NIPT的准确性是临床上最受关注的问题，主要包括2个参数：检出率和阳性预测值。2016年国家卫生和计划生育委员会颁布实施了《孕妇外周血胎儿游离DNA产前筛查与诊断技术规范》，要求NIPT对21、18、13三体的检出率分别不低于95%、85%、70%，阳性预测值分别约为84%、76%和45%。由于存在漏诊和假阳性，NIPT技术目前临床定位为高灵敏度的胎儿21、18和13三体筛查技术，可以向绝大多数孕妇推荐，但检测阳性病例应建议侵入性产前诊断加以确诊。

导致NIPT假阳性和假阴性的原因较为复杂，主要包括以下几个方面：局限性胎盘嵌合（confined placental mosaicism, CPM），即胎盘中同时含有两种或两种以上不同遗传组成的细胞系，是导致NIPT结果不准确的主要因素；母体本身存在染色体异常或基因组拷贝数变异，母源游离DNA测序影响测序数据判断；双胎妊娠中，异常胚胎和正常胚胎的cffDNA测序数据互相影响可导致假阳性和假阴性；孕期合并肿瘤和免疫系统疾病也会影响NIPT的准确性，肿瘤细胞可产生类似于cffDNA的游离DNA，从而影响NIPT测序数据的判断。

NIPT可以一定程度上预测性染色体非整倍体的风险。回顾分析显示NIPT对性染色体非整倍体的检出率约为78%～100%，假阳性率为0.3%，检测失败率约5%，阳性预测值约为48.7%，总体来讲NIPT对性染色体非整倍体的检测效能不如21三体和18三体。

近年来NIPT技术也尝试对染色体微缺失和微重复综合征进行筛查。染色体微缺失和微重复

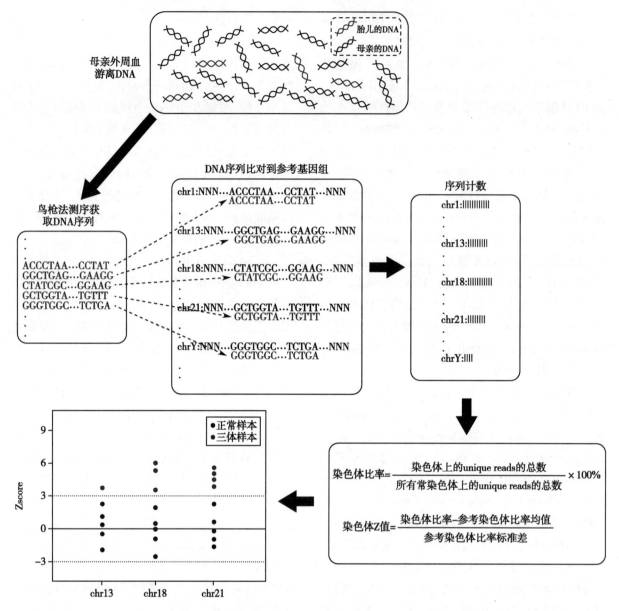

图 2-5-30 s-MPS 分析过程

综合征在所有胎儿结构正常的妊娠中发生率约为1.7%,新生儿发病率约为 0.16%,85%~95% 为新发突变。主流的 NIPT 技术采用的随机测序,测序数据覆盖整个基因组,理论上可用于微缺失微重复综合征检测,但多项研究表明,常规 NIPT 对于胎儿微缺失微重复的阳性检出率约为 0.13%,阳性预测值约为 3.8%~17%,有效性非常有限,导致低效能的可能原因包括母体 DNA 背景、测序深度、分析方法以及 cffDNA 性质。尽管如此,通过改进实验方法和生物信息学算法,NIPT 检测染色体微缺失和微重复综合征的效能有望得到提高。

(三)发展方向

理想的 NIPT 技术是采用无创性方式获得胎儿细胞进行全面的遗传学分析,其实现主要需解决两个问题,即胎儿细胞的无创性获取和足量的DNA 以完成遗传分析,由于单细胞全基因组扩增已经成熟并成功应用于胚胎植入前诊断,因而前者成为需要克服的主要障碍。现有研究试图采用两种策略获取胎儿细胞,一种是从宫腔收集脱落的滋养层细胞,另一种是从母体外周血富集胎儿有核细胞。

孕妇外周血的胎儿有核细胞主要为滋养层细胞、淋巴细胞、有核红细胞和粒细胞,其中胎儿有

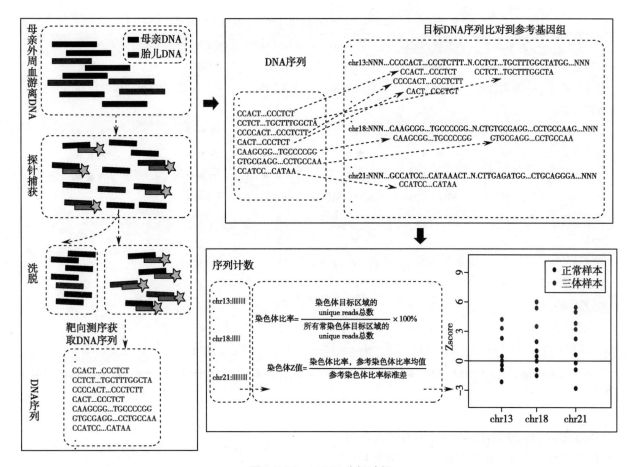

图 2-5-31　t-MPS 分析过程

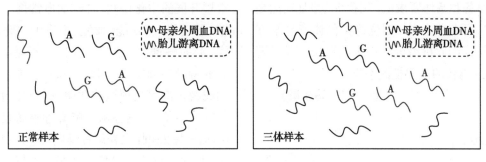

图 2-5-32　SNP-MPS 原理示意图

核红细胞（fetal nucleated red blood cells，FNRBC）具有如下特征：单核细胞，形态易于识别，存活周期约 3 个月，不影响下次妊娠检测；具有细胞表面特异标志物，利于细胞分选富集，因而是最具潜力的无创产前目标细胞。孕妇外周血中 FNRBC 含量极为稀少，与母体自身的有核红细胞的数目比约为 $1:10^7 \sim 1:10^8$，分离、富集以及纯化 FNRBC 具有相当的难度。目前 FNRBC 富集的主要方法有荧光激活的细胞分选法、免疫磁珠分选法、磁场激活的细胞分选法、微流控细胞分选芯片、显微操作分离法、选择性细胞培养等。

然而，迄今为止这些方法对于 FNRBC 的富集都存在纯度不够、效率不理想的问题，难以实现临床应用，尚需期待未来技术的突破。

五、染色体与基因组变异检测技术的选择

染色体和基因组变异的检测方法存在多种选择，临床实践中需要结合临床诊断、拟诊方向、时限要求、实验室条件等实际情况选择检测方法。表 2-5-4 比较了常用检测技术的优势和局限。需要注意的是，尽管分子遗传学检测技术（包括染

表 2-5-4 临床常用细胞与基因组水平检测技术比较

项目	显带技术	中期 FISH	间期 FISH	array CGH	SNP array	NIPT
临床定位	诊断	诊断	诊断	诊断	诊断	筛查
检测通量	所有染色体	靶向检测	靶向检测	全基因组	全基因组	3 种三体（21、18、13 三体）
细胞培养	+	+	−	−	−	−
自动化程度	★	★	★	★★★	★★★	★★★
检测费用	★	★★	★★	★★★	★★★	★★★
实验条件	★	★★	★★	★★★	★★★	★★★
分辨率	5～10Mb	50kb～2Mb	50kb～2Mb	100kb	100kb	
平衡易位	√	√	×	×	×	×
倒位	√	√	×	×	×	×
环状染色体	√	√	√	×	×	×
单亲二体	×	×	×	×	√	×
杂合性缺失	×	×	×	×	√	×
亲缘性鉴定	×	×	×	×	√	×
检测周期	2～3 周	2～3 周	2～3 天	1 周	1 周	1 周

+：需要细胞培养；−：不需要细胞培养；"★"的个数由少到多代表级别由低到高；√：可以检测；×：检测不到；Mb：兆碱基；kb：千碱基

色体微阵列和全基因组测序）在多数情况已可以取代传统核型分析，并具有更高的分辨率和更广的检材来源，但常规核型分析因其观察方式直观、实验设备和条件要求低，花费少，并且依然是平衡易位、环状染色体、倒位等染色体变异最好的检测方法，因此核型分析在未来很长一段时期依然是临床遗传的重要检测手段。

（姚 宏 马永毅）

第四节 生化代谢物检测

遗传病中部分是遗传代谢病，是由于机体内各种物质代谢途径受阻导致底物增加、产物减少引起的一大类遗传病，多为单基因遗传病，组织细胞中、体液中相关代谢物增高或降低，可通过检测组织细胞中、体液中相关特异代谢物，对遗传代谢病进行筛查、诊断及治疗效果的评价。本节所涉及的检测属于生化代谢物检测，包括血常规、尿常规、血糖、肝功能、肾功能、血氨、血乳酸、钾钠氯、钙磷镁、心肌酶谱、血气分析、甲状腺激素、性激素、肾上腺激素、垂体激素、各种维生素、氨基酸、游离肉碱、酰基肉碱、尿有机酸及尿蝶呤谱等检测。

一、常规实验室生化检测

常规实验室生化检测是指在一般医院实验室常规开展的生化检测项目，如血常规、尿常规、血糖、肝功能、肾功能、血氨、血乳酸、钾钠氯、钙磷镁、心肌酶谱等，这些指标虽然不属于遗传代谢病的特异性标志物，但较多遗传代谢病急性发作期或稳定期可出现这些代谢物异常，且大部分遗传病或遗传代谢病，缺乏特异性临床表现、体征，临床医生仅凭临床表现较难确定患者是否为遗传病，故建议这些项目检测作为所有疑似遗传病患者的常规检测。

1. 血常规检测 部分遗传病，尤其是遗传代谢病可导致血红蛋白降低，细胞组成、形态改变或全血细胞减少。

2. 尿常规检测 观察尿颜色及气味，检测尿液 pH、蛋白、酮体、尿糖及红细胞水平，鉴别相关遗传代谢病。

3. 肝功能检测 包括肝酶、胆红素、白蛋白、球蛋白及胆汁酸检测等。部分遗传病可导致肝功能异常，或是继发性改变，可通过肝功能检测，分析遗传病的程度，协助诊断及鉴别诊断相关遗传病。

4. 肾功能检测　包括肌酐、尿素氮及尿酸检测等，部分遗传病可导致肾功能异常，或是继发性改变，可通过肾功能检测，分析遗传病的程度，协助诊断及鉴别诊断相关遗传病。

5. 血糖检测　部分遗传病，尤其是遗传代谢病，可引起高血糖，或低血糖，低血糖较常见，如糖原贮积症、高胰岛素血症及脂肪酸氧化代谢病等。高血糖相关遗传病为青少年发病的成人型糖尿病。

6. 血钾、钠、氯检测　钾、钠、氯代谢主要与下丘脑 - 垂体 - 肾上腺轴相关，钾、钠、氯代谢异常常由下丘脑、垂体及肾上腺疾病引起，也可发生于多种遗传代谢病的急性发作期。

7. 血脂及胆固醇检测　反映血脂及胆固醇代谢功能，与多种遗传病相关，包括家族性高脂血症及家族性高胆固醇血症等。

8. 血乳酸检测　反映血糖代谢效率及线粒体代谢功能，血乳酸增高常提示与糖代谢及线粒体代谢相关的遗传代谢病，也可发生于多种遗传代谢病的急性发作期。

9. 血氨检测　反映体内氨的代谢功能，血氨增高常提示尿素循环障碍性疾病，也可发生于多种遗传代谢病的急性发作期，如有机酸血症或脂肪酸氧化代谢病等。由于血氨水平易受环境因素影响，抽血采样后需要尽快检测。

10. 钙、磷、镁及微量元素检测　钙、磷、镁等矿物质与多种遗传病相关，血钙、磷、镁等矿物质水平异常常见于骨代谢遗传病、肝豆状核变性、甲状旁腺疾病及酪氨酸血症 I 型等。

11. 心肌酶谱检测　心肌酶谱主要包括天冬氨酸氨基转移酶（AST）、肌酸激酶（CK）、乳酸脱氢酶（LDH）、肌酸激酶同工酶（CK-MB）及 α- 羟丁酸脱氢酶等，多与肌肉疾病相关，部分遗传病可导致心肌酶谱异常，如进行性肌营养不良、脂肪酸氧化代谢病及甘油酸激酶缺乏症等。

12. 血气分析　主要用于遗传代谢病的检测，尤其是有机酸血症或肾小管疾病。

二、激素检测

由于部分遗传病属于内分泌系统疾病，影响激素的代谢，导致体内激素水平的变化，可通过激素水平检测，诊断或辅助诊断相关遗传病。

1. 甲状腺激素检测　包括甲状腺素、三碘甲状腺原氨酸及促甲状腺素等，主要用于甲状腺相关遗传病检测，常见疾病为先天性甲状腺功能减退症、家族性甲状腺肿大。

2. 甲状旁腺激素检测　甲状旁腺激素检测主要用于甲状旁腺相关遗传病的诊断及鉴别诊断。

3. 性腺相关激素检测　包括雌二醇、睾酮、双氢睾酮、雄烯二酮、脱氢表雄酮及抗米勒管激素等，用于与生殖、性腺发育相关的遗传病检测。

4. 肾上腺激素检测　包括孕酮、17- 羟孕酮、雄烯二酮、脱氢表雄酮、双氢睾酮、睾酮、肾素、皮质醇及醛固酮等，主要用于与肾上腺、生殖、性腺发育相关的遗传病检测。

5. 下丘脑、垂体激素检测

（1）下丘脑合成分泌的激素包括促甲状腺素释放激素、促性腺激素释放激素、促肾上腺皮质激素释放激素、生长激素释放激素、促甲状腺激素、抗利尿激素及催产素。

（2）垂体合成及分泌的激素包括促肾上腺皮质激素、黄体生成素、卵泡刺激素、生长激素、泌乳素及促黑素；抗利尿激素及催产素由下丘脑合成，由神经垂体分泌。主要用于下丘脑、垂体、肾上腺疾病、甲状腺疾病及性腺疾病相关遗传病的检测。

三、氨基酸检测

氨基酸代谢病及部分有机酸血症可导致体液中特异氨基酸水平异常，可通过氨基酸水平检测诊断或辅助诊断氨基酸代谢病及部分有机酸血症，并可作为治疗效果的评价指标。氨基酸检测常用方法包括串联质谱法、氨基酸分析仪及高效液相色谱法。

1. 串联质谱法　该法是将物质离子化后，通过检测物质的质荷比（质量与所带电荷之比）对物质进行定性及定量分析，具有快速、特异及敏感的优点，并可利用滤纸干血片检测，适用于新生儿氨基酸代谢病、有机酸血症及脂肪酸氧化代谢病的筛查。由于串联质谱法不能区分氨基酸中同分异构体，且由于部分氨基酸的离子化程度弱，故串联质谱法可检测的氨基酸数量较少，有10 余种，可满足常见氨基酸代谢病的检测。串联质谱氨基酸检测分为衍生法与非衍生法。

2. **氨基酸分析仪** 测定原理是利用样品各种氨基酸组分的结构不同、酸碱性、极性及分子大小不同，在阳离子交换柱上将它们分离，进行检测，可以进行 40 余种氨基酸的定量定性分析，采用的样本为血清、血浆、脑脊液或尿液。

3. **高效液相色谱法** 该法是通过色谱柱分离技术进行物质检测的方法。高效液相色谱法可检测氨基酸的种类较多，达 40 余种，采用的样本为血清、血浆、脑脊液或尿液。

氨基酸分析仪及高效液相色谱法检测氨基酸不足之处为每例样品检测速度较慢，约 30～60 分钟，且需要的样品为血浆或血清，不适合用于新生儿氨基酸代谢病筛查，可作为串联质谱检测氨基酸方法的补充。

四、游离肉碱及酰基肉碱检测

游离肉碱及酰基肉碱与糖及氨基酸一样，是维持机体生长发育及代谢的重要物质。部分遗传病，尤其是遗传代谢病是由于游离肉碱及酰基肉碱代谢通路受阻所致，或是继发性改变，体液中游离肉碱及酰基肉碱水平升高或降低，故可通过检测体液中游离肉碱及酰基肉碱水平，诊断或辅助诊断遗传病，包括通过检测羊水中的酰基肉碱谱对有机酸血症进行产前诊断。检测方法主要包括串联质谱法、高效液相色谱法及放射性同位素酶化学法等。串联质谱法优点为可利用滤纸干血片样品检测，且可同时检测 20 余种不同的酰基肉碱，有助于各种与酰基肉碱代谢相关的遗传代谢病的诊断及鉴别诊断，且具有速度快、高通量的优点，可同时用于新生儿氨基酸、有机酸及脂肪酸氧化代谢病的筛查、诊断及鉴别诊断。高效液相色谱法、放射性同位素酶化学法及其他方法检测的样品为血浆或血清，只能检测游离肉碱或总肉碱，不能区分不同的酰基肉碱，对有机酸及脂肪酸氧化代谢病诊断价值有限，且检测速度慢，不适于新生儿遗传代谢病筛查。

五、有机酸检测

有机酸为体内各种物质代谢的中间产物。部分遗传病，尤其是某些遗传代谢病，可导致体液中特异性的有机酸水平升高，如甲基丙二酸血症导致体液中甲基丙二酸增高，丙酸血症导致 3-羟基丙酸及甲基枸橼酸增高，戊二酸血症 I 型导致戊二酸增高等，可通过检测体液中有机酸水平诊断或辅助诊断这些遗传代谢病，并可通过羊水有机酸检测，对某些有机酸血症进行产前诊断。有机酸检测方法主要包括气相色谱质谱法及串联质谱法。目前临床应用较多的是气相色谱质谱法检测尿有机酸水平，用于氨基酸、有机酸及脂肪酸氧化代谢的诊断及辅助诊断，由于气相色谱质谱检测有机酸速度慢，并有较高的假阳性及假阴性，不适于新生儿遗传代谢病筛查。

六、维生素检测

维生素多为某些遗传病发病机制中一些酶的辅酶，维生素缺乏或维生素代谢过程中次级维生素缺乏，导致某些遗传代谢病，可通过检测血维生素水平，诊断或辅助诊断某些遗传代谢病，如维生素 D 水平检测用于维生素 D 缺乏症诊断，维生素 B_{12} 检测用于甲基丙二酸血症的鉴别诊断等。

七、尿蝶呤谱检测

蝶呤代谢过程中有 6 种酶的参与，任何一种酶的基因发生突变，均可导致蝶呤谱水平的变化，可通过检测尿中新蝶呤、生物蝶呤水平及生物蝶呤占新蝶呤与生物蝶呤之和的比例，进行鉴别诊断。

八、血极长链脂肪酸检测

极长链脂肪酸代谢与肾上腺脑白质营养不良有关，肾上腺脑白质营养不良患者血或脑脊液中极长链脂肪酸水平增高，可通过检测血极长链脂肪酸水平诊断或鉴别诊断肾上腺脑白质营养不良。检测方法常用气相色谱质谱法。

九、尿黏多糖检测

黏多糖为溶酶体内重要的中间代谢物，与结缔组织及骨代谢相关的遗传病有关。黏多糖代谢过程中的基因发生突变，黏多糖代谢受阻，导致各种黏多糖贮积症，过多的黏多糖由尿液排出，故尿黏多糖检测可用于黏多糖贮积症的诊断及鉴别诊断。尿黏多糖检测方法目前常用尿呈色法、黏多糖定量和电泳法。

十、血甲胎蛋白及铜蓝蛋白检测

1. 血甲胎蛋白检测　血甲胎蛋白水平与肝脏疾病有关，是肝癌或胃肠道肿瘤的重要标志物，与遗传病相关的疾病，主要为希特林蛋白缺乏症（Citrin deficiency）及酪氨酸血症Ⅰ型，这两种疾病未治疗时或治疗初期血甲胎蛋白水平显著增高。

2. 血铜蓝蛋白检测　血铜蓝蛋白与铜代谢相关，在遗传病中是肝豆状核变性的特异标志物。肝豆状核变性患者血铜蓝蛋白下降，伴铜氧化酶活性下降，血铜及尿铜增高。

十一、血酮体检测

血酮体主要包括 3-羟基丁酸、乙酰乙酸及丙酮酸，是糖、氨基酸、有机酸及脂肪酸的中间代谢产物，较多遗传代谢病急性期或稳定期血或尿酮体增高，可通过检测血或尿酮体水平，诊断或鉴别诊断某些遗传病。

生化检测属于代谢物检测，体内代谢物水平受多种因素影响，故样本采集时建议空腹，但若患者处于急性发病期，可随时采集样本。静滴氨基酸、脂肪乳剂、胃肠外营养液、某些抗生素、左卡尼丁、类固醇激素等药物的使用可影响相关代谢物检测水平，对于检测结果分析，需要考虑这些因素的影响，必要时停用相关药物 3 天，再次采样复查。另外，对于新生儿患者，母亲健康状态、用药、营养情况或患有某种遗传代谢病可影响患者的检测结果，需要结合母亲情况综合分析。

十二、琥珀酰丙酮检测

琥珀酰丙酮是酪氨酸代谢途径的旁路代谢产物，是酪氨酸血症Ⅰ型的特异标志物。酪氨酸血症Ⅰ型患者血、尿琥珀酰丙酮水平增高。血琥珀酰丙酮可通过串联质谱法检测，尿琥珀酰丙酮可通过气相色谱质谱法检测。

（韩连书）

第五节　酶　学　检　测

酶学检测即酶活性测定。酶活性测定广泛应用于工业、农业和医学等各个领域，本节中所涉及的酶活性测定特指医学中缺陷酶的酶活性测定，以先天性遗传代谢病——溶酶体贮积症的酶活性测定为例。

第二次世界大战以后，人们逐步弄清了很多先天性遗传代谢病是源于不同酶的缺陷，开始并没有人工合成底物，例如检测黏多糖贮积症就是采用的 S^{35} 掺入实验来判定黏多糖大分子的贮积，后来逐步有了一些人工合成底物，最早被检测的是黑矇性痴呆（Tay-Sachs disease）的缺陷酶——氨基己糖苷酶 A，是利用氨基己糖苷酶 A 的热不稳定性，首先检测总的氨基己糖苷酶活性（A＋B），然后加热灭活氨基己糖苷酶 A 的活性，再测定氨基己糖苷酶残余活性（即氨基己糖苷酶 B 的活性），从总酶活性减去氨基己糖苷酶 B 的活性，间接得到氨基己糖苷酶 A 的活性值。直到 1987 年氨基己糖苷酶 A 活性的人工底物问世，方可直接测定氨基己糖苷酶 A。到目前为止，溶酶体贮积症的酶活性测定仍然是临床诊断的"金标准"。

一、酶活性测定的基本原理

酶活性测定所需要的底物分为两大类，即天然底物和人工合成底物。酶活性测定采用的是人工合成底物，过去常用的人工合成底物有 3 种，即成色底物、荧光底物和同位素标记底物。由于同位素底物存在半衰期，操作烦琐，现已被淘汰。目前主要采用成色底物和荧光底物。在这两种底物中，荧光底物的灵敏度更高。成色底物与待测标本相互作用时，若待测标本中特定的酶有活性，则可以将成色集团从底物上切下来，在碱性条件下有颜色生成，在多功能酶标仪上读取光密度值（OD 值），待测标本中酶活性越高则 OD 值越大；若待测标本中没有该活性酶，便没有颜色的改变，相应的 OD 值越小。荧光底物与待测标本作用一段时间后，用碱性溶液终止反应，若待测标本中含有特定的酶，则可将底物中的荧光基团切下来，释放出荧光，根据底物荧光基团的性质不同，需要选取不同的激发光与发射光读取荧光值，待测标本中含有的酶活性越高，荧光值越大，反之酶活性缺乏则荧光值越小。

二、酶活性单位

无论是使用成色底物还是荧光底物，除血浆

样本外同时都需要检测待测标本的蛋白浓度，通过 OD 值和蛋白浓度计算出待测标本的酶活性。

酶活性单位根据待测标本类型不同分为两种。一种是每毫克蛋白 x 小时内降解人工合成底物的 nmol 数[nmol/（xh·mgPr）]；另一种则是每毫升血浆 x 小时内降解人工合成底物的 nmol 数[nmol/（xh·ml）]。由于酶在不同组织中表达不同，使得待测标本与人工合成底物反应的时间亦不同，x 可以是 1 小时、4 小时或 17 小时。同时要特别注意的是不同实验室所使用的仪器和环境不同，因此每个实验室都要建立自己的各种组织中酶活性的正常范围。

三、酶活性测定应用

1. 病例诊断 根据酶活性在各个组织表达情况，选择待测标本类型，一般是血浆、白细胞和皮肤成纤维细胞。常用的是血浆和白细胞。因为皮肤成纤维细胞需要进行细胞培养，诊断周期长，但是皮肤成纤维细胞可以建株，通过多次传代，获得足够的材料，可反复用以检测或研究之用，对未知的遗传病研究非常有利。

2. 产前诊断 通常是采用绒毛组织或经培养的羊水细胞进行酶活性测定，抽取的绒毛组织标本可以直接进行酶活性检测，但是抽取的羊水，必须经过细胞培养，以去除羊水中的死细胞，获得有活性的细胞，才能排除死细胞中蛋白的干扰，得到真实的酶活性值，否则酶活性偏低，会产生假阳性。特殊情况下，若错过了绒毛穿刺或羊水穿刺，还可进行脐带血穿刺予以补救。

四、酶活性测定的影响因素

1. 保证底物浓度过量 对缺陷酶检测时，首先必须保证底物浓度是过量的，这样才能使得待测标本中的酶得到发挥。

2. 选择合适的底物 原则上是一酶一底物，但是需要注意的是有些酶具有同工酶，且共用一种底物。例如芳基硫酸酯酶 A 和 B（ASA、ASB）就是同工酶，当 ASA 缺乏时在临床上导致异染性脑白质营养不良，而 ASB 缺乏则导致黏多糖贮积症 Ⅵ 型，所以为了保证检测的准确性，在底物配制时一定要添加彼此的抑制剂才能准确检出缺陷酶。检测 ASA 和 ASB 时，使用的是同一种底物——对硝基儿茶酚硫酸盐，当要检测 ASA 时，需要加入适量的焦磷酸钠来抑制 ASB 的活性；而检测 ASB 活性时，则需要加入适量的醋酸钡来抑制 ASA 的活性，这样才可能准确检测到 ASA 或 ASB 缺陷酶。

3. 选择合适的缓冲液 在酶反应的其他条件不变的情况下，在不同 pH 下得到各种类型的酶活性与 pH 对应关系，将酶活性最高处的 pH 称为最适 pH。

4. 选择最佳的反应时间 同一种酶在不同组织中表达量不同，所以底物和待测标本反应时间也不同，根据酶在不同组织中表达量的高低选择最佳反应时间，一般从 30 分钟至十几个小时不等。

例如：在鞘磷脂酶酶活性检测中，对先证者的检测使用的是外周血白细胞，待测标本与底物需要反应 17 小时；而在产前诊断时，使用的是绒毛组织或经培养的羊水细胞，待测标本与底物反应仅需要 1 小时。

5. 选择最佳的反应温度 不同酶具有不同的最佳反应温度，每一种酶在其最适温度时活性最强，大多数为 37℃ 下水浴中进行，个别为 0℃ 和 47℃。不论选用何种温度测酶，由于酶反应受温度影响很大，在测定时间内，反应体系的温度变化应控制在 ±0.1℃ 内。

五、酶活性测定实验设计的注意事项

1. 平行实验 酶活性测定中，为了消除系统和操作误差，每次测定都要设置正常对照。产前诊断时除了正常对照外，还需加入阳性对照。待测样品设置双份，取结果的平均值，并综合本实验室的正常范围。

2. 内对照实验 为了排除样品处理过程中，导致蛋白变性的人为因素，反应体系中要设置内对照，要选取易失活的酶作为参考酶同时测定，例如 β- 半乳糖苷酶。只有当参考酶活性正常时才能肯定所得结果可靠，排除假阳性。

3. 防止酶失活 这是实验稳定、成功的关键。细胞分离、超声粉碎、离心等操作都要在 4℃ 条件下进行，标本采集后要立即进行处理，处理好的标本可置 -80℃ 保存备用。

六、酶活性测定的局限性

任何一种检测方法都有其局限性，酶活性测定也不例外。酶活性测定的优点是可以快速、准确检出患者，但是该方法对携带者检出有一定的局限性，因为携带者的酶活性值介于患者和正常人之间，当携带者的酶活性与正常人酶活性低限交叉时，特别是 X 连锁隐性遗传病，则无法准确判断携带者，所以携带者检测必须通过基因分析来确定。

（张为民）

参 考 文 献

[1] Gundry CN, Vandersteen JG, Reed GH, et al. Amplicon melting analysis with labeled primers: a closed-tube method for differentiating homozygotes and heterozygotes[J]. Clin Chem, 2003, 49(3): 396-406.

[2] Shih HC, Er TK, Chang TJ, et al. Rapid identification of HBB gene mutations by high-resolution melting analysis[J]. Clin Biochem, 2009, 42(16/17): 1667-1676.

[3] Yan JB, Xu HP, Xiong C, et al. Rapid and reliable detection of glucose-6-phosphate dehydrogenase(G6PD)gene mutations in Han Chinese using high-resolution melting analysis[J]. J Mol Diagn, 2010, 12(3): 305-311.

[4] Montgomery JL, Sanford LN, Wittwer CT. High-resolution DNA melting analysis in clinical research and diagnostics[J]. Expert Rev Mol Diagn, 2010, 10(2): 219-240.

[5] Er TK, Chang JG. High-resolution melting: applications in genetic disorders[J]. Clin Chim Acta, 2012, 414: 197-201.

[6] Lay MJ, Wittwer CT. Real-time fluorescence genotyping of factor V Leiden during rapid-cycle PCR[J]. Clin Chem, 1997, 43(12): 2262-2267.

[7] Huang Q, Liu Z, Liao Y, et al. Multiplex fluorescence melting curve analysis for mutation detection with dual-labeled, self-quenched probes[J]. PLoS One, 2011, 6(4): e19206.

[8] Huang Q, Wang X, Tang N, et al. Simultaneous genotyping of a-thalassemia deletional and nondeletional mutations by real-time PCR based multicolor melting curve analysis[J]. J Mol Diagn, 2017, 19(4): 568-574.

[9] Higuchi R, Dollinger G, Walsh PS, et al. Simultaneous amplification and detection of specific DNA sequences[J]. Biotechnology, 1992, 10(4): 413-417.

[10] Wittwer CT, Herrmann MG, Moss AA, et al. Continuous fluorescence monitoring of rapid cycle DNA amplification[J]. Biotechniques, 1997, 22(1): 130-131, 134-138.

[11] Livak KJ, Flood SJ, Marmaro J, et al. Oligonucleotides with fluorescent dyes at opposite ends provide a quenched probe system useful for detecting PCR product and nucleic acid hybridization[J]. PCR Methods Appl, 1995, 4(6): 357-362.

[12] Tyagi S, Kramer FR. Molecular beacons: probes that fluoresce[J]. Nat Biotechnol, 1996, 14(3): 303-308.

[13] Li Q, Luan G, Guo Q, et al. A new class of homogeneous nucleic acid probes based on specific displacement hybridization[J]. Nucleic Acids Res, 2002, 30(2): E5.

[14] Gibson NJ. The use of real-time PCR methods in DNA sequence variation analysis[J]. Clin Chim Acta, 2006, 363(1/2): 32-47.

[15] Cheng J, Zhang Y, Li Q. Real-time PCR genotyping using displacing probes[J]. Nucleic Acids Res, 2004, 32(7): e61.

[16] Schouten JP, McElgunn CJ, Waaijer R, et al. Relative quantification of 40 nucleic acid sequence by multiple ligation-dependent probe amplification[J]. Nucleic Acids Res, 2002, 30(12): e57.

[17] Nygren AO, Ameziane N, Duarte HM, et al. Methylation-specific MLPA(MS-MLPA): simultaneous detection of CpG methylation and copy number changes of up to 40 sequences[J]. Nucleic Acids Res, 2005, 33(14): e128.

[18] Jeuken J, Cornelissen S, Boots-Sprenger S, et al. Multiplex ligation-dependent probe amplification: a diagnostic tool for simultaneous identification of different genetic markers in glial tumors[J]. J Mol Diagn, 2006, 8(4): 433-443.

[19] Qu YJ, Bai JL, Cao YY, et al. Mutation spectrum of the survival of motor neuron 1 and functional analysis of variants in Chinese spinal muscular atrophy[J]. J Mol Diagn, 2016, 18(5): 741-752.

[20] Moelans CB, Atanesyan L, Savola SP, et al. Methylation-specific multiplex ligation-dependent probe amplification(MS-MLPA)[J]. Methods Mol Biol, 2018,

1708: 537-549.

[21] Higuchi R, Fockler C, Dollinger G, et al. Kinetic PCR analysis: real-time monitoring of DNA amplification reaction[J]. Biotechnology, 1993, 11 (9): 1026-1030.

[22] Schmittgen TD, Livak KJ. Analyzing real-time PCR data by the comparative C(T)method[J]. Nat Protoc, 2008, 3 (6): 1101-1108.

[23] Underhill PA, Jin L, Zemans R, Oefner PJ, Cavalli-SforzaLL. A pre-Columbian Y chromosome-specific transition and its implications for human evolutionary history. Proc Natl Acad Sci USA 1996; 93: 196-200.

[24] W Xiao, Oefner PJ. Denaturing high-performance liquid chromatography: a review[J]. Hum Mutat, 2001, 17 (6): 439-474.

[25] 龙美娟, 宋昉, 瞿宇晋, 等. 运用 DHPLC 技术分析非纯合缺失型脊髓性肌萎缩症患儿的 SMN 基因拷贝数 [J]. 中华医学杂志, 2008, 88 (18): 1259-1263.

[26] Botstein D, White RL, Skolnick M, et al. Construction of a genetic linkage map in man using restriction fragment length polymorphisms[J]. Am J Hum Genet, 1980, 32 (3): 314-331.

[27] 金煜炜, 瞿宇晋, 王红, 等. PCR-RFLP 法在脊髓性肌萎缩症基因检测中的局限性 [J]. 中华医学遗传学杂志, 2012, 29 (1): 34-37.

[28] Saiki RK, Walsh PS, Levenson CH, et al. Genetic analysis of amplified DNA with immobilized sequence-specific oligonucleotide probes[J]. Proc Natl Acad Sci U S A, 1989, 86 (16): 6230-6234.

[29] Gardner RJ, Amor DJ. Gardner and Sutherland's Chromosome Abnormalities and Genetic Counseling[M]. 5th ed. Oxford: Oxford University Press, 2018.

[30] Nussbaum RL, McInnes RR, Willard HF. Thompson & Thompson Genetics in Medicine[M]. 8th ed. Amsterdam: Elsevier, 2015.

[31] Vogel F, Motulsky AG, Speicher MR, et al. Vogel and Motulsky's Human Genetics-Problems and Approaches[M]. 4th ed. New York: Springer, 2010.

[32] Manning M, Hudgins L. Array-based technology and recommendations for utilization in medical genetics practice for detection of chromosomal abnormalities[J]. Genet Med, 2010, 12 (11): 742-745.

[33] Kearney HM, Thorland EC, Brown KK, et al. American College of Medical Genetics standards and guidelines for interpretation and reporting of postnatal constitutional copy number variants[J]. Genet Med, 2011,

13 (7): 680-685.

[34] Dawson AJ, Chernos J, McGowan-Jordan J, et al. CCMG guidelines: prenatal and postnatal diagnostic testing for uniparental disomy[J]. Clin Genet, 2011, 79 (2): 118-124.

[35] Lo YM, Chan KC, Sun H, et al. Maternal plasma DNA sequencing reveals the genome-wide genetic and mutational profile of the fetus[J]. Sci Transl Med, 2010, 2 (61): 61-91.

[36] Norton ME, Jacobsson B, Swamy GK, et al. Cell-free DNA analysis for noninvasive examination of trisomy[J]. N Engl J Med, 2015, 372 (17): 1589-1597.

[37] 邬玲仟, 张学. 医学遗传学 [M]. 北京: 人民卫生出版社, 2012.

[38] 陈竺. 医学遗传学 [M]. 北京: 人民卫生出版社, 2015.

[39] 国家卫生计生委办公厅关于规范有序开展孕妇外周血胎儿游离 DNA 产前筛查与诊断工作的通知: 国卫办妇幼发〔2016〕45 号 [EB/OL]. (2016-11-09) [2020-07-09]. http://www.nhc.gov.cn/fys/s3581/201611/0e6fe5bac1664ebda8bc28ad0ed68389.shtml.

[40] Burtis CA, Ashwood ER. Teitz Fundamental of Clinical Chemistry[M]. 5th ed. St. Louis: W. B Saunders Company, 2006.

[41] 周新, 府伟灵. 临床生物化学与检验 [M]. 4 版. 北京: 人民卫生出版社, 2008.

[42] 韩连书. 质谱技术在遗传代谢病及产前诊断中的应用 [J]. 中华检验医学杂志, 2017, 40 (10): 761-765.

[43] 韩连书. 遗传代谢病检测技术的应用及其检测结果的临床判读 [J]. 中国实用儿科杂志, 2014, 29 (8): 569-574.

[44] 韩连书, 叶军, 邱文娟, 等. 血尿琥珀酰丙酮检测在酪氨酸血症 - I 型诊断中的应用 [J]. 中华儿科杂志, 2012, 50 (2): 126-130.

[45] Grebner EE, Wenger DA. Use of 4-methylumbelliferyl-6-sulpho-2-acetamido-2-deoxy-beta-D-glucopyranoside for prenatal diagnosis of Tay-Sachs disease using chorionic villi[J]. Prenat Diagn, 1987, 7 (6): 419-423.

[46] Mokhtariye A, Hagh-Nazari L, Varasteh AR, et al. Diagnostic methods for Lysosomal Storage Disease[J]. Rep Biochem Mol Biol, 2019, 7 (2): 119-128.

[47] Lin SP, Chang JH, Lee-Chen GJ, et al. Detection of Hunter syndrome (mucopolysaccharidosis type II) in Taiwanese: biochemical and linkage studies of the iduronate-2-sulfatase gene defects in MPS II patients and carriers[J]. Clin Chim Acta, 2006, 369 (1): 29-34.

第六章　遗传性罕见病的基因治疗

第一节　基因治疗的定义与历史

传统意义上的基因治疗（gene therapy）是指将外源正常基因导入靶细胞，以纠正或补偿异常和缺陷基因引起的疾病，以达到治疗目的。随着基因编辑技术的发展，原位编辑致病基因治疗遗传性罕见病成为可能。

1972年，Theodore Friedmann教授在 *Science* 杂志上发文提出利用基因治疗方法治疗单基因遗传病的可能性。在理想状态下，一次基因治疗后即可获得比较稳定且持续的治疗效果，可有效避免传统治疗模式下重复给药的缺陷，激发了科学界对基因治疗的浓厚兴趣。此后开展的基因治疗研究主要集中于病毒载体介导的基因治疗方面，从最早的γ-反转录病毒载体介导，到后来的慢病毒载体及腺病毒载体介导，开展了大量的基础研究。20世纪90年代初期，基于病毒载体介导的基因治疗开始向临床转化，但相关的临床试验结果不尽如人意，与此同时还在试验中观察到许多预料之外的毒副作用，使得当时的科学界一度怀疑基因治疗的可行性，给基因治疗蒙上了阴影。

1996年，美国国立卫生研究院（National Institutes of Health，NIH）在总结90年代初期的临床试验后认为，前期基因治疗临床试验结果不理想的主要原因是人类对病毒载体、靶细胞、靶组织以及疾病的生物学特性认识不够充分，倡议广大科学工作者将工作重心再重新放回基因治疗的基础研究中去。随着新载体的不断发现和改进，以及人类对靶细胞生物特性了解的不断深入，20世纪90年代末和21世纪初，基因治疗的临床试验迎来了第二次高峰。研究发现基因治疗可以使部分患者的临床症状获得改善，但存在治疗效率不足，以及基因治疗的安全性问题，如插入性基因

毒性、靶细胞的免疫破坏以及载体免疫反应等。这一阶段的临床研究让人类看到了基因治疗的曙光，但依然迷雾重重。

近15年来，随着研究的不断深入，基因治疗的治疗效率得到进一步的提高，基因治疗的安全性也获得了长足进步。特别是2012年，欧洲药品管理局（European Medicines Agency，EMA）批准了替帕阿利泼金（alipogene tiparvovec）作为第一个上市的基因治疗药物，用于治疗脂蛋白脂肪酶缺乏症，使人类疾病的治疗正式进入基因治疗时代。近年来，随着基因编辑技术的不断发展，利用基因编辑技术实现目的基因精准编辑已成为可能，近期在《新英格兰医学杂志》报道的我国科学家利用最新的基因编辑技术，将去除趋化因子CC受体5（C-C motif chemokine receptor type 5，CCR5）的造血干细胞移植到1例HIV感染的急性淋巴白血病患者体内，使该患者HIV感染获得持续缓解的案例，极大地鼓舞了基因编辑技术在基因治疗方面的应用，预示着基因治疗的广阔前景。

第二节　基因治疗的分类

一、病毒载体介导

病毒载体介导的基因治疗是指通过基因工程技术，将目的基因重组到病毒载体中，再将重组后的病毒载体转移到细胞中，以治疗因该基因缺陷而导致的遗传性疾病。病毒载体介导的基因治疗模式主要是实现"基因添加"功能。目前可用于基因治疗的病毒载体主要有2种：反转录病毒和腺相关病毒。

（一）反转录病毒载体

γ-反转录病毒是第一个被证明可以将目的基

因导入造血干细胞中的载体。此后，C 型反转录病毒也被证实可将外源基因转移到 T 淋巴细胞中。随后研究发现，慢病毒也可将外源基因导入正常细胞中。慢病毒是一种从 HIV-1 型病毒改造而来的病毒载体。与 γ- 反转录病毒相比，慢病毒载体具有以下优势：①可携带的基因片段更大，使治疗血红蛋白病成为可能；②优先整合到基因的编码区，降低了引入致癌突变的风险。此外，使用"自灭活"设计，可从慢病毒和 γ- 反转录病毒载体中去除内源性增强子元件，进一步降低病毒载体的遗传毒性风险，目前已应用于大多数临床试验中（图 2-6-1，彩图见文末彩插）。

（二）腺相关病毒载体

腺相关病毒（adeno-associated viral，AAV）载体是由自然复制缺陷的非致病性、无包膜的细小病毒构建而成的。野生型 AAV 需要另一种病毒，如腺病毒或疱疹病毒，参与复制过程。AAV 中的所有病毒编码序列都可被目的基因序列所替代。AAV 载体能包装的目的基因 DNA 片段长度有限，一般不超过 5.0kb，而反转录病毒可容纳 8.0kb 的 DNA 片段。AAV 载体携带的目的基因不会整合到基因组中，这一特性降低了基因整合所带来的相关风险，但也导致携带的目的基因在

增殖细胞中无法长期表达（图 2-6-2，彩图见文末彩插）。

二、基因编辑技术介导

基因编辑技术介导的基因治疗是指通过启动核酸酶诱导的双链断裂（double-stranded break，DSB）来激活哺乳动物基因修复功能，从而实现对靶基因 DNA 序列的改变，以达到治疗遗传性疾病的目的。基因编辑介导的基因治疗模式可实现"基因添加""基因消除""基因校正"和其他高针对性的基因修饰功能。基因特定位点发生 DSB 后，基因修复的方式主要有 2 种：同源定向修复（homology-directed repair，HDR）和非同源末端连接（non-homologous end-joining，NHEJ）。HDR 可在 DSB 位点处定向替换或插入特定的序列，以实现基因校正或基因添加的功能。而 NHEJ 可在 DSB 位点处随机地引入插入或缺失突变，通常导致目的基因失活（图 2-6-3，彩图见文末彩插）。目前，用于基因编辑的技术主要有以下 3 种：锌指核酸酶（zinc finger nuclease，ZFN）技术、转录激活因子样效应物核酸酶（transcription activator-like effector nuclease，TALEN）技术和成簇的规律间隔的短回文重复序列（clustered regularly interspaced

图 2-6-1 慢病毒及慢病毒载体
A. 慢病毒示意图：正链 RNA 的两个拷贝包裹于蛋白衣壳和包膜中；B. 慢病毒的 RNA 基因组：编码 *gag*、*pol*、*env* 和辅助蛋白基因，基因组两侧有 LTRs；C. 慢病毒载体基因结构：目的基因被插入到病毒的 LTRs 之间，LTRs 也作为启动子序列发挥作用。慢病毒 *gag/pol*、*env* 和 *rev* RNA 序列可生成病毒载体。CMV：巨细胞病毒；LTR：长末端重复序列；PolyA：多聚腺苷酸化序列；SIN：自身失活

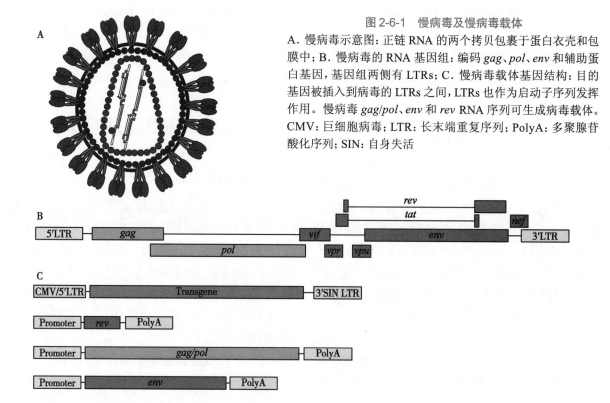

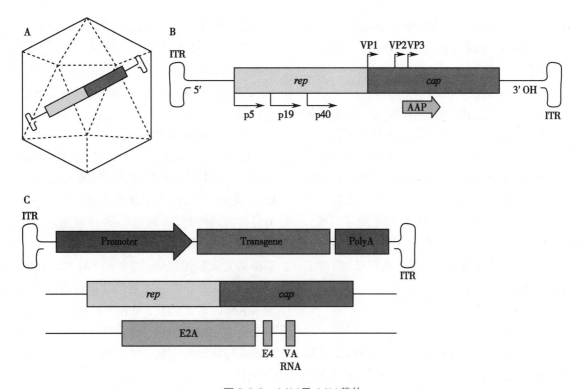

图 2-6-2 AAV 及 AAV 载体

A. AAV 示意图：一个由蛋白衣壳包裹的单链基因组；B. AAV 的 DNA 基因组：编码 *rep*、*cap* 和 *aap* 可读框的 4.7kb 基因组两侧有 ITRs；C. AAV 载体基因结构：目的基因同相关的启动子及聚腺苷酸化序列被插入到病毒 ITRs 之间。AAV 的 *rep* 和 *cap* 以及腺病毒的 E2A、E4 和 VA RNA 序列可生成载体。AAP：组装激活蛋白；AAV：腺相关病毒；ITR：倒末端重复序列；PolyA：聚腺苷酸化序列；VA：病毒相关

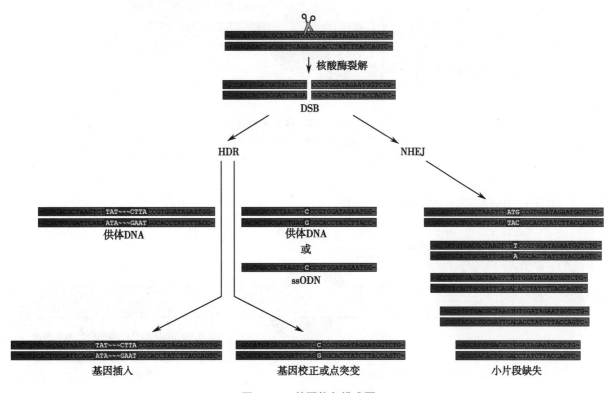

图 2-6-3 基因修复模式图

核酸酶诱导 DSB 后，可在提供供体 DNA 或 ssODN 的条件下，通过 HDR 的修复方式实现目的序列插入，核苷酸校正或更换；也可以通过 NHEJ 的修复方式引入插入和缺失突变。DSB：双链断裂；HDR：同源定向修复；NHEJ：非同源末端连接；ssODN：单链寡核苷酸

short palindromic repeats，CRISPR）/CRISPR 相关蛋白 9（CRISPR-associated protein 9，Cas9）（CRISPR/Cas9）技术。

（一）ZFN 技术

ZFN 技术主要由可识别结合特定 DNA 序列的锌指蛋白（zinc finger protein，ZFP）和可通过二聚体化非特异地切割 DNA 的核酸内切酶 *Fok*I 构成。利用 ZFP 结合特异的 DNA 序列，将 *Fok*I 酶带到特定基因组位点，对 DNA 进行切割产生 DSB，实现基因编辑（图 2-6-4，彩图见文末彩插）。该技术需要通过基因文库筛选出特异的 ZFP 结合 DNA 序列，技术难度大和筛选周期长，限制了该项基因编辑技术的广泛应用。

（二）TALEN 技术

TALEN 技术主要由可识别结合特异性碱基对的转录激活因子样效应物（TALE）和 *Fok*I 核酸酶构成。运用 TALEN 技术可以在特定位点形成 DSB，从而启动 NHEJ 或者 HDR 途径进行基因编辑（图 2-6-5，彩图见文末彩插）。相较 ZFN 而言，TALEN 设计简单，特异性高。目前在小鼠、大鼠及果蝇等模式生物的基因编辑研究中均有应用。

（三）CRISPR/Cas9 技术

CRISPR/Cas9 技术主要由识别结合特异性 DNA 序列的单链向导 RNA（single-stranded guide RNA，sgRNA）和 Cas9 核酸酶构成。利用 sgRNA 靶向目标基因序列，再利用 Cas9 核酸酶实现特定位点 DSB，启动基因修复，实现基因编辑（图 2-6-6，彩图见文末彩插）。与 ZFN 和 TALEN 技术相比，CRISPR/Cas9 技术只需要构建针对基因特定位点的 sgRNA，易于操作；可在不同的位点同时引入多个突变，效率更高；且更易获得纯合子突变体。目前在哺乳动物细胞及体内的基因编辑研究中均有应用。

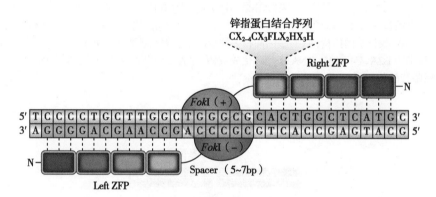

图 2-6-4 ZFN 技术示意图

ZFN 系统主要由 ZFP 的氨基末端与 *Fok*I 核酸酶的羧基末端组成。ZFP 中的 X 代表任何氨基酸。ZFN 技术对应靶序列的长度通常为 18～36bp。ZFN：锌指核酸酶；ZFP：锌指蛋白

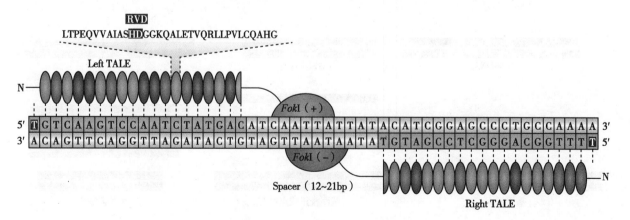

图 2-6-5 TALEN 技术示意图

TALEN 系统主要由 TALE 的氨基末端与 *Fok*I 核酸酶的羧基末端组成。每个 TALE 由 33～35 个氨基酸组成，由第 12 及 13 号氨基酸组成的 RDV 可识别一个碱基对。TALEN 技术对应靶序列的长度通常为 30～40bp。TALEN：转录激活因子样效应物核酸酶；TALE：转录激活因子样效应物

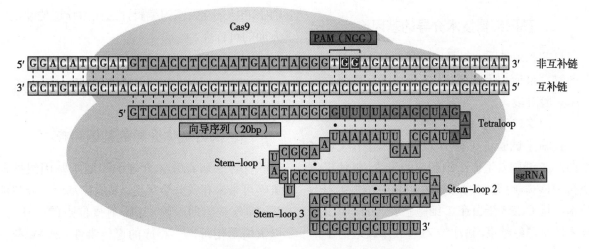

图 2-6-6　CRISPR/Cas9 技术示意图

CRISPR/Cas9 系统主要由识别结合特异性 DNA 序列的 sgRNA 和 Cas9 核酸酶构成。sgRNA 中与靶基因特异性互补的 20bp 序列，称为前间区序列，该序列邻近区域存在 PAM（5′-NGG-3′，N 代表任何核苷酸）。CRISPR：成簇的规律间隔的短回文重复序列；Cas9：CRISPR 相关蛋白 9；sgRNA：单链向导 RNA；PAM：前间区序列邻近基序

第三节　基因治疗案例

一、病毒载体介导的基因治疗案例

（一）反转录病毒载体

反转录病毒载体介导的基因治疗主要集中于嵌合抗原受体 T 细胞（chimeric antigen receptor T-cell，CAR-T）治疗和造血干细胞移植治疗方面。通过基因工程技术，在体外改造 T 细胞或造血干细胞，使改造后的细胞具有表达目的基因的能力，再将改造后的细胞回输到体内，达到治疗目的。目前应用于临床试验的反转录病毒载体主要为 γ- 反转录病毒载体和慢病毒载体。在 γ- 反转录病毒载体方面，2014 年，美国食品药品监督管理局（FDA）批准了利用 γ- 反转录病毒载体改造的 T 细胞［γRV CD19（CD28）CAR-T］治疗成人急性淋巴细胞白血病以及弥漫性大 B 细胞淋巴瘤的临床试验。2016 年，欧洲药品管理局（European Medicines Agency，EMA）批准基因治疗药物 Strimvelis 用于治疗儿童腺苷脱氨酶（adenosine deaminase，ADA）缺乏性重度联合免疫缺陷病（ADA-severe combined immunodeficiency，ADA-SCID），Strimvelis 即是利用 γ- 反转录病毒载体将 ADA 基因重组到造血干细胞基因组中，再将重组后的造血干细胞回输体内，治疗 ADA-SCID。在慢病毒载体方面，2016 年，FDA 和 EMA 批准了利用慢病毒载体改造的 T 细胞［LV CD19（4-1BB）CAR-T］治疗弥漫性大 B 细胞淋巴瘤的临床试验。此外，FDA 和 EMA 先后批准了利用慢病毒载体将 β- 珠蛋白基因重组到造血干细胞基因组中，再将重组后的造血干细胞回输体内以治疗 β- 地中海贫血的临床试验。目前，还有大量利用反转录病毒载体改造 T 细胞或造血干细胞治疗相关疾病（如多发性骨髓瘤、艾滋病、滑膜肉瘤、镰状细胞贫血等）的临床试验正在进行中。

（二）AAV 载体

2012 年，EMA 批准了替帕阿利泼金（alipogene tiparvovec）作为第一个上市的基因治疗药物，用于治疗脂蛋白脂肪酶（lipoprotein lipase，LPL）缺乏症（LPLD），替帕阿利泼金即为通过 AAV1 病毒携带 LPL 基因治疗 LPLD。2017 年，FDA 批准用 AAV2 载体携带视网膜色素上皮细胞 65kDa 蛋白（retinal pigment epithelium protein of 65 kDa，RPE65）基因治疗因 RPE65 基因突变导致的先天性黑矇症。此外，另一种针对脊髓性肌萎缩（spinal muscular atrophy，SMA）的 AAV9 载体携带 SMN1 基因的基因疗法，成功使 15 名儿童临床症状得到显著改善，2019 年，FDA 批准该基因疗法用于治疗 2 岁以下 SMA 患者。目前，还有大量利用 AAV 载体携带凝血因子Ⅷ和凝血因子Ⅸ基因治疗血友病 A 和血友病 B 的临床试验正在进行中。

二、基因编辑技术介导的基因治疗案例

目前利用基因编辑技术介导的基因治疗尚未有药物获批应用于临床，大多仍处于基础研究或临床试验阶段。

（一）ZFN 技术

有临床试验正在利用 ZFN 技术干扰 CCR5 蛋白在 T 细胞及造血干细胞中的表达，以使机体获得 HIV 病毒感染的抵抗力。其中，利用 ZFN 技术干扰 CCR5 蛋白在 T 细胞中表达的一项Ⅱ期临床试验已经结束，输注经 ZFN 技术改造的 T 细胞后，4 名受试者中的 1 名受试者未检测出 HIV RNA，大部分受试者血液中 HIV DNA 水平下降。目前，利用 ZFN 技术干扰 CCR5 蛋白在造血干细胞中表达的一项Ⅰ期临床试验正在进行中。此外，FDA 已批准启动 3 项利用 ZFN 技术介导基因治疗的临床试验，分别用于治疗血友病 B、黏多糖贮积症Ⅰ型和Ⅱ型。

（二）TALEN 技术

有临床试验正在利用 TALEN 技术针对 T 细胞的 *CD19* 基因进行编辑，以减少嵌合抗原受体 T 细胞（chimeric antigen receptor T-cell, CRA-T）治疗时发生移植物抗宿主病的概率。此外，也有临床试验正在利用 TALEN 技术针对 T 细胞的 *CD123* 基因进行编辑，以治疗急性髓细胞性白血病和原始浆细胞样树突状细胞肿瘤。

（三）CRISPR/Cas9 技术

CRISPR/Cas9 基因编辑技术在基础研究中得到了广泛的应用。在临床试验方面，国内目前已批准 9 项利用 CRISPR/Cas9 技术敲除肿瘤相关 T 细胞中 PD1 的表达以治疗肿瘤性疾病的临床试验。2018 年，有研究报道，利用 CRISPR/Cas9 技术联合单链寡核苷酸（ssODN）成功修复 β- 地中海贫血患者造血干细胞中 β- 珠蛋白的剪接位点变异，效率高达 87%，远高于 ZFN 技术及 TALEN 技术的编辑效率，提示利用 CRISPR/Cas9 技术治疗 β- 地中海贫血的可行性。近期有研究利用 CRISPR/Cas9 技术去除由中心体 290kDa 蛋白（centrosomal protein of 290 kDa, *CEP290*）基因中 IVS26 突变产生的异常剪接体，从而恢复正常的 *CEP290* 基因表达，成功地恢复了 Leber 先天性黑矇 10 型患者的视力。以上成果表明基于 CRISPR/Cas9 的基因编辑疗法在治疗遗传性疾病方面的可行性。

第四节　基因治疗所面临的问题

一、病毒载体介导的基因治疗

反转录病毒载体介导的半随机基因组插入策略可带来相关整合风险，如原癌基因的异位激活、抑癌基因的敲除、正常剪接位点的破坏等，以上情形均可产生相应的遗传毒性。AAV 载体介导的基因治疗虽然避免了基因组的整合风险，但其在增殖细胞中的长期表达受到限制，因此，AAV 载体介导基因治疗的疗效维持时间可能较短。此外，人体对病毒载体本身所产生的免疫应答关系到基因治疗的安全性。病毒载体递送目的基因的效率可直接影响到基因治疗的效率。

二、基因编辑介导的基因治疗

脱靶效应是基因编辑介导基因治疗需要解决的问题。如何最好地设计核酸酶或 sgRNA，以避免脱靶切割，以及如何在临床应用之前或期间预测、筛选和检测出靶基因和非靶基因的改变，均值得考虑。此外，对于基因编辑技术的编辑效率以及核酸酶在机体内所导致的免疫应答，也需加以重视。

三、基因治疗的伦理

2015 年，我国科学家报道使用 CRISPR/Cas9 技术编辑人类胚胎中的血红蛋白基因以治疗血红蛋白病，但研究发现该技术编辑人类胚胎基因效率低，且存在非靶向突变问题。该项研究引发了科学界关于生殖细胞基因编辑伦理问题的大讨论。2017 年，美国国家科学工程医学院颁布人类基因组编辑的管理和监督原则，为利用基因组编辑技术纠正某些因生殖细胞突变而导致的严重疾病的治疗提供了可能性。目前获批的关于基因治疗的临床试验主要集中于体细胞编辑方面，对于生殖细胞的基因编辑也因近期的"贺建奎事件"引起了社会的广泛关注。包括美国在内的许多国家均禁止对生殖细胞进行基因编辑研究的基金支持，国际上关于生殖细胞基因编辑问题还远未达

成社会共识。目前看来，在考虑实施人类生殖细胞基因编辑之前，从体细胞基因编辑的研究中获得更多的有效性和安全性数据更为重要。

第五节 基因治疗的前景

近期有研究报道基于 CRISPR/Cas9 技术联合脱氨酶开发了一种单碱基编辑技术，可实现胞嘧啶（C）到胸腺嘧啶（T），腺嘌呤（A）到鸟嘌呤（G）的精确转换。2018 年 10 月，*Nature Medicine* 杂志在线发表了通过 AAV 递送单碱基编辑工具靶向编辑肝细胞中前蛋白转化酶枯草溶菌素 9（proprotein convertase subtilisin/kexin type 9，*PCSK9*）基因，提前产生终止码子，从而降低肝细胞的 PCSK9 表达，进而降低小鼠模型中胆固醇水平的研究。除通过产生终止密码子进行基因敲除外，利用单碱基编辑技术可通过修改剪接位点，以实现外显子跳读，从而治疗因特定外显子突变导致的遗传性疾病。以上研究均提示单基因编辑技术在人类遗传病治疗方面的广阔前景。

此外，RNA 干扰（RNA interference，RNAi）是进化过程中高度保守的、由双链 RNA 诱发的、同源 mRNA 高效特异性的降解现象。Patisiran 是一种肝脏定向 RNAi 治疗剂，作用在转甲状腺素蛋白 mRNA 的非翻译区域，利用 patisiran 可靶向减少突变型转甲状腺素蛋白的产生，可用于治疗遗传性转甲状腺素蛋白淀粉样变性。此外，近期《新英格兰医学杂志》报道了利用反义寡核苷酸抑制 mRNA 的表达治疗亨廷顿病的案例，提示核苷酸类药物在治疗遗传性罕见病方面的广阔前景。

2018 年 1 月，Cynthia E. Dunbar 教授和 Michel Sadelain 教授在 *Science* 杂志上发表题为《基因治疗时代到来》的述评文章。文章回顾性地总结了近 50 年来基因治疗的发展历程，认为基因治疗能够为人类健康带来益处，随着科学技术的不断发展，基因治疗将会成为人类疾病标准化治疗的一部分。

附 胚胎植入前遗传学检测技术在遗传性罕见病中的应用

大多数的遗传性罕见病缺乏有效的治疗手段。基因治疗为遗传性罕见病的治疗带来了希望，但依然面临着诸多挑战。目前，基因治疗主要集中于体细胞治疗方面，仅能起到改善患者症状的作用，对于生殖细胞的基因治疗也因安全性和疗效性问题而备受关注和质疑。现阶段利用基因治疗手段依然无法实现阻断遗传性罕见病遗传的目的。

胚胎植入前遗传学检测（preimplantation genetic test，PGT）是将遗传检测与辅助生殖相结合的一项技术，通过体外受精、培养胚胎，取胚胎遗传物质进行基因检测和信息学分析，挑选不携带致病基因的胚胎移植入母体内，获得健康的婴儿，阻断致病基因遗传给子代。

1968 年，Gardner 和 Edwards 教授通过对兔囊胚进行活检和 X 染色质分析，首先提出 PGT 的概念。20 世纪 90 年代初，人类首次将 PGT 的技术理念应用于临床实践，实现囊性纤维化的遗传阻断。近年来，随着单细胞全基因组扩增（whole genome amplification，WGA）技术及基因测序技术的不断发展，利用 PGT 技术阻断遗传性罕见病遗传已成为现实。

由于 PGT 获取胚胎的遗传物质较少，为便于后续进行遗传检测，需要对遗传物质进行单细胞 WGA。目前采用的单细胞 WGA 方法主要有 3 种：简并寡核苷酸引物聚合酶链反应（degenerate oligonucleotide-primed polymerase chain reaction，DOP-PCR）、多重置换扩增（multiple displacement amplification，MDA）和多次退火环状循环扩增（multiple annealing and looping-based amplification cycles，MALBAC）。胚胎遗传物质通过扩增后，可利用聚合酶链反应（PCR）、荧光原位杂交（fluorescent in situ hybridization，FISH）、微阵列比较基因组杂交（array comparative genomic hybridization，array CGH）、单核苷酸多态性微阵列（single nucleotide polymorphism array，SNP array），以及二代测序（next generation sequencing，NGS）等技术进行遗传检测分析，筛选出正常胚胎，实现遗传病阻断。上述几项检测技术各有优缺点：PCR 耗时短、成本低，但检测位点有限；FISH 用于染色体的非整倍性检测，但漏检率高；array CGH 主要用于 DNA 拷贝数变异检测，对单个核苷酸位点突变检测较差；SNP array 检测染色体分辨率高，但基因芯片制作成本高；NGS 通量大、成本低,但会伴有等位基因脱扣(allele drop-out,ADO)干扰。

目前,利用 PGT 技术可以实现 X 连锁遗传病、染色体病、单基因遗传病以及线粒体病的遗传阻断。单基因遗传病阻断是实行 PGT 技术的初衷。单基因遗传病是指受一对等位基因控制的遗传病,现已发现 6 000 余种,并且每年在以 10～50 种的速度递增。目前可以通过 PGT 技术阻断的单基因遗传病已达 200 余种,如奥尔波特综合征(Alport 综合征)、地中海贫血、血友病、常染色体显性遗传多囊肾病及常染色体隐性遗传多囊肾病等。

常染色体显性遗传多囊肾病(autosomal dominant polycystic kidney disease,ADPKD)是最为常见的单基因遗传性肾脏疾病,患病率为 1/2 500～1/1 000,主要的致病基因为 *PKD1* 和 *PKD2*。据统计,大约有 50% 的 ADPKD 患者在 60 岁时进入终末期肾病,需要行肾脏替代治疗。目前 FDA 仅批准托伐普坦用于治疗快速进展型 ADPKD,且治疗效果非常有限。2016 年,我国科学家成功利用 MALBAC-PGT 技术实现了 ADPKD 的遗传阻断,为 ADPKD 治疗带来了新的方向。目前我国一项关于应用 MALBAC-PGT 技术阻断 ADPKD 遗传的多中心临床研究正在进行中,截止到 2019 年 10 月,已成功帮助 30 个 ADPKD 家系实现遗传阻断。利用 MALBAC-PGT 技术可阻断 ADPKD 遗传,对于提高我国出生人口素质具有重要意义,值得推广。

(梅长林)

参 考 文 献

[1] Gaudet D, Méthot J, Déry S, et al. Efficacy and long-term safety of alipogene tiparvovec(AAV1-LPLS447X) gene therapy for lipoprotein lipase deficiency: An open-label trial[J]. Gene Ther, 2013, 20(4): 361-369.

[2] Xu L, Wang J, Liu Y, et al. CRISPR-edited stem cells in a patient with HIV and acute lymphocytic leukemia[J]. N Engl J Med, 2019, 381(13): 1240-1247.

[3] Kotterman MA, Chalberg TW, Schaffer DV. Viral vectors for gene therapy: Translational and clinical outlook[J]. Annu Rev Biomed Eng, 2015, 17: 63-89.

[4] Kim H, Kim JS. A guide to genome engineering with programmable nucleases[J]. Nat Rev Genet, 2014, 15(5): 321-334.

[5] Komor AC, Kim YB, Packer MS, et al. Programmable editing of a target base in genomic DNA without double-stranded DNA cleavage[J]. Nature, 2016, 533(7603): 420-424.

[6] Gaudelli NM, Komor AC, Rees HA, et al. Programmable base editing of A•T to G•C in genomic DNA without DNA cleavage[J]. Nature, 2017, 551(7681): 464-471.

[7] Adams D, Gonzalez-Duarte A, O'Riordan WD, et al. Patisiran, an RNAi therapeutic, for hereditary transthyretin amyloidosis[J]. N Engl J Med, 2018, 379(1): 11-21.

[8] Dunbar CE, High KA, Joung JK, et al. Gene therapy comes of age[J]. Science, 2018, 359(6372): eaan4672.

[9] Li W, Ma Y, Yu S, et al. The mutation-free embryo for in vitro fertilization selected by MALBAC-PGD resulted in a healthy live birth from a family carrying PKD 1 mutation[J]. J Assist Reprod Genet, 2017, 34(12): 1653-1658.

第七章 遗传病研究思路和方案举例

人类基因组精细图的公布，标志着现代医学的发展已逐步进入基因组医学时代。基因组医学以人类基因组为基础，将生命科学与临床医学整合在一起，使基因组学的研究成果高效迅速地转化并应用于临床医学。目前，基因组医学对疾病诊断、恶性肿瘤、器官移植、精神疾病、心血管疾病、医学伦理以及基因治疗等方面的重要影响已初见端倪，更为药物开发提供了新思路。在不久的将来，我们可能进入"P4"医学时代，即预测（Predictive）、预防（Preventive）、个体化（Personalized）以及积极参与（Participatory）的医学实践过程。遗传病是人类疾病的重要组成部分，主要是由基因水平（DNA）或染色体水平发生的改变所导致。在本章里，我们针对罕见病尤其是单基因遗传病，讨论如何从分子诊断、分子机制解析和临床治疗等方面进行相关的科学研究。

第一节从总体上介绍新时代下的遗传病研究思路。遗传病分子诊断是从基因水平认识遗传病最重要的组成部分。随着技术的发展，鉴定致病基因在不同的时期，有不同的方法。因为二代测序（next generation sequencing，NGS）技术的诞生和快速发展，全外显子组测序（whole exon sequencing，WES）和全基因组测序（whole genome sequencing，WGS）（见本章第二节）技术逐渐在遗传病致病基因发现中发挥着重要的作用。第三代测序（或称三代测序）技术（见本章第三节）是另外一种全新的获得目标个体基因组序列的测序技术，可以获得较长的序列读长，克服了二代测序短序列拼接时可能的差错，比较忠实地揭示了染色体DNA的结构变异，尤其是在重复序列区域以及倒位、易位、缺失/重复所导致的结构变异中，显示了比二代测序更强的使用价值。在遗传病致病基因发现的早期研究中，人们利用家系和遗传学标记与表型关联的连锁分析方法（见本章第四节）鉴定出众多疾病位点，其中包括导致牙周型Ehlers-Danlos综合征1型的染色体区域12p13。人类基因组的草图与精细图完成之后，参考序列得到了不断完善，群体基因组项目如HapMap、国际千人基因组计划等也使人类遗传标记的分辨率得到不断提高。因此目前已经没有必要进行分子克隆操作，而只需进行基因分型（测序），将个体基因组序列与参考序列进行比对，鉴定个体的多态性位点或变异，然后综合分析家系中关键个体的位点以确定连锁区域。但在发现新基因和进一步确认致病性变异中，连锁分析依然具有生命力，其在产前诊断等方面也仍然发挥着补充的作用。基于高通量测序的数据解读是一个复杂的环节，包括许多的步骤，例如测序质量的评估、临床表型的充分采集、与送检医生的对接与沟通、如何出具基因检测报告等。本章第五节介绍了如何从原始数据的质控到变异的临床和遗传学解释，并介绍变异位点致病性评估、相关软件和数据库。全基因组关联分析（genome wide association，GWA）（见本章第六节）作为疾病和致病基因关联分析的重要研究方法，在致病基因、关联基因以及风险基因的发现中扮演着重要的角色。该方法的应用使人类对多基因遗传病的理解有了更进一步认识。RNA及转录组分析（见本章第七节）对于认识遗传病非常重要，可以回答诸如带有突变的RNA是否仍然稳定，剪接过程是否出现了问题，上下游相关序列是否发生了相应变化等问题。如何利用细胞在体外或模式生物中模拟相关的疾病表型，如何在伦理许可的情况下取得患者部分组织细胞并解析相关的致病机制或者进行药物筛选，是认识遗传病和药物干预遗传病的重要途径。而基因编辑（见本章第八节）作为新型基因组操作方法在建立基因敲入细胞模型（将患者突变引入对应基因）中日益得到应用。同时,基因编辑对疾病细胞模型进行纠正也是验证致病基因的有效方法。动物制模在模拟人类疾病方面发挥着重要的作用,同时也为人类罕见病的治疗提供了相关的模型。利用这些动物模型(见本章第九节),可以进行药物筛选或者开展相关的基因治疗,也可以利用其进一步解析突变的致病机制。

通过本章,我们希望能为读者全面地展示目前遗传病研究中的重要研究方法和相关研究技术,为今后开展相关的研究提供参考。

第一节 新时代下的遗传病研究思路

近年来 DNA 测序技术的飞速发展显著降低了测序成本,1 000 美元测一个完整人类基因组的目标也已经实现,这使得获取人类基因组信息、遗传学信息更为容易。新测序技术层出不穷,传统测序仪生产厂商也在各个角度面临新生代公司与产品的挑战。

与此同时,由公共基金、政府部门主导的大规模人群基因组研究项目(HapMap 项目、国际千人基因组计划(G1K 计划)、NHLBI-ESP、ExAC/gnomAD、TOPMed、UK10K、The 100 000 Genomes Project、Kids First、All Of Us 等)使得从数据库中获取人类遗传变异的基线频率、信息成为可能;由科研单位发起、面向个人的个体化基因组项目(中国、美国、英国、加拿大和奥地利等五国的 Personal Genome Project: Global Network 等)旨在建立个人医疗信息与基因组学间更精确的关联;面向医学实践的临床基因组学计划(斯坦福大学、圣地亚哥 Rady 儿童医院、费城儿童医院等都分别有各自的项目)可以更好地利用基因组测序加速实现精准健康的目标;面向罕见病[加拿大 Care4Rare 协作网络、美国罕见病临床研究网络(Rare Diseases Clinical Research Network,RDCRN)、美国单基因疾病基因组中心(Centers for Mendelian Genomics)、美国未诊断疾病网络(Undiagnosed Disease Network,UDN)]等的科研计划能够为疑难疾病提供最前沿的基因组学、遗传学支持;由直接面向消费者(DTC)的 DNA 检测公司发起的科研项目也会对某些遗传病的研究提供帮助。

一、标准化的表型采集

最近几年,罕见病、遗传病的临床信息、表型数据标准化方面也取得了长足进步。其中具有代表性的工具和网站有人类表型术语集(Human Phenotype Ontology,HPO 及其中国版 CHPO)、Orphanet(欧洲罕见病/孤儿药信息网,包含大量罕见病临床信息)、美国国立卫生研究院联合医学语言系统[UMLS;加强互操作性的跨医疗信息体系的工作,如列举国际疾病分类(ICD)及 HPO 间的对应关系]、Monarch Initiative(使用语义学整合生物学信息,以期实现跨物种生物/医学比较)等。使用经过标准化的临床信息可以方便地实现电子化/数字化,进而为数据分析处理的自动化提供便利,同时也可以减少人为错误的出现。

在测序技术、基因组学数据库及生物信息学流程等日渐完善的背景下,临床信息是否准确及时显得尤为重要,因为这不仅关系到罕见病的诊断,甚至更关系到疾病的治疗、预后及长期管理。HPO 为人类表型,特别是罕见病表型的标准化提供了绝佳范例。在罕见病的临床诊疗工作中推广 HPO/CHPO,将对后续科研及疾病管理意义重大。

二、云平台计算

海量基因组、遗传学信息外加海量临床表型数据,也推动支持遗传病研究的生物信息学又一波发展高峰。由于研究任务对存储、内存、中央处理器(CPU)速度及个数的需求节节攀升,目前典型的生物信息学计算配置也从原本的个人电脑、台式机,发展为小型计算集群(cluster)、大型高性能计算(high performance computing),乃至规模更大、更具灵活性、成本更低、维护更简单、也更稳健的云计算(cloud computing)平台。越来越多的信息技术公司开始与各种科研/临床项目合作,为医疗工作者及科研人员提供高效、准确、安全并且经济的计算服务。

三、数据库

基因型-表型专业数据库对罕见遗传病的研究,特别是对照查找某基因或变异是否已经在文献中被报道过至关重要。根据 OMIM 统计,目前有超过 6 700 种已知分子基础的人类表型，以及超过 4 300 个导致表型的基因被鉴定出来（表2-7-1A）。虽然其中近 70% 的基因能够导致单一表型，但超过 30% 的基因具有多效性（pleiotropy）（表 2-7-1B），即同一基因的不同突变可以导致不同表型，也称为等位基因异质性（allelic heterogeneity）。OMIM 也定期对收录的疾病谱进行分类（表 2-7-1C）。2019 年第三季度发布的专业版人类基因突变数据库（Human Gene Mutation Database，HGMD）通过对海量、全面及最新生物医学文献的阅读，收录了 27.5 万余条突变记录（表 2-7-2）。这都对罕见病的分子基础研究、基因诊断提供了极大帮助。另外，随着罕见病临床基因检测及大规模家系研究的蓬勃发展，未报道过的罕见病新基因挖掘成为热点。发现新的基因 - 罕见病关联，不仅可以揭示该基因的基础生物学功能，指明罕见病病理机制的研究方向，而且因为某些罕见病是常见病的极端情形，所以新基因发现还有可能展现出某些常见复杂疾病分子通路的蛛丝马迹，进而为人们了解复杂疾病甚至药物研发提供帮助（治疗粥样动脉硬化 - 心血管疾病的 PCSK9 抑制剂就是一个十分成功的例子）。从 2010 年开始，OMIM 每年平均收录 577 个新基因，考虑到其严格的条目审核过程，相信每年真实发表的新基因数目只会更多。

四、计算软件

新基因的发现通常需要经过变异致病性评估、基因功能推测、临床信息核对、生物功能实

表 2-7-1　OMIM 基因 - 表型统计（2020 年 9 月 13 日更新）

A. 疾病基因计数板	
已知分子基础的人类表型总数 *	6 732
导致表型的基因总数	4 326

 * 这里的表型包括：①单基因孟德尔疾病与特征；②癌症及复杂疾病易感性（如 BRCA1 基因和家族性乳腺 - 卵巢癌易感性 113705.0001，以及 CFH 基因和黄斑变性 134370.0008）；③导致异常但良性的实验室检查结果（"非疾病状态"）以及血型的变异（如乳酸脱氢酶 B 缺乏症 150100.0001 和 ABO 血型系统 110300.0001）；④某些体细胞遗传疾病（如 GNAS 基因与 McCune-Albright 综合征 139320.0008，以及 IDH1 基因与胶质母细胞瘤 147700.0001）。

B. 基因所导致表型的分布情况		
导致 1 个表型的基因数目及占比	3 008	69.5%
导致 2 个表型的基因数目及占比	791	18.3%
导致 3 个表型的基因数目及占比	288	6.7%
导致 4 个及以上表型的基因数目及占比	239	5.5%

C. 疾病表型计数板		
表型分类	表型数目	基因数目 #
单基因孟德尔疾病与特征	5 667	3 949
复杂疾病或感染的易感性	694	500
"非疾病状态"	150	118
体细胞遗传疾病	230	130

 # 某些基因可能被重复计数，因为相同基因中的不同突变可能导致多个表型，而这些表型又可能归于不同的分类中（如作为癌症发生之基础的激活性体细胞 BRAF 基因突变 164757.0001，以及导致努南综合征的生殖系 BRAF 基因突变 164757.0022）。

GNAS：鸟嘌呤核苷酸结合蛋白 Gs α 亚基（guanine nucleotide-binding protein Gs subunit alpha）；BRAF：B-Raf 原癌基因丝氨酸 - 苏氨酸蛋白激酶（B-Raf proto-oncogene，serine/threonine kinase）

表 2-7-2　人类基因突变数据库（HGMD）变异数目统计（2020 年专业版第二季度更新）

变异类型	描述	数目	百分比
无义 / 错义突变	编码区的单碱基替换	159 705	57.9%
剪接位点突变	导致 mRNA 剪接改变的突变	23 868	8.7%
调控区域突变	导致基因调控异常的改变	4 575	1.7%
短序列缺失	小于 20bp 的微缺失	39 822	14.4%
短序列插入	小于 20bp 的微插入	16 881	6.1%
短序列插入 - 缺失	小于 20bp 的微插入 - 缺失	3 652	1.3%
大片段缺失	大于 20bp 的大片段变异	19 491	7.1%
大片段插入		4 945	1.8%
复杂重排		2 231	0.8%
重复变异		546	0.2%

验和模式生物验证等几个步骤，而目前已经出现并广泛应用的生物信息学工具至少可以极大地加速前三项工作。在变异致病性评估方面，在人类基因组的外显子区域中存在大量的变异，其中包括的无义/错义突变占已发现突变中的绝大部分（表 2-7-2），而近年来评估这些变异的工具层出不穷，如 SIFT、PolyPhen、PhyloP、CADD、PrimateAI 等，使用 Annovar、WGSA、VEP、snpEff 等生物信息学软件就可以将其包含到变异注释信息中。dbscSNV、SpliceAI 等用于评估剪接位点处的变异致病性，而其他调控区域（包括深度内含子、启动子、增强子等）的变异则较难评估致病性，这主要是因为相对于 WES 来讲，目前积累的 WGS 数据规模仍然有限，因此类似机器学习方法的模型训练集有待进一步扩大。ClinVar 则是由临床检测机构自发提交变异及其致病性分析结果的公开网站，NIH 资助了庞大的 ClinGen 计划，由各疾病领域的专家对 ClinVar 里的变异进行逐个审核并确定致病性等级。在基因功能推测方面，目前 UniProt 及类似数据库提供蛋白质的二、三级结构与功能域注释，String-db、GeneMANIA、BioGRID 等工具可以推断基因相互作用网络，Gene Ontology 可以提供基因功能富集分析，KEGG 则可以分析生物学通路及基因上下游调控网络。另外 GWAS Catalog 收录了至今为止所有大规模全基因组关联分析的结果，其中蕴含基因与疾病/表型间的关联，而 Phenolyzer、Exomiser/Genomiser、Phenomizer、Phevor 等工具则可以自动地推断基因与罕见病表型（以 HPO 形式）间联系的紧密程度。

五、合作

在临床信息核对方面，跨机构合作可以有效地解决单一病例（"n of 1"）的问题。因为从每种罕见病单独来看，其发病率低、确诊困难的特点使得信息沟通效率越来越高，可以收集到的该罕见病患者的数目也就越来越多。2013 年发起的 Matchmaker Exchange 计划和 2015 年发起的 GeneMatcher 等网站使用简单的构架就满足了临床医生及罕见病科研人员信息互通的需求，通过为提交相同候选基因的用户进行"配对"，用户建立联系后便可以核对临床信息及基因组变异，这样就消除了信息孤岛，随即引起罕见病新基因发现的又一个高峰。随后，"配对"计划融入更多大型基因组学计划，甚至将数据库与 Monarch 项目深度整合，旨在建立跨物种（人和小鼠、斑马鱼、果蝇、线虫等模式生物）表型比较的生物信息学流程。

六、国人基因变异数据共享

以上涉及生物信息学的部分，无一不依赖于大规模公共数据库的共享，这包括基因组变异信息数据库，以及包含临床信息的数据库。由于历史原因，目前大多数的公共基因组学数据库主要针对欧美人群（表 2-7-3），比如 2018 年 10 月版 Genome Aggregation Database（gnomAD）数据库中具有 WES 数据的东亚人群只占全部近 12.6 万人中的 7.3%，而 2019 年 10 月版 gnomAD 数据库中具有 WGS 数据的东亚人群甚至仅占全部近 7.2 万人中的 2.2%。如果不考虑日本、韩国等其

表 2-7-3　gnomAD 数据库人群分布

人群	描述	全基因组数目	全基因组百分比	全外显子组数目	全外显子组百分比
afr	非洲裔/非裔美国人	21 042	29.4%	8 128	6.5%
ami	阿米什人（Amish）	450	0.6%	0	0
amr	拉丁美洲/混杂美国人	6 835	9.5%	17 296	13.8%
asj	德系/阿什肯纳兹（Ashkenazi）犹太人	1 662	2.3%	5 040	4.0%
eas	东亚人	1 567	2.2%	9 197	7.3%
fin	芬兰人	5 244	7.3%	10 824	8.6%
nfe	非芬兰欧洲裔	32 299	45.1%	56 885	45.2%
sas	南亚人	1 526	2.1%	15 308	12.2%
oth	其他（人群未定）	1 077	1.5%	3 070	2.4%
总和		71 702	100%	125 748	100%

他东亚人群的贡献，中国人群在全球公共基因组学数据库中的占比只会更小。这与中国庞大的人口基数严重不符，而且还严重阻碍了基于中国人群的遗传学，特别是罕见病学的临床与科研工作的发展。因为人群间存在变异频率方面以及遗传背景方面的双重差异，所以中国的罕见病学研究急需以中国人群为主的基因组学公共资源。随着中国科研政策对人类遗传学、医学遗传学、生物信息学的逐渐重视，相关法律规定的不断完善，国家级大规模队列研究的实施，以及由 2014 年开始的基因检测热潮所催生的第三方测序机构的数据积累，从 2017 年我国逐步建立并完善了中国人群基因组学公共数据库，包括中国人群基因组突变数据库（CNGMD）、百万中国人基因数据库（CMDB）、中国汉族基因组数据库（PGG.Han）等逐渐建立并完善。如何在相关法律法规框架下最大程度地利用并共享基因检测数据，如何建立中

国人特有的、包含细分层次的基因组学变异数据库，以及如何规划与之相应的、经过标准化采集的表型谱数据库，都将是未来 5～10 年我们即将面对也应该积极解决的问题。

（郭一然）

第二节 全外显子组测序和全基因组测序家系分析策略

目前，在对单基因 / 孟德尔病致病突变 / 相关基因进行研究的过程中，一种常见的实验设计方法是，对包含患者及（生物学）父母双亲的三人核心家系（nucleic family，或者称 trio）进行 NGS 检测，如全外显子组测序（whole exon sequencing，WES）和全基因组测序（whole genome sequencing，WGS）（详见见本篇第五章第二节），随后通过生物信息学方法分析得出基因组变异（流程见图 2-7-1）。

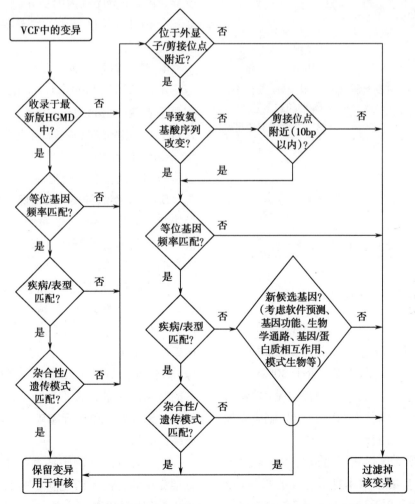

图 2-7-1 罕见单基因病核心家系 WES 实验后的基因组变异分析流程

Guo Y, et al. Blood. 2014，124（18）：2767-2774

经由高通量方法（NGS＋生物信息学）检测到变异后，必须使用与之独立的业界常用的经典方法（如 Sanger 测序、PCR、拷贝数分析等）对结果进行验证，以避免出现人为的假阳性／假阴性情况。

一、WGS 与 WES 的比较

下面对罕见遗传病（胚系 DNA 测序）研究与临床基因检测所用到的 WGS 与 WES 进行简单的比较（表 2-7-4）。

表 2-7-4　全基因组测序（WGS）与全外显子组测序（WES）各自特点比较

比较特点	WGS	WES
目标基因组区域大小（Mbp）	3 000	约 60（目前最流行的全外显子组捕获芯片）
测序深度	＞30X	＞100X
原始数据量	大	相对较小
变异数目（SNV＋InDel）	多	少
内含子区域的变异	可以检测	仅可以检测外显子周围小范围区域内（通常＜100bp）的变异
拷贝数变异（CNV）	可以检测	仅可以检测断点在外显子内部的 CNV，以及整个外显子的拷贝数变化
大片段结构变异（SV）	可以检测	一般无法检测
检测试剂成本	高	低
后续分析成本	高	低
文库制备	简单	步骤较多

二、影响遗传诊断率的因素

需要注意的是，trio-WES 或 trio-WGS 并非遗传病致病突变检出的终极方法，其诊断率（diagnostic rate 或 diagnosis yield）总体来讲处于 30%～50% 之间，并随测序相关技术、突变类型、基因结构、队列的遗传背景、疾病种类／入组标准、临床表型信息完整／准确程度而异。

1. 技术局限　包括测序错误与生物信息学软件错误（bug）等的技术本身所存在的不足，以及测序覆盖度或深度不足。因为 WES 主要覆盖基因组中外显子、剪接位点处及其周边区域（不超过 1kb），所以深度内含子区域或基因上下游远距离调控区域中的变异则很难通过 WES 检测到。另一方面，测序深度不足时生物信息学软件将难以区分测序错误与真实变异，导致变异检出敏感性下降，进而影响诊断率。

2. 基因组／遗传变异本身的结构特征　由于 NGS 技术本身的限制并受测序深度的影响，其检出不同突变类型的效率存在差异，一般而言基因组中 GC 含量适中（40%～60%）的区域内单核苷酸变异（single nucleotide variant，SNV）及短序列长度改变（包括插入／缺失、重复及既有缺失又有陌生碱基的插入／缺失，最长几十个碱基）的检出率最高；拷贝数变异（copy number variation，CNV）的检出率次之；检出可靠的大片段基因组结构变异（structural variation，SV）则需要至少 30X 深度的 WGS 实验设计。

3. 基因结构的特点限制　三碱基重复／拷贝变异、串联重复序列内的变异、假基因／大片段重复等复杂基因组区域内的变异等较难通过 NGS 准确检出。

4. 遗传背景方面　如果所研究队列经历过历史上的遗传瓶颈作用（genetic bottleneck）、受到奠基者效应（founder effect，如 Ashkenazi 犹太人）的显著影响或具备较高的近亲婚配比例（high consanguinity，如中东地区及偏僻小山村等）时，遗传病的诊断率会有所提高。

5. 不同疾病种类／入组标准方面　运动／神经类疾病、眼科疾病、多系统累及的综合征以及根据临床经验提前筛选过家系等，更有可能具备较高的遗传病诊断率。

6. 临床表型信息的完整／准确程度　临床表型信息的完整／准确程度也会显著影响单基因病的遗传诊断率。使用标准化、数字化的表型描述系统（如 HPO/CHPO），以及必要的生理生化指标，对诊断罕见病至关重要。另外，引入经验丰富的临床医生进行多学科会诊，并且指定遗传咨询师对患者及亲属进行家族史和表型采集也可以提高诊断率。

随着各种组学测序技术的继续发展，生物信息学算法软件的不断更新，以及人们对罕见遗传病、单基因病更加深入的认识，越来越多的罕见遗传病致病基因将被报道，越来越复杂的遗传模式、越来越多经典遗传学与医学模型的例外情况也将被揭示出来，这都是科学发展的必然趋势。

（郭一然）

第三节 三代测序技术

一、概述

纵观基因测序技术发展史，从 1977 年第一代 Sanger 测序诞生至今，已有超过 40 年的时间。测序技术的每一次变革和突破都对基因组学、疾病医疗、药物研发、分子育种等领域产生巨大的推动作用。自十多年前开始使用的二代测序（NGS）技术对众多造成孟德尔病的新基因的研究发现具有革命性的历史意义。

与 Sanger 测序相比，NGS 的高通量和低成本优势使得常规的单基因研究方法已被基因包（panel）和全外显子组测序（WES）全面取代。利用这些方法能够获得更全面准确的临床诊断结果。因此，NGS 业已成为现代医学遗传学的常规诊断工具。然而，尽管 NGS 的发展为基因测序领域带来了众多重大突破，但其仍然存在一些本质性的缺陷。首先，NGS 技术较短读长（约 150～300bp）对于大于 50bp 的结构变异（SV），人类基因组上的一些高度重复性序列及复杂区域的检测来说往往比较困难；此外，由于 NGS 的测序过程中存在 PCR 扩增步骤，将不可避免地引入扩增错误、GC 偏好性等 PCR 技术本身存在的问题，因此，基于长读长测序（long-read sequencing，LRS）的第三代测序技术应运而生，这也是测序技术发展史上又一个里程碑式的突破。

以单分子实时（single molecule real-time，SMRT）测序和纳米孔单分子测序为标志的最新一代测序技术，被称之为第三代测序（third generation sequencing）。与前两代测序技术相比，三代测序最大的特点就是单分子测序（single molecule sequencing），其读长甚至可以达到 NGS 读长的 100 倍以上；同时测序过程是实时进行的，无需进行 PCR 扩增，因此不会引入由 PCR 造成的偏好性；最后，由于测序的 DNA 不经过扩增仍处于其原始状态，从而使得三代测序技术能够直接检测碱基的各种修饰，如甲基化等。

从应用层面来看，三代测序的长读长除了可以显著提高基因组的组装完整性，其对于疾病检测的优势主要还体现在以下 4 个方面：①平均长度大于 10kb 的读长使得众多由 SV 导致的疾病可以被精确检测到，而这些变异在使用 NGS 的检测过程中往往难以检出；②可以直接检测串联重复区域的扩张以及一些 GC 含量极高或极低的区域；③可以对突变进行单体型连锁相分型（phasing）；④可以将有功能的真基因与其假基因区分开来。

二、原理及特点

PacBio SMRT 技术的基本原理与 Illumina 测序技术相类似，也是采用了边合成边测序的思路：用 4 色荧光标记 A、T、G、C 这 4 种核苷酸的三磷酸末端并模拟天然 DNA 链合成的过程。当 DNA 聚合酶与模板结合时，在碱基配对阶段不同的碱基加入会发出不同的光，然后根据光的波长与峰值来判断进入的碱基类型。而这个 DNA 聚合酶是实现超长读长的关键之一，理论上讲只要聚合酶的活性还在，测序将可以持续进行下去。PacBio SMRT 技术的另一个关键点在于如何将反应信号从周围游离碱基的强大荧光背景中区别出来。利用零模波导孔（zero-mode waveguides，ZMW）原理：将单个 DNA 聚合酶固定于 ZMW 的底部，进而保证每个合成反应都在单个孔中独立进行。当这些小孔的直径小于检测激光波长时，激光从底部打上去后就不会穿透小孔进入上方的溶液区，避免了与周围小孔以及溶液中游离核苷酸单体的相互干扰，从而实现规避背景噪声的目的。

ONT 的单分子测序技术则采用了一种与以往的测序技术完全不同的测序原理，它是基于电信号而不是光信号的测序技术。其原理是采用电泳技术，借助电泳驱动单个分子逐一通过纳米孔来实现测序的。Nanopore 测序当中的核心部件是由蛋白质构成的纳米级的小孔，被称之为"Pore"。这个蛋白嵌入在一层电阻率很高的薄膜中，膜的两端则浸入在含有离子的溶液中，在膜两侧加上电压时，离子就会从孔中通过，产生电流。当分析物（如 DNA）通过孔或在孔的附近时，将会引起电流的变化，通过对电流变化的分析，则可以对待测分子进行碱基判读。

三代测序自诞生伊始一直被人诟病的则是其高达 10%～15% 的单碱基错误率及单张芯片通量较低导致的测序成本过高。任何好的技术都需要经过时间的打磨与考验，经过这两年的飞速发展，这两种技术都取得了突破性进展。SMRT 以单分子环形一致性测序（circular consensus sequencing，CCS）为基础开发出一种方案，使得在 40X 的覆盖度时单分子的准确度可以达到 Q50，单张芯片 Hifi 模式酶读长产出可达 600G CCS 数据量 30G 以上；而最新款的 PromethION48 平台更是达到了史无前例的 96 小时内产生 7.6Tb 数据的测序记录，全面支持 48 张芯片同时运行；同时，经过一系列算法校正，ONT 测序的一致性准确度也已经超过了 Q40（50X 覆盖度），单碱基错误率也已经从过去两年的 20% 降低至 5%，我们甚至完全可以期待其单碱基错误率在不远的未来可以降低至 1%。三代测序的爆发点已近在眼前。

三、应用实例

（一）结构变异（structure variation，SV）的检测研究

最近，越来越多的报道显示，三代长读长测序在 SV 检测中具有的巨大优势。来自荷兰的 Cretu Stancu 研究团队通过三代测序明确了两例先天畸形患者的致病原因为染色体碎裂重排，并仅通过 16X 低覆盖度的基因组数据就精确定位了重排断点；同时，研究人员还利用长读长测序出色的分型能力对该新发突变进行亲本溯源。另外 1 例临床诊断为黏液瘤的患者，经过二代全基因组测序及 panel 检测后均显示为阴性，但通过低覆盖度的三代全基因组测序成功检测到在 PRKAR1A［环磷酸腺苷依赖性蛋白激酶的 I 型调节亚基 α（protein kinase cAMP-dependent type I regulatory subunit alpha）］基因上具有一个大的杂合缺失，此缺失导致该基因第一个外显子存在一个约 2kb 的删除。类似地，一个隐性的糖原贮积症患者通过三代全基因组测序找到了 G6PC［葡糖 -6- 磷酸酶催化亚基（glucose-6-phosphatase catalytic subunit）］基因的第二个致病突变等位基因，该突变为一个约 7kb 的缺失，在 WES 检测时被漏检。除了缺失突变，对于易位及插入等复杂 SV，单碱基准确度断点的检测显得尤为重要，因为我们常常需要找到精确断点来判断致病基因的打断情况或为后续胚胎植入前遗传学诊断（preimplantation genetic diagnosis，PGD）进行指导。一个智力障碍的女孩正是通过 ONT 全基因组测序找到平衡易位的精确断点来明确了致病原因为 ARHGEF9［Cdc42 鸟嘌呤核苷酸交换因子 9（Cdc42 guanine nucleotide exchange factor 9）］基因被打断。除了检测已知致病基因上的 SV，三代长读长测序对于发现新的致病基因上的 SV 同样具有重要的意义。一个最著名的例子是，通过无偏好性的三代长读长从头（de novo）组装，研究者们成功鉴定出 TAF1［TATA 框结合蛋白相关因子 1（TATA-box binding protein associated factor 1）］基因上的一个 SINE-VNTR-Alu 插入突变，并最终确定该基因为导致 X 连锁肌张力障碍 - 帕金森综合征的一个新的致病基因。对于检出率领域不到 50% 的遗传病市场来说，三代测序技术将大有可为。

（二）串联重复序列（tandem repeat，TR）扩张检测研究

在人类基因组上，有超过 30 种疾病被认为与短串联重复的扩张或收缩相关联。由于这种区域在细胞分裂的过程中极易发生复制错误，且一般由扩张导致的致病突变往往长过现有 NGS 的读长而使得这些突变无法通过精确组装来获得重复次数，三代长读长测序在此再次显现其天然的优势。首先采用长读长测序检测串联重复的疾病为脆 X 综合征，该疾病主要是由 FMR1［脆性 X 智力障碍蛋白翻译调节子 1（fragile X mental retardation protein translational regulator 1）］基因 5'UTR 的 CGG 串联重复扩张导致的。对于读长只有 150～300bp 的 NGS 来说，重复数大于 200 的全突变是不可能通过直接测序来获得检测结果的。三代测序技术则首次测通了重复数超过 750 个 CGG 的全突变 FMR1 等位基因，该基因为一个全长超过 2kb 的 100% CGG 组成的 DNA 片段。此外，三代测序数据及所包含的单体型信息使 CGG 连续重复中存在的"AGG"打断情况变得更为一目了然，这也为前突变患者的后代存在多高的风险成为全突变提供了有力的数据支持。除了脆 X 综合征，长读长测序对于强直性

肌营养不良 1 型（DM1）以及脊髓小脑性共济失调 10 型（SCA10）等重复扩张相关疾病检测也同样有效。在 DM1 中，利用三代长读长测序发现在 *DMPK* 扩张位点上一个新发的打断突变，研究发现此突变缓解了原本串联重复扩张所导致的肢体不稳定的症状，使临床表现为表型轻微甚至消失的现象。对于发现新的致病性串联重复序列的扩张，三代长读长测序同样表现出优异的检测能力。家族性皮质肌阵挛性震颤伴癫痫（familial cortical myoclonic tremor with epilepsy，FCMTE）是一种较为罕见的常染色体显性遗传的特发性癫痫综合征，通过三代测序，研究者们成功克隆出 *SAMD12*[无菌 α 基序域蛋白 12（sterile alpha motif domain-containing protein 12）]基因并发现其致病突变为内含子区"TTTCA/TTTTA"五核苷酸重复序列高度异常扩张。以上各种检测疾病相关串联重复扩张的案例均是通过 PCR 扩增的方式对靶向区域进行富集，这将不可避免地引入由 PCR 错误而导致的嵌合分子以及重复元件插入或缺失。结合最新的 CRISPR/Cas9 基因编辑系统，将实现不经任何扩增的靶向重复区域富集测序的目标。有研究表明，CRISPR/Cas9 系统已成功应用于导致亨廷顿病的 *HTT*[亨廷顿蛋白（huntingtin）]基因重复序列扩张的捕获检测当中；同样地，这种无须扩增的方式也成功适用于 *C9orf72*[9 号染色体开放阅读框 72 基因（open reading frame 72 gene on chromosome 9，*C9orf72*）]基因重复序列扩张导致的额颞叶痴呆或 *ATXN10*（ataxin 10，共济失调蛋白 10）导致的帕金森病。

（三）长读长单体型分型

在研究隐性孟德尔病的过程中，搞清楚同一基因的两个突变是位于同一染色体（*cis*）上还是两条不同的同源染色体（*trans*）上，对于临床诊断来说具有至关重要的意义。通过三代长读长测序，研究者们可以轻松地将同一基因中的两个 SNV 进行分型而不用对患者亲本进行检测。在 PGD 中，长读长测序还可以通过与新发突变相邻的突变来判断是否携带有遗传自亲本的致病突变。此外，长读长分型对于 SV 的鉴定，尤其是癌症基因组中染色体重排复杂性的理解，以及全基因组关联分析（GWAS）研究都大有益处。

（四）长读长区分真假基因

有研究表明，在人类基因组上存在有超过 14 000 个假基因，而许多疾病相关的基因，包括 *PMS2*、*CYP2D6*[细胞色素 P450 家族 2 亚家族 D 成员 6（cytochrome P450 family 2 subfamily D member 6）]、*CHEK2*[检查点激酶 2（checkpoint kinase 2）]、*SMN1*（survival of motor neuron 1，运动神经元存活基因 1）和多囊肾病基因 *PKD1* 等都拥有序列高度同源的假基因。现在，越来越多的研究者们开始利用三代长读长测序来分析具有同源假基因的疾病相关基因。比如，常染色体显性遗传的多囊肾病，其致病基因 *PKD1* 由于其高 GC 含量、基因很大以及拥有同源假基因而使得 NGS 和 Sanger 测序很难检测。而通过长片段 PCR 加三代测序的检测方法，研究者成功排除了 *PKD1* 假基因的扩增及比对干扰，精确定位致病 SV。更多研究表明，作为药物代谢通路上最重要的基因之一的 *CYP2D6*，由于其假基因的影响，使用传统方法很难对其进行精确分析，而长读长测序对于 *CYP2D6* 基因的分型将具有十分重要的应用价值。

（汪德鹏 王 洋）

第四节 连锁分析

连锁分析（linkage analysis）是一种统计学方法，即通过大家系或一组患同样疾病的家系，确定一种遗传性疾病与某遗传标记（genetic marker）是否存在连锁及连锁的紧密程度。在一个家系中连锁分析可用来确定疾病（表型）是否与标记位点的一个等位基因共分离。20 世纪后期，连锁分析成为进行基因定位克隆（positional cloning）的有力工具。2010 年二代测序技术应用之后，定位克隆方法已经被全外显子组测序（WES）和全基因组测序（WGS）所取代，后者通过生物信息学确定致病性变异，再与先证者及家系成员的临床表型对接，便有可能快速地确定先证者的致病基因。当下，连锁分析依然与 WES/WGS 联用，通过共分离来辅助鉴定变异的致病性，在临床基因诊断中尤其是在产前诊断中，仍具有其应用价值，在保证诊断的准确性方面，具有不可替代的作用。

一、DNA 遗传标记

应用遗传标记进行连锁分析是基因定位的主要途径。遗传标记分别有性状（表型）、染色体标记、蛋白质标记和 DNA 标记。最多使用的是 DNA 多态性（polymorphism）标记。

在进入基因定位时代之后，DNA 遗传标记因其检测快捷、稳定而受到广泛应用。按其出现的先后，人们习惯将其分为三类。第一代标记为限制性片段长度多态性（restriction fragment length polymorphism，RFLP），通过 Southern 印迹法（Southern blotting）检测个体的酶切片段长度多态性，但因其操作繁复，当 PCR 技术发明之后，逐渐淡出，只有在极少情况下还有应用价值，例如比较长的重复单元，超过了 PCR 的扩增能力，如面肩肱型肌营养不良。RFLP 能够检测 SNP（限制性内切酶识别位点）和 CNV（包括缺失/插入、重复）。第二代是短串联重复序列（short tandem repeat，STR，或简单序列重复，simple sequence repeat，SSR），通过 PCR 扩增和电泳法（聚丙烯酰胺凝胶电泳或毛细管电泳）检测扩增片段长度多态性（amplified fragment length polymorphism，AFLP）。第三代是单核苷酸多态性（single nucleotide polymorphism，SNP），通过 Sanger 测序检测单个核苷酸的变异，后来发展了 SNP 芯片，除了检测单核苷酸变异之外，还可以检测拷贝数变异（copy number variation，CNV）、缺失/插入和重复，以及嵌合体。

若以提供的多态性信息量（polymorphism information contents，PIC）来说，在这几代多态性标记中，因 STR 的拷贝数变化较多，有数个至数十个等位基因，故而 PIC 最高；而 SNP 本身或因 SNP 所致的 RFLP，则因为只有 2 个等位基因，故 PIC 最小。PIC 还可因联合使用多个多态性位点所形成的单体型（haplotype）而倍增。这种单体型是变异等位基因的遗传学背景（genetic background），在基因定位克隆中，单体型分析还可以确定家系中致病基因所在的关键区域。

二、重组与遗传距离

在生殖细胞的第一次减数分裂中，同源染色体必须联会，才能保证染色体的正常分离。联会

的同源染色体的非姐妹染色单体之间有交叉，发生染色体互换，形成"你中有我，我中有你"的新的一对同源染色体（其实是 4 条不同的姐妹染色单体）。这种由于互换而产生的与亲本不同的染色体称为重组染色体。发生交叉互换的数目与染色体的长度正相关，每对同源染色体之间起码有一次交叉（即一次互换）。位于染色体上的两个基因之间发生互换的机会不仅与它们彼此之间的物理距离（physical distance）有关，而且与它们之间的结构特点有关，通常因存在重复序列的染色体片段（同源性很强）而形成互换热点（hot spot）。这就引入遗传距离（genetic distance）这个概念。遗传距离是以厘摩（centimorgan，cM）为单位度量的，1cM 定义为 1% 的重组率（θ），即在减数分裂时能发生 1% 的互换事件的遗传距离。

检测这种互换，以前是依据两个不同性状的组合类型，例如豌豆种皮的颜色（黄与绿）和形状（圆与皱），因为它们完全是独立分离的，所以孟德尔可以获得那么的完美分离和组合比；摩尔根实验室通过严密设计的回交和侧交实验，确定果蝇的白眼基因是性连锁隐性遗传，这是遗传学进展中第一次将一个特定的性状（基因突变所致）与一个特定的"连锁群"（染色体）挂上钩（用今天的词，就是"定位"）。随后他们又相继发现各种不同的突变型果蝇，通过同样的途径确定了与已知位点的连锁关系。1913 年，斯特蒂文特（A.H. Sturtevant）根据摩尔根的描述，绘制了著名的果蝇基因位置图，显示基因在染色体上线性排列。在他的论文提出"双交换"，用 3 个或 3 个以上的标记就可排列出这 3 个标记在染色体上的排列顺序（即"三点试验"），并通过观察互换确定它们之间的遗传距离。由于存在双交换，顺序排列的 A、B、C 三点，A-C 间的遗传距离不是 A-B、B-C 之间遗传距离的简单相加。1919 年霍尔丹（Haldane）建议将基因连锁图距单位称为"厘摩"，以纪念摩尔根及其助手对细胞遗传学的贡献。

三、基因定位与基因定位克隆

对蛋白质变异的研究早于 DNA 多态性研究，在开始进行基因定位时，已经有不少蛋白质标记可供使用。1954 年，J Mohr 确定了 Lutheran 血液因子是第一个与 ABO 血型连锁的常染色体上基

因,确定 Rh 因子与椭圆形红细胞贫血症、ABO 血型与指甲髌骨综合征之间的连锁关系。在这些分析中,发现了人类基因的重组率存在性别差异。

囊性纤维病基因的定位是定位克隆的典范,虽然早期的定位工作仍然使用的是蛋白质多态性。

当有了 DNA 检测手段之后,就利用 DNA 多态性位点的等位基因在世代传递中的共分离来确定二者是否存在连锁关系。1984 年,Gusella 等应用 RFLP 连锁分析,确定了 4 号染色体上的一个 DNA 标记与亨廷顿病紧密连锁。1991 年,应用连锁分析技术,定位克隆了脆 X 综合征基因(FMR1)、囊性纤维化基因(CFTR)和亨廷顿病基因(IT15)的动态突变。此途径曾经被称为反向遗传学(reverse genetics),后来称为定位克隆(positional cloning)。

对常见疾病的基因定位,开始时是通过候选基因(candidate gene)分析途径。当只有一个相关致病基因时,直接对先证者进行该基因的突变分析;如果有多个基因座(即存在基因座异质性)时,则选用与基因座紧密连锁(遗传距离为 0)的 STR 标记在家系中进行连锁分析,若某基因座显示连锁,则该基因就可能是这个家系中的致病基因,测序确定变异。如果排除连锁,则提示是一个未被报道的基因座,便进入基因定位克隆程序。

进行基因定位克隆,首先要确定该疾病在家系中的传递模式,是性连锁还是常染色体连锁。利用位于 X 染色体(X 连锁家系)或常染色体上(非 X 连锁家系)的现有多态性标记(通常为 STR 位点),进行连锁分析,有可能确定连锁的染色体区间。

在定位克隆的早期阶段,可用的 DNA 标记较少,并且是 RFLP 位点,需要在定位过程中不断挖掘多态性标记,采用过多种策略。①物种间探针杂交:分离出人类同源 DNA 片段,进行 RFLP 筛选(RFLP fishing)。②染色体步查(chromosome walking)和染色体跳查(chromosome jumping):染色体步查是通过筛选文库,构建克隆重叠群(contigs),获得远端的新标记位点,逐渐向致病基因逼近,直到获得对数优势比(LOD 值)≥3(θ=0)的标记,即确定了基因座的染色体位置,再通过单体型分析精确定位候选基因的染色体区域;如果致病基因所在的染色体区域现有的标记位点虽

与致病基因连锁但距离较远时,特别是中间存在重复序列的障碍时,常采用染色体跳查技术,快速接近疾病基因座或越过这个沼泽。

随着已有研究的积累,获得越来越多的遗传标记,特别是 STR 标记问世之后,在排除已知致病基因位点之后,不再采用染色体步查或染色体跳查策略,而是直接进入全基因组扫描(genome-wide screening)。

在人类基因组计划(Human Genome Project,HGP)完成之前,人们还未掌握大部分染色体区域的基因序列,所以在确定致病基因所在的染色体区域之后,需要用分子生物学方法构建文库,从中筛选出候选 DNA 克隆,定位克隆工作相当艰巨。当 21 世纪初 HGP 完成之后,人们有了人类基因的基因序列及其结构,候选基因的筛选是采用 PCR 技术扩增后测序,很快就可以完成。

2010 年,二代测序技术应用之后,曾经在基因定位克隆中发挥强大作用的连锁分析方法逐渐被 WES 和 WGS 所取代,通过生物信息学确定致病性变异,再与先证者的临床表型对接,即有可能快速地确定先证者的致病基因。不过,连锁分析在基因诊断中依然具有其应用价值,尤其是在保证诊断的准确性方面,具有不可替代的作用,实例参见下文。

四、全基因组扫描及连锁分析软件

1997 年之后,使用 STR 多态性标记进行全基因组扫描,基因定位克隆如虎添翼,被定位的疾病基因座迅速增加。

(一)全基因组扫描

1. 初步定位　首先选择相距 30Mb 的 STR 位点,分析家系成员在各个位点的基因型,输入 LINKAGE5 软件所需要的数据文件,然后用计算机进行运算,连锁可能性最大的标记位点就出现在输出的 LOD 值表格中或者显示在可视化的两点分析的曲线图上。LOD 值越大,连锁的可能性越大。

2. 精细定位　在重组率(θ)为 0 候选区域中用密度更大的 STR 位点进行染色体互换事件的确定,最后形成核心的单体型。两个互换点之间的单体型所覆盖的范围就是候选基因所在的区域。

3. 候选基因分析　在候选区域可能存在许

多的基因,选择基因功能网络中的相关基因进行测序,对所获得的变异通过保守性、功能预测及群体中的频率等一系列操作,有可能还要进行功能分析以至于模型动物的制作,确定变异的致病性。

4. 家系成员中的共分离分析　分析变异是否与临床表型共分离,来确定家系中的致病基因座。

(二)连锁分析软件

在基因定位中,需要足够大的家系方能实现连锁分析,判断标记基因与疾病基因是否连锁。但在一般情况下,大家系比较少见,特别是常染色体隐性遗传病,只有父母和孩子们组成的核心家系(nucleic family),难以满足要求。1955年,Morton设计了对数优势比(logarithm of the odd score或LOD score,LOD值),可以将小家系的分析数据累加起来计算。在将小家系汇集起来连锁分析的时候,一定要注意疾病的遗传异质性,避免干扰。因为临床上症状(表型)相同的"疾病"可能是由不同的基因座变异所致,如果不注意临床表型的严格区分,贸然将不同的小家系合并起来统计,就可能产生"不连锁"的假象。

在应用软件进行连锁分析时,它并不给出是与否的回答。设立H^0假设,假定两位点(标记位点和致病基因)是相互连锁的,并且假定它们之间的重组率为θ,LOD值法检测在上述假设的前提下,获得在某个家系(或一组同病的家系)中所观察到的性状组合(表型,phenotype)的可能性。其中优势(odds)为可能性的比值,即当重组率为θ时获得这样一个家系的性状组合的可能性$[θ^r(1-θ)^n]$与当重组率为50%(两位点互不连锁)时获得这样一个家系性状组合的可能性$[(1/2)^{r+n}]$的比例(其中n为家系中不发生重组的子代数,r为家系中发生重组的子代数)。以10为底取这一比值的对数所得到的数值称为LOD值。连锁分析过程中通常要计算当重组率θ=0、0.001、0.05、0.1、0.2、0.3、0.4时的LOD值$Z(θ)$,并取$Z(θ)$最大的重组率θ为最有可能的实际重组率。

LOD值的优点是可将从不同家系所得到的数据进行简单的数学相加,这样,不仅可大量利用只有两代人的小家系,而且无时间限制,可将不同时间调查的资料累加起来,一旦到了能够做出判断的程度,即可进入候选区域的精细作图(fine mapping)。

原先LOD值的计算过程相当烦琐、费时,需要查Morton制作的一个表,代入公式计算。后来Ott和Lathrop等人编制了计算机程序,计算便变得简便多了。几经修改,目前已有不少计算机程序可用来计算优势对数值,其中最常用的是LIPED和LINKAGE Package这两个程序。

五、连锁分析的临床应用

在临床病例的基因诊断中,直接检测基因变异成为主要手段。但是,连锁分析的方法依然具有生命力。

在国内笔者较早尝试应用多态性分析进行基因诊断。1987年开始应用RFLP单体型进行DMD家系中携带者检测,后来应用*DMD*基因中的STR位点同时进行基因缺失检测和连锁分析;在1992年就首次使用*PAH*基因上的STR位点进行苯丙酮尿症的产前诊断,直到今天,这种方法依然与点突变检测的直接诊断联合应用,保证产前诊断的质量。笔者从2007年开始应用21号染色体上的STR位点进行产前诊断样品的连锁分析,保障检测样品不错位、确定胎儿材料的真实性和有无母源污染及污染的严重程度、确定胎儿是否为21三体综合征,以及是否存在父权问题,此即"一石四鸟"策略。

单独应用连锁分析进行产前诊断的时候,要尽量应用基因内的标记,如果基因较大,存在基因内的互换事件,一定要联合使用基因内和两侧的多态性标记进行连锁分析,确定没有发生互换,如果发生了互换,原先赖以判断致病等位基因的连锁相(linkage phase)即被打破,无法得出准确的胎儿基因型的判断。另外,一定要注意疾病的遗传异质性,以免误判。临床上症状(表型)相同的"疾病"可能由不同的基因座变异所致,贸然应用与一个常见基因座的连锁的多态性标记进行产前诊断,可能会张冠李戴,发生误判。

在植入前诊断中,为了防止基因检测中的等位基因脱扣(allele drop-out,ADO),也使用变异位点两侧的SNP位点进行单体型连锁分析,判断是否发生了互换和ADO。

(黄尚志)

第五节　数 据 解 读

基于高通量测序的数据解读是一个复杂的环节，包括许多的步骤，例如测序质量的评估、临床表型的充分采集、与送检医生的对接与沟通、如何出具基因检测报告。本节介绍如何从原始数据的质控到变异的临床和遗传学解释、并介绍变异位点致病性评估、相关软件和数据库。

一、基因捕获技术介绍

目前全基因组重测序的成本依然很高，得到的海量数据分析速度缓慢且存储昂贵，靶向基因捕获技术可以将感兴趣的基因组区域富集出来测序，单个样本测序数据产出少且分析速度较快，因此更能经济高效地发挥 NGS 技术的优势，同时捕获测序可以对目标区域进行深度测序，增加了目标区域内遗传变异的检测灵敏度和准确性。

靶向捕获从技术原理上主要分为两种：杂交捕获和多重扩增子。多重扩增子即针对感兴趣的目标区域，设计多重 PCR 引物进行扩增富集，适用于检测几十到几千个位点，或几万个碱基对以下的区域。杂交捕获，目前应用的主要是液相杂交捕获，即基于碱基互补配对原理，设计合成 DNA/RNA 探针，对 DNA 文库进行杂交富集。杂交捕获可适用于几千个碱基对到上百兆个碱基对的基因组目标区域的检测，可检测 SNV、InDel、CNV、SV、基因融合等变异。对于液相杂交捕获测序，会涉及探针序列设计、探针合成、液相杂交捕获等多个技术卡点，整个实验过程较为复杂。基

因捕获的效率与一些基因的特点相关，有些区域 GC 含量高，捕获效率低，另外捕获效果还与 DNA 质量、捕获的实验操作、探针设计的密度等相关。

二、数据质控

二代测序结果的质控对于基因解读非常重要，因而测序完成后首先需要对测序质量进行质控。临床遗传病的二代测序质控主要包括对原始 fastq 数据的质控和目标区域捕获质量的质控。

原始 fastq 数据的质控又包括测序准确性指标 Q20、Q30（指测序准确率达到 99.9%）占总测序碱基的比例、测序的数据量、测序读长（reads）的重复率（duplication）、测序数据是否有接头序列污染等，目前业内常用的质控软件是 FastQC 软件，它可以图形化显示结果。对于 Illumina 测序仪，Q20 一般都能达到 90% 以上，Q30 达到 75% 以上。测序的数据量表示测了多少个碱基，单位为 G，约等于每条读长长度乘以读长的数目，1G 代表测了 10 亿个碱基。

目标区域捕获质量的质控包括平均测序深度、覆盖度、目标区大于 10X 覆盖度、目标区捕获效率等指标，其中平均测序深度用得最多，代表目标区域所有碱基的平均测序深度。而目标区大于 10X 覆盖度指标非常关键，基本上代表了可以检测到可筛选变异的区域占比，低于 10X 的变异位点往往由于变异的质量过低而在软件标准分析中被过滤掉。对了临床遗传病的检测来说，目标区大于 10X 覆盖度一般要求在 95%~98% 以上。对于捕获建库不能很好覆盖的而又是临床比较重要的基因区域，应进行 Sanger 测序补全。

附：Q30 计算说明

1. **基本概念**
(1) 碱基质量值（quality score, Q-score）：表示碱基错误的可能性，是一种简捷的方式表达很小的错误概率。假定 A 的质量值为 Q(A)，A 读错的概率为 P(~A)，存在如下关系：

$$Q(A)=-10\log_{10}[P(\sim A)]$$

(2) 质量值与错误概率关系可以简单示例如下：

质量值 Q(A)	错误概率 P(~A)
10	0.1
20	0.01
30	0.001

因此，Q30表示千分之一错误率。

（3）在fastq文件中，质量值缩减为一个字符，表示该碱基的质量值。如下面这条序中第一个碱基G（第二行）对应的质量值为A（第四行）；最后一个碱基T对应的质量值为F。

```
@NS500280:56:HOM9BAGXX:1:23108:8814:5623/2
GCTCATCCATGATATATTATTATTTATGAAAACACAATAGCAATGCTATATTTTAAAATTTACATTTCTTTGATAAAAAGTGAGTTTGAATATTCTTCAT
+
AAAAAFFFFFFFFFFFFFFFFFFFFFAFFFFFFFFFAFFFFFFFFFFF7FFFFFFFFFFFFFFFFFFFFFFFFFFFFFFFF<FFFFFFFFFFFFAFFFFFAFFFF<F
```

其中，字符对应ASCII码值＝质量值Q(A)+33。

编码字符及其对应的ASCII码和质量值间的关系如下表：

字符	ASCII码	质量值Q-Score	字符	ASCII码	质量值Q-Score	字符	ASCII码	质量值Q-Score
!	33	0	/	47	14	=	61	28
"	34	1	0	48	15	>	62	29
#	35	2	1	49	16	?	63	30
$	36	3	2	50	17	@	64	31
%	37	4	3	51	18	A	65	32
&	38	5	4	52	19	B	66	33
'	39	6	5	53	20	C	67	34
(	40	7	6	54	21	D	68	35
)	41	8	7	55	22	E	69	36
*	42	9	8	56	23	F	70	37
+	43	10	9	57	24	G	71	38
,	44	11	:	58	25	H	72	39
-	45	12	;	59	26	I	73	40
.	46	13	<	60	27			

2. Q30计算方法　Q30对应的字符为"?"，所以对每个样品产生的fastq文件，统计"?""@""A""B""C""D""E""F""G""H""I"11个符占该文件全部表示质量值字符的比例，就可得到≥Q30的碱基比例。

三、数据处理与变异检测

二代测序的数据处理包括过滤低质量读长与接头、比对、去重与检测变异等主要步骤。

（一）过滤

前面的章节已经介绍了高通量测序基本运用边合成边测序的技术，在这个过程中DNA聚合酶的效率会不断下降，特异性也开始降低，越到后面碱基合成的错误率就会越高，有些读长带有测序接头序列需要过滤去除这一步骤，业内常用的过滤软件为Trimmomatic。

（二）比对

在一代Sanger测序时，通过网站blast程序（https://blast.ncbi.nlm.nih.gov）比对；而二代测序产生的读长多达几千万条，都是采用在本地与人类参考基因组序列进行快速比对，比对后就可以知道读长在基因组上的具体位置。常用的比对软件为BWA（Burrows-Wheeler Aligner）、TMAP、SOAP2（Short Oligonuclotide Analysis package）等。

（三）去重

重复率（duplication rate）是指在基因组中的起始、终止位置和序列信息完全一样的读长占总读长的比例。在进行后期数据分析前，一般会利用Picard（Mark Duplicates，http://broadinstitute.github.io/picard/）、SAMtools（rmdup，http://samtools.sourceforge.net/）等工具去重（removal of duplicates），以减少冗余数据并尽可能地降低序列重复（duplicate）对等位基因频率计算的干扰。

1. **光学重复** 单个的簇被分成两个相邻的板（tiles）在同一个玻片（slide）上，被分成两个序列用于计算而产生的。光学重复具有以下特点：①非常相似的序列（除了测序错误）；②两个序列中有 50 个碱基完全一致而且在测序芯片上的位置也极其接近。

2. **文库重复** 也被称为 PCR 重复。原始的样本在文库制备之前原始的独特的靶序列被 PCR 扩增，预先放大到一定程度产生的，将会导致玻片上出现几个独立的完全相同的点。文库重复具有以下特点：①在测序芯片上不必相邻；②有非常高的序列一致性；③比对到参考基因组的同一个位置；④从比对到参考基因组来鉴定。

（四）插入/缺失重比对

这一步的目的就是将比对到插入/缺失（InDel）附近的读长进行局部重新比对，将比对的错误率降到最低。一般来说，绝大部分需要进行重新比对的基因组区域都是因为存在插入/缺失，插入/缺失附近的比对会出现大量的碱基错配，这些碱基的错配很容易被误认为 SNP，基本思路是用国际千人基因组计划里面收集的插入/缺失数据作为模板来找出二进制的序列比对格式（bam）文件里面的插入/缺失，重比对之后读长以插入与缺失为中心对齐。常用的软件为 GATK 软件包里的 RealignerTargetCreator 和 IndelRealigner。另外最新的 GATK 软件已不需要这一人工重比对步骤。InDel 重比对后插入与缺失两端对齐见图 2-7-2。

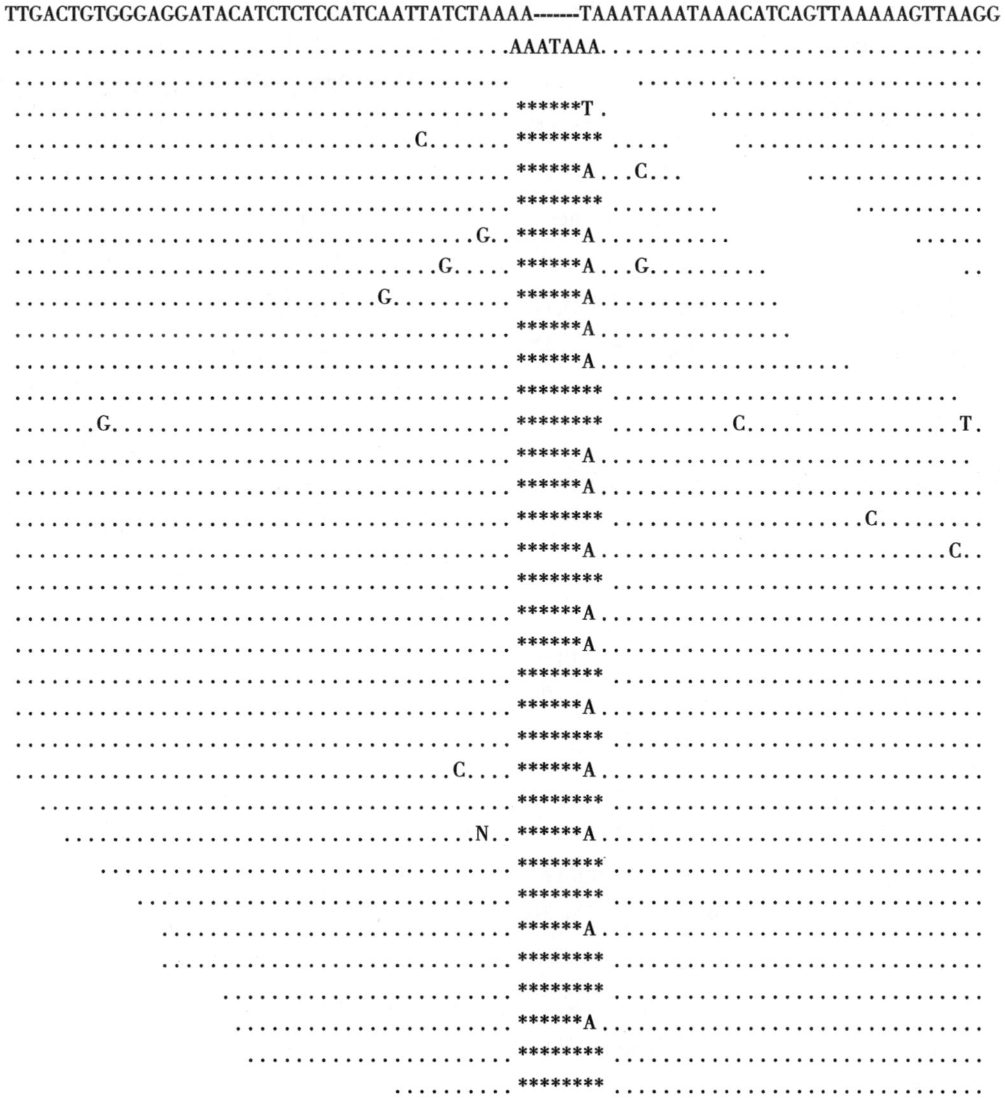

图 2-7-2 InDel 重比对后插入与缺失两端对齐

（五）碱基质量（测序准确性）值重校正

由于测序机器的系统性误差导致的碱基质量可能不准确，这一步是对 bam 文件里读长的碱基质量值进行重新校正，使最后输出的 bam 文件中读长中碱基的质量值能够更加接近真实的与参考基因组之间错配的概率。常用的软件为 GATK 软件包里的 BaseRecalibrator 和 PrintReads。

（六）变异检测

测序样本与参考基因组相比对找出在哪些位置不一样，生成的变异列表文件格式为"vcf"，主要存储了变异的位置、质量、基因型、测序深度等信息。常用的 DNA 变异检测软件为 GATK。

四、注释与数据库

检测变异位点后，需要将其注释才能进一步进行筛选，业内常用的注释软件为哥伦比亚大学王凯教授开发的 Annovar 软件。

另外一些常用的数据库如下：

1. **变异名称数据库** 注释变异所在的功能区、基因、变异类型、变异命名等信息，根据所用转录本的不同分为 refGene、ucscGene、ensGene。

2. **人群频率数据库** 注释变异在人群中的次等位基因频率（MAF），遗传病致病位点在人群中的频率都比较低，常用的数据库包括千人人群频率、外显子组整合数据库（ExAC）及基因组整合数据库（GnomAD）等。另外这些全球性的人群数据库都有细分不同的人种，比如常用的东亚人群，除了公开的数据库，根据自己实验室建立的内部人群数据库非常重要，可以去除一些分析流程或人种上的误差。

3. **已知突变数据库** 记录发表文献上和第三方检测实验室中已报道突变的数据库，常用的是 ClinVar 数据库（可免费下载）和人类基因突变数据库（HGMD）（需付费购买）。

4. **危害性预测数据库** 软件预测该变异是否对基因功能有影响，常用的有 SIFT、PolyPhen2、MutationTaster 等。最近几年根据机器学习新开发的数据库有 REVEL、M-CAP、ClinPred 等。

5. **可变剪接数据库** 用于评估变异是否会影响 RNA 剪接，常用的此类算法 / 数据库有 scSNV11、HSF3、SPIDEX。

6. **序列保守性数据库** 评估该变异所在的区域从物种进化角度看是否保守，处于保守区的致病可能性大一些，但处于非保守区不代表就不致病。常用的数据库有 phastConsElements46way。

7. **序列重复区数据库** 评估该变异所在区域与基因组其他区域是否存在高度同源性，如存在则有可能为假阳性位点，可结合位点的突变丰度和对照样本来综合判断，基因功能区一般都是自动注释出来的。常用的数据库有 genomicSuperDups。

五、位点筛选

从数万到数千个变异位点中筛选出 1 到 2 个候选致病位点的过程称为筛选。根据疾病表型的顺序可以分为两种筛选方式：一种是首先从临床表型出发，分析可能的相关基因列表（Excel 表），然后人工查看或编写代码自动完成这些基因中罕见的非同义突变筛选，最后结合遗传模式和表型确定候选致病位点。在实际的基因检测分析中经常使用虚拟基因包（panel）来分析全外显子测序数据，这种分析的优势是因为查看的基因数目有限，肉眼确认的位点较少，有些内含子突变与非翻译区突变也能获得；第二种是先根据人群频率、突变类型得到候选位点，然后基因型与临床表型进行关联匹配，最后结合遗传模式来筛选，这种分析的优势是不完全依赖于临床获得的表型，可根据可疑基因的表型重新评估患者表型。

在位点筛选过程中，一般考虑以下因素：

1. **人群频率** 遗传病的致病位点在正常人群中的频率肯定是罕见的，一般取对应人种频率 ≤0.5%～1%。需要注意的是有些外显不全的致病位点，在人群中频率会较高，分析时需谨慎。

2. **突变类型** 选择非同义突变的变异位点，有些变异在内含子与外显子交界处，即使是同义突变，可能会影响剪接，可以用 scSNV 等数据库协助评估，有些罕见变异位于内含子深部与非翻译区，除非有文献报道或做功能实验，否则不建议纳入报告范围。

3. **软件预测** 通过软件预测可以从保守性、氨基酸结构等角度评估变异对基因功能是否有影响，目前这些软件特异性不高，只能作为筛选的参考。

4. **已知突变** 在 ClinVar 与人类基因突变数据库（HGMD）中已收录文献或第三方实验室报

告的候选位点，在筛选时需查阅报道该位点的文献与致病性证据，而不建议仅依靠数据库是否收录来决定致病性，因为有些变异只是在患者中检测到而已，甚至是用于鉴别诊断而引用的文献所列出的其他类似疾病的基因变异。

5. **遗传模式** 分析得到的候选位点应与基因的遗传模式相符合，在某些情况下外显不全需考虑，临床表型特异的隐性遗传疾病相关基因即使只发现一个杂合位点也应报告。

六、表型收集

临床表型的准确收集对于后续遗传分析非常重要，准确、全面的表型采集一般有更高的分子诊断阳性率。但是考虑到遗传病属于罕见病，除非是遗传专科医生，其他临床医生接触此类患者经验不多，很多时候无法准确描述疾病表型。国际上目前推荐人类表型术语集（Human Phenotype Ontology, HPO）来记录遗传病患者的临床表型。

HPO 旨在提供人类疾病中用于描述表型异常的标准词汇，每个术语描述一种表型异常。CHPO（中文人类表型术语集）汉化了 HPO，由中国各相关领域专业人士共同翻译，旨在中国建立一个开放平台，建立中文临床表型术语标准，整合相关疾病知识库［OMIM 和罕见病 / 孤儿药信息网（ORPHANET）］，建立表型与疾病搜索引擎，推动基因数据与表型数据的精准连接。

在收集表型的全面性方面，建议设计 CHPO勾选软件，为送检医生提供简便的表型采集表格，提醒送检医生按顺序填写相关系统或检查获得的异常。

七、云计算

云计算（cloud computing）是分布式计算的一种，指的是通过网络"云"将巨大的数据计算处理程序分解成无数个小程序，然后，通过多部服务器组成的系统进行处理和分析这些小程序得到结果并反馈给用户。目前云计算与高通量数据分析跨界合作带来了很大的进步，如 2016 年 4 月，华大基因、阿里云和安徽医科大学在深圳、杭州、合肥共同宣布，基于华大基因开发的新一代基因云计算平台 BGI Online，三方共同协作在 21 小时 47 分 12 秒内完成了 1 000 例人类全外显子组

数据的分析。2013 年 DNAnexus 与贝勒医学院共同处理了 3 751 个人类基因组和 10 771 个外显子组。DNAnexus 使用亚马逊的云计算服务进行测序和数据存储。云计算由于在硬件上的优势可以在更短的时间内集中分析需要巨大计算量的项目，在重大测序研究计划中的应用会越来越广泛。感兴趣者可在 DNAnexus 网站进行注册使用，分析过程包括上传数据、选择分析流程、修改配置参数、结果下载到本地等。这些分析需要付费使用。

八、分析软件

随着生物信息技术的发展，国内外出现了一批辅助临床高通量数据分析的软件与网站，本节简单介绍几款优秀的开源的网站与软件。

1. Phenolyzer 该软件结合基因在 OMIM、Orphanet、GeneReviews、ClinVar 等数据库中的表型信息与患者表型进行匹配，根据相关性得分进行排序，输出结果美观易懂。

2. Exomiser 该软件自带变异注释功能，只需输入变异结果格式文件（vcf）和患者表型即可自动根据表型相关性以及变异信息学评估进行排序，还可以设置遗传模式、人群频率、变异质量等参数，该软件具有简单易用的优势。

3. **生物罕见病辅助诊断系统** 一些网站可根据输入的临床表型，得出相关疾病的排序以及相关基因，并且这些网站可查询相关表型的 HPO 以及疾病介绍，非常适合中国临床医生的使用习惯。

4. **华云猫** 该网站整合了已知遗传病临床表型与基因型的检索和数据处理系统，辅助科研机构深入研究遗传病表型 - 基因型的关联和疾病发生发展相关的遗传分子机制。具有疾病检索、变异查询和数据分析功能。

九、数据重分析

即使目前采用最高端的全基因组测序（WGS），临床上疑似遗传病患者的阳性诊断率也不到 50%，阴性结果的原因包括非单基因遗传病、非编码区变异无法解读、科学上还未确定与疾病关系的新基因、特殊的变异类型、测序覆盖度与深度不够导致的漏检等，根据权威医学期刊 *Genetics in Medicine* 发表的数篇研究，发现对之前做过的全

外显子数据进行重分析可以提高 10% 左右的阳性率。

在以下情况下，建议重分析数据：

1. 与时俱进

（1）在距初次分析为阴性结果一段时候后，如1 年；

（2）改进了生物信息学方法或更新了新的数据库。

2. 补充临床数据后

（1）收集到更加完整的表型；

（2）获得家系中更多的成员表型和基因数据。

3. 在重分析时建议重点关注的因素

（1）放宽位点质量标准，注意低测序深度的位点；

（2）CNV 分析，包括缺失 / 重复、重排（融合基因）；

（3）注意疾病相关基因的罕见同义突变；

（4）更新更全的基因注释数据库；

（5）父母嵌合突变引起的假外显不全；

（6）伴发疾病（同时患两种不相关疾病）的表型混杂；

（7）疾病变异不是 NGS 检测方法所能覆盖的，例如动态突变。

十、致病性评估

临床与科研不同，在临床上，不可能有时间和资源对每一个候选致病变异进行功能验证，那怎么来确定变异与疾病的关系呢？2015 年美国医学遗传学与基因组学学会（American College of Medical Genetics and Genomics，ACMG）发布了临床变异解读的标准和指南，从突变类型、人群频率、计算机预测、功能实验、家系分离证据、单体型信息、是否新发突变等不同角度对变异的致病性进行评估，评估的级别包括独立、非常强、强、中等、支持；然后再综合不同的级别将变异分为五大类，包括致病、可能致病、意义不明、可能良性、良性。

错义突变为改变了氨基酸的点突变，在评估致病性时较难判断，很多时候只能评估为意义不明，需考虑软件预测到的危害性、功能结构域、人群频率、致病机制等。

无义突变为提前出现终止密码子，导致翻译提前终止，在某些情况下可导致显性负效应（dominant negative effect），在评估致病性时需考虑变异是否引起无义突变介导的 mRNA 降解（nonsense mediated decay，NMD）、是否在基因最后两个外显子、变异所在外显子是否非常重要、变异所在外显子在人群中的 LOF 突变是否很多、截断外显子占基因中长度的比例等。

移码突变为 mRNA 序列中插入或缺失非 3 整倍数个碱基，导致可读框破坏，一般都属于有害变异。在评估致病性时需考虑变异是否引起NMD，变异发生的位置、所在及后续外显子是否非常重要，变异所在外显子在人群中的功能失去突变（loss-of-function mutation，简称 LOF 突变）是否很多等。

同义突变为不改变氨基酸的变异，一般来说不致病，但是如果处于外显子与内含子交界处或位于隐含（cryptical）剪接信号序列中，可能会影响剪接而致病。

对于全外显子测序分析拷贝数分析，目前认为三个连续外显子缺失或重复的特异性更高，对于外显子水平的缺失要看是否改变了可读框、缺失的外显子是否系选择性剪接的外显子、是否包含重要结构域以及受影响外显子占基因全长的比例来确定致病性。对于大片段缺失重复（100kb以上）可参考基因芯片的解读指南。对于外显子水平重复，一般不致病，除非重复外显子在基因内，导致可读框移码才有致病可能。

近年来 NIH 资助的临床基因组资源中心（Clinical Genome Resource，ClinGen）承担了 ACMG 对变异进行调整的任务。调整的范围包括根据变异统计的等位基因次数对等级进行升级、对具体的致病性范围进行细化等，另外 ClinGen 还组织领域专家对相关疾病的应用标准进行细化与增减，如耳聋、溶酶体贮积症、心肌病等。

国家卫生健康委员会目前也邀请领域内权威专家对 ACMG 指南进行培训与解读，在此也建议中国的第三方基因检测结构和医院检测中心参照ACMG 发布的指南和标准对变异进行评估，并且根据最新的标准进行调整。

十一、基因检测报告

临床基因检测报告应简单明确，语言通俗易

懂，即使非专业人士也能够读懂报告，在基因检测报告中应注意以下几个方面：

1. 报告结论　包括本次检测中是否发现与患者临床表型符合的致病基因位点，有些时候报告中会出现与临床表型部分符合位点，这种情况需要临床医生进一步分析候选基因与临床表型的相关性。

2. 致病基因　该基因与疾病的关联性是否明确，一般可参考 OMIM 网站。对于最新研究发现的新基因，ClinGen 有一套打分系统评估基因与疾病的关联程度，如果关联程度不够不应列在报告中。

3. 变异位点　包括该位点在人群中的频率、软件预测及变异类型，在已知突变数据中是否有收录，文献是否有报道，变异位点的质量如何，是否做了一代测序验证。

4. 遗传模式　基因型与表型在家系成员中是否共分离，对于外显不全基因需参考相关文献。

5. 遗传咨询　对该基因所致疾病的临床表型给予展示，是否要补充检测，如果检测结果明确，给出父母再次生育的风险和预防措施及亲属的相关风险。

6. 方法描述　包括受检者检测所使用的检测方案，分析的大体过程与参数以及二代测序的质控参数。

7. 局限性　报告中应明确本检测方案的局限性，比如一些特别的变异类型，特别是一些阴性案例后续的检测建议。

十二、二代测序所不能检测到的盲区

虽然通过高通量测序可以检测大部分的单基因遗传病，但是仍然有一些特殊的变异类型和结构导致二代测序不是首选的检测方案。

1. 序列重复区 / 假基因 / 同源基因　脊髓性肌萎缩症，建议通过 MLPA 技术检测；21- 羟化酶缺乏症，建议通过长 PCR 扩增加一代测序。

2. 动态突变　如脊髓小脑共计失调、脆 X 综合征，建议应用特殊 PCR 通过毛细管电泳检测扩增片段长度。

3. 印记基因及表观遗传学疾病　建议通过甲基化检测。

4. 基因热点突变为倒位异位　如凝血因子 F Ⅷ 倒位，建议通过特殊 PCR 检测。

5. 单外显子缺失与重复　建议通过 MLPA 技术检测。

十三、数据的深入挖掘

对于在临床上非常像单基因遗传病的患者，在进行常规、标准的分析之后（包括拷贝数分析），如果仍然是阴性结果，需要深入挖掘的话，可以从以下角度考虑。

1. 是否有基因　由于没有读长覆盖到或覆盖的深度太低而被漏检，这种情况可以先从临床表型入手列出已知的致病基因，然后在 bam 可视化软件 Integrative Genomics Viewer（IGV）中查看或编写代码分析这些基因的覆盖情况，对于低覆盖深度的情况，可以调低变异检出的质量参数。

2. 外显子边界是否存在缺失或重复　在常规的分析流程中可能设置了检测区域（BED 文件），而该检测区域可能距离外显子边界过近，如 10bp、20bp，这种情况可以延伸边界范围至 50bp。

3. 体细胞嵌合　之前认为只有肿瘤中才有体细胞嵌合，但是随着检测灵敏度的提高，在单基因遗传病中也存在体细胞嵌合现象，由于嵌合比例具有组织特异性，比例太低可能导致漏检，建议尽量取受累组织的样本，如果已经是测序后的数据，分析时可采用肿瘤靶向用药分析体细胞分析流程，可分析低比例突变。

4. 杂合性丢失分析　有些印记基因导致的遗传病在相关区域会呈现杂合性丢失（loss of hete-rozygosity，LOH）的状态，它可能是真缺失，但也可能是单亲二体（uniparental disomy，UPD）。因此通过分析全外显子的杂合性丢失，可间接推测是否存在印记基因的问题。

5. 候选新基因　如果排除了以上情况，可以尝试分析是否存在致病新基因，对于一家三口全外显子测序数据，通过分析新发突变或复合杂合突变缩小候选基因范围，然后再结合基因功能通路、表达数据以及小鼠敲除模型等分析候选新基因。

十四、检测方案对检测效率的影响

目前常用的二代测序检测方案包括基因包（panel）、医学外显子、全外显子以及全基因组，是单独检测先证者还是检测核心家系（nucleic family，或者称trio）成员，对于临床医生来说究竟应该推荐何种检测方案取决于患者所患疾病情况，总体原则是花最少的费用，得到最高可能的检出阳性。

（一）检测所覆盖的基因数目

1. **基因包** 包括一类疾病的致病基因的编码区及邻近区域，包含的基因从一个到几百个不等，测序深度一般为200X左右，比如遗传代谢病基因包，价格较低，适用于那些诊断比较明确的单基因遗传病。

2. **医学外显子组** 覆盖跟医学明确相关的基因的编码区及邻近区域，大概有4 000个基因，测序深度一般为100～200X。理论上来说这是比较理想的临床检测方案，测序数据量更少，价格可以比全外显子更便宜，但是由于新基因在不断地被发现，而厂家设计的产品覆盖的基因经常跟不上，所以目前显得比较鸡肋，也许等以后新基因发现的比较少了才是它的市场。

3. **全外显子组** 覆盖目前发现几乎所有基因的编码区及邻近区域，大概有2万个，测序深度一般为100X左右。由于临床科研皆适用，市场需求量大，价格不高，是目前临床基因检测主流的方案。

4. **全基因组** 覆盖所有基因组区域，包括内含子区以及线粒体DNA，测序深度一般为30X左右。其优势在于一种方案，几乎所有的变异类型都能检测到；缺点是价格贵，不能检测低比例嵌合。

（二）检测对象

单人还是核心家系（trio）对检测效率的影响，首先从优势与劣势上来看，trio测序相比单人来说，数据分析更简单一点，通过寻找新发突变和复合杂合突变/纯合突变基因，即使临床表型不是非常完整与准确，依据这些有限的符合遗传模式的基因也能反推临床表型，从而做出临床诊断。而trio检测最大的劣势就是价格昂贵，虽然第三方检测机构也推荐trio检测并相应降价，但价格仍是单人检测价格的2倍左右。从临床来说，选择单人或trio还是要看性价比，以下情况更适用于单人检测。

1. 临床诊断相对比较明确而且致病基因不多的情况下，比如结节性硬化症、苯丙酮尿症，在

这里临床医生自身的经验非常关键，可能有些医生认为就是智力低下，而专科医生可以细分到更细的分类。

2. 临床与遗传分析紧密配合的情况下，比如医院自己开展的基因检测，这种情况下通过表型分析候选基因的范围可以大大缩小。

3. 患者家庭经济条件有限，这时候可以选1～2个候选基因进行验证，但这个对人员分析能力要求高。

4. 检测结果时效性要求不高的情况下，比如儿童或成人遗传病，而新生儿患者结果时效性要求高，明显不太适合。

5. 家系中除了孩子患病、父/母同时患相同遗传病，这种情况下trio检测的能力相比单人提高不是非常大，性价比不高，不建议trio检测。

（周在威）

第六节 全基因组关联分析

人类基因组计划完成后，国际上人类基因组的研究已经进入新阶段，一种新型技术——全基因组关联分析技术得到了越来越广泛的应用。全基因组关联分析（genome-wide association study，GWAS）是一种对全基因组范围内的常见遗传变异——单核苷酸多态性（single nucleotide polymorphism，SNP）进行总体关联分析的方法，即在全基因组范围内选择遗传变异进行基因分型，比较病例和对照之间每个变异频率的差异，计算变异与疾病的关联强度，最终筛选出并验证与疾病相关的SNP。GWAS研究极大地推动了基因组医学的发展，尤其在复杂疾病研究中作用显著。复杂疾病（complex disease）是指由于遗传和环境因素的共同作用引起的疾病，又称为多基因病（polygenic diseases）或多因子病（multifactorial disease），绝大多数常见疾病如心血管疾病、2型糖尿病、原发性高血压、哮喘、银屑病、白癜风等都属于复杂疾病。由于复杂疾病致病因子多，遗传异质性强，遗传和环境因素之间存在交互作用等，其病因学研究困难重重。随着人类基因组计划（HGP）和国际人类基因组单体型图计划（国际HapMap计划）的实施和完成，基于GWAS开展对复杂疾病的研究日益增多。目前，约10 000个强关联

GWAS 研究已被报道，除了常见复杂疾病以外，还包括作为疾病风险因素的数量性状、脑成像表型、表型特征、社会和行为特征等。随着测序技术的快速发展和生物库的积累，GWAS 技术在复杂性状的研究中将发挥更为广泛和重要的作用。

一、GWAS 研究中所用的基因组分析技术及优缺点

传统的 GWAS 研究以 DNA 微阵列（DNA microarray）为主，依赖于已知基因序列和杂交反应，往往遗漏重要信息，且可靠性及重复性差。近两年，利用高通量测序进行 GWAS 研究逐渐兴起，主要包括全外显子组测序（whole exome sequencing，WES）和全基因组测序（whole genome sequencing，WGS）。这三种分析技术的基因组覆盖度见图 2-7-3。这些技术手段在检测成本、检测时间、检测准确度和检测量等方面有各自的特点，并具有相应的应用场景和优缺点。

（一）微阵列

又称 DNA 芯片（DNA chip）或基因芯片（gene chip），是在 20 世纪末至 21 世纪初发展起来的一类生物技术产品，目前已被广泛用作 SNP 基因分型平台。基于基因芯片的 GWAS 研究已成为在全基因组中鉴定疾病关联变异的最常用方法。其最大的优点是具有较高的性价比和较快的检测时间。但由于探针设计及低频问题，使用芯片难以检测到罕见变异，且可能会出现比较多的假阳性和假阴性结果，在不同的群体和不同的研究中一致性较差。由于只检测 SNP，基于芯片的 GWAS 研究只能确定与复杂性状相关的位点，而非基因本身，性状和基因间的关联难以分析。

（二）高通量测序

相对于芯片分型，使用高通量测序进行 GWAS 分析具有较大的优势。高通量测序技术不局限于已知位点，还能够检测未知突变及低频突变，在数据有效性上得到了较大提升。高通量测序的准确性高于基因芯片技术，分析结果可靠性更高，结果可重复性和一致性较高。在确定到关联 SNP 的同时，能够对特定基因的全部变异情况进行全面分析，更有利于将疾病与基因关联。

1. **全外显子组测序（whole exome sequencing，WES）** WES 是应用频度最高的基因组测序方法。利用序列捕获技术可以将目标 DNA 捕获并且富集，对富集产物进行高通量测序。虽然外显子区域仅占全基因组 1% 左右，却包含了 85% 的致病突变。WES 主要用于识别和研究与疾病、种群进化相关的编码区及 UTR 区域内的变异。结合大量的公共数据库提供的外显子数据，有利于更好地解释所得变异与疾病的关系。相比于全基因组测序（WGS），外显子区域占比小（约1%），因此更容易做到高深度测序，检测到更多低频和罕见变异，测序和分析费用也比 WGS 要低很多。相比微阵列基因分型，WES 测试费用较高，但在临床诊断和遗传病检测中更准确，是罕见孟德尔病的最佳诊断方法。

案例 2-7-1：WES 识别与低密度脂蛋白胆固

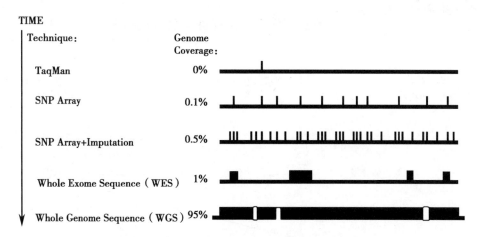

图 2-7-3　几种 DNA 分析技术的基因组覆盖度

Technique：技术；Genome Coverage：基因组覆盖度；SNP Array：SNP 芯片；Imputation：基因型填补；Whole Exome Sequence：全外显子组测序；Whole Genome Sequence：全基因组测序

醇（LDL-C）相关的罕见和低频编码变异。该研究中对美国人群 2 005 个个体（包含 307 个 LDL-C 水平最高和 247 个 LDL-C 水平最低的 2% 内的极端个体）进行了 WES。Illumina 测序平台双端 76bp 测序，平均测序深度为 127X。研究结果发现，LDL-C 水平与 PNPLA5 基因中的罕见低频变异有关，证实了以往研究中通过传统 GWAS 方法发现的 PCSK9、低密度脂蛋白受体（low density lipoprotein receptor，LDLR）及载脂蛋白 B（apolipoprotein B，APOB）三个基因与 LDL-C 水平的关系，而且在这三个基因中发现了更多的相关位点。说明利用 WES 进行 GWAS 分析比传统研究更高效、更全面，可以发现更多编码区的相关位点。

尽管 WES 是一种强大的工具，但是对染色体末端重复区域内的外显子、线粒体变异、结构变异、染色体片段拷贝数变异（CNV）、非编码基因等变异无法检测，此外，WES 的测序深度不均，一些区域测序深度过高造成浪费，也有一些区域测序深度过低而无法检测到变异，这些都导致 WES 的应用范围受限。

2. 全基因组测序（WGS） WGS 可检测基因组中所有单核苷酸变异、插入 / 缺失、拷贝数变异和大的结构变异，为疾病研究和遗传分析提供最

为全面的数据支撑，使关联基因的定位更为精准。

由于 WGS 产生的数据量巨大，数据分析则更为复杂和困难，对计算机也有更高的要求，且费用昂贵，目前对全基因组的数据解读仍不完善，很多变异没有明确解释，目前还难以大规模应用于研究。随着测序技术的成熟、测序成本的持续降低，伴随着对基因组数据的深入研究及数据解读能力提升，WGS 将得到广泛应用（图 2-7-4，彩图见文末彩插）。

二、GWAS 流程

全基因组关联研究相关分析流程见图 2-7-5 和图 2-7-6。

（一）连锁分析

遗传连锁（genetic linkage）是指减数分裂期在同一染色体上两个位置靠得很近的基因有着同时被遗传的倾向。若基因所在的基因座相互靠得很近，则在染色体互换过程中它们被分离进入不同染色单体中的可能性较小，并因此得名为遗传性"连锁"。如果在研究过的群体中，A 和 B 两个位点上的等位基因不是独立关联的，我们就说这两个位点是连锁不平衡的。

遗传病的连锁分析（linkage analysis）即利用

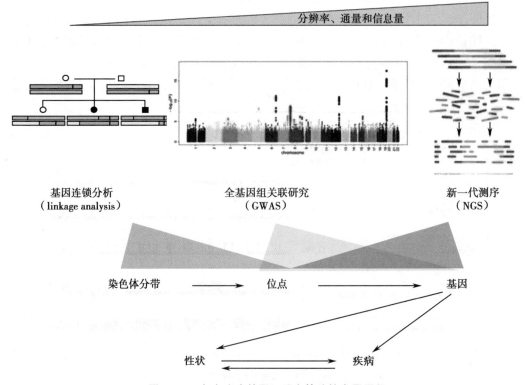

图 2-7-4 复杂疾病基因组研究策略的发展历程

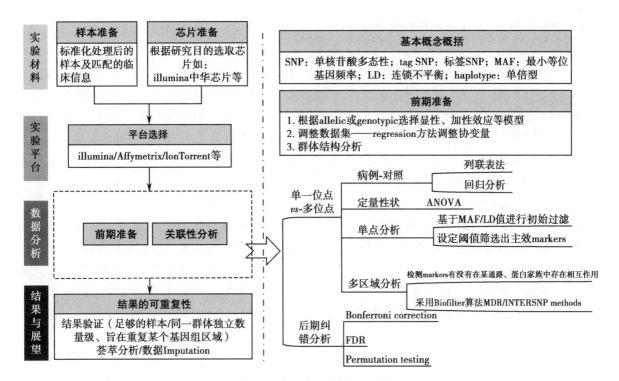

图 2-7-5　基于 DNA 芯片的全基因组关联分析流程

Imputation：基因型填补；allelic：等位基因；genotypic：基因型；regression：回归分析；ANOVA：方差分析；MAF：最小等位基因频率；LD：连锁不平衡；marker：标记；Bonferroni correction：Bonferroni 校正；FDR：错误发现率；permutation testing：置换检验

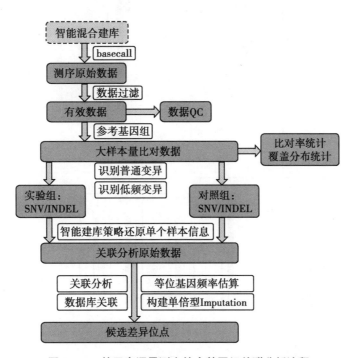

图 2-7-6　基于高通量测序的全基因组关联分析流程

basecall：碱基判定；QC：质量控制；SNV：单核苷酸变异；INDEL：插入 / 缺失；
Imputation：基因型填补

连锁不平衡筛查可能的致病区域，将疾病定位到基因组的特定区域。

　　案例 2-7-2：遗传性牙龈纤维瘤病（HGF）

（OMIM #135300）是一种口腔疾病，特征是牙龈肿大。常染色体显性 HGF 的一个基因座位已被定位到染色体 2p21 上的 11cM 区域。利用 2p21

上的多态微卫星标记对我国 4 个 HGF 家族进行基因分型，结果显示在 4 个家族中都有关联的证据，最大连锁系数 LOD 值为 5.04。单体型分析（图 2-7-7）定位 HGF 致病区域位于位点 D2S352 和 D2S2163 之间。这个区域与之前报道的 HGF 区域重叠 3.8cM。对细胞色素 P450 1B1 编码区测序排除了 CYP1B1［细胞色素 P450 家族 1 亚家族 B 成员 1（cytochrome P450 family 1 subfamily B member 1）］基因为候选基因的可能。

案例 2-7-3：银屑病（psoriasis）是一种多基因复杂疾病，由遗传和环境因素共同介导。在 61 个家系中，无参数连锁分析发现染色体 6p21 的 39.9～62.3cM 区域连锁分数大于 3，以及最大的多点连锁分数为 4.58（$p = 0.000\ 032$）。参数分析发现该区域的两点异质性 LOD 最大值为 4.30，多点异质性 LOD 最大值为 4.25。此外，发现 4q31 上的一个候选区域——152.5cM～165.1cM，非参数分析发现该区域连锁分数大于 3，多点异质性 LOD 值为 2.31。参数分析发现两点 LOD 最大值为 2.43，异质性 LOD 值为 3.94。该结果显示在中国汉族人群中，4 号和 6 号染色体内可能包含有银屑病的易感基因。

（二）遗传病的关联分析

全基因组关联分析（GWAS）是目前发现人类复杂疾病相关遗传变异最有力和最有效的研究方法。GWAS 在许多复杂疾病的遗传学研究上已经取得显著进展，比如年龄相关性黄斑变性、肥胖症、炎性肠疾病、2 型糖尿病、乳腺癌和前列腺癌等。

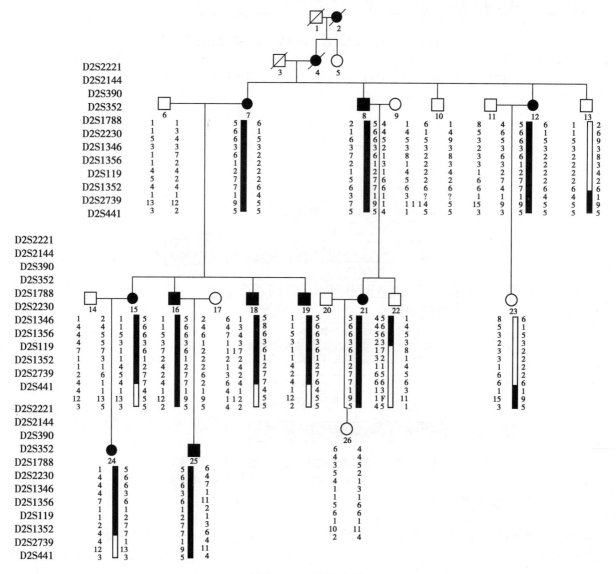

图 2-7-7 单体型分析

遗传病的研究关联分析基于两个前提条件。首先，GWAS 的对象为遗传相关疾病。通过群体遗传流行病学研究，证实某些复杂疾病与遗传显著相关是 GWAS 研究的前提条件。其次，根据连锁不平衡原理，比对全基因组范围内的多个 SNP 位点的等位基因频率在病例组和对照组的差异搜寻与疾病关联的基因组区域。

随着遗传学研究的发展，基因分型、统计学方法等许多关键性技术的进展，以及收集大量病例和对照的可行性，GWAS 应运而生。GWAS 的优点是在于没有假设前提下，能够全面地对整个人类基因组进行分析。这种方法能够使研究者发现许多与疾病和数量性状相关的新易感位点或基因。

案例 2-7-4：2002 年，银屑病遗传流行病学研究对 1 043 例寻常型银屑病患者调查发现，家族史阳性占比 31.26%，遗传度一级亲属为 67%，二级亲属为 47%。证明银屑病发病与遗传显著相关，为多基因遗传病。2009 年，第一个中国汉族人群的银屑病 GWAS 研究采用 1 139 例银屑病患者和 1 132 例中国汉族人对照样本的 GWAS，随后使用 5 182 例银屑病患者和 6 516 例对照的独立样本验证，发现一个新的银屑病易感基因晚期角化被膜（late cornified envelope，*LCE*）基因，同时验证了已报道的两个基因（图 2-7-8，彩图见文末彩插）。同年，第一个中国汉族人群系统性红斑狼疮 GWAS 研究发表，并新发现 9 个易感区域，并证实了已报道的 7 个易感区域。

（三）GWAS 的基本流程

图 2-7-9 为 GWAS 的基本流程图。

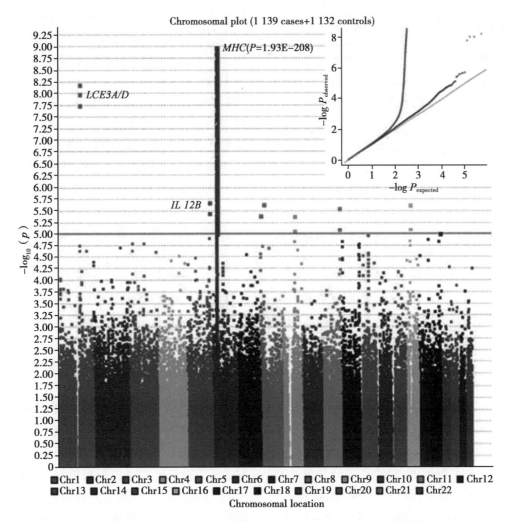

图 2-7-8 中国汉族人群 GWAS 研究的曼哈顿图（Manhattan plot）和 QQ 图（QQ plot）

Chromosomal plot：染色体图；Chromosomal location：染色体位置；MHC：主要组织相容性复合体；LCE3A/D、IL12B 表示基因

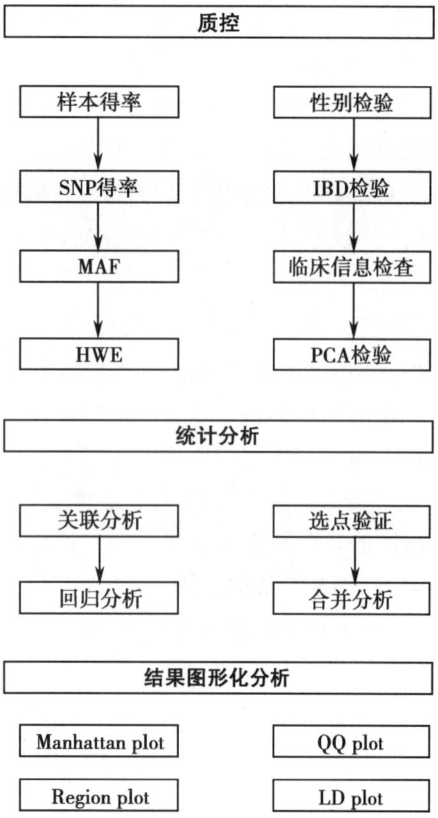

图 2-7-9 GWAS 数据分析流程图

质控

样本得率	性别检验
SNP得率	IBD检验
MAF	临床信息检查
HWE	PCA检验

统计分析

| 关联分析 | 选点验证 |
| 回归分析 | 合并分析 |

结果图形化分析

| Manhattan plot | QQ plot |
| Region plot | LD plot |

图 2-7-9 GWAS 数据分析流程图

SNP：单核苷酸多态性；IBD：同源一致；MAF：最小等位基因频率；HWE：哈代-温伯格平衡定律；PCA：主成分分析；Manhattan plot：曼哈顿图；QQ plot：QQ 图；Region plot：区域图；LD plot：连锁不平衡图

（四）样本选择及混杂因素对于关联分析的影响

在 GWAS 研究中，选择与病例样本遗传背景一致的对照样本是研究能否成功的关键因素。在进行全基因组芯片的基因分型实验前，需根据病例样本的临床统计信息谨慎挑选相匹配的对照样本（年龄、性别、籍贯、种族等），甚至实验的批次以及不同的实验人员都要考虑。这些混杂因素都有可能导致关联分析出现假阳性结果。

其中，人群分层是很重要的混杂因素。在人类进化史中，由于大洋阻隔，基因流（gene flow）或纯化选择（purifying selection），自然选择或适应性选择（又称正向选择，positive selection）以及随机发生突变等的共同影响下，不同大陆形成了不同的人种。然而，在现代社会，国际交流日益加深，二次接触（second contact）广泛存在。因此，即使在同一地区相同肤色的人群中收集样本，也不能完全消除人群分层的影响。当一项 GWAS 研究的样本量达到几万的时候，这一混杂因素对结果的影响会变得明显。目前有许多免费软件（如 EIGENSTRAT）可以计算出离群的样本，以便在统计分析时去除这些样本。

一些位点的频率差异是由于自然选择的作用导致的，即在一定的环境压力下引起的频率变化，发现这些位点是 GWAS 研究的目标；而另外一些位点的基因型频率差异是由遗传漂变（代际间抽样引起的基因型频率差异）引起的，这一效应广泛影响基因组中的所有变异位点，却非 GWAS 研究关心的位点；此外，个体随机产生的突变一般在人群中十分罕见，由于最小等位基因频率过低，GWAS 技术目前无法研究这类位点。

案例 2-7-5： 在 GWAS 研究中，曼哈顿图（Manhattan plot）和 QQ 图（QQ plot）是最常见的两类图，它们可以将与研究的性状显著相关的基因位点清晰地展现出来。Manhattan plot，即曼哈顿图，因为图形很像曼哈顿地区高楼大厦夜间灯景在河面上的倒影而得名（图 2-7-10，彩图见文末彩插）。它是以统计分析后的 SNP 的 $-\log_{10}(p$ 值）为纵轴，以基因在基因组上的排列为横轴做出来的图。基因位点在 Y 轴的高度就对应了与表型性状或者疾病的关联程度，位置越高，关联度越强（即 p 值越低）。由于连锁不平衡（linkage disequilibrium，LD）的原因，那些在强关联位点周围的 SNP 位点也会跟着显示出相似的信号强度，并依次往两边递减，我们在曼哈顿图上就会看到一个个整齐的信号峰。

在 GWAS 研究中，p 值阈值一般要在 10^{-6} 甚至 10^{-8} 以下，也就说曼哈顿图中 Y 轴大于 6 甚至大于 8 的那些 SNP 位点才是比较值得研究的。但这些位点依然不能被直接认定为与表型显著相关，因为基因组上基因位点的突变在患者与对照组之间的差异通常有两个来源：自然选择和遗传漂变。其中遗传漂变引起的差异位点在曼哈顿图中很难被识别，一般采用 QQ 图判断研究中强关联 SNP 位点是否与表型显著相关。QQ 图是以 SNP 的 $-\log_{10}(p$ 值）观察值为纵轴，以均匀分布的 $-\log_{10}(p$ 值）理论值为横轴（图 2-7-11）。假如突变位点并非自然选择位点，则图形将集中在一条直线上（图 2-7-11 虚线），如果突变位点与自然选择的性状相关联，则可以看到相互分离的结

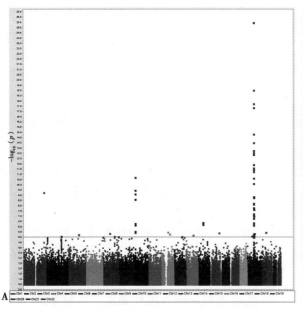

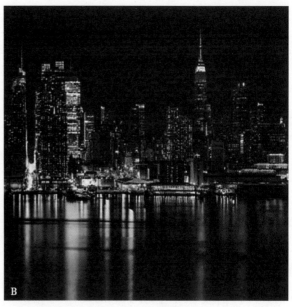

图 2-7-10　曼哈顿图示例和曼哈顿夜景

果，一般 p 值 $> 10^{-3}$ 时出现分离。但当选择的样本有显著的人群分层现象时，则可以看到大量极其显著的关联信号，p 值在 $< 10^{-3}$ 时即开始快速分离（图 2-7-11 实线），提示需要对纳入统计分析的样本进行人群分层分析，根据统计结果剔除离群的样本。

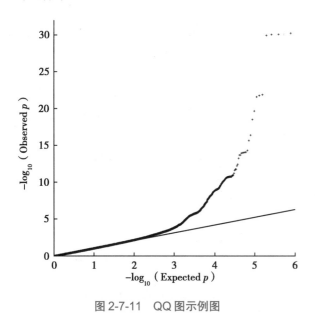

图 2-7-11　QQ 图示例图

（五）基因型填补

填补（imputation）是 GWAS 研究的重要技术，通过这项技术可以精确预测那些没有被芯片覆盖的多态性位点，使得更多的遗传位点应用到关联分析中，从而提高发现新的疾病易感位点的可能性。填补需要以高密度 SNP 构成的单体型（haplotype）作为模板。随着千人基因组计划的完成，超过 7 000 万的多态性位点被发现，由此构建了一张丰富的人类遗传单体型图谱，为基因型填补提供了有力依据。

1. 全基因组常染色体填补

案例 2-7-6：系统性红斑狼疮（SLE）是一种复杂的自身免疫性疾病。既往单种族的 GWAS 发现大量的易感位点。一项中国联合欧洲的 GWAS 研究（中国：1 659 个病例 vs. 3 398 个对照；欧洲：4 036 个病例 vs. 6 959 个对照），通过国际千人基因组数据进行全基因组填补，并进行荟萃分析（meta-analysis）。再通过进一步验证（中国：3 043 个病例 vs. 5 074 个对照；欧洲：2 643 个病例 vs. 9 032 个对照）发现了 10 个新的 SLE 易感位点。

2. 性染色体填补　某些遗传性疾病（如 SLE）的发病与性别显著相关，表明性染色体参与了疾病的发生发展，通过对性染色体的填补，也有望发现新的易感变异。

案例 2-7-7：SLE 是一种自身免疫性结缔组织病，好发于女性，因此认为与 X 染色体重要相关。为了发现 X 染色体上的其他易感位点，有研究利用国际千人基因组数据对既往 GWAS 数据的 X 染色体进行填补，随后在独立样本人群中验证（中国：2 442 个病例 vs. 2 798 个对照），结果发现一个新的 SLE 易感位点 rs5914778（LINC01420），同时结果也验证了 rs5914778 在中国南方人群中与 SLE 相关。

3. **主要组织相容性复合体(major histocompatibility complex, MHC)填补** 目前认为 MHC 区域变异与自身免疫性疾病、肿瘤和感染性疾病等多种疾病有关。MHC 区域特点为基因数目大，连锁性复杂，基因高度多态性。因此在该区域鉴定疾病的易感位点非常困难。通过人群特异性 MHC 参考谱进行填补联合大样本使得疾病在该区域定位成为可能。

案例 2-7-8：在 2016 年开展的一项对 10 689 例中国健康个体的全 MHC 区域深度测序的研究，构建了中国汉族人群的特异性 MHC 参考谱。随后后续有研究利用该 MHC 参考谱对中国 2 818 例个体（1 117 例白癜风患者 vs. 1 701 例对照）进行填补，结果发现，*HLA-DQB1**02：02、*HLA-DQA1**02：01 和 *HLA-DPB1**17：01 与白癜风易感性相关，进一步条件回归分析显示 *HLA-DQB1* 135 氨基酸与 *HLA-B* 45～46 号氨基酸与白癜风关联性最强，该研究结果揭示了中国人群白癜风的 MHC 遗传结构，并扩大了对白癜风发病机制的理解。

三、GWAS 的延伸应用

经过十余年的发展，GWAS 研究产生的数据已被用于解决性状 -SNP 关联以外的许多科学问题。目前，全基因组数据已用于科研、诊断、监测、治疗和预防疾病，越来越多的 GWAS 数据融入医疗保健当中，辅助及促进个体、社区和整个人群的健康（表 2-7-5）。

（张学军）

第七节 RNA 转录组测序技术在遗传病领域的应用及挑战

最近十多年来，随着测序技术的飞速发展，以全基因组测序、转录组测序为代表的组学技术，从一开始的科学研究逐渐运用到临床实践中，为疾病的诊断和治疗带来了新的进展。这些技术手段可以帮助遗传病等领域在分子水平上真正地实现个性化诊疗。在转录水平上，通过高通量 RNA 测序（RNA-seq）及数据分析，可以系统性地获得遗传病患者整体的基因表达水平和基因剪接结构的变化，并可从 RNA 的定性和定量改变情况来揭示遗传病的成因。本节将简要介绍 RNA 转录组学技术，并对该技术在遗传病领域的应用实践进行总结和展望。

一、RNA 转录组学技术

转录组（transcriptome）指的是某特定阶段或

表 2-7-5 GWAS 数据的应用

分析类型	目的
科研	筛选并确定与复杂性状相关联的基因和位点
诊断	在患者症状发作、临床发现或阳性筛查测试之后进行检测，检查发病的遗传学原因
遗传病检测	对于有家族遗传病史的人群进行检测筛查，提供遗传咨询或早期干预
产前筛查	筛查胎儿用于指导生殖选择和早期干预。最常用的方法是无创产前筛查（NIPS）
新生儿疾病筛查	通常检测新生儿患有可获得临床干预的罕见严重遗传病症。新生儿疾病筛查数量和类型在世界各地各不相同，我国刚刚起步
直接面向消费者	通过公司直接向消费者提供基因组测试，服务范围多包含疾病风险预测、祖源分析、运动指导、营养指导、个性特征等
药物基因组学	筛选改变药物反应的遗传变异，目的是告知药物剂量和方案，以提高药物疗效和患者依从性，同时减少副作用并避免危及生命的不良反应
辅助生殖	筛选通过体外受精（IVF）程序产生的胚胎，以选择那些没有特定基因组变体的胚胎用于随后的植入
预后	利用基因变异或表达信息来预测疾病进展、严重程度和结果，以及优化和监测治疗干预措施。也可预测对治疗的不良反应
微生物基因组学	检测与人类健康相互作用并影响人类健康的生物体的基因组。能够理解和追踪感染暴发并鉴定抗生素耐药性背后的基因组变化
尸检和法医	越来越多地应用于死产胎儿和多发性先天性异常的死亡新生儿

状态下的细胞或组织转录出所有 RNA 分子的总和，可反映该样本的基因表达及基因剪接结构情况。根据功能不同，RNA 主要分为两个类型，编码蛋白质的信使 RNA（mRNA）和非编码 RNA，如长链非编码 RNA（lncRNA）、微小 RNA（microRNA）、核糖体 RNA（rRNA）及转运 RNA（tRNA）等。RNA 作为遗传信息的传递者，具有重要的生物学功能，在发育调控等生物过程中扮演着重要角色。在不同组织、不同生命阶段和不同状态下（如正常或疾病状态），基因在表达量和剪接形式上不尽相同。转录组 RNA 的剪接结构和表达丰度的异常也与遗传病、癌症等疾病密切相关。测序技术和转录组数据分析研究，可反映出细胞中基因的表达情况及其调控关系。

随着科学技术的突飞猛进，测序技术也取得了快速发展。20 世纪 70 年代提出的双脱氧链终止法（Sanger 法）测序技术，可以较高精度地鉴定出碱基的变异类型，但其通量较低、效率不高等缺点，使临床应用具有很大的局限性。因此，速度快、费用低、高自动化的第二代高通量测序技术应运而生，并被广泛用于生物学研究中，成为主流的转录组测序技术。二代测序的一般流程包括文库制备、簇的生成、测序和数据分析。其特点在于序列短但通量高，目前一次测序可以获得超过 10Gb 的测序数据。因此，对于绝大多数疾病研究而言，一次 RNA 转录组测序可以全局性获得整个转录组的信息。但由于二代测序获得的每个读长（reads）序列较短，测序片段需要进行拼接，而目前拼接算法并不能达到完全准确。最近几年，三代测序技术也快速发展，通过纳米孔技术进行单分子测序，可以获取非常长的转录本信息，常被称为全长转录组技术。但三代测序技术单碱基的错误率要比二代测序高，需要通过循环测序来进行校正。此外，由于不同长度的全长转录本，进入纳米孔的概率是不同的，因此无法进行准确的转录本定量。所以，如果想获取非常准确的基因转录本剪接结构，可以考虑使用三代测序技术；如果想对转录本进行准确的定量，则更多地借助二代测序技术。

对于遗传病的遗传诊断来说，RNA 转录组学的应用目的是理解患者发生的遗传变异在 RNA 上的表现形式。一种表现是 RNA 的表达量变化，由于真核生物基因存在选择性剪接，一个基因会有许多不同的剪接体（isoform），在很多情况下，遗传病的表现可能是某个特定剪接体的表达量异常变化；另一种表现是 RNA 本身剪接形式的变化，在遗传病中出现了异常的剪接形式及对应的异常剪接体，甚至可以出现不同基因的融合现象。例如，在一种菲律宾人特有的单基因遗传病，X 连锁肌张力障碍 - 帕金森综合症（XDP）中，在 TAF1 基因第 32 个内含子里存在一个转座元件（SINE-VNTR-Alu, SVA）插入变异，引起了内含子保留（intronretention），出现了一个包含部分内含子的异常剪接体，通过可变剪接的变化调控 TAF1 表达量变化，从而导致疾病的发生。因此，将 RNA 转录组学应用于遗传病领域，除了在实验质控、数据比对、转录本拼接和注释、定量之外，其关注的焦点在于准确地定义 RNA 的各种剪接体，以及评估不同 RNA 剪接形式的表达量变化。

二、RNA 转录组学在遗传病诊疗的应用及挑战

目前针对遗传病的分子诊断，无论是在科学研究中还是临床应用中，基于 DNA 的测序手段（如全外显子组测序和全基因组测序）仍然是首选的解决方案。然而，根据过往积累的 GWAS 数据可知，88% 的基因组的胚系变异（germline mutation）位于基因组的非编码区域，这些区域除了众多调控区域序列之外，大部分会转录成各种非编码 RNA。这些基因组非编码区域不能被全外显子组测序所覆盖，导致目前运用全外显子组测序技术进行孟德尔疾病诊断，大致有 50%～75% 的患者难以确定致病变异。全基因组测序虽然理论上可以测得非编码区域，但由于成本所限，测序深度往往较低，而且受限于当前的知识积累，绝大部分基因组中非编码区的功能是未知的，即使检测出非编码区的变异，也难以评估这些变异所引起的功能异常和临床影响。在这种情况下，可以在 RNA 转录水平上解释致病变异的内在分子机制，目前也成为遗传病诊断领域中的一个新的研究热点。

2017 年 Cummings 等人在 Science Translational Medicine 期刊上发表首次利用转录组学测

序手段，提高了孟德尔遗传病的诊断率。他们纳入了 50 例罹患罕见肌肉疾病患者，并收集了 180 例骨骼肌样本作为对照组。通过对这些组织样本进行高通量 RNA 转录组测序，发现在患者中出现的特异性转录本的变化，主要是各种 DNA 变异引起的 RNA 剪接事件的改变，最终为 35% 的患者给出了致病原因的诊断。值得一提的是，这项工作是在这些患者先前 DNA 水平上的遗传诊断宣告失败的情况下进行的。因此，将两种手段相结合，可以极大地提高患者的基因诊断率。类似的工作还包括同年 Luso 等人在 *Nature communications* 期刊上发表的使用 RNA 转录组测序技术对成纤维细胞进行测序，检测线粒体病患者的 mRNA 可变剪接事件，为 10% 的患者给出了基因诊断结果；2019 年 Gonorazky 等人在 *The American Journal of Human Genetics* 期刊发表了针对单基因遗传神经肌肉疾病运用 RNA 转录组测序技术的研究。

综上所述，目前相对于 DNA 测序的应用，利用转录组学对遗传病进行遗传诊断的应用范围还比较局限。因为 RNA 转录组测序技术使用的前提条件是获得疾病靶器官的组织样本。DNA 水平的检测通过血液样本即可实现，其研究和临床应用的门槛相对较低。就 RNA 水平的检测，对于未获得明确诊断且无法获取病理组织的患者来说，取样成为基于 RNA 转录组学遗传诊断的一大障碍。在 Gonorazky 等人的工作中，特地就这一问题进行了探究，同时对肌肉组织、成纤维细胞和血液样本进行了 RNA 转录组测序，利用相同的数据分析框架，结果发现直接使用血液 RNA 转录组测序数据并不能辅助遗传诊断。

因此，在未来一段时间内，RNA 转录组技术还是作为 DNA 水平遗传诊断的一种辅助手段。在 DNA 水平无法明确诊断且比较容易取到样品组织（如皮肤、肌肉等可穿刺取样部位）的情况下，则可进行取样组织的 RNA 转录组测序。通过 RNA 层面上的表达量变化和剪接结构的变化，为患者提供明确的诊断依据。如果疾病相关的靶器官难以获得组织样本，如脑组织等，在技术上可通过获取患者的皮肤或血液样本，将其诱导成为多能干细胞（iPSC），然后再分化成特定的靶器官细胞进行 RNA 转录组测序，但这种方案成本巨大，目前仅局限于基础研究中。但随着新技术的发展和成本的下降，RNA 转录组学有望在遗传病中得到更多的关注和临床应用。

（赵　屹）

第八节　细胞水平基因编辑

基因编辑工具的出现，尤其是成簇的规律间隔的短回文重复序列 /CRISPR 相关（clustered regularly interspaced short palindromic repeats/CRISPR-associated，CRISPR/Cas）技术的发明，大大简化了基因操作。该技术以其高效性、低成本性和简易性等特点，在疾病模型构建和疾病治疗中得到了越来越广泛的应用。目前，Cas9 家族成员不断扩大，形成了以 Cas9、Cpf1 为核心的多元化编辑系统，并在此基础上发展出单碱基编辑系统。结合以往的基因编辑手段，研究者能够实现对遗传疾病开展多样化研究。利用细胞模型去模拟疾病对临床治疗和机制解析具有重要意义，本节将简单地介绍目前本领域取得的一些进展。

在介绍其他进展之前，新型基因编辑方法——先导编辑（prime editing，PE）近期被报道。因为 PE 为革新的方法，在此进行介绍。PE 可以实现包括碱基转换和颠换的编辑（特别是碱基颠换，目前利用单碱基编辑技术无法实现碱基颠换）、碱基插入和缺失等的不同编辑用途。理论上约 89% 的人类遗传病致病性突变可以利用 PE 进行修复。该技术的研发将大大增强人类靶向基因编辑的能力，毋庸置疑其将在基础和临床基因治疗研究领域获得广泛的应用。该方法的核心组成包括：将鼠白血病病毒（MLV）反转录酶与有 DNA 序列识别功能、仅有单链 DNA 缺口酶活性的 Cas9 蛋白融合成为一个新的功能蛋白；另外需要一段 RNA 序列即先导编辑向导 RNA（prime editing-guide RNA，pegRNA），pegRNA 由 3 个部分组成，包括单链向导 RNA（single-stranded guide RNA，sgRNA，该部分用来识别靶序列）、引物结合位点（prime binding site，PBS）和储存有靶向位点编辑信息的反转录模板（RT template with edit）。PE 作用的具体过程为：首先，在 pegRNA 的引导下，突变的 Cas9（H840A 突变体，仅有切口酶活性，但是无双链 DNA 切割活性）切断靶位点单链 DNA，带有切口的靶 DNA 链与 pegRNA 的 3′ 端 PBS 序列互补并结合，之后反转录酶发挥功能。反转录酶沿反转录模板序列进行反转录反应（RT, reverse transcription），而指导反转录的信息来自反转录模板。反转录反应结束后 DNA 链的切口处会形成处在动态平衡中的 5′ 端和 3′ 端悬臂（flap）结构，其中 3′ 端 flap 结构的 DNA 链携带有目标突变，而 5′ 端 flap 结构的 DNA 链则无任何突变（仍然为野生型）。细胞内 5′ 端 flap 结构易被结构特异性内切酶识别并切除，之后经利用细胞内源性 DNA 修复机器作用，靶位点便实现了精准的基因编辑。

因为通过胚胎干细胞和受精卵的基因操作，能够建立相关的动物疾病模型，关于动物模型构建内容在本章第九节介绍，本节不包括这些内容。

一、细胞水平疾病模型的建立

利用转录激活因子样效应物核酸酶（transcription activator-like effector nuclease, TALEN）技术和 CRISPR/Cas9 基因编辑技术，研究者已经能够利用干细胞去建立干细胞疾病模型，包括进行性假肥大性肌营养不良（Duchenne muscular dystrophy, DMD）、白血病、糖尿病以及心脏病等，其突变形式覆盖了移码突变、插入 / 缺失突变、点突变等。这些细胞疾病模型的建立，有助于帮助科学家研究疾病发生、发展的信号通路，寻找新的药物作用靶点。利用基因编辑对靶细胞来源的对应肿瘤细胞进行编辑（如多囊肾疾病），利用人胚胎肾细胞 293（human embryonic kidney-293，即 HEK-293 细胞），可以将对应突变定点导入相应的肿瘤细胞中，这样可以研究相关的作用机制，特别是如剪接位点突变如何影响基因剪接。

二、细胞水平基因治疗

1. 基因编辑技术在肌营养不良基因治疗中的应用 肢带型肌营养不良 2G 型（limb-girdle type muscular dystrophy 2G, LGMD2G）为常染色体隐性遗传，是由不同长度的致病性微重复序列造成的疾病。在 LGMD2G 患者东亚人群中，存在一种疾病等位基因 TCAP（telethonin/titin-cap）突变，其 1 号外显子中存在着 8bp 的微重复序列。DNA 双链断裂的修复通路主要有非同源末端连接（non-homologous end-joining, NHEJ）和同源定向修复（homology-directed repair, HDR），除此之外，还存在不常用的微同源介导的末端连接（microhomology-mediated end-joining, MMEJ），它主要利用损伤区域的微同源片段（2～25bp）发生反应，切除非同源单链 DNA（single-stranded DNA, ssDNA），最后将断裂的 DNA 重新连接在一起。基于这一原理，开发了 Cas9-MMEJ 可编程基因治疗方法。研究人员获得了来源于 LGMD2G 患者 TCAP 微重复纯合突变的诱导多能干细胞（induced pluripotent stem cells, iPSC），针对 TCAP 上 8bp 微重复，研究人员设计了靶向 sgRNA，通过电穿孔方式将纯化的化脓性链球菌 Cas9 蛋白（Streptococcus pyogenes Cas9, SpCas9）与 sgRNA 形成的核糖核蛋白复合体（ribonucleoproteins complex, RNP）导入 iPSC，结果显示平均约有 57% 的等位基因包含了与野生型等位基因相同的精确的 8bp 删除后的序列。

以进行性假肥大性肌营养不良（DMD）为例，通过 NHEJ 介导基因编辑方式在 DMD 患者来源的成肌细胞内删除致病外显子 [移码（frameshift）和外显子跳读（exon-skipping）]，可以实现对 DMD 致病突变的修复。由于 NHEJ 通常会引起插入和缺失突变，这种策略的应用范围较小，只适合敲除导致疾病的基因，无法做到对突变基因的定点修复。

2. 基因编辑技术在 β- 地中海贫血（含镰状细胞贫血）细胞治疗中的应用 目前能够治愈 β- 地中海贫血的主要方法就是造血干细胞移植。然而，昂贵的治疗费用以及血液配型限制了其在临床上的应用。近年来，CRISPR/Cas9 技术的快速发展，使基因治疗成为 β- 地中海贫血（含镰状细胞贫血）极有前景的临床治疗方法。将 CRISPR/Cas9 联合腺相关病毒（adeno-associated virus, AAV）修复，转染 β- 地中海贫血患者的 iPSC，发现基因修正效率达到 90%。基于 α- 珠蛋白链与 β- 珠蛋白链不平衡所导致的溶血性 β- 地中海贫血的病理学特征，以及当 α- 地中海贫血合并 β- 地中海贫血时，如果减少过多的游离的 α- 珠蛋白，便能够减轻患者地中海贫血的临床表现。因此从 β- 地中海贫血患者体内获得造血干细胞 CD34$^+$，利用 CRISPR/Cas9 系统对 α- 珠蛋白的 MCS-R2 增强子进行删除,使 α- 珠蛋白表达下调,从而纠正了 α- 珠蛋白链与 β- 珠蛋白链不平衡问题。

3. 基因编辑技术在血友病细胞模型中的应用 最常见的血友病类型是血友病 A(hemophilia A, HA),是由凝血因子Ⅷ(FⅧ)缺乏而引起的。另一种类型为血友病 B(hemophilia B, HB),由凝血因子Ⅸ(FⅨ)缺陷引起。目前表达人 *FⅧ* 或人 *FⅨ* 的腺相关病毒载体已经作为 HA 或 HB 基因治疗方法在进行临床试验。然而,对 AAV 衣壳的免疫反应限制了该方法更广泛地应用,因此急需一种替代方案。利用 AAV 介导的体内同源重组技术,将 *FⅨ* 编码序列敲入鼠的白蛋白(albumin)位点,能够在疾病模型上取得治疗的效果。

4. 基因编辑技术在 T 细胞中的应用 T 细胞在免疫介导的癌症、传染病和自身免疫疾病的控制中发挥核心作用。诸如免疫检查点抑制剂和细胞治疗等免疫疗法正在改变癌症治疗方案。在原代人 T 细胞利用 sgRNA 慢病毒感染合并 Cas9 蛋白电穿孔(sgRNA lentiviral infection with Cas9 protein electroporation, SLICE)技术在全基因组范围内实现功能丧失筛选,在人原代 T 细胞中删除四个靶标基因后,T 细胞的增殖和抗癌能力显著增强。这对于肿瘤治疗非常重要。

5. 基于单碱基编辑的遗传病修复策略 由于基于同源重组的定点编辑效率低下,为了解决这些问题,单碱基编辑系统应运而生。它通过利用 Cas9 突变体(dCas9/nCas9)与脱氨酶融合成单碱基编辑工具,在不引起双链 DNA 断裂的情况下,可将靶序列中胞嘧啶核苷突变为胸腺嘧啶核苷(C > T),或将腺嘌呤核苷突变为鸟嘌呤核苷(A > G)。利用这项新兴技术,研究者成功在 HEK-293、中国仓鼠卵巢细胞(Chinese hamster ovary cell, 简称 CHO 细胞)等细胞系上对 *EMX1*[空通气孔同源框 1(empty spiracles homeobox 1)]、*FANCF*、*RNF2*[环指蛋白 2(ring finger protein 2)]等基因进行了编辑,并修复了阿尔茨海默病相关的基因突变[载脂蛋白 E(apolipoprotein E, *APOE4*)]和人乳腺癌细胞系的 *TP53*[肿瘤抑制蛋白 P53(tumor protein P53)]基因突变。研究者还利用碱基编辑工具在 HEK-293 T 细胞 *CTNNB1* 引入突变(p.S33F),研究突变蛋白与 Wnt 通路的相互作用。

6. 生殖细胞基因编辑和体细胞基因编辑 目前在胚胎水平上针对遗传病的基因编辑(修复)在科学、技术、伦理方面仍然不能被接受。因此,体细胞水平的编辑可能是疾病治疗最能够被接受的方法。但在体细胞上进行编辑,往往需要借助多聚物、AAV 等将基因编辑工具递送至靶向细胞。或者通过体外编辑患者来源的成体干细胞,将成功修复的细胞回输给患者或者定向分化成目标组织和器官,通过手术手段达到治疗目的。然而目前这些方法仍需要通过不断地研究,让技术更加成熟,才能让患者更好地受益。

三、在细胞水平解析致病机制

突变后,可能对细胞生成以下影响,如突变蛋白在细胞中的定位发生异常、突变使对应蛋白质功能失去 / 增强、突变使细胞增殖或者凋亡发生变化等。将编码基因插入真核表达载体中(一般融合 *EGFP* 或者加上其他标签 *Flag*、*Myc* 等),将对应的表达载体导入人类细胞(肿瘤细胞系),检测突变蛋白在细胞中的定位变化。在确定基因表达的基础上,检测蛋白质的定位变化。也可以直接检测蛋白质表达量。如果致病基因编码的蛋白质为酶或分子伴侣,可以测定酶 / 分子伴侣活性的变化,从而解释致病机制。如果是离子通道,可以直接测定离子通道的功能变化。如果是转录因子,可能存在对靶基因启动子结合发生变化,可以利用凝胶阻滞分析去检测相关的变化。具体需要根据编码蛋白的功能来具体检测相关的功能变化。突变可能对细胞产生毒性或者对细胞的增殖产生影响,这样可以通过检测细胞周期、细胞凋亡情况来解析相关的致病机制。目前因为基因编辑方法的发展,可以实现将标签直接插入到致病基因编码对应的 N 端或者 C 端蛋白质中。如果基因本身不表达,可以通过置换启动子、利用 CRISPR/Cas9 激活转录等实现致病基因的表达。这些都将为细胞水平,突变致病基因的解析提供新的研究方法。

(谷 峰)

第九节 人类疾病动物模型

人类疾病动物模型是指实验动物获得与人类相似的疾病表型或症状。通过对动物模型研究,可以阐明疾病的致病机制和探索临床治疗新的方法，为人类的疾病治疗提供有关的基础和依据。目前常用的动物种类包括小鼠、大鼠、兔子、猪、羊、猴子等。另外，在低等生物也可以实现基因编辑，如细菌、酵母、果蝇、线虫、斑马鱼、鸟（禽）类等。根据不同的疾病选取合适的动物十分重要。按动物模型的制造方法进行分类，可以分为传统疾病动物模型和遗传改造动物模型，两者的根本区别在于是否经过基因改造。

一、传统疾病动物模型

传统疾病动物模型是根据人类疾病的临床表现，利用手术、物理或者化学的方法建立疾病模型。常用于肿瘤疾病、心血管疾病、代谢性疾病等疾病的模拟，主要用于非遗传性疾病的研究。优点在于成本相对较低，缺点是模拟的表型有限，难以全面地体现疾病的发展趋势和所有症状，不能充分反映疾病的致病机制和治疗效果。

二、遗传改造疾病动物模型

遗传改造疾病动物模型是指通过遗传改造技术对动物的胚胎进行定向改造或对目的基因进行编辑，培育繁殖后获得具有相应症状的动物模型，主要用于遗传性疾病的研究。根据不同的遗传改造技术分为以下几种类型：

1. 以传统转基因技术构建的疾病动物模型 传统转基因技术是指将外源的 DNA 随机插入宿主 DNA，使之能稳定地表达和遗传的一项技术，包括体细胞核移植、原核显微注射和慢病毒载体法等。通过显微注射，将外源的质粒载体或 DNA 片段甚至含目的序列的病毒载体注射到受精卵中，并通过一定筛选标记筛选出成功插入目的 DNA 的胚胎。该技术的缺点是外源 DNA 的整合是随机的，表现为两个方面的影响：一是外源 DNA 本身的表达情况会由于位置关系受到影响；二是宿主本身的基因表达可能会因外源 DNA 的插入而减弱或增强，尤其是影响到关键基因时可能会直接影响到表型。虽然传统的转基因技术潜在风险相对较大，但也不失为一种相对简单的技术。

2. 以同源重组技术构建的疾病动物模型 同源重组技术是利用带有与宿主同源的 DNA 片段与宿主的目的区域进行同源重组，替换宿主原来

的 DNA 序列，从而将所需基因或片段 DNA 整合到宿主基因组中的技术。一般是先对胚胎干细胞（embryonic stem cell，简称 ES 细胞）进行改造，再将改造后筛选的 ES 细胞显微注射到囊胚中，获得嵌合体，再对嵌合体的子代进行筛选，找到能稳定遗传的个体。为了实现条件性敲除，可以使用环化重组酶（cyclization recombination enzyme，Cre）/loxP 位点［locus of X（cross）-over in P1，LoxP］和重组酶（flip recombinase，Flp）/ 重组酶识别靶点（flp recognition target，FRT）。Cre 和 Flp 是重组酶，能识别特定的靶序列并切割，不需要辅助因子。LoxP 和 FRT 则分别是 Cre 和 Flp 识别和切割的一段很短的靶序列。首先，在体外设计构建两端含有 LoxP 或 FRT 的目的基因序列，再将该序列转入 ES 细胞，并再次转入囊胚获得嵌合体，最后筛选嵌合体子代获得稳定遗传的个体。其次，以类似方法获得 Cre 或 Flp 重组酶动物个体，通过设计不同的特异性启动子就可以使重组酶在特定的组织或器官中表达。最后，将两种动物个体杂交，重组酶与靶序列有一定概率在同一受精卵中，在胚胎发育过程中，表达的重组酶就会对目的基因的两侧靶序列进行切割，从而达到敲除特定基因的目的。该技术的缺点是操作较为烦琐，周期较长，受限于特定物种的 ES 细胞，并且该技术主要是用于基因敲除。

3. 以新型基因编辑技术构建的疾病动物模型 新型基因编辑技术是可以直接对特定序列或区域进行基因编辑改造，并与其他技术相结合，实现基因敲入、基因敲除或敲减等甚至控制基因表达的一项技术。目前常用的基因编辑工具有锌指核酸酶（zinc finger nuclease，ZFN）、转录激活因子样效应物核酸酶（transcription activator-like effector nuclease，TALEN）和成簇的规律间隔的短回文重复序列/CRISPR 相关（clustered regularly interspaced short palindromic repeats/CRISPR-associated，CRISPR/Cas）。其中，CRISPR/Cas 系统中的 CRISPR/Cas9 由于效率较高、成本较低、操作简便，是当前应用最广泛的基因编辑工具。

CRISPR/Cas9 由 Cas9 核酸酶和一段 sgRNA 组成，在 sgRNA 引导下识别含有前间区序列邻近基序（protospacer adjacent motif，PAM）的靶序列，最终由 Cas9 核酸酶进行切割，产生双链断裂

（double strand break，DSB）。在未引入修复模板的情况下，发生非同源末端连接（non-homologous end-joining，NHEJ）修复，而当引入模板时，发生同源重组（homologous recombination，HR）修复。利用 DSB 与这两种 DNA 修复方式，直接对受精卵显微注射 Cas9 核酸酶与 sgRNA，就可以实现基因敲除与基因敲入。利用这项技术可以实现构建与患者突变完全一样的动物疾病模型。那能否实现在不需要模板的情况下直接定向改造原始序列呢？近几年发现的单碱基编辑系统可以实现碱基的定向改变，这套系统由单碱基编辑酶与失活的 Cas9 和 sgRNA 组成，由于 Cas9 是失活的，所以只发挥结合而不发挥切割的作用，由单碱基编辑酶发挥编辑功能。目前有两种单碱基编辑酶，即胞苷脱氨酶和腺苷脱氨酶，分别使碱基 C 变为 T 和 A 变为 G。单碱基在细胞水平的治疗和疾病模拟请参见本章第八节。该技术虽然效率高，但却存在较多的脱靶现象，即在非靶序列处产生了编辑，从而会影响动物模型构建的精度，可能会造成后续的实验误差。不论是哪一套系统，都难以避免脱靶的产生。目前高保真 Cas9 突变体为构建动物疾病模型奠定了基础。动物模型的脱靶，部分可以通过后代杂交的方式去除。因为位于不同染色体的基因在配子形成过程中自由组合，这样，脱靶所在基因将与致病基因所在的染色体随机分离，杂交多代后将把脱靶率降低。需要特别注意，脱靶的共分离（致病基因与脱靶位点紧密连锁），如果出现紧密连锁，很难通过杂交的方法去除脱靶。随着全基因组测序技术和基因编辑技术的发展，脱靶问题将逐渐得到更好

的解决。CRISPR/Cas9 系统还是有着较明显的优势，既可以用于动物模型的构建，也可以用于后续的机制研究和治疗探索。另外，CRISPR/Cas9 系统不依赖胚胎干细胞，所以对于任何有受精卵的动物（比如非人灵长类——猴），理论上都能够被基因编辑。另外，特别是免疫相关的疾病，因为考虑到人类和其他动物（特别是小鼠）免疫学差异，即使敲入患者相同的突变也可能无法完全模拟疾病。在模拟移码突变时，需要把整个区间的序列都替换为患者相关基因片段，否则，移码后部的序列人和其他物种产生的截短蛋白也会出现很大的差异。实验动物还需要考虑基因家族的问题，人和其他动物可能同一个基因，基因家族也会有不同的成员，有研究表明，单个基因突变，对整个基因家族基因表达都产生影响，这在动物疾病模型的构建和分析时都需要考虑到。对于小鼠没有人类相关基因，如果仍然希望构建如小鼠动物模型，可以考虑把相关的致病基因开发可读框放到 *AAVS1* 等位点，同时加上诱导表达原件，这样可以实现可控表达。如果希望利用整体动物进行药物筛选，如线虫、果蝇和斑马鱼作为动物疾病模型因为生长快，花费低，遗传操作更成熟等优势，使其有明显的优势。

总之，动物模型的选择和构建是研究遗传病的基础，一般首先选择成熟动物模型。若当前没有这样的动物模型，再根据疾病的具体情况，应用合适的工具构建人类疾病动物模型。动物疾病模型的构建对于人类疾病的机制解析和相关治疗方法/药物的研发具有重要意义。

（谷　峰）

参 考 文 献

[1] Morton NE. Sequential tests for the detection of linkage[J]. Am J Hum Genet, 1955, 7(3): 277-318.

[2] Morton NE. The detection and estimation of linkage between the genes for elliptocytosis and the Rh blood type[J]. An J Hum Genet, 1956, 8(2): 80-96.

[3] Ott J. Estimation of the recombination fraction in human pedigrees: efficient computation of the likelihood for human linkage studies[J]. Am J Hum Genet, 1974, 26(5): 588-597.

[4] Lathrop GM, Lalouel JM, Julier C, et al. Strategies for multilocus linkage analysis in humans[J]. Proc Nat Acad Sci U S A, 1984, 81(11): 3443-3446.

[5] Ott J. Analysis of Human Genetic Linkage[M]. Baltimore: Johns Hopkins University Press, 1985.

[6] 谢久永, 刘国仰, 黄尚志, 等. Wilson 病基因区域 cosmid 克隆的分离（论著摘要）[J]. 中国医学科学院学报, 1996, 18(6): 467.

[7] 陈凡, 黄尚志, 潘晓丽, 等. 应用限制酶切片段长度

多态性连锁分析检测进行性肌营养不良基因的携带者 [J]. 中华医学杂志, 1991, 71 (6): 339-341.

[8] Xu S, Huang S, Lo WH. A new approach to gene diagnosis of Duchenne/Becker muscular dystrophy--amplified fragment length polymorphisms[J]. Chin Med Sci J, 1994, 9 (3): 137-142.

[9] 黄尚志, 方炳良, 初海鹰, 等. 中国人苯丙氨酸羟化酶基因内短串联重复序列多态性的分析及应用 [J]. 中华医学杂志, 1995, 75 (1): 22-24.

[10] 黄尚志. 实验室检测的质量控制 [M] // 陆国辉. 产前遗传病诊断. 北京: 人民卫生出版社, 2019.

[11] Ng PC, Henikoff S. SIFT: Predicting amino acid changes that affect protein function[J]. Nucleic Acids Res, 2003, 31 (13): 3812-3814.

[12] Adzhubei I, Jordan DM, Sunyaev SR. Predicting functional effect of human missense mutations using PolyPhen-2[M]. Curr Protoc Hum Genet, 2013, Chapter 7: Unit7.20.

[13] Schwarz JM, Rödelsperger C, Schuelke M, et al. MutationTaster evaluates disease-causing potential of sequence alterations[J]. Nat Methods, 2010, 7 (8): 575-576.

[14] Ioannidis NM, Rothstein JH, Pejaver V, et al. REVEL: An Ensemble Method for Predicting the Pathogenicity of Rare Missense Variants[J]. Am J Hum Genet, 2016, 99 (4): 877-885.

[15] Jagadeesh KA, Wenger AM, Berger MJ, et al. M-CAP eliminates a majority of variants of uncertain significance in clinical exomes at high sensitivity[J]. Nat Genet, 2016, 48 (12): 1581-1586.

[16] Alirezaie N, Kernohan KD, Hartley T, et al. ClinPred: Prediction Tool to Identify Disease-Relevant Nonsynonymous Single-Nucleotide Variants[J]. Am J Hum Genet, 2018, 103 (4): 474-483.

[17] Jian X, Boerwinkle E, Liu X. In silico prediction of splice-altering single nucleotide variants in the human genome[J]. Nucleic Acids Res, 2014, 42 (22): 13534-13544.

[18] Xiong HY, Alipanahi B, Lee LJ, et al. RNA splicing. The human splicing code reveals new insights into the genetic determinants of disease[J]. Science, 2015, 347 (6218): 1254806.

[19] Ewans LJ, Schofield D, Shrestha R, et al. Whole-exome sequencing reanalysis at 12 months boosts diagnosis and is cost-effective when applied early in Mendelian disorders[J]. Genet Med, 2018, 20 (12): 1564-1574.

[20] Basel-Salmon L, Orenstein N, Markus-Bustani K, et al. Improved diagnostics by exome sequencing following raw data reevaluation by clinical geneticists involved in the medical care of the individuals tested[J]. Genet Med, 2019, 21 (6): 1443-1451.

[21] Wright CF, McRae JF, Clayton S, et al. Making new genetic diagnoses with old data: iterative reanalysis and reporting from genome-wide data in 1,133 families with developmental disorders[J]. Genet Med, 2018, 20 (10): 1216-1223.

[22] Richards S, Aziz N, Bale S, et al. Standards and guidelines for the interpretation of sequence variants: a joint consensus recommendation of the American College of Medical Genetics and Genomics and the Association for Molecular Pathology[J]. Genet Med, 2015, 17 (5): 405-424.

[23] Visscher PM, Wray NR, Zhang Q, et al. 10 Years of GWAS Discovery: Biology, Function, and Translation[J]. Am J Hum Genet, 2017, 101 (1): 5-22.

[24] Choi M, Scholl UI, Ji W, et al. Genetic diagnosis by whole exome capture and massively parallel DNA sequencing[J]. Proc Natl Acad Sci U S A, 2009, 106 (45): 19096-19101.

[25] Lange LA, Hu Y, Zhang H, et al. Whole-exome sequencing identifies rare and low-frequency coding variants associated with LDL cholesterol[J]. Am J Hum Genet, 2014, 94 (2): 233-245.

[26] Wu Y, Zheng Z, Visscher PM, et al. Quantifying the mapping precision of genome-wide association studies using whole-genome sequencing data[J]. Genome Biol, 2017, 18 (1): 86.

[27] Zhang XJ, He PP, Wang ZX, et al. Evidence for a major psoriasis susceptibility locus at 6p21 (PSORS1) and a novel candidate region at 4q31 by genome-wide scan in Chinese hans[J]. J Invest Dermatol, 2002, 119 (6): 1361-1366.

[28] Zhang X, Wang H, Te-Shao H, et al. The genetic epidemiology of psoriasis vulgaris in Chinese Han[J]. Int J Dermatol, 2002, 41 (10): 663-669.

[29] Zhang XJ, Huang W, Yang S, et al. Psoriasis genome-wide association study identifies susceptibility variants within LCE gene cluster at 1q21[J]. Nat Genet, 2009, 41 (2): 205-210.

[30] Han JW, Zheng HF, Cui Y, et al. Genome-wide association study in a Chinese Han population identifies nine new susceptibility loci for systemic lupus erythematosus[J]. Nat Genet, 2009, 41 (11): 1234-1237.

[31] Morris DL, Sheng Y, Zhang Y, et al. Genome-wide association meta-analysis in Chinese and European individuals identifies ten new loci associated with systemic lupus erythematosus[J]. Nat Genet, 2016, 48 (8): 940-946.

[32] Zhu Z, Liang Z, Liany H, et al. Discovery of a novel genetic susceptibility locus on X chromosome for systemic lupus erythematosus[J]. Arthritis Res Ther, 2015, 17: 349.

[33] Zhou F, Cao H, Zuo X, et al. Deep sequencing of the MHC region in the Chinese population contributes to studies of complex disease[J]. Nat Genet, 2016, 48 (7): 740-746.

[34] Yang C, Wu J, Zhang X, et al. Fine-mapping analysis of the MHC region for vitiligo based on a new Han-MHC reference panel[J]. Gene, 2018, 648: 76-81.

[35] Aneichyk T, Hendriks WT, Yadav R, et al. Dissecting the Causal Mechanism of X-Linked Dystonia-Parkinsonism by Integrating Genome and Transcriptome Assembly[J]. Cell, 2018, 172 (5): 897-909.e21.

[36] Cummings BB, Marshall JL, Tukiainen T, et al. Improving genetic diagnosis in Mendelian disease with transcriptome sequencing[J]. Sci Transl Med, 2017, 9 (386): eaal5209.

[37] ENCODE Project Consortium. An integrated encyclopedia of DNA elements in the human genome[J]. Nature, 2012, 489 (7414): 57-74.

[38] Gonorazky HD, Naumenko S, Ramani AK, et al. Expanding the Boundaries of RNA Sequencing as a Diagnostic Tool for Rare Mendelian Disease[J]. Am J Hum Genet, 2019, 104 (5): 1007.

[39] Goodwin S, McPherson JD, McCombie WR. Coming of age: ten years of next-generation sequencing technologies[J]. Nat Rev Genet, 2016, 17 (6): 333-351.

[40] Kremer LS, Bader DM, Mertes C, et al. Genetic diagnosis of Mendelian disorders via RNA sequencing[J]. Nat Commun, 2017, 8: 15824.

[41] Tilgner H, Jahanbani F, Blauwkamp T, et al. Comprehensive transcriptome analysis using synthetic long-read sequencing reveals molecular co-association of distant splicing events[J]. Nat Biotechnol, 2015, 33 (7): 736-742.

[42] Wright CF, FitzPatrick DR, Firth HV. Paediatric genomics: diagnosing rare disease in children[J]. Nat Rev Genet, 2018, 19 (5): 325.

[43] Hsu PD, Lander ES, Zhang F. Development and applications of CRISPR-Cas9 for genome engineering[J]. Cell, 2014, 157 (6): 1262-1278.

[44] Sander JD, Joung JK. CRISPR-Cas systems for editing, regulating and targeting genomes[J]. Nat Biotechnol, 2014, 32 (4): 347-355.

[45] Komor AC, Kim YB, Packer MS, et al. Programmable editing of a target base in genomic DNA without double-stranded DNA cleavage[J]. Nature, 2016, 533 (7603): 420-424.

[46] Gaudelli NM, Komor AC, Rees HA, et al. Programmable base editing of A*T to G*C in genomic DNA without DNA cleavage[J]. Nature, 2017, 551 (7681): 464-471.

[47] Tabebordbar M, Zhu K, Cheng JKW, et al. In vivo gene editing in dystrophic mouse muscle and muscle stem cells[J]. Science, 2016, 351 (6271): 407-411.

[48] King A. A CRISPR edit for heart disease[J]. Nature, 2018, 555 (7695): S23-S25.

[49] Iyer S, Suresh S, Guo D, et al. Precise therapeutic gene correction by a simple nuclease-induced double-stranded break[J]. Nature, 2019, 568 (7753): 561-565.

[50] Young CS, Hicks MR, Ermolova NV, et al. A Single CRISPR-Cas9 Deletion Strategy that Targets the Majority of DMD Patients Restores Dystrophin Function in hiPSC-Derived Muscle Cells[J]. Cell Stem Cell, 2016, 18 (4): 533-540.

[51] Dever DP, Bak RO, Reinisch A, et al. CRISPR/Cas9 β-globin gene targeting in human haematopoietic stem cells[J]. Nature, 2016, 539 (7629): 384-389.

[52] Mettananda S, Fisher CA, Hay D, et al. Editing an α-globin enhancer in primary human hematopoietic stem cells as a treatment for β-thalassemia[J]. Nat Commun, 2017, 8 (1): 424.

[53] Barzel A, Paulk NK, Shi Y, et al. Promoterless gene targeting without nucleases ameliorates haemophilia B in mice[J]. Nature, 2014, 517 (7534): 360-364.

[54] Shifrut E, Carnevale J, Tobin V, et al. Genome-wide CRISPR Screens in Primary Human T Cells Reveal Key Regulators of Immune Function[J]. Cell, 2018, 175 (7): 1958-1971.e15.

[55] Wefers B, Bashir S, Rossius J, et al. Gene editing in mouse zygotes using the CRISPR/Cas9 system[J]. Methods, 2017, 121-122: 55-67.

[56] Walsh NC, Kenney LL, Jangalwe S, et al. Humanized Mouse Models of Clinical Disease[J]. Annu Rev Pathol, 2017, 12: 187-215.

[57] Lieschke GJ, Currie PD. Animal models of human disease: zebrafish swim into view[J]. Nat Rev Genet, 2007, 8 (5): 353-367.

[58] Ménoret S, Tesson L, Remy S, et al. Advances in transgenic animal models and techniques[J]. Transgenic Res, 2017, 26 (5): 703-708.

[59] Thomas KR, Capecchi MR. Site-directed mutagenesis by gene targeting in mouse embryo-derived stem cells[J]. Cell, 1987, 51 (3): 503-512.

[60] Schmidt-Supprian M，Rajewsky K. Vagaries of conditional gene targeting[J]. Nat Immunol，2007，8（7）：665-668.

[61] Platt RJ，Chen S，Zhou Y，et al. CRISPR-Cas9 knockin mice for genome editing and cancer modeling[J]. Cell，2014，159（2）：440-455.

[62] Chen D，Xu T，Tu M，et al. Recapitulating X-Linked Juvenile Retinoschisis in Mouse Model by Knock-In Patient-Specific Novel Mutation[J]. Front Mol Neurosci，2018，10：453.

[63] Yoshimi K，Kunihiro Y，Kaneko T，et al. ssODN-mediated knock-in with CRISPR-Cas for large genomic regions in zygotes[J]. Nat Commun，2016，7：10431.

[64] Gaudelli NM，Komor AC，Rees HA，et al. Programmable base editing of A·T to G·C in genomic DNA without DNA cleavage[J]. Nature，2017，551：464-471.

[65] Wang Y，Li H，Zang S，et al. Photoreceptor Cell-Derived CAPN5 Regulates Retinal Pigment Epithelium Cell Proliferation Through Direct Regulation of SLIT2 Cleavage[J]. Invest Ophthalmol Vis Sci，2018，59（5）：1810-1821.

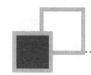

第一章　心血管系统罕见病

心血管疾病是常见病、多发病，也是现今导致人群死亡的首要原因。人们对心血管系统的常见病非常关注，但是对其中的罕见病却知之甚少。美国国立卫生研究院（NIH）罕见病研究办公室主任 Anne Pariser 博士的一段话充分展示了这种现状："罕见病的患者看了一个又一个医生，往往花很多时间都不知道到底得的是什么病。最后等他们找到那个领域的专家的时候，都快绝望了。"

目前 NIH 认定的心血管系统罕见病有 130 余种。和罕见病总体的特点相似，心血管系统罕见病大部分也是基因遗传所致。有的基因缺陷已经被发现，比如家族性高胆固醇血症、转甲状腺素蛋白淀粉样变心肌病、离子通道病等，而有的尚不明确。心血管罕见病一般发病较早，部分是多系统病变累及心脏，如线粒体心肌病、Danon病等，心脏受累会使得患者预后不佳。由于遗传特性及其他理化因素的影响，有些罕见病也可在成年后发病，此时容易与其他类型常见疾病相混淆，造成不同程度的误诊，比如线粒体心肌病常被误诊为肥厚型心肌病或者扩张型心肌病。明确疾病诊断是合理干预治疗的第一步，认识这些疾病并提高诊断有助于改善患者的预后。

人们对于罕见病的认识多是从病例和家系开始，逐渐发现致病基因、明确发病机制，进而研发治疗方法。罕见病研究不仅有益于患者本身，其成果也会对该系统中常见病的认识起到启发和促进作用。一个经典的案例就是前蛋白转化酶枯草溶菌素 9 型（proprotein convertase subtilisin/kexin type 9，PCSK9）抑制剂的研发，研究者最初是从一个法国家族性高胆固醇家系中发现 *PCSK9* 基因突变，其功能获得性突变会升高 LDL-C 水平和增加心血管事件的风险，抑制 PCSK9 会降低 LDL-C 水平及心血管事件的发生。临床实践中，PCSK9

抑制剂单抗药物不仅可以用于治疗家族性高胆固醇血症，对于常见的冠心病、血脂控制不佳的患者也同样能够发挥降低心血管事件的作用。

本章选取了一些有代表性的心血管系统罕见疾病，部分经过上述的历程已经明确发病机制并研发出相应的治疗药物，部分机制仍然未明。期望能有更多的医生关注罕见病，促进对其机制和治疗方法的探索。

（张抒扬　田　庄）

第一节　左心室心肌致密化不全

一、认识历程

左心室心肌致密化不全心肌病（left ventricular non-compaction cardiomyopathy，LVNC）最早可以追溯到 1926 年 Grant 等报道的 1 例儿童患者，但直到 1984 年才有学者系统描述了 LVNC 的临床表现。其最突出的特点是左心室心肌分为两层，外围的致密层和内部的疏松层，疏松层可以见到大量粗大疏松的肌小梁，肌小梁之间存在隐窝，隐窝与左心室心腔相通。目前主流观点虽然把 LVNC 认为是一种独立的心肌病，但对其如何归类仍然争议不断：美国的指南认为 LVNC 是一种独立的遗传性的原发性心肌病，而欧洲的指南将其归入未分类心肌病。

关于 LVNC 的具体患病率目前尚不可知。这可能是因为 LVNC 同时存在着诊断不足和过度诊断两种可能：部分医生对该病认识不足，造成诊断不足；如果仅仅使用目前已有的影像学标准，将会发现很多无症状的 LVNC"患者"，这就造成过度诊断的问题。目前有研究报道，在进行超声心动图检查的人群中，LVNC 的患病率为 0.014%～

1.3%,心力衰竭(简称心衰)患者中 LVNC 的患病率为 3%~4%。

二、病因和发病机制

目前针对 LVNC 还存在很多争议,目前主流的观点认为 LVNC 是一种"烂尾楼"心肌病,即 LVNC 是由于胚胎期心肌正常致密化过程的异常终止,导致疏松的肌小梁持续存在,而相应区域的致密心肌形成减少。也就是说,心脏"这座高楼"没完全修完就停工了,导致部分"楼层"还能看到大量的裸露的"钢筋""电线"等。正如盖楼是由下往上的过程,LVNC 中未致密化的肌小梁也主要见于心尖部位。

大约 12%~50% 的 LVNC 患者有阳性家族史,LVNC 基因筛查的阳性率为 40%~50%。在家族遗传性 LVNC 中,遗传方式包括 X 连锁、常染色体显性方式(成人)或线粒体遗传模式(儿童)。常染色体显性遗传较 X 连锁遗传、常染色隐性遗传更常见。值得注意的是,LVNC 的基因异常和其他类型心肌病或先天性心脏病存在重叠。研究报道有以下基因及相关蛋白可能与 LVNC 相关:LIM 域结合蛋白 3(LDB3)、α-dystrobrevin 蛋白(DTNA)、tafazzin 蛋白(TAZ)、核纤层蛋白 A/C(LMNA)、β- 肌球蛋白重链(MYH7)、α- 心脏肌动蛋白(ACTC)、心脏肌钙蛋白 T(TNNT2)、肌钙蛋白 I(TNN13)、心脏肌球蛋白结合蛋白 C(MYBPC3)、原肌球蛋白 1(TPM1)和 SCN5A 基因。

三、临床表现

LVNC 临床表现多种多样,很多患者可无任何症状。LVNC 患者主要临床症状表现为心衰、心律失常和栓塞三种。可分为以下几类:

1. **良性 LVNC** 约占 LVNC 患者的 35%。患者心脏大小及功能正常,无典型临床症状,其预后与正常人无明显区别。正是由于这部分 LVNC 的存在,有学者主张可将这部分所谓的 LVNC 中的未致密化心肌认为是正常变异。

2. **心律失常型 LVNC** 患者心脏大小及功能正常,但存在心律失常。有研究表明,这部分患者的室性心律失常和不良预后相关。

3. **扩张型、肥厚型及限制型 LVNC** 这 3 种 LVNC 患者可同时诊断为扩张型 / 肥厚型 / 限制型心肌病,这部分患者预后与单纯的扩张型 / 肥厚型 / 限制型心肌病类似,其致密化不全的心肌可能只是并存心肌病的特殊临床表现。

4. **肥厚扩张型 LVNC** 这部分 LVNC 患者同时存在心肌肥厚、心脏扩张及左心室收缩功能下降,这部分患者预后最差,很多会发展成终末期心衰。

5. **合并右心室受累的 LVNC** 右心室致密化不全并无明确诊断标准,大多沿用左心室的标准。右心室受累的意义目前尚不清楚。

6. **合并先天性心脏病的 LVNC** 几乎所有的先天性心脏病都可合并 LVNC,尤其是右心系统的疾病,比如 Ebstein 畸形、肺动脉闭锁等。其预后取决于合并的先天性心脏病类型。

目前,常把不合并先天性心脏病及其他先天性畸形的 LVNC 称为孤立性 LVNC。

四、诊断

目前 LVNC 的诊断并无"金标准",主要是基于影像学表现。最常用的是 2006 年 Jenni 等提出的基于超声心动图的诊断标准(三条标准必须同时满足)。

1. **左心室壁增厚** 包括两层,一层薄的致密化心外膜层和一层显著增厚的非致密化心内膜层,内层有数目众多的突出小梁形成和深陷的小梁间隐窝,收缩末期胸骨旁短轴切面的非致密化心肌与致密化心肌(non-compacted to compacted,NC∶C)的最大比值大于 2∶1。

2. **彩色多普勒成像可见深陷的小梁间隐窝内血流与心腔相通。**

3. **左心室下壁和侧壁心尖段或中段有突出的小梁网状组织** 目前尚无公认的诊断标准,临床较为常用的心脏 MRI 诊断标准为左心室舒张末期左心室心肌 NC∶C≥2。

因为目前 LVNC 的诊断仅仅是一个纯粹的影像学诊断,所以一些明确诊断为其他类型心脏疾病的患者也可同时诊断为 LVNC。

五、治疗

LVNC 并无特殊治疗,主要针对其心衰、心律失常和栓塞进行治疗。

1. **射血分数降低的心力衰竭** 以标准抗心

衰药物治疗为基础。心脏再同步化装置的植入指征与其他心衰相同，终末期心衰应考虑心脏移植。

2. 植入型心律转复除颤器（ICD）的二级或一级预防 指征与其他心肌病相同，合理的 ICD 植入可有效预防猝死，降低死亡率。

3. 抗凝治疗 因 LVNC 患者可能处于栓塞高风险，尽管目前尚无大规模证据基础，但对于 LVNC 合并心房颤动、系统性栓塞史或者左心室射血分数（left ventricle ejection fraction，LVEF）<40% 的患者，建议长期抗凝治疗。

六、预后

因为 LVNC 临床表现多样，患者预后生存状况与纳入患者的临床情况关系密切。一项研究纳入了 242 例 LVNC 患儿，平均随访 7.2 年，总死亡率为 12.8%，其中 6.2% 发生了猝死，另有 5.4% 接受了移植治疗。另一项系统回顾分析纳入了 241 例孤立性 LVNC 的患者，平均随访 39 个月，年化心血管死亡率为 4%，总死亡率为 14%，其中一半为心源性猝死。

七、争议

目前关于 LVNC 的争议很多，主要有以下几点：

1. LVNC 中粗大的肌小梁是由于"致密化不全"而残存的吗？目前尚无证据证实出生后的致密化心肌是由胚胎时期的未致密化心肌致密化而来，而有一些研究表明，出生后的致密化心肌可由胚胎时期的致密层心肌增厚而来。因此，"致密化不全"这种表述可能并不合适，称为"过度肌小梁化"可能更为合适。

2. LVNC 是一类独立的疾病还是其他疾病的一种临床表现？在人群中，心肌致密化不全的范围是符合正态分布的，在高血压、扩张型心肌病、主动脉瓣狭窄、运动员甚至是健康人中都可以有符合心肌致密化不全诊断标准的表现。那又该如何解释 LVNC 中发现的基因异常呢？LVNC 的异常基因同时可以引起其他的心肌病，而且在一些存在基因异常的 LVNC 先症者的家系筛查中发现，很多基因异常的携带者的心脏是正常的，或者虽然有致密化不全的表现但并无心功能异常，也没有临床症状。因此，心肌致密化不全可能只是其

他疾病的一种表现，而不是一种独立的疾病。

3. LVNC 目前没有明确的诊断"金标准"，已有的诊断标准仅仅强调"致密化不全"心肌的范围和程度是否合理？目前有证据表明，无论是否致密化，单位心肌产生做功量并无不同。而左心室未致密化的程度与 LVNC 患者射血分数下降及预后并无相关。因此，目前 LVNC 的诊断主要针对未致密化心肌的范围可能并不完整。有学者建议，LVNC 的诊断除了在影像学上存在 LVNC 的表现外，尚需要伴随下面各种情况之一才可被认为具有临床意义：心衰，晕厥，左心室增大，LVEF 降低，非持续性室性心动过速，心肌病家族史，神经肌肉疾病或栓塞史，明确存在的致病基因。因此有学者建议，将上述指标纳入 LVNC 的诊断标准，但如此一来，致密化不全是一种独立的疾病还是其他心肌病的一种临床表现就更值得商榷。

（刘永太）

第二节 转甲状腺素蛋白淀粉样变心肌病

一、转甲状腺素蛋白淀粉样变的历史由来

（一）什么是淀粉样变？

1854 年德国医学家 Rudolf Virchow（现代病理学之父）将大脑标本中玻璃样小体进行碘染色时发现其变为淡蓝色，用硫酸处理后又变为紫罗兰色，他认为该物质是纤维素并将其命名为"淀粉样物质"（amyloid，当时 Virchow 认为是淀粉）。直到 1859 年，德国的一位病理学兼神经科医生 Friedreich［神经系统的弗里德赖希共济失调（Friedreich 共济失调）就是以此人命名］证明这种"淀粉样物质"中富含蛋白而缺乏碳水化合物，自此医学上认识到，这种"淀粉样物质"实际是由一类容易发生构象变化从而形成不溶性纤维的蛋白聚集形成。这些蛋白质是淀粉样原纤维的前体，故被称为前体蛋白。淀粉样变（amyloidosis）是一组由遗传、变性和感染等不同因素引起的，因蛋白质分子异常折叠形成的淀粉样物质所致的沉积综合征，往往导致多个组织损伤和器官功能障碍。目前发现有 30 余种前体蛋白可以导致淀粉

样变,沉积的组织器官有所不同,临床表现和预后也不同。

(二) 什么是转甲状腺素蛋白淀粉样变?

1939 年葡萄牙 Andrade 医生接诊了一位来自波尔图(Oporto)小渔港的 37 岁女性患者,其主要表现为四肢轻瘫,尤其是下肢轻瘫,热觉和痛觉受损,伴随胃肠道功能紊乱以及括约肌功能紊乱等症状。Andrade 医生和同事们了解到这种疾病在当地由来已久,被称为"足病",且已经导致多人死亡。鉴于此,他们对这种疾病进行了临床研究,之后通过尸检发现有淀粉样物质沉积,且主要在周围神经中;该病具有家族聚集性以及地域性,故将其命名为家族性淀粉样多发周围神经病(familial amyloid polyneuropathy, FAP)。1970—1975 年间由于移民潮,法国也出现了上述葡萄牙类型的 FAP。1978 年葡萄牙的一位神经科医生 Costa 首次报道在 FAP 患者的受累组织中鉴定出淀粉前体蛋白为前白蛋白,之后发现它并非白蛋白前体,因此将其称为转甲状腺素蛋白(transthyretin, TTR)。随后的研究将纯化的淀粉前体蛋白与正常 TTR 进行序列比对发现,第 30 位的缬氨酸(Val)被甲硫氨酸(Met)替代,也就是前体蛋白是变异的 TTR。这种具有葡萄牙地域性、*TTR* 基因突变类型为 Val30Met 的疾病被称为 FAP I 型,也称为 TTR-FAP。

TTR 基因位于染色体 18q12.1,有 4 个外显子,此后陆续报道了 120 多种致病突变,并呈常染色体显性遗传模式,称为遗传性或者突变性转甲状腺素蛋白淀粉样变(mutant transthyretin amyloidosis, ATTRm)。

(三) 什么是转甲状腺素蛋白淀粉样变心肌病?

TTR 主要在肝脏合成,通常情况下为四聚体,主要结合和转运甲状腺素和视黄醇。基因突变后合成的 TTR 容易解离为单体,随之进行错误折叠形成淀粉纤维,沉积到组织器官内导致淀粉样变。受累脏器及临床表现主要与突变基因相关,有些以周围神经病变为主要表现,有些以心肌病变[家族性淀粉样心肌病(familial amyloid cardio-myopathy, FAC)]为主,有些二者均有。目前认为以下四种基因突变仅或主要表现为心肌病变:Val122Ile、Thr60 Ala、Leu111Met 和 Ile68Leu。

此外,对 80 岁以上患者进行尸检时发现心脏中有淀粉样物质沉积,与患者生前心力衰竭和心律失常事件关系密切,经过鉴定为人前白蛋白(后来也改名为 TTR)。鉴于既往对 FAP 的了解,对这些前体蛋白进行序列比对并未发现有氨基酸的替代,于是将其定义为野生型转甲状腺素蛋白淀粉样变(wild type transthyretin amyloidosis, ATTRwt),特点是多发生在 65 岁以上老年患者[因此也被称为老年性系统性淀粉样变(senile systemic amyloidosis, SSA)],以男性为主,主要为心脏受累[心肌病(cardiomyopathy, CM)],神经病变和其他脏器受累少见或者较轻,神经病变也多表现为双侧腕管综合征和椎管狭窄。

二、转甲状腺素蛋白淀粉样变心肌病的流行病学

在欧洲 TTR-FAP 的发病率具有地域性,葡萄牙和瑞典地区较为常见,患病率为 1/10 000～1/1 000。在欧洲其他地区,TTR-FAP 主要呈零星或散在分布,且没有固定的基因突变类型。根据 THAOS(Transthyretin Amyloid Outcome Survey)研究,在转甲状腺素蛋白淀粉样变心肌病(ATTR-CM)中 ATTRwt 占 26%,ATTRm-CM 更多见,其中突变类型主要是 Val30Met(28%)和 Ile68Leuz(8%)。在美国,ATTR-CM 中 ATTRwt 占 48%,ATTRm-CM 的突变类型主要是 Val122Ile 占 23%,Thr60Ala 占 11%。Val122Ile 几乎只见于美国非洲裔,检出率为 3%～4%。Thr60Ala 在爱尔兰西北部人群中患病率为 1%。

75 岁以上左心室射血分数保留心力衰竭(heart failure with preserved ejection fraction, HFpEF)患者尸检资料显示,32% 患者的心肌中有 TTR 淀粉样物质沉积。采用 ^{99m}Tc- 双磷酸盐(^{99m}Tc-DPD)心肌核素扫描技术对 60 岁以上左心室壁增厚(≥12mm)的 HFpEF 患者筛查发现,13% 的患者为野生型转甲状腺素蛋白淀粉样变心肌病(ATTRwt-CM)。

三、转甲状腺素蛋白淀粉样变心肌病的临床表现

有以下临床表现时,需要考虑 ATTR-CM 的可能[又称为危险信号(red flag)]。

1. 伴周围神经病变(包括腕管综合征、直立性低血压、尿失禁、腹泻和 / 或便秘等)的心力衰

竭，尤其是 HFpEF。

2. ≥60 岁男性，出现 HFpEF 并且合并双侧腕管综合征。

3. 老年患者新诊断"肥厚型心肌病"。

4. 老年患者新诊断低流速、低跨瓣压差主动脉瓣狭窄。

5. 既往高血压而目前血压正常或者偏低。

6. 心电图表现 QRS 低电压伴超声心动图左心室肥厚或者 QRS 电压与超声心动图左心室肥厚程度不成比例。

7. 超声心动图显示左心室均匀肥厚伴右心室壁增厚以及瓣膜增厚。

四、转甲状腺素蛋白淀粉样变心肌病的诊断

组织活检是淀粉样变诊断的"金标准"。典型病理改变为刚果红染色阳性，在偏光显微镜下产生苹果绿色双折射现象。皮下脂肪的阳性率在 ATTRm 中可达 67%，但在 ATTRwt 中仅为 14%。心内膜心肌活检的阳性率可达 100%。因此心外组织活检阴性并不能排除 ATTR 的诊断。

检测到淀粉样物质后，进一步可采用免疫组化染色或者蛋白质组学确定淀粉样物质的前蛋白类型。免疫组化法染色会可出现假阳性和假阴性，且不能发现少见类型的前体蛋白；目前"金标准"为质谱分析法，可对沉积蛋白的氨基酸成分进行测序，以识别前蛋白种类。此技术的敏感性 98%，特异性 100%。

用于骨扫描的磷酸基示踪剂可以与 ATTR 心脏中的 TTR 结合，且结合力明显高于轻链。这些示踪剂主要是 ^{99m}Tc 标记的焦磷酸（^{99m}Tc-PYP）和二膦酸（^{99m}Tc-HMDP 和 ^{99m}Tc-DPD）。与"金标准"心内膜心肌活检相比，其诊断 ATTR-CM 敏感性可达 91%，特异性为 87%。如果血和尿免疫固定电泳和游离轻链检测不存在单克隆蛋白，上述三种示踪剂扫描高度摄取时诊断 ATTR-CM 的阳性预测值为 100%。图 3-1-1 的诊断流程显示，若临床表现、心电图、超声心动图及心脏 MRI 提示心肌淀粉样变性，但血、尿免疫固定电泳和游离轻链检测阴性时，可以进行 ^{99m}Tc-PYP、^{99m}Tc-HMDP 或 ^{99m}Tc-DPD 放射性核素心肌显像，阳性（2～3级）显像支持 ATTR 型。基因检测有助于区分疾病是遗传性还是野生型，此类患者诊断不需要心肌活检。如果存在 M 蛋白或者游离轻链阳性，则需要进行组织活检以及前体蛋白识别来明确是轻链（AL）型还是 ATTR 型。

五、转甲状腺素蛋白淀粉样变的治疗

（一）肝脏移植

TTR 主要在肝脏中合成，因此肝脏移植可以抑制突变 TTR 的合成。1993 年《柳叶刀》杂志上首次报道 4 例 Val30Met 突变的 TTR 患者肝移植（liver transplantation，LTX）术后 1～2 年的疗效。之后陆续报道显示 LTX 确实可以使一些患者的症状改善，淀粉样蛋白负荷降低，然而接下来几年的随诊分析发现，对于存在非 Val30Met 突变、

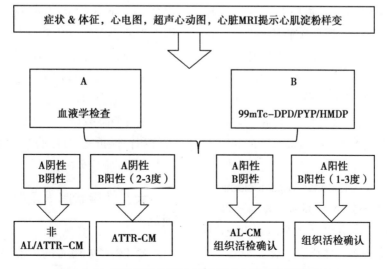

图 3-1-1 转甲状腺素蛋白淀粉样变心肌病的诊断流程

营养不良以及长期和晚期患者的结果并不理想，主要问题是移植后心脏情况进展恶化。FAP 世界移植注册研究纳入 1 900 多例进行 LTX 的 FAP 患者并随访 20 年，结果显示所有突变患者的生存率为 55.3%，早发 Val30Met 突变患者的 15 年生存率可以达 80%。营养状况良好、发病较早、疾病持续时间短以及 Val30Met 突变与低死亡率相关。供体肝脏生成的野生型 TTR 会继续沉积在已经有淀粉样变的心肌内，特别是非 Val30Met 突变患者，因此针对这些患者存在肝脏移植后心脏病变进展的问题，需要进行肝脏 / 心脏联合移植。

LTX 对于晚期、病程较长及非 Val30Met 突变患者效果较差，但对早期的 Val30Met 突变效果良好。由于近期多个治疗 ATTR 的药物问世，这就需要临床医师关注并思考不同情况患者肝移植的合适时机。

（二）转甲状腺素蛋白四聚体稳定剂

TTR 四聚体有 2 个甲状腺素结合囊，可通过小分子与其结合，达到稳定结构、防止解离的作用。体外进行筛选试验时发现了一种苯并噁唑类小分子药物氯苯唑酸（tafamidis），在变性和生理条件情况下，都能以剂量依赖的方式有效地与 TTR 结合囊结合并稳定四聚体。2018 年公布的 ATTR-ACT 研究中，441 例 ATTR-CM 患者（包括 ATTRm 和 ATTRwt）随机接受了氯苯唑酸 80mg 或者 20mg 及安慰剂治疗，随访至 30 个月时，治疗组全因死亡率明显低于安慰剂组（29.5% *vs.* 42.9%），同时该药耐受性好，副作用并未多于安慰剂组。

（三）基因疗法

反义疗法是遗传疾病或感染的一种治疗形式，当已知特定的基因序列是疾病的原因时，可能通过合成一条核酸链（DNA、RNA 或化学类似物），与致病基因产生的信使 RNA（mRNA）结合，从而将该基因"关闭"，达到治疗目的。干扰 TTR 的 mRNA，即可抑制突变及野生型 TTR 的内源性合成。反义疗法中主要包括反义寡核苷酸和小干扰 RNA。

1. **反义寡核苷酸（antisense oligonucleotide，ASO）** 是与靶基因 mRNA 互补的一段单链 DNA 或 RNA 序列，通常由十几到几十个碱基组成，通过化学合成的方式生产，对其进行化学修饰后，可以通过一定方式进入细胞，与靶目标（mRNA）

结合，起到特异性地抑制靶基因表达的作用。Inotersen 通过与编码 TTR 蛋白的 mRNA 相结合，导致 mRNA 的降解，从而抑制 TTR 蛋白（野生型和突变型）的合成。该药物为水溶性物质，可以溶解在盐水中，每周皮下注射 1 次。在 2018 年公布的 NEURO-TTR 研究中，与安慰剂相比，Inotersen 可以改善 I 级和 II 级 FAP 患者的神经系统功能和生活质量。目前在 ATTR-CM 患者中开展了 III 期临床试验，评价该药物治疗 24 个月后，与对照组相比血中脑钠肽、超声心动图和临床事件的差别。

2. **干扰小 RNA（small interfering RNA，siRNA）** 1998 年 Mello 与 Fire 在 *Nature* 期刊上发表了有关 RNA 干扰法的概念，并因此在 2006 年获得诺贝尔生理学或医学奖。siRNA 是一种双链 RNA，以序列特异方式与靶基因的 mRNA 结合，通过酶降解起到"敲除"的作用。针对 TTR 的 siRNA 可以与野生和突变的 TTR mRNA 结合，抑制 TTR 合成。包装在脂质纳米粒中的 siRNA——patisiran 可以通过静脉注射给药，并在 FAP 患者中进行了 APOLLO 研究，与安慰剂相比，可改善这些患者的神经病变、生活质量、日常生活活动能力、步行能力以及营养状况等。此外，在 CM 患者（占研究患者总数的 56%）中进行的亚组分析显示，patisiran 能够显著改善心脏结构和功能。通过采用 GalNAc-siRNAs 技术将 patisiran 改为皮下注射，可使其具有更好的稳定性和肝脏靶向性。

（四）其他

所有淀粉样纤维中均含有血清淀粉样蛋白 P 组分（serum amyloid P component，SAP），它能够识别淀粉样沉积物中错误折叠的多肽结构，与其结合后能够防止后者的清除，起到稳定和促进淀粉样变的作用。目前正在进行 CPHPC 与抗 SAP 的免疫球蛋白 G（immunoglobulin G，IgG）抗体复合物的 II 期临床研究。PRX004 是针对单体特异表位和错误折叠 TTR 的单克隆抗体，目前正在进行 I～II 期临床研究。

六、转甲状腺素蛋白淀粉样变心肌病的预后

ATTR-CM 患者的中位生存期为诊断后 3～5 年。2004 年之前的研究显示 TTR-FAC 的 2 年

生存率为 98%，ATTRwt-CM 的 2 年生存率为 100%。2018 年公布的 ATTR-ACT 研究中显示，在没有药物治疗情况下，30 个月时 ATTR-CM 患者全因死亡率为 43%。

七、结语

对 ATTR 的认识和诊治经历了漫长的 30 年，其中有病理学家、生物学家、化学家、制药专家以及医生等共同的努力。在罕见病的诊治过程中，人类也在逐渐揭开一些常见疾病（例如 HFpEF）的面纱。基因治疗可能是迄今为止人类研发的最复杂的"药物"，希望通过基因治疗能够解决一些至今让医学界束手无策的疾病。

（田 庄）

第三节 纯合子家族性高胆固醇血症

一、家族性高胆固醇血症的定义

家族性高胆固醇血症（familial hypercholesterolemia，FH）是常染色体显性遗传疾病，其高水平的低密度脂蛋白胆固醇（low density lipoprotein-cholesterol，LDL-C）与早期发生较为严重的冠心病（coronary artery disease，CAD）相关。临床分为纯合与杂合两种类型。杂合患者早发冠心病风险比同年龄段的正常人群增加 3～13 倍。纯合患者出生即受高胆固醇血症影响，儿童期即可出现全身动脉粥样硬化（atherosclerosis，AS），表现出极端的临床特征：血浆 LDL-C 为正常人的 6～8 倍、皮肤多部位黄色瘤和早发冠心病，青少年期可发生心肌梗死甚至死亡。冠心病发生率为正常人群的 100 倍，自然寿命为 20～30 岁。

二、家族性高胆固醇血症的病因、流行病学及发病机制

（一）发现历程

1985 年诺贝尔生理学或医学奖获得者 Goldstein 和 Brown 证实 FH 分子病理基础是由于低密度脂蛋白受体（low density lipoprotein receptor，LDLR）基因突变所致的受体功能缺陷。此后又发现了载脂蛋白 B（lipoprotein B，APOB）、前蛋白转化酶 - 枯草溶菌素 9（proprotein convertase subtilisin/kexin type 9，PCSK9）和低密度脂蛋白受体衔接蛋白 1（LDL receptor adaptor protein 1，LDLRAP1）基因突变，其中以 LDLR 基因突变最为常见。按照基因分型，FH 可分为纯合子家族性高胆固醇血症（homozygote familial hypercholesterolemia，HoFH）、复合杂合子家族性高胆固醇血症（compound heterozygote familial hypercholesterolemia）、双重杂合子家族性高胆固醇血症（double heterozygote familial hypercholesterolemia）和杂合子家族性高胆固醇血症（heterozygote familial hypercholesterolemia，HeFH）4 种类型，前 3 类突变均属基因重度缺陷。除单基因突变致病外，部分 FH 患者为多基因突变的叠加效应所致。

（二）流行病学

纯合 FH 的患病率约为 1/400 000～1/300 000，世界大约有 1 000 万患者。杂合 FH 在脂质紊乱性疾病中的发病率较高，在 55 岁以前发生冠心病的患者中有 5%～10% 由 FH 引起，在心肌梗死存活患者中这一比例高达 10%。而我国缺乏流行病学资料。

（三）发病机制

基因突变对 LDLR 功能的影响如下：

1. LDLR LDLR 构成胆固醇代谢经典的途径，它是细胞跨膜糖蛋白，广泛分布于肝、动脉壁平滑肌细胞、肾上腺皮质细胞等，可与含 ApoB100 的脂蛋白高亲和力结合，介导血中大约 70% 的低密度脂蛋白（LDL）进入肝细胞内溶酶体降解。LDLR 是 FH 最主要的致病基因，可占所有突变的 70% 以上。迄今为止英国 LDLR 基因突变数据库已收录了世界范围内 1 700 多种突变，其中 2/3 为点突变或小片段缺失和插入突变，1/3 突变为 DNA 大片段重排。目前国外学者对中国 FH 患者进行研究，陆续发现了一些中国人群特有的 LDLR 基因突变位点，除外显子 18 外，所有外显子均有突变发生。

2. ApoB100 ApoB100 是单链糖蛋白，主要在肝脏合成。ApoB100 是 LDL-C 的载脂蛋白，也是 LDLR 的天然配体。该蛋白基因 3 500 位及其相邻位点突变可造成 LDLR 结合结构域的空间构象改变，使其与 LDLR 的亲和力显著降低，导致 LDL-C 清除障碍、血清胆固醇升高。目前已经报

道有 45 种突变。1986 年首次发现并将该病命名为家族性载脂蛋白 B100 缺陷症（familial defective apolipoprotein B100，FDB）。*APOB100* 基因突变可占所有 FH 患者的 5%，我国也可见报道。

3. PCSK9　PCSK9 是一种蛋白水解酶，能结合并水解 LDLR 蛋白而减少肝脏对胆固醇的清除，对 LDLR 有负调控作用，二者互相制约在控制体内胆固醇代谢和稳态中发挥着非常重要的作用。*PCSK9* 基因的功能获得性突变增强了其水解 LDLR 蛋白的功能，可引起 LDLR 蛋白减少而循环中 LDL-C 大幅增高，导致常染色体显性高胆固醇血症 3 型（autosomal dominant hypercholesterolemia 3，HCHOLA3），该疾病在 2003 年被法国学者发现，也称 FH3，已在多个国家和地区被证实。目前已发现 8 种突变，我国也可见报道。

4. LDLRAP1　LDLRAP1 是 LDLR 适配器蛋白，其磷酸酪氨酸结合结构域结合于 LDLR 的胞内部分，促进 LDLR 与被膜小窝衔接发挥内吞作用。*LDLRAP1* 基因突变可降低 LDLR 内吞活性，导致常染色体隐性高胆固醇血症（autosomal recessive hypercholesterolemia，ARH），是第 4 种类型 FH。目前已经检测到 *LDLRAP1* 基因的 9 种突变。

5. 单核苷酸多态性（SNP）　虽然发现了上述 4 种相关的致病基因，但仍然不能解释所有临床确诊 FH 的发病原因。2013 年报道指出，英国学者选取与 LDL-C 水平相关性较强的 12 个 SNP（包括 LDLR、PCSK9 及 ApoB100）建立了加权评分胆固醇遗传风险预测模型，发现与携带致病基因突变的 FH 患者相比，突变阴性组 SNP 的评分显著升高，认为多个 SNP 的累积效应参与了 FH 患者胆固醇代谢，并提出在未检测到已知基因突变的临床 FH 患者中，很多是由多基因遗传模式所致。

三、纯合子家族性高胆固醇血症临床表现

HoFH 患者发病呈家族聚集性，主要临床表现是血清 LDL-C 水平大幅增高、皮肤和肌腱多部位黄色瘤和早发动脉粥样硬化性心血管疾病（ASCVD）。

1. 血清 LDL-C 水平大幅升高　HoFH 患者血清 LDL-C 水平极度增高，为正常人的 6～8 倍，通常于儿童期 > 13.0mmol/L，有些患儿可高达 30.0mmol/L。我国 FH 患者的血清 LDL-C 水平有待于进一步研究。然而并非所有 HoFH 患者的血浆胆固醇水平均严重增高。

2. 黄色瘤和脂性角膜弓　皮肤和肌腱多部位黄色瘤是 HoFH 临床诊断的重要体表特征，对 HoFH 诊断临床价值最大。HoFH 患者胆固醇水平极度增高，并缺乏正常的代谢途径，从而促使胆固醇积聚于间质间隙和组织巨噬细胞内，引起各部位肌腱出现结节性肿胀并突出于皮肤表面。皮肤黄色瘤是皮肤表面的丘疹状黄色结节，其内部聚集大量含有脂质的黄色瘤细胞。肌腱黄色瘤常发生在跟腱、手、足背肌腱处，为卵圆形质硬皮下结节。HoFH 患者可于 1 岁时在臀部出现小米粒大小的黄色丘疹，逐渐发展到肘关节、膝关节伸侧、手部、耳后及眼睑等部位，逐渐发展为皮肤和肌腱结节性黄色瘤。脂性角膜弓也称老年环，是角膜周边部基质内的类脂质沉积，HoFH 患者多有脂性角膜弓。过早出现脂性角膜弓是提示 HoFH 的重要临床指标。

3. 早发 ASCVD　早发 ASCVD 是 HoFH 的主要临床表现，其中早发全身动脉粥样硬化斑块和冠心病最为常见。HoFH 患者多在青少年期发生广泛的动脉粥样硬化，并可见急性心肌梗死、猝死等心血管事件。也可累及主动脉、颈动脉、锁骨下动脉、肾动脉和股动脉，出现相应的临床表现。我国研究显示 44.2% 的 FH 患者罹患心血管疾病，HoFH 患者冠心病风险较非 HoFH 患者增加 15 倍。

4. 心力衰竭　有些患者可发生主动脉狭窄或者瘤样扩张、心脏瓣膜钙化后的狭窄或关闭不全以及缺血性心脏病，最终导致心力衰竭。

5. 其他　HoFH 患者可以出现主动脉瓣叶和主动脉根部以及其他动脉钙化，部分患者还可出现主动脉瓣狭窄等。

四、纯合子家族性高胆固醇血症诊断

（一）临床诊断

HoFH 临床诊断标准详见表 3-1-1。

（二）基因诊断

并非所有的 FH 患者均会出现符合诊断标准的临床表现，使得该部分患者得不到明确诊断。

表 3-1-1　HoFH 诊断标准

HoFH 诊断标准	定义为 HoFH
2015 年美国心脏协会（AHA）FH 科学声明	满足以下 3 个条件之一： （1）LDL-C≥10mmol/L，父母中至少一方为 FH； （2）LDL-C≥10mmol/L 且 20 岁前出现黄色瘤或主动脉瓣疾病； （3）如没有家族史，患者 LDL-C>14mmol/L（基因检测阳性时，LDL-C 可<10mmol/L）
2014 年欧洲动脉粥样硬化学会（EAS）意见书：改善 HoFH 的检测与管理	同时满足以下 2 个条件： （1）治疗前 LDL-C≥13mmol/L 或者治疗后 LDL-C≥8mmol/L； （2）10 岁前出现肌腱/皮肤黄色瘤。 若父母均为杂合子，儿童患者或者成人患者治疗后血脂水平类似父母血脂水平不能排除 HoFH 诊断
2014 年英国关于 HoFH 的管理声明	满足以下 3 个条件之一： （1）儿童 LDL-C>11.0mmol/L 且 10 岁前出现肌腱/皮肤黄色瘤； （2）成人 LDL-C>13mmol/L 且有肌腱/皮肤黄色瘤； （3）血脂达到临床诊断标准且父母双方为基因诊断 HeFH

部分患者血脂水平尚未开始增高，仅依据临床表现难以早期明确诊断。DNA 检查可得出是或非（Yes/No）的简单回答，提高 FH 患者检出率和诊断率，是鉴别 FH 家族成员是否受累的决定性手段。早期识别和早期确诊对于患者在致命性动脉粥样硬化发生之前进行治疗非常重要。

1. **基因芯片**　基因芯片在微小的基片表面集成了大量的分子识别探针，能够在同一时间内平行分析大量的基因，并通过结合生物信息学，进行筛选与检测分析。

2. **目标外显子捕获结合二代测序**　可通过选择国际公认的血脂异常相关基因设计靶向外显子捕获芯片结合二代测序技术对检出的未知突变位点进行一代测序验证，与 GeneBank 参考序列比对，从而确定突变位置及类型。

3. **多重连接探针扩增**　多重连接探针扩增（multiplex ligation-dependent probe amplification，MLPA）技术利用核酸杂交、连接反应和 PCR 扩增反应，可以在同一试管内检测多达 45 个不同核酸序列拷贝数变化。MLPA 可检测出外显子测序分析方法检测不到片段缺失等突变，有可能成为 FH 分子诊断的有效工具。

（三）**鉴别诊断**

需要与其他原因导致的高胆固醇血症、黄色瘤以及早发冠心病的疾病进行鉴别。其他高胆固醇血症合并早发冠心病的疾病可以是多基因、家族性复合性高脂血症、植物固醇血症以及继发原因所致（如内分泌疾病、肾病综合征等）。黄色瘤多见于 FH，但是也可以见于植物固醇血症和脑腱黄瘤病等疾病。

五、治疗

目前针对 HoFH，主要有药物治疗、脂蛋白分离术和肝脏移植，均以降低 LDL-C、延缓心脑血管动脉粥样硬化疾病的发病时间、降低死亡率和致残率为主要治疗目标。

根据欧洲动脉粥样硬化学会（EAS）HoFH 共识的最新建议：一般成人要求 LDL-C<2.5mmol/L 或降低 LDL-C 至少 50%；如果合并有冠心病或糖尿病，则要求将 LDL-C 控制在 1.8mmol/L 以下；FH 儿童需要合理饮食并从 3～10 岁开始他汀治疗，建议 10 岁以后治疗目标为 LDL-C<3.5mmol/L，然而对于 HoFH 患者很难达到上述目标。

（一）**常规治疗**

1. **他汀类药物**　通过竞争性抑制内源性胆固醇合成限速酶、上调 LDLR 活性而发挥降脂作用，目前仍是 FH 治疗的首选用药。

2. **胆固醇吸收抑制剂依折麦布**　选择性抑制肠道对胆固醇的吸收从而降低 LDL-C。

3. **烟酸类及其衍生物**　通过减少脂质的生成和促进其分解而实现调脂作用。

4. **胆酸螯合剂**　通过在肠道与胆酸结合，阻止肠道对胆酸及胆固醇的吸收，促进其随粪便排泄，可降低血中总胆固醇。

（二）新型药物

PCSK9 抑制剂通过抑制 PCSK9 与 LDLR 结合而阻断 LDLR 的降解过程，从而发挥降低 LDL-C 的作用。Evolocumab 是一种全人单克隆免疫球蛋白 G2（IgG2），能特异性地与 PCSK9 结合，在 HoFH 患者的Ⅲ期临床试验中显示其可降低 LDL-C 水平达 30.9%，目前已被欧盟委员会及美国食品药品监督管理局批准用于治疗成人或 12 岁以上青少年 HoFH 患者，剂量为每个月 420mg 皮下注射。其疗效取决于 *LDLR* 基因突变类型，对于 *LDLR* 缺失突变的纯合患者无效。

（三）血液净化

血浆脂蛋白置换术可以将血液中 LDL-C 及 ApoB 在体外清除后再回输至体内，具体包括免疫吸附、硫酸右旋糖酐纤维素吸附、肝素介导的体外 LDL 及纤维蛋白原沉淀、全血脂蛋白直接吸附及硫酸右旋糖酐纤维素直接灌注。以上技术可使 LDL 平均减少 60% 以上，脂蛋白 a 下降 46%~75%，建议 HoFH 儿童应于 5~8 岁开始每周 1 次血浆脂蛋白置换治疗。长期治疗能使 FH 患者血浆胆固醇维持在较低水平，皮肤、肌腱黄色瘤消退，心血管并发症降低。

（四）外科手术

肝脏移植术采用正常肝脏植入 HoFH 患者体内，从而恢复患者对血浆 LDL-C 的清除能力。对于药物治疗和血浆脂蛋白置换术效果不好或不能耐受的年轻 HoFH 患者，可考虑肝移植，手术最佳治疗时间应在心血管事件发生之前。

（五）联合治疗

最高耐受剂量的他汀（如阿托伐他汀和瑞舒伐他汀）联合依折麦布能使 LDL-C 在最初治疗时达标。其他药物如胆酸螯合剂和烟酸也可作为补充治疗。目前，已被批准用于 FH 治疗的新型药物有 PCSK9 抑制剂、ApoB 反义寡核苷酸药（mipomersen）和微粒体甘油三酯转移蛋白抑制剂（lomitapide）。欧洲动脉粥样硬化学会（EAS）建议 HoFH 患者的治疗规范如图 3-1-2 所示。

六、预后

HoFH 预后主要取决于基因突变的类型、LDL-C 严重程度以及胆固醇控制水平，如能将胆固醇控制在正常范围则患者预后较为良好。ASCVD 治疗费用高且疗效差，故开展早期诊断及预防措施的临床研究具有重要意义。

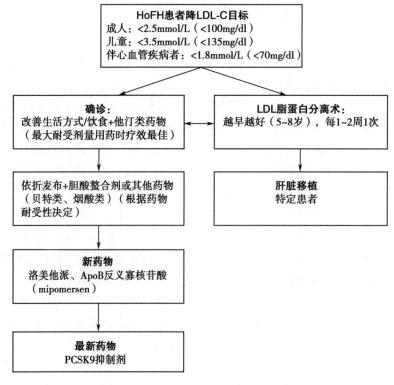

图 3-1-2 EAS 推荐 HoFH 患者治疗流程

（王绿娅）

第四节 特发性肺动脉高压

一、特发性肺动脉高压的定义及历史沿革

1951年12月美国Dresdale等率先提出"primary pulmonary hypertension"来描述一组临床综合征，其特点是不明原因的肺动脉压升高，临床表现为劳力性呼吸困难、乏力及右心衰竭。"primary pulmonary hypertension"简称为"PPH"，2003年以前，国内将其译为"原发性肺动脉高压"。2003年在第三次世界肺高血压大会上，将散发性PPH修订为"idiopathic pulmonary arterial hypertension"，简称"IPAH"，中文译为"特发性肺动脉高压"；将家族性PPH修订为"familial pulmonary arterial hypertension"，简称为"FPAH"，中文译为"家族性肺动脉高压"。尽管国内日常交流仍然将PPH称之为"原发性肺动脉高压"，考虑到上述概念内涵的演变，我们将其重新译为"原发性肺高血压"。本文高度重视术语，因为术语的变迁蕴含了很多前辈几十年在黑暗中对这个领域的不懈追求和探索，也折射着跨越时代的智慧光芒。

二、2003年之前的原发性肺高血压（PPH）

（一）分类体系的建立

1973年，世界卫生组织（WHO）在日内瓦召开了第一次世界肺高血压大会，将肺高血压分为原发性肺高血压和继发性肺高血压两大类。当时继发性肺高血压主要指慢性肺部疾病、肺栓塞、先天性心脏病等导致的肺高血压。本次会议形成以下共识：①将临床和病理术语区分开来；②原发性肺高血压的组织病理学有三种不同表现，即致丛性肺动脉病、血栓栓塞性肺血管疾病和肺静脉闭塞病（笔者注：这些认识在今日看来是错误的）。但本次会议并没有制定统一的诊断标准和治疗策略。

1998年，在第一次世界肺高血压大会召开25年后，WHO在法国依云（Evian）召开了第二次世界肺高血压大会，将肺高血压诊断分类由原发性和继发性两分类法改为五大分类：①肺动脉高压；②肺静脉高压；③呼吸系统疾病或缺氧所致肺高血压；④慢性血栓栓塞性肺高血压；⑤直接影响肺血管的其他类型肺高血压。法国依云分类奠定了现代肺高血压临床分类的框架，并很快在全球得到广泛使用。

第一类肺动脉高压（pulmonary arterial hypertension, PAH）是指肺动脉特别是肺小动脉本身病变导致肺动脉管腔狭窄甚至闭塞，肺动脉压力和肺血管阻力增加，最终导致右心衰竭。为了突出病变源自肺动脉，在"pulmonary hypertension"之间增加"arterial"，形成新术语"pulmonary arterial hypertension"，日本学者将其翻译为"肺动脉型肺高血压症"。

肺动脉高压中仍然保留原发性肺高血压，但此时原发性肺高血压的含义已与1973年的"原发性肺高血压"完全不同。首先，原发性肺高血压已分为"家族性"和"散发性"两个亚类；其次，因为减肥药、人类免疫缺陷病毒（HIV）感染、门静脉高压、胶原血管病等已被公认为明确的肺动脉高压危险因素，这些危险因素相关的肺动脉高压不再诊断为原发性肺高血压。

2003年第三次世界肺高血压大会在意大利威尼斯召开。本次会议在法国依云分类的总体框架和分类基础上进行部分修订和更新，其中最引人注意的就是"散发性PPH"被正式修订为"IPAH"。之所以停止使用"原发性（primary）"，是因为原发性需要有"继发性"相对应，而"继发性"隐含有因果关系。2003年，结缔组织病和先天性心脏病等已被公认为是肺动脉高压的危险因素，而非因果关系。换言之，结缔组织病和先天性心脏病、门静脉高压等和肺动脉高压有很强的相关性，可增加发生肺动脉高压的风险。因此使用"结缔组织病继发的肺动脉高压"就不再准确。另外，"idiopathic"与"primary"也有微妙的不同，"primary"强调先天性的、原发的自身病变；而"idiopathic"强调尽管目前未知，但是未来也许能找到真正的病因。2003年意大利威尼斯会议正式结束了"原发性肺高血压时代"，"特发性肺动脉高压时代"正式来临。在2003年意大利威尼斯第三次世界肺高血压大会上，肺动脉高压由3个亚类构成：①特发性肺动脉高压；②家族性肺动脉高压；③危险因素相关的肺动脉高压。

（二）治疗

1992 年，美国芝加哥的 Rich 等在《新英格兰医学杂志》报道了大剂量钙拮抗剂可改善部分原发性肺高血压患者的长期预后。给予这些患者大剂量钙拮抗剂[起始剂量为地尔硫䓬 60mg 或硝苯地平 20mg，随后每小时重复给药直到出现治疗效应（定义为用药后肺动脉压力和肺血管阻力下降超过 20%）或发生严重不良事件，患者出院时地尔硫䓬剂量达 720mg/d 或硝苯地平 240mg/d]，随访 5 年，在 17 例（26%）出现治疗效应的患者中，94%（16/17）患者存活，而未出现治疗效应的患者（26/47）仅 55% 存活。但该研究并没有明确使用钙拮抗剂治疗原发性肺高血压的筛选标准。

1990 年，美国 Rubin 等证明静脉输注依前列醇（epoprosteno）可改善严重原发性肺高血压患者的症状和血流动力学。随后美国哥伦比亚大学纽约长老会医院的 Barst 证实依前列醇可有效改善严重原发性肺高血压患者血流动力学、生活质量和短期生存率。1995 年美国食品药品监督管理局（FDA）正式批准 epoprosteno 用于治疗原发性肺高血压。Flolan 的上市彻底结束了原发性肺高血压无有效药物治疗的历史，这是肺高血压治疗领域的里程碑事件。目前 Flolan 尚未在我国上市。

曲前列尼尔是一种室温下相对稳定的人工合成前列环素制剂，药理作用与依前列醇的相似，给药方式为皮下注射或中心静脉注射。2002 年 Simonneau 等证明皮下注射曲前列尼尔可显著改善肺动脉高压患者的症状、运动耐量和血流动力学。2002 年美国批准皮下注射曲前列尼尔治疗肺动脉高压患者，2014 年皮下注射（或静脉注射）曲前列尼尔在我国正式上市。

2002 年 AIR 研究证实吸入用伊洛前列素可有效治疗严重肺动脉高压。同年美国和欧洲批准吸入用伊洛前列素治疗肺动脉高压患者。2006 年吸入用伊洛前列素在中国上市。

2001 年《柳叶刀》杂志发表文章证实波生坦可以安全、有效地治疗肺动脉高压。随后，2002 年波生坦治疗肺动脉高压的Ⅲ期临床试验 BREATH-1（Bosentan Therapy for Pulmonary Arterial Hypertension-1）研究发表于《新英格兰医学杂志》，在更大的患者群体中进一步证实波生坦可有效改善肺动脉高压患者运动耐量，延缓临床恶化时间。这也是历史上第一次使用临床恶化时间来评价肺动脉高压药物疗效。同年美国批准波生坦上市治疗肺动脉高压，这是全球第一个口服治疗肺动脉高压的药物。2006 年波生坦在中国上市。

三、2003 年之后的特发性肺动脉高压（IPAH）

（一）特发性肺动脉高压的流行病学

在美国国立卫生研究院（NIH）组织的全美原发性肺高血压注册登记研究之后，多个国家相继开展了肺动脉高压的注册登记研究。法国注册登记研究主要关注肺动脉高压，该研究推算法国肺动脉高压患病率为 15/100 万人口，年发病率为 2.4/100 万人口，其中特发性肺动脉高压占 39.2%。患者平均诊断年龄为 52 岁，约 20% 的患者诊断时年龄超过 60 岁。患者从出现症状到确诊平均仍需 27 个月，80% 的患者在确诊时心功能已恶化至Ⅲ～Ⅳ级。全美肺动脉高压注册登记研究显示患者的平均诊断年龄为 50.4 岁，超过 65 岁的老年患者占比 16.7%。经重新计算，美国成人特发性肺动脉高压年发病率为 0.9/100 万人口。肺动脉高压仍然难以被早期发现，从患者出现临床症状到确诊中位时间仍长达 24.9 个月，诊断时超过半数（55.6%）患者心功能恶化至Ⅲ～Ⅳ级。特发性肺动脉高压和家族性肺动脉高压患者的 1 年、3 年、5 年生存率分别为 91%、74%、65%。

2007 年荆志成等完成了中国首个肺动脉高压注册登记研究，回顾分析了中国医学科学院阜外医院 1999—2004 年间连续诊断的 72 例特发性肺动脉高压和遗传性肺动脉高压患者的资料，并随访至 2006 年。其中，仅 20 例患者有右心导管测定的血流动力学资料，无患者进行急性肺血管扩张试验。研究结果显示，中国在无靶向药物治疗时代患者的平均诊断年龄为 35.9 岁，男女比例为 1∶2.43，从症状开始到确诊平均需 26.4 个月，确诊时 52% 的患者 WHO 心功能Ⅲ～Ⅳ级；患者的 1 年、3 年、5 年生存率分别为 68.0%、38.9% 和 20.8%。中国患者预后差可能与 90% 患者未进行急性肺血管扩张试验而直接使用钙拮抗剂治疗有关。2011 年荆志成等再次发表新的注册登记研究结果，该研究入选了 276 例肺动脉高压患者（特发性肺动脉高压 173 例，结缔组织相关性肺动脉高压 103 例）。特发性肺动脉高压患者诊断年龄仍为平均 33.4 岁，男女比例为 1:2.33。虽然诊断延迟仍很严重，患者从起始出现症状到确诊平均需 3.4 年，但患者的 1 年和 3 年生存率分别提高到 92.1% 和 75.1%，达到西方国家水平。

（二）特发性肺动脉高压的诊断

特发性肺动脉高压属于肺动脉高压的范畴，因此诊断首先要符合肺动脉高压的血流动力学标准：在海平面状态下，静息时右心导管测量肺动脉平均压（mPAP）≥25mmHg（1mmHg = 0.133kPa），同时肺动脉楔压（PAWP）≤15mmHg 及肺血管阻力 >3Wood 单位。

除了符合肺动脉高压血流动力学诊断标准，需注意特发性肺动脉高压是一个排他性诊断，应排除一切明确的病因或者危险因素，临床上很容易漏掉不典型的先天性心脏病、结缔组织病，以及一些难以用 CT 肺动脉造影诊断的远端堵塞的慢性血栓栓塞性肺高血压。因此，临床医生应认真阅读同位素肺灌注扫描的影像学资料，而不是简单地看核医学科的诊断报告。基因突变的分子诊断对于肺动脉高压分型也非常重要。随着对肺动脉高压认识的深入，我们会不断缩小特发性肺动脉高压的范围。肺高血压的最新分类见表 3-1-2。

（三）肺动脉高压的遗传学诊断

由于很多遗传性肺动脉高压并不表现为家族性发病，因此 2008 年第四次世界肺高血压大会肺动脉高压分类弃去术语"familial PAH"，改用"heritable PAH"。骨形态生成蛋白 2 型受体（BMPR2）基因是最主要的肺动脉高压疾病基因。根据荆志成团队关于肺动脉高压遗传学近 20 年的研究发现，中国特发性肺动脉高压患者 BMPR2 突变率为 20.4%，家族性肺动脉高压患者的 BMPR2 突变率为 63.6%。需要注意的是，BMPR2 相关肺动脉高压外显率仅为 20%，提示肺动脉高压可能并非经典的孟德尔遗传模式疾病，很可能存在遗传修饰基因或环境因素。因此，BMPR2 与肺动脉高压可能不是因果关系，而是强烈的遗传易感因素。

目前已确认促激蛋白 A 受体Ⅱ样 1（activin receptor-like kinase 1，ACVRL1）基因和内皮联蛋白（endoglin，ENG）基因是遗传性出血性毛细血管扩张症（hereditary hemorrhagic telangiectasia，HHT）的主要疾病基因，这两个基因突变可以帮助我们诊断 HHT，但目前没有证据证实这两个基因与 HHT 患者发生肺动脉高压有因果关系，也不能确认这两个基因是 HHT 患者发生肺动脉高压的危险因素。荆志成等报道的 HHT 合并肺动脉高压的队列研究发现，ACVRL1 和 ENG 的突变率分别为 75.3% 和 10.4%。

肺静脉闭塞病或肺毛细血管瘤样病是一类非常罕见的肺动脉高压亚型，二者均为常染色体隐性遗传病，主要疾病基因为真核翻译启动因子 2α 激酶 4（EIF2AK4）基因。2017 年 Humbert 等人报道该基因的纯合突变或复合杂合突变可以解释 100% 家族性患者以及 9%～30% 散发性患者病因。

2018 年，荆志成课题组发现一个全新的肺动脉高压致病基因——骨形成蛋白 9（BMP9），BMP9 突变可解释 6.7% 特发性肺动脉高压患者病因，使肺动脉高压发病风险上升 21.2 倍，致病性仅次于 BMPR2。BMP9 突变具有明显的人种差异，在欧洲高加索人群特发性肺动脉高压患者中仅为 1.1%，提示我们在中国本土做中国肺动脉高压患者的遗传学研究非常重要。

截止到 2019 年 8 月底，已有 17 个基因被报道与肺动脉高压发病相关：BMPR2、EIF2AK4、T盒转录因子 4（TBX4）、ATP 酶 13A3（ATP13A3）、

表 3-1-2　肺高血压分类标准（中国肺高血压诊断和治疗指南 2018）

1. 肺动脉高压
　　1.1　特发性肺动脉高压
　　1.2　急性肺血管扩张试验阳性肺动脉高压
　　1.3　遗传性肺动脉高压
　　1.4　药物和毒物相关肺动脉高压
　　1.5　相关因素所致肺动脉高压
　　　　1.5.1　结缔组织病
　　　　1.5.2　人类免疫缺陷病毒（HIV）感染
　　　　1.5.3　门静脉高压
　　　　1.5.4　先天性心脏病
　　　　1.5.5　血吸虫病
　　1.6　肺静脉闭塞病（PVOD）/肺毛细血管瘤（PCH）
　　1.7　新生儿持续性肺高血压
2. 左心疾病所致肺高血压
3. 呼吸系统疾病和 / 或缺氧所致肺高血压
4. 肺动脉阻塞性疾病所致肺高血压
5. 未知因素所致肺高血压

GDF2(BMP9)、Y染色体性别决定区盒基因(SOX)17、AQP1、ACVRL1、SMAD9、ENG、KCNK3、陷窝蛋白1(CAV1)、SMAD4、SMAD1、Kruppel样转录因子2(KLF2)、骨形态生成蛋白1B型受体(BMPR1B)、KCNA5,这17个疾病基因可以解释53.2%中国特发性肺动脉高压患者病因。这就意味着,如果不开展基因诊断,大概有53.2%的特发性肺动脉高压(实际诊断是遗传性肺动脉高压)患者将误诊。另外,基因突变不仅与肺动脉高压发生有关,也影响患者的临床表型、对药物的治疗效应以及预后。因此,应在专业的肺血管疾病中心增加临床遗传诊断小组,通过遗传检测,找到患者病因,为疾病治疗与危险分层提供精准支撑。

(四)急性肺血管扩张试验阳性的肺动脉高压人群

2005年法国Sitbon等回顾性分析了557例特发性肺动脉高压患者在首次血流动力学评估时使用吸入一氧化氮(NO)进行急性肺血管扩张试验的数据,确定了吸入NO后血流动力学试验阳性的标准:肺动脉平均压下降幅度超过10mmHg且绝对值≤40mmHg,同时心输出量(又称心排血量)增加或不变。研究发现12.5%(70例)满足上述阳性标准的特发性肺动脉高压患者使用钙拮抗剂治疗后有确切的治疗效应,患者血流动力学明显改善。随访结果表明,在这些阳性患者中,54%(38例)可获得长期的生存获益,这些长期生存的患者基本上在钙拮抗剂治疗1年后肺动脉收缩压明显下降,心脏大小基本恢复正常。因此,急性肺血管扩张试验阳性的患者服用钙拮抗剂1年后应再次复查右心导管和急性肺血管扩张试验,如持续阳性即为对钙拮抗剂长期有反应,定义为心功能Ⅰ/Ⅱ级,钙拮抗剂治疗至少1年血流动力学仍维持改善(比初次进行急性肺血管扩张试验时增加或不变),此时可继续单用钙拮抗剂治疗;如为阴性,建议予肺动脉高压靶向药物治疗。

目前公认的可以进行急性肺血管扩张试验的药物有吸入NO、吸入用伊洛前列素、静脉输注依前列醇、静脉输注腺苷,其中吸入用伊洛前列素是荆志成课题组于2009年在国际上首次提出并证实,也逐渐在全球范围内推广使用。

(五)其他药物

其他药物包括5型磷酸二酯酶抑制剂包括西地那非、他达拉非和伐地那非;高选择性内皮素受体拮抗剂安立生坦以及在波生坦分子结构基础上改良后的新型组织靶向性并具有高度亲脂性的双重内皮素受体拮抗剂马昔腾坦。新型的可溶性鸟苷酸环化酶激动剂利奥西呱是目前唯一具有肺动脉高压和慢性血栓栓塞性肺高血压双适应证的靶向药物。口服有效、高选择性和长效的前列环素受体(IP受体)靶向激动剂司来帕格也可以作为治疗药物。

(六)联合治疗

肺动脉高压是一种极其复杂的临床综合征,目前公认单药治疗无法保证患者长期获益,初始联合治疗逐渐成为一线治疗策略。2015年,安立生坦和他达拉非联合治疗的AMBITION(Ambrisentan and Tadalafil Combination Therapy in Subjects with Pulmonary Arterial Hypertension)研究发表于《新英格兰医学杂志》,证实二者联合治疗明显优于任何一种单药治疗。目前各国最新指南均已明确推荐在大多数肺动脉高压患者中应及早启用初始联合治疗。

四、总结

1951年,美国Dresdale等首次提出术语"原发性肺高血压";1973年,第一次世界肺高血压会议进一步明确原发性肺高血压是排除继发于心肺疾病的肺高血压;1998年,第二次世界肺高血压会议将HIV感染、减肥药等危险因素相关肺动脉高压,以及肺静脉闭塞病和肺毛细血管瘤样病等正式从原发性肺高血压的范畴中剥离出来;2003年,第三次世界肺高血压大会将"原发性肺高血压"用"特发性肺动脉高压"和"家族性肺高血压"替代,特发性肺动脉高压的范围进一步缩小;2008年,第四次世界肺高血压大会上"家族性肺动脉高压"被"遗传性肺动脉高压"取代,且遗传性肺动脉高压的范畴不断扩大;2018年,第六次世界肺高血压大会将急性肺血管扩张试验阳性的肺动脉高压从特发性肺动脉高压的概念范畴中剥离出来。

从1951年到2018年,从原发性肺高血压到特发性肺动脉高压,每个阶段的概念范畴都在不断否定过去，又很快被新出现的概念所否定。我们对这类复杂临床综合征内涵的理解仍在不断加深，这个领域的知识积累和更新也是一个波浪式前进和螺旋式上升的过程。随着时代的发展，能诊断为特发性肺动脉高压的患者越来越少，诊断特发性肺动脉高压的标准也变得越来越复杂、越来越具体，特发性肺动脉高压所包含的范畴也在不断缩小。可以预见，在将来某一天，我们再也找不到特发性肺动脉高压患者，因为我们终将能找到肺动脉高压的所有危险因素或相关疾病。

那一天，我们将沿着无数前辈在黑暗中留下的指引光芒，彻底攻克此类顽疾，"特发性肺动脉高压"将同"原发性肺高血压"一样彻底成为历史！

（荆志成）

第五节　典型病例：纯合子家族性高胆固醇血症

一、接诊场景

三甲医院心内科诊室。男童，7岁，父母带来就诊。

二、病史

发现血脂升高5年，皮肤黄色瘤4年。患儿一兄弟因高脂血症和缺血性心脏病去世，因此在患儿1岁11个月时即被其父母带至医院检查血脂，检查发现甘油三酯（TG）1.79mmol/L、总胆固醇（TC）17.5mmol/L、LDL-C 13.5mmol/L，未予治疗。2岁3个月时，患儿臀部开始出现黄色瘤，血脂检查示 TC 15.8mmol/L、LDL-C 12.27mmol/L，给予依折麦布 2.5mg 联合普罗布考 62.5mg（均每天1次）治疗。患儿4岁1个月时血脂检查：TC 18.01mmol/L、LDL-C 15.34mmol/L、脂蛋白a 440mg/L，给予瑞舒伐他汀 10mg、依折麦布 5mg、普罗布考 0.25g（均每天1次）治疗。之后加用血脂康 0.3g（每天1次）降脂，近期于当地医院复查血脂：TC 11.99mmol/L、LDL-C 8.65mmol/L。因血脂水平一直无明显下降，遂前来寻求进一步诊治。

三、查体

患儿身高127cm，体重22.7kg，体重指数（BMI）14.1kg/m²，血压94/85mmHg，心率84次/min，手部、膝盖、臀部、跟腱处可见小黄色瘤，角膜弓阴性。双肺呼吸音清，心界不大，心前区无杂音。颈部、锁骨下、腹股沟处均未闻及血管杂音。

四、首诊面诊临床思路

患儿1岁左右发现 TC 和 LDL-C 显著升高，并逐渐出现黄色瘤。其一兄弟有同样表现并死于高脂血症和缺血性心脏病。以上均符合纯合子家族性胆固醇血症的临床诊断标准。明确诊断可以考虑进行基因检测（患儿及父母双方）。

五、基因检测结果

LDLR cG665T 与 *LDLR* cC2054T 复合杂合突变，分别来自父亲与母亲。同时，患儿父母LDL-C 为 4～4.5mmol/L。

结合患儿的临床表现和基因检测结果，可以诊断为纯合子家族性高胆固醇血症。接下来需要评估主动脉、主动脉瓣、冠状动脉和颅内动脉等是否受累及其受累程度。

六、其他检查结果

患儿 TC 13.32mmol/L，LDL-C 11.62mmol/L。心电图大致正常。

超声心动图：腔室大小、室壁厚度及左心室收缩功能正常；主动脉瓣少量反流，主动脉瓣及主动脉窦部未见增厚及狭窄。

冠状动脉及头部血管 CT 成像：前降支非钙化斑块，回旋支中段多处非钙化斑块伴轻度狭窄，头部血管未见异常。

七、治疗

根据多个国家关于家族性高胆固醇血症患者的治疗建议，纯合子高胆固醇血症儿童的LDL-C 应该低于 3.5mmol/L 或者至少降低 50%。患儿已经服用他汀类药物＋胆固醇吸收抑制剂＋普罗布考＋血脂康四类降脂药物，但LDL-C 仍明显升高，需要考虑其他治疗方法。由于年龄（需要>12岁或者18岁）和可及性限制（有些尚未在国内上市），PCSK9抑制剂、洛美他派和米泊美生均无法使用，可以考虑脂蛋白血液净化或者肝脏移植。

（田　庄）

参 考 文 献

[1] Rapezzi C, Quarta CC, Riva L, et al. Transthyretin-related amyloidoses and the heart: a clinical overview[J]. Nat Rev Cardiol, 2010, 7(7): 398-408.

[2] Maurer MS, Hanna M, Grogan M, et al. Genotype and phenotype of transthyretin cardiac amyloidosis: THAOS (Transthyretin Amyloid Outcome Survey) [J]. J Am Coll Cardiol, 2016, 68(2): 161-172.

[3] González-López E, López-Sainz Á, Garcia-Pavia P. Diagnosis and treatment of transthyretin cardiac amyloidosis. Progress and hope[J]. Rev Esp Cardiol(Engl Ed), 2017, 70(11): 991-1004.

[4] Goldstein JL, Hobbs HH, Brown MS. Familial hypercholesterolemia[M] // Scriver CR, Ellenson LH, Ellis NA. The Metabolic and Molecular Bases of Inherited Disease. New York: McGraw-Hill Medical Publishing Division, 2001: 2863-2913.

[5] Gidding SS, Champagne MA, Ferranti SD, et al. The agenda for familial hypercholesterolemia: a scientific statement from the American Heart Association[J]. Circulation, 2015, 132(22): 2167-2192.

[6] Cuchel M, Bruckert E, Ginsberg HN, et al. Homozygous familial hypercholesterolaemia: new insights and guidance for clinicians to improve detection and clinical management. A position paper from the Consensus Panel on Familial Hypercholesterolaemia of the European Atherosclerosis Society[J]. Eur Heart J, 2014, 35(32): 2146-2157.

[7] 江龙, 王春梅, 王绿娅. 国际家族性高胆固醇血症基金会患者管理的整合指南解读 [J]. 中华心血管病杂志, 2014, 42(11): 969-970.

[8] 关啸, 王春梅, 王绿娅. 家族性高胆固醇血症临床诊治的新进展 [J]. 中国动脉硬化杂志, 2014, 22(5): 525-528.

[9] Galiè N, Humbert M, Vachiery JL, et al. 2015 ESC/ERS guidelines for the diagnosis and treatment of pulmonary hypertension: The Joint Task Force for the Diagnosis and Treatment of Pulmonary Hypertension of the European Society of Cardiology(ESC)and the European Respiratory Society(ERS): Endorsed by: Association for European Paediatric and Congenital Cardiology(AEPC), International Society for Heart and Lung Transplantation(ISHLT)[J]. Eur Heart J, 2016, 37(1): 67-119.

[10] Zhang R, Dai LZ, Xie WP, et al. Survival of Chinese patients with pulmonary arterial hypertension in the modern treatment era[J]. Chest, 2011, 140(2): 301-309.

[11] 中华医学会心血管病学分会肺血管病学组, 中华心血管病杂志编辑委员会. 中国肺高血压诊断和治疗指南2018[J]. 中华心血管病杂志, 2018, 46(12): 933-964.

第二章 神经系统罕见病

神经系统疾病是神经系统和骨骼肌由感染、免疫、血管、变性、遗传、代谢障碍、肿瘤、先天发育异常等病因和病理过程导致的疾病，临床上可表现为运动、感觉、高级神经活动及自主神经功能障碍。

神经系统罕见病在罕见疾病中占有重要地位，这是由于神经系统是在人体中起主导作用的系统，其结构与功能高度复杂，与之关联的基因、蛋白纷繁众多，许多基因缺陷都会导致神经系统疾病。罕见病中约80%为基因缺陷性疾病，而50%以上的基因缺陷性疾病会累及神经系统，因此神经系统罕见病种类众多，在罕见病中占有相当大的比例。另外，神经系统罕见病中也不乏自身免疫、变性等其他病因导致的疾病。在2018年我国公布的《第一批罕见病目录》121种罕见病中，神经系统罕见病占比超过四分之一。虽然罕见病单一疾病患病人数有限，但患者总数并不少，是神经内科日常诊疗不可或缺的一部分，因此学习掌握罕见病对于医学生具有重要意义，对罕见病和罕见病患者的关爱和重视也具有独特的社会人文价值。

神经系统罕见病临床表现多种多样，识别与诊断并不容易，患者常常辗转多家医院、耗费数年时间方可确诊。随着对疾病认识不断加深和以基因检测为代表的诊断技术快速发展，神经系统罕见病的确诊率持续提高。然而由于神经系统固有的功能高度特化、再生修复能力低等特点，加剧了疾病诊疗难度。虽然基因导入、基因编辑等新技术给神经系统罕见病带来了新的机遇，但神经系统罕见病依旧是诊断和治疗难度非常大的一类疾病。

根据神经系统罕见病的特点，本章节选取了四种有代表性的神经系统罕见病进行阐述，包括单基因遗传病如脑血管受累的伴皮质下梗死和白质脑病的常染色体显性遗传性脑动脉病（CADASIL）、肌肉受累为主的进行性假肥大性肌营养不良、多器官受累的结节性硬化症和罕见神经系统变性病肌萎缩侧索硬化。通过对上述疾病认识过程的阐述，以期引发神经病学专业研究生对神经系统罕见病诊断、治疗和社会人文问题的思考。

（崔丽英　朱以诚）

第一节　结节性硬化症

一、定义及历史沿革

结节性硬化症（tuberous sclerosis complex，TSC）是一种累及多器官的神经系统疾病，最早于1862年由Friedrich Daniel von Recklinghausen报道。其报道的病例为一名婴儿，该婴儿同时患有"心肌瘤"和大脑的局灶性硬化，但报道内容不够完整，且未能推测两种病征之间存在联系。法国医生Bourneville于1880年对此疾病进行了更加详细的描述，并报道了一名女性患儿，该女童3岁时即有癫痫发作，并出现面部斑疹，15岁去世。经尸检发现脑皮质具有白色的硬化区域并发结节，同时肾脏表面具有多发的"山丘样"隆起。Bourneville意识到这可能是一种疾病在两种器官中的不同表现，故将疾病命名为"脑回结节性硬化"。为纪念Bourneville医生做出的贡献，TSC也被称作"Bourneville综合征"。

该病多脏器系统受累，主要特征包括：面部血管纤维瘤（旧称皮脂腺瘤）、非外伤性甲周纤维瘤、鲨革样皮疹、多发性色素减退斑、颅内皮质结节、颅内室管膜下结节、颅内室管膜下巨细胞星形细胞瘤、肾血管平滑肌脂肪瘤、肺淋巴管肌瘤、心脏横纹肌瘤、多发性视网膜错构瘤；次要特征包括：多发牙齿釉质凹陷、错构瘤性直肠息肉、骨囊肿、脑白质放射状移行束、齿龈纤维瘤、视网膜色素缺失斑、Confetti 皮损以及多发性肾囊肿。虽然 TSC 的并发肿瘤多为良性，但部分患者仍会因症状严重致残，甚至死亡。

二、病因、流行病学及发病机制

TSC 发病率约为 1/10 000～1/6 000，10%～30% 的患者表现为常染色体显性遗传，其余为散发。在 TSC 家族遗传连锁分析中识别了 2 个独立基因（即 TSC1 和 TSC2）的突变，这两个基因随后都被研究者克隆，称为 TSC1 和 TSC2，并且描述了 TSC 患者的突变谱。TSC1 包含 23 个外显子，转录本长约 8.6kb，表达产物为错构瘤蛋白（hamartin），所在基因组区域约 55kb；TSC2 包含 41 个外显子，转录本长约 5.5kb，表达产物为马铃薯球蛋白（tuberin），所在基因组区域约 40kb。两基因均具有较高的自然突变率，且 TSC2 的突变率高于 TSC1。在 60%～89% 符合 TSC 诊断标准的患者中，突变分析可确定致病突变，其中包括约 50% 的病例为 TSC2 突变，17% 的病例为 TSC1 突变。另有 10%～25% 的患者未能发现这两种基因的致病突变，这些患者的 TSC 相关症状往往较轻，推测是由于患者为体细胞嵌合，故未能检测到突变。有趣的是，TSC1 与 TSC2 的功能虽然紧密联系，但基因并无序列同源性。

两种 TSC 基因被成功鉴定之后，后续对其表达的蛋白质功能进行的研究主要通过模式动物果蝇（D.melanogaster）展开。一项重要发现是，当果蝇的 TSC1 和 TSC2 发生突变时，可导致细胞和器官体积增大。后续研究表明，TSC1-TSC2 异源二聚体的重要生理功能是抑制哺乳动物雷帕霉素靶蛋白（mammalian target of rapamycin，mTOR）通路的活性。在正常细胞中，蛋白激酶 B（PKB/Akt）可直接将 TSC2 蛋白磷酸化，使其失活，从而激活 mTOR 通路。mTOR 是一种丝氨酸 - 苏氨酸激酶，其功能是磷酸化 p70S6 激酶和真核细胞翻译起始因子 4E 结合蛋白 1（eukaryotic initiation factor 4E-binding protein 1，4E-BP1）。p70S6 激酶的磷酸化可加速核糖体的生成，而 4E-BP1 的磷酸化加速 mRNA 的翻译，其共同作用促进了细胞的生长和分化。可见 mTOR 在细胞的生长、增殖和分化过程中发挥着非常重要的作用。

大量研究表明，mTOR 通路的异常激活不仅发生于 TSC 中，而且与多种疾病的病理生理过程相关。如乳腺癌、前列腺癌、肺癌、黑色素瘤、膀胱癌、脑癌及肾癌等。其激活的主要原因可包括 mTOR 的上游基因第 10 号染色体同源丢失性磷酸酶张力蛋白（PTEN）基因、磷脂酰肌醇 3 激酶（PI3K）基因以及丝苏氨酸蛋白激酶（AKT）基因发生突变。另外，mTOR 还与细胞和生物体的衰老过程相关，如使用药物对 mTOR 通路的活性进行抑制，可延长多种模型动物例如酵母、线虫、果蝇以及小鼠的寿命。目前，已经证实 mTOR 通路参与了细胞衰老、代谢、免疫和干细胞功能的调节。

到目前为止，研究已经发现了 8 种 TSC1 及 TSC2 的致病突变类型，包括约 200 个 TSC1 突变和约 700 个 TSC2 突变。TSC2 的 35～39 号外显子区域有较高频率发生错义突变及大片段基因组缺失，此区域编码的蛋白序列是位于 TSC2 近 C 端的 GTP 酶激活蛋白结合结构域（GTPase-activating protein binding domain，GAP domain），是 TSC2 的重要功能结构域。部分基因组大片段缺失或重排还可能波及位于 TSC2 附近的 PKD2 基因，导致早发性多囊肾。

TSC1 和 TSC2 均为抑癌基因。关于 TSC1 和 TSC2 突变为何会导致多器官发生肿瘤，可以用 Kundson 的抑癌基因"二次打击"理论解释。只有当细胞中的 TSC1 或 TSC2 两条等位基因均发生功能失去突变（loss-of-function mutation）时，才会导致细胞的异常增殖。即两条等位基因中的一条携带有生殖系突变，在大多数细胞中仅导致表达量的降低；而另一条等位基因正常表达，使其尚不足以失去抑癌作用。但在极少数体细胞中，受环境因素和 DNA 复制固有的错误发生率等多方面影响，产生了另一条等位基因突变，使基因在这部分细胞中的抑癌作用完全丧失，最终导致肿瘤形成。其他的肿瘤研究表明，多数第二次打击突变的形式是 DNA 大片段缺失，导致影响范围内的肿瘤抑制基因表达受到影响，形成了杂合性丢失（loss of heterozygosity）。通过对 TSC1 及 TSC2 基因周围多态性标记的杂合性检测，已证实多数 TSC 相关的血管平滑肌脂肪瘤、心脏横纹肌瘤、室管膜下区巨细胞星形细胞瘤以及肺淋巴管

肌瘤均有 *TSC1* 或 *TSC2* 的杂合性缺失现象，但这在 TSC 患者脑皮质结节中却较少被检测到。提示以下两种可能性：一是脑皮质结节的形成不需要二次打击突变，二是单个结节中仅有部分细胞受到了二次打击影响。

三、临床表现

（一）肾脏表现

肾血管平滑肌脂肪瘤是一种良性肿瘤，其组成包括异常的血管、不成熟的平滑肌细胞和脂肪细胞三种细胞类型，发生于双侧肾并多发，在 TSC 患者中的发病率高达 55%～75%，但生长速度的个体差异较大。由于肿瘤中异常的血管病变往往包含动脉瘤，如发生破裂可对患者造成生命威胁，是造成患者死亡的重要原因之一。肾血管平滑肌脂肪瘤可用超声、CT 及 MRI 检出，当单个肿瘤直径≥3cm 时，有较高的出血风险。此外，患者可能发生肾囊肿、多囊肾、肾细胞癌等上皮细胞来源病损。虽然 TSC 患者肾细胞癌的发病率与人群相近，但平均发病年龄可提前至 28 岁。

（二）肺部表现

肺淋巴管肌瘤病几乎仅见于女性 TSC 患者，发病率为 26%～39%，表现为肺部平滑肌的异常生长，伴有肺实质的囊性改变。常于成年早期诊断，患者症状主要表现为呼吸困难或气胸。

（三）神经系统表现

约 80% 的 TSC 患者患有脑皮质结节，且可能因此伴有癫痫、认知障碍或精神行为障碍。病理可见患处大脑皮质丧失正常结构，并有异常的神经元细胞和巨细胞星形细胞。结节可发生于 20 周龄胎儿并伴随患者终身，可囊性变但无恶变倾向。癫痫是 TSC 最常见的临床表现，发病率可达 70%～80%，且难以通过联合使用抗癫痫药物进行有效治疗。婴儿痉挛症在 TSC 患者中发病率可达 20%～30%，其预后较差，可导致患者严重的智力障碍，其发病可能与大脑皮质结节数量较多有关。

（四）心肌表现

心脏横纹肌瘤发生于心腔内或肌层内，可见于 50%～70% 婴儿期 TSC 患者，但绝大多数不具危害性，胚胎期心脏超声检查有利于本病的早期诊断。心脏横纹肌瘤可能与胚胎期心力衰竭和心脏节律障碍相关，但与其他 TSC 相关肿瘤不同，心脏横纹肌瘤会随年龄增长而自行退化。

（五）其他脏器

皮肤及附属器官表现具有特异性，面部皮疹为首诊时最易识别的特征，此外还有指甲、牙龈的增生性肿物。眼底占位也需要特别警惕。

四、辅助检查

TSC 患者往往因癫痫发作或皮肤病学表现就诊。对前来就诊并怀疑为 TSC 的患者，需仔细检查患者皮肤，使用伍德灯和眼底镜检查视网膜错构瘤；对婴儿可采用超声心动描记法检查心脏横纹肌瘤；采用脑部 MRI 或 CT 检查结节及室管膜下巨细胞星形细胞瘤；采用超声、CT 或 MRI 检查肾血管平滑肌脂肪瘤。针对女性患者，需采用肺部 CT 检查肺淋巴管肌瘤，肺功能检查可作为评估疾病严重程度的指标之一。

五、诊断

本病的任何单一指征均不足以作为诊断依据，而需要综合考量患者的临床指征及遗传学证据。TSC 的主要特征及次要特征见本节第一部分。TSC 的确诊需要患者同时具备 2 种主要特征，或 1 种主要特征合并至少 2 种次要特征。而疑似诊断需要 1 种主要特征或至少 2 种次要特征。当条件允许时，也可通过遗传学检查进行基因诊断。

六、治疗

明确诊断后，对患者各相关器官功能、新生病灶和已知病灶的情况进行仔细检查并进行长期观察随访是非常重要的。目前 TSC 的治疗主要为对症处理，由于 TSC 可累及的组织器官较多，理想情况下需要多学科同时提供治疗支持，包括神经病学、皮肤病学、心脏病学、肾脏学、眼科学、牙科学、神经外科学、神经发育儿科学、呼吸病学及遗传学。TSC 是一种常染色体显性遗传病，这意味着携带生殖系突变患者的子女有 50% 左右概率患病，故建议患者有生育计划时寻求遗传咨询。

目前 TSC 的致病机制已基本明确，应用 mTOR 通路抑制剂为本病的重要治疗手段。雷帕霉素

（rapamycin）是一种大环内酯类化合物，早在1975年即从吸水链霉菌中被成功提取。雷帕霉素可通过与FKBP12（FK 506-binding protein of 12kDa）结合抑制mTOR通路的激活，控制细胞增殖速度从而减慢良性肿瘤的生长。依维莫司（everolimus）是雷帕霉素的衍生物，具有更佳的吸收率、口服生物利用度和药代动力学，其作用机制与雷帕霉素相同，目前已由美国FDA批准上市，并已进入中国市场。依维莫司用于治疗肾平滑肌脂肪瘤的常规用法为每天10mg片剂口服，持续至少12周。可以推测，与雷帕霉素一样具有抑制mTOR通路的小分子化合物，未来都可能成为治疗TSC、mTOR相关肿瘤的潜在治疗药物。

目前，已有较多临床实验证明mTOR抑制剂可有效减缓多种TSC相关良性肿瘤的生长，部分TSC小鼠模型研究和前瞻性临床研究支持mTOR抑制剂还可用于TSC患者的癫痫治疗。此外，针对较大的肾脏血管平滑肌脂肪瘤，可通过血管栓塞术进行治疗。对于颅内室管膜下巨细胞星形细胞瘤患者，需手术治疗改善脑积水相关症状。对于难治性癫痫发作患者，可通过外科手段改善症状。

（柳　青）

第二节　进行性假肥大性肌营养不良

一、定义及历史沿革

进行性假肥大性肌营养不良（Duchenne muscular dystrophy，DMD）是最早被定位并克隆致病基因的单基因遗传病的代表性疾病，是有文献记载发现史已近200年的"古老疾病"，也是30年来在基因诊断、基因治疗领域引领潮流的"明星疾病"。

DMD又称迪谢内肌营养不良。以最先系统总结本病并提出诊断标准的法国神经病学家Guillaume Benjamin Amand Duchenne的姓氏命名。DMD是由编码抗肌萎缩蛋白的DMD基因的致病性突变造成肌萎缩蛋白功能完全丧失，无法维持肌膜在伸缩运动中的完整性，进而引起一系列病理生理改变，最终造成肌肉进行性无力萎缩的一种致残致死性疾病。贝克肌营养不良（Becker muscular dystrophy，BMD）是其轻症表型，因致病突变仅导致肌萎缩蛋白功能部分丧失，所以疾病进展较慢。

1830年，英国神经病学家Bell首次在其著作中描述了肌营养不良病例，并提出"muscular dystrophy"的病名。此后陆续有病例报道，如意大利医生Giovanni Semmola和Gaetano Conte分别在1934年和1936年报道了肌营养不良病例。1868年，Duchenne通过对13例DMD患者的总结，提出了本病的临床诊断标准。该诊断标准如下：①下肢起病的无力；②步基宽、步态呈腰椎前凸；③无力肌肉假肥大；④进行性加重；⑤疾病中晚期电刺激时肌肉收缩减弱；⑥无尿便障碍、感觉障碍及发热。值得一提的是，Duchenne在150年前已经将电生理检查和肌肉活检应用于DMD的诊断。这一诊断标准即使在今天，仍具有很高的临床应用价值。1886年，英国神经病学家Gowers在其著作中提出假说，认为DMD是与遗传相关的基因缺陷性疾病，并报道了迟发患者（可能是BMD患者）。1938年，北京协和医院神经科确诊了中国第一例有完整病历记录的假肥大性肌营养不良患者，包括肌肉活检报告等住院资料都完好保存至今。1955年，德国神经病学家Peter Emil Becker总结了一组与DMD症状类似，但病情较轻的X连锁遗传肌营养不良，此后以其姓氏命名为Becker肌营养不良（BMD）。

本节将介绍DMD在发现确立、诊断治疗等方面的进步历程和未来发展，也反映出整个单基因病诊治领域的趋势。

二、病因、流行病学及发病机制

DMD遗传方式为X连锁隐性遗传，基因位于X染色体短臂近着丝粒的2区1带，体量巨大，全长约2.4Mb，含79个外显子。因特殊序列结构和基因大小，使其存在较高的新发突变风险，造成DMD较高的发病率。

1985年Kunkel团队首先将DMD致病基因定位于Xp21并进行了克隆。DMD是第一个（另一说法是与X连锁慢性肉芽肿病在相近时间被定位）定位致病基因的单基因遗传病，开启了单基因遗传病发现致病基因的先河，也为其他历史悠久的遗传性疾病的研究树立了典范。DMD的发病率在各个国家地区和人种间无明显差异，在活产男婴中为 1/6 300~1/3 600。我国浙江省的新生儿筛查结果显示，中国人群 DMD 发病率为 1/4 560。BMD 发病率为 DMD 的 1/5~1/4。

三、基因诊断

作为最早开展基因诊断的疾病，DMD 的基因诊断经历了多次基因检测技术的升级换代，反映了临床基因检测的发展历程。同时 DMD 作为发病率较高且以新发突变为主的单基因病，囊括了除重复序列数目变化外，几乎所有已知基因突变类型，对于了解不同基因检测方法的优缺点和适用范围，极具代表意义。

（一）Southern 杂交时代

1986 年，Kunkel 总结了来自全球各地 25 家检测实验室共 1 346 名临床疑诊 DMD 或 BMD 患者的血样检测结果。从患者新鲜血样提取 DNA 后，用 DXS164（pERT87）区域放射性标记探针，结合 Southern 杂交检测 DMD 基因大片段缺失，共有 88 名（6.5%）患者确认存在该片段缺失，获得基因确诊。1987 年，DMD 基因全长 cDNA 被克隆，从而能够获得更多探针，力求覆盖 DMD 基因全长。此后数年，全球各地的实验室都利用这一方法进行 DMD/BMD 的基因诊断，发现了大多数大片段缺失并推测部分大片段重复。我国大陆地区最早应用这一方法对 60 例 DMD/BMD 患者进行基因诊断的论文在 1993 年发表于《中国医学科学院学报》。

（二）多重 PCR 时代

Southern 杂交平台存在费时费力、花费高、需放射性标记及检测需大量未降解 DNA 等缺点，难以在临床基因诊断和产前诊断上进行推广。划时代的 PCR 成熟后不久，1988 年 Chamberlain 就利用这一技术设计不同引物，以多重 PCR 结合电泳的方式开始检测 DMD 基因大片段缺失。这一方法因其简便易行，经过不断优化，被广泛采用，至今仍有部分临床检测实验室在应用。多重 PCR 的缺点是仅能识别大部分大片段缺失，无法识别大片段重复。为了保证效率和稳定性，检测主要针对热点缺失区域，未覆盖 DMD 基因全长。

（三）多重连接探针扩增时代

2002 年在探针杂交技术和 PCR 扩增技术的基础上，Schouten 等开发了多重连接探针扩增（multiplex ligation-dependent probe amplification，MLPA）技术，通过精选探针结合序列，精密设定扩增条件，可同时完成 40 个片段的检测，实现拷贝数变异（copy number variation，CNV）的半定量测定。该技术不仅能发现大片段缺失，也能发现大片段重复。针对 DMD 基因的 79 个外显子，MLPA 的专利所有者设计了两个试剂盒将之完全覆盖，能够检测 DMD 基因全部大片段缺失或重复（大于等于 1 个外显子）。MLPA 和与之原理相似的类 MLPA，目前是临床常用的主流 CNV 检测方法和"金标准"。需要注意的是，MLPA 发现的单外显子缺失有 4%~5% 是由于探针结合序列变异，使探针无法结合而造成的假阳性。

（四）Sanger 测序时代（微小突变）

DMD/BMD 患者中约有 70% 由大片段缺失或重复所致，剩余 30% 绝大部分是 DMD 基因微小突变所致（包括无义突变、微小缺失或插入、剪切位点突变、错义突变），这些突变必须通过测序来发现。经典 Sanger 测序对于 DMD 这样大体量、拥有多达 79 个外显子的基因来说，需逐一对每个外显子测序，工作量巨大且稳定性欠佳，仅在高通量测序出现前有少量应用。

（五）高通量测序时代

人类基因组计划的完成不仅绘制出人类基因组图谱，还极大促进了新测序技术的开发。二代测序（next-generation sequencing，NGS）技术就在这一时期成熟并不断下降成本，当前已成为 DMD/BMD 微小突变检测的主流技术，能够一次性覆盖所有外显子并有很高稳定性。还可将临床上需与 DMD 相鉴别的其他肌营养不良基因组合在一起，形成基因包同时检测，进一步提高检出率。随着 NGS 技术升级和算法改进，除了检测微小突变、测序深度分析，还能准确检出 CNV，通过一次检测覆盖 99% 的 DMD 基因致病突变，极大方便了临床检测。

（六）其他罕见突变检测

随着基因检测患者不断增多，近几年也发现了极少量 DMD 患者是由更为罕见的致病突变所致（约占 DMD/BMD 患者的 1%），包括深部内含子突变、结构变异等。基因内含子区域的变异一般不直接影响基因功能，但极少数深部内含子突变会形成新的剪切位点，造成"新"外显子插入正常 mRNA，最终影响蛋白功能。由于内含子区域大、重复序列多、GC 含量高,测序较外显子区域更为困难,准确检测需要测序技术进一步升级方可实现。另外,更大尺度的结构变异,也无法通过 NGS 发现,只能通过长读长三代测序或光学图谱技术加以识别。

以上通过 DMD/BMD 基因检测的发展历程介绍了不同基因检测技术。这些基因检测技术不仅应用于 DMD 基因诊断,还应用于众多单基因病的基因检测。每种检测技术均有自己的应用范围和优缺点(表 3-2-1),熟悉并掌握各种技术

表 3-2-1　DMD 基因检测方法比较

检测方法	可检突变类型	DMD 检出率	优缺点	其他单基因病应用
Southern 杂交	大片段缺失(推测大片段重复可能)	约 60%	结果直观,涉及放射性标记,操作复杂、周期长、花费高、需大量 DNA	目前仅用于其他方法难以替代的特殊区段检测,如 FSHD
多重聚合酶链反应(PCR)+ 电泳	大片段缺失	约 55%	操作简单,周期短。主要针对大片段缺失热点外显子,并非全覆盖。无法检测大片段重复	针对目标区域设计引物,可判断目标区域拷贝数。通过 qPCR 等技术改进,也可发现拷贝数增多
多重连接探针扩增(MLPA)或类 MLPA	大片段缺失及大片段重复	约 70%	标准化设计,稳定性高。操作简单,周期短。单外显子缺失可有假阳性	针对不同疾病设计生产了不同试剂盒,是 CNV 临床检测常用方法
PCR + Sanger 测序	微小突变	约 30%	操作简单,周期短。需针对目标序列设计引物,部分特殊序列扩展测序困难。稳定性较低	对于体量较小、外显子不多的基因,仍是首选的微小突变检测方法
靶向高通量测序(targeted NGS)	SNV、CNV	约 99%	可一步法检测外显子区、剪切区 SNV,辅助判断 CNV。可将多个基因组成 panel 同时检测。周期较长	对于无法确认临床诊断,病因可能为多种基因缺陷的疾病,具有更高检出率。是目前临床基因检测主流技术,应用广泛
全外显子组测序(WES)	SNV	约 30%	针对所有基因外显子区进行捕获,检测范围广。测序深度通常低于 panel,难以准确判断 CNV	适用于临床表型确认困难,考虑有遗传因素参与的情况。随着成本降低,测序深度增加,有替代 targeted NGS 的趋势。父母与孩子一起行 WES 测序、共同分析的 trios WES 能进一步提高检出率
全基因组检测(WGS)	SNV(包括深部内含子突变)、CNV	约 99%	全基因组检测原则上可覆盖全部外显子和内含子。通过特殊算法,可发现 CNV。限于成本,测序深度低,可能遗漏 SNV。尚未用于常规临床检测	随着技术升级、成本下降,可能成为今后主流基因检测方法。信息量巨大,除了探寻可能的单基因病致病原因,还可分析整个基因组背景和相关信息
三代测序	结构变异、复杂深部内含子突变	罕见突变(<1%)	长读长,克服 NGS 短读长在重复序列等特殊区段无法比对的缺点。可识别大尺度结构变异。成本较高,对 SNV 检测准确度较低	用于重复序列、结构变异检测等特定突变检测,补充 NGS 无法检测的部分。结合 WGS 得到更完整基因组信息
mRNA 重测序	特殊剪切突变或深部内含子突变所致剪切插入	罕见突变(1%)	从转录层面直接检测 mRNA 改变,评估剪切后的结果。需要获取相应 mRNA 高表达的组织。有时引起 mRNA 改变的 DNA 层面问题难以确定	从 mRNA 层面寻找异常。适用于各种单基因病,已确定致病基因但 DNA 水平突变难以确定的情况

FSHD:面肩肱型肌营养不良;qPCR:定量 PCR;CNV:拷贝数变异;SNV:单核苷酸变异;panel:基因包;trios:父母与孩子(一家三口)同时检测;mRNA:信使 RNA

平台，有助于临床医生针对不同情况做出合理选择，帮助患者最终确诊。

技术发展推动基因诊断确诊率不断提高，就DMD而言，基因诊断已经超越肌肉活检肌细胞膜肌萎缩蛋白染色（免疫组化或免疫荧光），成为新的一线确诊手段。

四、治疗

（一）现有治疗

确诊 DMD/BMD 后，目前药物治疗方面以长期口服肾上腺糖皮质激素类药物为核心，可在一定程度上延缓疾病进程。疾病管理方面，强调多学科团队（MDT）联合诊疗模式，针对疾病不同阶段涉及的器官系统综合治疗。同时，给予患者家庭遗传咨询，为再次生育做好产前诊断预防。

（二）基因治疗

虽然阻断下游病理生理机制可在一定程度上延缓病程，但对于基因缺陷性疾病，人们会顺理成章地想到通过修复基因缺陷，解决根本病因，恢复正常功能。为实现这一目标，就需要进行基因治疗。2018 年，美国食品药品监督管理局（FDA）对基因治疗的最新定义为调整 / 操控基因表达或改变细胞生物学特性的治疗手段。这一定义较为宽泛，一般认为永久性改变细胞遗传物质 DNA 的治疗为狭义基因治疗；不改变 DNA，通过其他方式调整基因功能和细胞生物学特性的治疗为广义基因治疗。作为基因缺陷性疾病的代表，DMD 同样在基因治疗方面走在了前列。

1. **外显子跳跃策略**　经过前期临床试验，2016年治疗 DMD 的外显子 51 跳跃药物 eteplirsen 在美国被批准上市。在此之前的另一种药物 drisapersen（同样为外显子 51 跳跃药物）因治疗效果不明显，曾被 FDA 拒绝批准。eteplirsen 是具有特殊分子结构的反义寡核苷酸药物，针对 *DMD* 基因 51 号外显子的剪切区。其结合在 mRNA 前体上，干扰 51 号外显子的剪切，在拼接 mRNA 时不含 51 号外显子。对于外显子 45 至 50 缺失、外显子 48 至 50 缺失等缺陷类型的 DMD 患者，部分 mRNA 剪切时变为外显子 45 至 51 缺失、外显子 48 至 51 缺失，从而纠正读码框，生成截短肌萎缩蛋白。临床试验中可观察到治疗后的患者部分肌肉细胞膜上出现一定量肌萎缩蛋白。这一广义

基因治疗药物的优点是制备流程接近传统小分子药物，产量和成本具有一定优势，而且不直接改变 DNA，相对安全。近期的临床试验中通常采用 30mg/kg 每周静脉注射 1 次，持续 24～96 周，患者需在试验结束后长期用药。缺点是：①只适用于部分 DMD 患者，只有相应区段大片段缺失的患者能够应用外显子 51 跳跃药物，仅占 DMD 患者的 13%。②对靶细胞没有选择性，到达作用靶点的药量有限，药物输送过程中有大量损耗和降解。③治疗作用弱、持续时间短。进入肌肉细胞内的反义寡核苷酸数量不多，与 mRNA 前体结合并发挥治疗作用后即被降解。即使重复给药，整体治疗效果仍然较弱。针对这些缺点，外显子跳跃治疗策略也在不断改进，措施包括：①利用相似原理，制备其他外显子跳跃药物，逐步扩大适用范围；②在寡核苷酸链上增加靶向肽，引导其更多进入目标细胞（骨骼肌、心肌细胞），增加治疗效果，减少副作用；③进一步改进反义寡核苷酸结构，增强稳定性，减少损耗，增加作用时间。反义寡核苷酸的 RNA 干扰作用在许多单基因病中均有应用，已有数种药物被批准上市，如治疗脊髓性肌萎缩症的诺西那生钠（nusinersen）、治疗家族性转甲状腺素蛋白淀粉样变的 inotersen、patisiran。

2. **无义突变跳读策略**　DMD 患者中无义突变约占 10%，无义突变跳读也属于广义基因治疗范畴。早在 1979 年，科学家就发现氨基糖苷类抗生素能够跳读真核生物 DNA 无义突变造成的蛋白翻译提前终止，使蛋白翻译继续下去。而后在体外细胞系、动物模型及患者临床试验中均证实氨基糖苷类抗生素具有这一作用。但鉴于氨基糖苷类长期应用的肾毒性、耳毒性等副作用，亟须寻找其他具有无义突变跳读作用而副作用小的药物。经过大规模筛选，发现了 PTC124 这一小分子药物，并于 2014 年在欧盟有条件上市。然而由于其临床试验和上市后临床应用中显示的治疗效果微弱，始终未获得美国 FDA 批准。无义突变是广泛存在于各种功能失去突变（loss-of-function mutation）单基因病中的致病突变类型，以这种突变为治疗靶点的药物应用前景广阔。目前多家研发机构仍在积极筛选高效安全的无义突变跳读药物。

3. 外源基因导入策略 DMD 是典型的功能失去突变所致单基因病，如果能在体细胞中导入一个替代基因，转录翻译生成蛋白，发挥相应功能，就可能治愈疾病。通过何种载体，将所需基因导入目标细胞，是这一治疗策略的关键环节。目前备受关注的两类载体是非病毒载体和病毒载体。非病毒载体包括脂质体载体、纳米载体等，其制备较为简单，但靶向运送效率低。病毒载体则利用了病毒天然的靶向侵袭能力，能够高效地运输目标基因。但必须克服病毒载体自身的致病性、整合入宿主基因组等问题。经过数十年的摸索，腺相关病毒（adeno-associated virus，AAV）最终脱颖而出，成为目前主要的基因治疗载体。AAV 主要有以下优点：①几乎无致病性，且通过重组改造完全去除了其基因组中用于扩增、传播的元件；② AAV 基因组极少插入宿主基因组；③病毒颗粒小，可通过各种屏障，包括血脑屏障；④理化性质稳定，耐热耐酸碱，便于保存、运输；⑤有多种血清型，靶向不同细胞类型。当然 AAV 也并非完美，其缺点是：①载量有限，只有约 4.7kb，无法完整装载像 DMD 这样的大基因；②制备流程复杂，产量低，花费高；③部分人群已存在针对某些血清型的天然抗体。尽管有这些缺点，AAV 仍是目前的主流基因载体。目前由美国三家公司开展的基因导入治疗 DMD 临床试验均选择 AAV 为载体，以导入尽量保留功能的截短肌萎缩蛋白。从已公布的结果看，均已显示出疗效。此外，2017 年 12 月美国 FDA 批准的治疗遗传性视网膜营养不良的 RPE65 基因导入和即将获批的治疗脊髓性肌萎缩症的 SMN1 基因导入，全部选用了 AAV 载体。

4. 基因编辑策略 导入细胞的未整合外源基因无法随细胞分裂成倍复制并传入子代细胞，仅适用于寿命长的成熟细胞，如神经细胞、横纹肌细胞等，不适合快速更新换代的细胞组织，如血液系统、上皮组织等。如果能将外源基因整合入染色体，就能向子代传递。然而，不受控的基因插入很可能破坏原基因组，造成基因功能受损，引起肿瘤等疾病。这也是病毒感染引发肿瘤的重要机制。基因治疗希望能够实现定向、受控的基因编辑。基因编辑工具包括兆核酸酶（meganucleases）、锌指核酸酶（zinc finger nuclease，

ZFN）、转录激活因子样效应物核酸酶（transcription activator-like effector nuclease，TALEN）和近年非常火热的成簇规律间隔短回文重复序列编辑系统（CRISPR-Cas9）。其中，CRISPR-Cas9 能够很方便地设计指导 RNA（gRNA）以定位目标片段进行切割等基因编辑，大大提高了效率。此外，由 CRISPR-Cas9 衍生的不断链单碱基编辑系统，包括腺嘌呤碱基编辑器（ABE）及胞嘧啶碱基编辑器（CBE），均被尝试用于 DMD 等单基因病的基因编辑治疗。当前基因编辑治疗方兴未艾、百花齐放，但我们也要清晰地看到，传统基因编辑工具特异性较高，但针对特定疾病设计，制备困难，成本高昂。以 CRISPR-Cas9 为代表的新型基因编辑工具可通过简单设计 gRNA 针对不同疾病，效率高，但特异性较低，会出现目标区域外的脱靶现象，而脱靶造成的影响尚不能估计，可能造成不可挽救的严重后果。因此，虽然在建立模型动物、体外诊断、细胞水平、动物实验水平已有很多应用，直接用于人体治疗仍然需慎之又慎。

5. 干细胞治疗及其与基因治疗的结合 调控干细胞定向分化为所需组织类型，控制干细胞增殖过程中的癌变风险，消除干细胞与宿主间的免疫排斥，都是目前干细胞治疗需要解决的问题。干细胞治疗与基因疗法相结合也是重要的治疗方向。其治疗策略为：通过患者血液、皮肤或肌肉组织制备患者特异性诱导多能干细胞（induced pluripotent stem cell，iPSC）或定向分化干细胞，在体外（ex vivo）通过基因编辑工具进行基因缺陷修正，而后检测基因编辑是否准确纠正了原基因缺陷，是否出现严重脱靶破坏了原基因组，筛选出改造良好的细胞系回输患者体内，替代原有病变组织，最终治疗疾病。这一策略已经在小鼠动物模型中实现：利用取自基因缺陷小鼠模型的肌肉组织，体外培养获得肌肉干细胞（muscle stem cell，MuSC），通过基因编辑工具修正基因缺陷，再筛选改造良好的干细胞原位注射到小鼠肌肉组织中。这些干细胞分化为细胞膜含有肌萎缩蛋白的正常肌肉组织，发挥运动功能。

今后，这些基因治疗策略在单基因遗传病，甚至复杂疾病中都将会有广泛应用，必将开启基因治疗时代。

（戴 毅）

第三节 肌萎缩侧索硬化

一、定义及历史沿革

法国全科医生 Francois-Amilcar Aran 在 1948 年首次描述了 1 例进行性肌肉萎缩的患者,并在 1850 年通过对 11 例类似患者的总结做出了进行性肌萎缩(progressive muscular atrophy,PMA)的诊断,并推测其发病可能与神经源性损害有关,将其从其他肌无力的病因中分离出来。其中有 1 例 33 岁的患者存在肌肉萎缩和腱反射活跃的表现,可能就是之后所认识到的肌萎缩侧索硬化(amyotrophic lateral sclerosis,ALS)。

Aran 所描述的病例部分来自和其一起工作的神经病学家 Duchenne,但由于尸检显示患者存在肌肉损害的表现,Duchenne 一直坚持认为这些患者是一种肌肉病变。1853 年 Jean Baptiste Cruveilhier 对 Aran 报道的 1 例患者进行了尸检,发现前根明显萎缩。在 10 年之后,Duchenne 才最终接受了 PMA 起源于中枢神经系统病变这一结论。1861 年 Duchenne 首次描述了进行性延髓麻痹(progressive bulbar palsy,PBP)。1874 年法国的 Charcot 通过对 20 例患者和 5 例尸检资料的观察,证实 ALS 发病涉及脊髓侧索和前角细胞,最早明确提出将 ALS 这一名词用于诊断这一组疾病,并描述了 ALS 进行性发展、缺乏有效治疗的临床特点。但 Charcot 认为,ALS 脊髓灰质的病变是继发于白质病变的结果。1875 年德国的 Erb 在一次会议上报道了痉挛性截瘫,之后命名为原发性侧索硬化(primary lateral sclerosis,PLS),他还发现有 1 例患者在 6 年后出现了肌萎缩,并指出 PLS 有可能转化为 ALS。

英国的 Gowers 并不认可 Charcot 提出的 ALS 的前角细胞损害是继发于锥体束变性的观点。1892 年他提出 PMA、PBP 和 ALS 均属于一类运动系统的变性疾病,在 PMA 患者也存在锥体束的变性改变,不同患者临床表现的差异与不同运动神经元变性的时间和程度不同有关。1933 年曾接受 Gowers 指导的 Brain 首次提出了运动神经元病(motor neuron disease,MND)这一名词,在英国至今仍采用 MND 来命名这一组疾病。

1939 年,美国家喻户晓的棒球运动员 Lou Gehrig 在 35 岁时被诊断为 ALS 并退出职业生涯,ALS 这一疾病也因此在美国广为人知,也被称为 Lou Gerhig 病,这是少见的以患者名字命名的疾病之一。Gehrig 对于 ALS 的贡献远超过他的名字与这一疾病的联系,患病之后,他一直像健康时一样热爱生活和公益事业,鼓励成千上万的患者带着希望和尊严继续生活。

Kurland 是神经流行病学的奠基者,他和 Mulder 等首次开展了对关岛地区 ALS 患者的流行病学研究,并于 1954 年报道了帕金森 - 肌萎缩侧索硬化综合征,之后 Hirano 报道了肌萎缩侧索硬化 - 帕金森综合征 - 痴呆复合征。世界神经病学联盟(WFN)主办的有关 ALS 的专病杂志 *Amyotrophic Lateral Sclerosis* 创建于 2000 年,2013 年该杂志的名称更换为 *Amyotrophic Lateral Sclerosis and Frontotemporal Degeneration*(ALS-FTD)。名称更改的原因是根据 ALS 认知研究显示,ALS 患者可以存在不同程度的认知障碍,部分患者可达痴呆标准,而部分额颞叶痴呆(FTD)患者也可以出现 ALS 的症状体征;在同一个家族中,可以存在 ALS 和 FTD 不同的临床表型的患者,9 号染色体开放阅读框 72 基因(open reading frame 72 gene on chromosome 9,*C9orf72*)、肉瘤融合(fused in sarcoma,*FUS*)基因、反式激活应答 DNA 结合蛋白(TAR DNA binding protein,*TARDBP*)基因等基因突变可见于 ALS、ALS-FTD、FTD 三种临床表型;尸检显示,三者脑组织中均有类似的反式激活应答 DNA 结合蛋白 43(TDP-43)蛋白沉积。因此目前认为,可以将 ALS、ALS-FTD、FTD 看作一个谱系疾病,这进一步扩展了我们对于 ALS 疾病的认识。

临床医生对于疾病的认识存在一个过程,早期主要源于临床症状和体征的总结。尸检的研究推动了对于致病部位的认识,而近年来有关分子生物学和蛋白组学的发展,可以更深层次地了解疾病的发病机制,促进了对疾病的认识和诊断分类。这种认识是一个动态的曲折的过程,随着研究的发展,对于 ALS 这一疾病的认识将会更加深入。这种对于疾病认识的规律,在其他疾病也同样存在。

二、病因及发病机制

肌萎缩侧索硬化的病因和发病机制至今仍未明确,一般认为是遗传因素和环境因素共同作用的结果。

家族性 ALS 患者的遗传因素较为明确,约占 ALS 患者的 10% 左右。近 20 多年来,ALS 的遗传学研究飞速发展,目前报道的明确的致病基因已有 20 多个,其中以超氧化物歧化酶 1(superoxide dismutase 1,*SOD1*)、*FUS*、*TDP-43*、*C9orf72* 常见。在针对 2 869 例欧美 ALS 患者进行全基因测序的多中心研究中,家族性 ALS 患者 70% 左右可检测到致病基因,其中 *C9rof72* 约占 40%;其次为 *SOD1*,占 12%;*TARDBP* 和 *FUS* 分别占 4%。约 10% 的散发性 ALS 患者中,可筛查出的基因异常率约为 10%,欧美人群仍以 *C9rof72* 最高,约为 7%;其次为 *SOD1*,约为 1.5%;*FUS* 和 *TARDBP* 均为 1%。我国家族性和散发性 ALS 的基因异常谱与欧美明显不同,*C9rof72* 患者不足 1%。在散发性 ALS 患者中,可能会有越来越多的致病基因被检测到,但其中大部分患者的病因仍可能是遗传易感性基础与环境因素共同作用的结果。致病基因影响功能蛋白的严重程度、环境暴露因素的强度以及暴露时间,是决定患者何时发病以及生存期的重要因素。越来越多的研究显示,我国 ALS 的发病年龄早于欧美,其潜在的机制仍有待开展基因和环境流行病学的深入研究。

有关环境因素的流行病学研究涉及众多方面,包括自然环境中的各种毒物、饮食结构、营养、吸烟、运动及外伤等。但众多研究均来自病例对照研究,由于 ALS 为罕见疾病,难以开展前瞻性研究,至今仍无确切的环境因素与 ALS 发病有关。

有关 ALS 发病的最早启动因素并不清楚,可能的发病机制包括 RNA 加工异常、谷氨酸兴奋性毒性、自噬异常、细胞骨架排列紊乱、线粒体功能障碍、轴索运输障碍、钙离子超载、生长因子异常、炎症反应、病毒感染及胶质细胞的影响等。众多的研究结果显示了神经元和胶质细胞在某些环节上发生了异常,这些异常通常是病变过程中的某一个环节,针对这些环节的治疗也有可能减缓疾病的发展,但细胞损害的瀑布级联反应一旦启动,则难以阻断。寻找运动神经元细胞损害最初的启动环节可能将成为 ALS 治疗的突破口。

三、诊断

在 ALS 诊断中,通常分为四个区域——脑干、颈段、胸段和腰骶段,不同区域受累则出现相应的症状和体征。ALS 的诊断缺乏特异性生物学标志物,主要靠临床病史、体格检查和肌电图,并通过影像学检查和必要的实验室检查等排除其他疾病。

(一)诊断 ALS 的基本条件

1. **进行性发展的病程** 临床症状、体征在一个区域内逐渐进展,并从一个区域发展到另一个区域,临床无好转过程。

2. **上、下运动神经元受累的症状、体征** 在同一个区域内上下运动神经元损害的体征并存,高度提示 ALS 的可能性。下运动神经元受累的证据可来自临床查体,如肌肉萎缩和无力,也可以由肌电图检查证实;上运动神经元受累的证据主要依据临床体格检查,如腱反射亢进、病理征阳性,如果肌肉萎缩无力的肢体腱反射不低,也提示可能存在上运动神经元受累。

3. **影像学或实验室检查** 排除其他可以导致上、下运动神经元受累的原因。

(二)ALS 诊断标准的应用价值和局限性

有关 ALS 的诊断标准有多种,早在 1969 年 Lambert 即提出了采用肌电图诊断 ALS 的诊断标准,通常称为 Lambert 标准。目前常用的诊断标准包括 WFN 1994 年发布的 EI Escorial 标准、1998 年的 EI Escorial 修订标准、2008 年国际临床神经生理学联盟(IFCN)推荐的 Awaji 标准,前两个标准在临床治疗和试验中被广泛采用。但研究显示,这两个标准的诊断条件较为严格,使得部分早期发病的 ALS 患者无法被纳入研究。Awaji 标准对前者进行了简化,确认肌电图所证实的下运动神经元损害可以等同于临床所见的肌肉萎缩无力,并强调在针电极显示神经源性损害的基础上,束颤电位的价值可以等同于纤颤电位、正锐波等作为活动性损害的证据。后期的对比研究显示,Awaji 标准可以提高 ALS 诊断的敏感性,从而达到早期诊断的目的。Ludolph 等推荐了更为简化的 ALS 诊断标准,强调在影像学和肌电图等检查排除其他原因后，2 个区域发现下运动神经元损害的证据，即可符合 ALS 的诊断标准，但目前各种研究尚较少采用该标准。中华医学会神经病学分会分别在 1997 年和 2015 年组织了 ALS 诊断标准的制定和修订工作，我国推荐的标准更接近 Awaji 标准。

不同诊断标准的敏感性和特异性有所不同。在临床试验中，为了保证纳入患者诊断的可靠性，避免非 ALS 患者进入研究从而影响结果，通常采用较为严格的诊断标准，这样一来，则使得诊断的特异性增加但敏感性下降。在临床诊断过程中，若采用严格的诊断标准，则可能造成诊断延后，使患者无法尽早获得治疗和干预，以致反复就医，甚至导致患者接受不必要的治疗。

在 ALS 的诊断标准中，通常将诊断分为确诊的 ALS、拟诊的 ALS 和可能的 ALS 三个级别，有的标准还包括可疑的 ALS。这种诊断分级有利于研究者筛选入组患者，以保证研究质量。在临床工作中，医生可以参考这些诊断标准中的诊断要素，提取临床诊断所必需的信息，建立 ALS 的诊断思路，而不必拘泥于诊断标准的分级。在某次诊疗之后，患者所期望的是让医生告知自己是否患有某种疾病，以及是否应该开始启动某种治疗，而非某种诊断级别。

下面列出了 1998 年世界神经病学联盟（WFN）推荐的 ALS 诊断标准的分级。

1. 临床确诊 ALS 通过临床检查，证实在 4 个区域中至少有 3 个区域存在上、下运动神经元同时受累的证据。

2. 临床拟诊 ALS 通过临床检查，在 4 个区域中至少有 2 个区域存在上、下运动神经元同时受累的证据，并且上运动神经元受累的体征位于下运动神经元病变区域的上端。

3. 实验室支持 - 临床拟诊 ALS 临床上仅有 1 个区域存在上、下运动神经元同时受累的体征，或仅在 1 个区域存在上运动神经元体征时，如果肌电图检查发现至少存在 2 个区域存在下运动神经元受累，并且通过选择适当的影像学检查和实验室检查排除了其他疾病，则可以诊断为实验室支持 - 临床拟诊的 ALS。

4. 临床可能 ALS 临床检查仅有 1 个区域存在上、下运动神经元受累的证据，或在 2 个或

以上区域仅有上运动神经元受累的证据，或者下运动神经元受累的体征位于上运动神经元受累区域的上方；在进行神经电生理检查、影像学检查以及实验室检查后，仍达不到实验室支持 - 临床拟诊的 ALS 标准。在诊断临床可能的 ALS 之前，必须排除其他疾病。

1994 年的 EI Escorial 诊断还提出过"可疑的 ALS"，但在之后的应用中发现，符合该标准的患者可以见于多种其他疾病，难以纳入 ALS 的各种研究，因此在 1998 年的诊断标准中将其去除。Awaji 诊断标准中强调了肌电图所见下运动神经源性损害可以等同于临床所见，因此将临床拟诊和实验室支持拟诊的 ALS 合并为了拟诊 ALS。

（三）肌电图在 ALS 诊断中的价值

当临床早期考虑为 ALS 时，需要进行电生理检查，以确认临床受累区域为下运动神经元病变，并证实在临床未受累区域也存在下运动神经元病变，排除其他疾病，协助早期诊断。

电生理检查可以看作是临床查体的延伸，应该由合格的肌电图医生完成，并依据明确的标准进行判断。对于电生理检查结果，应该密切结合临床进行解释。

1. 下运动神经元病变的电生理特点 下运动神经元病变的判断主要通过常规同芯圆针电极检查，肌电图可见进行性的失神经和慢性神经再生的表现。进行性失神经的表现为纤颤电位和 / 或正锐波。慢性神经再生的表现为：①运动单位电位的时限增宽伴有多相波增多，通常有波幅增高；②大力收缩时募集相减少，发放频率增高大于 10Hz，如果同时存在明显的上运动神经元受累，则发放频率可以低于 10Hz；③运动单位电位不稳定。

2. 束颤电位的价值 束颤电位是 ALS 患者的典型表现。当束颤电位为长时限和多相电位时，如果同时有慢性神经再生的表现，则和纤颤电位、正锐波具有同等价值，有助于 ALS 的诊断。如果肌电图检查无束颤电位，尽管不能除外 ALS，但诊断时应该更加慎重。需要注意的是，形态正常的束颤电位可以见于正常人（良性束颤），形态异常的束颤电位也可以见于其他失神经疾病，如多灶性运动神经病。

3. 定量肌电图研究 除了常规肌电图检查

以外，其他电生理技术也可以反映慢性神经再生的情况，如单纤维肌电图、巨肌电图、转折/波幅分析和分解肌电图、定量运动单位电位分析、运动单位数目估计等。

4. **进行性失神经和慢性神经再生的分布** 为了诊断 ALS，至少应该有两个区域存在肌电图异常。其中脑干区域可以测定一块肌肉，如舌肌、面肌或咀嚼肌。胸段可在第 6 胸椎水平以下的脊旁肌或腹部肌群进行测定。对于颈段和腰骶段，应至少测定不同神经根和不同周围神经支配的两块肌肉。

5. **神经传导测定** 神经传导测定主要用来诊断或排除周围神经疾病。ALS 运动神经传导测定可有复合肌肉动作电位（CMAP）波幅下降，速度和潜伏期通常正常。感觉神经传导测定一般正常。当存在周围神经卡压症或同时存在其他的周围神经病时，感觉神经传导也可以异常。在进行下肢的感觉神经传导测定时，有些老年患者很难引出感觉神经动作电位，并不一定是异常。

6. **符合上运动神经元损害的电生理改变** 经颅磁刺激的中枢运动传导时间延长 30% 以上，最大用力收缩肌肉时运动单位电位的发放频率下降，可以支持上运动神经元损害。但在 ALS 诊断中上运动神经元损害的证据主要来自临床查体。

7. **提示其他疾病的电生理表现** 当出现下述电生理异常时，提示存在其他疾病：①运动传导阻滞；②运动传导速度下降 70% 以上，远端潜伏期延长 30% 以上；③感觉神经传导异常；④F 波或 H 反射潜伏期延长超过正常值 30%。

（四）影像学检查在 ALS 诊断中的应用

影像学检查并不能提供确诊 ALS 的依据，临床主要用于 ALS 与其他疾病的鉴别，排除结构性损害。当某些其他神经科疾病，如颅底、脑干或脊髓结构性病变导致上运动神经元或下运动神经元受累时，影像学检查可提供帮助。在某些 ALS 患者，头颅磁共振 T_2 序列、液体衰减反转恢复（FLAIR）序列可以在皮质脊髓束通路出现高信号，提示锥体束受累，但并不特异。

需要注意的是，ALS 患者进行 MRI 或 CT 检查时，常常会发现伴有较为严重的颈椎病、腰椎病，部分 ALS 患者因此被误诊颈椎病或腰椎病而进行了手术治疗，这主要与缺乏仔细的病史询问和全面的神经系统查体有关。

目前有众多研究报道了 ALS 功能影像学改变的特点，但主要用于 ALS 的机制研究和探索，尚无法用于临床诊断。

四、治疗

尽管众多研究者致力于 ALS 的发病机制和治疗研究，目前仍缺乏针对病因、能有效逆转或阻断 ALS 疾病进展的药物。多项临床试验在 I 期和 II 期即因无效而终止，部分临床试验进入了 III 期阶段，但截至目前仅有利鲁唑和依达拉奉被 FDA 批准用于 ALS 治疗，而这两种药物也仅仅是有限地延缓疾病的发展。

多学科协作对症和支持治疗是 ALS 治疗的重点。无创呼吸机的早期使用、经皮胃造瘘或鼻饲保证营养可以延长患者的生存期。加强护理，防止误吸、肺部感染、压疮、深静脉血栓等并发症，可以减少患者意外致死的风险。心理治疗、语言及其他适当的康复治疗、对症药物的使用等可以改善患者的生存质量。

五、未来研究方向

国内外学者均开展了大量针对 ALS 病因、发病机制及治疗方面研究，在国外学术会议和不同期刊，均有大量有关 ALS 的研究报道。WFN 的 ALS 研究组自 1990 年每年主办一届国际研讨会（International Symposium on ALS/MND），交流 ALS 研究热点和最新进展。美国、英国、德国、加拿大、澳大利亚等多个地区也有多个 ALS 的研究组织和团队。我国 ALS 领域的研究者在 2002 年自发组织建立了 ALS 协作组，多年来开展了大量的研究、推广和公益活动，在国内定期举办 ALS 会议，积极组织参加国际会议，并于 2015 年正式成立了中华医学会神经病学分会 ALS 协作组，在国内大部分省市建立了 ALS 临床中心，推动了我国 ALS 的研究和发展。目前 ALS 的研究热点涉及多个领域，如分子生物学研究包括家族性和散发性 ALS 遗传基因的筛查、遗传易感性研究，以及 ALS 致病基因的机制研究、ALS 不同种类动物模型的建立和机制研究、RNA 的调控过程、异常蛋白的沉积和自噬，反映 ALS 疾病进展的生物学标志物研究、功能影像学研究、临床和基因流行病学研究、ALS 治疗研究等。

（刘明生　崔丽英）

第四节　伴皮质下梗死和白质脑病的常染色体显性遗传性脑动脉病

伴皮质下梗死和白质脑病的常染色体显性遗传性脑动脉病（cerebral autosomal dominant arteriopathy with subcortical infarcts and leukoencephalopathy，CADASIL）是由 NOTCH 受体 3（notch receptor 3，NOTCH3）基因突变所致的一种成年发病的遗传性脑小血管病。由于 CADASIL 是目前已知的最常见的单基因遗传性脑小血管病，长期以来被作为研究脑小血管病的经典模型，本节旨在对其认识过程、临床影像特点及诊疗等进行简述。

一、定义及历史沿革

对 CADASIL 的认识，最早可追溯到 1955 年 Van Bogaert 报道的"两姐妹快速进展的 Binswanger 脑病"。1977 年 Sourander 和 Walinaer 等对一瑞典家系进行了总结，该家系连续 3 代共 8 例患者出现反复发作缺血性脑卒中和进行性认知障碍。他们对其中 3 例患者进行了尸检，发现所有患者均存在以中央灰质、白质和脑桥受累为主的多发性小梗死灶，伴有皮质和皮质下萎缩。尸检同时发现显著的颅内小动脉闭塞性改变，以基底节、丘脑、间脑、脑桥和脑干受累为主，软脑膜动脉的脑膜皮质分支以及大脑半球白质内的小动脉也同样受累；但所有患者均未见脑内动脉硬化以及淀粉样血管病变。根据临床特点以及病理所见，Sourander 和 Walinaer 等将其描述为"遗传性多发梗死性痴呆"，提出该疾病与单基因遗传相关，呈常染色体显性遗传的特点。此后 5 个类似表现的家系相继被报道。

1976 年 Bousser 接诊了 1 例 50 岁的多发腔隙性梗死伴弥漫白质脑病患者，疑诊 Binswanger 脑病，但是鉴于该患者缺乏高血压病史，Bousser 教授和 Tournier-Lasserve 教授团队对该患者家族成员进行了详细的检查，最终将该病的致病基因定位于 19p12 内的 D19S221 和 D19S222 之间 14cM 区域，随后又应用微卫星标记法将基因位点局限到 2cM 区域。1996 年 Joutel 等进一步发现，CADASIL 患者的 NOTCH3 基因点突变可以导致 RNA 翻译产生的蛋白质提前终止，确定其为该病的致病基因。

二、病因、流行病学及发病机制

位于 19 号染色体上的 NOTCH3 基因编码一个包含 2 321 个氨基酸的单次跨膜受体，主要表达在血管平滑肌上，具有受体和信号转导功能，对胚胎血管发育具有重要作用。该受体由一个细胞外结构域、一个跨膜结构域及一个细胞内结构域构成；其中细胞外区域含有 34 个表皮生长因子（EGF）重复序列，每个 EGF 含有 6 个半胱氨酸残基。

迄今为止，全球在至少 500 个家系中发现了超过 150 种基因突变，其中 95% 为错义突变，其他包括小的框内缺失突变、剪切位点突变等。NOTCH3 基因有 33 个外显子，但所有 CADASIL 致病突变均发生在编码 34 个表皮生长因子受体（EGFR）的第 2～24 号外显子，以外显子 3 和 4 错义突变最常见，突变均导致 NOTCH3 受体细胞外区域某一特定的 EGFR 出现奇数半胱氨酸残基，破坏了规范的二硫键配对。突变不但可导致受体蛋白质构象发生改变，影响配体受体的相互作用，或与其他蛋白分子作用从而改变胞内信号转导；突变还可以导致不成对的半胱氨酸残基形成，从而造成同型二聚体或异型二聚体在血管平滑肌堆积，并使之破裂，最终导致血管平滑肌发育和功能异常从而致病。

从血管病理角度出发，CADASIL 属于小血管中膜病。本病的病理特征是受累血管中膜平滑肌细胞周围颗粒状电致密嗜锇物质（granular osmophilic materials，GOM）沉积。嗜铬颗粒位于细胞外，紧邻平滑肌细胞表面；小血管管壁增厚，管腔狭窄，内膜完整，血管平滑肌细胞退行性变，GOM 沉积于中膜并延伸至外膜，GOM 不仅存在于动脉和静脉，也存在于皮肤、脑和肾脏等其他器官的毛细血管。

目前尚缺乏准确的关于 CADASIL 患病率的报道，来自英国苏格兰地区的研究显示，NOTCH3 基因突变率约 4.14/10 万成年人。英国的一项纳入 280 例腔隙性卒中的队列研究发现 CADASIL

患病率为 0.5%（1 例患者），在 65 岁以下合并弥漫性脑白质病变的患者中 CADASIL 患病率为 2%。另一项纳入 994 例 70 岁以下腔隙性卒中患者的队列研究也显示 CADASIL 患病率为 0.5%。然而韩国一项纳入 151 例急性缺血性卒中患者的队列研究发现了 6 例 CADASIL 患者，推测其患病率高达 4%。还有一项纳入 154 例成人发病的遗传性白质脑病患者的研究发现，在 55 例血管性脑白质病患者中，32 例被确诊为 CADASIL。上述患病率的差异与研究纳入的目标人群构成有关。

三、临床表现

所有脑小血管病会出现的临床症状均可见于 CADASIL，以反复皮质下缺血性卒中、先兆性偏头痛、进行性血管性痴呆以及情感障碍为主要临床表现。

1. 偏头痛 先兆性偏头痛常为 CADASIL 的首发症状，见于 20%～40% 的患者。CADASIL 患者先兆性偏头痛的患病率是普通人群的 5 倍。女性 CADASIL 患者先兆性偏头痛发生年龄较男性小，约为 26 岁，男性在 36 岁发生，平均年龄 30 岁。偏头痛也可为无先兆性偏头痛，发病率与普通人群无差异。亚裔患者偏头痛发生率较欧美患者低。

2. 皮质下缺血事件 短暂性脑缺血发作（TIA）和缺血性卒中是 CADASIL 最常见的临床表现，见于 60%～85% 的症状性患者，且大多数患者缺乏常见的脑血管病危险因素，平均发病年龄为 49 岁，其中 67% 的患者表现为经典的腔隙综合征。TIA 或缺血性卒中常反复发生，导致步态障碍、尿失禁、假性延髓麻痹等症状。CADASIL 患者也可表现为无症状梗死，因此部分无症状的致病基因携带者头颅 MRI 也可以发现梗死灶。

3. 认知功能障碍与痴呆 认知障碍是 CADASIL 第二大常见临床表现，见于 60% 的患者。早期以执行功能下降和加工速度障碍为主，多与注意力不集中和记忆下降有关；认知障碍多在 50～60 岁逐渐明显，累及工具性活动、语言和视觉记忆、语言、逻辑推理以及视空间功能，常伴有精神运动迟缓和兴趣范围缩窄；但是再认和语义记忆相对保留，严重的失语、失用、失认罕见。认知功能减退大多会因为卒中复发而进一步恶化。

4. 情感障碍与淡漠 20% 的 CADASIL 患者具有情感障碍，其中抑郁状态最常见。极少数可表现为抑郁与躁狂状态交替出现，容易被误诊为双相情感障碍，尤其是当患者以精神症状为首发症状时，往往会延误诊断，直到患者出现特征性 MRI 改变。淡漠见于 40% 的 CADASIL 患者，且与抑郁相对独立。

5. 其他症状 5%～10% 的患者有癫痫发作，也有 CADASIL 患者出现流域性梗死（多合并大动脉狭窄）、听力下降、意识障碍、脊髓梗死、颅内出血等的报道。

总体而言，CADASIL 是一种早发脑小血管病，但患者的临床表现、病程具有很大的个体差异，即使同一家系内差异也很大。有些患者直到 70 岁才出现症状，而有些患者在 50 岁之前就严重致残。发病早的患者不一定进展快。从发病到死亡平均时限为 23 年左右，男女预期寿命分别为 65 岁和 71 岁。这种突出的临床异质性的原因目前尚不完全清楚。临床影像的异质性可能与不同的病理突变位点有关。两项大型研究表明，与携带编码第 7～34 EGFR 突变的患者相比，携带编码第 1～6 EGFR 病理性突变的 CADASIL 患者卒中发病更早、影像上白质高信号负荷更重，临床预后更差。GWAS 研究发现，*NOTCH3* 突变之外的多种突变负荷对 CADASIL 患者的白质高信号负荷都存在小的影响，这或许可部分解释带同一突变位点的 CADASIL 患者临床影像表现的差异性。此外，研究显示东南亚人群 P.Arg544Cys 突变多见，该突变类型具有较高的出血风险。

四、影像学检查

所有致病基因突变携带者在 35 岁之后均出现不同程度的头颅 MRI 病灶，包括白质高信号、多发腔隙性梗死、血管周围间隙、微出血以及新发皮质下梗死等。其中，白质高信号是本病最早和最常见的 MRI 改变，早期表现为点状或结节状，主要累及侧脑室周围和半卵圆中心白质，病灶对称，逐渐融合成片，颞极、外囊以及额上回白质高信号被认为是 CADASIL 的特征性改变；基底节和丘脑也容易受累，有时脑干（见于 45% 的患者，以脑桥最常见，一般不累及脑干表面）、胼胝体也可受累。CADASIL 患者的血管周围间隙明显增多，且分布具有一定的特征性，主要位于颞极、外囊岛叶皮质下。

研究显示不同的影像标记物与临床及预后关系不一致。横断面研究显示，CADASIL 患者脑萎缩、腔隙体积以及全脑平均表观扩散系数（ADC）与认知功能独立相关，脑萎缩、腔隙体积以及微出血与日常生活能力独立相关，脑萎缩和腔隙对认知和日常生活能力的影响最大；对其中124 例非痴呆的 CADASIL 早期患者进行亚组分析显示，腔隙体积对认知和日常生活能力的影响最大。上述研究提示脑萎缩和腔隙对 CADASIL 患者认知和日常生活能力的影响突出，而且在病程早期腔隙的影响最大。1 项为期 3 年的长程随访研究发现，基线腔隙的数量是新发腔隙的独立危险因素，而新发腔隙和脑萎缩的进展是预后不良的独立危险因素，与新发卒中事件、执行功能下降、新发痴呆以及中重度残疾密切相关。这进一步验证了横断面研究的结果，再次表明不同的影像标记物对于临床预后的预测价值不一。

血管源性脑白质高信号是脑小血管病最常见的影像标记之一，但其病理表现多样化，病理生理机制尚不完全清楚，慢性缺血是长期以来广为接受的病因之一。也有研究显示 CADASIL 患者在病程早期存在白质水肿；病理研究也发现颞极白质高信号在病理上为大量血管周围间隙。

五、诊断及鉴别诊断

对于有典型 CADASIL 临床表现（反复卒中发作、血管性认知功能下降、步态障碍、情感障碍）、明确神经影像改变（颞极和外囊区特征性白质高信号）或有阳性家族史的人群，尤其是无高血压等血管危险因素的脑血管病家系，推荐首先进行 NOTCH3 基因检测。2012 年，欧洲研究团队提出了 CADASIL 评分（表 3-2-2），该评分综合了临床表现、影像特征及阳性家族史，研究团队认为评分 15 分及以上患者患 CADASIL 可能性较大，建议行进一步的基因检测。80%～95%患者皮肤活检电镜下可见微小动脉平滑肌层特征性的 GOM；但皮肤活检目前仅推荐用于以下两种情况：① NOTCH3 基因 23 个外显子筛查阴性，但临床症状和脑部 MRI 高度提示 CADASIL；② NOTCH3 基因筛查发现一段未知的变异序列

且不在编码 EGF 样结构域的外显子上。

表 3-2-2 CADASIL 评分

项目	分数
偏头痛	1
有先兆的偏头痛	3
TIA 或卒中	1
TIA 或卒中发病年龄＜50 岁	2
精神症状	1
认知下降/痴呆	3
白质脑病	3
累及颞极的白质脑病	1
累及外囊的白质脑病	5
皮质下梗死	2
至少 1 代家族史*	1
至少 2 代家族史*	2

上述所有分项相加之和为 CADASIL 评分，总分≥15 分者考虑诊断为 CADASIL。*表示家族中至少有 1 个典型临床表现（头痛、TIA/卒中、认知功能下降、精神症状）。TIA：短暂性脑缺血发作

CADASIL 主要需与其他的脑小血管病相鉴别，包括伴皮质下梗死及白质脑病的常染色体隐性遗传性脑动脉病（CARASIL）、高温需求丝氨酸蛋白酶 A1（high temperature requirement serine peptidase A1，HTRA1）相关常染色体显性遗传性脑小血管病、Ⅳ型胶原蛋白 α1 链（collagen type IV alpha 1 chain，COL4A1）基因突变相关脑小血管病、遗传性视网膜血管病变伴脑白质营养不良（RVCL）、法布里病（Fabry 病）以及脑白质营养不良等。值得注意的是，尽管颞极白质高信号被认为是本病的特征性影像标记，但它并不仅仅见于 CADASIL，还可见于 CARASIL、HTRA1 相关常染色体显性遗传性脑小血管病、强直性肌营养不良以及一些慢性中枢神经系统感染，笔者在结核性脑膜脑炎、神经布病等患者的影像学上均见过类似 CADASIL 的颞极白质病变。

六、治疗

对于 CADASIL 目前缺乏有效的治愈方法，以对症治疗、改善患者的生活质量为目标。

1. 偏头痛的治疗 大多数患者偏头痛发作频率低，很少需要进行预防性治疗，必要时可用抗抑郁药物或者 β 受体拮抗剂预防偏头痛发作。

虽然血管收缩剂是最有效的控制偏头痛发作的药物，但因其可引起血管收缩，存在减少脑灌注的风险，因此不建议用于 CADASIL 患者的偏头痛发作急性期治疗。偏头痛发作期可选用经典的镇痛剂或非甾体抗炎药，如对乙酰氨基酚、布洛芬等。

2. 特异性治疗及预防　目前尚缺乏针对 CADASIL 患者发生 TIA 或者缺血性卒中的特异性预防或治疗药物。现有的预防措施主要基于常见的非心源性缺血性卒中的预防，即应用抗血小板药物以及控制同时存在的其他血管危险因素。

3. 情绪治疗　对于 CADASIL 患者出现的抑郁情绪，可以对症应用抗抑郁药物。

4. 其他治疗　康复、物理治疗、心理疏导和支持、护理在本病的治疗中不可缺少。

七、未来研究方向

自 1993 年 NOTCH3 基因被确定为 CADASIL 的致病基因以来，我们对于 CADASIL 的认识逐渐发展，从无到有、从少到多，但仍有很多未知之处。目前的研究热点包括 NOTCH3 基因突变在散发性脑小血管病、衰老相关脑小血管病的流行病学研究，CADASIL 患者突出的临床异质性的其他潜在机制，CADASIL 患者不同部位白质高信号的病理生理机制差异及其原因，以及 CADASIL 的治疗研究等。

（姚　明）

第五节　典型病例：进行性假肥大性肌营养不良

一、接诊场景

三甲医院神经内科诊室。男童，5 岁，家长带入诊室。

二、病史

就诊近 4 个月前，患儿家长注意到患儿经常摔跤，一开始认为由于不小心才导致，后来发现即使好好走路也会没有预兆地突然跪倒在地。摔倒后站起也比较费力，需要双手按住膝盖，再挺腰才能站起。上楼梯也需要拉着栏杆一步一步上。遂开始就诊。回忆既往情况，该患儿智力发育以及走路、跑、跳等运动功能发育均较同龄人迟缓。曾就诊于当地医院，诊断为"缺钙"，予补钙治疗，后家长未再关注。患儿自小小腿就显得尤其粗壮，有时会出现疼痛，由家长帮其按摩缓解症状。

三、查体

神清，语利。查体配合。脑神经：未见异常。双上肢近端肌力 V⁻ 级，远端肌力 V 级；双下肢近端肌力 IV 级，远端 V⁻ 级。肌张力不高。腱反射减低。病理征未引出。感觉对称存在。高尔（Gowers）征阳性。双腓肠肌肥大、双前臂肥大。走路踮脚尖。

四、首次面诊临床思路

儿童期隐匿起病，逐渐进展，虽然近几个月家长才注意到症状，但实际起病时间更早。孩子获得坐、站、走等全部运动里程碑（motor milestone），而后出现运动能力下降。查体可见肢体近端肌力下降，下肢为重，腱反射减低但可引出，仰卧爬起需特殊动作（Gowers 征）。同时存在明显假肥大现象（双腓肠肌、双前臂），考虑肌病可能性大，结合起病年龄、病程特点，首先考虑基因缺陷性肌病。下一步需查血清肌酶谱、肌电图进一步确定是否为肌病，并明确是否存在明显升高的肌酶（大于 20 倍正常上限）。

五、检查结果

血肌酶谱：肌酸激酶（CK）15 986U/L，肌酸激酶同工酶（CK-MB）357U/L，乳酸脱氢酶（LDH）1 085U/L，羟丁酸脱氢酶（HBD）947U/L，谷草转氨酶（AST）212U/L。

肌电图（EMG）+ 神经传导速度（NCV）：运动感觉神经传导速度、波幅正常。肌电图呈肌源性损害，可见自发电位。

六、再次就诊临床思路

肌电图证实为肌病，同时伴随明显的高 CK 血症，结合假肥大现象，就本患儿而言，要首先考虑是否为进行性假肥大性肌营养不良（DMD），因 DMD 在男童中发病率最高。鉴别诊断需考虑临床特点类似于 DMD 的肌营养不良，如 sarcogly-canopathy、dysferlinopathy、calpainopathy、FKRP-MDDG 等，在排除 DMD 后予以考虑。确诊 DMD 的两种途径分别为基因检测和肌肉活检，根据 *Lancet Neurology* 2018 年发表的指南，一般先选择基因检测。建议患者行包含 *DMD* 基因的高通量测序基因包检测，其中也包含了 *DMD* 的 *SGCA-SGCG*、*DYSF*、*CAPN*、*FKR*P 等基因，有效提高一次确诊率。

最终确诊：基因检测结果提示 *DMD*（NM_004006.2）第 48～50 号外显子缺失突变，确诊为 DMD。建议审核疫苗接种情况，在征得家长充分知情同意后，立即开始规范口服激素治疗，延缓疾病进展。

（戴 毅）

参 考 文 献

[1] Crino PB, Nathanson KL, Henske EP. The tuberous sclerosis complex[J]. N Engl J Med, 2006, 355(13): 1345-1356.

[2] Randle SC. Tuberous sclerosis complex: a review[J]. Pediatr Ann, 2017, 46(4): e166-e171.

[3] Li M, Zhou Y, Chen C, et al. Efficacy and safety of mTOR inhibitors(rapamycin and its analogues) for tuberous sclerosis complex: a meta-analysis[J]. Orphanet J Rare Dis, 2019, 14(1): 39.

[4] European Chromosome 16 Tuberous Sclerosis Consortium. Identification and characterization of the tuberous sclerosis gene on chromosome 16[J]. Cell, 1993, 75(7): 1305-1315.

[5] Ke Q, Zhao ZY, Griggs R, et al. Newborn screening for Duchenne muscular dystrophy in China: follow-up diagnosis and subsequent treatment[J]. World J Pediatr, 2017, 13(3): 197-201.

[6] Mendell JR, Al-Zaidy S, Shell R, et al. Single-dose gene-replacement therapy for spinal muscular atrophy[J]. N Engl J Med, 2017, 377(18): 1713-1722.

[7] Zhu P, Wu F, Mosenson J, et al. CRISPR/Cas9-mediated genome editing corrects dystrophin mutation in skeletal muscle stem cells in a mouse model of muscle dystrophy[J]. Mol Ther Nucleic Acids, 2017, 7: 31-41.

[8] Chabriat H, Joutel A, Dichgans M, et al. Cadasil[J]. Lancet Neurol, 2009, 8(7): 643-653.

[9] Viswanathan A, Godin O, Jouvent E, et al. Impact of MRI markers in subcortical vascular dementia: a multimodal analysis in CADASIL[J]. Neurobiol Aging, 2010, 31(9): 1629-1636.

[10] Pescini F, Nannucci S, Bertaccini B, et al. The Cerebral Autosomal-Dominant Arteriopathy With Subcortical Infarcts and Leukoencephalopathy(CADASIL) Scale: a screening tool to select patients for NOTCH3 gene analysis[J]. Stroke, 2012, 43(11): 2871-2876.

第三章 呼吸系统罕见病

罕见病在不同国家和地区的定义没有统一的患病率标准，为 1/10 000～6/10 000。我国罕见病人口约 2 000 万。常见的呼吸系统罕见病占罕见病 5%～10%。为了加速我国罕见病工作的开展，2018 年 5 月 11 日，国家卫生健康委员会等五部门联合发布了我国《第一批罕见病目录》，共 121 个罕见病列入其中，标志着我国罕见病研究已经进入新的快速发展阶段。使用清单式的罕见病目录可以有效地避免罕见病患病率标准的争议，快速推进罕见病政策和研究。未来国家还会不断扩大和完善这个罕见病目录。列入国家《第一批罕见病目录》且以肺部表现为主要表现的罕见病有 6 种：热纳综合征（窒息性胸腔失养症）(#7)、特发性肺动脉高压 (#54)、特发性肺纤维化 (#55)、淋巴管肌瘤病 (#64)、肺泡蛋白沉积症 (#100) 和肺囊性纤维化 (#101)。肺部容易受累但不仅限于肺部的罕见病还包括：Castleman 病 (#16)、Erdheim-Chester 病 (#26)、IgG4 相关性疾病 (#56)、朗格汉斯细胞组织细胞增生症 (#60)、马方综合征 (#68)、POEMS 综合征 (#91)、原发性轻链型淀粉样变 (#96)、系统性硬化症 (#112)、结节性硬化症 (#114) 等。

《第一批罕见病目录》之外的以肺部为主要或常见受累的罕见病还有很多，相信未来会有更多的罕见病列入国家罕见病目录，但清单式的国家罕见病目录不可能包括所有的呼吸系统罕见病。目前，未列入的相对常见的呼吸系统罕见病如：原发性纤毛运动障碍、Birt-Hogg-Dubé 综合征、肺血管炎（肉芽肿性多血管炎、嗜酸性肉芽肿性多血管炎、显微镜下多血管炎）、干燥综合征相关肺疾病、复发性多软骨炎、胸膜间皮瘤、弥漫性泛细支气管炎、塑型性支气管炎、肺泡微石症、肺静脉闭塞病、肺毛细血管瘤样增生症和广泛性淋巴管异常（淋巴管瘤病）等。

呼吸系统罕见病常涉及多系统病变，需要多学科协作。罕见病诊疗水平的提高反映了学科发展水平。由于我国人口基数庞大，我国医学科学家有能力和责任在罕见病领域做出自己的贡献。

"十三五"国家重点研发计划精准医学重点项目设立罕见病临床队列研究，确定建立全国协作网络，针对 59 种以上罕见病募集了超过 50 000 例长期随访的罕见病受试者，对罕见病的自然病程、临床特征、发病机制和预后因素等进行系统观察。中国国家罕见病注册系统首次在国家层面支撑我国罕见病大规模系统研究，对推动我国罕见病研究、培养罕见病研究骨干人才队伍、提高我国罕见病诊治水平都将有重要推动作用。列入国家罕见病注册系统的呼吸系统罕见病包括罕见类型肺动脉高压、淋巴管肌瘤病、肺泡蛋白沉积症、囊性纤维化、原发性纤毛运动障碍 5 种疾病。

近年来，我国呼吸系统罕见病的基础和临床研究取得了引人注目的成绩，以淋巴管肌瘤病、肺泡蛋白沉积症、特发性肺动脉高压为主的呼吸系统罕见病注册登记病例数位居全球前列；大量新的治疗药物进入临床，改变了以往罕见病无药可治的局面；基础与临床研究不断取得新的成果；重新发现了囊性纤维化在中国的临床和基因特征，改变了世人认为中国人不患有囊性纤维化的印象。以国家"十三五"罕见病临床队列研究项目为契机，建立了我国呼吸系统罕见病多中心骨干研究队伍，我国呼吸系统罕见病的总体诊疗水平取得了显著的进步。

（徐凯峰）

第一节 淋巴管肌瘤病

一、定义及历史沿革

淋巴管肌瘤病（lymphangioleiomyomatosis,

LAM）又称淋巴管平滑肌瘤病，是一种罕见的以肺部弥漫性囊性病变为特征的多系统疾病。近年来，LAM 被认为是一种具有侵袭性和转移性的低度恶性肿瘤。LAM 有绝对的性别差异，几乎所有病例均发生于女性，尤其以育龄期女性为主，而男性 LAM 病例极其罕见。LAM 的主要临床特征包括逐渐加重的呼吸困难、反复发生的气胸或乳糜胸、肾血管平滑肌脂肪瘤（angiomyolipoma，AML）或腹膜后淋巴管肌瘤。LAM 根据有无遗传背景分为两类，即无遗传背景的散发型 LAM（sporadic LAM，S-LAM）与遗传性疾病结节性硬化症（tuberous sclerosis complex，TSC）相关的 LAM（TSC-LAM）。

二、病因、流行病学及发病机制

S-LAM 的平均发生率约每 100 万女性人口中 4.9 人。TSC 在新生儿的发生率为 1/10 000～1/6 000，约 30%～40% 成年女性 TSC 患者合并 LAM，也有研究显示 40 岁以上的女性 TSC 患者有 80% 存在肺部囊性改变。

LAM 病变细胞的主要分子基础是 TSC2 基因突变。TSC1 和 TSC2 蛋白在体内以复合体的方式对哺乳动物雷帕霉素靶蛋白复合物 1（mammalian target of rapamycin complex 1，mTORC1）起抑制作用，当 TSC1/TSC2 因基因突变发生功能缺陷时，mTORC1 过度活化。mTOR 信号通路在调控细胞增生和能量代谢等环节起到关键作用。mTOR 信号通路的过度激活是 LAM 和 TSC 最关键的发病机制。近年来，LAM 药物研究的重点主要围绕 mTOR 信号通路，其中，mTORC1 的特异性抑制剂雷帕霉素（化学名为西罗莫司）的临床应用获得了巨大成功。

TSC1/TSC2 基因突变同时也会导致 mTORC2 的过度活化，该复合物不被雷帕霉素所抑制，mTORC2 通过 RhoA GTP 酶影响细胞存活。他汀类药物因能够抑制 RhoA GTP 酶也被认为是一个潜在的 LAM 治疗药物。

mTORC1 活化可导致 LAM 细胞增生，同时自噬降低。但研究也显示，mTOR 抑制剂治疗只能对部分 LAM 或 TSC 有效，或者在治疗停止后肿瘤又出现增长。进一步研究发现，TSC2 突变细胞的存活有赖于自噬，而在使用 mTOR 抑制剂后自噬水平增加，从而减弱了 mTOR 抑制剂的治疗效果。因此，单独或与西罗莫司联合使用自噬抑制剂或可用于 LAM 的治疗。

长期以来，由于 LAM 仅发生于女性，而且主要发生在育龄期女性，雌激素在 LAM 发病中的作用备受关注。在 LAM 的病理组织中，可以检测到雌激素和/或孕激素受体。因此，一直有推测认为雌激素在 LAM 的发病机制中有重要作用。有研究发现，雌激素在 LAM 细胞的增生、存活、转移和侵袭中发挥重要作用。遗憾的是，目前针对抗雌激素治疗的方案尚未取得满意的临床效果，如何选择恰当的针对雌激素的治疗策略仍然是非常重要的关注点。另外，由于 LAM 细胞的起源一直未明。有研究提示，女性特有的子宫可能是 LAM 细胞的来源，如果能够证实，或可解释 LAM 几乎仅有女性发病的现象。

LAM 患者发生广泛的肺部囊性改变，基质金属蛋白酶（matrix metalloproteinase，MMP）可能参与了肺组织损伤过程和弥漫性肺囊性病变的形成。早期研究发现，LAM 患者的血液和尿液中多项 MMP 增高，特别是 MMP2 和 MMP9。首篇个案研究发表于 2006 年，随后采用 MMP 抑制剂多西环素并未取得满意的治疗效果，未来针对 MMP 的治疗策略还需要进一步研究。

LAM 细胞经淋巴管，然后通过血液循环向肺部转移，形成全肺弥漫分布的 LAM 病灶。LAM 细胞表面表达血管内皮生长因子 C 和 D（vascular endothelial growth factor C and D，VEGF-C 和 VEGF-D），两者与淋巴管的新生和功能相关。VEGF-D 在患者血清中水平增高，被作为 LAM 的血液生物标志物之一，可用于 LAM 的临床诊断和鉴别诊断；该指标的水平与疾病严重度也有相关性。VEGF-C、VEGF-D 以及 VEGF 受体 3（VEGFR3）都是值得关注的潜在治疗靶点。

三、临床表现

（一）性别和年龄

几乎所有的病例均为女性，以育龄期女性为主，平均诊断年龄在 40 岁左右。但 LAM 也可以出现在绝经后女性，但通常绝经后女性的病情发展较为缓慢。提示雌激素在疾病的发病中可能发挥作用。

（二）呼吸困难

早期症状轻微，部分患者在查体时发现，或因为呼吸系统症状或其他原因检查肺部高分辨率CT（HRCT）时发现。LAM最主要的临床表现为不同程度的呼吸困难，随疾病进展，呼吸困难症状也逐渐加重，肺功能进行性恶化，晚期出现呼吸衰竭。LAM患者的肺功能指标第1秒用力呼气容积（FEV_1）的年下降速率约为90ml，是健康人肺功能下降速度的3倍。

（三）气胸和乳糜胸

由于肺部弥漫的囊性改变，患者的自发性气胸发生率非常高，约60%的患者会发生至少一次气胸，很容易反复发生。另外，由于LAM侵犯淋巴管，可以导致乳糜胸（约25%的患者），有时还可出现乳糜腹水。

（四）肺部弥漫性囊性改变

LAM最具特征性的临床表现是HRCT上表现的肺部弥漫性囊性改变。根据严重程度分为三级，受累面积小于1/3肺的为1级（轻度），受累面积大于2/3的为3级（重度），介于两者之间的为2级（中度）。

（五）肾肿瘤（肾血管平滑肌脂肪瘤）

LAM的肺外表现主要为肾血管平滑肌脂肪瘤，还可出现腹膜后实性或囊实性淋巴管肌瘤。

（六）结节性硬化症

成年女性TSC患者具有较高的LAM发病率，需要注意筛查。TSC-LAM同时具有TSC的其他多系统受累临床特征，主要包括神经系统改变（癫痫、神经发育迟缓和自闭症等）和皮肤改变（色素脱色斑、面部血管纤维瘤、皮肤鲨革斑和甲周纤维瘤等）等临床表现。TSC儿童或男性患者在极少情况下也会发生肺部LAM改变。

四、诊断及鉴别诊断

对LAM诊断具有重要提示或确定性的检查主要包括以下5种。

（一）胸部HRCT

LAM患者最具有诊断提示性的表现是在胸部HRCT上显示双肺弥漫性薄壁囊性改变。但导致弥漫性囊性肺疾病（diffuse cystic lung disease，DCLD）的疾病有很多，包括肺朗格汉斯细胞组织细胞增生症（pulmonary Langerhans cell histiocy-

tosis，PLCH）、Birt-Hogg-Dubé（BHD）综合征、淋巴细胞间质性肺炎等一大组疾病（表3-3-1），需要注意临床鉴别。LAM典型肺部影像改变通常表现为分布均匀的薄壁气囊。轻者散在分布，严重者全肺弥漫分布。PLCH主要累及上肺，下肺靠近横膈病变轻微。BHD综合征以下肺和靠近纵隔为主。除了分布不同，囊性病变的形态也有差异。LAM薄壁、偏小，总体上均匀一致。PLCH囊性病变常不规则，容易合并结节。BHD综合征囊性改变分布不均，常出现比较大、扁平的囊性改变。

表3-3-1 弥漫性囊性肺疾病的常见鉴别诊断

淋巴管肌瘤病（LAM）
散发型LAM（S-LAM）
结节性硬化症相关LAM（TSC-LAM）
肺朗格汉斯细胞组织细胞增生症（PLCH）
Birt-Hogg-Dubé（BHD）综合征
淋巴细胞间质性肺炎（LIP）*
特发性LIP
继发性LIP*
淀粉样变性*
轻链沉积病*
滤泡性细支气管炎*
转移性恶性肿瘤
如肉瘤、脑膜瘤、膀胱癌等
其他

*均可见于干燥综合征（Sjögren syndrome）

（二）腹部CT/MRI

主要是评估有无肾血管平滑肌脂肪瘤、腹膜后淋巴管肌瘤以及腹部淋巴结受累等。

（三）血清VEGF-D

血清VEGF-D对LAM具有诊断价值，血清VEGF-D≥800pg/ml为诊断标准之一，其诊断敏感性和特异性分别约为70%和90%。由于血清VEGF-D的应用，既往需要肺活检以明确诊断的患者大部分可避免有创检查。部分患者血清VEGF-D水平正常，在缺乏其他诊断依据的情况下还会考虑经支气管镜或外科手术肺活检明确诊断。

（四）肺功能

肺功能评估对于了解LAM患者病情变化非常重要，建议患者定期检测肺功能，包括肺容量、通气功能、舒张试验和弥散功能。LAM患者早期肺功能并无明显受损。弥散功能下降出现较早，随着病情进展可以出现阻塞性通气功能障碍、残气量增加等。其中FEV_1的绝对值和年下降速率在判断LAM病情严重程度和评估治疗反应方面有较大临床应用价值。

（五）病理诊断

肺部病理标本的采集途径包括经支气管镜肺活检（TBLB）及电视胸腔镜外科手术（video-assisted thoracic surgery，VATS）。近年来，冷冻肺活检能进一步提高经支气管镜肺活检的阳性率，也在尝试用于LAM的诊断中。LAM的肺部病理特征在显微镜下显示多发含气囊腔和异常增生的梭形平滑肌样细胞（又称LAM肿瘤细胞），免疫组织化学显示抗平滑肌肌动蛋白（SMA）抗体染色阳性，黑色素瘤相关抗原（HMB45）阳性，常伴雌激素和孕激素受体阳性。肺部或肺外病理诊断是诊断LAM的"金标准"，但确立临床诊断并不一定需要有病理证据。LAM的诊断标准见表3-3-2。

表3-3-2 淋巴管肌瘤病（LAM）的诊断标准

LAM确诊标准：符合LAM的临床病史和特征性的肺部HRCT特征；同时具备以下一项或多项特征：

1. 结节性硬化症（TSC）；
2. 肾血管平滑肌脂肪瘤（AML）；
3. 血清血管内皮细胞生长因子-D（VEGF-D）≥800pg/ml*；
4. 乳糜胸或乳糜腹水；
5. 淋巴管肌瘤；
6. 在浆膜腔积液或淋巴结中发现LAM细胞或LAM细胞簇；
7. 组织病理证实为LAM（肺、腹膜后或盆腔肿瘤）

*VEGF-D尚无临床诊断用试剂盒，测定用试剂盒来自美国公司

五、治疗

（一）西罗莫司治疗LAM的研发与应用历程

在2000年之前，LAM没有任何药物治疗方法。2000至2002年，LAM的发病机制取得重大突破。2000年，Henske等通过对LAM患者肺部和肾病理的基因改变研究发现了LAM患者肺部和肾存在相同的基因突变——TSC2突变，不但证实了肺肾病变的同源性，也首次揭示了TSC2基因突变机制。2002年TSC1/TSC2抑制mTOR活性的机制被阐明，mTOR过度活化成为LAM最重要的一个发病机制（图3-3-1）。由于雷帕霉素（化学名为西罗莫司）在临床上已经在使用，这些发现为西罗莫司提供了新的治疗用途。西罗莫司可特异性抑制mTOR活性，被列为治疗LAM的首选药物选择。这些重要发现迅速在临床开展研究与转化。LAM相关的第一个临床研究在2002年就开始了，研究结果于2008年发表在《新英格兰医学杂志》。Bissler等发表了第一篇西罗莫司治疗LAM和TSC的开放和非随机研究结果，该研究以TSC相关和散发LAM相关的肾血管平滑肌脂肪瘤（AML）体积作为观察终点，在12个月的观察期中，西罗莫司使肾AML肿瘤体积缩小约50%。其中11例LAM患者的肺功能也明显改善。2005年，在上述研究取得初步数据的基础上，专门针对LAM的研究启动，这一次，为了确切证明西罗莫司是否有效，研究者采用了随机双盲安慰剂对照的临床研究。2011年，McCormack等在《新英格兰医学杂志》发表了西罗莫司治疗LAM的随机双盲安慰剂平行对照的临床研究（MILES）结果，证实西罗莫司可有效延缓肺功能的下降。治疗组在12个月后FEV_1增加了（19±124）ml，而安慰剂组则下降了（139±182）ml。LAM的血清生物标志物VEGF-D在西罗莫司治疗后也显著下降。治疗组在停药后继续观察12个月，西罗莫司的临床获益有减少。日本和美国分别于2014和2015年先后批准了西罗莫司治疗LAM的适应证。目前，西罗莫司治疗LAM已被国际临床指南所推荐。随后，西罗莫司在欧盟等大部分国家获得批准，但尚未在我国获得批准。我国2019年发表了西罗莫司治疗LAM的专家共识，以指导临床应用。作为一个已经上市的老药，西罗莫司在LAM治疗快速转化应用的案例成为罕见病治疗中老药新用的经典范例。

西罗莫司可使用于符合临床确诊的LAM病例，出现以下情况之一者，可考虑使用西罗莫司：①肺功能降低（FEV_1＜70%预计值）；②肺功能下降速度过快（FEV_1年下降速度≥90ml）；③出现有症状的乳糜胸或乳糜腹水；④出现肾AML或腹膜后和盆腔淋巴管肌瘤（最大单一肿瘤直径≥3cm）；⑤TSC相关LAM。常规起始剂量为口服1～2mg/d，需要通过全血西罗莫司谷浓度监测药物剂量，目前推荐的西罗莫司谷浓度为5～10ng/ml。并根

据治疗反应和不良反应来综合考虑药物的使用剂量。西罗莫司的常见不良反应包括口腔溃疡、痤疮样皮肤改变、血脂增高和月经紊乱等。在手术、妊娠和严重感染等情况下，建议暂时停用西罗莫司。患者的随访间隔初期为每 1～3 个月 1 次，稳定后每 6～12 个月 1 次。

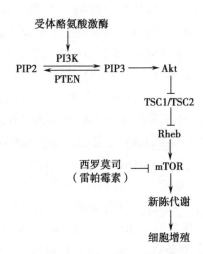

图 3-3-1 TSC1/TSC2 负调节雷帕霉素靶蛋白流程

活化的受体酪氨酸激酶激活磷脂酰肌醇 3 激酶（PI3K），促进磷脂酰肌醇 4,5- 双磷酸（PIP2）的磷酸化（PIP3），而 PTEN 抑制这一过程。PIP3 激活蛋白激酶 B（Akt），从而抑制结节性硬化症抑癌基因 TSC1/TSC2 蛋白复合体，解除 TSC1/TSC2 复合物对 Rheb 的抑制，Rheb 活化哺乳动物雷帕霉素靶蛋白（mTOR），促进细胞代谢和增殖。由于 *TSC1* 或 *TSC2* 基因发生失活突变，导致 mTOR 异常活化，刺激细胞过度增生和肿瘤发生发展，因此，mTOR 抑制剂雷帕霉素可以治疗结节性硬化症（TSC）和淋巴管肌瘤病（LAM）

（二）肺移植

随着我国肺移植工作的日趋成熟，肺移植成为重症或终末期 LAM 患者的治疗选择之一。欧洲报道的 1 年和 3 年移植后生存率分别为 79% 和 73%；法国报道的 5 年和 10 年生存率分别为 64.7% 和 52.4%。2019 年报道的中位生存时间为 12 年，优于因其他原因接受肺移植的生存期。个别患者在移植后的肺脏仍可出现 LAM 病变；但鉴于肺移植后 LAM 复发罕见，且常无不适症状，对于肺移植后的 LAM 不推荐常规监测是否有 LAM 复发。胸膜固定术可能会增加肺移植手术中出血风险，但单侧或双侧胸膜手术（即胸膜固定术或胸膜切除术）不再被认为是肺移植的禁忌证。

（三）LAM 治疗的注意点

在其他治疗方面，有呼吸困难症状者可考虑使用吸入支气管扩张剂。如静息状态下动脉血氧分压≤55mmHg 或脉搏氧饱和度≤88%，推荐家庭氧疗。在合并肺动脉高压、心功能不全或红细胞增多时家庭氧疗标准为动脉血氧分压≤60mmHg。

另外有几点需要注意：①由于雌激素参与 LAM 的发病机制，应该避免使用雌激素类药物或食物。②妊娠后病情加重和出现并发症的风险增加，是否妊娠需要个体化评估和考虑。LAM 并不是妊娠的禁忌证，但需要全面评估患者的病情、治疗状况、并发症的风险（气胸、乳糜胸、肾或腹膜后肿瘤出血）以及相应的对策。S-LAM 不属于遗传病，但 TSC 属于常染色体显性遗传性疾病。TSC 患者妊娠前需要获得恰当的遗传咨询和产前诊断的指导。③症状轻微或稳定的患者可以安全地乘坐飞机；如果近期有气胸或胸部手术尚未完全恢复（通常需要数周），需要暂时避免飞机旅行。④推荐参加有专业人员指导的肺康复计划。⑤推荐使用流感病毒疫苗和肺炎球菌疫苗，预防呼吸道感染。⑥由于气胸复发概率高，对发生气胸的患者推荐胸膜固定术减少气胸复发。

六、预后

LAM 属于慢性疾病。LAM 的平均诊断年龄在 40 岁左右，肺功能指标 FEV_1 的年平均下降速度为 75～118ml。约 10% 的患者接受肺移植手术。从出现症状开始计算，10 年生存率为 80%～90%，从肺活检确诊日期开始计算，10 年生存率约为 70%。来自患者注册登记数据的资料显示 LAM 的中位生存可达 29 年。西罗莫司的临床应用以及未来新的治疗技术的应用可望更好地改善患者的预后。

七、未来研究方向

在过去 20 年中，LAM 相关研究取得了快速发展，对这一好发于女性的呼吸系统罕见病的认识有了极大的提高，但仍然有很多重要问题没有解决。例如：① LAM 细胞的起源，LAM 细胞究竟是来源于肺部本身还是肺外某器官 / 组织？② LAM 为何几乎仅发生于女性？③如何精准找到西罗莫司治疗 LAM 的获益人群？同时，其无效和耐药的机制如何？下一步治疗策略如何调整？④寻找新的治疗方法，包括药物治疗和基因治疗等。由于 LAM 是一个极少见疾病，全球注册登记的 LAM 患者只有约 3 000 人，需要加强全球合作，高效地破解 LAM 的发病机制和治疗难题。

（徐凯峰）

第二节 肺泡蛋白沉积症

一、定义

肺泡蛋白沉积症（pulmonary alveolar proteinosis，PAP）是以肺泡表面活性物质在肺泡腔内大量沉积为特征的疾病，其原因是肺泡巨噬细胞清除表面活性物质障碍或是异常的表面活性物质产生。

二、流行病学及发病机制

PAP 是一种呼吸系统罕见病，患病率约为 0.36/100 万～3.7/100 万。其中自身免疫性 PAP 占 90% 以上，中位诊断年龄约 39 岁，约 72% 患者有吸烟史，男性多于女性。

PAP 发病的分子病理机制尚不清楚，以下几个方面可能是引起本病的机制。

（一）自身免疫性 PAP（autoimmune PAP，APAP）

APAP 又称获得性 PAP，原来也被称为特发性 PAP，目前认为是一种针对粒细胞 - 巨噬细胞集落刺激因子（granulocyte-macrophage colony stimulating factor，GM-CSF）的自身免疫性疾病，是 PAP 最常见的一种类型，占 90% 以上，患者血清或支气管肺泡灌洗液的抗 GM-CSF 抗体阳性。抗 GM-CSF 抗体切断了 GM-CSF 的信号传导，导致 GM-CSF 生物效能减低或消失，肺泡巨噬细胞功能缺陷，导致肺泡内表面活性物质清除障碍。

（二）继发性 PAP

各种原因导致肺巨噬细胞的数目或功能异常，例如硅暴露、血液系统疾病（骨髓增生异常综合征、淋巴瘤、再生障碍性贫血等）、免疫性疾病（重度联合免疫缺陷症、单克隆免疫球蛋白病、选择性免疫球蛋白 A 缺陷等）、感染性疾病（巨细胞病毒、结核分枝杆菌、奴卡菌、肺孢子菌肺炎等）以及某些药物等。继发性 PAP 约占 5%。

（三）遗传性 PAP

常在出生后或幼年起病，多为常染色体隐性遗传病，由表面活性物质 B、C，或 GM-CSF 受体的 β-C 链的基因突变所致，导致肺泡表面活性物质代谢异常。遗传性 PAP 约占 5%。

三、临床表现

PAP 患者常常隐匿起病，临床表现常没有特异性。可出现咳痰、乏力、呼吸困难等症状。继发感染时可出现发热、咳脓性痰，也可以出现胸痛、咯血。少数患者可无症状。可以没有阳性体征，部分患者出现爆裂音，重症患者可有发绀，少数患者可见杵状指。相对于胸部影像的病变程度，PAP 的临床表现相对轻，这种临床症状和影像不一致也是 PAP 的一个特征。APAP 和遗传性 PAP 的患者很少出现肺外表现。如果是继发于血液系统疾病或是感染等导致的 PAP，患者常有原发病的相应表现。

四、辅助检查

（一）实验室检查

可出现血清乳酸脱氢酶、癌胚抗原、细胞角蛋白 19 及黏蛋白 KL-6 等升高，有研究认为 KL-6 升高与 PAP 预后不良相关。APAP 患者血清和肺泡灌洗液中抗 GM-CSF 抗体浓度增高，是 APAP 的诊断标准之一。

（二）肺功能检查

肺功能检查对于评估和监测 PAP 患者病情变化很重要，建议患者定期检测肺功能，包括肺的通气功能、容量和弥散功能。轻症 PAP 患者肺功能可能并无明显受损，弥散功能下降常先于通气功能异常出现。随着病情进展可表现为限制性通气功能障碍伴有弥散功能下降。动脉血气分析可显示低氧和肺泡 - 动脉血氧分压差增加。

（三）影像学检查

胸部 X 线表现为双肺弥漫磨玻璃样高密度影，常融合成片状，类似肺水肿，但无左心功能不全的表现。胸部 HRCT 表现为小叶间隔增厚伴有弥漫磨玻璃影，病变与正常肺组织分界清楚，表现为"铺路石征"和"地图征"（图 3-3-2）。导致肺部铺路石征的疾病还有很多，需要鉴别诊断。PAP 出现的铺路石征通常对肺部结构影响很小，较少出现牵张性支气管扩张和肺纤维化。

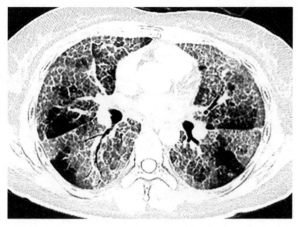

图 3-3-2 胸部高分辨 CT

PAP 患者的胸部高分辨 CT 示双肺弥漫的磨玻璃影,可见明显的小叶间隔增厚,呈"铺路石"样改变

(四)病理诊断

可通过经支气管镜肺泡灌洗液沉渣包埋后特染、经支气管镜肺活检及电视胸腔镜外科手术等措施来获取 PAP 的病理诊断。冷冻支气管镜肺活检的使用使得更多的 PAP 患者避免外科肺活检。肺泡灌洗液诊断 PAP 的特征性表现为:①外观表现为不同程度的浑浊,静置或离心后可见明显沉淀物;②沉渣包埋后特染,光镜下可见均质嗜伊红性细颗粒状脂蛋白性物质,有时可见针状裂隙,脂蛋白性物质的淀粉酶消化后过碘酸希夫(D-PAS)染色阳性,黏液卡红染色阴性;③沉淀物透射电镜下可见洋葱皮样类圆形板层结构小体。PAP 的肺组织病理在显微镜下显示肺泡结构完好,肺泡内被细小颗粒状或嗜伊红的脂蛋白性物质填充,且 D-PAS 染色阳性,有散在分布的肺泡巨噬细胞和针状裂隙;较少出现淋巴细胞等炎症细胞浸润,有时可见轻度间质纤维化。

五、诊断及鉴别诊断

(一)诊断

目前国际上并无统一的诊断标准,可以参照以下标准进行诊断。

1. **临床症状** 主要表现为程度不等的呼吸困难,少数患者可无明显症状。

2. **查体** 可出现发绀、肺部啰音和杵状指,也可无阳性体征。

3. **影像学检查** 典型病例在 HRCT 上显示地图样分布的"铺路石"样磨玻璃影(图 3-3-2)。

4. **肺泡灌洗液检测**

(1)外观:出现不同程度的浑浊,静置或离心后可见明显沉淀物。

(2)病理:光镜下可见均质嗜伊红性细颗粒状脂蛋白性物质,有时可见针状裂隙,沉渣包埋后脂蛋白性物质的 D-PAS 染色阳性,黏液卡红染色阴性。

(3)沉淀物透射电镜:电镜下可见洋葱皮样类圆形板层结构小体。

5. **肺组织病理学** 肺泡结构完好,肺泡内被细小颗粒状或嗜伊红的脂蛋白性物质填充,且 D-PAS 染色阳性,有散在分布的肺泡巨噬细胞和针状裂隙,有时可见轻度间质纤维化。

6. **APAP** 血清抗 GM-CSF 抗体测定明显增高。

7. **遗传性 PAP** 存在编码表面活性物质蛋白及其受体的基因突变。

8. **继发性 PAP** 继发因素包括硅暴露、血液系统疾病、免疫性疾病、感染性疾病以及某些药物等。

确诊 PAP 需满足以上诊断标准中的 1~3,且符合 4 和 / 或 5;并进一步根据 6、7、8 项区分是 APAP、遗传性或继发性 PAP。诊断流程见图 3-3-3。

(二)鉴别诊断

PAP 应与以下疾病相鉴别:间质性肺炎、侵袭性黏液腺癌、血行播散性肺结核、病毒性肺炎、肺孢子菌肺炎、肺水肿等。可综合如下因素进行鉴别诊断:

1. **病史** 是否有发热等感染性疾病的相关表现。如一些肺结核、病毒性肺炎以及肺孢子菌肺炎也可以出现类似的影像学表现,但是 PAP 患者的病程更隐匿,除非合并感染,发热并不常见。肺水肿的患者常常有心脏病基础。

2. **影像学特点** 部分肺腺癌患者也可出现铺路石征,但由于是肿瘤细胞浸润肺泡腔所致,病变在纵隔窗上显影比较清晰,而 PAP 的患者除非合并感染,否则纵隔窗病变轻微。肺水肿患者的磨玻璃病变常常在重力下垂部位更显著,CT 上可见增大的心影。

3. **实验室检查** 鉴别诊断所需要的实验室检查包括感染指标、血脑钠肽以及痰培养检查等。

4. **病理检查** 病理检查是鉴别诊断的关键,

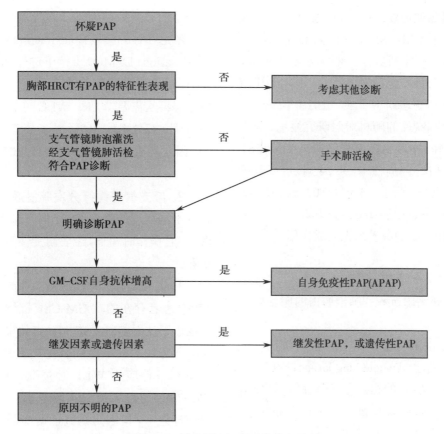

图 3-3-3 肺泡蛋白沉积症的诊断流程

PAP: 肺泡蛋白沉积症; HRCT: 高分辨率 CT; GM-CSF: 粒细胞 - 巨噬细胞集落刺激因子; APAP: 自身免疫性 PAP

建议支气管镜下肺泡灌洗液特殊染色及肺活检获取肺组织进一步明确病理,必要时可进行支气管肺泡灌洗液的电镜检查来辅助诊断。

六、GM-CSF 缺陷与 PAP 发病机制

1985 年,GM-CSF 被首次发现,它是一种 23kDa 的糖蛋白,由 α 链和 β 链构成,在肺泡巨噬细胞的分化、肺泡表面活性物质的动态平衡、维持正常的免疫功能等方面均有重要作用。

1994 年 Dranoff 等发现局部缺乏 GM-CSF,无论是 *GM-CSF* 基因的缺失还是 GM-CSF 的 β 亚基缺失,或者白介素 -3、白介素 -5 受体的缺陷都可以导致小鼠出现 PAP 的表现。由于肺泡巨噬细胞的最终分化、免疫功能以及表面活性物质的清除都需要 GM-CSF 的参与,GM-CSF 的缺失可以导致肺泡巨噬细胞的黏附、病原体的识别、吞噬功能、过氧化物的产生、病原微生物的杀灭以及细胞因子的分泌都出现障碍。1999 年 Nakata 首次在 PAP 患者的肺泡灌洗液以及血清中发现 GM-CSF 抗体,为 APAP 的诊断提供了依据,成为 PAP 最主要的一个类型。

GM-CSF 的研究不仅为 PAP 提供了诊断和诊断分型依据,也为 PAP 的药物治疗发现了一个新方法。1996 年 Seymour 等报道了首例皮下注射 GM-CSF 治疗 PAP 有效的病例之后,越来越多的 PAP 患者开始使用 GM-CSF。2004 年 Arai 等报道吸入 GM-CSF 治疗 PAP 同样有效,且副作用更少。2011 年 Khan 发表了一篇荟萃分析,总结了 2011 年之前发表的所有 GM-CSF 治疗 PAP 的疗效及安全性研究,发现吸入给药无论从有效率、复发率还是安全性方面,都优于皮下给药:吸入 GM-CSF 治疗 PAP 的有效率为 76.5%(95% 置信区间 34.5%~95.3%),皮下注射给药治疗 PAP 的有效率为 48.4%(95% 置信区间 33.8%~63.3%);吸入和皮下给药的复发率分别为 15.2%(95% 置信区间 1.4%~68.8%)和 43.9%(95% 置信区间 11.8%~82.1%)。在安全性方面,吸入给药的不良反应发生率略低于皮下给药,皮下给

药易出现注射部位的红斑。不过,荟萃分析仅包括 3 个皮下注射 GM-CSF、2 个吸入 GM-CSF 治疗 PAP 的研究,每个研究纳入的样本量也不大,且均不是随机双盲安慰剂对照研究,因此上述结论的可靠性有待更多研究证实。2019 年发表在《新英格兰医学杂志》的随机对照研究显示,与安慰剂组相比,轻、中度 APAP 患者吸入 GM-CSF(125μg,每天 2 次,隔周使用,共 24 周)可以改善肺泡 - 动脉血氧分压差[(−4.50±9.03)mmHg *vs.*(0.17±10.50)mmHg;*p* = 0.02)]和胸部 CT 的病变,但对于临床症状的改善却无明显作用。

七、治疗

治疗目标是清除沉积在肺泡腔内的脂蛋白样物质。

1. **全肺灌洗术** 近年来,用双腔气管插管进行大容量全肺灌洗术(whole lung lavage, WLL)可获得较好疗效。WLL 的指征为:①动脉血氧分压≤65mmHg;或②肺泡 - 动脉血氧分压差≥40mmHg;或③分流≥10%;或④运动时严重缺氧;或⑤影像学明显进展。关于 WLL 的技术标准目前并无共识,但治疗效果确切。患者在手术室全身麻醉后,置入双腔气管插管,使用温(37℃)生理盐水灌洗一侧肺,而另一侧肺需要保证单侧肺通气和氧合。置入双腔气管插管后要仔细检查两肺的分隔情况,确认只有单侧肺通气时才可以开始灌洗,这一点非常重要,避免在没有确认位置和分隔明确的情况下开始灌洗。通常情况下,每次需灌入 0.5~1.0L 温生理盐水,一侧肺大约需要灌入 10~20 次直至流出的灌洗液澄清。在灌洗过程中,应用体位变换(头高脚低位灌入换至头低脚高位引流)和叩击胸部可增加脂蛋白物质的清除。一般来说,先灌洗病变严重的一侧肺或左肺,然后序贯灌洗另一侧肺部。WLL 治疗过程中需要详细记录和监测患者氧合状态、动态肺顺应性变化、双腔气管插管正确位置和灌入生理盐水的回收量。WLL 的并发症包括低氧血症、低体温、喘鸣、肺部感染、气管插管错位、灌入生理盐水外溢至通气肺(非灌洗侧)、气胸、胸腔积液、肺水肿和肺不张,心血管系统相关并发症(如心脏骤停和心律失常)亦有报道,但发生率很低。高灌洗回收率对并发症的发生有保护作用。对于有严重的临床症状但无法耐受单肺通气的患者,可以考虑在体外膜氧合(extracorporeal membrane oxygenation, ECMO)支持下进行 WLL。患者在 WLL 治疗后需要随访复查,以了解是否因为病情进展再次需要 WLL。WLL 的中位有效时间为 15 个月,有效率约 80%,且多数患者需要重复灌洗,因此需要寻找更为安全有效的治疗 PAP 的手段。

2. **经支气管镜行分次肺段灌洗术** 此方法亦有不同程度的治疗效果,但与操作者技巧关系密切,且操作时间长,患者耐受性差,不作为首选推荐。

3. **药物治疗** 糖皮质激素对本病无效。针对 APAP 患者存在的抗 GM-CSF 抗体异常,雾化吸入或皮下注射 GM-CSF 有一定效果,临床常用雾化吸入方法。对于灌洗后复发或无法耐受 WLL 或没有条件应用 WLL 等情况,可以考虑使用 GM-CSF 治疗。GM-CSF 治疗也可作为初始治疗的选择之一,但因为研究证据尚需积累,不作为首选。GM-CSF 治疗目前认为仅适用于 APAP,而不适合用于遗传性或继发性 PAP。GM-CSF 吸入治疗的方法:初始剂量 125~150μg 雾化吸入,每天 2 次,隔周使用。如果患者治疗有效且呼吸困难明显改善,可以改为维持剂量,125~150μg 雾化吸入,每天 1 次,隔周使用。如果患者治疗效果不佳,可以改为强化剂量,250~300μg 雾化吸入,每天 2 次,隔周使用。根据治疗反应、不良反应以及治疗阶段来调整使用剂量与方法。治疗疗程目前初步推荐为 6 个月。

4. **其他** 有报道 CD20 单克隆抗体或血浆置换治疗重症、难治性 PAP,主要是针对清除 GM-CSF 抗体,仅为个案报道,还有待进一步研究后推广。

5. **继发性 PAP 的治疗** 以治疗原发病为主。

6. **并发症的处理** PAP 患者肺泡巨噬细胞功能异常,易合并感染,常见的感染包括结核分枝杆菌、奴卡菌、曲霉菌和隐球菌等。一旦合并感染,建议积极抗感染治疗,可能部分程度地减轻 PAP 的病情。

7. **肺移植** 可以用于病情严重且其他治疗无效的情况,但是有移植后肺疾病再发的报道。

八、未来研究方向

PAP 的研究热点主要在治疗方面，GM-CSF 治疗 APAP 的疗效以及理想给药途径、剂量、方案设计和疗程等，均需要进一步研究。全肺灌洗术也缺乏统一的标准方案和流程。我们期待未来会有更多的有效治疗手段应用到不同类型 PAP 的治疗。

（杨燕丽）

第三节　特发性肺纤维化

一、定义

特发性肺纤维化（idiopathic pulmonary fibrosis，IPF）是一种病因和发病机制尚不明确的、慢性进行性纤维化性间质性肺疾病。病变主要局限于肺部，好发于中老年男性，临床上主要表现为进行性加重的活动后呼吸困难，常伴有干咳；肺功能表现为不同程度的弥散功能障碍和限制性通气功能障碍；其肺组织学病理和 / 或胸部 HRCT 特征性地表现为寻常型间质性肺炎（usual interstitial pneumonia，UIP）型的形态学表现。

二、流行病学及发病机制

IPF 的患病率有逐年上升的趋势，北美地区和欧洲每年新发 IPF 患者为 3/10 万～9/10 万，略高于南美及东亚地区（<4/10 万）。在美国，普通人群中的患病率为 10/10 万～60/10 万，但 65 岁以上人群中的患病率却高达 494/10 万。

老年、男性、吸烟是目前公认的 IPF 的高危因素，胃食管反流、阻塞性睡眠呼吸暂停、大气污染、疱疹病毒感染、职业环境的暴露等是 IPF 的易患因素。

IPF 的确切发病机制尚不明确，目前认为，具有易感基因的人群，在肺泡上皮细胞反复地受到内外环境中某些因素损伤（如环境污染、吸烟、病原体感染等），加速了肺泡上皮细胞的老化、肺间质肌成纤维细胞的过度增生，导致间质促纤维化因子的大量积聚、间质内基质细胞的活化和增生，最终导致 IPF。其中，肺泡上皮细胞的老化与成纤维细胞的形成是导致肺纤维化的关键因素。

现阶段的研究认为，端粒的缩短、氧化应激、内质网应激，以及线粒体功能异常等多个机制导致了肺泡上皮细胞的异常增生和大量促纤维化介质的生成。对于纤维化易感基因方面，则主要涉及端粒缩短相关的一系列基因（*TERT*、*TERC*、*PARN*、*RTEL1*、*NAF1*、*TINF2* 等）、黏蛋白 5b（*MUC5B*）启动子编码基因的单核苷酸多态性（SNP）。

通过肺纤维化的动物模型的研究，发现了一些导致肺纤维化的信号路径（图 3-3-4，彩图见文末彩插），比如涉及转化生长因子 β（TGF-β）、结缔组织生长因子（CTGF）、血小板源性生长因子（PDGF）、微 RNA（microRNA）、基质金属蛋白酶（MMP）、赖氨酰氧化酶样蛋白 2（LOXL2）、溶血磷脂酸（LPA）等的路径；近年来还涉及上皮细胞机械损伤促成纤维化的一些理论。虽然动物模型与人肺纤维化的发病机制并非完全相同，但在一定程度上可以通过动物的肺纤维化模型来探索人治疗肺纤维化的靶点。

三、临床表现

一般起病隐匿，病程以慢性、渐进性加重多见，部分以急性加重（AE-IPF）形式的急性病程起病。

临床主要表现为干咳、劳力性呼吸困难，杵状指（趾）、双下肺分布为主的爆裂音是其典型体征。终末期可以出现发绀、肺动脉高压、肺源性心脏病、右心功能不全的相关临床表现。

早期 IPF 患者可以无明显的临床表现，可以是在查体时发现爆裂音而进一步检查时被偶然发现。

四、辅助检查

根据 2016 年 IPF 诊断和治疗的中国专家共识以及 2015 年的国际 IPF 指南，诊断 IPF 最关键的辅助检查是典型的胸部 HRCT 表现。但是，IPF 是弥漫性肺部疾病的一个代表性疾病；其临床表现与多种弥漫性肺部疾病很相似，还需要通过详细地询问病史除外药物性和 / 或职业环境接触导致的继发性肺纤维化，通过血清学检查除外结缔组织疾病相关性肺纤维化等。部分胸部 HRCT 表现不典型者，需要通过肺活检病理来明确诊断。肺功能检查则对于评价 IPF 的严重程

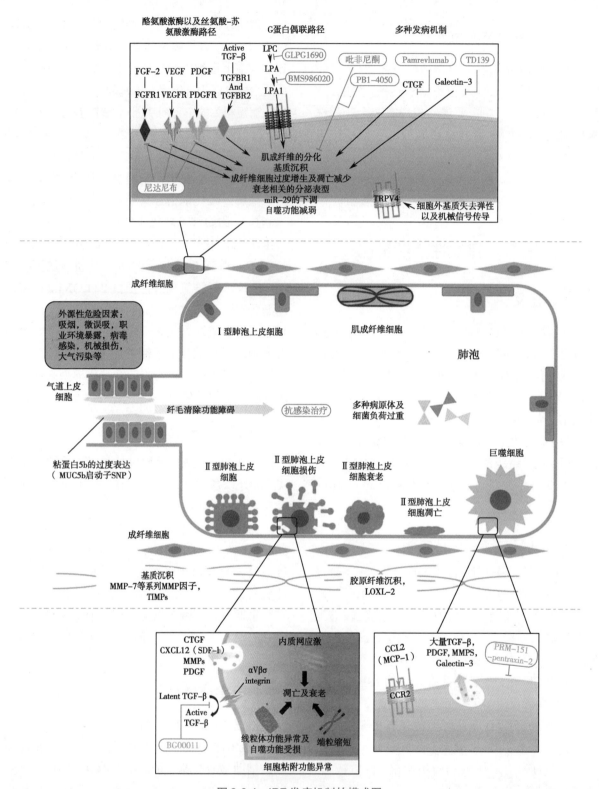

图 3-3-4　IPF 发病机制的模式图

多种因素导致上皮细胞损伤、肺泡上皮细胞老化，在促纤维化因子作用下导致基质肌成纤维细胞聚集、大量致纤维化因子释放，从而导致 IPF；其中，绿色字体的内容是阻断 IPF 的潜在治疗靶点。CTGF：结缔组织生长因子；CCL2：趋化因子 CC 配体 2；CCR2：趋化因子 CC 受体 2；CXCL12：CXC 趋化因子配体 12；FGF2：成纤维细胞生长因子 2；FGFR1：成纤维细胞生长因子受体 1；LOXL2：赖氨酰氧化酶样蛋白 2；LPA：溶血磷脂酸；LPA1：1 型溶血磷脂酸受体；LPC：溶血磷脂酰胆碱；MCP-1：单个核细胞趋化蛋白 1；MMP：基质金属蛋白酶；PDGF：血小板源性生长因子；PDGFR：血小板源性生长因子受体；SDF-1：基质细胞源性因子 1；SNP：单核苷酸多态性；TGF-β：转化生长因子 β；TGFBR1：1 型转化生长因子 β 受体；TIMP：基质金属蛋白酶的组织抑制剂；TRPV4：瞬时受体电位阳离子通道亚家族 V 成员 4；VEGF：血管内皮生长因子；VEGFR：血管内皮生长因子受体

度、预后非常重要；目前 IPF 的药物试验多以肺功能指标作为主要研究终点指标来评价疗效。

（一）实验室检查

对于诊断 IPF 尚无特异性血清标记物，但因为某些结缔组织疾病相关性间质性肺病可表现为 IPF 样的临床、胸部影像学表现，建议对于疑诊 IPF 的患者常规检测抗核抗体谱、类风湿因子（RF）、抗环瓜氨酸肽抗体（抗 CCP 抗体）、抗中性粒细胞胞浆抗体（antineutrophil cytoplasmic antibody，ANCA）等，以除外结缔组织疾病相关性间质性肺病。

（二）肺功能检查

早期 IPF 的肺功能可能仅仅表现为弥散功能下降，但随着病情的进展，会出现典型的限制性通气功能障碍及弥散功能障碍。建议定期检测 IPF 肺功能指标，包括通气功能、容量测定、弥散功能。通气功能中的用力肺活量（FVC）大小与 IPF 患者的预后相关，也是目前公认的 IPF 治疗相关的临床试验中最常用的主要终点指标。对于合并肺气肿的 IPF 患者，可出现混合性通气功能障碍，或有时仅仅表现为弥散功能下降而通气功能正常。

（三）胸部 HRCT

高质量的胸部 HRCT 是 IPF 的关键性辅助检查。典型 IPF 患者的胸部 HRCT 呈现典型的 UIP 型：双下肺近胸膜分布为主的网格、蜂窝影，无大片的磨玻璃影、实变影等表现（表 3-3-3）。

（四）肺病理诊断

仅仅对于胸部 HRCT 呈现不典型 UIP 型表现的、疑诊 IPF 的患者，在排除手术禁忌后行肺活检，以获取病理学诊断。鉴于 IPF 患者肺内病变呈现不均一性：病灶分布不均一、病变形态不均一，很难通过支气管镜肺活检标本来诊断 IPF，建议行胸腔镜下手术进行肺活检获取肺组织标本。UIP 型病理学表现是 IPF 患者的典型病理表现：病灶沿胸膜下、间隔旁分布，伴有蜂窝的纤维化区域与相对正常的肺交替分布，纤维化区域由致密的胶原纤维组织组成，其内可见成纤维细胞灶，可伴有平滑肌增生。

IPF 的诊断主要依靠临床表现、高质量的胸部 HRCT。部分患者需要结合肺脏病理结果。通过有丰富间质性肺病诊断经验的呼吸科医生、影像科医生和病理科医生之间多学科讨论（multidisciplinary discussion，MDD），排除其他各种间质性肺炎，包括其他类型的特发性间质性肺炎（idiopathic interstitial pneumonia，IIP）以及与环境暴露、药物或系统性疾病相关的间质性肺疾病。

五、诊断及鉴别诊断

（一）诊断标准

1. 除外其他已知病因所致的间质性肺疾病，如职业接触、室内外环境暴露、结缔组织病和药物性肺损害等。

2. 未行外科肺活检的患者，HRCT 表现为 UIP 型（表 3-3-3）。

3. 行外科肺活检的患者，结合 HRCT 和外科肺活检符合特定的类型（表 3-3-4）。

（二）鉴别诊断

IPF 的诊断过程需要除外其他类型的间质性肺疾病、职业暴露相关弥漫性肺疾病、结缔组织病相关间质性肺炎，以及药物性肺损害等。

表 3-3-3　寻常型间质性肺炎（UIP）型 HRCT 判断标准

典型 UIP 型（符合所有 4 个特征）	可能 UIP 型（符合所有 3 个特征）	不符合 UIP 型（符合 7 个特征中任意 1 个）
病变主要位于胸膜下和肺基底部； 异常的网格状阴影； 蜂窝样改变，伴或不伴牵张性支气管扩张； 无不符合 UIP 型的任何一条（见不符合 UIP 型栏）	病变主要位于胸膜下和肺基底部； 异常的网格状阴影； 无不符合 UIP 型的任何一条（见不符合 UIP 型栏）	病变主要分布于上、中肺； 病变主要沿支气管血管束分布； 广泛磨玻璃样影（范围超过网格样影）； 大量微结节（双侧，上肺分布为主）； 散在囊状病变（多发，双侧，远离蜂窝肺区域）； 弥漫性马赛克征／气体陷闭（双侧，三叶或多肺叶受累）； 支气管肺段／肺叶实变

表 3-3-4 结合 HRCT 和组织病理学表现的 IPF 诊断标准(需要多学科讨论)

序号	HRCT 类型	肺病理类型	是否诊断 IPF?
1	典型 UIP 型	典型 UIP 型,或拟诊 UIP 型,或可能 UIP 型,或无法分类纤维化	可诊断 IPF
2	典型 UIP 型	不符合 UIP 型	不诊断 IPF
3	可能 UIP 型	典型 UIP 型,或拟诊 UIP 型	可诊断 IPF
4	可能 UIP 型	可能 UIP 型,或无法分类纤维化	拟诊 IPF
5	可能 UIP 型	不符合 UIP 型	不诊断 IPF
6	不符合 UIP 型	典型 UIP 型	可能 IPF
7	不符合 UIP 型	拟诊 UIP 型,或可能 UIP 型,或无法分类纤维化,或不符合 UIP 型	不诊断 IPF

六、治疗

(一)抗肺纤维化药物治疗的探索

涉及 IPF 治疗的国际共识/指南主要经历了以下 3 个重要阶段:2000 年 IPF 诊断及治疗的国际专家共识;2011 年基于循证证据的国际诊疗指南;2015 年 IPF 临床实践指南。

1. 2000 年 IPF 诊断及治疗的国际专家共识 推荐使用糖皮质激素[起始量为泼尼松 0.5mg/(kg·d),4 周后减量]联合免疫抑制剂[硫唑嘌呤 2~3mg/(kg·d),≤150mg/d;或环磷酰胺 2mg/(kg·d),≤150mg/d],3~6 个月后根据治疗反应决定是否继续原方案治疗,若无效则建议及时停药,若能获益,建议继续原方案治疗。其他可尝试的抗纤维化药物包括秋水仙碱、D-青霉胺。

2. 2011 年基于循证证据的 IPF 国际诊疗指南 主要是基于 IFIGENIA 研究的结果,以及吡非尼酮治疗 IPF 的开放研究和日本的临床试验结果,指出糖皮质激素联合硫唑嘌呤联合大剂量 N-乙酰半胱氨酸、单药大剂量 N-乙酰半胱氨酸以及吡非尼酮可用于 IPF 的治疗;对于存在胃食管反流者,建议行抗酸治疗。

3. 2015 年 IPF 临床实践指南 基于 PANTHER 研究、ACE-IPF 研究、TOMORROW 研究、CAPACITY 研究以及 ASCEND 研究等多个临床研究的结果,推荐抗纤维化药物吡非尼酮、尼达尼布用于 IPF 的治疗,上述两药能延缓 IPF 患者肺功能的下降、减少急性加重,建议作为 IPF 的治疗药物。吡非尼酮的推荐剂量每次 600mg,每天 3 次(若不能耐受,可以减至每次 400mg,每天 3 次);尼达尼布的推荐剂量每次 150mg,每天 2 次(若不能耐受,可以减量至每次 100mg,每天 2 次)。吡非尼酮

最常见的不良反应是光敏性皮疹、胃肠道反应、肝功能损害等,尼达尼布最常见的不良反应是腹泻、胃肠道反应、肝功能损害等。

对于大剂量 N-乙酰半胱氨酸的建议是若临床能获益则可以继续使用,但不作为推荐治疗。对于有胃食管反流的患者,建议抗酸治疗。明确指出以下用法不推荐用于确诊的 IPF 患者,包括华法林、单用糖皮质激素、糖皮质激素联合免疫抑制剂、糖皮质激素联合免疫抑制剂和大剂量 N-乙酰半胱氨酸等治疗方案。

(二)IPF 的非药物治疗

吡非尼酮、尼达尼布仅能延缓 IPF 患者的疾病进展,并不能逆转肺纤维化进程。故而,在抗纤维化治疗之外的其他非药物治疗措施,对 IPF 患者来说也是非常重要的。

1. 戒烟 一旦诊断 IPF,建议患者严格戒烟。

2. 氧疗 静息状态低氧血症(动脉血氧分压 <55mmHg 或动脉血氧饱和度 <88%)的 IPF 患者应该接受长程氧疗,治疗目标动脉血氧饱和度 >90%。

3. 呼吸支持 无创呼吸机辅助呼吸可能改善终末 IPF 患者的低氧、呼吸困难,延长寿命。不常规推荐有创性机械通气支持用于终末期 IPF 患者的治疗。对于合并可能逆转的疾病所导致的呼吸衰竭,如新近出现的肺栓塞、急性缺血性心肌病(不稳定型心绞痛、急性心肌梗死)等,或作为肺移植等待过程中的呼吸支持,建议予以短期、积极的机械通气支持。

4. 肺康复锻炼 专家指导下进行个体化肺康复锻炼,包括呼吸生理治疗、肌肉训练(全身肌肉以及呼吸肌锻炼)、营养支持、精神心理支持和教育,可改善 IPF 患者的生活质量,有可能减少

这类患者发生急性加重。

5. 肺移植　肺移植是终末期 IPF 患者唯一有效的治疗措施。建议推荐符合肺移植适应证的 IPF 患者纳入移植等待名单，进行移植前评估；尤其是合并肺动脉高压的 IPF 患者，建议尽早安排。

七、研究热点和发展趋势

虽然已有吡非尼酮、尼达尼布等抗纤维化药物应用于 IPF 患者的临床治疗，但是 IPF 患者的预后仍很差，中位生存期在 3～5 年。关于 IPF 的研究热点，主要集中于：发病机制及新型抗纤维化药物的探索；早期诊断、规范化诊疗的推广和实施；以及 IPF 患者肺康复及管理等。

（黄　慧）

第四节　囊性纤维化

一、定义

囊性纤维化（cystic fibrosis，CF）是由囊性纤维化跨膜传导调节因子（cystic fibrosis transmembrane conductance regulator，*CFTR*）基因突变导致的多系统疾病。以反复的呼吸道感染、咳嗽、咳痰和呼吸困难为特征，还可以出现鼻窦炎、生长发育障碍、脂肪泻和男性不育等症状，是高加索人种最常见的遗传疾病之一。

二、流行病学及发病机制

CF 在不同国家和地区报道的发病率不一，新生儿发病率 1/25 000～1/1 800。亚洲和非洲发病人数远远少于欧洲和北美洲。CF 相关基础和临床研究在我国尚处于初步阶段，中国人群的 CF 确切发病率、患病率尚无相关流行病学调查数据。近年来，由于诊断意识和能力的提高，我国诊断的 CF 病例迅速增加。

CF 表现为常染色体隐性遗传（AR），其致病基因 *CFTR* 位于 7q31.2，编码含有 1 480 个氨基酸残基的蛋白质。*CFTR* 的变异谱非常广泛，大多数都不常见且可能导致 CFTR 功能的残留。目前已发现近 2 000 种 *CFTR* 基因变异 [见囊性纤维化遗传分析联合会（Cystic Fibrosis Genetic Analysis Consortium，CFGAC）囊性纤维化变异

数据库（Cystic Fibrosis Mutation Database），www. genet.sickkids.on.ca]。根据这些变异对 CFTR 功能产生的影响将其分为六类：CFTR 蛋白合成缺陷（Ⅰ类变异）；CFTR 蛋白加工和转运缺陷（Ⅱ类变异）；门控缺陷，也称调节缺陷（Ⅲ类变异）；离子传导缺陷（Ⅳ类变异）；合成 CFTR 减少（Ⅴ类变异）；膜定位稳定性下降（Ⅵ类变异）。Ⅰ～Ⅲ类变异使 CFTR 功能完全丧失，一般产生严重的表型，如欧美最常见的变异 c.1521_1523delCTT（p.Phe508del）（以下简称 ΔF508），属于Ⅱ类变异；Ⅳ～Ⅵ类变异使 CFTR 功能部分残留，一般产生较轻的临床表现。

CF 是由于 CFTR 蛋白异常导致氯离子通道功能障碍引起呼吸、胰腺和胆道等上皮细胞的分泌物含水量减低，分泌物变黏稠而难以清除。在皮肤上表现为汗液中的氯离子浓度升高，这也是 CF 的诊断方法之一。

CF 患者呼吸道出现慢性细菌感染及病原体的定植，最初常为流感嗜血杆菌和金黄色葡萄球菌，后期出现铜绿假单胞菌或洋葱伯克霍尔德菌的慢性感染。一旦出现感染，中性粒细胞大量被募集到肺组织中，并释放弹性蛋白酶从而造成肺组织的破坏，导致弥漫性支气管扩张形成。患者的支气管扩张常在幼年起病，且常从上叶起病，与多数感染后形成的支气管扩张主要位于中、下叶不同。单等位基因的 CFTR 功能异常也可以出现弥漫性支气管扩张，而没有囊性纤维化的其他表现，被称为 *CFTR* 变异相关的弥漫性支气管扩张。

对胃肠道的影响主要是由于 CFTR 功能异常所致的黏稠分泌物所致。胆汁和胰液的流动异常可以导致消化不良和吸收不良，或是肝脏或胰腺疾病，严重时可以出现 CF 相关的糖尿病。黏稠的肠液还可能使 CF 患者更容易出现肠梗阻和直肠脱垂。此外，男性患者可以出现先天性双侧输精管缺如（congenital bilateral absence of vas deferens，CBAVD）。

新近研发出的药物依伐卡托（ivacaftor）就是针对Ⅲ类变异研发出的细胞表面的氯离子通道增强剂。而鲁玛卡托（lumicaftor）联合依伐卡托能增加细胞表面 CFTR 蛋白的沉积从而改善Ⅱ类变异患者的肺功能。

三、临床表现

1. **年龄**　CF 常从婴幼儿或青少年期起病，仅有少数为成年起病；无性别差异。

2. **症状和体征**　常表现为婴儿期起病的反复呼吸道感染、咳嗽、咳痰。呼吸困难程度不一。此外，CF 患者由于汗液氯离子分泌增加，常表现为深色服装上遗留的汗渍，或是父母发现患儿皮肤发咸，这是 CF 患者独有的临床表现，汗液氯离子测定也是 CF 的确诊手段之一。患者还常常出现杵状指（趾）。

3. **肺部影像学**　表现为上叶为著的弥漫性支气管扩张（图 3-3-5）。鼻窦 CT 检查常常可发现鼻窦炎。

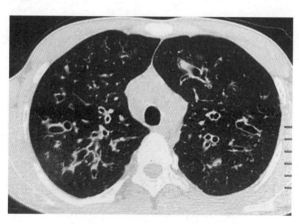

图 3-3-5　囊性纤维化的肺部 CT 表现
显示肺上叶分布的弥漫性支气管扩张

4. **呼吸道病原学检查**　CF 患者呼吸道常在幼年就出现慢性细菌感染及病原体的定植，最初常为流感嗜血杆菌和金黄色葡萄球菌，后期出现铜绿假单胞菌或洋葱伯克霍尔德菌的慢性定植和 / 或感染。

5. **肺外表现**　①常合并鼻窦炎。②消化系统受累则是 CF 患者另一重要临床表现，由于 CFTR 功能异常所致的黏稠分泌物增加，胆汁和胰液的流动异常，导致消化不良和吸收不良，也可出现肝硬化或胰腺疾病，严重时可以出现 CF 相关的糖尿病。黏稠的肠液还可能使 CF 患者出现肠梗阻和直肠脱垂。③生育功能障碍。男性患者由于输精管内精子移动障碍以及 CBAVD，可能出现不育，需要与原发性纤毛运动障碍（PCD）相鉴别。④营养不良或是生长发育迟滞常见。

6. **实验室检查**　汗液氯离子测定、鼻电位差检查可以作为 CF 的确诊依据。婴儿可以由于氯离子调节障碍出现低钠血症，由于胰腺外分泌功能异常，可以出现脂肪泻和大便苏丹 III 染色阳性。部分患者出现血糖升高。

7. **病理检查**　病理诊断对于 CF 患者并非必要，其病理主要表现为受累部位的支气管扩张，伴或不伴有感染。对于诊断不明的支气管扩张，可以考虑通过支气管镜获取呼吸道黏膜送检电镜或鼻黏膜活检来排除 PCD 等疾病。

8. **基因检测**　可以用来区分几种常见的遗传性支气管扩张性疾病：CF、PCD、α_1- 抗胰蛋白酶缺乏（AAT）、高 IgE 综合征等。

四、辅助检查

对 CF 诊断具有重要提示或确定性的检查主要包括：

1. **汗液氯离子测定**　汗液氯离子测定是囊性纤维化诊断的"金标准"，收集患者的汗液测定其中氯化物的浓度。这项测试一般在前臂进行，使用汗液刺激剂和弱电流刺激人体汗液分泌。整个过程影响因素很多。如果不同部位汗液氯化物浓度大于 60mmol/L 超过 2 次，基本可以确诊；如果小于 30mmol/L，基本可以排除。如果结果介于这两者之间，需要进行 CFTR 基因分析。

2. **鼻电位差**　鼻电位差的产生是由于 CFTR 变异，鼻腔黏膜上皮的氯离子转运异常，导致 CF 患者和正常人鼻黏膜上皮的电位差不同。这项操作比较复杂，普及度不高。

3. **CFTR 基因检测**　CFTR 基因是目前已知唯一的 CF 致病基因。Sanger 测序辅以 MLPA 检测 CFTR 基因全部 27 个外显子及包含剪接位点的侧翼序列是最常规的基因检测方法。

此外，肠电流测定和胰腺外分泌功能也有助于 CF 的诊断，但是由于操作的普及度很低，较难推广。

五、诊断及鉴别诊断

（一）诊断标准

至少一个器官存在 CF 的典型表现以及存在以下至少一种 CFTR 基因功能异常的证据：①两个部位汗液氯离子测定超过 60mmol/L；②等位基

因上存在 2 个 *CFTR* 致病变异；③鼻电位差异常。

新生儿的诊断不需要器官异常的证据，如果患者的同胞中有 CF 确诊患者且有相同变异时，也可直接确诊。

（二）鉴别诊断

1. **原发性纤毛运动障碍（PCD）** 如果患者合并有内脏转位，则 PCD 的诊断就很容易确认。但是 50% 的 PCD 患者并不出现内脏转位，由于同样会有鼻窦炎、男性不育，和 CF 的鉴别就会显得困难。多数 CF 患者的呼吸困难出现年龄早于 PCD，程度也常偏重，杵状指（趾）相对常见。在影像学上，不同于 PCD 的中叶、舌段以及下叶为著的分布特点，CF 的支气管扩张以上叶起病更为常见。PCD 患者也不会出现汗渍改变。在男性精液的检查中，PCD 患者很少出现无精症，而 CF 由于 CBAVD，男性患者几乎无精。对于诊断不明的患者，可以考虑通过支气管镜获取呼吸道黏膜送检电镜或鼻黏膜活检来确认 PCD。也可以通过基因检测确定诊断。

2. **α₁- 抗胰蛋白酶缺乏（AAT）** CF 患者如果出现肝硬化，可以出现肝脾大，此时需要与 AAT 相鉴别。AAT 患者的支气管扩张程度较轻，可以更多表现为肺气肿。可以通过基因检测确定诊断。

3. **普通变异型低丙种球蛋白血症** 该病也可以自幼年起病，但是血清中免疫球蛋白明显减低，且支气管扩张以中下肺为主。

4. **变态反应性支气管肺曲霉菌病（ABPA）** CF 患者可以合并 ABPA，出现 IgE 水平升高，但是单纯的 APBA 患者全身症状较少，也不会出现肺外表现，黏液栓被清除后，支气管周围的炎症比较轻微。

5. **高 IgE 综合征** 为常染色体显性遗传病。该病除了反复的呼吸道感染外，还常常幼年出现皮肤软组织脓肿，且血清 IgE 水平较 ABPA 增高更为显著，常常大于 5 000kU/L。可以通过基因检测确定诊断。

六、治疗

（一）靶向治疗

由于 CF 是单基因病，解决 *CFTR* 基因缺陷的治疗一直备受关注。最初的 CF 基因治疗是采用病毒或是非病毒载体试图将健康人的 *CFTR* 基因转染到 *CFTR* 缺陷的细胞中，但是相关的临床试验尚未显现明显的效果。目前临床上已经获得疗效的药物是 CFTR 的调节剂。这是 CF 靶向治疗的里程碑事件，也成为精准治疗的典范。其治疗作用的程度和广度都显著超过了当前可用于 CF 的任何其他疗法。

CFTR 调节剂主要包括 4 种：增强剂（potentiator）、修正剂（corrector）、放大剂（amplifier）和稳定剂（stabilizer）。CFTR 调节剂并不是试图直接改变基因突变，而是在转录完成后通过改善缺陷的 CFTR 蛋白功能而发挥作用。代表性药物为依伐卡托（ivacaftor），在 G551D 突变患者的临床试验中获得了改善患者肺功能，减少肺部急性加重时间发生频率，降低汗液氯离子浓度，增加患者体重等多重临床效果，已于 2012 年 1 月经美国 FDA 批准上市，是首个获准用于 CF 的靶向治疗药物。目前依伐卡托适用的突变靶点包括除了最初研发的 G551D 之外，还可以用于 G178R、S549N、S549R、G551S、G1244E、S1251N、S1255P、G1349D、R117H、A455E、E193K、R117C、A1067T、F1052V、R347H、D110E、D110H、F1074L、R352Q、G1069R、R1070Q、D579G、K1060T、R1070W、D1152H、L206W、S945L、D1270N、P67L、S977F、E56K、R74W、711＋3A→G、3272-26A→G、E831X、2789＋5G→A 及 3849＋10kβC→T 等。对于 ΔF508 纯合突变的患者，鲁玛卡托（lumicaftor）联合依伐卡托治疗能够通过增加细胞表面的 CFTR 蛋白来改善 CF 患者的肺功能，并能降低肺部疾病加重的风险。目前还有多种在研的药物，包括 VX-661（tezacaftor）、VX-659、VX-445、VX-440 等，期待它们的结果面世。

（二）**综合治疗**

在 CF 的靶向治疗之前，CF 患者的生存寿命就已经有了很大程度的提高，这得益于对 CF 患者的综合治疗。值得注意的是，即使使用了有效的靶向药物，以下的综合治疗也还是 CF 治疗的重要内容。CF 的症状可以因为患者的年龄、体内器官受影响的程度、既往治疗以及合并其他不同病症而有差异。

1. **促进气道分泌物的清除** CF 患者难以将黏稠的脓性分泌物从气道清除。体位引流和叩击形式的胸部理疗被引入 CF 治疗之中，并成为促进分泌物清除的方法。除此之外,气道振荡器、外部叩击背心和肺内叩击通气等装置也被用于临床。目前用于气道分泌物清除的药物有吸入 DNase I(α- 链道酶)、高渗盐水、N- 乙酰半胱氨酸等。可以遵从以下给药顺序:①用定量吸入器给予沙丁胺醇;②高渗盐水;③胸部理疗、锻炼和吸入 DNase I,顺序任选;④其他吸入治疗,如雾化抗生素。

2. 抗生素治疗　CF 肺病的病程特征为多种微生物慢性感染,导致肺功能逐渐降低。CF 患者的肺部感染需要及时使用合适的抗生素。抗生素是治疗 CF 肺病慢性感染和急性加重的必不可少的手段。经验性抗感染治疗需要覆盖金黄色葡萄球菌、流感嗜血杆菌和铜绿假单胞菌等常见病原体。遵循支气管扩张合并感染的治疗原则,建议抗感染治疗疗程至少 10～14 天。如果首次发现铜绿假单胞菌感染,建议尝试进行清除细菌的治疗。如果患者存在铜绿假单胞菌的反复感染,可以联合使用有效的抗生素治疗。目前并不鼓励患者通过长期口服抗生素来控制感染,因为治疗的获益并未超过抗生素耐药所带来的问题,但下述 2 种情况除外:①推荐多数 CF 患者使用阿奇霉素,其获益可能是由于其抗炎和 / 或抗菌特性;②推荐反复出现感染的 CF 患者采用针对铜绿假单胞菌的抗生素(妥布霉素、环丙沙星等)长期雾化吸入治疗。

3. 支气管扩张剂　无论是否存在典型的哮喘症状,很多 CF 患者使用 β 受体激动剂、抗胆碱能药和 / 或茶碱后可以出现 FEV_1 的改善。但是长期使用并无确切的疗效。

4. 抗炎治疗

(1) 大环内酯类抗生素:十四、十五环大环内酯类抗生素可改善 CF 患者的呼吸功能并减少急性加重的发生率,推荐使用(常用的方案为口服阿奇霉素 0.25g,隔日或是每周 3 次给药)。

(2) 糖皮质激素:全身糖皮质激素治疗目前仅用于以哮喘样症状为主要表现的 CF 患者的肺部疾病急性加重期。

5. 改善营养　CF 患者如存在消化和吸收的障碍,可以补充胰酶、微量元素和脂溶性维生素等。患者的营养状况对于改善患者的全身情况也很重要。

6. 肺移植　CF 治疗的进展一定程度上延缓了疾病的进展,但大多数终末期患者仍然由于呼吸衰竭而死亡。肺移植为终末期 CF 患者提供了治疗选择。目前建议 FEV_1 小于 50% 预计值的患者可以开始肺移植的咨询,所有 FEV_1 小于 30% 预计值的患者均应列入肺移植计划。推荐 CF 患者接受双肺移植,因为单肺移植时遗留的病肺可能成为巨大的感染源,严重影响移植肺。

七、研究热点和发展趋势

在过去 40 年中,CF 的研究取得了快速发展,随着基因精准治疗的进展,相信在不远的将来,患者的预后将得到更大程度的改善。但是由于中国人 CF 的基因型与欧美大不相同,中国尚缺乏基因功能评价的试验体系,因此开发具有中国人特色的靶向治疗还任重道远。

(田欣伦)

第五节　典型病例:淋巴管肌瘤病

一、接诊场景

三甲医院呼吸科。患者,女性,49 岁。

二、病史

患者约在本次就诊 1 年前开始出现咳嗽、活动后气短,外院考虑"气道高反应",给予口服复方甲氧那明、孟鲁司特治疗 2 周,症状改善。2 个月前再次出现咳嗽、活动后气短,再次予孟鲁司特治疗,疗效不佳。胸部 X 线检查显示:左侧大量气胸。在外院给予胸腔闭式引流 5 天后,复查胸部 CT,结果示:左肺复张可,仍有少量气胸,双肺多发结节,双肺多发薄壁囊性改变(图 3-3-6)。此后左侧气胸反复发生。拟诊:淋巴管肌瘤病(LAM),左侧气胸。既往病史:无吸烟史。面部结节,未在意。2004 年查体发现双肾血管平滑肌脂肪瘤,未予特殊处理,自认为与局部撞伤有关。家族史无特殊记录。

三、查体

面部多发红色结节性皮疹,甲周未见异常,双下肢可见 4 处色素脱色斑,左肺呼吸音偏低,双肺未闻及啰音,心脏听诊无特殊。

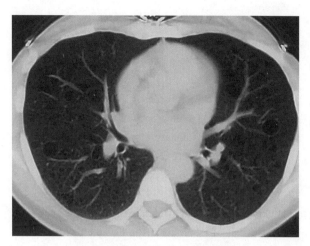

图 3-3-6 双肺弥漫性囊性改变
女性，49 岁，结节性硬化症相关淋巴管肌瘤病

四、检查结果

1. 详细病史 患者没有癫痫病史，面部皮肤结节大约在 10 年前发现，还曾做过美容激光手术，但并未得到过医学诊断。皮肤检查发现，患者有皮肤脱色斑，少量局部皮肤增厚或结节，没有甲周纤维瘤。

2. 脑磁共振检查 可见脑实质结节和室管膜下结节。

3. 其他评估 眼底可见视网膜结节，口腔无明显异常，CT 检查显示骨骼多发高密度影。

4. TSC1/TSC2 基因检测 TSC2 基因突变 chr16: 2103352（c.235G＞T）。

五、首次面诊诊断思路

患者育龄期女性，主要表现为气胸以及活动后气短，胸部 CT 提示双肺多发囊性改变。

1. 诊断方面需要考虑 LAM 可能。女性患者出现双肺弥漫性薄壁囊性改变，需要考虑到 LAM 的可能性，并与其他可能导致类似改变的疾病鉴别，如 Birt-Hogg-Dubé 综合征、肺朗格汉斯细胞组织细胞增生症、干燥综合征、淋巴细胞间质性肺炎等。

2. 病理是 LAM 诊断的"金标准"，但是 LAM 可以在不依赖病理的情况下做出确定诊断。对于一个具有符合 LAM 胸部影像改变的女性患者，如果出现以下临床特征就可以诊断 LAM：乳糜胸、肾血管平滑肌脂肪瘤、结节性硬化症（TSC）或腹膜后淋巴管肌瘤。本例患者所出现的肾脏改变是典型的血管平滑肌脂肪瘤（也常被称作错构瘤）。肾血管平滑肌脂肪瘤可以出现在散发的 LAM 患者，也可以出现在 TSC 相关 LAM 患者，后者的肾病变通常更常见和更为严重。本例患者在就诊前虽然已经诊断了 LAM，但因为临床缺少 TSC 诊断意识，忽视了患者的既往病史和皮肤体征，导致 TSC 漏诊。该患者是 1 例 TSC 相关 LAM。TSC 是一种遗传性多系统肿瘤性疾病，典型的 TSC 常在婴幼儿期就出现严重的神经系统表现，如癫痫以及多种皮肤表现，如面部结节、甲周纤维瘤、色素脱色斑、鲨革斑等。随年龄的增长，还会发现肾病变以及全身多部位受累。由于成年人发病或诊断的 TSC 临床表现常轻微，容易漏诊。

六、最终诊断

本例患者确诊为 TSC 相关 LAM。

七、治疗建议

1. LAM 患者发生气胸的概率高达 50% 以上，在发生气胸的患者中，复发率也很高，平均气胸反复发作约 4 次。因此，LAM 患者的气胸处理需要考虑到如何预防复发。目前推荐胸膜粘连手术治疗。本例患者也接受了通过胸腔引流管和胸腔镜下胸膜粘连两种治疗方法。

2. LAM 和 TSC 的药物治疗可选用西罗莫司，这是一种 mTOR 抑制剂，直接针对 TSC2 基因突变导致的 mTOR 蛋白过度活化。mTOR 抑制剂（西罗莫司或依维莫司）在 TSC 的临床疗效已经被大量研究证实，成为常规需要考虑的治疗方法。

（徐文帅）

参 考 文 献

[1] Johnson SR, Cordier JF, Lazor R, et al. European Respiratory Society guidelines for the diagnosis and management of lymphangioleiomyomatosis[J]. Eur Respir J, 2010, 35(1): 14-26.

[2] Xu KF, Tian X, Ryu JH. Recent advances in the management of lymphangioleiomyomatosis[J]. F1000 Res, 2018, 7(F1000 Faculty Rev): 758.

[3] Xu KF, Feng R, Cui H, et al. Diffuse cystic lung diseases: diagnostic considerations[J]. Semin Respir Crit Care Med, 2016, 37(3): 457-467.

[4] 中华医学会呼吸病学分会间质性肺疾病学组, 淋巴管肌瘤病共识专家组, 中国医学科学院罕见病研究中心, 等. 西罗莫司治疗淋巴管肌瘤病专家共识 (2018)[J]. 中华结核和呼吸杂志, 2019, 42(2): 92-97.

[5] Awab A, Khan MS, Youness HA. Whole lung lavage-technical details, challenges and management of complications[J]. J Thorac Dis, 2017, 9(6): 1697-1706.

[6] Trapnell BC, Nakata K, Bonella F, et al. Pulmonary alveolar proteinosis[J]. Nat Rev Dis Primers, 2019, 5(1): 16-32.

[7] 中华医学会呼吸病学分会间质性肺病学组. 特发性肺纤维化诊断和治疗中国专家共识 [J]. 中华结核和呼吸杂志, 2016, 39(6): 427-432.

[8] Lederer DJ, Martinez FJ. Idiopathic pulmonary fibrosis[J]. N Engl J Med, 2018, 378(19): 1811-1823.

[9] Raghu G, Collard HR, Egan JJ, et al. An official ATS/ERS/JRS/ALAT statement: idiopathic pulmonary fibrosis: evidence-based guidelines for diagnosis and management[J]. Am J Respir Crit Care Med, 2011, 183(6): 788-824.

[10] Raghu G, Rochwerg B, Zhang Y, et al. An Official ATS/ERS/JRS/ALAT clinical practice guideline: treatment of idiopathic pulmonary fibrosis[J]. Am J Respir Crit Care Med, 2015, 192(2): e3-e19.

[11] Rowe SM, Miller S, Sorscher EJ. Cystic fibrosis[J]. N Engl J Med, 2005, 352(19): 1992-2001.

[12] Guo X, Liu K, Liu Y, et al. Clinical and genetic characteristics of cystic fibrosis in Chinese patients: a systemic review of reported cases[J]. Orphanet J Rare Dis, 2018, 13(1): 224.

[13] Ren CL, Morgan RL, Oermann C, et al. Cystic Fibrosis Foundation pulmonary guidelines. Use of cystic fibrosis transmembrane conductance regulator modulator therapy in patients with cystic fibrosis[J]. Ann Am Thorac Soc, 2018, 15(3): 271-280.

[14] Tazawa R, Ueda T, Abe M, et al. Inhaled GM-CSF for pulmonary alveolar proteinosis[J]. N Engl J Med, 2019, 381(10): 923-932.

第四章 消化系统罕见病

消化系统疾病是常见的一类疾病，表现为腹痛、黄疸、恶心、呕吐等临床症状。这些症状背后，一小部分是由罕见或少见的消化系统疾病引起，极难识别，但致残率和致死率高；消化系统罕见病中单基因病变较少，多基因病变患者往往出现多样的临床症状，导致消化系统罕见病更难以鉴别诊断。故认识罕见和少见消化系统疾病，对于更好地鉴别诊断消化系统症状有重要临床意义。

由于罕见病的定义尚未达到统一，且消化系统罕见病发病率及患病率调查报道较少，故各个国家或组织公布的消化系统罕见病目录尚不完全一致。美国消化系统罕见病目录报告 50 个疾病，全球消化系统罕见病目录共报告 101 个罕见病。在全球罕见病目录中，详细列出了罕见病确定的方法学，资料来源是注册研究（RARECARE，EUROCAT 等），包括世界卫生组织、美国疾病控制与预防中心、美国国家癌症研究所、欧洲药品管理局等各国家和地区卫生组织等发布的数据，网络数据库检索结果（检索词为"disease name and epidemiology"或"incidence 或 prevalence"），以及医学文献、灰色文献和专家报告等。在目录方法学中，也提到了其局限性，包括患病率和发病率是估算的，不是绝对准确的；某些数据源自医院的数据，其患病率可能会高估。

在 2018 年 5 月我国发布的《第一批罕见病目录》中，消化系统罕见病纳入的疾病包括波伊茨 - 耶格综合征、进行性家族性肝内胆汁淤积症和先天性胆汁酸合成障碍。但这三种疾病仅是消化系统罕见病的代表性疾病，能早期诊断、早期干预，大部分患者会获得较好的预后。比如，若给予波伊茨 - 耶格综合征患者定期监测、及时处理胃肠道息肉，可以预防癌变、降低并发症发生率、降低病死率。第一批消化系统罕见病的发布，也为临床医生认识、关注、发展消化系统罕见病的研究奠定了基础。然而，我国目前消化系统罕见病的存在一些问题：①消化系统疾病流行病调查数据较少，不利于确定罕见病病种；②我国病例信息管理尚未能达到全国统一化，不利于确定罕见病病种；③临床医生对消化系统罕见病认识不足，易于漏诊和误诊；④消化系统罕见病确证检查设备尚不完善和规范；⑤临床医生对确诊的消化系统罕见病报告不及时。这些问题的存在阻碍了我国消化系统罕见病目录的制定和防治研究的开展。

但笔者相信，随着对消化系统罕见病的高度重视，随着《第一批罕见病目录》的"零的突破"，也随着国家对消化系统疾病流行病学研究和信息化管理的支持，我国消化系统罕见病的诊断和治疗水平一定会被不断提高，促进罕见病临床、科研和孤儿药的协同创新，最终实现我国健康中国的战略目标。

（钱家鸣）

第一节 波伊茨 - 耶格综合征

一、定义及历史沿革

1895 年 Connor 首次报道了一对孪生子有黏膜黑色斑沉着。后期对这对孪生子的随访中发现 1 例于 20 岁时死于肠套叠，另外 1 例于 52 岁时死于乳腺癌。1896 年 Hutchinson 详细了描述口唇色素沉着的表现。1919 年 Weber 报道 1 例口腔黏膜色素沉着的病例，并进行了疾病鉴别诊断的分析，发现口腔黏膜色素沉着是一类进行性进展的疾病，与艾迪生（Addison）病无关，与种族有关，但在该篇文章中并未能明确归类或提出可能疾病。

1921 年 Peutz 报道了 7 例以口唇黏膜色素沉

着、小肠息肉为特点的荷兰家系患者,这也是较早地较完整地"一窥"波伊茨 - 耶格综合征的文献。1949 年 Jeghers 等人在 Peutz、Touraine、Couder 等人发表的 10 例报道基础上,进行了随访、回顾分析,总结了该类疾病具有遗传性、皮肤黏膜色素沉着、肠道息肉的特点,还提到了黏膜色素沉着的病理表现:表皮色素颗粒沉着。文章提出,应该用一个"综合征"来命名这一类包括两个特点的疾病:①口腔黏膜、唇、颊部、面部和指(趾)黏膜黑斑沉着,其中口唇黏膜黑斑沉着是主要特征;②小肠多发息肉或乳头状瘤,胃、结肠、直肠可能受累,其中小肠息肉是主要特征。

1954 年以 Peutz 和 Jeghers 为名,首次提出以波伊茨 - 耶格综合征(Peutz-Jeghers syndrome, PJS)(OMIM #175200)命名这一类疾病。而 1957 年 Horrilleno 和同事首次报道了消化道息肉是错构瘤的病理特点,这个病理的描述也标志着 PJS 与其他胃肠道息肉综合征是不同的疾病。1998 年发现 PJS 特异性突变基因——丝氨酸 - 苏氨酸激酶 11(serine threonine kinase 11, STK11),这为 PJS 发病机制和基因诊断的探究都奠定了基础。

该疾病于 2018 年 5 月被我国国家卫生健康委员会等五部门联合制定的《第一批罕见病目录》收录。目前 PJS 即黑斑息肉综合征公认的定义,是一种罕见的以口唇黏膜、四肢末端皮肤色素沉着和全胃肠道多发息肉为特征的遗传性疾病,最常见的遗传方式为常染色体显性遗传,伴随以胃肠道癌症为主的癌症易感倾向。

二、病因、流行病学及发病机制

该病是常染色体显性遗传病,50% 的患者伴有家族史,无家族史患者可能由基因新生突变所致。分子遗传学研究显示 PJS 发病主要由 STK11 基因突变引起,包括杂合性缺失、移码突变或无意义突变等。高达 94% 患者可检测到 STK11 基因突变,该基因定位于染色体 19p13.3,编码丝氨酸 - 苏氨酸激酶 11/ 肝激酶 B1(STK11/LKB1)。研究显示,该基因的突变与本病的癌症易感倾向有关。其他相关致病基因主要包括 19q13.4 区域可能基因、α 干扰素诱导跨膜蛋白(interferon induced transmembrane protein 1, IFITM1)基因及 Brahma 相关基因(Brahma-related gene 1, Brg1)等,但相关研究较少,且不同基因突变之间的关联也尚不明确。

三、临床表现

PJS 特征性临床表现为皮肤黏膜色素斑和胃肠道多发息肉。

色素沉着幼年即可出现,通常发生 2 岁前,见于 95% 以上的患者。色素沉着可呈褐色、棕褐色、灰色和蓝色等,直径 1~5mm,多见于口唇及其四周、颊部、面部、手指、手掌、足底、肛周等,偶见于肠黏膜。

胃肠道息肉可见于 88%~100% 患者,多发生于 11~13 岁。患者可以反复肠套叠、腹痛、腹泻、黏液便、便血、便秘、呕血、贫血等起病,进而通过辅助检查发现息肉。息肉部位可发生在整个胃肠道,小肠多见,其次是结肠和胃,偶可见于消化道外,分布范围与色素沉着无直接相关性。息肉大小不定,蒂长短粗细不一,病理类型以错构瘤样变为主。该类疾病患者患癌风险较高,平均患癌年龄为 42 岁,患癌风险随年龄增加,60 岁以上患者总体风险高达 63%。PJS 患者中最常见的癌症类型是胃肠道癌,其他包括乳腺癌、胰腺癌、卵巢癌等。

四、辅助检查

(一)实验室检查

本病无特异性实验室检查指标。部分患者因为消化道出血可发生缺铁性贫血。如果合并癌变,可伴有肿瘤标志物升高。

(二)基因检测

多数患者可发现 STK11 失活突变,其他相关致病基因主要包括 19q13.4 区域可能基因、IFITM1 基因及 Brg1 基因等。

(三)内镜检查

PJS 患者好发胃肠道息肉,小肠最为常见,胃、结肠次之。故对此类患者在基线筛查和随访时均需定期进行内镜检查,如胃镜、结肠镜、胶囊内镜或小肠镜检查。以往小肠是消化道内镜检查的盲区,但近来随着小肠镜的开展,息肉检出率较前改善。此外,胶囊内镜对息肉检出率也较高,但因 PJS 患者息肉多发,有胶囊内镜滞留风险,需要谨慎评估检查风险。

（四）影像学检查

影像学也可以帮助消化道息肉的检出，主要包括全消化道钡剂造影、小肠CT成像、磁共振小肠造影等。由于小肠内镜检查存在一定的技术要求和风险，故小肠无创影像技术对小肠息肉的诊断有较大意义，且具有无创性、患者耐受较好的优点。研究比较胶囊内镜与磁共振小肠造影对PJS中胃肠道息肉检出效能，显示磁共振小肠造影有更高的阳性预测值。

（五）病理检查

黏膜、皮肤色素斑为真皮基底内黑素细胞数量增加，黑素沉着。胃肠道息肉病理多表现为错构瘤型，少数表现为腺瘤、炎性息肉等，或同时存在多种息肉类型。

五、诊断及鉴别诊断

（一）诊断标准

PJS的诊断主要依据家族史、皮肤黏膜色素沉着和内镜/影像学发现息肉证据。其公认的诊断标准是2007年欧洲共识，符合以下任意一条标准即可诊断：①两处或以上经组织学检查证实的Peutz-Jeghers息肉；②发现某一个体有任意数量的Peutz-Jeghers息肉，且其近亲中有PJS家族史；③发现某一个体有特征性皮肤黏膜色素沉着，且其近亲中有PJS家族史；④有特征性皮肤黏膜色素沉着的个体出现任意数量的Peutz-Jeghers息肉。对于符合上述临床诊断标准的个体，应进行基因检测确定是否出现STK11基因突变。对于没有基因突变的家族，也不能排除PJS的诊断。

（二）鉴别诊断

基于本病的临床特点和基因检测，PJS需要与表现为皮肤黏膜色素斑或胃肠道多发息肉的疾病进行鉴别诊断。

1. **以小肠错构瘤性息肉为特征的疾病** 包括Cowden综合征和幼年性息肉病综合征（juvenile polyposis syndrome，JPS）。Cowden综合征又名多发性错构瘤综合征，表现为毛根鞘瘤、肢端角化、面部丘疹和口部乳头瘤等，特征性色素沉着出现在男性阴茎头，典型基因突变为PTEN基因。JPS以多发性青少年结直肠息肉为特征，一般不出现皮肤黏膜色素沉着。该病由2个单独的基因突变引起，分别为位于染色体18q21的SMAD4/DPC4基因或位于染色体10q21-q22的骨形成蛋白1A型受体（BMPR1A）基因。

2. **Laugier-Hunziker综合征（Laugier-Hunziker syndrome，LHS）** 本病也可出现皮肤黏膜色素沉着。LHS是一种获得性、散发性、良性疾病，以唇、硬腭和软腭以及颊黏膜出现色素沉着为特点。但该病多发生在出生后数年，不会出现胃肠道错构瘤性息肉或STK11基因致病性突变。

3. **卡纳达-克朗凯特综合征（Cronkhite-Canada syndrome，CCS）** 本病以胃、结肠多发息肉为特征，但好发于中老年人，多无息肉病家族史，且可伴有腹泻、指甲（趾）异常、毛发脱落、色素沉着、味觉异常等病史。

六、治疗

PJS尚无有效的根治方法，其主要治疗目标为缓解症状、提高生活质量、避免严重并发症。主要治疗手段包括胃肠道息肉处理和随访，癌症筛查和处理等，其皮肤黏膜色素沉着一般不予处理。PJS癌变风险较高，且胃肠道息肉导致肠套叠、肠梗阻、消化道出血等并发症，从而影响生命质量和增加病死率，故需要定期监测、规律随诊、及时对症处理。

（一）胃肠道息肉处理

胃肠道息肉是本病诊治的重点和难点，尤其是小肠息肉容易引起肠套叠、肠梗阻、消化道出血等严重并发症。其主要治疗方式包括内镜治疗和手术治疗，以往曾认为手术治疗是本病的主要治疗方式，但围手术期并发症及短肠综合征的风险限制了该技术的应用，故内镜治疗技术的革新对本病息肉处理较为重要。

1. **内镜治疗** 对于直径小于0.5cm息肉可随诊观察，每隔1~2年随访。直径0.5cm以上、符合内镜切除指征者，可考虑胃镜、结肠镜和/或小肠镜下切除治疗。气囊辅助小肠镜技术是目前PJS小肠息肉的主要治疗手段，对于小肠息肉的治疗安全性、有效性较好。但需注意内镜治疗切除息肉相关并发症，如出血、穿孔等，对于每次内镜下切除的数目、范围和适应证需要谨慎评估。

2. **手术治疗** 对于不能进行内镜治疗的较大息肉者、并发肠套叠和肠梗阻等以及结肠和直肠内息肉较大且密集丛生无法逐个摘除者，也可考虑行外科手术治疗。手术方式包括肠段切开息肉摘除术,对于息肉数量较多的肠段可行部分肠段切除术,也可行术中内镜下息肉切除术。但因为手术治疗存在创伤和术后并发症的风险,如短肠综合征等,限制了其应用。

(二)癌症处理

PJS 患者为癌症高危人群,包括胃肠道肿瘤、生殖系统肿瘤等。合并癌症者,建议按照相应癌症诊疗指南综合治疗。

1. 癌症筛查 PJS 患者患癌风险较高,故对于其定期随访和筛查有利于干预治疗及发现潜在的恶变。在小肠息肉的筛查中,小肠 CT 成像(CTE)、小肠 MR 成像(MRE)、胶囊内镜和小肠造影都有一定的准确性,其中胶囊内镜可行性、安全性、敏感性高,且可以观察整个小肠,可以早期诊断,尽量避免出现肠梗阻等并发症后再发现疾病。筛查时间各部位不一(表 3-4-1),建议筛查范围包括消化道、胰腺、甲状腺、子宫、卵巢、睾丸、乳腺等。建议对无临床症状的 PJS 儿童于 8 岁左右开始第一次消化道息肉筛查,对于存在息肉者,此后可考虑每年行内镜检查,并预防性切除直径大于 0.5cm 息肉,以期减少相关并发症的发生。对于有间断腹痛、便血等息肉相关临床症状的 PJS 患者,建议立即进行诊治。

2. 癌症处理 建议按照相应癌症诊疗指南综合治疗。

七、争议及未来研究方向

PJS 的药物治疗手段逐渐崭露头角,环氧合酶 -2 和 mTOR 信号通路均被认为参与 PJS 的发生,可能成为潜在治疗靶点。有小规模临床研究和动物模型报道了选择性环氧合酶 -2 抑制剂和 mTOR 抑制剂对 PJS 的治疗效果,但仍需大规模临床研究证实。此外,作为常染色体显性遗传疾病,基因治疗也被认为对本病有效,但目前尚无临床应用研究报道。这些都将是未来研发的重点。

(杨 红)

第二节 进行性家族性肝内胆汁淤积症

一、定义及历史沿革

自 20 世纪 50 年代,相继报道了多例累及婴幼儿和儿童的肝内胆汁淤积病例。其中一部分为肝内胆道闭锁病例,一部分为良性复发性肝内胆汁淤积病例,另有一部分病例病程呈进行性、组

表 3-4-1 PJS 患者癌症筛查表

肿瘤发生部位	筛查启动年龄 / 岁	筛查时限 / 年	筛查方法
结肠	8,18*	3	结肠镜*
胃	8,18*	3	胃镜*
小肠	8,18*	3	胶囊内镜*
胰腺	30	1~2	磁共振胰胆管造影或超声内镜
乳腺	25	1	18 岁开始每年自查,25 岁开始每年乳腺 MRI 和 / 或乳腺钼靶 X 线检查
卵巢	25	1	盆腔检查,盆腔或经阴道超声,癌抗原 12-5(CA12-5)筛查价值有限
子宫内膜	25	1	盆腔检查,盆腔或经阴道超声检查
宫颈(恶性腺瘤)	25	1	宫颈刮片
SCTAT(环状小管性索肿瘤)	25	1	同子宫和卵巢检查;几乎所有女性都会发生 SCTAT,但 20% 发展为恶性
睾丸	出生至青少年时期	1	睾丸检查,超声检查(触诊异常或出现女性化)
肺	N	—	针对临床症状和戒烟的宣教

*筛查启动年龄是 8 岁,如果筛查发现息肉,则每 3 年重复检查;如果筛查无息肉,则 18 岁时重复检查,之后每 3 年检查 1 次;建议根据临床症状可考虑提早筛查间隔;N:无共识意见

织学表现为小叶间胆管减少，被归为家族性肝内胆汁淤积。

1969 年 Clayton 等报道了发生在阿米什家族中的致命性家族性肝内胆汁淤积症。在 4 个相互关联的近亲家族中出现 7 例肝内胆汁淤积患者，均自婴儿起病，临床表现为皮肤瘙痒及波动性黄疸，伴吸收不良，体检均有肝脾大，肝功能异常的特点为胆红素升高及碱性磷酸酶升高。在这 7 例患儿中，有 5 例在 17 个月～8 岁期间死亡。作者将其命名为 Byler 病，即现今的进行性家族性肝内胆汁淤积症（progressive familial intrahepatic cholestasis，PFIC）-1 型（OMIM #211600）。

此后相继有非 Byler 家系 PFIC 患者的报道，人们逐渐认识到 PFIC 是一组异质性疾病。1996 年 Bourke 等报道了非 Byler 家系的 8 例 PFIC 患者，其临床特点与 Byler 病相似，称之为 Byler 综合征，即现今的 PFIC-2 型（OMIM #601847）。此后相继定义了 PFIC-3 型（OMIM #602347）及其他新的亚型，不同亚型的致病基因不同。

二、病因、流行病学及发病机制

由于属于罕见疾病，PFIC 的发病率无确切报道，出生时 PFIC-1 型和 PFIC-2 型的发病率为 1/100 000～1/50 000，发病与性别无关。文献报道 10%～15% 儿童胆汁淤积性疾病归因于 PFIC，10%～15% 儿童肝移植归因于 PFIC。2018 年 5 月，PFIC 被国家卫生健康委员会等五部门联合制定的《第一批罕见病目录》收录。

PFIC 是一组常染色体隐性遗传性疾病。因基因突变导致胆汁排泌障碍，发生肝内胆汁淤积，最终可发展为肝衰竭。

根据其致病基因不同，该疾病主要分为 3 型，包括 PFIC-1 型、PFIC-2 型和 PFIC-3 型。

（一）PFIC-1 型

由 ATP8B1 基因突变引起，ATP8B1 位于常染色体 18q21-q22，该基因编码 P 型 ATP 酶——家族性肝内胆汁淤积 1（familial intrahepatic cholestasis 1，FIC1）缺陷。FIC1 蛋白位于肝细胞毛细胆管膜，它负责调节氨基磷脂转入细胞内，维持毛细胆管膜双分子层内膜高浓度的氨基磷脂。其功能异常可间接干扰胆管胆汁酸分泌。

（二）PFIC-2 型

由三磷酸腺苷结合盒 B 亚家族成员 11（ATP-binding cassette sub-family B member 11，ABCB11）基因突变引起，ABCB11 基因位于常染色体 2q24，该基因编码胆盐排泄泵（bile salt export pump，BSEP），该蛋白是肝细胞毛细胆管膜胆盐转运蛋白，属 ABC 转运蛋白家族成员，BSEP 蛋白缺陷导致胆盐分泌减低，胆流减少，从而使肝细胞内胆盐积聚，造成损伤。

（三）PFIC-3 型

由三磷酸腺苷结合盒 B 亚家族成员 4（ATP-binding cassette sub-family B member 4，ABCB4）基因突变引起，编码多药耐药糖蛋白（multidrug resistance associated protein 3，MDR3）。MDR3 主要在肝细胞毛细胆管膜表达，其功能产物磷脂酰胆碱转出酶调节磷脂从双分子层向外移动，是磷脂转运器。其缺陷导致胆固醇结晶，胆汁结石形成增加，阻塞小胆道。

近年来，二代测序和全外显子测序技术的发展使我们能发现更多与 PFIC 相关的基因缺陷。例如，新近将位于染色体 9q21 上的紧密连接蛋白 2（tight junction protein 2，TJP2）基因变异所导致的 PFIC 定义为 PFIC-4 型（OMIM #615878）；将位于染色体 12q23 上的编码法尼醇 X 受体的 NR1H4 基因变异所导致的 PFIC 定义为 PFIC-5 型（OMIM #617049）。

三、临床表现

黄疸和皮肤瘙痒是 PFIC 典型临床表现。其他症状包括身材矮小、青春期发育落后等发育迟缓表现，胆囊结石，脂肪吸收障碍所致的脂肪泻，肝脾大，以及脂溶性维生素缺乏所致佝偻病、骨龄延迟、干眼症、凝血障碍和神经肌肉病变等症状。患儿亦可以出现视觉及听力异常，出现烦躁、嗜睡及注意力不集中等改变。晚期可出现门静脉高压和肝脏肿瘤等。三种类型 PFIC 的临床表现各有其特点，水样腹泻是 PFIC-1 型常见肝外表现，此外有胰腺炎和听力减退等表现。PFIC-2 型初始表现更为严重，进展更快，发病 1 年内可迅速发生肝衰竭，甚至肝癌。PFIC-3 型的病程呈慢性和进行性，常在儿童晚期和青少年期发生肝硬化，极少出现新生儿胆汁淤积。

四、辅助检查

（一）实验室检查

三种类型 PFIC 血清学检查均呈胆汁淤积性改变，表现为血结合胆红素、碱性磷酸酶及胆汁酸呈不同程度增高，血胆固醇多正常。血清 γ- 谷氨酰转移酶（GGT）持续升高有助于鉴别 PFIC-3 与 PFIC-1 和 PFIC-2，PFIC-3 型血清 GGT 增高，而 PFIC-1 型和 PFIC-2 型 GGT 正常。

（二）影像学检查

磁共振胰胆管成像（MRCP）或腹部超声等检查可观察肝内外胆管，PFIC 一般无肝内外胆管异常改变。

（三）病理学检查

病理学检查有助于 PFIC 的诊断和鉴别诊断。

1. PFIC-1 型　肝组织最特征表现为电镜下粗颗粒状胆汁，称为"Byler 胆汁"，部分肝细胞可按管状模式排列，形成腺泡样假"玫瑰花结"。其他非特异性表现包括肝细胞空泡变性、轻微炎性细胞浸润、毛细胆管内胆汁淤积、汇管区轻微小管增生和纤维化等，肝巨细胞形成不明显。

2. PFIC-2 型　肝组织病理特征性的表现在于明显的肝巨细胞的形成，电镜下胆汁呈细丝状、细颗粒状或无定形状，微绒毛缺失。BSEP 免疫组化染色可显示该蛋白表达的缺乏或明显下降。

3. PFIC-3 型　肝组织的病理改变类似于肝外胆道闭锁者，有胆管增生和纤维化两个突出表现。增生的胆管被认为是真正的胆管，而不是 PFIC-1 型患者肝细胞的胆管上皮细胞化生。纤维化程度轻重不一，可以仅仅是汇管区的纤维化，也可以是整个肝组织的广泛纤维化。疾病晚期则表现为胆汁性肝硬化。胆汁淤积程度不一，肝细胞、毛细胆管、各级胆管均可受累。MDR3 免疫组化染色可以显示该蛋白在肝脏组织的表达情况。

（四）基因检测

应用 DNA 测序检测 ATP8B1、ABCB11、ABCB4 等基因外显子，必要时可采用 RT-PCR 和测序检测非编码序列和内含子的突变以及剪接错误，或者进行全基因测序。

五、诊断及鉴别诊断

（一）诊断

PFIC 的诊断依靠临床表现、血生化、胆汁成分分析、肝组织病理学检查以及基因检测等综合判断，并需要排除其他原因所致的胆汁淤积性肝病。各亚型 PFIC 的临床特点比较见表 3-4-2。

（二）鉴别诊断

1. 良性复发性肝内胆汁淤积（benign recurrent intrahepatic cholestasis，BRIC）　病因与 ATP8B1 和 ABCB11 基因突变有关。与 PFIC 的不同之处在于，BRIC 突变发生在相对非保守区段，仅可导致 FIC1 蛋白功能部分失活，故 BRIC 多发生在成人期，临床表现为间断性胆汁淤积发作，预后良好。

2. 妊娠肝内胆汁淤积症（intrahepatic cholestasis of pregnancy，ICP）　病因与 ATP8B1 和 ABCB11 基因杂合子突变有关。发病年龄在妊

表 3-4-2　PFIC 各亚型的临床特点比较

临床特点	PFIC-1 型	PFIC-2 型	PFIC-3 型
突变染色体	18q21-q22	2q24	7q21
突变基因	FIC1（ATP8B1）	BSEP（ABCB11）	PGY3（ABCB4，MDR3）
血清 γ- 氨酰转移酶	正常	正常	升高
起病年龄	婴儿早期	婴儿早期	幼年或成年早期
肝外表现	水样泻，胰腺炎，感音神经性耳聋	不常见	无
皮肤瘙痒	严重	非常严重	中等
胆固醇结石形成	无	增多	增多
预后	肝硬化，快速进展为终末期肝病，不增加肝癌风险	进展至终末期肝病的速度更快，在 10 岁前需要肝移植，患肝癌风险增加	隐匿性，患肝癌风险轻度增高
治疗方式	熊脱氧胆酸，胆汁分流，肝移植	UDCA，胆汁分流，肝移植	熊脱氧胆酸，肝移植

娠后半期，分娩后可完全缓解，口服避孕药后可发生。

3. Alagille 综合征　致病基因齿状蛋白 1
（Jagged 1，*JAG1*）位于染色体 20p12。临床表现为黄疸、生长迟滞和心血管症状等。可出现面部畸形，包括宽鼻梁、三角形脸和眼深凹，眼部后胚胎环。慢性胆汁淤积可伴有血清胆红素、GGT 和碱性磷酸酶升高。

4. 其他　*ABCB11* 突变或 *MDR3* 突变还可发生在药物性胆汁淤积、新生儿一过性胆汁淤积、胆结石、胆汁性肝硬化等。

六、治疗

PFIC 治疗包括对症治疗、药物治疗、外科手术治疗和肝移植。目的是缓解症状，改善营养状态，纠正维生素缺乏以及治疗腹水、食管静脉曲张破裂出血等并发症。

（一）对症治疗

膳食提供中链甘油三酯（又称三酰甘油），改善患儿营养状态。服用脂溶性维生素和水溶性维生素。保证充足的阳光照射和钙摄入。

（二）药物治疗

熊脱氧胆酸（ursodeoxycholic acid，UDCA）对三种类型的 PFIC 都有效，是所有类型患儿的初始治疗选择，口服剂量为 10～30mg/（kg·d）。熊脱氧胆酸可以竞争初级胆汁酸在小肠的重吸收，有效取代其肠肝循环，促进其排出，从而缓解胆汁淤积对肝细胞的损伤。对于 PFIC-2 型患者，其原发缺陷直接影响胆盐从微管流出，应用熊脱氧胆酸疗效欠佳。对于 PFIC-3 型患者，熊脱氧胆酸约对 2/3 的患者有效，但对变异导致无 MDR3 表达的患者无效。

考来烯胺可以用来缓解胆汁淤积性瘙痒。苯扎贝特和 S-腺苷甲硫氨酸的疗效有待于验证。

（三）外科治疗

胆汁分流术是主要术式，包括部分胆汁分流术和回肠旁路手术两大类，部分 PFIC-1 型和 PFIC-2 型患者可受益。

（四）肝移植

肝移植是三种类型 PFIC 患者最为有效、彻底，也是最后考虑的治疗方法。

七、预后

PFIC 预后取决于其亚型及基因缺陷的严重程度，也与是否在早期得到适当的干预有关。

八、争议及未来研究方向

PFIC 是一组以累及婴幼儿为主的常染色体隐性遗传性疾病，其诊断和治疗困难。若能在出现肝纤维化和肝硬化前诊断和积极治疗，可显著降低终末期肝病的发生率和相关死亡率。基因检测技术的迅速发展使我们能更方便、快捷地对可疑 PFIC 患者进行基因诊断，也使我们能发现更多与 PFIC 相关的基因缺陷。另外，随着对胆汁酸代谢的深入研究，我们希望能找到新的针对胆汁酸循环 / 代谢异常的治疗靶点，从而为 PFIC 提供有前景的治疗药物。

（舒慧君　钱家鸣）

第三节　先天性胆汁酸合成障碍

一、定义及历史沿革

先天性胆汁酸合成障碍（inborn errors of bile acid synthesis，IEBAS）是一类常染色隐性遗传病，是由于合成两种主要胆汁酸（胆酸和鹅脱氧胆酸）所必需的酶存在遗传缺陷，而导致的先天性胆汁酸合成障碍。IEBAS 是引起新生儿胆汁淤积以及儿童和成人肝脏疾病的罕见病因。

胆汁酸合成过程中需要至少 15 种酶参与，任何一种酶的缺乏都将导致正常胆汁酸生成障碍，从而导致一系列疾病和症状发生。对高胆红素血症或进展期肝病伴有血清胆汁酸水平降低的患者，应警惕该类疾病的可能性。对该类疾病的诊断主要依赖于对新生儿胆汁淤积相关基因的检测和 / 或尿液相二次离子质谱法（liquid secondary ion mass spectrometry，LSIMS）。多数单种酶缺陷的患者治疗有效。若能早期诊断及治疗，预后多较好。

二、病因、流行病学及发病机制

IEBAS 是一类常染色体隐性遗传病。发生遗传缺陷的酶包括 3β- 羟基类固醇 -Δ⁵-C27- 类固醇脱氢酶、胆固醇 7α- 羟化酶、Δ⁴-3- 氧固醇 5β- 还原酶、固醇 27- 羟化酶、胆固醇 25- 羟化酶、α- 甲酰辅酶 A 消旋酶、胆汁酸 - 辅酶 A 氨基酸 N- 乙酰转移酶、胆汁酸 - 辅酶 A 连接酶等。任何一种酶的缺陷都可阻断正常胆汁酸的生成，并导致非正常胆汁酸及其中间代谢产物的积聚。正常胆汁酸生成减少可导致脂溶性维生素和脂肪吸收障碍，中间代谢产物积聚具有肝细胞毒性，可导致胆汁淤积及进展期肝病。

这类疾病占所有胆汁淤积性肝病的 2.1%～6.3%，占婴儿胆汁淤积性肝病的 1%～2%。其中固醇 27- 羟化酶缺陷导致 IEBAS 发病率约为1/70 000。

三、临床表现

IEBAS 主要临床表现是高结合胆红素血症，以及脂溶性维生素吸收不良所导致的症状，如佝偻病等。不同酶缺陷的临床表现略有不同，如氧固醇 7α- 羟化酶缺陷可导致成人期遗传性痉挛瘫痪；胆固醇 25- 羟化酶缺陷可导致顽固性便秘；3β- 羟基类固醇 -Δ⁵-C27- 类固醇脱氢酶缺陷可导致婴儿期胆汁淤积性肝病和脂溶性维生素缺乏；固醇 27- 羟化酶缺陷可导致儿童慢性腹泻及发育迟缓，成人期痉挛性瘫痪；α- 甲酰辅酶 A 消旋酶缺陷可导致婴儿期脂溶性维生素缺乏，成人期感觉神经病变；胆汁酸辅酶 A 氨基酸 N- 乙酰转移酶缺陷可导致肝内胆汁淤积、发育迟缓、家族性高胆烷血症等。

四、辅助检查

（一）实验室检查
典型的血生化检查结果显示：结合胆红素增高，GGT 降低，总胆汁酸降低或正常。胆固醇降低或在正常低限，可出现血维生素 E 降低。

（二）尿胆汁酸检测
采用 LSIMS 分析尿中胆汁酸，若尿液中检测到异常的胆汁酸及胆汁醇可以确定存在胆汁酸合成障碍。

（三）氧固醇检测
采用离子交换法和反相分离法对样本进行预处理后，以衍生化及电荷标记色相质谱仪进行定性及定量分析。

（四）基因检测
可通过基因突变检测［CYP7A1（细胞色素 P450 家族 7 亚家族 A 成员 1）、HSD3B7、AKR1D1、CYP7B1（细胞色素 P450 家族 7 亚家族 B 成员 1）、CYP8B1（细胞色素 P450 家族 8 亚家族 B 成员 1）、CYP27A1（细胞色素 P450 家族 27 亚家族 A 成员 1）、CH25H、AMACR、EHHADH、SLC27A5、BAAT 等］明确 IEBAS 酶缺陷类型。

（五）病理检查
肝脏组织活检显示巨细胞性肝炎。

五、诊断和鉴别诊断

（一）诊断
IEBAS 诊断需要综合临床症状、实验室检查、基因检测和病理活检结果，确诊依赖基因检测和尿胆汁酸检测。

（二）鉴别诊断
1. **进行性家族性肝内胆汁淤积症（PFIC）** 本病是一组常染色体隐性遗传性疾病。因基因突变导致胆汁排泌障碍，发生肝内胆汁淤积，最终可发展为肝衰竭。其致病基因包括 ATP8B1、ABCB11、ABCB4 等。本病多在出生后 1～2 个月出现黄疸与瘙痒，有波动性、反复发作的特点，患者有严重吸收不良与腹泻，由于脂溶性维生素吸收障碍而并发佝偻病，生长发育明显迟缓，有肝大、脾大、部分可因凝血因子缺乏有出血倾向。PFIC 患者血 GGT 正常或升高，血胆汁酸无下降。尿胆汁酸检查及基因检测有助于鉴别诊断。

2. **脑肝肾综合征（Zellweger 综合征）** 本病是由过氧化物酶功能缺陷引起的一类常染色体隐性遗传病，可发生继发性胆汁酸合成障碍。其特征是存在于肝脏、肾脏或脑细胞中的过氧化物酶减少或缺乏。而脑白质营养不良会影响髓鞘的生长，累及小脑及末梢神经髓脂质的损害，导致进行性髓鞘脱失。

六、治疗

对 IEBAS 的治疗原则是提供人体必需的初级胆汁酸，通过负反馈作用下调异常胆汁酸的合成，从而减少缺陷肝细胞产生异常毒性中间代谢产物。

（一）药物治疗

多数患儿经口服初级未结合胆汁酸，如胆酸、鹅脱氧胆酸、熊脱氧胆酸等治疗，临床症状和生化指标得到明显改善。需在肝功能严重障碍前给予口服胆汁酸治疗。对于口服疗效不佳或者病情严重者，可考虑肝移植。

（二）疗效判断

治疗效果可根据尿液质谱分析异常代谢产物的量进行评估。

（三）个体化治疗

针对不同酶缺陷的患者，治疗方式会有所不同。对 Δ^4-3- 氧固醇 5β- 还原酶缺陷患者，建议应用鹅脱氧胆酸和胆酸，疗效优于熊脱氧胆酸。α- 甲酰辅酶 A 消旋酶缺陷患者，新生儿期即可出现脂溶性维生素 25- 羟维生素 D 和维生素 E 缺乏，因此建议给予初级胆汁酸和脂溶性维生素治疗；同时由于该酶缺陷将会引起支链氨基酸降植烷酸升高，故建议限制饮食中植醇的摄入，减少体内支链氨基酸蓄积对神经系统和肝脏的进一步损害。固醇 27- 羟化酶缺乏患者可出现脑髓鞘和周围神经等组织中过度沉积胆固醇和胆烷醇，导致神经系统和心血管系统的不可逆损害。治疗中鹅脱氧胆酸能降低血浆中的胆烷醇，降低尿胆汁醇的排泄。胆酸和脱氧胆酸也可以降低血浆中的胆固醇，熊脱氧胆酸则不起作用。β- 羟基 -β- 甲戊二酸单酰辅酶 A（HMG-CoA）还原酶抑制剂能有效抑制内源性胆固醇合成，联合应用疗效更好。

七、预后

多数先天性胆汁酸合成障碍引起的疾病，如果在生命早期明确酶缺陷的诊断，并给予恰当的治疗，预后多较好。如果诊断时已发生严重的肝功能损害，常需接受肝移植治疗，甚至因肝衰竭而死亡。

（舒慧君 钱家鸣）

第四节 隐源性多灶性溃疡性狭窄性小肠炎

一、定义及历史沿革

1964 年法国 Debray 等首次描述了 1 例反复肠梗阻、小肠多发溃疡、小肠狭窄的病例，并将其命名为隐源性多灶性溃疡性狭窄性小肠炎（cryptogenic multifocal ulcerous enteritis，CMUSE）。

在法国学者首次报道后，日本学者于 1968 年报道 1 例患者与此病类似，但命名为慢性非特异性多发性溃疡性小肠病（chronic nonspecific multiple ulcers of the small intestine，CNSU）。随后日本共报道约 200 例患者诊断为 CNSU。2015 年日本学者发表一项研究，共纳入 18 例 CNSU 患者，其中 15 例合并有编码前列腺素转运体的基因 SCLO2A1 基因突变，遂建议将 CNSU 更名为 SLCO2A1 基因相关慢性肠病（chronic enteropathy associated with the SLCO2A1 gene，CEAS）。但 CMUSE 和 CEAS 是否为同一疾病仍存在争议，日本学者提出 CMUSE 好发部位为空肠，激素治疗效果好；而 CEAS 发病以男性为主，病变累及回肠多见，激素和免疫抑制剂治疗效果欠佳，因此可能不是同一疾病。但事实上，扩大研究样本数量之后，CMUSE 与 CNSU 的性别比例、病变部位及激素疗效差别并不显著。关键是两者的常见临床表现、病变大体形态及组织学并无不同。至于基因突变，诊断为 CMUSE 的患者多未进行过 SLCO2A1 突变检测，且 30% 的 CNSU 患者无 SLCO2A1 突变。因此目前大部分学者仍认为二者为同一疾病。

1982 年 Fernando 和 McGovern 描述了 1 例多发性小肠溃疡和狭窄的病例，因该患者的平滑肌和神经纤维显著增生，遂命名为神经肌肉血管性错构瘤（neuromuscular and vascular hamartoma，NMVH）。然而，2014 年 Setaffy 等提出，NMVH 和 CMUSE 均表现为慢性复发性病程，均为局限于小肠的多发溃疡和狭窄，有相似的病理表现，实质上为同一疾病。

其间和之后陆续有病例报道和类似疾病的回顾总结，截至 2019 年 10 月全世界共报道 CMUSE 病例数 90 余例。其中，法国 Perlemuter 等总结了 1965—1993 年近 30 年间于全法国住院患者中收集到的 12 例患者的病例资料；韩国有学者总结了 2002—2015 年间于全韩国 7 个中心收治的 36 例患者的病例资料。

我国最早认识 CMUSE 是源于北京协和医院的 1 例 63 岁女性患者，初期诊断克罗恩病（Crohn's disease，CD），但按照 CD 治疗疗效欠佳，反复出现肠狭窄、穿孔，并多次接受手术治疗。在北京协和医院组织了多次多学科讨论，经文献复习，最后确定诊断为CMUSE。至今为止我国累积报道25例。

经过60多年来多个国家学者的探讨总结，CMUSE的临床特点已逐渐明确，而随着近年来基因组学的发展，也更深层次地了解了疾病的发病机制。但该病的最终诊断仍存在争议之处，发病机制也尚未完全明确，仍需要更深入的研究。

二、病因及发病机制

CMUSE的病因和发病机制尚未完全明确，目前推测其发病与纤维组织过度增生、血管炎和遗传因素等相关。捷克学者报道3例CMUSE研究，提出纤维组织过度形成是发病机制的中心环节，推测胶原降解障碍可能是主要发病机制。纤维组织的形成受成纤维细胞和内皮细胞产生的结缔组织生长因子表达的影响。胶原组织可以在低炎症水平甚至缺乏炎症反应时形成。这个发病机制与临床发现的小肠狭窄但炎症指标正常或偏低也是相符的。而血管炎参与发病机制的假设并未受到所有研究者公认，理论提出由于CMUSE患者伴有动脉瘤等现象，故认为是一种特殊血管炎引起小肠病变。韩国学者还提出将CMUSE分为两种亚型：特发性CMUSE和血管炎相关的CMUSE。但有学者认为一经证实存在血管炎，都应该分类入"血管炎"类疾病，不应该再诊断为CMUSE。

近年来，遗传因素在CMUSE发病中的作用日益受到关注，2011年日本学者首次提出CMUSE发病与遗传因素相关，并提出CMUSE可能是常染色体隐性遗传疾病。之后英国学者Brooke提出编码胞质磷脂酶 A_2-α（cytoplasmic phospholipase A_2-α, cPLA$_2$-α）的磷脂酶A2（phospholipase A2, *PLA2G4A*）基因突变，影响血小板凝集、血栓素 A_2 合成。而该基因突变后，cPLA$_2$-α 活性丧失。cPLA$_2$-α 的主要作用是促进花生四烯酸的释放，而后者是环氧合酶 -2（cyclooxygenase-2, COX-2）、脂加氧酶（lipoxygenase, LOX）的底物。2015年日本学者则在部分患者中检测到*SCLO2A1*基因产生突变，该基因编码的转运体介导新合成的前列腺素从细胞中流出、转运、清除和降解，而前列腺素可促进黏膜修复，*SLCO2A1*基因突变影响前列腺素发挥作用，引起黏膜修复障碍，故而出现小肠黏膜糜烂和出血。

三、临床表现

CMUSE是一类罕见的小肠溃疡性疾病，发病以中青年为主，个别病例发生在幼儿时期，中位发病年龄为31.5岁（23个月至77岁），男女比例相近。其诊断需要综合考虑临床表现、实验室检查、影像学和病理学特点。

1. **慢性复发性病程** 多数报道的病例为慢性病程，复发和缓解交替出现，有报道因多次复发而行多次手术者。

2. CMUSE患者常表现为肠梗阻等肠道症状及全身症状，一部分患者有关节痛、神经病变等肠外表现。

（1）肠道症状：反复肠梗阻、慢性腹泻、腹痛、消化道出血等。

（2）全身症状：低白蛋白血症、营养不良、生长迟缓、体重下降。

（3）肠外表现：关节痛、神经病变、慢性阻塞性肺疾病、雷诺现象等。

四、辅助检查

1. **实验室检查** CMUSE暂无特异性的实验室检查，部分患者有缺铁性贫血、白蛋白降低，炎症性指标中C反应蛋白（CRP）、红细胞沉降率（ESR，简称血沉）正常或轻度增高。少部分患者伴有抗中性粒细胞胞质抗体（ANCA）阳性、抗双链DNA（dsDNA）抗体阳性。

2. **影像学检查** 行立位腹平片、CT 小肠重建、小肠造影等检查，表现为肠梗阻、肠壁增厚和肠腔狭窄等。2017年Hwang等总结了韩国17个中心36例疑诊CMUSE患者影像学特点，CT 和MRI 显示的狭窄病变共52处，其中47处定位回肠，5处定位空肠，48处表现分层强化，4处表现全层强化，狭窄平均长度（10.44＋3.95）mm，狭窄厚度（5.56＋1.58）mm。而分层强化、短节段（小于2cm）、薄病变（小于1cm）提示病变表浅，这部分患者发生肠梗阻概率较低。

3. **消化内镜检查** 胶囊内镜和双气囊小肠镜可以直观发现小肠病变，病变呈多灶性，溃疡多呈环形、线性和不规则性,相邻溃疡之间黏膜形态正常,溃疡与周边正常黏膜分界清晰。

4. **病理组织学检查** 组织学改变为局限于黏膜及黏膜下层的浅表溃疡,轻、中度非特异性炎症,未达肌层的浅溃疡、黏膜下纤维化,可见中性粒细胞、少量嗜酸性粒细胞、浆细胞、淋巴细胞、单核细胞浸润,部分病例可见小静脉壁增厚、血栓形成或静脉内膜炎。无透壁性炎症、无上皮样肉芽肿。

5. 要除外药物使用史,特别是非甾体抗炎药(non-steroidal anti-inflammatory drugs,NSAID)使用史。

6. 检测到 *SLCO2A1* 和 / 或 *PLA2G4A* 基因突变。

五、诊断及鉴别诊断

CMUSE 的诊断尚未完全统一,临床常应用的有 2001 年标准和 2004 年标准。

2001 年 Perlemuter 等提出 CMUSE 诊断标准:①不明原因的小肠狭窄和梗阻;②病理显示黏膜层和黏膜下层浅表溃疡;③慢性病程,反复发作,尤其术后易复发;④ESR 和 CRP 等炎症指标正常;⑤激素治疗有效;⑥除外其他小肠溃疡性疾病。

Yao 等 2004 年提出 CMUSE 诊断标准:①消化道持续隐性失血(肠道病变恢复期及术后除外)。②经病理、影像学及内镜证实病变存在以下特点,a. 溃疡呈环形或线性分布;b. 与周围正常黏膜分界明显;c. 形态为地图形或线形;d. 多发,溃疡之间距离 < 4cm;e. 浸润深度不超过肌层;f. 瘢痕性溃疡可认为是具有上述特点的溃疡经肠道休息而进入愈合阶段。

由于本病诊断主要为排他性诊断,需要与CD、非甾体抗炎药肠病(NSAID enteropathy)、慢性感染性小肠炎、小肠淋巴瘤等引起小肠溃疡和狭窄的疾病相鉴别。

六、治疗

目前本病尚无有效的药物治疗,外科手术治疗后复发率高。所幸本病为复发与缓解交替的慢性病程,其间少有大出血和穿孔等急性致命性并发症,因此营养和补铁的支持治疗成为本病最常用的治疗方法。

(一)药物治疗

首选糖皮质激素,但多数患者会出现激素依赖,少数患者激素无效。激素依赖或无效者可考虑联合应用免疫抑制剂,如氨甲蝶呤和沙利度胺等。英夫利西单抗也可能对本病有效。

(二)内镜治疗

非溃疡性小肠狭窄,可考虑内镜下经气囊扩张治疗。

(三)手术治疗

有肠梗阻、消化道大出血等并发症时考虑手术治疗。

(四)营养、补铁治疗

属常规治疗,兼具支持治疗及肠道休息作用。营养治疗视肠梗阻情况予肠内或肠外营养。

七、争议及未来研究方向

CMUSE 病死率不高,但易于出现并发症而影响患者生存质量。由于其病例数少,病因、发病机制、诊断和治疗仍有许多不清楚之处。如为何肠道有溃疡及黏膜破损,且激素治疗有效,但炎症指标正常?血管炎是否真的参与了发病?促使纤维组织形成的病因是什么?是否有针对CMUSE 的特效药?这些悬而未决的问题均是我们今后研究的方向和重点。

(杨 红 钱家鸣)

第五节 典型病例:波伊茨-耶格综合征

一、接诊场景

三甲医院基本外科病房。患者,女性,44 岁。

二、病史

1994 年起(20 年前),患者发现自己出现大便带血,未重视。2007 年起,大便次数增多,伴有红色血便,每天最多 7~8 次,便量较大,大便不成形,伴上腹痛。2012 年,在当地医院行肠镜和腹部 CT 检查,自述检查结果为"十二指肠至结肠有多发息肉",未治疗。2013 年起,腹痛、便血的情况更加频繁,口服"奥美拉唑"后腹痛缓解。2014 年 10 月,患者因腹痛、便血加重到急诊科就诊,予禁食、输液、输血后症状减轻。本次住院前,医生建议患者行结肠镜和腹部 CT 检查,具体见图 3-4-1(彩图见文末彩插)及图 3-4-2,当时结肠镜操作医生建议患者尽快到外科就诊。

三、查体

发育正常,营养不良。嘴唇、手指、足趾末端可见多发黑色素斑,浅表淋巴结未触及肿大。心脏、肺部查体无特殊。腹部平坦,未见胃肠型及蠕动波,腹部自脐上至耻骨联合可见一长约 10cm 切口瘢痕,愈合尚可,腹软,全腹无压痛、反跳痛,未扪及明显包块,肝脾肋下未及肿大,墨菲征(Murphy 征)阴性,肠鸣音可。直肠指诊:肛周皮肤无异常,进指 7cm 未及肿块,退指指套未见血染。

四、首次面诊临床思路

患者中年女性,病程长达 20 年,慢性病程近期有急性加重,结肠镜报告提示回肠、结肠多发息肉。查体可见口唇、手指、足趾末端多发黑色素斑。该患者以便血为突出表现,肠镜下所见的多发息肉可以解释消化道出血。结合患者的特征性皮肤黏膜黑斑表现,考虑 Peutz-Jeghers 综合征(PJS)可能性大。PJS 是一种由 STK11 基因突变引起的常染色体显性遗传病,皮肤黏膜色素沉着最常出现在口唇、手掌、颊黏膜和足底,错构瘤性息肉可累及整个胃肠道,常有家族史。为进一步明确诊断,需追问患者的既往史、家族史,并进行肠道息肉的病理检查。

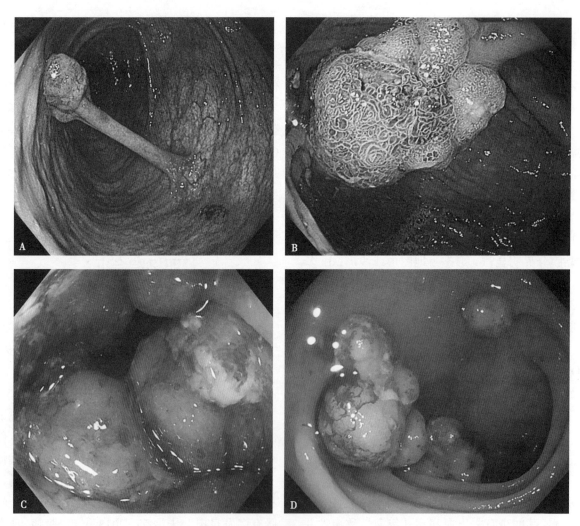

图 3-4-1 结肠镜检查(2014 年 10 月)

循腔进镜至末端回肠约 20cm 见一带蒂息肉;全结肠散在数十枚大小不等息肉,窄带成像(NBI)观察为 Sano Ⅱ型(A),部分为Ⅲ型(B),其中较大者阻塞肠腔(C);直肠距肛门 7cm 有一枚直径 2cm 带蒂息肉(D)

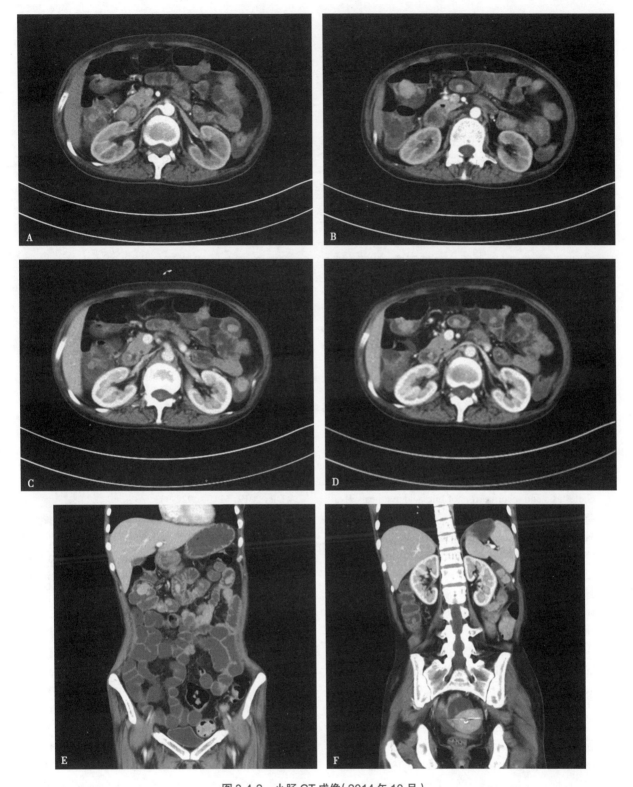

图3-4-2　小肠CT成像(2014年10月)

十二指肠、空肠、回肠及结肠多发息肉可能；空肠局部肠壁增厚伴强化；肝右叶血管瘤可能；脾脏饱满；右肾点状结石可能

五、检查结果

经追问得知，患者出生时即发现口唇、手指、足趾末端多发黑色素斑，且其父亲、子女均有类

似特征的皮肤黑斑，其父亲因直肠癌去世。此外，患者曾因"卵巢囊肿"于1996年行卵巢部分切除术。在病理检查方面，因内镜下处理肠道内多发息肉的困难和风险较大，因此于基本外科行小肠

多处肿物切除术、回肠贮袋肛管吻合术（IPAA），回肠造口。术后石蜡病理回报：结肠中分化腺癌，淋巴结转移癌（结肠周 3/37，游离小肠周 0/5），结肠壁及小肠可见多处 Peutz-Jeghers 息肉，病变伴轻、中度不典型增生，病变符合 PJS。

六、再次就诊临床思路

根据患者典型的皮肤黏膜表现、肠道息肉的病理结果，以及家族史，可诊断为 PJS，同时发现结肠中分化腺癌。研究表明，PJS 患者癌症发生率显著高于对照人群，其发生肠道肿瘤及肠道外肿瘤的风险较高，肠道外肿瘤包括子宫、卵巢、乳腺、肺、胰腺癌等。

在鉴别诊断方面，PJS 主要需与其他肿瘤性息肉病相鉴别。①家族性结肠腺瘤病：常染色体显性遗传病，表现为结肠多发性息肉，病理表现为腺瘤，无色素沉着。②加德纳综合征（Gardner综合征）：常染色体显性遗传病，表现为全结肠多发息肉，肠外表现有骨和软组织肿瘤。③特科特综合征（Turcot 综合征）：常染色体隐性遗传病，伴有中枢神经系统肿瘤。该患者无上述特殊表现，故可诊断为 PJS。

七、最终诊断

Peutz-Jeghers 综合征；结肠中分化腺癌；肝右叶血管瘤；卵巢囊肿术后。

八、治疗建议

患者于当地医院行 6 个疗程 XELOX 方案（卡培他滨＋奥沙利铂）术后辅助化疗。2015 年 5 月再次至基本外科行回肠造口还纳术。术后患者分别于 2016 年、2018 年在外院行小肠镜下息肉切除。

（周青杨 杨 红）

参 考 文 献

[1] Jankowska I, Socha P. Progressive familial intrahepatic cholestasis and inborn errors of bile acid synthesis[J]. J Clin Res Hepatol Gastroenterol, 2012, 36(3): 271-274.

[2] Jacouemin E. Progressive familial intrahepatic cholestasis[J]. Clin Res Hepatol Gastroenterol, 2012, 36(suppl 1): s26-s35.

[3] 舒赛男, 骆冉. 进行性家族性肝内胆汁淤积症诊治及研究进展[J]. 中国实用儿科杂志, 2013, 28(4): 300-304.

[4] Gunaydin M, Bozkurter Cil AT. Progressive familial intrahepatic cholestasis: diagnosis, management, and treatment[J]. Hepatic Med Evi Res, 2018, 10: 95-104.

[5] Clayton RJ, Iber FL, Ruebner BH, et al. Byler disease. Fatal familial intrahepatic cholestasis in an Amish kindred[J]. Am J Dis Child, 1969, 117(1): 112-124.

[6] Bourke B, Goggin N, Walsh D, et al. Byler-like familial cholestasis in an extended kindred[J]. Arch Dis Child, 1996, 75(3): 223-227.

[7] Vitale G, Gitto S, Vukotic R, et al. Familial intrahepatic cholestasis: New and wide perspectives[J]. Dig Liver Dis, 2019, 51(7): 922-933.

[8] 代东伶. 先天性胆汁酸合成障碍[J]. 临床儿科杂志, 2015, 33(4): 301-305.

[9] Setchell KD, Heubi JE. Defects in bile acid biosynthesis-diagnosis and treatment[J]. J Pediatr Gastroenterol Nutr, 2006, 43(1): S17-S22.

[10] Clayton PT. Disorders of bile acid synthesis[J]. J Inherit Metab Dis, 2011, 34(3): 593-604.

[11] Bove KE, Heubi JE, Balistreri WF, et al. Bile acid synthetic defects and liver disease: a comprehensive review[J]. Pediatr Dev Pathol, 2004, 7(4): 315-334.

[12] 胡长霞, 黄志华. 先天性胆汁酸合成障碍的诊治[J]. 中国临床医生, 2012, 40(11): 13-15.

[13] 方玲娟, 王建设. 先天性胆汁酸合成障碍与胆汁淤积性肝病[J]. 临床肝胆病杂志, 2010, 26(6): 585-588.

[14] Heubi JE, Setchell KD, Bove KE. Inborn errors of bile acid metabolism[J]. Clin Liver Dis, 2018, 22(4): 671-687.

第五章　肾脏系统罕见病

我国目前缺乏罕见肾脏病的发病率研究，欧洲和美国约为每10万人中60~80例，病种超过200种，是导致终末期肾病（end stage renal disease, ESRD）的第五位原因，是儿童透析的主要原因，约占成人透析患者10%。80%的罕见肾脏病为遗传病，自1985年第1个单基因遗传病——常染色体显性遗传多囊肾病（ADPKD）致病基因被定位到16号染色体以来，多种遗传性肾小球病、肾小管间质病、血管疾病和先天性肾脏和尿路畸形（CAKUT）相继被发现。近年来随着高通量测序技术的迅速发展，已经发现遗传性罕见肾脏病超过160种。因为基因突变导致其编码的蛋白结构和功能异常，常累及肾脏不同的受体、离子通道（转运蛋白）、酶、转录因子和组成性蛋白等，还可能伴有肾外组织和器官，如骨骼、眼、脑和皮肤的病变。表型和基因型关联分析发现一些常染色体隐性遗传的单基因病患者，单杂合突变同样具有一定的功能改变。如最常见的遗传性肾小管病Gitelman综合征，为编码远端小管钠氯协同转运蛋白（NCC）的 $SLC12A3$ 基因突变导致的常染色体隐性遗传病，但其人群携带的突变比率约为1%，这些人发生高血压的比例低于普通人群。

尽管对罕见肾脏病的认识有了长足的进步，但仍面临诸多的挑战，如整体认识不足、缺乏有效病因治疗、部分酶替代治疗和单抗治疗价格昂贵等。与此同时，新技术的发展又带来新的机遇，首先肾活检病理组织显微切割技术、单细胞测序技术、尿液外泌体技术联合多组学技术，为罕见肾脏病的机制研究和临床诊断提供了新方法；其次罕见肾脏病管理和治疗不仅凸显精准医疗的特点，还为多种常见病新药研发带来新的思路。1981年，治疗胱氨酸病的巯乙胺问世，随后Fabry病的酶替代治疗，治疗结节性硬化症的mTOR抑制剂，治疗不典型溶血尿毒症综合征（aHUS）的依库珠单抗（eculizumab）相继进入临床，开启了遗传性罕见肾脏病治疗的新纪元。进入21世纪，多个治疗ADPKD的新药进入随机对照的临床试验，我国学者还利用胚胎植入前遗传学检测（PGT）技术成功阻断ADPKD致病基因的遗传。在可以预见的未来，更加便捷和安全的基因编辑技术必将为基因治疗遗传性罕见肾脏病带来新的曙光。

本章选择了临床有代表性的遗传性罕见肾小管间质病（失盐性肾病）、肾脏囊性病变（含多囊肾特殊类型）、罕见肾小球病和泌尿系结石。从这些疾病认识的历史沿革、病理生理机制、诊治思路和新药研发等不同方面，揭示罕见肾脏病的共性特点、诊疗现状和未来可能的发展方向。

（陈丽萌）

第一节　遗传性失盐性肾小管病

肾脏是调节水盐平衡和血压，维持机体内环境稳定最重要的器官。肾小管上多种转运蛋白精细调节重吸收99%的钠（图3-5-1）。遗传性失盐性肾小管病是编码小管不同部位 Na^+ 转运蛋白的基因突变导致其功能部分或全部丧失，Na^+ 重吸收功能异常，最终出现不同程度的水、电解质和酸碱平衡紊乱，甚至出现容量和血压异常。因此，这些转运蛋白恰好是多种利尿剂的作用位点（表3-5-1）。遗传性失盐性肾小管病是研究肾小管转运蛋白最好的天然疾病模型，不仅促进了精准医疗的发展，同时也为包括高血压和糖尿病在内的多种常见病的治疗及新药研发带来了新的启发。

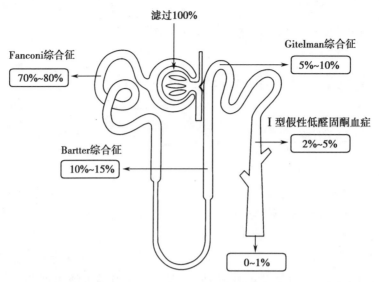

图 3-5-1 肾小管不同部位对 Na$^+$ 的重吸收和排泄率及对应的遗传性失盐性肾病

表 3-5-1 常见遗传性失盐性肾小管病的受累部位、基因、蛋白和靶药物

综合征（遗传类型）	基因（蛋白）	典型临床表现	受累小管／靶向利尿剂
家族性肾性糖尿（AR，AD）	SLC5A2（SGLT2）	肾性糖尿	近端小管／钠-葡萄糖协同转运蛋白抑制剂
Bartter 综合征 1 型（AR）	SLC12A1（NKCC2）	出生前发病：羊水过多，早产；肾脏钙盐沉积，尿浓缩功能障碍	髓袢升支粗段／袢利尿剂（呋塞米）
Bartter 综合征 2 型（AR）	KCNJ1（ROMK）	出生前发病：羊水过多，早产；肾脏钙盐沉积，新生儿高钾血症，尿浓缩功能障碍	
Bartter 综合征 3 型（AR）	CLCNKB（ClC-Kb）	儿童期发病：多数严重电解质紊乱，表现为低镁血症	
Bartter 综合征 4 型（AR）	BSND（Barttin）	出生前发病：羊水过多、早产；感音神经性耳聋	
Gitelman 综合征（AR）	SLC12A3（NCC）	低尿钙、低血镁	远端小管／噻嗪类
EAST 综合征（AR）	KCNJ10（Kir 4.1）	婴儿期发病的癫痫，共济失调，感音神经性耳聋，低尿钙、低血镁	远端小管／噻嗪类
假性醛固酮减少症 1B 型（AR）	SCNN1A、SCNN1B、SCNN1G（ENaC）	低血容量，高钾血症、低钠血症，酸中毒。严重的新生儿发病	集合管／阿米洛利
假性醛固酮减少症 1A 型（AD）	NR3C2（MCR）	低血容量，高钾血症、低钠血症，酸中毒	集合管／螺内酯、依普利酮

AR：常染色体隐性遗传；AD：常染色体显性遗传；Bartter 综合征：巴特综合征；SGLT2：钠-葡萄糖协同转运蛋白 2；NKCC2：钠钾氯协同转运蛋白 2；KCNJ：内向整流型钾离子通道亚家族 J；ROMK：肾外髓钾通道；ClC-Kb：Kb 氯通道；NCC：钠氯协同转运蛋白；Kir 4.1：内向整流性钾离子通道 4.1；ENaC：上皮钠通道；MCR：盐皮质激素受体

一、Gitelman 综合征

（一）定义及历史沿革

Gitelman 综合征（Gitelman syndrome，GS）是由编码噻嗪类利尿剂敏感的钠氯协同转运蛋白（NCC）的 SLC12A3 基因突变所致的一种常染色体隐性遗传病。同大多数转运蛋白病一样，GS 的发现得益于 20 世纪下半叶临床生化时代的到来，随着电解质检查成为常规，许多毫无关联的多系统受累可以用某种或某几种电解质异常来解释。1966 年美国医生 Gitelman 等人报道了 3 例（2 例为姐妹）临床表现相似的患者，主要表现为

发作性肌无力和弛缓性瘫痪,实验室检查提示低血钾、低血镁和代谢性碱中毒,伴有血浆肾素水平升高,命名为Gitelman综合征。为了确定致病部位,给予这3例患者7天限钾(或限镁)饮食。健康人通过降低尿钾和尿镁排泄,维持血钾和血镁水平正常。但这3例患者尿钾和尿镁水平并不减少,进而将该病定位在肾脏失盐。因为该病与另一种钠钾氯协同转运蛋白2(NKCC2)相关转运蛋白或调节蛋白异常导致的失盐性肾病巴特综合征(Bartter syndrome,BS)有相似的临床表现,很长时间内GS一直被认为是BS的一个亚型。直到1988年,Puschelt等人首次观察到GS患者对作用于远端小管的噻嗪类利尿剂反应不好,其氯排泄量显著低于健康人群,首次将GS病变部位定位到了远端小管,而不是BS受累的髓袢升支粗段。但真正从分子机制上将GS与BS区分开是在1996年,Simon等人克隆出位于染色体(16q13)上编码肾脏远端小管NCC的*SLC12A3*基因,证实该基因突变是导致GS的原因,并在体外(爪蟾卵母细胞)证实了不同*SLC12A3*突变的致病性。2007年Colussi等人以基因诊断为"金标准",验证了简化氢氯噻嗪试验对于评估患者NCC功能、临床诊断GS的价值。北京协和医院肾内科2009年建立了中国人氢氯噻嗪试验的正常值,并首次证实其与基因诊断GS"金标准"相比,敏感性和特异性均接近95%,不仅为临床鉴别GS和BS提供了便捷、安全和经济的方法,还可用于不同原因导致NCC功能障碍的定位诊断和损伤程度定量评估(图3-5-2)。

(二)病因、流行病学及发病机制

GS是最常见的遗传性肾小管疾病之一,患病率约为1/40 000~10/40 000,在亚洲人群中可能更高,全世界已发现超过500种*SLC12A3*基因突变。在生理情况下,NCC位于肾脏远端小管上皮细胞的管腔侧,参与重吸收肾小球滤过液中约5%~10%氯离子和钠离子,是机体维持水电解质平衡的一道重要防线。当基因突变导致NCC结构和/或功能障碍时,氯离子和钠离子从远端肾小管重吸收减少,继发肾脏重吸收水减少、肾素-血管紧张素-醛固酮系统(RAAS)活化和肾性失钾,高尿镁和低尿钙继发于肾小管上镁和钙转运蛋白功能的异常。随着基因诊断"金标准"用于临床,传统的"低血镁和低尿钙"来鉴别GS和其他失盐性肾病的敏感性和特异性均低于80%,北京协和医院在近百例GS队列中证实正常血镁比例约为20%,可能是GS的一个亚型。该型患者临床表现相对轻,血镁水平与NCC功能损伤程度负相关。肾脏活检证实,本组患者远端小管上负责镁离子转运的瞬时受体电位阳离子通道亚家族M成员6(TRPM6)表达水平高于低血镁的患者,为GS正常血镁亚型提供了结构依据。

(三)临床表现

GS常于青少年或成年早期起病,临床特点主要包括低血钾(肾性失钾)、低血镁、低尿钙、碱中毒和RAAS活化,但血压正常或偏低。多数患者主诉为不同程度的低钾(镁)血症相关的临床表现,可累及多个系统,包括神经-肌肉、心血管、消化、泌尿、骨关节、内分泌(糖尿病、糖耐量减低)、生长发育和眼等多个系统。轻型患者无症状或表现为轻度乏力和食欲降低;严重患者会出现四肢抽搐、弛缓性瘫痪、痛性痉挛(假性痛风)、晕厥、横纹肌溶解继发急性肾损伤、甚至因为校正后QT(QTc)间期延长而导致严重室性心律失常甚至心脏骤停。改善全球肾脏病预后组织

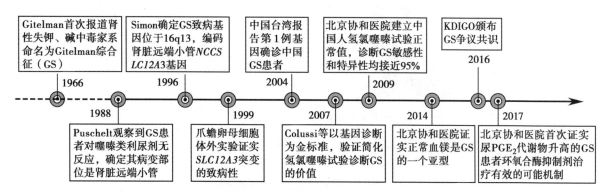

图3-5-2　Gitelman综合征的认识过程

（KDIGO）专家争议共识提出了根据血钾水平进行疾病严重程度分级的标准，但因为个体耐受性的差异，不同患者临床表现与血钾水平并不完全一致。GS 临床表现的异质性不仅与基因突变类型和修饰基因相关，还和患者性别以及饮食习惯等环境因素相关，但目前尚未建立基因型和表型之间的直接关系。

随着对该病认识的深入，越来越多的证据显示 GS 并不是简单的良性肾小管间质疾病，除电解质紊乱导致的危象之外，还包括继发于 RAAS 活化相关的蛋白尿、肾小球局灶节段性硬化和肾功能损伤，甚至有导致终末期肾病的报道。GS 合并肾小球损害的病例包括膜性肾病、IgA 肾病、局灶性节段性肾小球硬化和 C1q 肾病等，但目前尚不能在二者之间建立因果关系。患者生活质量量表反馈其主观感受远远差于普通慢性肾脏病患

者，与尿毒症患者的感受相似，提示临床医生应重视本组患者合理管理和心理疏导。

（四）诊断和鉴别诊断

GS 的临床诊断主要依赖家族史（常染色体隐性遗传）、临床表现和血生化检验，还需要做心电图评估有无心律失常和 QT 间期延长等表现。确诊依靠基因诊断，氯离子清除试验可明确 NCC 是否受累和受累的程度，也可在没有条件开展基因检测的单位作为重要的鉴别诊断手段，GS 的诊断流程见图 3-5-3。

基因检测是诊断"金标准"，检测到 SLC12A3 纯合突变或双杂合突变可确诊，单杂合突变的患者需结合临床。如检测到的 SLC12A3 突变为未报告突变，如何再做突变致病性分析呢？根据美国医学遗传学与基因组学学会（ACMG）2015 年发布的基因变异致病性解读指南可对突变进行

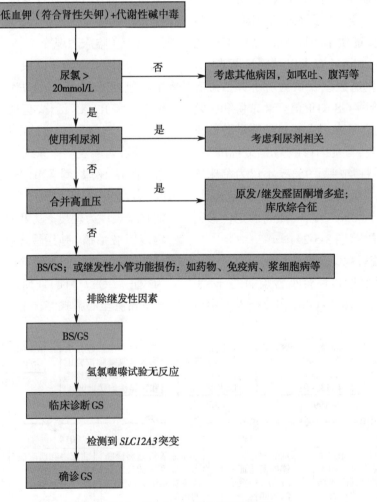

图 3-5-3 Gitelman 综合征诊断流程
GS：Gitelman 综合征；BS：Bartter 综合征

分类,如遇到无法明确分类的情况,体外功能实验可为确定突变致病性提供证据,常用非洲爪蟾卵母细胞作为载体来完成,将突变和野生型 NCC 的 cRNA 注射进入卵母细胞,观察膜上 NCC 蛋白的表达或者磷酸化蛋白水平,随后分析其摄取 ^{22}Na 水平与野生型的差异,进而确定其 NCC 功能损伤的程度。

氯离子清除试验原理是给疑诊 GS 或者 BS 患者小剂量氢氯噻嗪或呋塞米,观察氯离子清除率数的变化程度(△FECl),GS 患者对氢氯噻嗪没有反应,而 BS 患者对呋塞米没有反应,进而可以从临床上鉴别二者。目前临床采用的简化氯离子清除试验操作较为简便易行,并且成本低,但因试验前一天需停止补钾,试验中需监测血压和心率,警惕进一步降低血钾的风险。

(五)治疗

Gitelman 综合征暂无根治疗法,但合理的治疗和自我管理,可以达到有效缓解症状、提高生活质量、避免严重并发症的目标。患者可以与健康人一样生长发育、婚育、学习、工作和生活。目前治疗方法包括食物和药物替代治疗、基于发病机制的治疗和一些探索性的治疗。

1. **钾和镁替代治疗** 推荐高盐饮食,进食富含钾和镁的食物,其次通过口服含钾、含镁药物予以补充,紧急或严重情况下可静脉输注。需要注意的是,钾补充应以氯化钾为主,枸橼酸钾会加重代谢性碱中毒。2017 年改善全球肾脏病预后组织(KDIGO)专家争议共识建议血钾和血镁治疗目标分别为 3.0mmol/L 和 0.6mmol/L。

2. **基于 Gitelman 综合征机制的治疗** 包括容量不足继发 RAAS 活化和远端小管液钠含量增高促进钠钾交换两方面。可以选用的药物包括:①抑制 RAAS 活化的药物,包括血管紧张素转换酶抑制剂(ACEI)、血管紧张素Ⅱ受体拮抗剂(ARB)、醛固酮受体拮抗剂(如螺内酯、依普利酮),以及环氧合酶(COX)抑制剂如吲哚美辛等;②阻断钠-钾离子交换机制的药物,如阿米洛利。这些药物的使用有助于减少补钾药物的剂量,改善低钾相关症状,需要注意的是 RAAS 抑制剂导致的低血压、螺内酯导致男性乳腺发育、COX 抑制剂导致的肾功能(肾小球滤过率)降低等副作用。其中争议较多的是 COX 抑制剂(吲哚美辛

),其有效治疗 GS 的病例报道并不少,但一直以来难以解释其机制。既往文献在小样本缺乏基因诊断的 GS 患者中发现 COX 代谢产物前列腺素 E_2(PGE_2)并不高,北京协和医院近期在基因确诊的 GS 患者中,观察到男性患者尿中 PGE_2 代谢产物(PGEM)高于女性患者,尿液 PGEM 水平高的患者临床表现更重,首次提出如果根据尿 PGEM 水平选择 COX 活化患者,开展 COX 抑制剂靶向试验,有助于提高疗效,避免不必要的不良反应。

3. **其他探索性治疗** 有文献报道,终末期肾病接受肾移植的 GS 患者,获得了痊愈。随着基因编辑技术的进展,通过远端小管特异性标志物的启动子靶向引导,对 NCC 异常进行基因治疗,GS 痊愈的可能并非遥不可期。

二、罕见肾小管病对常见病诊治的启示

如图 3-5-1 所示,不同遗传性失盐性肾小管病受累的离子通道蛋白常常是利尿剂的作用位点,其中就包括目前用于临床的一线降压药噻嗪类利尿剂,长期使用噻嗪类利尿剂患者的临床表现与 GS 如出一辙。也正是随着 GS 病理生理机制研究的不断深入,学者们注意到 NCC 与骨代谢、糖代谢甚至动脉粥样硬化斑块中 IL-18 等炎症因子的关系,极大地拓展了人类对自身的认识,也为新药研发、老药新用和联合用药(如心力衰竭、肾功能不全时的利尿剂抵抗)带来了新的思路。另一个最好的例子来自家族性肾性糖尿,先天性近端小管钠-葡萄糖协同转运蛋白 2(SGLT2)功能障碍患者。

20 世纪 40 年代,学者们将葡萄糖滴定试验用于诊断不同类型的家族性肾性糖尿患者,包括常染色体隐性和显性两种遗传方式。2002 年,van den Heuvel 等人首次证实编码 SGLT2 的基因 *SLC5A2* 突变可导致肾性糖尿。而 1835 年法国学者发现苹果树中的根皮苷,恰恰是很强的 SGLT2 抑制剂,既然糖尿病患者 SGLT2 是高表达的,如果通过抑制表达在肾脏近端小管刷状缘的 SGLT2,抑制葡萄糖的重吸收,是否可以通过增加尿糖排泄而降低血糖呢?回答是肯定的,2013 年坎格列净(canagliflozin)作为首个被 FDA 批准上市的 SGLT2 抑制剂用于治疗 2 型糖尿病,短短几年恩

格列净（empagliflozin）、达格列净（dapagliflozin）、伊格列净（ipragliflozin）、托格列净（tofogliflozin）和鲁格列净（luseogliflozin）相继被研发出来。随后的临床和基础研究进一步提示 SGLT2 抑制剂不仅可以控制血糖，还可以通过增加钠离子排泄而降低血压、减轻体重和降低尿酸，并能有效降低糖尿病肾病患者的尿蛋白，延缓其肾功能的进展。可能获益的人群从糖尿病和糖尿病肾病患者，拓展到慢性心力衰竭、高血压甚至所有的慢性肾脏病患者。其核心机制（图 3-5-4）正是管球反馈。有效阻断近端小管 SGLT2 对钠离子和葡萄糖的重吸收，提高达到致密斑的钠离子浓度，促使其分泌腺苷，作用于入球动脉上的腺苷 1 型受体，收缩入球动脉，减轻高滤过状态，从而延缓糖尿病肾病的发生与进展，起到肾脏保护作用，与 RAS 抑制剂扩张出球动脉的作用相得益彰，有可能成为适应证更为广泛的新型药物。

相似的思路研发出的新药很多，如阻断肠道和肾小管的钠磷转运蛋白，减少肠道磷的吸收，增加尿液中磷的清除来降低高磷血症。2019 年 4 月，《新英格兰医学杂志》发表了肾脏和肠道共有的钠氢转运蛋白抑制剂（tenapanor）降低透析患者高磷血症的Ⅲ期临床试验结果。又如，模仿啮齿类动物体内的尿酸氧化酶（urateoxidase），将嘌呤代谢产物分解为尿囊素从肾脏排出体外，从而研发出的新型降尿酸药普瑞凯希（puricase）、拉布立酶（rasburicase）等。因此，遗传性肾小管间

质病的研究为常见病新药研发提供了重要的创新源泉。

三、其他非遗传性罕见肾小管间质病

除遗传性肾小管间质病之外，还有一些获得性肾小管间质病，如各种原因的范科尼综合征、IgG4 相关性肾损害、单克隆免疫球蛋白病肾小管损伤、干燥综合征肾损伤，药物（如马兜铃酸，铂类，抗病毒药物阿德福韦、替诺福韦）导致的近端小管功能障碍，肿瘤相关低磷骨软化等。随着对这些疾病的认识和研究的深入，同样可以拓展人类对肾小管功能病理生理机制的认识，极大地丰富了关于肾小管能量代谢、线粒体功能、糖酵解、糖异生和胆汁酸代谢调节等诸多方面的认识，也催化了疾病治疗中很多里程碑式的工作，如活性维生素 D_3、促红细胞生成素和低氧诱导因子（HIF）稳定剂等新药的诞生。

（陈丽萌　张　磊）

第二节　Alport 综合征

一、定义及历史沿革

Alport 综合征（即奥尔波特综合征，Alport syndrome，AS），又称遗传性肾炎、眼 - 耳 - 肾综合征，是一种并不少见、遗传方式多样，以血尿、蛋白尿、进行性肾衰竭伴感音神经性耳聋、眼部病

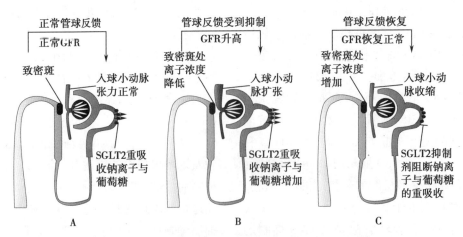

图 3-5-4　SGLT2 抑制剂调节糖尿病肾病管球反馈的机制
A. 正常状态；B. 糖尿病肾病早期，近端小管重吸收钠与葡萄糖增加，到达致密斑离子浓度下降，管球反馈受到抑制，导致高滤过状态；C. SGLT2 抑制剂阻断近端小管对钠与葡萄糖的重吸收，恢复受抑制的管球反馈，减轻高滤过。GFR：肾小球滤过率

变为主要临床表现的遗传性基底膜病。1902年 Guthrie首次报道了血尿家系,1927年Alport第一个将家族性血尿与耳聋联系起来并在一个患者中还提到了眼部病变,因此后来将临床表现为血尿为主的肾炎、耳聋和眼部损害的疾病命名为Alport综合征。20世纪70年代早期,随着电镜的创立和发展,AS肾小球基底膜超微结构下厚薄不均改变被不同实验室发现并报道(Kinoshita等,1969年;Spear和Slusser,1972年;Hinglais等,1972年;Churg和Sherman,1973年),因此研究者考虑AS是一种基底膜疾病。直到现在,肾小球基底膜超微特征性改变仍是AS重要的诊断依据之一。1980—1990年,一系列免疫组化的研究表明AS的基底膜病变与基底膜主要成分Ⅳ型胶原异常有关。1988年Atkin首先将AS相关基因定位于X染色体,1990年Barker等成功克隆到编码Ⅳ型胶原蛋白α5链的基因(COL4A5基因),并在X伴性遗传AS患者中发现了第一个COL4A5基因突变。由于Ⅳ型胶原蛋白α3、α4、α5链形成一个Ⅳ型胶原单体,因此随后的研究发现编码Ⅳ型胶原蛋白α3链基因(COL4A3)和α4链基因(COL4A4)与常染色体隐性遗传AS有关,随着近年来基因检测技术的广泛开展,发现更多的COL4A3和COL4A4基因单杂合突变与常染色体显性遗传AS相关。基于上述研究发现近年来有研究者称AS为"Ⅳ型胶原相关肾病",但目前这一说法尚未得到广泛认可。2018年国际AS研究专家组会议建议将Ⅳ型胶原α3～α5链分子异常导致的所有疾病统称为AS。

二、病因与发病机制

AS发病与基底膜主要框架结构成分之一——Ⅳ型胶原(type Ⅳ collagen)亚单位α3～α5链编码基因COL4A3、COL4A4、COL4A5突变有关,其中,COL4A3、COL4A4位于2号常染色体(2q36),COL4A5位于X染色体(Xq22)。家系调查及一代基因测序研究结果提示AS遗传方式有3种:X伴性遗传AS(X-linked AS,XLAS)(OMIM #301050),约占80%～85%,最为常见;常染色体隐性遗传AS(autosomal recessive AS,ARAS)(OMIM #203780),约占15%;常染色体显性遗传AS(autosomal dominant AS,ADAS)(OMIM #104200)最为少见。但随着二代及其他基因检测技术的快速发展及临床推广,发现ADAS远远多于ARAS,且发现一些更为特殊的遗传方式如双基因突变(表3-5-2),其中COL4A3/COL4A4基因反式突变类似常染色体隐性遗传方式,COL4A3/COL4A4基因顺式突变类似常染色体显性遗传方式,但基因COL4A5和基因COL4A3/COL4A4双基因突变不符合任何一种孟德尔遗传方式。

三、临床表现

AS临床表现多样,有的以肾脏受累为主,也有的以多脏器受累为起病表现。其中,XLAS男性及ARAS患者发病多较早、病情较重,而XLAS女性和ADAS患者发病相对更晚、病情更轻。

(一)肾脏表现

肾小球源性血尿常为首发症状,是最常见的

表3-5-2 AS患者不同遗传方式及ESRD发生风险

遗传方式	染色体	致病基因	遗传状态	ESRD发生风险
X伴性遗传	Xq22	COL4A5	半合子(男性)	100%
			杂合子(女性)	25%
常染色体遗传	2q36	COL4A3/COL4A4	AR(纯合或复合杂合)	100%
			AD	20%
双基因突变	2q36和Xq22	COL4A3/COL4A4和COL4A5	COL4A3/COL4A4反式突变	100%
			COL4A3/COL4A4顺式突变	20%
			COL4A5及COL4A3/COL4A4突变	100%(男性)

反式突变:位于不同等位基因,相当于AR;顺式突变:位于相同等位基因,相当于AD。AS:Alport综合征;ESRD:终末期肾病;AR:常染色体隐性遗传;AD:常染色体显性遗传;COL4A3:Ⅳ型胶原蛋白α3链编码基因;COL4A4:Ⅳ型胶原蛋白α4链编码基因;COL4A5:Ⅳ型胶原蛋白α5链编码基因

临床表现。几乎所有 XLAS 男性和 ARAS 患者可见镜下血尿，且多呈持续性，90% 以上的 XLAS 女性和约 50%~80% ARAS 患者的杂合子家属可见镜下血尿，约 30%~70% 患者可伴反复肉眼血尿，部分出现在感染或劳累后。蛋白尿在发病初可无或少量，随病程进展可加重，肾病综合征少见。几乎所有 XLAS 男性和 ARAS 患者不可避免进入 ESRD，其中，XLAS 男性患者在 40 岁之前发生 ESRD 的比例高达 90%，而绝大多数的 ARAS 患者在 25 岁前便发生 ESRD。仅部分 XLAS 女性和 ADAS 患者可出现肾功能受累。

（二）听力改变

患者主要表现为感音神经性耳聋，常累及 2~8kHz，需要纯音听阈测定以明确。XLAS 男性、ARAS 患者及少数病情严重 XLAS 女性可累及其他频率范围，逐渐累及全音域，表现为听力进行性下降，后期影响到日常生活交流。XLAS 男性、ARAS 患者伴发耳聋者较 XLAS 女性多，出现亦早。

（三）眼部病变

前锥形晶体是常见、被认为具诊断意义的眼病变，可表现为进行性近视度数加深，见于约 60%~70% 的 XLAS 男性、10% 的 XLAS 女性及约 70% 的 ARAS 患者，其他晶体改变有球形晶体、后锥形晶体等。晶体屈度改变可导致近视、斜视、眼球震颤等。黄斑周围视网膜色素改变是最常见眼病变，病变并不影响视力。这一改变出现较前锥形晶体早，因此报道的发生率高于或接近前锥形晶体。其他改变有角膜内皮大泡、反复角膜溃疡等。

（四）平滑肌瘤

在部分 XLAS 患者中合并存在平滑肌瘤，可见于食管、气管支气管、生殖系统等。

（五）其他

包括肌发育不良、甲状腺疾病、AMME 综合征（AS 伴精神发育迟缓、面中部发育不良及椭圆形红细胞增多症等）等。

四、辅助检查

（一）肾组织常规病理检查

1. **光镜无特异性**　疾病早期或 5 岁之前，肾小球和肾血管基本正常，5 岁以上患者可出现系膜和毛细血管袢改变，光镜下表现为轻微病变、局灶性节段性肾小球硬化、弥漫性系膜增生等。约 40% 肾组织标本可有间质泡沫细胞（图 3-5-5A，彩图见文末彩插），此改变不具诊断意义，但若发现间质泡沫细胞，应注意有无 AS 可能，尤其临床无肾病综合征表现者。

2. **免疫荧光（IF）多为阴性**　少数标本系膜区、毛细血管壁可有 IgA、IgG、IgM、C3、C4 等局灶节段或弥漫沉积，有报道及上海交通大学医学院附属瑞金医院资料均显示极少数患者可有 IgA 在系膜区弥漫沉积，甚至被误诊为 IgA 肾病。

3. **电镜改变多种多样**　典型者呈弥漫肾小球基底膜（GBM）厚薄不均、分层、网篮样改变（图 3-5-5B），极少数可见 GBM 断裂，多数 XLAS 男性、ARAS 患者及少数 XLAS 女性表现为典型改变，部分儿童、XLAS 女性和 ADAS 患者可表现为弥漫 GBM 变薄（图 3-5-5C）。

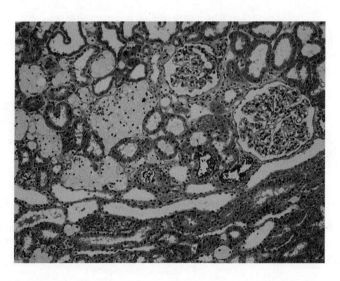

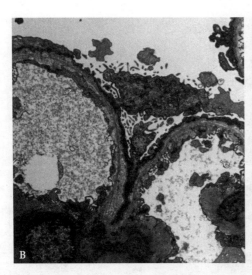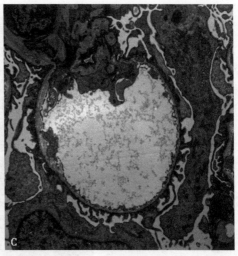

图 3-5-5　Alport 综合征肾脏病理表现

A. 光镜下肾间质泡沫细胞（HE，200×）；B. 电镜示肾小球基底膜（GBM）厚薄不均、分层、网篮样改变（18 000×）；C. 电镜示 GBM 弥漫变薄（18 000×）

（二）皮肤及肾组织Ⅳ型胶原不同 α 链间接免疫荧光检测

在正常情况下，抗 α3、α4（Ⅳ）链抗体在 GBM、远端肾小管基底膜（dTBM）、抗 α5（Ⅳ）链在 GBM、包氏囊（BC）、dTBM、表皮基底膜（EBM）上沉积，免疫荧光呈连续线样。而 α3～α5（Ⅳ）链在 XLAS、ARAS 患者肾组织和皮肤沉积见表 3-5-3、图 3-5-6（彩图见文末彩插）和图 3-5-7（彩图见文

末彩插），约 75% XLAS 男性和 50% XLAS 女性及部分 ARAS 患者可发现以上改变。该检测方法具有重要诊断意义，且有助于 AS 遗传方式的确定。

五、诊断及鉴别诊断

（一）家族史

除通过详细询问家族史并绘制家系图外，尽量对先证者父母乃至家系中成员进行尿检及肾

表 3-5-3　Ⅳ型胶原不同 α 链在正常肾组织及 AS 患者中免疫荧光检测结果

α 链	GBM	BC	dTBM	EBM
正常组织				
α3（Ⅳ）链	阳性	正常缺失	阳性	正常缺失
α4（Ⅳ）链	阳性	正常缺失	阳性	正常缺失
α5（Ⅳ）链	阳性	阳性	阳性	阳性
XLAS 男性				
α3（Ⅳ）链	阴性	/	阴性	/
α4（Ⅳ）链	阴性	/	阴性	/
α5（Ⅳ）链	阴性	阴性	阴性	阴性
XLAS 女性				
α3（Ⅳ）链	阳性，不连续	/	阳性，不连续	/
α4（Ⅳ）链	阳性，不连续	/	阳性，不连续	/
α5（Ⅳ）链	阳性，不连续	阳性，不连续	阳性，不连续	阳性，不连续
ARAS				
α3（Ⅳ）链	阴性	/	阴性	/
α4（Ⅳ）链	阴性	/	阴性	/
α5（Ⅳ）链	阴性	阳性	阳性	阳性

GBM：肾小球基底膜；BC：包氏囊；dTBM：远端肾小管基底膜；EBM：表皮基底膜；/：正常缺失

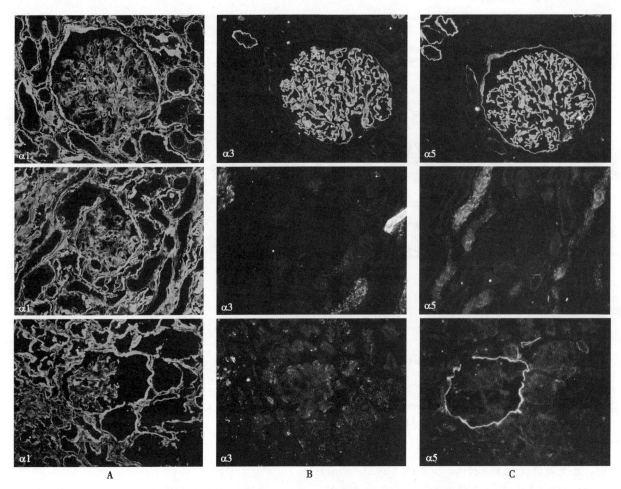

图 3-5-6　Alport 综合征肾组织 Ⅳ 型胶原不同 α 链检测结果

A. α1（Ⅳ）链；B. α3（Ⅳ）链；C. α5（Ⅳ）链（免疫荧光染色，400×）

功能筛查。基于 AS 中新发突变比例大于 10%，即使没有肾脏相关的家族史，疑似患者仍不能排除 AS 诊断，需基因和 / 或Ⅳ型胶原不同 α 链检测明确。

（二）诊断标准

AS 诊断必须结合临床表现、电镜、家族史、Ⅳ型胶原不同 α 链检测结果等综合判断（图 3-5-8）。即主要表现为持续性肾小球性血尿或血尿伴蛋白尿的患者，有 AS 家族史或排除其他原因的血尿、肾衰竭家族史或有听力及眼部病变，则疑诊 AS。进一步检查，符合以下标准任意一条即可确认 AS：组织（肾组织和 / 或皮肤组织）基底膜 α（Ⅳ）链免疫荧光染色异常；电镜示 GBM 致密层撕裂分层；COL4An 基因分析明确存在致病性突变。建议对每一个 AS 家系通过基因检测进行遗传型诊断，便于对先证者进行预后评估，且对其家系进行遗传咨询（图 3-5-8）。

（三）鉴别诊断

1. **与导致持续性家族性血尿的疾病鉴别**　可以分为两大类。第一类，肾小球源性血尿，包括非 COL4A3、COL4A4、COL4A5 基因突变所致薄基底膜肾病、家族性 IgA 肾病、非肌性肌球蛋白重链 9 基因相关疾病、致密物沉积病、家族性溶血性尿毒症综合征等。第二类，非肾小球源性血尿，病因包括常染色体显性遗传多囊肾病、镰状细胞贫血病、家族性高钙尿症或家族性尿石症等。

2. **与导致肾衰竭合并耳聋的疾病鉴别**　非肌性肌球蛋白重链 9 基因相关疾病、肾单位肾痨、Bartter 综合征、MELAS 综合征、Fabry 病、腮 - 耳 - 肾综合征、Townes-Brock 综合征、CHARGE 综合征、卡尔曼综合征（Kallmann 综合征）、Muckle-Wells 综合征等。

3. **与导致 GBM 分层的疾病鉴别**　非肌性肌球蛋白重链 9 基因相关疾病、Pierson 综合征、指

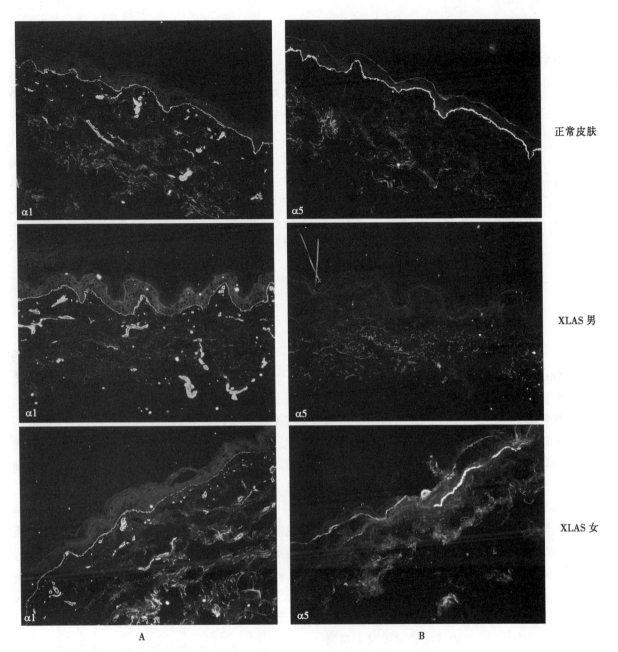

图 3-5-7 Alport 综合征皮肤组织Ⅳ型胶原不同 α 链检测结果
A. α1(Ⅳ)链；B. α5(Ⅳ)链(免疫荧光染色, 200×)

甲-髌骨综合征(Nail-patella 综合征)、Frasier 综合征、Galloway-Mowat 综合征、CD151 基因突变等。

六、治疗

(一)治疗目的

控制尿蛋白，减轻肾小管上皮细胞损伤，抑制肾间质纤维化，延缓进展至肾衰竭的速度，维持肾功能。

(二)药物治疗建议

Alport 综合征专家诊治建议将治疗药物分为一线和二线用药，其中一线治疗应用 ACEI(雷米普利、依那普利等)；二线治疗应用 ARB(氯沙坦、厄贝沙坦、缬沙坦等)和醛固酮受体拮抗剂(螺内酯)，早期应用(微量白蛋白尿期)可减少尿蛋白并延缓肾功能进展。但对有生育需求的育龄期妇女，应谨慎使用 ACEI 和 ARB。建议接受上述药物治疗的 AS 患者注意监测血钾及血清肌酐，当患者短期内血清肌酐升高超过 30%，或者出现直立性低血压时应进行相应的减量。大多数医生在临床实践中出于对不良反应的考虑，在血清肌酐

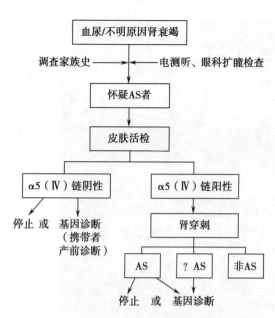

图 3-5-8 Alport 综合征（AS）患者的诊断思路

大于 265mmol/L 时不使用肾素 - 血管紧张素 - 醛固酮系统阻断剂。此外，既往有报道指出环孢素 A 能够有效降低 AS 蛋白尿，但也有报道环孢素 A 治疗效果不明显，且肾毒性作用方面存在争议，从而限制其应用。激素和其他免疫抑制剂对 AS 进程有弊无利。

（三）肾脏替代治疗建议

进展至 ESRD 的 AS 患者需要肾脏替代治疗，包括透析和肾移植。总的来说，AS 患者有很好的移植效果。最近的研究表明，AS 患者肾移植后 20 年的存活率为 70.2%，移植肾的存活率为 46.8%，明显优于其他肾脏疾病的肾移植效果。但需要注意到的是，约 3%～4% 患者可发生移植后抗 GBM 抗体性肾炎，此类患者再移植效果差。

（四）对症治疗

在目前缺乏有效治疗的情况下，对症治疗仍非常重要：①减少蛋白摄入；②控制高血压；③纠正贫血、水电解质酸碱紊乱；④积极查找和去除感染灶；⑤避免肾毒性药物。

（五）患者管理和遗传咨询

一旦诊断 AS，患者要严密随访，进行合理的遗传咨询和饮食指导，并尽量完善家系筛查。建议患者每 3 个月行尿液相关检查，包括尿常规、尿蛋白 / 肌酐、24 小时尿蛋白定量等。同时建议，每 6～12 个月进行肾功能评估。对于有生育要求的患者进行相关遗传宣教，给予专业的指导。

（六）新的治疗探索

研究者一直在探索新的治疗，转基因小鼠实验显示一些干预可能获得有益的效果，这些干预包括尝试逆转基因缺陷如干细胞移植、逆转肾小球细胞的信号通路异常、阻滞 TGF-β_1 介导的纤维化等。抗 microRNA-21 治疗转基因 Alport 小鼠，显示其可减轻肾小球炎症，并可影响肾纤维化途径，目前一个 II 期临床试验正在 18 岁以上、GFR 在 45～90ml/min 患者中开展。此外甲基巴多索隆（bardoxolone methyl）治疗 AS 的临床研究亦在进行中。

（陈 楠 潘晓霞）

第三节 肾脏囊性病与多囊肾病

肾脏囊性病是指肾脏出现单个或多个囊肿的一组疾病。根据遗传与否，肾脏囊性病分为遗传性和非遗传性两大类。前者根据遗传方式分为常染色体显性、隐性和 X 连锁遗传三种；后者根据发病机制分为先天发育异常和后天获得性肾囊肿，见表 3-5-4。不同的肾脏囊性病有不同的发病时间，见图 3-5-9。

遗传性肾脏囊性病多数是罕见病，其中主要包括多囊肾病，故本节主要讨论常染色体显性遗传多囊肾病（autosomal dominant polycystic kidney disease，ADPKD）（OMIM #173900）和常染色体隐性遗传多囊肾病（autosomal recessive polycystic kidney disease，ARPKD）（OMIM #263200）。

一、常染色体显性遗传多囊肾病

最早描述 ADPKD 可追溯至 16 世纪。1585 年 Zigulitz 和 Buccella 在对波兰国王 Stefan Bathory 进行尸检时，首次发现肾脏有多个囊泡，描述囊泡为"肾脏中滴落的眼泪"。此后，Galeazzi（1757）、Cruveilhier（1835）和 Rayer（1841）先后报道了多囊肾大体结构，见图 3-5-10。

ADPKD 发病率约为 1/2 500，属于世界卫生组织（WHO）和欧盟规定的罕见病范畴，男女发病率相同，子代遗传患病概率为 50%。引起 ADPKD 的致病基因主要有两个，即 *PKD1* 和 *PKD2*，其突变导致疾病分别约占 78% 和 15%；其他基因致病突变也可引起 ADPKD。患者多在成年后双侧

表 3-5-4　肾脏囊性病分类

疾病	发病率	遗传方式	致病基因
遗传性			
常染色体显性遗传多囊肾病	1/2 500	AD	*PKD1/PKD2*
常染色体隐性遗传多囊肾病	1/26 500	AR	*PKHD1*
结节性硬化症	1/15 000～1/6 800	AD	*TSC1/TSC2*
von-Hippel-Lindau 病（VHL 病）	1/36 000	AD	*VHL*
髓质囊性肾病		AD	*MCKD1, UMOD*
肾消耗病	1.3/100 000	AR	*NPHP1, NPHP2, NPHP3*
非遗传性			
单纯性肾囊肿	30～49 岁为 1.7%，50～70 岁为 11%，>70 岁为 22%～30%		
髓质海绵肾	1/5 000		
获得性囊性肾病	5%～20%		

AR：常染色体隐性遗传；AD：常染色体显性遗传；PKD：多囊肾病；TSC：结节性硬化症；MCKD：肾髓质囊性病；UMOD：尿调制蛋白

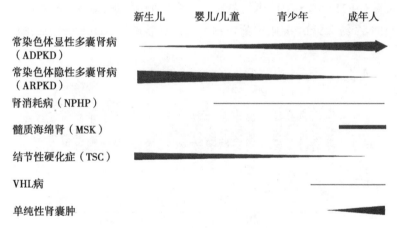

图 3-5-9　不同肾脏囊性病的发病时间

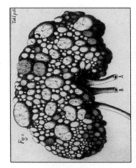
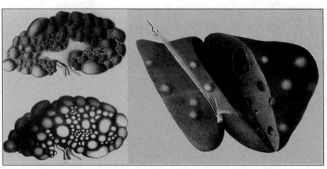
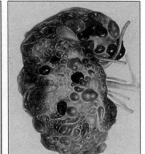

| Galeazzi 1757 | Cruveilhier 1835 | Rayer 1841 |

图 3-5-10　早期报道的多囊肾大体标本

肾脏出现囊肿，随年龄增长，肾囊肿进行性长大，压迫周围正常肾组织，损害肾功能，约 50% 患者在 60 岁前进入 ESRD。临床表现为腹部肿块、腰痛、镜下或肉眼血尿、蛋白尿、肾结石、泌尿道和囊肿感染、高血压、肾功能不全等；ADPKD 除引起肾脏病变外，还累及多个其他器官，如肝、胰、脾、精囊及蛛网膜囊肿，心脏瓣膜异常和颅内动脉瘤等。因此，ADPKD 是一种系统性多器官疾病。

（一）致病基因

PKD1 和 PKD2 分别于 1994 年和 1996 年被克隆，按照发现先后命名。PKD1 位于第 16 号染色体短臂（16p13.3）上，基因长度 52kb，有 46 个外显子，mRNA 为 12.9kb，蛋白表达产物称为多囊蛋白 1（polycystin 1，PC1）。PC1 是一种细胞膜上的糖蛋白，由 4 303 个氨基酸组成，相对分子量为 462kDa，主要分布于肾小管上皮细胞腔膜侧的纤毛上、细胞连接和基底膜局灶黏附部位，参与细胞 - 细胞 / 细胞外基质相互作用。PKD2 位于第 4 号染色体长臂（4q21）上，基因长度 68kb，有 15 个外显子，mRNA 约 2.9kb，编码多囊蛋白

2（polycystin 2，PC2）。PC2 也是一种膜蛋白，由 968 个氨基酸组成，相对分子量 110kDa，在细胞膜上分布部位与 PC1 相似，此外，还分布在内质网膜上，主要作为钙离子通道参与信号通道调节。虽然 PKD2 突变引起的多囊肾病与 PKD1 突变所致的临床表型略有不同，但二者导致的病理改变相似，表明二者存在共同发病机制。生物结构学研究表明，PC1 与 PC2 形成独特的 1:3 复合体（图 3-5-11），二者在没有蛋白 C 端卷曲螺旋结构域的情况下仍能形成复合体，PC1 的 S6 穿膜螺旋上有许多带正电的氨基酸，指向通道中心空腔，堵住了类似钙离子通道的中心孔道路径。PKD1 或 PKD2 基因突变可引起 PC1-PC2 复合体结构和功能异常，进而导致肾小管细胞内信号转导异常，细胞极性发生改变，分泌液体增加，形成肾囊肿。

迄今报道，PKD1 和 PKD2 基因突变形式分别超过 1 300 种和 200 种，包括错义突变、无义突变、剪切异常、缺失、插入和重复等。PKD1 基因突变形式与 ADPKD 预后密切相关，与非截短突

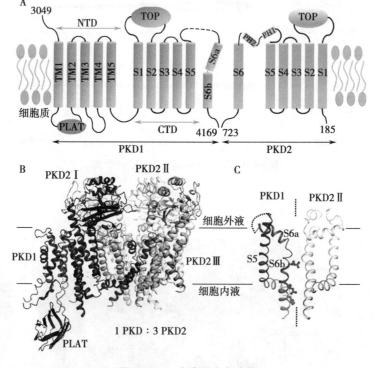

图 3-5-11 多囊蛋白复合体
A. 人源 PC1 和 PC2 蛋白的拓扑结构示意图；B. 人源 PC1 和 PC2 蛋白复合体结构；C. 人源 PC1 独特的通道结构域。分辨率 3.6Å（10⁻¹⁰ 米）；NTD: N- 末端域；NTMD: N- 末端跨膜域（TM1-TM5）；TOP: 多囊蛋白域；PLAT: 多囊蛋白 1，脂氧合酶和 alpha 毒素域；CTD: C- 末端域

变相比，截短突变患者进展到 ESRD 风险增加 2.7 倍。与 *PKD1* 相比，*PKD2* 突变患者疾病进程更为缓慢，进入 ESRD 的中位年龄约晚 20~25 岁。

10% 的 ADPKD 家系未检出 *PKD1* 和 *PKD2* 突变，由此推测可能存在其他致病基因。2016 年在 9 个多囊肾病合并多囊肝的家系中发现了一种新致病基因——葡萄糖苷酶 Ⅱα 亚基（glucosidase Ⅱ alpha subunit，*GANAB*），该基因编码葡糖苷酶 Ⅱ 的 α 亚基，在内质网中参与 N- 连接糖基化，主要控制跨膜和分泌蛋白的折叠、成熟和转运。*GANAB* 突变可影响 PC1 的成熟和转运，进而引起肾囊肿的形成和长大。2018 年在 7 个伴 ADPKD 非典型表现的家族中又发现了一个新基因——DnaJ 热激蛋白家族（Hsp40）成员 B11 [DnaJ heat shock protein family（Hsp40）member B11，*DNAJB11*]，该基因产物是内质网中最丰富的辅因子之一，伴侣蛋白结合免疫球蛋白（BiP；或称 HSPA5 和 GRP78），是一种热激蛋白伴侣蛋白，负责在内质网中控制跨膜和分泌蛋白的折叠和合成。*DNAJB11* 同样也可影响 PC1 的成熟和转运，进而导致肾或肝囊肿发生。

（二）发病机制

1. "二次打击"和"三次打击"学说 ADPKD 肾脏中少于 1% 肾单位发生囊肿，每个肾囊肿衬里上皮细胞由单个细胞增殖而成，均为单克隆，且存在体细胞突变。为解释这一现象，Qian 等提出了体细胞等位基因突变学说，即"二次打击"学说。该学说认为 ADPKD 患者肾小管上皮细胞遗传了父代的 *PKD1/PKD2* 突变，基因型为杂合子，此时并不引起 ADPKD；只有在感染、中毒等后天因素作用下，杂合子的正常等位基因也发生了突变（体细胞突变），丢失正常单倍体才发生 ADPKD。第二次基因突变发生的时间和部位决定肾囊肿发生的时间和部位。*PKD1* 结构复杂，较 *PKD2* 更易于发生突变，因此 *PKD1* 基因突变导致的 ADPKD 发病率高、起病早。除了单一的 *PKD1* 或 *PKD2* 基因二次突变外，也有可能 *PKD1* 和 *PKD2* 同时突变，称为"交叉杂合性"，即在生殖细胞 *PKD1* 突变基础上发生了体细胞 *PKD2* 基因的突变，或单一个体同时发生 *PKD1* 和 *PKD2* 基因的突变。这种交叉杂合性突变较单一基因突变的病情更重。研究发现缺血再灌注损伤、肾毒

性药物可明显加重 PKD 动物模型囊肿表型，表明基因突变基础上叠加肾损伤因素也是导致肾囊肿发生发展的重要因素，此称为"三次打击"学说。

2. 纤毛致病学说 肾脏纤毛属于初级纤毛，无运动功能，分布于所有节段肾小管细胞上。初级纤毛由肾小管上皮细胞伸入管腔，与尿液接触但不推动其流动，在肾脏发育中发挥重要作用，纤毛结构功能异常直接导致肾脏囊性病的发生。

1999 年 Barr 等首先在秀丽隐杆线虫纤毛中发现了与 PC1、PC2 高度同源的几种蛋白（Lov-1，Pkd2），提示纤毛与 PKD 之间可能相关。2000 年 Pazour 等报道编码鞭毛内运输蛋白 IFT88 的 *Tg737* 基因突变小鼠除了初级纤毛显著短于正常外，还出现类似于 PKD 的肾囊肿表型。此后研究证实，PC1、PC2 和 IFT88 共表达于肾小管上皮细胞的初级纤毛。PC1 胞外段可充当感受器，感知小管内尿液流动引起的纤毛弯曲，并可通过纤毛上多囊蛋白复合体释放钙内流信号，调节细胞各种功能，包括基因表达、生长发育、分化和凋亡等。

综上，*PKD1* 和 *PKD2* 等位基因在感染、毒素和环境的作用下，易发生"二次打击"，产生突变，使纤毛及多囊蛋白复合体功能异常，钙离子内流信号减弱，引起细胞周期调控和代谢异常，上皮细胞过度增殖，形成微小囊肿，阻塞肾小管腔，使液体聚积。同时上皮细胞极性发生改变，使 Na^+-K^+-ATP 酶异位于肾小管细胞腔面膜，向囊腔分泌液体。囊液中含有促增殖因子，可形成自分泌 - 旁分泌环，刺激囊肿持续增大。精氨酸升压素（AVP，又称血管升压素、抗利尿激素）和环磷酸腺苷（cAMP）相关信号通路在其中发挥了重要的促进作用（图 3-5-12）。cAMP 增加可导致囊肿衬里上皮细胞中离子和水转运失调引发囊肿，进而不断进展。此外，mTOR 和转导及转录激活因子 3（STAT3）等信号通路也在 ADPKD 中异常活化，并促进囊肿细胞增殖。

3. 其他发病机制 除了以上发病机制，还有一些研究做出了补充。首先，ADPKD 很多临床表型是由于单倍体功能不全（遗传或胚胎期突变）引起的。在 *PKD1* 基因敲除的嵌合子小鼠发现正常 PC1 数量不足可引起肾囊肿的发生。其次，有学者提出 PC1 表达增加可能参与囊肿的发生。因此，*PKD1* 基因表达不足或过度均可导致肾囊

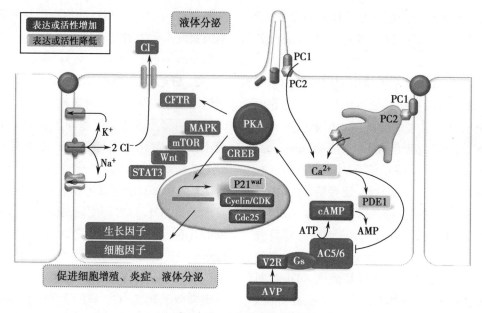

图 3-5-12 ADPKD 发病机制

PC：多囊蛋白 1；PKA：蛋白激酶 A；cAMP：环磷酸腺苷；AVP：精氨酸升压素；MAPK：丝裂原激活蛋白激酶；CREB：环磷腺苷效应元件结合蛋白

肿表型。最后，"PC1 剪切学说"进一步丰富了多囊蛋白复合体的调控机制。PC1 可发生细胞膜内蛋白水解，释放出其羧基端尾部，直接进入细胞核活化激活 AP-1 等信号通道。但 PC1 剪切过程的障碍或过度活化，如何引起下游细胞信号通路异常，诱发囊肿的发生和发展，还有待进一步研究。因此，ADPKD 的分子发病机制非常复杂，二次打击和纤毛学说并不足以解释所有现象，仍需要更加深入地研究。

（三）临床表现

ADPKD 是一种累及多个器官的全身性疾病，其临床表现包括肾脏表现、肾外表现及并发症。还有许多患者可能终身无明显临床症状，最后通过尸检而诊断。

1. 肾脏表现

（1）肾脏结构异常：肾脏皮质、髓质形成多发性液性囊肿，直径从数毫米至数厘米不等，囊肿的大小、数目随病程进展而逐渐增加。囊液黄色澄清，出血或合并感染时可为巧克力色。随着囊肿的不断增多增大，肾脏体积也逐渐增大，年增长率约为 5%，双侧肾脏大小可不对称。肾脏体积大小与肾功能及并发症显著相关，每侧肾脏超过 500ml 可出现临床症状，超过 1 000ml 出现肾功能不全。肾脏长径 >15cm，易发生血尿和高血压。

（2）腹部肿块：当肾脏增大到一定程度，即可在腹部扪及。触诊肾脏质地较坚实，表面可呈结节状，随呼吸移动，合并感染时可伴压痛。

（3）疼痛：背部或季肋部疼痛是 ADPKD 常见的早期症状之一，见于 60% 患者，发生率随年龄及囊肿增大而增加，女性更为常见。性质可为钝痛、胀痛、刀割样或针刺样，可向上腹部、耻骨上放射。急性疼痛或疼痛突然加剧常提示囊肿出血，血块或结石引起尿道梗阻（伴明显绞痛）或合并感染（常伴发热）。慢性疼痛为增大的肾脏或囊肿牵拉肾包膜、肾蒂，压迫邻近器官引起。巨大肝囊肿也可引起右肋下疼痛。

（4）出血：30%～50% 患者有肉眼血尿或镜下血尿。多为自发性，也可发生在剧烈运动或创伤后。引起血尿的原因有囊肿壁血管破裂、结石、感染或癌变等。血尿发生率随高血压程度加重、囊肿增大而增加，且与肾功能恶化速度成正比，一般血尿有自限性。外伤性囊肿破裂引起的肾周出血较为少见，CT 检查有助诊断。

（5）感染：泌尿道和囊肿感染是 ADPKD 患者发热的首要病因，女性较男性多见，主要表现为膀胱炎、肾盂肾炎、囊肿感染和肾周脓肿。致病菌多为大肠埃希菌、克雷伯菌、金黄色葡萄球菌和其他肠球菌，逆行感染为主要途径。

（6）结石：20% ADPKD 患者合并肾结石，其中大多数结石成分是尿酸和/或草酸钙。尿液 pH、枸橼酸盐浓度降低可诱发结石。

（7）蛋白尿：见于 14%～34% 非尿毒症患者，在合并肾衰竭患者中达 80%，男性多于女性。一般为持续性，定量多＜1g/d。蛋白尿较多的患者较无蛋白尿或较少患者平均动脉压高、肾脏体积大、肌酐清除率低、病程进展快。因此蛋白尿被认为是促进肾功能恶化的一个重要危险因素。

（8）贫血：未发展至 ESRD 的 ADPKD 患者通常无贫血。有持续性肉眼血尿的患者可有不同程度的贫血。另有 5% 患者因缺血刺激肾间质细胞产生促红细胞生成素增加而引起红细胞增多症。当病程进展至 ESRD，ADPKD 患者较其他病因引起的肾衰竭患者贫血出现晚且程度轻。

（9）高血压：是 ADPKD 最常见的早期表现之一，见于 30% 儿童患者、60% 合并肾功能不全的成年患者，在 ESRD 患者中高达 80%。高血压程度与肾脏体积、囊肿多少成正比，随年龄增大不断升高。高血压是促进肾功能恶化的危险因素之一。

（10）慢性肾衰竭：为 ADPKD 的主要死亡原因。其发病年龄从 2 岁至 80 岁不等，60 岁以上的 ADPKD 患者 50% 进入 ESRD。一旦 GFR＜50ml/min，其下降速度每年为 5.0～6.4ml/min，从肾功能受损发展到 ESRD 时间约为 10 年，其中存在较大的个体差异。早期肾功能损害表现为肾脏浓缩功能下降。

2. 肾外表现　ADPKD 除影响肾脏外，还累及消化系统、心血管系统、中枢神经系统以及生殖系统等多个系统。ADPKD 的肾外病变可分为囊性和非囊性两种。囊肿可累及肝、胰、脾、卵巢、蛛网膜及松果体等器官，其中以肝囊肿发生率最高。肝囊肿随年龄增大而逐渐增多，在成人 ADPKD 患者中发生率可达 80%。肝囊肿极少影响肝功能，也没有明显症状，但囊肿体积过大可引起疼痛及囊肿感染，肿瘤较少见。非囊性病变包括心脏瓣膜异常、结肠憩室、颅内动脉瘤等。二尖瓣脱垂见于 26% 的 ADPKD 患者，可出现心悸和胸痛。合并结肠憩室的患者结肠穿孔发生率明显高于其他 ADPKD 患者。在 ADPKD 肾外表现中，颅内动脉瘤危害最大，是导致患者早期死亡的主要病因之一，ADPKD 患者中发病率为 9%～12%，是普通人群的 4 倍。多数患者无症状，少数患者出现血管痉挛性头痛，随着动脉瘤增大，动脉瘤破裂危险增加。

（四）诊断和鉴别诊断

ADPKD 诊断标准如下：① ADPKD 家族遗传病史，大约 80% 患者有家族遗传病史；②影像学检查发现双肾体积增大，有多个大小不一囊肿，超声和 MRI 诊断和排除标准见表 3-5-5。同时具备此两项即可确诊 ADPKD。若无家族遗传史或影像学检查不典型，需进行 PKD1/PKD2 基因突变检测，主要采用长片段 PCR 联合二代测序技术进行检测，突变检出率约 90%。需要注意的是，尽管基因检测为诊断 ADPKD 的"金标准"，但除 PKD1/PKD2 外约 10% 的突变不能检出。

ADPKD 需要与其他肾脏囊性病进行鉴别诊断。① ARPKD：子代 25% 发病，胎儿及新生儿期可表现为双侧肾脏增大，远端小管和集合管多个微小囊肿形成，30% 患病新生儿死亡。随年龄增长，肾功能进行性恶化，并伴有肝纤维化进行性加重而导致门静脉高压，预后差。②结节硬化症：常染色体显性遗传，致病基因有 TSC1、TSC2，存活婴儿中发病率 1/10 000。90% 以上患者出现皮损（面部血管纤维瘤、甲周纤维瘤、脱色斑、鲨革斑），90% 患者存在头颅病变（皮质结节、室管膜下巨细胞星形细胞瘤），50%～70% 患者存在肾脏病变（肾脏多发囊肿、血管平滑肌脂肪瘤），50% 患者出现视网膜错构瘤、淋巴管平滑肌瘤。③ von-Hippel-Lindau 病（VHL 病）：双肾多发囊肿，常合并肾脏实体瘤，视神经和中枢神经肿瘤。

表 3-5-5　ADPKD 超声和 MRI 诊断和排除标准

诊断/排除标准	超声			MRI
	15～39 岁	40～59 岁	＞60 岁	
诊断标准	单/双侧肾囊≥3 个	每侧肾囊肿≥2 个	每侧肾囊肿≥4 个	肾囊肿总数≥10 个
排除标准	无	每侧肾囊肿＜2 个	每侧肾囊肿＜2 个	肾囊肿总数＜5 个

不伴实体瘤的 VHL 病与 ADPKD 相似,需要检测突变基因进行鉴别。④髓质海绵肾:髓质集合管扩张形成囊肿,伴髓质钙质沉积、肾结石,排泄性尿路造影的典型表现为肾盏前有刷状条纹或小囊肿。

(五)治疗

1. 一般治疗

(1)饮食:低盐饮食,每天摄入钠离子<100mmol或<2.3g(6g 食盐)。推荐中等量[0.75～1.0g/(kg·d)]蛋白饮食。每天保证足量饮水,保持尿量 2.5～3L/d,尿液渗透压≤280mOsm/(kg·H₂O)。限制磷摄入≤800mg/d。

(2)调整生活方式:戒烟,限制饮酒。保持 BMI 20～25kg/m²。

(3)控制高血压:血压控制目标值为 130/80mmHg;优先使用 RAAS 阻滞剂 ACEI/ARB。

(4)控制高血脂:高血脂患者应接受降血脂治疗,优先使用他汀类药物,不耐受可换用依折麦布。

(5)控制高尿酸血症:伴有高尿酸血症患者除改善饮食外,必要时给予碳酸氢钠片或非布司他治疗。

2. 延缓 ADPKD 进展

通过肾脏总体积(total kidney volume,TKV)和估算的肾小球滤过率(estimated glomerular filtration rate,eGFR)监测疾病进展。利用超声、CT 或 MRI 测定肾脏体积,计算身高校正总肾脏体积(HtTKV,ml/m)=[π/6 ×(肾脏长度 × 宽度 × 厚度)]/ 身高,根据图 3-5-13得出梅奥分型。分型 1C、1D 和 1E 的患者,疾病进展较快,可使用抗利尿激素 V₂ 受体拮抗剂托伐普坦抑制肾囊肿生长,延缓肾功能恶化。1A 和 1B型患者不需要使用托伐普坦治疗。托伐普坦分 2次服用,间隔 8 小时以上,起始剂量 45mg/15mg(早晨 45mg,下午 15mg),随后根据耐受情况逐步增加到 60mg/30mg 或 90mg/30mg,使晨尿渗透压≤280mOsm/(kg·H₂O)。使用托伐普坦治疗需监测肝功能,起始治疗后 2 周和 4 周各 1 次,以后每个月 1 次,治疗 18 个月后,每 3 个月 1 次。

3. 并发症的防治

肉眼血尿和囊肿出血是 ADPKD 患者的常见并发症。多为自限性,轻症患者绝对卧床休息,多饮水,使尿量达到每天 2～3L,大部分出血可在 2～7 天内自行停止。卧床休息不能止血时,给予抗纤溶药物(如氨甲环酸等)治疗。出现发热、腹痛、红细胞沉降率增加、C 反应蛋白升高应考虑囊肿感染。氟 -18 标记的荧光脱氧葡萄糖 PET 检查有助于囊肿感染的诊断。致病菌以大肠埃希菌最为常见。囊肿感染的标准治疗是根据血、尿培养结果选用脂溶性抗生

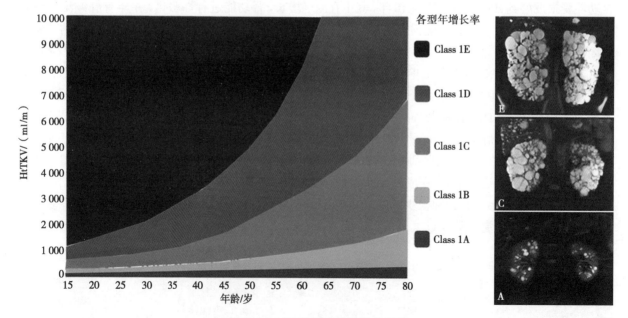

图 3-5-13 ADPKD 进展的梅奥分型

HtTKV:身高校正总肾脏体积。1A 型 HtTKV 年增长率 <1.5%;1B 型 1.5%≤HtTKV<3.0%;1C 型 3.0%<HtTKV≤4.5%;1D 型 4.5%<HtTKV≤6.0%;1E 型 >6.0%

素（喹诺酮类、复方新诺明及甲硝唑等）。伴肾结石患者应使用 CT 进行诊断，鼓励患者多饮水，根据结石大小和部位可口服排石药物或选用输尿管镜钬激光碎石术。腰痛评估应包括病史、心理和体检；非阿片类镇痛剂（如对乙酰氨基酚）可作为一线止痛药，手术治疗包括囊肿穿刺硬化治疗、腹腔镜去顶减压术或肾脏切除术，需根据囊肿大小、数量、位置选用。

4. ESRD 的治疗　ADPKD 进入 ESRD 患者需要肾脏替代治疗，其方式包括血液透析、腹膜透析和肾移植。优先考虑肾移植，血液透析使用最为普及，腹膜透析与血液透析生存率无显著差异。

5. 生育遗传　胚胎植入前遗传学检测（PGT）可阻断 ADPKD 致病基因遗传，降低患儿出生率，对优生优育、提高人口素质具有重大意义。首先自体外受精胚胎中通过多次退火环状循环扩增（MALBAC）技术筛选出不携带致病突变、无染色体异常的胚胎，再将胚胎移植入母体子宫发育，在孕 18 周时羊水穿刺检测胎儿是否携带致病基因，如没有携带致病基因则继续妊娠，直至成功分娩。但该方法只能排除家系中明确的致病突变基因遗传，无法避免 PKD 基因自发突变致病；其次，尽管现有基因检测技术快速发展，但仍有约10% ADPKD 患者及家系无法检出明确致病基因突变，也不能实施 PGT 阻断疾病遗传。是否选择利用 PGT 阻断 ADPKD 遗传，由患者自行决定。

二、常染色体隐性遗传多囊肾病

ARPKD 在新生儿中发病率为 1/26 500，该家系出生 ARPKD 患儿的概率为 25%，病理改变主要为肾集合管囊肿形成和肝纤维化，患儿多在新生儿期死亡，肺功能发育不全导致 30%～40%ARPKD 新生儿死亡。新生儿期可存活的患儿，1年及 10 年生存率分别为 85% 和 82%；随年龄增长，肾功能进行性恶化，并伴有肝纤维化进行性加重而导致门静脉高压，预后差。

（一）致病基因及发病机制

ARPKD 主要致病基因为 PKHD1，位于 6 号染色体的短臂上（6p12.3-p12.2），包含 67 个外显子以及 12 222bp 的编码序列，编码蛋白为 fibrocystin，主要定位于细胞顶端膜和初级纤毛上。新近报道，DZIP1L 基因突变也可导致 ARPKD。DZIP1L

位于 3 号染色体的长臂上（3q22.1-q23），包含 16个外显子以及 2 301bp 的编码序列，编码蛋白为DZIP1L，主要定位于细胞中心体和纤毛的基底体上。目前，ARPKD 囊肿形成的具体机制尚不清楚。研究发现 cAMP、MYC 和 mTOR 等信号通路在 ARPKD 中异常激活，鉴于以上信号通路在ADPKD 囊肿形成中的作用，提示其也可能参与了 ARPKD 囊肿的发生和发展过程。

（二）临床表现

ARPKD 患者临床表现变异性很大。胎儿及新生儿期可表现为双侧肾脏增大，回声增强，皮髓质分化差，以及远端小管和集合管多个微小囊肿形成。新生儿肺功能发育不全可导致 30%～40% 的 ARPKD 患儿死亡。新生儿期存活的患儿可因肾小管功能异常，相继出现尿液浓缩功能减退、电解质紊乱、代谢性酸中毒、高血压等症状。随着患者年龄增加，其肾功能不全进行性恶化。生存期较长的患者因肝纤维化加重而逐渐并发门静脉高压。

（三）诊断与鉴别诊断

ARPKD 诊断标准如下：①ARPKD 家族遗传病史；②影像学检查发现胎儿及新生儿期双侧肾脏增大，回声增强，皮髓质分化不清，以及远端小管和集合管多个微小囊肿形成；③所有影像学检查怀疑为 ARPKD 的患儿需要基因突变检测以明确诊断。ARPKD 需要与 ADPKD 鉴别，ADPKD常伴家族显性遗传史，ARPKD 父母多为隐性携带者；另外，ADPKD 发病一般较迟，胎儿及新生儿期极少出现双侧肾脏增大。

（四）治疗

目前针对 ARPKD 的治疗主要以对症治疗为主，缺乏特异性的治疗手段。

1. 高血压　80% ARPKD 患儿出生 1 个月后开始出现血压升高，1 岁前血压控制较难，1 岁后血压相对可控。出现高血压时，应限制钠盐摄入，并予以降压药治疗，首选 ACEI/ARB 类。

2. 电解质紊乱　ARPKD 患儿因尿液浓缩稀释功能障碍，极易出现电解质紊乱，应定期监测血电解质水平，及时纠正电解质紊乱。

3. 生长发育不良　积极补充营养并纠正酸中毒有利于患儿的生长发育，必要时，可考虑予以生长激素治疗。

4. 肝纤维化 在 ARPKD 患儿中较为常见，且可能合并有先天性肝内胆管囊状扩张症（Caroli 病）。随着患儿年龄增长，可因肝纤维化加重而逐渐出现门静脉高压（食管静脉曲张破裂出血、脾大、脾功能亢进等表现）、胆管炎、胆管结石等症状。肝细胞功能多正常，偶有肝酶轻度升高。ARPKD 患儿可施行门体静脉分流术，以预防食管静脉曲张破裂出血。伴 Caroli 病的患者可有胆管炎反复发生，但不常规使用抗生素预防感染。抗生素预防用药指征为：胆管炎发作后、移植后、免疫抑制剂增量后，预防用药时间为 6～12 周。40 岁以上成年 ARPKD 患者肝脏肿瘤（尤其是胆管癌）发生风险增加。

5. ESRD 终末期 ARPKD 患儿可选择血液透析或腹膜透析进行肾脏替代治疗。肾移植多因患儿体型因素而受限，可选择手术经验丰富的医院进行肾移植。对于有胆管扩张和胆管炎发作的 ESRD 患者，提倡肝肾联合移植。

（五）遗传咨询

有 ARPKD 家族史的 *PKHD1* 基因突变携带者，与无 ARPKD 家族史的正常个体结婚，后代发生 ARPKD 的概率 <1%，因此，不推荐对其子代进行基因筛查。对已生育 ARPKD 患儿的父母，若有再生育意愿，应接受遗传咨询，讨论疾病的遗传方式、子女的患病风险、产前基因筛查的作用等。同时，应充分告知，PGT 可以帮助患儿父母再生育出健康子女，是否采用最终由其自行决定。

（梅长林 薛 澄）

第四节 肾结石与罕见肾脏病

泌尿系结石由盐和矿物质晶体在尿液中聚集形成，被称为肾结石或者尿石病，是泌尿系统的常见病，发生肾结石的整体概率存在地域差异；成人发生肾结石的风险在西方国家 5%～15%，肾结石主要影响 25～60 岁的患者，男性风险高于女性。美国 2007—2010 年肾结石总体患病率男性 10.6%，女性 7.1%。2013—2014 年中国流行病学调查显示，我国超声检查证实的肾结石患病率为 6.4%。肾结石以含钙结石为主，占 70%，结石成分包括草酸钙结石、钙磷结石、尿酸结石、胱氨酸结石和鸟粪石。来自芝加哥大学肾结石项目数据显示成人及儿童结石的成分及发生比例，详见表 3-5-6。

表 3-5-6 成人及儿童结石的成分及发生比例 单位：%

结石成分	成人			儿童
	男性	女性	总体	
草酸钙	82	66	76	45～65
磷酸钙	8	19	12	14～30
尿酸	8	6	7	4
胱氨酸	1	4	2	5
鸟粪石	1	5	2	13

肾结石形成风险包括：地理区域气候、饮食因素（包括液体摄入和脱水不足）、尿液中某些化学物质含量过高（如钙、草酸盐、尿酸、胱氨酸）或过低（镁、柠檬酸盐），非饮食因素包括泌尿生殖系统解剖异常、代谢性疾病及一些疾病如原发性甲状旁腺功能亢进、常染色体显性遗传多囊肾病（autosomal dominant polycystic kidney disease，ADPKD）、髓质海绵肾（medullary sponge kidney，MSK）等。

本节中主要介绍罕见肾脏病如胱氨酸尿症以及 ADPKD、MSK 与结石相关的内容。

一、胱氨酸结石

（一）病因、流行病学及发病机制

胱氨酸结石见于 1%～2% 的结石患者，儿童结石中约占 5%～8%。胱氨酸尿症为尿中胱氨酸排泄增加，形成胱氨酸结石。胱氨酸尿症估计的全球患病率为 1/7 000，男性患者是女性的 2 倍。

胱氨酸是半胱氨酸的同源二聚体，胱氨酸尿症为常染色体隐性遗传性缺陷，患者肾脏胱氨酸转运体转运胱氨酸受损，近端肾小管重吸收滤过的胱氨酸减少，导致尿中胱氨酸排泄增加，胱氨酸于尿中的溶解度低，容易形成结石。

胱氨酸尿症主要为 *SLC3A1* 基因和 *SLC7A9* 基因缺陷所致。具有 *SLC3A1* 基因缺陷的定义为 A 型，已经发现了 133 个突变。具有 *SLC7A9* 基因缺陷的定义为 B 型，已发现 95 个突变，同时具有上述两种基因缺陷的为 AB 型。*SLC3A1* 基因位于染色体 2p16.3-p21，编码糖蛋白 rBAT，是正常转运胱氨酸和二碱基氨基酸所需的蛋白质。rBAT 与 *SLC7A9* 基因产物形成一种异源二聚体，介导胱氨酸和二碱基氨基酸在近端肾小管上皮细胞顶膜的钠独立转运。基因型可以为 A 或者 AA。*SLC7A9* 基因位于染色体 19q12-q13.1 区域，编码氨基酸转运体 $b^{0,+}AT$，基因型可以为 B 或者 BB。但仍有 9% 的胱氨酸尿症病例未能检测到上述两种基因缺陷。

（二）临床表现

临床常表现为反复发作的结石相关症状和体征，如腰痛、排石和血尿。大多数患者结石为纯胱氨酸结石，约 40% 的患者为混合性结石，可包含草酸钙、磷酸钙或者鸟粪石。与含钙结石患者相比，胱氨酸结石患者的结石更大，出现的年龄更早，结石导致肾损伤的风险高达 70%，肾脏损害和慢性肾衰竭的风险更大，对泌尿外科手术介入的需求更大。200 例患者的队列研究发现，胱氨酸结石的中位发病年龄为 12 岁，结石可以出现在婴儿期，也可能在成年晚期，在儿童期或青春期出现首个结石的患者应怀疑有胱氨酸尿症。常有结石的家族史，并出现鹿角样结石。

胱氨酸结石患者通常不需要进行肾活检，肾组织病理可以观察到胱氨酸结石堵塞肾小管，集合管和髓袢细段内发现磷酸钙结晶，局灶性肾小管扩张伴随不同程度的周围间质纤维化。

（三）诊断及鉴别诊断

肾结石患者合并 1 个或多个以下表现即可诊断：①结石分析显示胱氨酸；②胱氨酸尿症家族史；③尿液分析中见到典型的黄褐色、六角形胱氨酸结晶（图 3-5-14），这可发现于 25% 患者初始尿液分析中。

尿胱氨酸筛查：氰化物 - 硝普盐试验阳性表明尿胱氨酸浓度大于 75mg/L，阴性结果一般可排除胱氨酸尿症。尿胱氨酸排泄率通常超过 400mg/d（1.7mmol/d），正常患者为 30mg/d（0.13mmol/d）。

基因检测：大部分患者可检出基因 *SLC3A1* 和 / 或 *SLC7A9* 的突变。若检测到的突变为未报告突变，可根据 2015 ACMG 基因变异致病性解读指南进行致病性分析，行体外功能试验可为确定突变致病性提供重要依据。此外，基因检测对于本病患者肾结石发生有一定的预测作用。如患者为 *SLC3A1* 或 *SLC7A9* 纯合突变，其对肾结石发生的阳性预测值分别为 100% 和 94%；如患者为 *SLC7A9* 单杂合突变，其对肾结石发生的阳性预测值仅为 2%～18%。

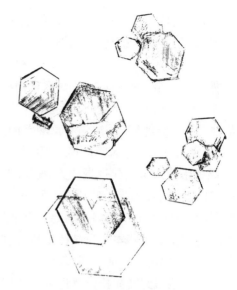

图 3-5-14 尿液中胱氨酸结晶

鉴别诊断方面主要是与年轻患者中其他类型肾结石的鉴别，在排石或者手术取石后应该行结石分析，胱氨酸结石为淡琥珀色和蜡质的外观，生长迅速，常常以鹿角结石的形式出现，但仅对部分结石进行分析可能会有潜在的诊断错误。另外尿液分析可见六角形胱氨酸结晶及尿胱氨酸排泄率也有助于与其他结石的鉴别。

（四）治疗

治疗的主要目的就是降低尿中胱氨酸浓度使其低于其溶解度。

1. 一般治疗 所有的患者均应采用，包括多饮水，每天尿量大于 3L（特别强调睡前饮水，增加夜间尿量），降低尿中胱氨酸的浓度，使其 < 243mg/L（1mmol/L）；饮食治疗，限制钠的摄入（氯化钠 < 6g/d），减少动物蛋白的摄入（0.8～1.0g/kg），减少胱氨酸排泄从而降低胱氨酸的浓度；碱化尿液，使尿液 pH 达到 7.5，碱性尿时胱氨酸的溶解度较高，如尿液 pH 为 7 或更高时，可保持胱氨酸溶解度约为 1mmol/L，为保持尿液高 pH，可能需要摄入枸橼酸钾或碳酸钾 3～4mEq/（kg·d）（1mEq K⁺ = 1mmol），每天 3～4 次，最后 1 次应在睡前服用。但提高尿液 pH 可降低磷酸钙的溶解度，从而增加磷酸钙结石形成的风险。

2. 药物治疗 一般治疗失败，尿中胱氨酸浓度不能降至 1mmol/L，或尿中胱氨酸为过饱和状态，仍可见胱氨酸晶体，可启用含巯基药物如硫普罗宁、青霉胺和新药布西拉明（bucillamine）、α- 硫辛酸。含巯基药物的巯基基团可以还原胱氨酸二硫键，产生半胱氨酸二硫化物，比胱氨酸二聚体溶解度高。

药物治疗的同时应该行 24 小时尿代谢评估、胱氨酸浓度测定、尿液 pH 检查，监测治疗反应性与依从性。计算胱氨酸、磷酸钙和草酸钙的过饱和度，以确定结石形成的风险，并定期随访。

3. 新的治疗方法　伴侣蛋白 L-胱氨酸二甲基酯（L-CDME）可以治疗一些特殊类型的胱氨酸尿症患者，如 SLC3A1 基因突变引起蛋白质错误折叠而致病的患者。其本质为晶体生长抑制剂，可调节尿液中的结晶，进而减慢或组织胱氨酸结石的生长。其他的药物如托伐普坦可增加尿量，降低尿胱氨酸浓度。基因治疗也在研发中。

4. 泌尿外科干预　对于结石反复发生的患者，常常需要泌尿外科干预，首选微创手术如体外冲击波碎石，其次是输尿管镜和经皮肾镜取石术等。

二、ADPKD 与肾结石

（一）病因、流行病学及发病机制

肾结石和囊壁钙化在 ADPKD 中很常见，肾结石发病率为 20%～35%，比一般人群报道的发病率高约 5～10 倍。25% 的患者有症状，多为复杂性严重腰痛和血尿，需要泌尿外科的干预。ADPKD 中最常见的结石类型是尿酸性结石，约占所有结石的 50%，其次是草酸钙结石。任何患有急性腰痛的 ADPKD 患者都应怀疑患有肾结石。

ADPKD 产生结石的机制：囊肿导致的解剖结构扭曲致骨盆系统受压，导致尿液淤滞，尿路结晶冲刷减缓，尿路感染风险增加导致结石发生率增加。导致 ADPKD 患者发生肾结石常见的代谢异常包括低柠檬酸、高尿酸尿症、尿液低 pH、铵排泄减低、远端酸化缺陷，另外尿镁、磷酸盐和钾的含量也对结石产生有作用。镁和柠檬酸盐是尿液中晶体形成、聚集的抑制剂，因此尿镁和柠檬酸盐水平降低是肾结石的重要危险因素。

来自梅奥诊所 Vicente E. Torres 等的研究显示，在 151 名 ADPKD 合并肾结石的患者中，49% 有临床症状，21% 需要行手术治疗。结石成分中尿酸（57%）和草酸钙（47%）的比例很高，钙磷结石比例占 20%，鸟粪结石占 10%。他们回顾性分析了 74 例肾功能正常的 ADPKD 伴肾结石患者的代谢因素结果，发现低柠檬酸尿症占 67%，高尿酸血症占 19%，高草酸尿症占 19%，高尿酸尿症占 15%，高钙尿症占 11%，原发性甲状旁腺功能亢进占 5%，这些结果提示了代谢性因素在 ADPKD 患者发生结石中的重要性。ADPKD 患者出现显著的低柠檬酸尿症可能的解释为远端肾小管酸化障碍，有其他研究显示大约 31% 的 ADPKD 患者在氯化铵负荷试验后尿液 pH 不能降至 5.3。无论是否存在代谢紊乱，肾脏体积 >500ml 被证明是 ADPKD 和肾功能正常患者肾结石的独立预测因子。

（二）ADPKD 患者肾结石的诊断

临床实践中区分结石及囊壁或者实质的钙化比较困难。泌尿系统非增强 CT 被认为是 ADPKD 患者明确结石的首选，CT 对于检测小的或"射线可透的"（微弱不透明的）结石以及区分肿瘤、凝块及实质或囊壁钙化与结石更敏感。

（三）ADPKD 患者结石的治疗

ADPKD 患者肾结石需要早期干预的适应证是反复发作的疼痛、血尿、尿路感染、尿路梗阻和肾功能恶化。ADPKD 患者肾结石治疗方式的选择应基于以下因素：结石的因素（结石的数量、大小和成分），空间的因素（结石的位置、集合系统的空间解剖、肾积水和憩室），以及患者的因素（严重肥胖、凝血功能障碍、孤立肾和存在肾功能不全）。ADPKD 患者肾结石治疗的原则与正常肾脏的结石患者基本相同，但可能需要更密切地监测和早期干预，特别是肾功能异常或肾功能储备有限的部分患者。梗阻性结石的处理较普通结石更加困难。

（四）ADPKD 患者结石的一般治疗、评估及预防

肾结石的饮食预防以及药物治疗与一般人群相似。首次发生结石需行基础评估（包括尿常规，血钙、磷、钾、尿酸、肌酐及二氧化碳结合力等生化检查）。对于反复复发结石的患者，行血甲状旁腺素及 24 小时尿代谢评估（钙、磷、钠、镁、尿酸、草酸盐、柠檬酸盐及蛋白摄入）。在治疗方面，首先进行有针对性的饮食调整，如以下的措施可以减少结石形成风险：多饮水使尿量达 2～2.5L，避免脱水，避免含糖饮料，减少盐的摄入（每天不超

过 6g），饮用新鲜的柠檬汁，保持摄入正常量的钙，不使用钙补充剂，减少蛋白质的摄入。另外，枸橼酸钾可作为一种有效的药物选择。

三、MSK 与肾结石

1948 年由意大利病理学家 Cacci R 和 Ricci V 首次描述，也被称为同名 Cacci-Ricci 病，MSK 是良性先天性疾病，其特征是肾锥体的肾盏周围区域出现终末集合管畸形、继发性扩张（囊肿）。这种集合管扩张引起大小不一的髓质囊肿，囊肿常呈弥漫性，但不累及实质。临床上通常没有症状，但肾结石、泌尿系感染等并发症可能会在少数情况下导致慢性肾脏病，甚至肾衰竭。MSK 患者中阳性家族史少见和临床良性病程有助于区别 ADPKD 及常染色体显性遗传间质性肾病（autosomal dominant tubulointerstitial kidney disease，ADTKD）这两种进展性遗传疾病。

MSK 常见的临床表现还包括肾实质内结石形成（肾钙质沉着症），该发病率难以确定，但是在复发性钙结石患者中 12%~20% 为 MSK，女性或者年龄小于 20 岁的反复含钙结石患者中为 20%~30%。该病患者的结石主要是反复形成的磷酸钙和草酸钙结石。如果存在产脲酶菌病原体引起的尿路感染，结石中可能也有鸟粪石成分。

MSK 中形成结石的危险因素包括高钙尿症、高尿酸尿症、低枸橼酸尿症和高草酸尿症。该病发生肾钙质沉着症的机制可能有两种：①尿液在扩张的集合管和囊肿内的淤滞及终末集合管的局部酸化尿液功能障碍，导致尿液 pH 增高；②部分 MSK 患者存在不完全远端肾小管酸中毒（1 型），即使酸负荷增加，其尿液 pH 也保持在 5.3 以上。非增强 CT 检查仍是 MSK 血尿、腰痛或者疑似结石患者的优选检查。结石的治疗和预防方面与 ADPKD 类似。

（樊晓红　李雪梅）

第五节　典型病例：Gitelman 综合征

一、接诊场景

三甲医院肾内科诊室。男性，19 岁，步行入诊室。

二、病史

患者近 6 个月间断发作四肢无力，发作前找不到明确原因，发作约 10 分钟后会出现手和脚抽筋症状，伴有心悸，约 1 小时后症状会自行消失。曾在当地医院就诊，检查提示血钾降低，补钾治疗后好转。随后患者一旦出现症状，就会口服"钾片"，症状缓解后停药。患者为足月出生，顺产，从小生长发育与同龄孩子没有差别，学习成绩中等。没有长期使用中药和止痛药史。

三、查体

血压 110/78mmHg，心率 96 次 /min，一般状况可，神清语利，心、肺、腹部查体正常，双下肢不肿。

四、临床诊疗思路

患者青年男性，病程 6 个月；主要表现为发作性四肢无力伴手足抽搐 6 个月、补钾后症状可缓解；否认长期用药史；足月分娩，生长发育正常；查体血压不高；外院辅助检查提示血钾低。病因方面考虑低钾血症，原因待查，下一步首先需要根据病史和 24 小时尿钾与血钾水平比较，确定是否为肾性失钾；然后检测尿氯水平，如尿氯排泄水平不高（<20mmol/L），则需警惕呕吐、腹泻等情况，反之则考虑存在肾性失氯；如合并代谢性酸中毒要警惕肾小管酸中毒。另外，需除外其他药物（特别是利尿剂、中药）、免疫性疾病和浆细胞病所继发的肾性失钾。低钾血症鉴别诊断流程见图 3-5-15。

安排相关实验室检查，结果如下：血常规基本正常。血生化示，谷丙转氨酶（ALT）14U/L，白蛋白（Alb）49g/L，肌酐（Cr）74μmol/L，K^+ 3.1mmol/L，Mg^{2+} 0.59mmol/L，Na^+ 135mmol/L，Cl^- 91mmol/L，Ca^{2+} 2.50mmol/L，尿酸（UA）389μmol/L。血气分析示，pH 7.458，氧分压 96.0mmHg，二氧化碳分压 41.7mmHg，HCO_3^- 29.1mmol/L。24 小时尿电解质示，K^+ 144.6mmol，Na^+ 60.4mmol，Cl^- 150.1mmol（231mmol/L），Ca^{2+} 0.19mmol。立位 RAS 评估示，肾素活性 2.13μg/（L·h），血管紧张素Ⅱ 154.98ng/L↑，醛固酮 368.6ng/L↑。抗核抗体谱、M 蛋白筛查均为阴性。

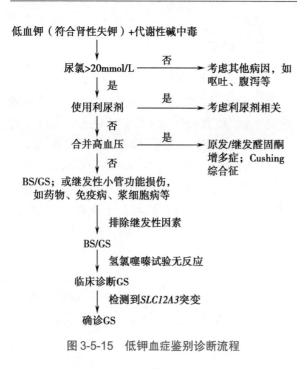

图 3-5-15　低钾血症鉴别诊断流程

五、结合临床和实验室数据考虑

1. 该患者血 K^+ 小于 3.5mmol/L、尿 K^+ 大于 25mmol/d，符合肾性失钾，并且合并有代谢性碱中毒、尿 Cl^- 大于 20mmol/L、无利尿剂使用史、血压不高，考虑诊断失盐性肾病。

2. 进一步完善失盐性肾病继发因素筛查，该患者抗核抗体谱、M 蛋白筛查均为阴性，血钙、血常规结果正常，无特殊用药史，诊断考虑遗传性失盐性肾病、Gitelman 综合征或 Bartter 综合征可能性大。

3. Gitelman 综合征和经典型 Bartter 综合征均可表现为低血钾、代谢性碱中毒、RAS 激活但血压不高，结合患者起病年龄较大、低血镁、低尿钙的特点，考虑 Gitelman 综合征可能性大。

4. 完善氢氯噻嗪试验评价体内 NCC 功能。该患者试验结果为 0.58%，属于对氢氯噻嗪无反应型（<2.86%），可临床诊断 Gitelman 综合征。

5. 确诊需要基因诊断，检测到 *SLC12A3* 纯合突变或复合杂合突变可确诊，单杂合突变的患者需结合临床。

六、最终确诊

基因检测结果证实患者为 *SLC12A3* 复合杂合突变（Ser178Pro、Gly439Ser），确诊为 Gitelman 综合征。

七、治疗建议

根据患者目前血钾、血镁水平，可主要以对症电解质替代治疗为主，推荐进食富含钾、镁的食物，同时口服氯化钾、门冬氨酸钾镁予以补充，症状发作时可予静脉补充。必要时可加用螺内酯、RAS 抑制剂、非甾体抗炎药（NSAID）等药物，但需注意监测药物副作用。根据 2017 年 KDIGO 专家争议共识建议血钾和血镁治疗目标分别为 3.0mmol/L 和 0.6mmol/L。

（陈丽萌　张　磊）

参 考 文 献

[1] 张抒扬. 罕见病诊疗指南（2019 年版）[M]. 北京：人民卫生出版社，2019.

[2] Gitelman HJ, Graham JB, Welt LG. A new familial disorder characterized by hypokalemia and hypomagnesemia[J]. Trans Assoc Am Physicians, 1966, 79: 221-235.

[3] Kunchaparty S, Palcso M, Berkman J, et al. Defective processing and expression of thiazide-sensitive Na-Cl cotransporter as a cause of Gitelman's syndrome[J]. Am J Physiol, 1999, 277(4): 643-649.

[4] Colussi G, Bettinelli A, Tedeschi S, et al. A thiazide test for the diagnosis of renal tubular hypokalemic disorders[J]. Clin J Am Soc Nephrol, 2007, 2(3): 454-460.

[5] Jiang L, Chen C, Yuan T, et al. Clinical Severity of Gitelman Syndrome Determined by Serum Magnesium[J]. Am J Nephrol, 2014, 39(4): 357-366.

[6] Blanchard A, Bockenhauer D, Bolignano D, et al. Gitelman syndrome: consensus and guidance from a Kidney Disease: Improving Global Outcomes(KDIGO) Controversies Conference[J]. Kidney Int, 2017, 91(1): 24-33.

[7] Peng X, Zhao B, Zhang L, et al. Hydrochlorothiazide test as a tool in the diagnosis of Gitelman syndrome in Chinese patients[J]. Front Endocrinol(Lausanne), 2018, 9: 559.

[8] Vallon V, Platt KA, Cunard R, et al. SGLT2 mediates glucose reabsorption in the early proximal tubule[J]. J Am Soc Nephrol, 2011, 22(1): 104-112.

[9] Wanner C, Inzucchi SE, Lachin JM, et al. Empagliflozin and progression of kidney disease in type 2 diabetes[J]. N Engl J Med, 2016, 375(4): 323-334.

[10] Miner JH. Pathology vs. molecular genetics: (re)defining the spectrum of Alport syndrome[J]. Kidney Int, 2014, 86(6): 1081-1083.

[11] Xie J, Wu X, Ren H, et al. COL4A3 mutations cause focal segmental glomerulosclerosis[J]. J Mol Cell Biol, 2015, 7(2): 184.

[12] Kashtan CE, Ding J, Garosi G, et al. Alport syndrome: a unified classification of genetic disorders of collagen Ⅳ alpha345: a position paper of the Alport Syndrome Classification Working Group[J]. Kidney Int, 2018, 93(5): 1045-1051.

[13] Savige J, Gregory M, Gross O, et al. Expert guidelines for the management of Alport syndrome and thin basement membrane nephropathy[J]. J Am Soc Nephrol, 2013, 24(3): 364-375.

[14] Cornec-Le Gall E, Alam A, Perrone RD. Autosomal dominant polycystic kidney disease[J]. Lancet, 2019, 393(10174): 919-935.

[15] Harris PC, Torres VE. Genetic mechanisms and signaling pathways in autosomal dominant polycystic kidney disease[J]. J Clin Invest, 2014, 124(6): 2315-2324.

[16] Bergmann C, Guay-Woodford LM, Harris PC, et al. Polycystic kidney disease[J]. Nat Rev Dis Primers, 2018, 4(1): 50.

[17] Worcester EM, Coe FL. Nephrolithiasis[J]. Prim Care, 2008, 35(2): 369-391, vii.

[18] Torres VE, Wilson DM, Hattery RR, et al. Renal Stone Disease in Autosomal Dominant Polycystic Kidney Disease[J]. Am J Kidney Dis, 1993, 22(4): 513-519.

[19] Talati JJ, Tiselius HG et al. Urolithiasis: Basic Science and Clinical Practice[M]. London: Springer-Verleg, 2012: 756-766.

第六章 血液系统罕见病

2018年5月11日由国家卫生健康委员会等五部门联合发布的《第一批罕见病目录》中纳入了部分罕见血液病。本章将选取《第一批罕见病目录》中的4种罕见血液疾病作为代表进行阐述。按照章节的顺序分别为血友病、阵发性睡眠性血红蛋白尿症、范科尼贫血和重型先天性中性粒细胞缺乏症。这四种疾病涵盖了白细胞系统、红细胞系统和出血及凝血系统疾病，既涉及血液中的有形成分，又涉及血液中的无形成分，具有较好的代表性。

血友病可以作为罕见病防治的典型代表供其他从事罕见病防治的医务工作者参考。在国际上，早在20世纪60年代就开始给予血友病患者每周2～3次定期输注凝血因子产品（即预防治疗），同时积极开展自我注射、家庭治疗和病例登记随访工作。通过上述措施，虽然无法治愈血友病，但可以让患者减少出血，近年来更是可以达到完全没有自发性出血，使得患者的生活质量大大提高，从而积极融入社会。

1990年，经原国家卫生部批准[卫外发（90）221文件]，中国医学科学院血液病医院作为我国的代表正式加入世界血友病联盟。2004年由天津、北京、上海、广州、合肥和济南的6家中心发起成立了中国血友病诊疗中心协作网（简称中国血友病协作组），在世界血友病联盟和加拿大华裔血友病专家的帮助下，在全国范围内开展血友病防治的宣教，先后成立了登记工作组、护理工作组、理疗工作组、实验诊断工作组和儿科工作组。

中国血友病协作组的工作也得到了政府部门的认可，原卫生部于2009年11月底决定建立血友病病例信息管理制度（卫办医政函〔2009〕981号），并指定中国医学科学院血液病医院作为国家血友病病例信息管理中心。与此同时，全国各省、自治区和直辖市也按要求成立了省级血友病信息管理中心。为贯彻落实《关于开展城乡居民大病保险工作的指导意见》（发改社会〔2012〕2605号）和原卫生部《关于加快推进农村居民重大疾病医疗保障工作的意见》（卫政法发〔2012〕74号），做好血友病医疗服务工作，原卫生部要求各地建立血友病分级诊疗体系，确定血友病定点医疗机构，成立省级血友病专家组和完善血友病病例信息管理制度（卫办医政函〔2012〕1101号）。

在各级政府部门的大力支持和中国血友病协作组的共同努力下，我国相继建立了120多家血友病中心，儿童血友病的预防治疗被纳入2017年版国家医保目录。我国血友病防治水平取得了飞跃性的进步，近年来儿童血友病患者因病致残的情况已经很少发生。

（杨仁池）

第一节 血 友 病

一、定义及历史沿革

血友病（hemophilia）是一种X染色体连锁的隐性遗传性出血性疾病，可分为血友病A（hemophilia A）和血友病B（hemophilia B）两种。前者为凝血因子Ⅷ（FⅧ）质或量的异常所致，后者系凝血因子Ⅸ（FⅨ）质或量的异常所致。

早在公元2世纪的巴比伦犹太法典里就有了关于血友病的记载。在第二次世界大战期间人们开始认识到血浆中凝血因子的缺乏导致血友病，该因子被称为抗血友病球蛋白（AHG），后来被命名为FⅧ。1952年Biggs等在牛津、Aggeler等在旧金山分别描述了Christmas病和血浆凝血活酶（PTC）缺乏症。Christmas是牛津小组描述的其中1例患者的姓氏，PTC则是当时新发现的患者所缺乏的凝血因子。1954年在巴黎举行的国际止血与血栓协会学术研讨会上，正式将 F Ⅷ 缺乏命名为血友病 A，F Ⅸ 缺乏命名为血友病 B。

二、流行病学及发病机制

（一）流行病学

血友病的发病率没有种族或地区差异。在男性人群中，血友病 A 的发病率约为 1/5 000，血友病 B 的发病率约为 1/25 000；所有血友病患者中，血友病 A 占 80%～85%，血友病 B 占 15%～20%。而女性血友病患者极其罕见。由于经济等各方面的原因，血友病的患病率在不同国家甚至同一国家不同的时期都存在很大的差异。以中国医学科学院血液病医院为组长单位的全国血友病协作组于 1986—1989 年间在全国 24 个省的 37 个地区所做的患病率调查表明，我国血友病的患病率为 2.73/10 万人口。

（二）发病机制

人类 F Ⅷ 基因位于 X 染色体长臂远端（Xq28），全长 180kb，拥有 26 个外显子。最长的第 14 外显子由 3 106 个碱基组成，其次第 26 外显子由 1 958 个碱基组成，其余 24 个外显子分别由 69～262 个碱基组成。F Ⅷ 的 mRNA 长度约 9kb，翻译后的 F Ⅷ 前体由 2 351 个氨基酸组成，包含 19 个氨基酸残基组成的信号肽。

由于 F Ⅷ 基因缺陷引起 F Ⅷ 合成障碍或者功能缺陷是导致血友病 A 的原因。自从 1984 年 F Ⅷ 基因被克隆以来，研究者对于血友病 A 患者 F Ⅷ 基因缺陷的研究持续至今。根据基因缺陷的种类，可以分为 3 种。①基因重排：如内含子 22 及内含子 1 倒位，常引起交叉反应物（CRM）阴性疾病；②插入或者缺失突变：既可以是单碱基也可以是小片段或者大片段的插入及缺失，常引起 CRM 阴性疾病；③点突变：根据蛋白产物的变化又可以分为无义突变、错义突变或者剪接位点异常，多引起 CRM 阳性疾病。

人类 F Ⅸ 基因位于 X 染色体长臂远端（Xq27），长约 33kb，有 8 个外显子及 7 个内含子，mRNA 长度为 2.8kb。血友病 B 患者基因突变类型包括点突变、移码突变、缺失突变及其他可以导致 F Ⅸ 结构和功能改变的突变等。大约有 30% 的突变发生于 CG 二核苷酸，常常累及精氨酸（Arg），导致 Arg 密码子突变成为终止密码子。与血友病 A 一样，大约 30% 的患者为散发病例。

血友病 B Leyden 是一种 F Ⅸ 基因启动子区突变导致的特殊类型，这种患者在出生及儿童时期表现为 CRM 阴性的重型血友病，但是到了青春期后，F Ⅸ 活性（F Ⅸ:C）逐渐上升甚至可以达到 60% 以上。造成这种现象的原因是 F Ⅸ 基因启动子区有一个雄激素反应元件，正常情况下并不增加 F Ⅸ:C，正是因为这一突变导致雄激素反应元件获得了调控 F Ⅸ 基因的能力，随着青春期的到来，患者体内雄激素逐渐增多，使得患者的 F Ⅸ:C 逐渐上升。目前已经在启动子区发现有多种突变可以引起该亚型的血友病 B。另外一种类型的血友病 B 叫作血友病 B$_m$，其特点是利用牛脑凝血活酶作为凝血酶原时间（PT）试剂时会使 PT 延长。这种类型血友病 B 的基因突变位于 F Ⅸ 分子的羧基端，导致 F Ⅸ 与牛凝血活酶作用异常。

三、临床表现

血友病患者主要表现为关节、肌肉和深部组织出血，也可有胃肠道、泌尿道、中枢神经系统出血以及拔牙后出血不止等。若反复出血，不及时治疗可导致关节畸形或 / 和假肿瘤（pseudotumor）形成，严重者可危及生命。外伤或手术后延迟性出血是本病的特点。根据 F Ⅷ 或 F Ⅸ 因子水平可将血友病分为 3 型（表 3-6-1）。轻型患者一般很少出血，只有在损伤或手术后才发生；重型患者自幼可有自发性出血，身体的任何部位都可出血；中间型患者出血的严重程度介于轻型和重型之间。

表 3-6-1 血友病 A/B 临床分型

F Ⅷ 或 F Ⅸ 因子水平	临床分型	出血症状
>5～40IU/dl	轻型	大的手术或外伤可致严重出血，罕见自发性出血
1～5IU/dl	中间型	小手术 / 外伤后可有严重出血，偶有自发性出血
<1IU/dl	重型	肌肉或关节自发性出血

四、辅助检查

（一）筛选试验

包括内源途径凝血试验、外源途径凝血试验

（PT）、出血时间、血小板计数、血小板聚集试验，以及凝血酶时间（TT）和 FXIII 试验等。以上除内源途径凝血试验外，其他试验均正常。内源途径筛选试验中血友病患者激活的活化部分凝血活酶时间（APTT）延长。

如果怀疑患者产生了抑制物，还要进行抑制物筛选：采用 APTT 纠正试验，即正常血浆和患者血浆按 1:1 混合后，于即刻和 37℃ 孵育 2 小时后分别再测定 APTT，并与正常人和患者本身的 APTT 进行比较，若不能纠正应考虑可能存在抑制物。

（二）确诊试验

确诊血友病有赖于 FVIII 活性（FVIII:C）、FIX 活性（FIX:C）以及血管性血友病因子抗原（vWF:Ag）的测定。血友病 A 患者 FVIII:C 减低或缺乏，vWF:Ag 正常，FVIII:C/vWF:Ag 明显降低。血友病 B 患者 FIX:C 减低或缺乏。

确诊抑制物必须测定抑制物滴度（inhibitor titer）（以 FVIII 为例）：将不同稀释度的患者血浆与正常血浆等量混合，孵育 2 小时，测定残余 FVIII 活性。能使正常血浆 FVIII 活性减少 50% 时，则定义为 FVIII 抑制物的含量为 1 个 Bethesda 单位（BU），此时患者血浆稀释度的倒数即为抑制物滴度，以 BU/ml 血浆表示。如果在 1～4 周内连续两次用 Bethesda 法或者 Nijmegen 法检测发现患者抑制物滴度 ≥0.6BU/ml，则为阳性。若抑制物滴度 >5BU/ml，则为高滴度抑制物；若抑制物滴度 ≤5BU/ml，则为低滴度抑制物。

五、鉴别诊断

1. **血管性血友病（von Willebrand disease，vWD）**　vWD 患者常见的临床症状为皮肤和黏膜出血，如鼻出血，成年女性患者月经过多等。根据不同的类型，vWD 患者出血的严重程度差异很大。由于 vWD 患者的出血病史和临床症状无特异性，因此确诊 vWD 必须依赖于实验室检查，主要通过 vWF:Ag、瑞斯托霉素辅因子活性、FVIII:C 和 vWF 多聚体分析等检查来确诊。

2. **获得性血友病（acquired hemophilia）**　即抗 FVIII 抗体自身抗体阳性患者。多成年发病，既往无出血史，无阳性家族史，男女均可发病，多继发于恶性肿瘤、自身免疫性疾病、围生期女性等，

但半数患者无明显诱因。如果抑制物筛选试验阳性，应进一步检测抑制物滴度。

3. **遗传性 FXI 缺乏症**　本病系常染色体隐性遗传性疾病，男女均可发病，自发性出血少见。实验室检查 APTT 延长，FIX:C 降低。

4. **其他凝血因子缺乏症**　血友病 B 患者应注意与遗传性（或者获得性）维生素 K 依赖凝血因子缺乏症鉴别。除出血表现不一致外，相应凝血因子检测可以明确诊断。

六、治疗

（一）治疗原则

血友病患者应该在血友病诊疗中心接受综合关怀团队的诊疗与随访。如果发生急性出血，为避免延误治疗，可以在综合关怀团队的指导下在附近的医疗机构接受治疗或者在家庭进行自我注射。家庭治疗可让患者立即注射凝血因子，实现最理想的早期治疗，其结果是减少疼痛、功能障碍以及远期残疾，并显著减少因并发症导致的住院时间和次数。家庭治疗必须由综合关怀团队密切监管，且只有在患者及其家属得到充分的教育和培训后才能开始进行。

血友病患者应避免肌内注射和外伤。禁服阿司匹林或其他非甾体类解热镇痛药以及所有可能影响血小板聚集的药物（如对乙酰氨基酚）。若有出血应及时给予足量的替代治疗。患者应尽量避免各种手术，如必须手术时应进行充分的替代治疗。

血友病 A 的替代治疗（replacement therapy）首选基因重组 FVIII 制剂或者病毒灭活的血源性 FVIII 制剂，仅在无上述条件时可选用冷沉淀或新鲜冰冻血浆等。血友病 B 的替代治疗首选基因重组 FIX 制剂或者病毒灭活的血源性 FIX 制剂，仅在无上述条件时可选用新鲜冰冻血浆。

（二）治疗进展

凝血因子替代治疗在几年前还是血友病患者唯一有效的治疗措施，随着 FIX-FX 双特异性抗体（艾美赛珠单抗）的上市，血友病的治疗已经发生了根本性的变化。

1. **凝血因子替代治疗产品**　目前常规的治疗方案是血友病 A 患者每周给药 3 次，血友病 B 每周 2 次。频繁的静脉穿刺对于医患双方都是很

大的挑战，导致患者治疗依从性下降。为了减少静脉穿刺频次，增加患者治疗的依从性，近年来开发了半衰期延长的基因重组FⅧ制剂和FⅨ制剂。已经上市的产品中，基因重组FⅧ制剂的半衰期可达19小时，基因重组FⅨ制剂半衰期超过100小时。

2. 非替代治疗产品

（1）艾美赛珠单抗（emicizumab）：一种人源化FⅨa-FⅩ双特异性抗体，通过桥联的方式结合Ⅸa和Ⅹ，从而模仿FⅧ生理功能，促进凝血酶的产生。美国FDA已经批准该药用于治疗伴或不伴抑制物的血友病A患者。该药在我国也获得批准用于治疗伴抑制物的血友病A患者。对于不伴抑制物的血友病A患者，其国内注册临床试验正在进行中。该药为皮下注射，每周1次甚至每个月1次就可以大大降低患者的出血概率。

（2）针对抗凝蛋白的药物：人体正常的止血功能有赖于体内天然的促凝成分和抗凝成分的精细调节，如果失衡就可以导致出血或者血栓。过去的治疗理念都是基于补充人体缺乏的相应凝血因子。近年来，针对抗凝蛋白（如抗凝血酶和组织因子途径抑制物）的药物被开发，其目的并非提高缺乏的凝血因子水平而是降低抗凝蛋白水平，从而使血友病患者的凝血系统达到新的平衡。① fitusiran：这是一种靶向抗凝血酶的小干扰RNA，影响抗凝血酶的翻译，阻断其合成。通过皮下注射，每周1次或者每个月1次，可以用于伴或不伴抑制物的血友病A和血友病B患者。② consizumab：这是一种抗组织因子途径抑制物的单克隆抗体，也是皮下注射，每周2次，可以用于伴或不伴抑制物的血友病A和血友病B患者。

3. 基因治疗　血友病作为单基因遗传病，是基因治疗的最佳靶疾病之一。血友病基因治疗最近两年来取得了显著进展。

2017年12月，George等发表了一项关于SPK-9001的Ⅰ/Ⅱ期临床试验研究，是目前为止单次静脉注射基因治疗获得最稳定因子活性水平和最佳临床预后的报道。SPK-9001是一种正在研发的血友病B试验性新药，本质上是携带肝脏特异性启动子和高活性FⅨ（Padua）单点突变基因（factor Ⅸ.R338L）的衣壳表达经密码子优化的、单链腺相关病毒（SS-AAV）载体。FⅨ Padua是一种FⅨ催化区发生错义突变的FⅨ变体，可以使FⅨ活性提高8倍。10例患有血友病B的成年男性受试者单次注射SPK-9001后12周，测得所有患者的稳态FⅨ活性为正常值的14%～81%。这个活性水平足以控制出血症状。年出血率（ABR）降低了97%，从注射前每年平均出血11.1次到每年0.4次，而凝血因子Ⅸ的使用减少了99%。试验过程中无明显的不良反应，未出现血栓及中和抗体，机体免疫反应导致的短暂的肝酶升高和FⅨ降低在短期应用糖皮质激素后可恢复正常。Miesbach等进行了一项多国联合、多中心、非盲的Ⅱ期临床试验，使用新型基因导入产品AMT-060对10例血友病B患者进行基因治疗。AMT-060由AAV5载体和被肝脏特异性启动子（LP1）调控的密码子优化的野生型人FⅨ基因组成，从而可以使FⅨ特异性在肝脏中表达。结果显示单次AMT-060注射可以安全有效地增加FⅨ活性、减少自发出血和预防性FⅨ使用，并且未检测到针对腺病毒的细胞免疫反应，有3例患者出现轻度转氨酶升高。SPK-9001和AMT-060均已获得美国FDA的突破性疗法资格认定，后者更是获得了欧洲药品管理局的重点药品快速审评资格。

Rangarajan等对人FⅧ（hFⅧ）基因进行改造，删除无功能的B区域，获得密码子优化的SQ型变体FⅧ，并由AAV5充当载体。9例男性重型血友病A患者被纳入一项Ⅰ/Ⅱ期剂量递增的临床试验中，用以评估单次注射AAV5 hFⅧ SQ的安全性和有效性，随访期长达52周。结果表明FⅧ在患者中成功表达，且FⅧ活性水平呈剂量相关性。在接受最高剂量为$6 \times 10^{13} \mu g/kg$的7例患者中，6例患者的FⅧ活性水平在20～24周内保持在正常值范围，52周后仍维持1 600～16 400IU/L（平均7 700IU/L）。另外1例接受高剂量治疗的患者因子水平波动于1 200～3 200IU/L，转为轻型血友病。所有患者均接受了短期的糖皮质激素治疗，未发现针对AAV5的细胞免疫反应及明显的肝细胞损伤。体液中的载体DNA水平随时间逐渐下降，并未在配子中检测到载体DNA，表明未整合入患者的基因组。

目前，基因治疗的研究进展迅速，针对患者本身存在AAV抗体的检测策略也在不断完善。

各项临床试验旨在监测给药的安全性和有效性，并探索最低给药剂量以减少不良反应。然而，基因治疗仍面临一系列问题，包括如何解决整合基因毒性和脱靶效应、降低致瘤性、提高转染和编辑效率、控制免疫反应，以及提高抗病毒衣壳抗体检出率。伦理问题也是不可回避的，除此之外，基因治疗价格不菲。

综上所述，在传统的替代疗法以外，血友病患者的治疗有了更多选择，尤其对伴抑制物的患者来说看到了治疗的希望。非因子类药物由于可应用于伴抑制物的血友病患者，并且具有半衰期长、可皮下注射等特点，提高了患者的依从性。AAV 介导的基因治疗在临床试验中取得了里程碑式的突破，使血友病的完全治愈成为可能。

（杨仁池）

第二节　阵发性睡眠性血红蛋白尿症

一、定义及历史沿革

阵发性睡眠性血红蛋白尿症（paroxysmal nocturnal hemoglobinuria, PNH）是一种后天获得性溶血性疾病（hemolytic disease）。该病源于造血干细胞磷脂酰肌醇聚糖 A 基因突变（*PIGA* gene mutation）引起一组通过糖基磷脂酰肌醇（glycosylphosphatidylinositol, GPI）锚连在细胞表面的膜蛋白的缺失，导致细胞性能发生变化。异常细胞缺乏 GPI 连接蛋白，从而对补体敏感，也因而引起相应的临床现象。血管内溶血（intravascular hemolysis）、潜在的骨髓造血衰竭（bone marrow failure）和血栓形成（thrombosis）倾向是其三个主要的临床表现。血栓栓塞和感染是常见的死亡原因。

1882 年，德国医生 Paul Strubing 首次报道病例的患者是在夜间发生血红蛋白尿，故名为"阵发性夜间血红蛋白尿症"（paroxysmal nocturnal hemoglobinuria, PNH），但是后来发现血红蛋白尿的发作不一定在夜间，而常常是在睡眠之后，所以在我国改称"阵发性睡眠性血红蛋白尿症"。Paul Strübing 首先观察到 PNH 患者的红细胞在睡眠时的酸性环境下对补体敏感。1939 年，哈佛医学院的 Thomas Hale Ham（1905—1987）医生首先报道了 PNH 的红细胞在酸性血清中出现补体介导的溶血的证据，这个标志性的研究整整影响了这一领域 50 年，并且使得酸溶血试验（即 Ham test）成为诊断的特异性试验，直到 20 世纪中期，才由流式细胞仪检测对该病的诊断进行了补充。20 世纪 50 年代，Ham 的同事 Louis Pillemer 发现 PNH 的红细胞在酸性血清的溶血是由补体替代途径介导的，这些杰出的发现作为 1957 年美国血液学会（ASH）年会的第一重要内容进行了报道。

伦敦 Hammersmith 医院的 John V. Dacie（1912—2005）教授对 PNH 的临床和实验室研究也做出了重大的贡献，包括发现了 PNH 与再生障碍性贫血（aplastic anemia）的密切关系，并由此提出 PNH 是在骨髓增生低下的背景下发生体细胞突变的结果，而且突变的细胞可能具有不明原因的增殖优势。他的这些论点直到今天依然对 PNH 的研究有重要的影响。

1985 年，人们认识到 PNH 患者的细胞表面存在锚，可以将蛋白与细胞连接。1989 年，人们发现了锚连蛋白中的补体调节蛋白（complement regulatory protein）（CD55、CD59 等）及其在 PNH 发病中的作用，也为日后采用流式细胞技术检测 PNH 克隆提供了依据。1993 年，日本学者第一次证实 PNH 细胞表面 GPI 锚的缺失是由于发生了 *PIGA* 基因突变，从而再一次掀起了研究 PNH 的热潮。2002 年，由于对 PNH 红细胞对补体敏感的认识，导致了新的补体抑制剂（complement inhibitor）依库珠单抗（eculizumab）的出现。

从 19 世纪后期以来，通过对 PNH 的研究，人们逐步发现了补体的旁路激活途径、补体调节蛋白、蛋白与细胞膜表面的连接机制，以及疾病的基因基础。科学家的努力使许多不可能变成了可能。有人评论道：对 PNH 这一罕见疾病的研究，带动了许多巨大的发现，并为相对常见疾病的研究提供了思路及启发。对 PNH 的研究充分展示了大自然对机体的精确调节，也体现了科学的独特魅力和对人类求知欲的回报。

二、流行病学及发病机制

（一）流行病学

PNH 是一种获得性疾病，年发病率在西方国家为 1/100 万人年～2/100 万人年，我国的发病率至今没有非常精确的统计，但总的来说，北方比南方更为常见，总的发病率应与再生障碍性贫血类似，约为 1/10 万，较欧美国家常见。

发病年龄在 2 岁至 80 岁的各年龄组均有报道，但均以青壮年患者居多，20～40 岁约占 77%。男女均可发病，根据北京协和医院的报道，中国与其他亚洲国家相比，女性患者的比例相似。亚洲国家发病率显著低于欧美国家。

（二）发病机制

1. **基因突变引起异常细胞克隆的出现** PNH 异常血细胞的共同特点是细胞膜表面缺乏一组膜蛋白，这种膜蛋白都通过 GPI 连接在膜上，统称糖基磷脂酰肌醇连接蛋白（GPI 连接蛋白）。缺乏 GPI 是由于生成 GPI 的第一步，即 N- 乙酰葡糖胺不能加到磷酸肌醇（PI）上去，因而不能再进一步加入 3 个甘露糖和 1 个乙醇胺最后形成完整的 GPI 去连接蛋白。这种蛋白的 cDNA 和基因核苷酸序列已经弄清，称 *PIGA* 基因。荧光原位杂交技术证明，其位于 X 染色体 p22.1 部位。目前的研究表明，在所有已检测的 PNH 患者血细胞中都发现了因 *PIGA* 基因突变而导致 GPI 连接蛋白的部分或全部缺失，说明 *PIGA* 基因突变在 PNH 发病中有重要作用。

2. **异常细胞克隆的维持和扩增** 异常细胞克隆生成之后可以保持并能继续扩增，在数量上增长到足以引起疾病表现的程度。PNH 是机体在出现了导致骨髓衰竭因素的背景下，发生了基因突变，并以机体发生溶血为代价，避免了更为严重的骨髓衰竭，是一种自然的"基因治疗"，而且这种突变及突变克隆的增殖是在疾病的早期进行的。

3. **补体异常活化介导的红细胞破坏** 红细胞表面有 C3 转化酶衰变加速因子（decaying accelerating factor，DAF）（CD55），可与 C3b 或 C4b 结合，防止补体的继续激活和放大。另外还有膜攻击复合物抑制因子（membrane attack complex inhibition factor，MACIF）[或称反应性溶血膜抑制物（membrane inhibitor of reactive lysis，MIRL），亦称保护素（protectin）]（CD59），可防止 C9 的聚合和膜攻击复合物 C5b-9 的构成。以上皆为 GPI 连接蛋白，都属补体调节蛋白。PNH 患者的异常细胞缺乏这些蛋白，因此对补体敏感，目前认为

这是溶血和溶血发作的主要原因。其中 MACIF（CD59）的重要性可能比 DAF（CD55）更大。PNH 患者由于红细胞膜上缺乏这些蛋白，容易受到补体攻击而溶血。

4. **血栓形成风险高** PNH 是易栓性疾病（thrombophilia），血栓的主要原因是溶血。溶血可通过红细胞膜的改变和微粒体、红细胞与内皮细胞相互作用导致一氧化氮（NO）缺乏等机制增加血栓的形成。NO 是平滑肌紧张度的调节剂，血小板的激活和血浆 NO 水平的降低导致平滑肌张力松弛，其后果除了导致血栓形成外，还可以引起胃肠道收缩、高血压和勃起障碍等。有学者提出，NO 的消耗可能是溶血性疾病血栓倾向的主要原因。不仅如此，观察表明，PNH 患者在溶血危象中的许多症状可能与血红蛋白释放和 NO 清除相关的平滑肌功能紊乱相关。PNH 患者的异常血小板也缺乏 CD59，因此有更多的含 C9 聚合物的复合体附着在膜上，引起囊泡化，而这种囊泡又不能维持酸性磷脂在内层的状况，使较多的酸性磷脂暴露在外表面，增加了因子 Va、Xa 的作用面，遂有较多凝血酶原变为凝血酶，这是 PNH 患者容易发生栓塞的一个原因。另外，PNH 患者的单核细胞缺乏尿激酶型纤溶酶原激活剂受体（urokinase plasminogen activator receptor，uPAR，另一种 GPI 连接蛋白），使局部产生的纤溶酶不足，血凝块稳固，增加栓塞倾向。

5. **骨髓造血功能衰竭** PNH 患者常有一定程度的骨髓造血功能低下的表现，临床表现类似再生障碍性贫血。骨髓的正常造血功能衰竭或在先或在后或同时出现。

三、临床表现

1. **贫血或全血细胞减少（pancytopenia）** PNH 常有骨髓衰竭表现，由全血细胞减少导致的感染和出血是 PNH 患者死亡的主要原因之一。

2. **血红蛋白尿（hemoglobinuria）** 典型的血红蛋白尿呈酱油或浓茶色。血红蛋白尿发作时可有发冷发热、腰痛、腹痛等。

3. **血栓形成** 不同部位的血栓形成在欧美国家的 PNH 病例中占 23%～50%，是这些地区 PNH 患者的主要死亡原因。我国最近登记的试验显示，血栓发生率为 14%，提示中国人栓塞发

生率低于西方人，这是东西方之间的另一个差异。但根据中国近 10 年的报道，栓塞发生率较以往报道增多，栓塞的部位也与欧美所报道病例类似，以腹腔静脉血栓为主。

4. 常见的合并症

（1）感染：PNH 患者容易遭受各种感染，严重的感染往往是 PNH 患者死亡的主要原因。

（2）贫血性心脏病：严重者可致心力衰竭。

（3）黄疸（jaundice）与胆石症：长期溶血可合并胆石症。

（4）肾衰竭（renal failure）：由于长期血管内溶血，PNH 患者肾内有含铁血黄素沉着，临床上有 10% 患者出现肾损伤。

（5）其他：长期血管内溶血及贫血导致患者常常面容水肿。由于平滑肌功能障碍，患者可以出现胸痛、腹痛、性欲低下等。

四、诊断和鉴别诊断

（一）国内 PNH 诊断标准

1. 临床表现符合 PNH。

2. 实验室检查

（1）Ham 试验（Ham test）、蔗糖水溶血试验（sucrose solution hemolysis test）、蛇毒因子溶血试验（Cobra Venom factor-initiated hemolysis test）、尿隐血（或尿含铁血黄素）等试验中凡符合下述任何一种情况，即可诊断。

1）两项以上阳性。

2）一项阳性，但须具备下列条件：①两次以上阳性，或一次阳性，但操作正规、有阴性对照、结果可靠，即时重复仍阳性者；②有溶血的其他直接或间接证据，或有肯定的血红蛋白尿出现；③能除外其他溶血，特别是遗传性球形红细胞增

多症、自身免疫性溶血性贫血、葡糖 -6- 磷酸脱氢酶（G6PD）缺乏症所致的溶血和阵发性冷性血红蛋白尿症等。

（2）流式细胞术检测发现外周血中 CD55 或 CD59 阴性中性粒细胞或红细胞 >10%（5%～10% 为可疑）。

临床表现符合，实验室检查具备（1）或（2）者皆可诊断，（1）（2）两项可以相互佐证。

（二）国际工作组 PNH 临床分类

国际 PNH 工作组（I-PIG）将 PNH 患者分为如下几类：①经典型 PNH（classical PNH），该类患者有典型的溶血和血栓形成；②合并其他骨髓衰竭性疾病，如再生障碍性贫血（AA）或骨髓增生异常综合征（MDS）；③亚临床型 PNH（sub-clinical PNH），患者有微量 PNH 克隆，但没有溶血和血栓的实验室和临床证据（表 3-6-2）。

（三）鉴别诊断

1. 再生障碍性贫血（AA） PNH 容易与之混淆的原因是，这两种疾病的很多病例都存在全血细胞减少。两者的主要鉴别点是：AA 为骨髓增生减低，而 PNH 为骨髓增生活跃（特别是红细胞系统）。若骨髓增生减低时又能查出类似 PNH 的异常红细胞，或是有 PNH 的临床及实验室所见但骨髓增生低下者，应怀疑是否有疾病的转化或是兼有两病（属 AA-PNH 综合征）。

2. 缺铁性贫血 PNH 因长期反复血红蛋白尿而失铁，可伴有缺铁现象，但与缺铁性贫血不同的是补铁后不能使贫血得到彻底纠正。

3. 营养性巨幼细胞贫血 因溶血促使骨髓代偿性过度增生，叶酸可能相对不足，造成巨幼细胞贫血，但补充叶酸后并不能彻底纠正本病所致贫血。

表 3-6-2 PNH 临床分类

分类	血管内溶血速率	骨髓检查	流式细胞术检测
经典型 PNH	LDH 显著增高伴阵发性的血红蛋白尿	骨髓增生活跃伴红细胞系统造血旺盛或出现轻微形态异常	GPI- 中性粒细胞 >50%
合并其他骨髓衰竭性疾病	轻度（常伴溶血的生化指标的微量异常）	同时伴有骨髓衰竭证据（AA 或低危 MDS）	GPI- 中性粒细胞 <10%
亚临床型 PNH	没有血管内溶血的临床或生化指标的异常	同时伴有骨髓衰竭的证据（AA 或低危 MDS）	使用高敏感的流式细胞检测技术可见 <1% 的 GPI- 中性粒细胞

LDH：乳酸脱氢酶；GPI：糖基磷脂酰肌醇；AA：再生障碍性贫血；MDS：骨髓增生异常综合征

4. 骨髓增生异常综合征(MDS) 个别 PNH 患者骨髓象可看到病态造血现象,甚至原始粒细胞轻度增高或在外周血中看到少量原始粒细胞。另一方面,一些 MDS 患者也可具有类似 PNH 的异常血细胞,但其基本特点和疾病的发展仍以 MDS 为主,很少发生典型的血红蛋白尿或 PNH 的表现。

5. 自身免疫溶血性贫血 个别 PNH 患者直接抗人球蛋白试验可阳性,另一方面,个别自身免疫溶血性贫血患者的蔗糖水溶血试验可阳性,但经过追查这些试验都可转为阴性,更重要的是这两种病各有自己的临床和实验检查特点,鉴别不困难。此外,在大多数情况下肾上腺皮质激素对自身免疫溶血性贫血的治疗效果远比 PNH 为好。

五、治疗

(一)治疗策略

在开始治疗前,应判断 PNH 患者为经典型 PNH 还是低增生阵发性睡眠性血红蛋白尿症 - 再生障碍性贫血(PNH-AA)综合征。造血功能衰竭是低增生 PNH 的病情进展甚至致死的主要因素,纠正血细胞减少为主要治疗手段,符合重度再生障碍性贫血(SAA)标准的患者可按再生障碍性贫血进行治疗。而经典型 PNH 的血栓形成、血管内溶血等并发症风险增加,目前广泛应用的治疗手段依然以对症为主。依库珠单抗的出现为 PNH 的治疗带来突破性进展,注意加强并发症的预防与治疗。

(二)PNH 溶血的治疗

目前国内 PNH 的传统治疗手段仍然是以对症支持、减轻溶血为目的。糖皮质激素可抑制补体与红细胞上抗原的结合,还可阻断补体 C3 活化前的启动环节,从而有抑制溶血的作用。PNH 急性发作者,如无禁忌可尝试肾上腺糖皮质激素如口服泼尼松 20~40mg[0.25~1mg/(kg·d)]短期给药至尿隐血转阴,维持治疗可给予泼尼松减量后每天或隔天给药,持续 1~3 个月,辅以细胞膜稳定剂(维生素 E 300~600mg/d 口服或硒剂)、叶酸(为防止加重溶血不常规给予铁剂)及碳酸氢钠治疗,对多数初诊患者能减轻溶血发作、稳定病情。

若为 AA-PNH 综合征可辅助雄激素、免疫抑制剂等治疗。PNH 患者是否应给予抗凝药物预防血栓的发生存有争议,对于已发生血栓者应给予抗凝治疗。

重组人源型抗补体蛋白 C5 单克隆抗体依库珠单抗于 2007 年 3 月 16 日被美国 FDA 批准用于治疗 PNH,推荐剂量每周 1 次 600mg 静脉滴注,给药 4 次,第 5 周 900mg,以后隔周 900mg。

PNH 是由于补体在红细胞外激活形成 C5b-7,然后结合到红细胞膜上再与 C8 及 C9 作用形成 C5b-9(即膜攻击复合体),由于红细胞表面缺乏某些锚蛋白,如 C3 转化酶 DAF(可阻止 C3 转化酶的形成),因而大量 C3 转化为 C3b 进而形成 C5b,以致 C5b-9 破坏红细胞膜导致溶血。依库珠单抗是抑制末端补体成分活化的 IgGκ 型抗体,分子量约 148kDa,其作用机制是特异性地结合到人末端补体蛋白 C5,通过抑制人补体 C5 向 C5a 和 C5b 的裂解以阻断炎症因子 C5a 的释放及 C5b-9 的形成。研究表明该抗体对 C5 有高度亲和力,保持结合直至补体复合物从循环中被清除。从而阻断 C5a 和 C5b-9 的形成,并保护哺乳动物细胞不受 C5b-9 介导的损伤。阻断补体末端增加了患者对某些严重感染的易感性,特别是脑膜炎奈瑟菌感染而引起脑膜炎,患者在给药前 2 周应接种疫苗进行预防。临床试验证实依库珠单抗治疗 PNH 可显著减轻血管内溶血,减少红细胞输注,明显改善 PNH 患者贫血,减少血栓形成,延长生存期。输血依赖性 PNH 用药后可脱离输血并达到稳定血红蛋白水平。由于依库珠单抗可减少游离血红蛋白,因此可减轻常与 PNH 伴随的平滑肌张力障碍。临床试验过程中最多见的不良反应是鼻咽炎、头痛、背痛和上呼吸道感染。

(三)PNH 骨髓衰竭的治疗

以骨髓衰竭为主要表现的 PNH(合并白细胞和 / 或血小板减少)的低增生 PNH 及 AA-PNH 综合征的患者,可以选择治疗 AA 的药物如口服环孢素[5mg/(kg·d)]、司坦唑醇 6~8mg/d 或达那唑(600mg/d)等,也可考虑应用抗胸腺细胞球蛋白(ATG)治疗。

(四)骨髓移植的指征

在补体蛋白 C5 单克隆抗体应用之前,骨髓移植(bone marrow transplantation,BMT)治疗一般限于难治性、耐肾上腺皮质激素或有激素禁忌证的 PNH 患者。适应证为有人类白细胞抗原(HLA)

相合的同胞供者，且满足以下条件：①合并骨髓衰竭；②难治性 PNH，输血依赖性溶血性贫血；③反复出现危及生命的血栓栓塞事件；④年龄小于 40 岁的患者。目前，除①外，其他情况均可通过补体蛋白 C5 单克隆抗体得以全部或部分控制，故最合适的移植适应证目前为年轻的合并严重的骨髓衰竭，且有配型相合的同胞供者的患者。

（五）并发症的防治

感染、血管栓塞、急性肾衰竭等均应给予相应的处理。合并血栓者可以给予低分子肝素抗凝。溶血发作时，可以给予碳酸氢钠、水化治疗。严重或发展较快的贫血可输注红细胞，使用浓缩红细胞即可。

六、预后

本病属良性慢性病。多数患者长期有中、重度贫血，但其中半数仍可从事日常活动或参加适当工作。PNH 主要死亡原因是并发症，在国内首位死亡原因是感染，其次是血管栓塞，还有少数死于贫血性心脏病、脑出血等。而在欧美国家本病的首位死因是重要器官的静脉栓塞。

（韩　冰）

第三节　范科尼贫血

一、定义及历史沿革

1927 年，Guido Fanconi 首次报道了 3 例全血细胞减少合并多发性先天畸形儿童患者。不久，Uehlinger 报道了 1 例相似的患者，伴有拇指和肾脏的畸形。1931 年，Naegeli 将其命名为先天性再生障碍性贫血，也称为范科尼贫血（Fanconi anemia，FA）。

随后逐渐认识到 FA 是一种罕见的多系统异常遗传病，主要表现为骨髓造血衰竭、皮肤改变 [咖啡牛奶斑（*café au lait* spots）]、躯体畸形（somatic malformations）[身材矮小、小头畸形、小眼裂，多指（趾）或并指（趾），单侧肾缺如等]、肿瘤易感（cancer prone disorder）[血液系统肿瘤，如急性髓细胞性白血病（acute myelogenous leukemia，AML）和实体瘤，如女性乳腺癌、肺癌、头颈部上皮癌]等，对烷化剂和促炎细胞因子敏感。FA 是最常见的先天性骨髓衰竭综合征 [congenital（inherited）bone marrow failure syndrome，CBMFS 或 IBMFS]。遗传方式多为常染色体隐性遗传，2% 的患者为 X 染色体隐性遗传，其基因携带率约为 1/300，发病率约为 1/1 000 万～3/1 000 万，儿童发病率约为 1/360 000。

二、发病机制

由于 DNA 损伤修复蛋白基因的突变而引起的基因组不稳定是 FA 发生的关键机制。DNA 修复蛋白是非致瘤性的，DNA 修复对维持基因组完整性极为重要，DNA 修复的任何异常都会使正常细胞分裂过程中其他基因发生突变。

FA 是对 DNA 损伤药物高度敏感的一组疾病。目前报道与 FA 相关的突变基因有 20 个，但公认的致病基因为 16 个（*FANCA*、*FANCB*、*FANCC*、*BRCA2*、*FANCD2*、*FANCE*、*FANCF*、*FANCG*、*FANCI*、*BRIP1*、*FANCL*、*FANCM**、*PALB2*、*SLX4*、*ERCC4* 和 *UBE2T*）。另外一些基因会导致染色体脆性综合征，并伴有 FA 相关的畸形，但一般不发生骨髓造血衰竭，被称为 FA- 样基因（*RAD51C*、*RAD51*、*BRCA1*、*FAAP100*、*FAAP24*、*FAAP20*、*CENPS*、*CENPX*、*BOD1L1*、*UHRF1*、*USP1*、*UAF1* 和 *FAN1*）。临床上 64% 为 *FANCA* 突变、14% 为 *FANCC* 突变、9% 为 *FANCG* 突变。*FANCB*、*BRCA2*、*FANCD2*、*FANCE* 和 *FANCF* 突变约 13%。*FANCA* 突变最常见，且倾向于晚期发生骨髓造血衰竭，*FANCC* 和 *FANCG* 致病基因导致的临床表现更为严重，可能需要较早期进行造血干细胞移植。在一个家族中鉴定 FA 基因的突变，有助于进行产前诊断和围着床期的遗传学诊断及 FA 携带者的诊断。

三、临床表现

FA 临床表现为进展性骨髓造血衰竭，全血细胞减少最常见。多发性先天畸形，其中先天缺陷表现为小头畸形、眼距增宽（图 3-6-1A，图 3-6-1 彩图见文末彩插），骨骼畸形（以拇指、桡骨和长骨为主）（图 3-6-1B），皮肤牛奶咖啡斑（图 3-6-1C），身材矮小，胃肠道、心脏和泌尿道畸形等，临床表现异质性明显，即使同胞间的表现也可以完全不同。对恶性肿瘤易感性增高，儿童时期的易感恶性疾病主要为骨髓增生异常综合征（myelodysplastic syndrome，MDS）、AML 等，成年期易感的肿瘤性疾病如女性的乳腺癌、头颈部上皮细胞癌、消化系肿瘤和肺部肿瘤等。FA 患者先天缺陷的严重程度和血液疾病出现的早晚相关，缺乏先天畸形的患者出现骨髓衰竭（bone marrow failure）较晚，甚至不会发展为骨髓造血衰竭。所以伴有先天缺陷的 FA 患者的诊断并不困难，困难的是年龄较大、体格检查无异常、仅表现为骨髓造血衰竭的患者。

四、辅助检查

1. 血常规　外周血以血小板减少伴有粒细胞减少和 / 或红细胞减少的两系或三系血细胞减少。常为大红细胞，网织红细胞绝对值减少。白细胞总数明显减少，主要为粒细胞减少。血小板计数减少，血小板的体积正常。

2. 骨髓检查　髂骨为骨髓穿刺首选部位。骨髓穿刺涂片外观可见油滴。染色涂片可见骨髓增生活跃或增生减低，有核细胞总数明显减少，粒系和红系细胞比例减少，细胞形态正常；淋巴细胞比例增高，网状细胞、浆细胞和肥大细胞等非造血细胞增多；脂肪较多，巨核细胞减少；骨髓小粒造血细胞成分减少。染色体核型正常，干（祖）细胞培养粒细胞单核细胞集落生成单位（CFU-GM）、爆裂型红细胞集落生成单位（BFU-E）、混合集落生成单位（CFU-MIX）生长减低。

3. 骨髓活体组织检查　骨髓有核细胞增生减低，脂肪髓（见图 3-6-1D），纤维染色阴性，巨核细胞减少。

4. 血液学以外的异常　患者可有肝脏、肾脏、

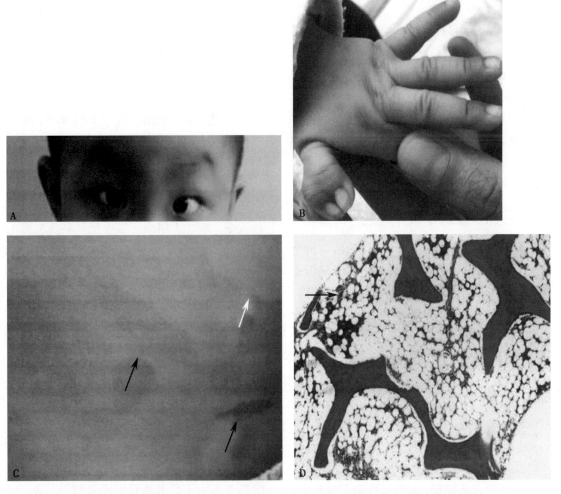

图 3-6-1　范科尼贫血的发育畸形、皮肤改变及骨髓病理显示的脂肪化（临床病例）
A. 眼距增宽、内斜视、皮肤色素沉着；B. 并指畸形；C. 白色箭头为牛奶斑（色素脱失），黑色箭头为咖啡斑（色素沉着）；D. 骨髓病理显示脂肪髓（箭头区域）

心脏、泌尿道、胃肠道、听觉和视觉，以及内分泌（甲状腺、糖耐量、垂体功能、青春期后的性腺）功能异常，骨骼发育畸形。出现多系统发育异常时，需要做脑垂体磁共振成像和磁共振血管造影除外垂体病变和烟雾病。另外，一些癌症发生与 FA 相关，特别是口腔癌。

5. 抗碱血红蛋白　胎儿血红蛋白（HbF）可正常或增高。

6. 染色体不稳定试验　FA 细胞对 DNA 交联剂（DNA cross-linking agent）如丝裂霉素（MMC）、二环氧丁烷（DEB）异常敏感。目前普遍用于临床检测的是 MMC 试验。部分 FA 患者的血液存在镶嵌现象（mosaicism），这些患者建立的 B 淋巴细胞系常为 MMC/DEB 耐药株，但其成纤维细胞对 MMC 敏感，可用于诊断。

7. 二代测序　包括家系验证的二代测序技术有助于 FA 的诊断和分型。二代测序可表现为纯合突变和复合杂合突变。

由于不同的 FA 基因突变均呈异质性，很难通过基因测序鉴别 FA 路径，Shimamura 基于 FA 信号转导途径的研究进展建立了一种通过 FANCD2 蛋白疫印迹或免疫荧光，筛查单泛素化（monoubiquitinated）FANCD2 蛋白，快速诊断 FA 和亚型的筛查方法。对于一个最初染色体断裂实验阴性但临床怀疑为 FA 的患者，免疫印迹可能有助于鉴别嵌合体状态，继而做进一步检查。

五、诊断及鉴别诊断

FA 的平均发病年龄是 6.5 岁，但诊断年龄为 0～50 岁，一些非典型表现（如骨髓造血衰竭但无躯体发育异常）的患者往往到成人时才诊断明确。

具有典型的血液学异常（单系或三系血细胞减少）和躯体畸形等临床表现者可以进行临床诊断。但无躯体畸形等典型临床表现者需进行 MMC 试验检查阳性、二代测序的纯合突变和复合杂合突变有助于诊断和分型。现介绍国际 FA 研究基金会 2008 年提出的临床及实验室诊断依据。

1. 诊断要点和诊断标准

（1）主要条件：①有阳性家族史；②骨髓增生减低；③特征性先天畸形；④自发性染色体断裂；⑤儿童 MDS；⑥儿童急性髓细胞性白血病；⑦对化（放）疗异常敏感；⑧伴乳腺或其他肿瘤家族史。

（2）次要条件：①血细胞减少的家族史；②不能用维生素 B_{12} 和叶酸缺乏解释的大细胞性贫血；③非肝炎性和非酒精性肝炎的肝脏肿瘤；④＜30 岁卵巢衰竭；⑤＜5 岁脑肿瘤；⑥＜4 岁肾母细胞瘤；⑦不能解释的 HbF 增高；⑧男 / 女不孕症。

（3）实验室诊断依据：①染色体断裂实验阳性；②FANCD2 单泛素化缺陷；③基因检测发现相关基因突变；④ HbF 可正常 / 增高；⑤流式细胞分析发现 G_2/M 期阻滞。

2. 鉴别诊断　范科尼贫血的鉴别诊断比较复杂，在临床实际工作中需要与非范科尼贫血性骨髓衰竭综合征、染色体不稳定综合征、伴有先天畸形和智力发育障碍的遗传性疾病，以及非范科尼贫血性青少年白血病及肿瘤等疾病进行鉴别。

（1）非范科尼贫血性骨髓衰竭综合征：各种原因引起的贫血、血小板减少、遗传与非遗传性骨髓衰竭综合征是需与范科尼贫血鉴别的最常见疾病。包括先天性纯红细胞再生障碍、先天性角化不良、重型先天性中性粒细胞缺乏症、舒 - 戴二氏综合征、血小板减少伴桡骨缺失综合征、Pearson 综合征等。但是这组疾病当中患者形体及智力发育障碍、肿瘤并发少见，并且染色体断裂实验结果为阴性，以资鉴别。在少见情况下，Seckel 综合征可伴有形体和智力发育障碍、贫血及染色体断裂实验阳性，但分子技术检测可帮助鉴别。

（2）染色体不稳定综合征：染色体不稳定综合征（chromosome instability syndrome）包括很多种疾病，其中以 Bloom 综合征和共济失调毛细血管括张症（ataxia telangiectasia）为常见。尽管这两种疾病会有与范科尼贫血类似的临床表现，但是偶尔也可表现为染色体断裂实验阳性，也可并发特别类型的肿瘤。但是这两组疾病不伴有骨髓衰竭，同时也不并发 MDS 与 AML。

（3）先天畸形和智力发育障碍（intellectual developmental disorder）的遗传性疾病：这组患者表现为先天性畸形，智力发育障碍，并可见到单一或多脏器功能障碍，但是这组疾病一般不伴有骨髓衰竭，并且染色体断裂实验为阴性。

（4）非范科尼贫血性青少年白血病及肿瘤：这组患者当中不伴有躯体畸形及智力异常，可有骨髓衰竭但一般染色体断裂实验为阴性，但如果 3 个月内患者曾接受放疗与化疗，会有假阳性。

六、治疗

诊断后的血液学评估对治疗选择极为重要。①血常规检查正常、无细胞形态学及细胞遗传学异常的 FA 患者每 6 个月评估 1 次血常规，每年评估 1 次细胞形态学及细胞遗传学。②诊断时轻度血细胞减少、无细胞形态学及细胞遗传学异常者每 3 个月评估 1 次血常规，每 6 个月评估 1 次骨髓形态学和细胞遗传学。③诊断时中度血细胞减少、无造血衰竭或预后不良的细胞遗传学异常（+1q、−20q、−11q、−5q、−Y）者，每 6～8 周复查 1 次血细胞，每 3～4 个月复查 1 次骨髓形态学和细胞遗传学。①②③三种情形一旦监测到血细胞减少进展，有条件者应选择造血干细胞移植，若无合适供者，无不良预后细胞遗传学异常者进行雄激素治疗。④诊断时严重的血细胞减少（原始细胞<10%）或不良的细胞遗传学异常（−7q、+3q、复杂异常，*RUNX1* 突变）或 *BRCA2/FANCD1* 突变者，直接进行造血干细胞移植（诊断后治疗选择流程见图 3-6-2）。

FA 的治疗主要针对其血液学改变，以及危及生命的各种并发症。

1. **雄激素和皮质类固醇激素治疗** 当 FA 患者发生全血细胞减少时的治疗主要是雄激素和支持治疗。雄激素增加促红细胞生成素（erythropoietin，EPO）的产生，刺激红系干细胞，从而提高血红蛋白水平。约 75% 的患者雄激素治疗有效，雄激素起效最早的表现是出现大红细胞以及 HbF 水平增加，开始治疗后 2～3 个月血红蛋白开始上升，随后血小板计数上升，最后中性粒细胞上升，要确定雄激素是否有效至少要坚持用药 6 个月。有效时间几个月至 20 年不等。几乎所有的患者停用雄激素后复发，仅少数治疗时小于 12 岁的患者，在青春期时可停止治疗而不复发。最终许多患者对所用的雄激素耐药，换用另外一种雄激素少部分患者可能有效。雄激素的应用延长了患者的生存期，但一些患者可能出现肿瘤等晚期并发症。

单独应用雄激素与雄激素加皮质类固醇激素的疗效相同，但一般推荐联合治疗，皮质类固醇激素引起的生长迟缓可抵消雄激素生长加速的副作用，也可以通过降低血管的通透性减少出血。最

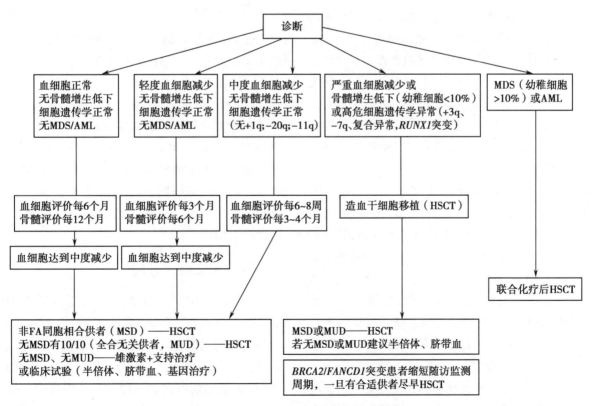

图 3-6-2 范科尼贫血诊断后治疗流程选择
MDS：骨髓增生异常综合征；AML：急性髓细胞性白血病

常用的雄激素是司坦唑醇，口服 2～5mg/（kg·d）；联合泼尼松 5～10mg，隔日 1 次口服。为降低肝脏毒性可用雄激素注射剂苯丙酸诺龙每周 1～2mg/kg，肌内注射。为预防血肿，可用冰袋冷敷和按压。

雄激素的副作用有妇女男性化、多毛症以及声音变粗，外生殖器肥大，痤疮，情绪不稳，水、钠潴留，体重增加，肌肉发达，由于骨骼成熟加速致骨骺过早融合，最终导致身材矮小。在这些副作用中，部分在雄激素减量或停用后消失。比较严重的副作用包括肝大、胆汁淤积性黄疸和肝功能中转氨酶水平上升，但这些是可逆的。最严重的问题是肝紫癜、肝腺瘤和肝细胞癌，但这些在雄激素治疗停止后也能恢复。接受雄激素治疗的患者需定期进行肝生化检查和超声检查，治疗有效的患者可逐渐减量但不能停药。但有些患者雄激素可停用，这些患者可能有血液系统镶嵌现象，其"正常"干细胞有选择性造血优势。

2. 细胞因子　造血生长因子如粒细胞集落刺激因子（G-CSF）和粒细胞-巨噬细胞集落刺激因子（GM-CSF）能改善造血，特别是中性粒细胞减少的患者，能增加中性粒细胞绝对值，仅少数患者血红蛋白和血小板计数增加。可与雄激素联合应用或用于雄激素治疗无效的患者。然而，这些因子的应用也能使肿瘤易感的患者发生白血病或促使向 MDS 或 7 号染色体单体演化，因此仅用于严重中性粒细胞减少的患者，不能用于有克隆性细胞遗传学异常的患者，并注意监测外周血细胞计数，定期行骨髓检查和骨髓细胞遗传学检查，一旦发现异常应停用。

3. 造血干细胞移植　造血干细胞移植是唯一能治愈 FA 患者的措施，也可以预防白血病的发生。有健康 HLA 相合的同胞供者采用异基因造血干细胞移植，2 年生存率可达到 66%；无 HLA 相合的同胞供者可选择 HLA 相合的无关供者或不匹配的家族成员，但移植效果很差，2 年生存率仅 29%。HLA 相合的同胞脐带血移植已有成功的报道，优化预处理方案的无关全相合脐带血移植已有成功报道。

由于 FA 患者对放疗和预处理方案药物如环磷酰胺超敏，可发生严重的黏膜炎伴有肠道吸收障碍和出血，液体潴留，心力衰竭和出血性膀胱炎。减少环磷酰胺的剂量到 20mg/kg，分 4 天给药，加 5Gy 的胸腹部放疗，这个方案的累积生存率大约是 70%。应用氟达拉宾进行预处理，代替放疗取得了更好的疗效。尽管骨髓移植是一种有效的治疗措施，但化疗和放疗增加了发生第二肿瘤的危险（尤其是头颈部肿瘤）。

4. 基因治疗　FA 前体细胞和干细胞的基因转导可以从遗传学上纠正所有系统的造血细胞异常，恢复正常的持续造血。在 FA-A 和 FA-C 患者的体外试验中均已获得成功，是目前 FA 基因治疗的依据所在。生物技术的不断发展有望用于临床。

5. 其他治疗　FA 患者部分病例需要支持治疗。有出血的患者，可用 6- 氨基己酸 0.1g/kg，每 6 小时服用 1 次。有可能需要移植治疗的患者，应输注过滤了白细胞的血液制品或辐照血液制品，避免输注来自家族成员的血液制品，以减少移植时移植物抗宿主病。避免接触可抑制骨髓造血的药品和化学物质。血小板减少的患者避免应用影响血小板功能的药物。FA 继发 AML 者治疗困难，预后差。由于 DNA 修复缺陷，对化疗敏感性增加，因此化疗相关毒性增加，化疗剂量应减少。

七、预后

预测 FA 患者的中位生存年龄是 20 岁，25% 的患者生存期超过 31 岁。中位生存年龄已经由 20 世纪 60 年代的 13 岁提高到了近 10 年来报道的 30 岁。当输血是唯一的治疗措施的时候，80% 的患者于发生再生障碍性贫血后 2 年内死亡，几乎所有的患者在 4 年内死亡。诊断时年龄小的患者常伴有严重的缺陷，生存期更短。也有些患者未出现再生障碍性贫血，而有发生晚期并发症（白血病、实体瘤）的危险性，这种可能性随年龄增加而增加。

八、未来研究方向

FA 是一种累及多系统的疾病，移植虽然可以重建骨髓造血，但会增加肿瘤易感性，移植治疗该类疾病的远期并发症及转归尚需得到关注，建立登记网络势在必行。尽管发现了近 20 个致病基因，但其发病机制仍有待于进一步研究，在此基础上的基因治疗才有望实现。

（竺晓凡）

第四节 重型先天性中性粒细胞缺乏症

一、定义及历史沿革

重型先天性中性粒细胞缺乏症（severe congenital neutropenia，SCN）是一种以骨髓和外周血中成熟中性粒细胞缺乏为特征的异质性遗传性综合征。目前报道发病率为 3/10 万人～8.5/10 万人，患者易反复发生侵袭性细菌感染，还可并发骨质疏松、心脏及泌尿生殖系统畸形、神经系统损害等。进展为骨髓增生异常综合征（MDS）及急性髓细胞性白血病（AML）风险增高。

1922 年重型先天性粒细胞缺乏症首次被描述，当时被称为 Schultz 综合征。1956 年瑞典儿科医师 Kostmann 首次报道了家族性常染色体遗传粒细胞缺乏症，并命名为婴儿型遗传性粒细胞缺乏症。此后 Kostmann 综合征被用于描述此类患者。1959 年显性中性粒细胞缺乏症的家系首次被报道。在 1970 年，重型先天性粒细胞缺乏症被证实为一种前白血病综合征。

随着 1985 年重组人粒细胞集落刺激因子（granulocyte colony-stimulating factor，G-CSF）的问世，粒细胞缺乏症的治疗进入了新的时代，1993 年 G-CSF 被证实在先天性中性粒细胞缺乏症中有效。

自 1994 年开始，获得性集落刺激因子 3 受体（colony-stimulating factor 3 receptor，CSF3R）基因突变、SCN1R、中性粒细胞弹性蛋白酶基因（neutrophil elastase gene，ELANE）、CXCR4、SBDS、GFL1、威斯科特 - 奥尔德里奇综合征（Wiskott-Aldrich syndrome，WAS）、凋亡调节蛋白 HS1 相关蛋白 X1（HCLS1-associated protein X1，HAX1）和 G6PC3 突变等陆续在 SCN 患者中被报道。

二、病因及发病机制

SCN 是一种与多个基因突变相关的异质性遗传性综合征，目前已知有超过 20 种基因突变可能导致中性粒细胞分化过程受损。约 60% 的患者中可发现基因突变，遗传方式包括常染色体显性遗传（autosomal dominant inheritance）、常染色体隐性遗传、X 连锁隐性遗传，另外尚有部分散发病例。各突变基因均可通过异常的编码产物阻碍中性粒细胞的生成，或加速中性粒细胞凋亡，导致机体中性粒细胞减少。

ELANE 突变是 SCN 患者最常见的突变类型，近半数患者存在该基因突变，为常染色体显性遗传。该基因位于 19p13.3，包含 5 个外显子及 4 个内含子，编码中性粒细胞弹性蛋白酶（neutrophil elastase，NE）。目前已发现超过 100 种 ELANE 突变类型，包括多种突变形式，如错义突变、移码突变、终止子突变、缺失或插入等，其中以错义突变最常见，C151Y、G214R 两种错义突变类型极易发生 AML。移码突变与脓肿形成及骨髓增生异常综合征 / 急性髓细胞性白血病（MDS/AML）相关，终止子突变有进展为 AML 的风险。NE 主要由早幼粒细胞和幼稚单核细胞合成，存在于成熟中性粒细胞的初级颗粒。ELANE 突变后合成大量结构、功能异常的 NE 积存于中性粒细胞内质网，NE 的错位分布可激活内质网的应激反应，增加分子伴侣、内质网相关的降解和促凋亡基因的转录，以及细胞凋亡的发生，即未折叠蛋白反应（unfolded protein response，UPR），是 SCN 发生的重要机制。

原癌基因生长因子非依赖 1 基因（growth factor independent 1，GFI1）是一种调节造血干细胞分化的转录抑制因子，位于 1p22，其突变失活导致 C 末端的锌指结构域破坏，解除了对弹性蛋白酶的负调控作用，使 ELANE 表达上调，NE 表达增加，经由 UPR 导致髓系细胞凋亡。与之相关的 SCN 为常染色体显性遗传或散发。

凋亡调节蛋白 HS1 相关蛋白 X1（HCLS1-associated protein X1，HAX1）突变以常染色体隐性遗传为特征，易出现在 SCN 的家系中。HAX1 位于 1q12，编码一种 Bcl-2 家族相关的抗凋亡蛋白，其突变导致细胞凋亡，迄今知晓的 HAX1 剪接变异体有两种，即亚型 A 和亚型 B。亚型 A 突变仅导致先天性中性粒细胞缺乏。亚型 B 主要位于神经系统，因此该突变除导致中性粒细胞减少外，还会引起不同程度的神经系统异常（如发育迟缓、癫痫发作等）。腺苷酸激酶 2（adenylate kinase-2，AK2）基因突变导致 AK2 缺乏，使线粒体能量代谢障碍，内膜电位损耗，髓系前体细胞过早凋亡。该基因突变的遗传规律同 *HAX1*，并且两种分子间可能存在功能联系，但具体作用机制以及 *AK2* 与 *HAX1* 之间的联系目前尚不清楚。

葡糖 -6- 磷酸酶催化亚基 3（glucose-6-phosphatase catalytic subunit-3，*G6PC3*）基因位于常染色体 17q21，包含 6 个外显子，目前已发现 33 种突变类型，以常染色体隐性遗传为主要表现。*G6PC3* 编码葡糖 -6- 磷酸酶 β（G6Pβ），其位于内质网内膜上，催化葡糖 -6- 磷酸（G6P）水解为葡萄糖和磷酸。该基因突变后细胞膜上的 *G6PC3* 表达减少，导致细胞内糖代谢紊乱，中性粒细胞功能障碍，内质网应激增加，UPR 激活，中性粒细胞凋亡增加。并且 *G6PC3* 基因突变患者大多合并发育异常，主要表现为泌尿生殖系统畸形和心血管系统异常，如房间隔缺损、动脉导管未闭、肺动脉高压、心脏瓣膜发育异常。

WAS 基因位于 Xp11.22-p11.23，表现为 X 染色体隐性遗传。该基因编码的 WAS 蛋白只在造血细胞中表达，突变后导致 WAS 蛋白构象改变，增加肌动蛋白多聚化，影响细胞增殖、分裂，加速细胞凋亡。临床多表现为淋巴细胞减少，吞噬活性丧失。

CSF3R 基因突变：与 SCN 相关的 *CSF3R* 基因突变分为两类，即获得性突变和先天性突变。前者多表现为粒细胞集落刺激因子受体（G-CSFR）胞内段截断受损，增强了信号转导及转录激活因子（STAT）的活动，使 G-CSFR 对粒细胞集落刺激因子（G-CSF）敏感性增高（G-CSFR^{hyper}），可通过激活酪氨酸激酶信号导致 SCN 向 MDS/AML 转化，已知 *CSF3R* 突变在 SCN/AML 中出现的频率高达 80%，远远高于尚未转化的 SCN（20%），并且 *CSF3R* 突变往往出现在恶性转化之前，因此认为 *CSF3R* 有对 SCN 向 MDS/AML 转化的预测价值。先天性突变者 G-CSFR 胞外段受累，使 G-CSFR 对 G-CSF 敏感性降低（G-CSFR^{hypo}），通过扰乱正常配体链接而影响受体细胞外结构域的信号转导，导致对 G-CSF 治疗无反应。

SCN 发病与其他少见突变相关，如 CD40 配体基因、Ras 相关蛋白 Rab27 促分裂原活化蛋白结合蛋白相互作用蛋白（*MAPBPIP*）基因、衔接因子相关蛋白复合体 3β 亚基 1（*AP3B1*）基因、衔接因子相关蛋白复合体 3β 亚基 1（*CHS1/LYST*）基因等，均可能与 SCN 发病有关。且部分突变可能导致非血液系统器官功能障碍，如 *TAZ* 突变导致心脏受累、*SBDS* 突变导致骨骼及胰腺病变等。传统观点认为 SCN 是单基因异常疾病，但近期研究发现约 2% 患者出现双基因突变，如 *ELANE* + *HAX1*、*ELANE* + *G6PC3* 或 *HAX1* + *G6PC3*。每一种突变对疾病发生的影响程度很难分析，但均可导致 SCN 发生，并且可出现所有基因的遗传特性所导致的临床表现。尽管越来越多的与 SCN 发病有关的致病基因被发现，但仍有 30%～40% 患者无明确的突变基因。随着靶向二代测序以及全外显子测序的发展，与 SCN 相关的变异越来越多地被发现。

三、临床表现

SCN 患者发病年龄早，多在幼儿时期发病，主要特点为易反复发生侵袭性细菌感染，如脐炎（omphalitis）、皮肤脓肿（skin abscesses）、肺炎（pneumonia）等，并且感染程度比预期严重。还可并发骨质疏松、心脏及泌尿生殖系统畸形、神经系统损害等。在新生儿中，可以出现急性严重脐部感染，出生后最初几周内患儿可能出现发热及肺炎症状，出生后几个月后可能出现蜂窝织炎或深部组织脓肿（deep tissue abscesses），出生后 2 年内可能发生严重的牙龈炎和牙周炎。

尽管 SCN 患者均表现为中性粒细胞缺乏，但严重程度不一，在同一患者的不同疾病时期也有所不同。反复出现的口腔溃疡、齿龈炎（gingivitis）是促使临床医生进行全血细胞计数检查的重要原因。由于儿童时期发热及呼吸道或皮肤感染相对常见，且多由暂时性自身免疫缺陷所致，因此往往被忽视。从首次出现症状到确诊往往需要较长时间。即使在中性粒细胞缺乏合并器官衰竭、腹泻、吸收不良、发育不良患者中，也通常在先认识到上述特征后较长时间才做出 SCN 的诊断。

SCN 患者具有进展为 MDS 或 AML 的风险，与遗传亚型具有明显相关性。*ELANE* 和 *HAX1* 突变 10 年后 MDS/AML 累积发生率高达 20%，而 *G6PC3* 突变引起 MDS/AML 的发生率则相对较低。表 3-6-3 列出了常见 SCN 相关基因突变遗传规律、病理机制及临床特点。

表 3-6-3　常见 SCN 相关基因突变遗传规律、病理机制及临床特点

基因类型	遗传规律	病理机制	临床特征	
			血液系统	非血液系统
ELANE	常染色体显性遗传	NE 合成增加，UPR 激活，髓系凋亡增加	单核细胞/嗜酸性粒细胞升高，易进展为 MDS/AML	骨质疏松
GFI1	常染色体显性遗传	转录调节缺陷，NE 合成增加，UPR 激活	淋巴细胞计数减低，外周血中不成熟中性粒细胞比例升高	无
HAX1	常染色体隐性遗传	线粒体内膜电位阈值降低，促凋亡基因 BAX 激活，细胞凋亡增加	易进展为 MDS/AML	骨质疏松，神经系统损害
G6PC3	常染色体隐性遗传	G6PC3 表达减少，细胞内糖代谢紊乱，中性粒细胞功能障碍，内质网应激增加，UPR 激活	血小板减少，易进展为 MDS/AML	心脏、泌尿生殖系统畸形，血小板低下
WAS	X 连锁隐性遗传	WAS 蛋白的持续活化，增加肌动蛋白多聚化，导致细胞凋亡	淋巴细胞计数减少，NK 细胞计数下降，吞噬活性减低	无
CSF3R	获得型	G-CSF 敏感性升高（G-CSFR^{hyper}）	易进展为 MDS/AML	无
	先天型	G-CSF 敏感性减低（G-CSFR^{hypo}）	对常规 G-CSF 治疗无反应	无

ELANE：中性粒细胞弹性蛋白酶基因（neutrophil elastase gene）；GFI1：生长因子非依赖 1（growth factor independent 1）；HAX1：凋亡调节蛋白 HS1 相关蛋白 X1（HCLS1-associated protein X1）；G6PC3：葡糖 -6- 磷酸酶催化亚基 3（glucose-6-phosphatase catalytic subunit-3）；WAS：威斯科特 - 奥尔德里奇综合征（Wiskott-Aldrich syndrome）；CSF3R：集落刺激因子 3 受体（colony-stimulating factor 3 receptor）

四、诊断

在 SCN 患者中，中性粒细胞计数长期处于缺乏状态，即使合并细菌感染时，伴 ELANE、HAX1、G6PC3 突变的 SCN 患者也很少出现中性粒细胞计数 $>0.5 \times 10^9/L$。但炎症诱发的应激状态可能导致骨髓内中性粒细胞迅速释放，也可由于感染应激导致中性粒细胞供应耗竭，因此当患者首次以发热或感染起病并进行血常规分析时，可能会出现比平时中性粒细胞水平升高或减低情况。对于疑诊 SCN 患者，有必要进行多次血常规检测（推荐每周 1～2 次，连续 2～3 周）。

对于出现发热、感染和中性粒细胞减少症的患儿，需同时评估免疫状态，包括淋巴细胞计数、淋巴细胞亚群及免疫球蛋白水平，以及抗中性粒细胞自身抗体（anti-neutrophil autoantibodies）检测，能够帮助鉴别自身免疫性中性粒细胞缺乏症（autoimmune neutropenia）。大多数 SCN 患者淋巴细胞计数正常或升高，单核细胞计数升高，免疫球蛋白水平正常或升高。但在免疫缺陷综合征的患者中，淋巴细胞计数减低并且免疫球蛋白水平下降。

对于疑诊 SCN 的患者，骨髓检查对于早期诊断十分有价值，典型病例的骨髓涂片提示成熟中性粒细胞严重缺乏，但前体髓细胞无减少，反映了髓细胞成熟障碍。另一方面，骨髓检查可以帮助进行 SCN 与白血病、再生障碍性贫血或 MDS 的鉴别诊断。

基因检测在 SCN 诊断中起着至关重要的作用，通过对血液、唾液或其他样本组织的 DNA 测序可以发现体系突变。患者临床症状对于首先选择何种基因检测靶点具有提示意义。例如，当中性粒细胞缺乏症患儿同时出现胃肠道症状、身材矮小和生长迟缓（growth retardation）（Shwachman-Diamond 综合征的常见表现）表现时，应对 SBDS 进行测序。同样，如果中性粒细胞缺乏症患儿合并气短以及心力衰竭（heart failure）症状（指向 Barth 综合征），应当首先进行 TAZ 测序。对于合并泌尿生殖系统或心脏疾病的患儿需考虑行 G6PC3 测序。当没有上述指向性线索时，对于表现为严重中性粒细胞减少并且骨髓检查提示髓细胞成熟障碍的患儿，需要对目前已知的与 SCN 相关的基因进行测序。由于 ELANE 是最常见突变，首先选择对其进行测序。如果 ELANE 测序阴性，则可根据家族史分析其他个体基因。在家系中，推荐检测常染色阴性突变，从 HAX1 开

始进行检测。如果 *HAX1* 也为阴性，则建议进行中性粒细胞缺乏相关基因组或全外显子组测序。

五、治疗

G-CSF 是 SCN 患者的首选治疗，大剂量的 G-CSF 通过蛋白激酶 B/B 细胞淋巴瘤 -2 蛋白（AKT/Bcl-2）途径促进 C/EBPβ 的表达，增加粒细胞的生成。由于受体下游信号通路缺陷，G-CSF 可能还可通过其他信号途径（如 NAMPT-NAD-SIRT1 信号通路等）调节中性粒细胞的生成，从而促进中性粒细胞的分化。目前认为 G-CSF 治疗剂量与 SCN 亚型无明显相关性，推荐起始剂量为 5μg/（kg•d）皮下注射，治疗目标为维持中性粒细胞计数 > 1×10^9/L，在治疗过程中需规律检测血常规以评估治疗反应，如果治疗 10～15 天后仍无反应，可将剂量再增加 5μg/（kg•d）至最大剂量[50μg/（kg•d）]。大多数患者（90% 以上）经治疗后中性粒细胞计数可迅速恢复至正常水平，但仍有小部分患者即使给予大剂量 G-CSF 治疗，仍持续无反应或低反应，此类患者进展为 AML/

MDS 风险更高，15 年 AML/MDS 的累积发生率为 40%，而 G-CSF 治疗敏感的患者发生率仅为 10%。因此，对于 G-CSF 治疗无反应者需考虑尽早行造血干细胞移植（hematopoietic stem cell transplantation, HSCT）治疗。

SCN 患者具有进展为 AML 或 MDS 风险，与遗传亚型具有明确相关性，在已知进展高风险的遗传亚型中，如 *ELANE*、*HAX1* 或 *SBDS* 突变患者，推荐每年进行 1 次骨髓评估、细胞遗传学分析及 *CSF3R* 突变筛查。对于进展为 MDS 或 AML 的 SCN 患者，HSCT 是唯一治愈手段（图 3-6-3）。

SCN 患者易合并感染，尤其是口腔、呼吸系统等细菌感染；且由于长期处于中性粒细胞缺乏状态，还易合并真菌感染。一旦合并感染，需要尽早予 G-CSF 联合抗生素治疗。鉴于 SCN 患者遗传亚型多样性，部分患者还合并其他系统受累表现，如并发充血性心力衰竭、神经系统病变及骨质疏松等，在纠正中性粒细胞缺乏的同时需要对合并受累脏器进行专科评估与治疗。由于 SCN 患者达到成年者越来越多，并且部分患者有

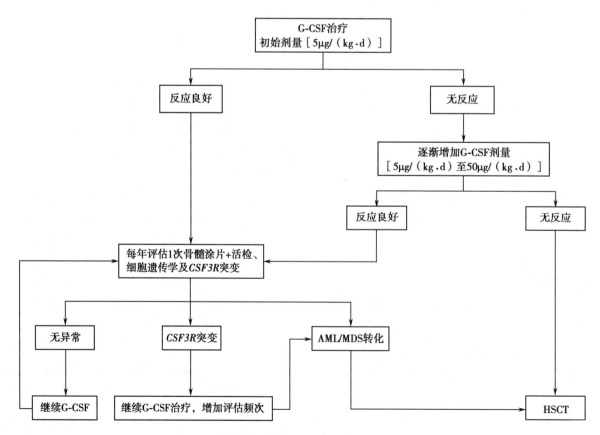

图 3-6-3 SCN 治疗流程

G-CSF: 造血干细胞移植; AML: 急性髓细胞性白血病; MDS: 骨髓增生异常综合征; HSCT: 造血干细胞移植

生育需求，研究发现，G-CSF 在孕期应用是安全的，在妊娠结局及新生儿并发症方面，与对照组无差异，并且耐受性良好。因此推荐 SCN 孕妇在妊娠期间继续 G-CSF 治疗。

六、预后

在 20 世纪 50 年代，SCN 致死率高达 90%，超过 80% 的患者死于严重的细菌感染。G-CSF 在临床上的广泛应用，明显改善了患者的预后，治疗后总体生存率超过 80%。对于合并其他系统受累的患者，生存率与中性粒细胞缺乏严重程度及血液系统外器官功能缺陷相关。例如，Barth 综合征患者中，合并充血性心力衰竭，5 年生存率约 51%，生存时间与心力衰竭严重程度具有明显相关性。而 MDS/AML 演变也是 SCN 患者的主要并发症之一，在对 *SCN* 突变患者的研究发现，10 年累积白血病转化率高达 22%。HSCT 在 SCN 治疗中初步显示出良好的应用前景，移植后 3 年存活率达 82%。

七、未来研究方向

自 20 世纪 80 年代开始，关于 SCN 的诊断、分子遗传机制研究以及治疗取得了巨大进步，动态监测不同病程的基因突变，对于疾病转化风险预测及机制探索有重要意义。通过对 SCN 患者的遗传咨询、个体化二代测序及生物信息学分析可能有助于发现新的突变类型与位点，协助明确诊断及靶向治疗探索。

（施 均）

第五节 典型病例：阵发性睡眠性血红蛋白尿症合并再生障碍性贫血

一、接诊场景

三甲医院血液科诊室，男性，36 岁。

二、主诉及病史

主诉：全血细胞减少 10 年，腹胀 1 年，头痛、呕吐 2 周。

现病史：10 年前诊断再生障碍性贫血，予环孢素 A 治疗 1 年（剂量不详），血常规检查提示好转则停药。近 1 年出现腹胀，偶有酱油色尿，外院检查提示患者存在腹水，但未正规治疗。近 2 周出现头痛，剧烈呕吐，视物稍有模糊，无肢体瘫痪及大小便失禁。血常规：白细胞计数 2.7×10^9/L，淋巴细胞百分比 52%，血红蛋白 53g/L，平均红细胞容积（MCV）92.8fl，血小板 80×10^9/L，网织红细胞 7.2%。生化指标：谷丙转氨酶（SGPT）87U/L，总胆红素 45μmol/L，直接胆红素 18μmol/L，白蛋白 26/L，乳酸脱氢酶 1 084U/L，血清肌酐 67μmol/L，血尿素氮 19μmol/L，其余各项正常。抗核抗体（ANA）、抗可溶性抗原（ENA）等自身抗体(−)。

既往史：患者既往体健，无高血压、糖尿病等慢性病史，无传染病史，无药物过敏史。无输血史。

家族史：无特殊，有一弟，父母及弟弟体健。

个人史：生长于原籍，无毒物及放射性物质接触史，无烟酒嗜好。

婚育史：患者未婚。

三、入院查体

体温 36.0℃，脉搏 100 次/min，呼吸 20 次/min，血压 100/60mmHg。神志清，一般情况可，无端坐呼吸。贫血貌，有牙龈渗血，全身浅表淋巴结未及。颈项强直，左侧布鲁津斯基征（Brudzinski征）(+)。双肺听诊呼吸音清，未闻及干湿性啰音，未闻及胸膜摩擦音。心界不大，心率 100 次/min，律齐，各瓣膜听诊区未闻及杂音。腹壁柔软，无压痛，无反跳痛，肝肋下未触及，脾大，肋下 2cm，肠鸣音正常，移动性浊音(+)，双下肢无水肿。

四、入院诊断

阵发性睡眠性血红蛋白尿症合并再生障碍性贫血；

门静脉血栓形成？

脑梗死？

五、诊疗经过

入院后行腰椎穿刺，提示患者脑脊液压力 330mmH$_2$O（1mmH$_2$O=9.807Pa），细胞总数 10 个/μl，白细胞 2 个/μl，蛋白定量 0.45g/L，糖和氯化物正常。骨髓涂片提示增生尚可，粒红比例倒置，余正常。骨髓活检提示造血组织减少，脂肪组织增多。流式细胞检测提示中性粒细胞 CD55$^+$ 为 15%，中性粒细胞 CD59$^+$ 为 13%，中性粒细胞 flaer 阳性为 11%。尿隐血（+）。完善头颅磁共振静脉造影，显示多发缺损。完善腹部超声检查，提示肝弥漫病变，门静脉略增宽，胰腺正常，门静脉血栓形成，脾大，腹水。予甘露醇、人血白蛋白、呋塞米、依诺肝素钠、环孢素 A、泼尼松治疗，逐渐减量，监测环孢素 A 血药浓度 100～200g/L，肝肾功能相关指标基本正常。针对贫血，予输注洗涤红细胞 2U。患者症状显著缓解，尿色转浅，头痛减轻，视物偶有模糊，激素逐渐减量，复查尿隐血转阴，症状好转出院。

六、出院诊断

阵发性睡眠性血红蛋白尿症 / 再生障碍性贫血；

腹腔静脉及脑静脉血栓。

七、治疗

出院 1 个月后泼尼松已减量至 20mg/d，其间未再复发血红蛋白血尿。6 个月后复查血常规，示血红蛋白 102g/L，白细胞 5.4×10^9/L，血小板 180×10^9/L；复查骨髓穿刺，示骨髓粒红比例约为 2∶1，提示患者疗效达到近期进步。维持治疗，病情控制平稳后泼尼松进一步减量至 10mg/d 直至停药，持续抗凝 1 年，环孢素 A 使用 1 年半后减停，病情稳定。

（韩　冰）

参 考 文 献

[1] Cannizzo E, Raia M, De Propris MS, et al. Features, reason for testing, and changes with time of 583 paroxysmal nocturnal hemoglobinuria clones from 529 patients: a multicenter Italian study[J]. Ann Hematol, 2019, 98(5): 1083-1093.

[2] Donadieu J, Beaupain B, Mahlaoui N, et al. Epidemiology of congenital neutropenia[J]. Hematol Oncol Clin North Am, 2013, 27(1): 1-17.

[3] Dufour C. How I manage patients with Fanconi anaemia[J]. Br J Haematol, 2017, 178(1): 32-47.

[4] Fioredda F, Iacobelli S, van Biezen A, et al. Stem cell transplantation in severe congenital neutropenia: an analysis from the European Society for Blood and Marrow Transplantation[J]. Blood, 2015, 126(16): 1885-1892.

[5] George LA, Sullivan SK, Giermasz A, et al. Hemophilia B gene therapy with a high- specific-activity factor IX variant[J]. N Engl J Med, 2017, 377(23): 2215-2227.

[6] Lee JW, Peffault de Latour R, Brodsky RA, et al. Effectiveness of eculizumab in patients with paroxysmal nocturnal hemoglobinuria (PNH) with or without aplastic anemia in the International PNH Registry[J]. Am J Hematol, 2019, 94(1): E37-E41.

[7] Kelly RJ, Hochsmann B, Szer J, et al. Eculizumab in pregnant patients with paroxysmal nocturnal hemoglobinuria[J]. N Engl J Med, 2015, 373(11): 1032-1039.

[8] Miesbach W, Meijer K, Coppens M, et al. Gene therapy with adeno-associated virus vector 5-human factor IX in adults with hemophilia B[J]. Blood, 2018, 131(9): 1022-1031.

[9] Nishimura J, Yamamoto M, Hayashi S, et al. Genetic variants in C5 and poor response to eculizumab[J]. N Engl J Med, 2014, 370(7): 632-639.

[10] Rangarajan S, Walsh L, Lester W, et al. AAV5-factor VIII gene transfer in severe hemophilia A[J]. N Engl J Med, 2017, 377(26): 2519-2530.

[11] Socié G, Caby-Tosi MP, Marantz JL, et al. Eculizumab in paroxysmal nocturnal haemoglobinuria and atypical haemolytic uraemic syndrome: 10-year pharmacovigilance analysis[J]. Br J Haematol, 2019, 185(2): 297-310.

[12] Savage SA, Walsh MF. Myelodysplastic syndrome, acute myeloid leukemia, and cancer surveillance in Fanconi anemia[J]. Hematol Oncol Clin North Am, 2018, 32(4): 657-668.

[13] Skokowa J, Dale DC, Touw IP, et al. Severe congenital neutropenias[J]. Nat Rev Dis Primers, 2017, 3: 17032.

[14] Weyand AC, Pipe SW. New therapies for hemophilia[J]. Blood, 2019, 133(5): 389-398.

[15] Yu F, Du Y, Han B. A comparative analysis of clinical characteristics of patients with paroxysmal nocturnal hemoglobinuria between Asia and Europe/America[J]. Int J Hematol, 2016, 103(6): 649-654.

第七章 生殖系统罕见病

性发育异常、生殖道畸形是妇科发育异常中较为复杂与难懂的内容。性发育异常患者常以外生殖器性别模糊、原发性闭经、腹痛或第二性征不发育就诊，其病因复杂，临床表现多样。同一种疾病可以有不同的表现、不同种疾病有类似的表现、类似的表现有程度的差异、表现可随年龄而发生改变等。

生殖道畸形则更加难以捉摸，在生殖道分化发育过程中的任何一个步骤出现异常，即可导致千差万别的发育畸形。MRKH综合征（Mayer-Rokitansky-Küster-Hauser syndrome）是双侧副中肾管未发育或其尾端发育停滞而未向下延伸所致的以始基子宫、无阴道为主要临床表现的综合征，对患者和家属造成难言之隐，改善患者的性生活质量成为关键。

而青少年女性中的恶性肿瘤也令人痛心与不安，如何及早诊断与处理这些特殊罕见的疾病类型则将影响孩子的一生与未来。

罕见病碰上不孕症则是雪上加霜，卡尔曼综合征与努南综合征则是其中的典型，子代健康也是患者关注的重点。随着分子遗传学诊断不断进展，对这些罕见病发病机制的理解不断深化，将为诊断与治疗提供更多支持，希望不仅改善患者的诊疗效果，提高生存质量，同时也为阻断向下一代传递提供更多有效方法，从而达到提高人口素质的目标。

（朱 兰 田秦杰）

第一节 性发育异常疾病

决定一个人的性别，传统方法是出生时看外生殖器，有阴茎、阴囊即冠之为男性，无阴茎、无阴囊即被称为女性，绝大多数个体用这种方法决定性别是准确的，但有一小部分个体单独靠外生殖器形态很难分辨是男还是女。这些患者多数是属于性发育异常（disorders of sex development, DSD），它是指一类先天性异常疾病，表现为性染色体、性腺或解剖性别不典型，也有人提出它只是一种人类性别的变化（difference）而非疾病，但因与他人不同，"难言之隐"对患者和家属造成极大的痛苦。本章将介绍一些少见的DSD中的罕见病，供大家学习参考。

一、不完全型17α-羟化酶缺乏症

在先天性肾上腺皮质增生症（congenital adrenal hyperplasia, CAH）中，以21-羟化酶缺乏最为常见，约占CAH的95%以上。细胞色素P450 17α-酶（简称P450 17α）是肾上腺皮质、性腺甾体激素合成所必需的关键酶之一，它属于混合功能氧化酶类，兼有17α-羟化酶和17,20-裂解酶两种活性。编码P450 17α-酶的基因位于10号染色体q24.3区，含8个外显子。P450 17α（即17α-羟化酶和17,20-裂解酶）缺乏症（17 alpha-hydroxylase/17,20-lyase deficiency, 17OHD）是 CYP17（细胞色素P450家族17）基因突变引起的一种常染色体隐性遗传性疾病。临床患病率约为1/50 000。

17α-羟化酶存在于肾上腺和性腺。此酶缺乏时17α羟化作用受阻，肾上腺合成皮质醇、睾酮和雌二醇及其他相应的代谢产物明显减少。性腺内缺乏17α-羟化酶时性激素合成受阻，46,XY患者性腺为发育不全的睾丸，性腺可位于盆腔、腹股沟或阴唇，无子宫与输卵管，阴道呈盲端，缺乏男性化特征。46,XX患者的性腺为发育不全的卵巢或条索状性腺，雌激素合成受阻，有阴道、宫颈、子宫与输卵管，外生殖器发育幼稚，第二性征不发育。

皮质醇低时促肾上腺皮质激素（ACTH）增

多，不需 17α- 羟化酶参与生物合成的激素如 11-脱氧皮质酮、皮质酮和 18- 羟皮质酮均明显升高，它们均有保钠排钾的作用，可出现高血压、低血钾。17α- 羟化酶缺乏患者睾酮和雌二醇水平低下，对人绒毛膜促性腺激素（HCG）刺激试验无反应，卵泡刺激素（FSH）和黄体生成素（LH）增高。皮质醇水平低下，ACTH 刺激试验反应不良。17α- 羟化酶缺乏，其前体物质孕酮和孕烯醇酮及代谢产物孕二醇均增多，血钾低，醛固酮与肾素降低。骨龄落后，骨密度低。

以上所述均为常见的、17α- 羟化酶活性完全丧失的类型。近年来，发现更罕见的不完全型17α- 羟化酶缺乏症，临床表现又有不同。

不完全型与完全型 17α- 羟化酶缺乏症的主要不同点是不完全型 17α- 羟化酶缺乏症患者具有一些雌激素或雄激素的表现。46,XX 患者乳房可有不同程度的自动发育、有稀少性毛、稀少月经或继发闭经，46,XY 患者可有一定程度的男性化表现，如阴蒂肥大、外生殖器性别不清等，同时有乳房发育。但血压可以不高，血钾可以不低，17α- 羟孕酮浓度正常或明显增高。

持续高孕酮血症是本症的特点之一。临床上检查血生殖激素浓度应是常规进行的，但因主观认为不可能排卵而不进行孕酮水平检测，或虽已检测却对高孕酮水平的结果未加重视而引起漏诊。实际上本症患者血睾酮、雌二醇浓度低下，卵巢不可能排卵，应想到类固醇合成酶缺陷引起的高孕酮，进一步检查肾上腺功能即可明确诊断。46,XX 患者多反复出现双卵巢无回声区似多囊卵巢，但血生殖激素结果明确提示不是多囊卵巢综合征，最可能的原因是高孕酮引起的多发性黄素化囊肿。现经过辅助生殖技术，有生育可能。

"不完全型" 17α- 羟化酶缺乏症 46,XX 患者因原发或继发闭经或月经稀少、不育、卵巢囊肿就诊于妇产科时，易与单纯性性腺发育不全、早发性卵巢功能不全（POI）、单纯性卵巢囊肿等混淆，甚至于反复手术剔除卵巢囊肿。46,XY "不完全型" 17α- 羟化酶缺乏症患者有外生殖器性别不明时，应与不完全性雄激素不敏感综合征（IAIS）、21- 羟化酶缺乏症（21OHD）鉴别。

病例：患者 19 岁，发现高血压（140～160/110～120mmHg）1 年就诊。患者在 12 岁时月经初潮，周期为 1～8 天 /15 天～6 个月，乳房有少许自动发育，Tanner Ⅲ 期，无腋毛，阴毛 Tanner Ⅱ 期。外阴幼女型，子宫小。超声检查示左、右卵巢分别见到 4.8cm×5.6cm、6.2cm×4.2cm 无回声区，内有分隔，复查持续存在。行双卵巢囊肿剔除术，病理检查双侧黄素化囊肿。术后 3 个月复查超声，显示双卵巢仍有囊肿，无回声区持续不消失，直径各为 2.0～4.5cm、2.5～5.3cm。骨龄为 16～17 岁。血清黄体生成素（LH）15.8IU/L、卵泡刺激素（FSH）14.6IU/L、雌二醇（E_2）80pmol/L、睾酮（T）0.4nmol/L、孕酮（P）62.3nmol/L；血浆肾素活性（PRA）0ng/（ml·h）、尿游离皮质醇（UFC）9.5μg/24h 低下，醛固酮 328ng/L、ACTH 446ng/L、17α- 羟孕酮 5.1μg/L、血钾 3.39mmol/L。ACTH 试验 17α- 羟孕酮无反应。染色体检查结果为46,XX。CT 检查显示双肾上腺增厚，左侧有结节。诊断为 46,XX 不完全型 17α- 羟化酶缺乏症。予地塞米松 0.75～0.375mg/d 口服治疗，1 个月余后血压下降，ACTH、17α- 羟孕酮、醛固酮、LH、FSH 水平皆下降，血钾、PRA 水平皆升高，但 P 不降，E_2、T 不升。间断口服去氧孕烯炔雌醇有撤退出血，血清 P 略降低，但低 E_2、低 T 不变，卵巢无回声区缩小。因血脂、胰岛素水平升高停用去氧孕烯炔雌醇，加用降脂药。停用去氧孕烯炔雌醇后，囊肿复发，遂再次口服去氧孕烯炔雌醇，囊肿消失，月经仍稀少或闭经，此后继续间断用去氧孕烯炔雌醇。

二、真两性畸形

真两性畸形（true hermaphrodtism 或 intersex）是指一个个体体内具有卵巢与睾丸两种性腺组织，且两种性腺都有一定程度的功能，2006 年后也被称为卵巢睾丸性性发育异常（ovo-testicular disorders of sex development，OT-DSD）。性腺可以是单独的卵巢或睾丸，亦可以是卵巢与睾丸在同一侧性腺内，称为卵睾（ovotestis）。在新生儿中发病率约 1/10 万，占 DSD 疾病中的 3%～10%。

真两性畸形其病因学及发病机制尚不完全清楚。

睾丸的发育需要有 Y 染色体，但真两性畸形常没有 Y 染色体而有睾丸。真两性畸形可能来自性染色体的同源嵌合（显性或隐性）、异源嵌合、Y 到常染色体或 Y 到 X 染色体易位，涉及性决定的 X 连锁或常染色体基因的突变，即发生了 *SRY* 基因的易位或突变（约占 2/3）。

大多数 46,XX 真两性畸形（约 85%）患者白细胞 DNA 中的 *SRY* 是阴性的。但可在卵睾中检测到 *SRY* 基因的表达和蛋白，主要在支持细胞和生殖细胞中发现有 SRY 蛋白。

46,XX/46,XY 异源嵌合通常是双受精或者可能是 2 个正常受精卵融合的结果。但不是所有全身为异源嵌合的患者都有真两性畸形。

46,XY 有似乎正常的 Y 染色体和 *SRY* 基因，然而卵睾 DNA 分析能发现正常 *SRY* 基因和突变的 *SRY* 基因的嵌合，有非保守氨基酸的替换。

RSPO1［R 脊椎蛋白 1（R-spondin 1）］和 *WNT4*［无翅型小鼠乳腺肿瘤病毒整合位点家族成员 4（wingless-type MMTV integration site family member 4）］与卵巢颗粒细胞的分化密切相关，在卵巢分化中起重要作用，因此，当上述基因发生功能缺失性的突变，或者是 *SOX9*（SRY box 9，SRY 盒 9）基因下游因子发生功能激活性的突变，理论上都可以导致 46,XX 真两性畸形的发生。在 46,XX 真两性畸形的患者中，目前已被证实的有 *RSPO1* 缺失和 *SOX9* 重复。*RSPO1*、*SOX3*、*SOX9*、*SOX10* 及 *WNT4* 基因突变已被证实参与了 46,XX 睾丸 DSD 及 46,XX 真两性畸形的发生。少数也可能是由于染色体检查不够详细而漏诊 XY 嵌合型，真两性畸形发生的根本原因尚在研究之中。

真两性畸形患者多因外生殖器的外观异常就诊，形态很不一致，有时不易分辨性别。真两性畸形染色体绝大多数为 46,XX（约 85%），也可为 46,XY（约占 12%），或其他各种嵌合如 46,XX/46,XY，46,XX/47,XXY 等。确诊必须通过腹腔镜或开腹探查从外观辨认出卵巢与睾丸两种组织，并对性腺进行活检，送病理检查，明确两种性腺组织的存在。不能只靠外生殖器和性染色体进行诊断。

真两性畸形的治疗需要多学科合作，包括妇产科、泌尿外科、整形外科、内分泌科、心理科等。处理依据诊断时的年龄和对内外生殖器功能的评价而定，在婴儿期尚未建立性别个性，可以按男性或女性性别进行选择。对于年龄较大的患者，主要考虑性别的定势，通常按抚养的社会性别生活。应当切除与社会性别不一致的性腺和发育不全的性腺组织（常见发育功能不好的睾丸），减少性腺出现肿瘤的风险，并进行外生殖器整形手术。到达青春期后必要时补充与社会性别相同的性激素。多数个体存在不孕/不育，按女性生活的患者可能实现妊娠。若按女性生活，患者在切除睾丸后，应行保留血管神经的阴蒂整形术、外阴整形术及阴道成形术。外生殖器的治疗对患者具有重要的生理和心理影响，应予充分重视，外生殖器应根据社会性别考虑适时矫形，以便患者能结婚或生育。

病例 1：患者 21 岁，出生后即发现外生殖器发育异常，按女性抚养，以后阴蒂随年龄增加逐渐长大，青春期后有自发乳房发育及月经。查体示，阴蒂长约 4cm，直径 2.5cm，阴道口、尿道口分开可见，尿道口位于阴道口上方，右侧腹股沟区近阴阜处可触及皮下质软活动包块。染色体检查结果为 46,XX，*SRY*（-）。性激素：FSH 22.35IU/L，LH 16.51IU/L，催乳素（PRL）9.85ng/ml，E_2 73.37pg/ml，P 1.11ng/ml，T 188.3ng/dl，HCG 刺激后 T 317.9ng/dl，行腹腔镜检查，术中见双侧卵睾，左侧发育子宫，行双侧睾丸切除，保留子宫和双侧卵巢。病理证实为双侧卵睾（图 3-7-1，彩图见文末彩插）。

病例 2：患者 23 岁，出生时即发现外生殖器模糊，按男性抚养。因不能像正常男童站立式排小便，6 岁时在外院行"尿道下裂"修补手术。术后可立姿排便。14 岁出现变声、腋毛、阴毛生长，无喉结，无胡须生长。同期出现阴茎勃起，但无明显阴茎增大，无明显睾丸发育，无遗精。16 岁出现双侧乳腺发育，并出现周期性尿血、间断尿道口滴血，周期为 25~26 天，持续 3~6 天。超声检查：子宫大小约 5.3cm×4.0cm×4.2cm，形态规则，内膜厚约 0.9cm；盆腔内左侧可见一卵巢回声，约 3.6cm×2.4cm，内可见数个卵泡回声，另一卵巢未探及；右侧阴囊部扫查右睾丸形态正常，大小约 2.0cm×0.9cm。外周血核型为 46,XX。身高 167cm，体重 68kg，乳房发育 Tanner V 期；阴茎长 3.5cm，周径 7cm。左侧阴囊空虚，右侧阴囊可触及花生米大小组织，质地较韧。阴毛 Tanner Ⅳ 期。血 FSH 1.88IU/L，LH 1.80IU/L，E_2 128.00pg/ml，P 7.79ng/ml，T 0.50ng/ml，PRL 16.11ng/ml。行 HCG 兴奋试验，用药前 T 0.55ng/ml，用药第 6 天

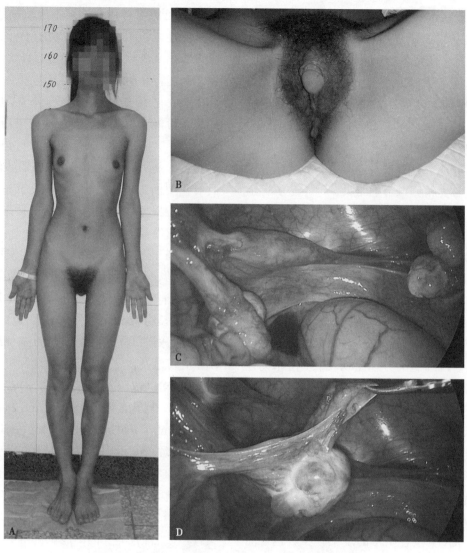

图 3-7-1 真两性畸形患者的临床表现与腹腔镜下发现

A. 21 岁,女性表型,身材高,有自发乳房发育,阴毛女性分布;B. 外阴表现:阴蒂增大,长约 4cm,直径 2.5cm;C. 腹腔镜下见双侧卵睾,左侧发育子宫;D. 左侧性腺,上部分白色为卵巢部分,可见增大的卵泡,左下方可见灰黄色组织,为睾丸成分

T 1.57ng/ml。患者社会性别为男性,已 23 周岁,强烈要求继续按男性生活。腹腔镜下见左侧发育较好单角子宫、左侧卵巢与输卵管。手术切除左侧单角子宫、左侧卵巢与输卵管,缝合残余阴道顶端。1 周后整形科切除双侧乳房腺体,择期行乳头整形术。

三、雄激素不敏感综合征

由于雄激素靶器官上的雄激素受体(androgen receptor,AR)出现障碍导致对雄激素不反应或反应不足而引起多种临床表现,称为雄激素不敏感综合征(androgen insensitivity syndrome,AIS),

AIS 是一种 X 连锁隐性遗传疾病,发病率为出生男孩的 1/64 000~1/20 000。患者的染色体为 46,XY,性腺为睾丸,分泌的睾酮在男性正常水平,但不能发挥或不完全发挥雄激素的作用。

雄激素受体由 910~919 个氨基酸组成一单链多肽。由 N 末端、DNA 结合和甾体结合三个功能结构域组成。编码雄激素受体蛋白的雄激素受体基因位于 X 染色体长臂上,即着丝粒与 q13 之间(Xq11-q12 区),雄激素受体基因包括 7 个内含子与 8 个外显子。雄激素受体基因是一单拷贝 X 染色体基因,在 46,XY 个体,由于无等位染色体,其微小突变即可表现出明显的异常。

青春期前 AIS 患者通常有与其年龄相符的 LH 和睾酮水平，但研究发现有近 1/3 的患者可有睾酮水平下降，原因有待研究。

AIS 患者的血浆睾酮、双氢睾酮与雌激素水平均在男性正常范围。用 HCG 刺激后，雄激素与雌激素水平上升，说明性激素均来自睾丸且反应正常。雄激素必须通过雄激素受体才能起作用。而当雄激素受体基因出现改变后，会导致雄激素的作用完全丧失或部分丧失，出现临床表现。

北京协和医院资料显示 AIS 患者肿瘤的发生率为 13.3%，恶变率为 26.67%。在完全性雄激素不敏感综合征（complete AIS，CAIS）患者中，因其女性化程度高，无男性化表现，只需切除双侧性腺即可按女性生活。不完全性雄激素不敏感综合征（incomplete AIS，IAIS）需根据外生殖器畸形的程度决定性别的选择，按女性生活的 IAIS 需切除双侧性腺，必要时行外阴整形或阴道成形术；按男性生活的 IAIS 患者则需行隐睾纠正和外生殖器整形。Migeon 等提出，如果 IAIS 的诊断是基于分子水平的，因多数患者对常规剂量的雄激素反应不良，建议患者按女性抚养，并行睾丸切除和外阴整形，较按男性生活更为适宜。但对于有些 IAIS 患者，尤其是雄激素受体结合质量异常和对人工合成的雄激素类似药物有反应（雄激素受体结合选择性异常）的 IAIS 患者，在使用超生理剂量的雄激素或改变雄激素类型后，雄激素效应将可达到正常男性水平，Grino 等认为这类患者在新生儿和青春期给予治疗仍可按男性生活。

AIS 诊断明确后，如按女性生活，为预防性腺发生恶变，行性腺切除已被广泛接受，但对于手术的时机仍有争议。Manuel 等用计算机分析，AIS 青春期前发生肿瘤的危险性为 3.6%，因而建议 25 岁后切除性腺，以便女性第二性征更好地发育。然而，也有部分医生提出，应尽早发现 AIS，尽早手术切除性腺。这是因为有报道，AIS 患者最早可在 2 个月的新生儿中发现原位癌，在青春期即有浸润性精原细胞瘤。尽早切除性腺，其优点在于可以防止或减少患者的心理损伤，消除患者不遵医嘱、不定期随诊的危险性，从而避免恶变的可能性。目前建议 AIS 诊断明确后，手术的时机和方式应根据患者的社会性别、AIS 的类型、睾丸的部位和外生殖器畸形的程度决定。按女性生活的 IAIS 为避免男性化表现加重，诊断明确后尽早手术。

AIS 为 X 连锁隐性遗传，对一个女性携带者而言，其 46,XY 后代中患 AIS 的可能性为 1/2，其 46,XX 后代中有 1/2 是携带者。重要的是发现该突变的杂合子携带者，以便遗传咨询。目前利用分子生物学的方法，可以对家族性 AIS 进行准确的遗传分析。

病例 1：患者 25 岁，因原发性闭经就诊。自幼按女性生活，12 岁乳房开始发育。18 岁因无月经来潮，于当地医院就诊，诊断"先天性无子宫"。染色体检查结果为 46,XY。患者 14 岁时因"双侧腹股沟疝"行疝修补术，术中怀疑左侧疝内容物为子宫，还纳入腹。结婚 2 年，爱人体健，性生活正常。否认遗传病家族史。查体提示，女性体型，身高 164cm，双侧乳腺发育 Tanner V 级，乳头色素浅，无腋毛。女性外阴，无阴毛，阴蒂不大，大小阴唇发育较差，大阴唇内未触及包块，阴道长 8cm，顶端呈盲端，黏膜皱襞正常，未见宫颈，盆腔检查空虚，未及子宫和包块。实验室检查：血 FSH 8.72IU/L，LH 14.78IU/L，PRL 16.63ng/ml，E_2 11.60pg/ml，P 1.08pg/ml，T 3.27ng/ml。盆腔超声检查：盆腔内未探及明确子宫及卵巢结构，双侧腹股沟未探及明确囊实性包块。外周血染色体 46,XY。入院后行双侧性腺切除术，术后病理提示为双侧睾丸。

病例 2：患者 20 岁，社会性别女性，因原发性闭经就诊。患者系第二胎足月顺产。出生后外阴即发现异常，阴蒂增大，按女孩抚养。自述身高较同龄人明显增高。16 岁时因原发性闭经于外院进行超声检查，提示右侧大阴唇上侧及左侧腹股沟实质性占位（考虑双侧睾丸），盆腔内未探及子宫、附件。实验室检查：血 FSH 14.13IU/L，LH 32.8IU/L，PRL 16.79ng/ml，E_2 24pg/ml，T 3.35ng/ml，P 0.34ng/ml。染色体检查结果为 46,XY，检查有喉结，双侧乳房 Tanner II 级，外阴阴毛 IV 级，阴蒂增大（4cm×1.5cm×1.5cm），阴蒂上未见尿道开口，双侧"大阴唇"空虚，但从双侧腹股沟可轻易将肿物推至"大阴唇"内，均为 3.5cm×3.0cm×2.5cm，分开"大阴唇"可见尿道、阴道开于一口，以探针探入约 3cm，后联合高，肛门指检空虚。诊断为不完全性雄激素不敏感综合征。在连续硬膜外麻醉成功后行经大阴唇双侧性腺切除术＋保留血管神经的阴蒂整形。

（田秦杰 邓 姗）

第二节 生殖道发育畸形——MRKH综合征

一、定义及历史沿革

MRKH综合征（Mayer-Rokitansky-Küster-Hauser syndrome），是双侧副中肾管未发育或其尾端发育停滞而未向下延伸所致的以始基子宫、无阴道为主要临床表现的综合征。其特征为：单侧或双侧实性始基子宫结节，少部分患者虽有功能性子宫内膜但子宫发育不良；阴道完全缺失或上 2/3 缺失，阴道下 1/3 呈穴状，其顶端为盲端，染色体、性腺、第二性征及阴道前庭均为正常女性特征。其发病率为 1/5 000～1/4 000 个女活婴。

MRKH综合征并非是近年来的发现，其最早的证据甚至可追溯至希波克拉底时期，且早在 16 世纪，医学文献中已有关于无子宫、无阴道的病例报道。然而，该疾病被准确描述、定义则是在 19 至 20 世纪，其命名也是源于对发现这一疾病做出重要贡献的四位医师。1829 年，德国医师 Mayer CAJ 首次报道该类病例；此后，捷克医师 Rokitansky C（1838 年）及德国妇产科医师 Küster H（1910 年）分别报道该类病例，并发现该综合征骨骼及泌尿系畸形改变；1961 年瑞士医师 Hauser GA 综述了 21 例此类病例并完善了该综合征的定义，此后该疾病被称为 Mayer-Rokitansky-Küster-Hauser 综合征。据史料记载，希腊国王奥托一世的王后阿玛莉亚因患有 MRKH 综合征而无法生育。由于没有子嗣，奥托一世最终被废黜。在中国大陆，很长一段时间将其称之为"先天性无子宫、无阴道"或俗称"石女"，因易与阴道闭锁等疾病名称相混淆，且与国际上关于该疾病的名称不符，建议废除，改用"MRKH 综合征"的国际统一命名。

二、发病机制

女性生殖系统起源于胚胎间介中胚层的泌尿生殖嵴。在胚胎发育的第 5～6 周，副中肾管形成，其上段位于中肾管的外侧，两者相互平行；中段弯曲向内侧，位于中肾管的内侧；下段的左、右副中肾管在中线合并。副中肾管上段呈漏斗形开口于腹腔，约在胚胎 9 周，其上段形成双侧输卵管，其中段及下段在中线融合形成子宫体、子宫颈及阴道穹窿。传统胚胎发育学理论认为，阴道上 1/3 来自米勒管尾端，在胚胎发育的第 9 周，米勒管尾端突入泌尿生殖窦的背侧壁，在窦腔内形成隆起的窦结节，并最终分化形成阴道的下 2/3。根据胚胎发育过程推断，MRKH 综合征可能由胚胎发育的第 5～6 周出现的可影响间介中胚层发育的基因缺陷所致，这些缺陷可影响左、右两侧副中肾管中央壁的融合。脊柱及泌尿系统也由中胚层发育而来，这也解释了 MRKH 综合征通常合并脊柱及泌尿系畸形。目前已知的胚胎发育和性别分化过程中的决定性基因及信号通路主要有 HOX［同源基因（homeotic genes）］、WNT、AMH［抗米勒管激素（anti-mullerian hormone）］基因等。然而至今为止，仅发现 WNT4 基因突变与合并高雄激素血症的 MRKH 综合征患者有关，未发现 MRKH 综合征患者中 AMH 基因、WNT 基因家族及 HOX 基因家族的致病突变。

三、临床表现

根据是否合并生殖道外的其他畸形，可分为Ⅰ型单纯型及Ⅱ型复杂型。

Ⅰ型，即单纯型。单纯子宫、阴道发育异常，泌尿系统、骨骼系统发育正常。

Ⅱ型，即复杂型。除子宫、阴道发育异常外，伴有泌尿系统或骨骼系统发育畸形。其中，除副中肾管发育异常外，同时合并泌尿系统及颈胸段体节发育畸形者称为 MURCS 综合征（Müllerian aplasia, renal aplasia, and cervicothoracic somite dysplasia，即副中肾管发育缺失、一侧肾脏发育缺失及颈胸体节发育异常）。

四、辅助检查

（一）一般检查

注意第二性征的发育情况，如身材、体态、毛发分布及乳房的发育是否正常，以排除性发育的异常。MRKH综合征患者的第二性征发育正常，表现为正常女性体态。

（二）妇科检查

外阴发育正常，阴道前庭仅有尿道开口而无阴道开口，有时呈一浅凹或深约 2～3cm 的凹陷（图 3-7-2，彩图见文末彩插）。肛门指检子宫缺如，或仅可扪及一实性小结节或小子宫（有内膜功能但发育不良的子宫）。

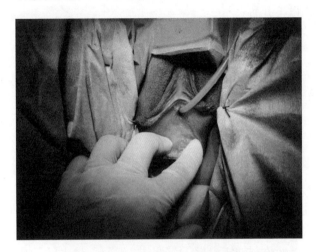

图 3-7-2　MRKH 综合征患者阴道浅凹

（三）实验室检查

包括染色体检查及女性激素水平测定。MRKH 综合征患者为正常女性染色体核型，46,XX。因其卵巢发育及功能均正常，有排卵，故女性激素检查结果为正常水平。

（四）影像学检查

1. **盆腔超声检查**　简便易行，价格低廉且无创，可作为首要的诊断方法。超声检查常显示子宫缺如，或膀胱顶部后方可探及一实性小结节，即为始基子宫。对于少数存在有功能内膜但发育不良子宫的患者可显示为盆腔包块（或积血的子宫），卵巢一般显示为正常大小。

2. **泌尿系统超声检查**　可正常，也可发现为一侧肾脏缺如或发育不良、异位肾、盆腔融合肾等泌尿系统发育异常。

3. **盆腔 MRI 检查**　常作为进一步检查的手段，对子宫颈、子宫的结构检查更为精确，尤其对于存在有功能内膜但发育不良子宫的患者，具有精确诊断的价值。

4. **X 线和 CT 检查**　对于合并骨骼系统畸形的排查有价值，常用全脊柱正、侧位拼接相检查。可发现脊柱侧弯、椎体发育不良或融合、脊柱裂、骶椎隐性裂等脊柱发育畸形，以及胸廓、肋骨等发育畸形。

5. **腹腔镜检查**　对于可疑合并盆腔（或卵巢）子宫内膜异位症或少数存在功能性子宫内膜的患者，腹腔镜兼有诊断和治疗的双重价值，术中可同时评估卵巢情况，但并非常规的诊断手段（图 3-7-3，彩图见文末彩插）。

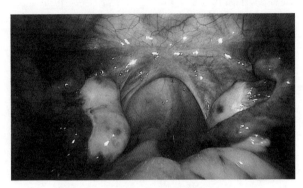

图 3-7-3　MRKH 综合征患者腹腔镜检查

五、诊断及鉴别诊断

（一）临床症状

1. **原发性闭经**　MRKH 综合征患者幼年时并无症状，青春期后女性第二性征发育正常，但无月经来潮。常因原发性闭经就诊时发现。

2. **性交困难**　少数患者直至婚后发现性交困难而就诊，极少数患者甚至因长期性交顶压形成一阴道浅穴、尿道扩张甚至会阴直肠瘘。

3. **周期性下腹痛**　极少数 MRKH 综合征患者存在有功能的子宫内膜，可随月经周期出现周期性下腹痛，常影响正常工作和生活。这类患者往往发病早，易被发现。

4. **合并其他器官畸形和异常**　在伴随的其他畸形中，以泌尿系统畸形常见，占 34%～58%，包括单侧肾脏缺如、盆腔肾、马蹄肾等；骨骼系统的畸形占 13%～44%，主要为脊柱发育畸形，少数患者可合并面部及肢端骨骼发育畸形；其他系统异常包括心脏畸形、听力障碍等。

（二）鉴别诊断

主要与以原发性闭经为临床表现的疾病进行鉴别。

1. **无孔处女膜**　系阴道末端的泌尿生殖窦组织未腔化所致。由于处女膜无孔，经血排出受阻，可导致子宫、输卵管积血，继发盆腔子宫内膜异位症或感染，多于青春期发病，临床常表现为周期性腹痛，专科检查肛门指检时可扪及阴道内囊性肿块，部分患者处女膜向外突出，呈紫蓝色。盆腔超声和 MRI 检查可协助诊断。

2. **阴道完全闭锁**　阴道完全闭锁多合并子宫颈发育不良、子宫体发育不良或子宫畸形，经血容易逆流入盆腔，常发生子宫内膜异位症。盆腔超声和 MRI 检查可协助诊断。

3. **完全性雄激素不敏感综合征**　患者的染色体核型为 46,XY，属性发育异常。完全性 AIS 患者的阴道为盲端，患者性腺为睾丸，位于腹腔、腹股沟或阴唇内。性激素水平检查，血清睾酮水平可达正常男性水平，雌激素水平为正常女性卵泡早、中期水平。与 MRKH 综合征的鉴别可借助于染色体核型分析及性激素水平检测。

六、治疗

目前，鉴于人文关怀的理念，根据患者意愿，可尽早进行人工阴道成形手术。美国妇产科协会（American College of Obstetricians and Gynecologists, ACOG）推荐非手术治疗可以在患者情感成熟后的任何时间进行，手术治疗的最佳时间一般在 17～21 岁。在中国大陆，手术年龄建议在 18 岁之后。但对于少数存在功能性子宫内膜的患者，因较早期即可出现周期性下腹痛的症状，应在明确诊断后尽早治疗，及时切除子宫，人工阴道成形术的治疗时机同上。

（一）非手术治疗

即顶压扩张法，系直接用模具在发育较好的外阴舟状窝处向内顶压成形的方法。模具可有不同尺寸，逐号压迫，直至阴道长度合适；模具可为不同材质如木质、塑料或玻璃，目前更倾向于硅胶模具。顶压扩张法需在医师的指导和随诊下进行，方法不当可能会导致泌尿系感染、阴道流血等并发症。当每周有 2 次以上的性生活时，可不用长期佩戴模具。目前，国内认为对于外阴发育较好，组织松软，有 2～3cm 短浅阴道凹陷形成者，更易顶压成功，其成功率可达 90%～100%。本方法无手术相关并发症，无手术瘢痕，且费用较低，适用于依从性较好的患者。

（二）手术治疗

即人工阴道成形术，适用于非手术治疗失败或主动选择手术治疗的 MRKH 综合征患者。手术的基本原理是在尿道和膀胱与直肠之间分离造穴，形成一个人工穴道，应用不同的方法寻找合适的衬里或替代组织来重建阴道。需强调手术应由对 MRKH 综合征疾病诊治经验丰富的医师来完成，以保证首次手术的成功。手术方法主要有以下几种：

1. **Vechietti 法阴道成形术**　即将阴道前庭浅凹顶端用缝线牵引，并固定于前腹壁定期上提，从而达到扩张"阴道"的目的。本术式于 1969 年由 Vechietti 首创，适合初次行阴道成形术且尿道口位置较高的患者。1992 年，Gauwerky 等将腹腔镜技术应用于该术式，不但增加了手术的安全性，且降低了并发症的发生率，对患者的创伤更小。

2. **羊膜法阴道成形术**　既往曾是国内最经典的人工阴道成形术式。以新鲜分娩后生理盐水洗净的羊膜，浸泡抗生素溶液 2 小时后，即用于铺衬在造穴后的"人工阴道"创面。该方法的优点是来源广泛、取材容易，花费少。缺点是阴道黏膜化时间长，术后需要长期佩戴模具以扩张阴道，否则易发生人工阴道的挛缩；且因羊膜不是自体组织，存在交叉感染的风险，现渐少用。

3. **腹膜法阴道成形术**　可经开腹、腹腔镜或经阴道途径完成手术，目前较为常用的是腹腔镜途径及经阴道途径，是目前中国大陆应用较多的手术方式。手术的要点是将直肠子宫陷凹（又称 Douglas 腔）的腹膜及部分膀胱浆膜和直肠浆膜垫衬至造穴后的"人工阴道"创面。术后可定期佩戴模具或扩张阴道，直到有规律的性生活。手术费用相对较低，但手术较为复杂，技术要求较高，有损伤膀胱和直肠的可能性。本方法的阴道黏膜化时间较长，但较羊膜法的时间短。再造的阴道顶端薄弱，佩戴模具易致移位、出血或肉芽组织形成等，术后需定期扩张阴道，相应并发症的发生率较佩戴模具要低。

4. **生物补片法阴道成形术**　该手术方法由北京协和医院提出，具体手术方法为造穴后选用无抗原性的生物材料填充在"人工阴道"表面，剪取阴道前庭黏膜的小块组织，并将组织剪碎，作为种子细胞撒在制备好的生物补片上，植入并固定于人工穴道形成新阴道。本方法的阴道黏膜化时间短，与正常阴道组织接近，术后需佩戴模具的时间也相应缩短。优点是手术简单易行，手术和麻醉时间短，阴道黏膜化时间短，生物补片已成品化，没有供区瘢痕，符合患者美观需要，保护患者隐私；缺点是费用略为昂贵。

5. **肠道法阴道成形术** 可开腹或腹腔镜完成，选用直肠、乙状结肠、回肠作为供体，以乙状结肠比较常用。以肠道形成的阴道可自行分泌黏液而有润滑作用，肠壁全层抗损伤能力强，不易挛缩、粘连，且术后不需佩戴模具进行扩张。但缺点是手术复杂、创伤较大，有可能发生切口感染、吻合口瘘等风险，国外少用。

6. **皮瓣法或皮片法阴道成形术** 即 McIndoe 法。此方法切取带蒂的大小阴唇皮瓣、腹股沟皮瓣，或自体腹部、大腿的中厚皮片，作为人工阴道的衬里移植物。皮瓣法或皮片法手术较为复杂，多为整形外科医师采用。皮瓣法术后不需要佩戴模具。最大的缺点是供皮区瘢痕明显，不符合患者审美要求；另外，术后有毛发生长、皮瓣脱垂、成形的阴道较臃肿，现临床应用较少。

7. **Williams 阴道成形术** 将两侧大阴唇和后联合做一 U 形切口，并将两阴唇内侧皮缘会于中线，可吸收线间断缝合，形成一深 7～8cm、能容 2 个手指的"袋管"，从而向外延伸阴道。该术式所形成的阴道与正常阴道的角度、轴向相差较大，多仅用于其他阴道成形手术失败者。

8. **其他** 还有口腔黏膜法等人工阴道成形术，多为个案报道，目前国内研究较少。

七、围手术期并发症

（一）术中并发症

即为术中人工造穴时周围器官的副损伤，包括尿道、膀胱、直肠的损伤，以及肠道法中回结肠损伤、大血管损伤等。术中若发生邻近器官损伤，可于术中修补后改行生物补片法或腹膜法人工阴道成形术。但因各家技术水平不同，也可停止阴道成形手术，损伤处多可自行愈合，待愈合后再行顶压法或手术治疗。

（二）术后并发症

远期并发症主要包括成形阴道的顶端息肉等，发生率为 7.5%～16.3%，多发生在需佩戴模具的阴道成形术后。处理方法包括局部息肉夹除、化学药物腐蚀烧灼（如含聚甲酚磺醛成分的栓剂）；处理无效者可用激光或氩气刀治疗。息肉反复复发者可暂停佩戴模具，改用模具定期扩张阴道。

八、随访

（一）正确佩戴模具

有规律性生活（至少每周 2 次）者可不带模具。如果性生活不规律，还需间断佩戴模具或定期扩张阴道。如自觉人工阴道狭窄或长度不够，可间断佩戴或定期扩张以伸展阴道。

（二）性生活开始的时间

阴道黏膜上皮形成后可以规律性生活，一般为 3～6 个月后，视不同术式其阴道黏膜上皮化的时间不同而不同。

（三）随诊内容及方法

术后需随诊，主要了解术后切口愈合情况和阴道口的松紧程度，以及评价成形阴道的功能状况。视阴道黏膜上皮形成情况确定再次随诊时间，可数年随诊 1 次。

九、心理咨询及心理支持

对所有 MRKH 综合征患者都应该进行心理咨询，并鼓励患者与同龄的患者群体进行互动。MRKH 综合征的诊断对患者的心理影响较大，应给予重视。在诊断该疾病后，部分患者会出现抑郁、焦虑情绪，并通常会质疑自己的女性角色。而该疾病导致的不育，通常会加重患者的焦虑情绪。如何告知自己的家人、同龄伙伴或者性伴侣这一病情通常会加重患者的心理负担。能够得到父母或亲密朋友支持的患者心理预后较好。而与同龄患者群体进行交流互动，讨论两性关系、人际关系方面的交往经验、获得支持对患者的心理预后尤为重要。此外，患者父母也可以建立交流群，分享感受和经验、获得支持，这样父母可以更好地支持年轻患者。

十、生育问题

MRKH 综合征患者多无宫腔或虽有宫腔而内膜生长不良，即使手术形成了阴道，仍不能自然怀孕。理论上，可通过代孕以及子宫移植完成生育计划。在患者前来就诊时，妇产科医师应与患者父母讨论患者未来的生育选择。

所谓代孕技术，即从委托的夫妇体内取出精子和卵子，体外受精并培养，将囊胚移植入代孕母亲的子宫。目前在国际上法律允许的国家，代孕技术为 MRKH 综合征患者获得后代的主流方式。1988 年，Egarter 等首次报道 1 例 MRKH 综合征患者代孕成功，此后陆续有 MRKH 综合征患者代孕成功的报道。2016 年，Shevach 等总结过去 23 年期间国外 MRKH 综合征患者代孕文献，共涉及 125 例患者，进行 369 个代孕周期，共出生 71 例新生儿，其中未发现女性新生儿有 MRKH 综合征。但代孕技术牵涉到法律、伦理、经济等诸多问题，目前在中国大陆尚未合法。

子宫移植技术目前尚处于实验阶段。2013 年，瑞典报道了世界上首例 MRKH 综合征患者子宫移植后的活产报道。这篇报道中，1 例 35 岁的 MRKH 综合征患者在瑞典接受来自存活的、61 岁、有 2 次分娩史女性的子宫移植，并于孕 31^{+5} 周剖宫产娩出 1 个符合孕周体重的男性婴儿。此后，国内外陆续有活体子宫移植后成功分娩的报道，截至目前，全球共有 12 例女性在接受活体捐献者子宫移植后的活产报道，其中包括中国 1 例。此外，2018 年巴西报道 1 例 MRKH 综合征患者接受死者捐献子宫移植后的活产报道。从本质上来说，子宫移植为异体器官移植，需长期应用免疫抑制药物来降低移植后的免疫排斥反应，这些药物对母婴长期的临床结局目前尚不能评价，且在子宫移植后患者成功孕育 1~2 个孩子后，应再次切除子宫以排除免疫排斥的影响。

总之，MRKH 综合征的治疗方式多样，未来更加倾向于微创、无创的治疗方式，并更加重视患者的心理咨询和心理支持，全面提高患者的生活质量。

（朱 兰）

第三节 幼少女妇科恶性肿瘤

幼少女生殖器官恶性肿瘤很罕见。病理类型不同于成年女性肿瘤的类型。最常见的幼少女生殖器官恶性肿瘤是卵巢恶性生殖细胞肿瘤，其次是宫颈或阴道的恶性肿瘤，病理类型以宫颈透明细胞癌和阴道肉瘤常见。外阴肿瘤以肉瘤或胚胎性横纹肌肉瘤常见。幼少女生殖器官恶性肿瘤发

病率低，缺乏诊治规范，就诊医疗单位及科室均很分散，但是随着对这类肿瘤的认识，发生于幼少女的生殖器官恶性肿瘤常常预后良好，治愈率很高。因此迫切需要规范这类肿瘤的治疗，建立以区域为中心的诊治中心。

一、卵巢恶性生殖细胞肿瘤

（一）流行病学

孩童青春期前盆腔包块容易忽视，症状也缺乏特异性。10 位作者报道了小于 20 岁幼少女卵巢肿瘤共 1 700 例，其类型分布中大多数（62.2%）为生殖细胞肿瘤。北京协和医院孩童青春期前卵巢恶性肿瘤以生殖细胞恶性肿瘤为主，占 87%，其次为性索间质肿瘤，在恶性生殖细胞肿瘤中多数为卵黄囊瘤及未成熟畸胎瘤。

（二）临床表现

孩童青春期前卵巢肿瘤在早期多无症状，其包块虽可使腹部稍隆起，但由于幼少女很少发生卵巢肿瘤，故一般很少考虑到妇科肿瘤的诊断而常被认为是腹壁增厚而忽略。当肿瘤扭转时，可出现急性腹痛。当恶性肿瘤出现坏死、出血时，亦可有腹痛、发热、体重减轻等表现。幼少女生理发育特点上，卵巢更像是一个腹部的器官，因此腹部不适的主诉更常见。这些患儿常常首诊会去基本外科或者儿科（图 3-7-4，彩图见文末彩插）。

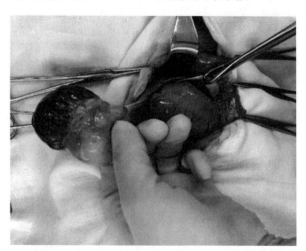

图 3-7-4 一岁半幼女，左卵巢卵黄囊瘤

（三）体格检查

可以用肛门指检与腹部触诊同时进行的双合诊检查。腹部及盆腔超声对肿瘤的诊断很有帮助。血清肿瘤标志物如甲胎蛋白（α-fetoprotein，

AFP）及人绒毛膜促性腺激素（human chorionic gonadotropin，HCG）的测定是诊断卵巢卵黄囊瘤及胚胎癌很敏感的指标，血清抑制素（inhibin）对诊断性索间质肿瘤亦很有意义（表3-7-1）。

表3-7-1 血清肿瘤标志物与生殖细胞肿瘤及性索间质肿瘤的关系

血清肿瘤标志物	肿瘤
甲胎蛋白	卵黄囊瘤，胚胎癌，混合性生殖细胞肿瘤，未成熟畸胎瘤（少见），多胚瘤（少见）
人绒毛膜促性腺激素	绒癌，胚胎癌，混合性生殖细胞肿瘤，多胚瘤，无性细胞瘤（少见）
乳酸脱氢酶	无性细胞瘤，混合性生殖细胞肿瘤
雌二醇	卵巢泡膜细胞瘤，成人颗粒细胞瘤
睾酮	卵巢纯支持细胞瘤，卵巢纯间质细胞瘤
F9胚胎多糖	胚胎癌，卵黄囊瘤，绒癌，未成熟畸胎瘤
抑制素	卵巢颗粒细胞及泡膜细胞瘤
抗米勒管激素	卵巢颗粒细胞及泡膜细胞瘤

（四）诊断

只要考虑到卵巢肿瘤的可能性，进一步明确诊断并不是很困难。对于幼少女卵巢恶性肿瘤应该牢记以下几点：

1. 在幼少女的发育中卵巢条索状未发育，影像学可以看到的肿瘤均属于异常。

2. 这些肿瘤中大多数是良性的（90%）。

3. 卵巢在幼少女时期更像是一个腹腔器官而不是盆腔器官，因此肿瘤会引起很多腹部而非盆腔体征。

4. 因为韧带的解剖结构，幼少女卵巢肿瘤更容易扭转。

5. 幼少女卵巢恶性肿瘤生长更迅速，更容易出现压迫、气短、发绀及腹水等症状。

幼少女卵巢恶性肿瘤80%以上是临床早期，美国儿童肿瘤协会（COG）提出幼少女卵巢生殖细胞恶性肿瘤的新分期（表3-7-2）。

（五）治疗

传统的卵巢癌全面分期手术在幼少女恶性肿瘤中不宜全面推行，2005年北京协和医院对收治的卵巢生殖细胞肿瘤做了回顾性分析，研究表明在128例初治的卵巢恶性生殖细胞肿瘤中全面分

表3-7-2 幼少女卵巢生殖细胞恶性肿瘤的新分期

分期	定义
Ⅰ期	肿瘤局限于卵巢（一侧或双侧），腹水细胞学阴性，手术后肿瘤血清标志物按其半衰期规律下降（甲胎蛋白5d，人绒毛膜促性腺激素16h）
Ⅱ期	有镜下的肿瘤残留或淋巴结阳性但小于2cm，腹水细胞学阴性，肿瘤标志物阳性或阴性
Ⅲ期	淋巴节阳性并大于2cm，有大块的肿瘤残留，或只做了活检，有腹腔其他脏器的受累（如大网膜、肠道、膀胱），腹水细胞学阳性，肿瘤标志物阳性或阴性
Ⅳ期	有远处转移，包括肝脏转移

期手术不改善预后。2013年北京协和医院牵头的全国5家中心前瞻性研究同样证实切净肿瘤和及早、正规、足量化疗是提高恶性生殖细胞肿瘤预后的关键，不强调全面分期手术。

基于这些理由，美国国家综合癌症网络（NCCN）及COG对幼少女恶性生殖细胞肿瘤的手术提出，任何分期的卵巢恶性生殖细胞肿瘤患者均可以施行保留生育功能的肿瘤切除手术。

手术范围建议如下：①留取腹水或腹腔冲洗液，进行细胞学检查；②切除有病变的一侧卵巢，如果输卵管没有受累可以保留；③探查腹膜各个部位，对于有结节的或增厚的腹膜进行活检；④探查腹膜后淋巴结，对于有肿大或质硬的淋巴结进行活检；⑤探查大网膜，对于有可疑的部位或有粘连的部位切除送病理检查；⑥探查对侧卵巢，如肉眼无可见的异常可以不进行活检。

只有低危卵巢恶性生殖细胞肿瘤可以在单纯手术切除肿瘤后进行随诊。低危主要指Ⅰ期无性细胞瘤和Ⅰ期G_1未成熟畸胎瘤。而对于其他细胞类型的卵巢恶性生殖细胞肿瘤均应该辅助化疗，即指卵巢胚胎癌，卵巢卵黄囊瘤，卵巢Ⅱ~Ⅳ期无性细胞瘤，Ⅰ期G_2、G_3未成熟畸胎瘤和Ⅱ~Ⅳ期未成熟畸胎瘤。化疗方案是PEB（顺铂＋依托泊苷＋博来霉素）方案（NCCN指南证据2A）：静脉用顺铂20mg/（m²·d），第1~5天；依托泊苷100mg/（m²·d），第1~5天；博来霉素30U/周，第2、9、16天。每21天重复1次。

对于卵巢Ⅱ~Ⅳ期无性细胞瘤或者Ⅰ期G_2未成熟畸胎瘤，为了减低肺毒性反应，可以考虑用静脉用依托泊苷120mg/（m²·d），第1~3天，联

合卡铂 400mg，第1天，每4周重复1次，共3个疗程。

年龄 <12 个月的婴儿，化疗剂量按体重计算：顺铂每次用药 0.7mg/kg，依托泊苷每次用药 3mg/kg，博来霉素每次用药 0.5mg/kg。仔细观察患儿化疗副反应，包括骨髓抑制、肺功能检查、肾功能检测等。

在疗效上，含顺铂的联合化疗确实大大改变了幼少女卵巢恶性生殖细胞肿瘤的预后。使得过去被认为是致命性的肿瘤，现在可以列入预后良好的肿瘤之类。美国小儿肿瘤研究组（POG）及儿童癌症研究组（CCG）所报道的 10 余家大医院协作应用含顺铂的联合化疗方案幼童及青春期卵巢恶性生殖细胞肿瘤的疗效好，I 期、II 期、III 期及 IV 期的 6 年存活率分别为 95.1%、92.8%、98.3% 及 93.3%。

但是对于这一类肿瘤，如若处理不当，后果也可能是不幸的。例如手术病理分期不准确，或是晚期癌未切除干净，术后化疗不及时、不足量，致使肿瘤复发。初治病例失败者，再次行手术及化疗均非常困难。因为博来霉素有终身剂量及肺纤维化的限制，所以不能再给予足够量的化疗，致使治疗效果很差。

二、宫颈或阴道透明细胞癌及阴道内胚窦瘤

（一）宫颈或阴道透明细胞癌

1. 流行病学　宫颈或阴道透明细胞癌多发生在青春期，而发生在青春前期者极为少见。以往这类疾病常常发生于孕母在妊娠期服用己烯雌酚（diethylstilbestrol, DES）者。1970 年 Scully 首次报道过这种病例。McNall（2004）报道了 1 例 13 岁患儿并复习文献所报道的 37 例小于 18 岁的中肾管腺癌和透明细胞癌患者，其中 62% 曾在胎儿期有宫内暴露 DES 史。

2. 临床表现　阴道分泌物增多或出血是其主要症状，宫颈或阴道透明细胞癌的大体外观可表现为多样性。可以是微小病灶，亦可以是广泛病灶或息肉状和结节状，有时形成溃疡。约有 2/3 位于阴道，其他局限在宫颈，或同时累及宫颈和阴道。宫颈肿瘤大体外观见图 3-7-5、图 3-7-6（彩图见文末彩插）。

3. 诊断　病理组织活检显微镜下的组织学特点与发生在成人生殖道的透明细胞癌无多大区别。由于胞质内有大量糖原，细胞呈透明状。但也会遇到糖原含量不多的细胞就不呈透明状。肿瘤最初表现为局部浸润，以后常有淋巴转移。组织活检可明确诊断。

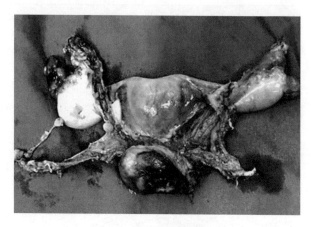

图 3-7-5　宫颈肿瘤

14 岁少女，阴道出血 2 年，查体宫颈肿瘤，手术后病灶位于左侧 12 点至 5 点，大小 3cm，左侧穹窿受累，伴有左侧髂血管淋巴结转移，患者虽然接受了放疗及化疗，但在 1 年后仍发生了肺转移，死于肿瘤

4. 治疗　采用根治手术，即广泛子宫及阴道切除术，包括盆腔淋巴结切除。手术切除对早期癌治疗效果很好。没有症状的小而表浅的肿瘤，在手术切除后，几乎全部病例都可存活。较大而深的癌则手术治疗效果较差。约有 25% 在局部或远处复发。Senekjian（1985）报道的宫颈或阴道透明细胞癌，其 I 期 5 年存活率为 90%，宫颈 IIa 期癌及阴道 II 期癌的 5 年存活率达 82%，宫颈 IIb 期癌为 60%，而阴道 III 期癌及宫颈 III 期癌为 37%，全组总的 5 年存活率为 80%。

透明细胞癌这一病理类型本身并不是预后不良的因素，除非合并高危因素，合并有淋巴结阳性、切缘阳性、淋巴脉管浸润、肿瘤直径 >4cm 以及 >1/3 间质浸润等高危因素者需要辅助治疗。早期患者经根治性手术后即使无术后辅助治疗，其预后也较好（早期患者的 5 年生存率为 81.5%～91%，晚期患者 5 年存活率为 40.0%）。早期宫颈透明细胞癌的预后与其他类型的宫颈癌相似，因此对于有生育要求的患者可考虑行保留生育功能的手术治疗。

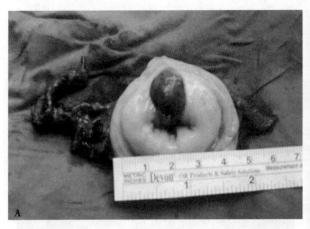
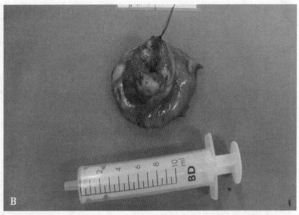

图 3-7-6 宫颈肿瘤

A. 患者 1，查体宫颈 12 点息肉样肿瘤，行保留生育功能的宫颈广泛切除手术，病灶位于 12 点；B. 患者 2，病灶先期化疗后宫颈呈糜烂状，质硬，也接受了保留生育功能的手术

（二）阴道内胚窦瘤

1. **流行病学** 北京协和医院共收治 21 例幼儿阴道内胚窦瘤，年龄为 4 个月至 4 岁，中位年龄为 11 个月，小于 1 岁者 14 例。

2. **临床表现** 无痛性阴道出血、尿布血染或阴道排液为主要症状。其次为阴道肿瘤脱出，内胚窦瘤肿瘤糟脆，常有坏死、感染、异味等表现。

3. **辅助检查**

（1）血液检查：阴道内胚窦瘤分泌有非常特异的标志物——甲胎蛋白（AFP），幼儿有阴道出血，血清 AFP 升高，应该高度怀疑内胚窦瘤的诊断。

（2）影像学检查：包括超声、CT 和 MRI 检查。幼儿子宫非常小，3 岁以下幼儿子宫大小约 1cm。超声检查需很有经验的超声科医生进行。CT 和 MRI 检查需要幼儿在镇静下才可以进行，但准确性高（图 3-7-7）。

（3）阴道活检：幼女生殖器官尚未发育，阴道检查存在较大困难，因而需利用相关器械，借助宫腔镜进行直观的阴道检查，在病灶及可疑部位进行定位活检，从而减少对阴道的损伤（图 3-7-8，彩图见文末彩插）。

4. **诊断** 早期血性分泌物需要除外外源性雌激素影响，以及小儿是否误服过雌激素等病史。婴幼儿患者可在麻醉下进行妇科检查和可疑病变部位取材活检，以明确诊断。

5. **治疗** 阴道内胚窦瘤原被列于致命性恶性肿瘤，故在较早年代其治疗方式是根治性手术，包括盆腔器官清扫术、子宫及阴道切除。这种大根治手术虽然可使肿瘤得以切尽，但是对婴幼儿来说，其手术破坏性极大。手术并发症多，故存活率不高。患儿生理生殖功能亦将有所损失。患儿幼小就诊常常不及时，就诊科室缺乏肿瘤专科经验。就诊儿科常常忽视妇科检查，直到肿瘤脱出才会引起重视。

目前在北京协和医院肿瘤妇科中心，幼女的阴道内胚窦瘤采用综合治疗，以化疗为主，联合手术切除，治愈率超过 90%。同时保留了幼女的生殖器官完整及生理生育功能。

内胚窦瘤对化疗十分敏感，化疗以一线方案 PEB（顺铂＋依托泊苷＋博来霉素）或 PVB（顺铂＋长春新碱＋博来霉素）为主，辅以保守手术治疗。在北京协和医院就诊的 21 例患者均未行根治性手术，通过病理明确诊断后，即行持续有效的化

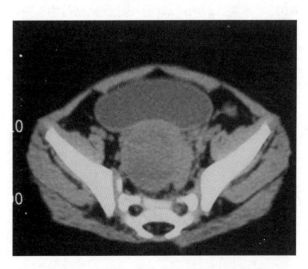

图 3-7-7 阴道内肿瘤，幼稚子宫常常不显示

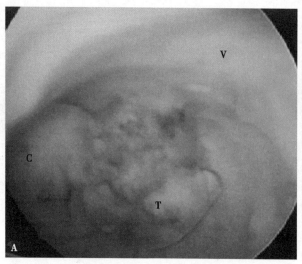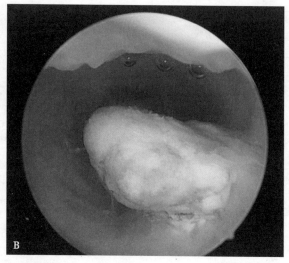

图 3-7-8　阴道内肿瘤

A. 阴道内胚窦瘤的外观（宫腔镜下的阴道检查及活检），C 为宫颈，T 为肿瘤，V 为阴道壁；B. 阴道中段肿瘤

疗。21 例患者资料显示化疗反应率 95.2%。对于复发转移的患者，手术切除病灶后，再次化疗也可取得疗效。

完成治疗前评估后，即给予患儿首选 PEB 方案化疗[静脉用顺铂 30～35mg/（m²·d），第 1～3 天；依托泊苷 100mg/（m²·d），第 1～3 天；博来霉素 20mg/（m²·d），第 2、9、16 天。每 3 周 1 个疗程。后期治疗的患儿由于博来霉素的毒性反应，将用法更改为 15mg/（m²·d），第 1～2 天，每 3 周 1 个疗程]。早期北京协和医院治疗的 1 例患儿曾选用过 PVB 方案[顺铂 30～35mg/（m²·d），第 1～3 天；长春新碱 1～1.5mg/（m²·d），第 1～2 天；博来霉素 20mg/（m²·d），第 2、9、16 天。每 3 周 1 个疗程]。患儿体重小于 30kg，可依据体表面积（m²）= 0.035× 体重（kg）+0.1，计算每疗程化疗药物剂量，化疗的实施和补液均于儿科医生共同制定，化疗期间严格监测出入量。

小儿对治疗配合度差，输液通路不容易建立，

化疗及输液都非常困难，一旦化疗药物渗漏，处理起来非常棘手。北京协和医院诊治的患儿一半以上都在 1 岁以内，化疗更为困难，遂肿瘤妇科中心与儿科及介入科共同合作，对所有要进行化疗的患儿在实施化疗前都在麻醉下经锁骨下静脉置入输液港，从而能有效地给予化疗药物，避免药物渗漏发生。在化疗结束随诊 1 年左右，如无肿瘤复发征象，则予以移除输液港。

内胚窦瘤有特异性肿瘤标志物血清 AFP，其浓度与肿瘤的消长相平行，成为诊断及治疗监测的重要标志物。对经化疗等治疗后 AFP 转阴的病例，再次考虑阴道检查及评估时，病灶均已达到病理上完全缓解。肿瘤标志物正常后建议给予 2 个疗程的巩固化疗。

建议治疗程序见图 3-7-9。

6. 预后　阴道内胚窦瘤整体预后良好，治愈率在 90% 以上，可以保留生殖器官功能，在北京协和医院收治的 21 例患儿中，死亡 2 例，其余均

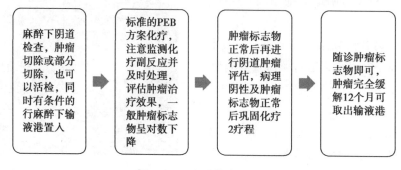

图 3-7-9　建议的治疗程序

长期生存且青春期时月经来潮正常。有 1 例患儿在初始治疗期间死于感染和心力衰竭。该患儿小于 6 个月，为双胎之一，出生时体重低。小儿肺炎加上博来霉素引起的肺纤维化，且低体重、低龄副反应管理是一个挑战。另外 1 例死亡患儿肿瘤巨大，就诊不及时。该患儿在出生 4 个月时就出现了阴道流血，但当时未及时就诊，当肿瘤长到 10cm，仍因家里经济条件困难又推延了几个月才就诊。就诊时肿瘤体积大，肿瘤标志物高，肿瘤已浸润生长至阴道深层及阴道壁。

总之，幼少女阴道内胚窦瘤多发生于出生后 3 岁以内的幼儿，早期发现、早期治疗是提高生存率的关键。本肿瘤对化疗十分敏感，治疗以保守及活检手术和经典的 PEB 方案化疗为主，联合血清标志物 AFP 和阴道检查，评估疗效，规范化治疗可达到较高的治愈率。阴道内胚窦瘤属于罕见肿瘤，建议至有经验的诊疗中心进行诊治。

三、外阴或阴道胚胎型横纹肌肉瘤

（一）定义

幼女的胚胎型横纹肌肉瘤（embryonal rhabdomyosarcoma）多发生在阴道。过去被称作阴道葡萄状肉瘤或混合性中胚叶瘤。目前则多称其为胚胎型横纹肌肉瘤。

（二）流行病学

阴道横纹肌肉瘤在孩童或青春期的任何年龄均可发生，但大多数发生在 2 岁以内。大多数从阴道前壁长出，占 68.4%。

（三）临床表现

息肉状物多者可充满阴道或突出阴道口外。肿瘤以局部浸润为主，可向四周蔓延。主要症状是阴道分泌物多及出血。临床所见见图 3-7-10、图 3-7-11（彩图见文末彩插）。

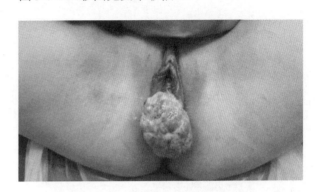

图 3-7-11　外阴胚胎型横纹肌肉瘤

（四）辅助检查

盆腔超声或 CT 检查对阴道内肿物有时可有明显显像。如肿瘤已突出阴道口外，取组织活检可以很快明确诊断。有时需要在轻度麻醉下行阴道检查而明确诊断。

（五）诊断

美国横纹肌肉瘤研究协作组（Intergroup Rhabdomyosarcoma Study Group，IRSG）与欧洲儿童肿瘤协会（International Society of Pediatric Oncology，SIOP）应用两种不同方法对横纹肌肉瘤进行了分期（表 3-7-3、表 3-7-4）。

（六）治疗

阴道横纹肌肉瘤不但在临床表现、症状及肿

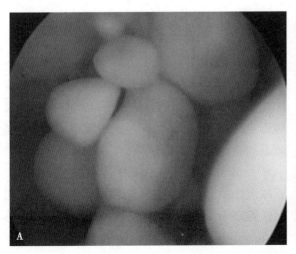
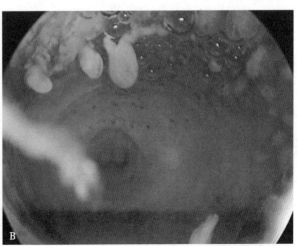

图 3-7-10　小儿阴道横纹肌肉瘤

A. 小儿宫腔镜妇科检查阴道内充满葡萄样肿瘤；B. 化疗后病灶减少，再次切除后巩固化疗瘤外观与阴道内胚窦瘤很相似,在治疗方面,也经历了与阴道内胚窦瘤极为类似的演变过程。在20世纪70年代以前,对于阴道横纹肌肉瘤的治疗,多采用子宫阴道切除及前盆腔脏器或后盆腔脏器清扫手术。这种大根治手术虽然对肿瘤的治

表 3-7-3 美国横纹肌肉瘤研究协作组对横纹肌肉瘤的分期(手术后)

分期	定义描述
I	肿瘤局限,手术切除干净,未有周围淋巴结的受累
IIA	肿瘤大体切除干净,仅有镜下的残留肿瘤,未有周围淋巴结的受累
IIB	局域的肿瘤有周围淋巴结的受累,但手术切除干净,没有残留病灶
IIC	局域的肿瘤有周围淋巴结的受累,大部分肿瘤切除但有镜下残留,或是有局域的远处淋巴结受累
III	肿瘤没有完全切除,或仅仅做了活检,有大块的肿瘤残留
IV	诊断当时就有远处转移的证据

表 3-7-4 欧洲儿童肿瘤协会对横纹肌肉瘤的分期

分期	亚型	定义描述
治疗前分期		
I	T_1	肿瘤局限在所生长的器官或组织
	N_0	没有局域淋巴受累
	M_0	没有远处转移
II	T_2	肿瘤浸润周围的一个或多个组织或器官,周围有明显的恶性肿瘤浸润证据
	N_0	没有局域淋巴受累
	M_0	没有远处转移
III	任何 T	
	N_1	有局域淋巴受累
	M_0	没有远处转移
IV	任何 T	
	任何 N	
	M_1	有远处转移
手术后分期		
pT_1		肿瘤局限在所生长的器官或组织,完全切除干净,并切缘干净
pT_2		肿瘤浸润超出所生长的器官或组织,但肿瘤完全切除干净,并切缘干净
pT_3		肿瘤没有完全切除
pT_{3a}		大体切除仅有镜下残留
pT_{3b}		大块残留或仅仅做活检

疗最为彻底,也取得一定的疗效,但手术创伤性太大,手术并发症及手术死亡率都较高。

目前治疗已不再采用盆腔脏器清扫手术,而仅仅做肿瘤切除术。保留生殖器官的功能及解剖功能。术后辅助化疗,化疗方案可以用 VAI 方案(长春新碱 + 放线菌素 D + 异环磷酰胺):静脉用长春新碱 $1.5mg/m^2$(最大剂量 2mg),每周 1 次,头 6 周用;放线菌素 D $1.5mg/m^2$(最大剂量 2mg),第 1 天用,每 3 周重复;异环磷酰胺 $3g/(m^2 \cdot d)$(需要美司钠解救和水化),第 1~3 天用,每 3 周重复。还可以选择静脉卡铂联合静脉用长春新碱、依托泊苷,或卡铂联合表柔比星、长春新碱方案化疗。化疗后进行肿瘤的评估,仅对未控的肿瘤加用放疗。

(七)预后

一般认为,肿瘤预后和肿瘤生长部位、肿瘤大小、患儿年龄、肿瘤分期及淋巴结转移密切相关。欧洲儿童肿瘤协会恶性间质肿瘤(SIOP-MMT89)的研究资料来自 1989 至 1995 年 0~18 岁各部位的横纹肌肉瘤共 503 例,结果显示 5 年总体存活率 57%,非膀胱非前列腺部位的泌尿生殖道横纹肌肉瘤预后最好:共 92 例,5 年总体存活率 94%,5 年无事件生存(event free survival, EFS)82%。北京协和医院治疗的幼女胚胎型横纹肌肉瘤 8 例均达到完全缓解,随诊时间为 16 个月到 90 个月不等。

(杨佳欣 王瑾晖)

第四节 不孕症相关罕见病

一、卡尔曼综合征

(一)概述

卡尔曼综合征(Kallmann syndrome, KS)又称性幼稚嗅觉丧失综合征,早在 19 世纪,西班牙病理学家 Maestre de San Juan 就发现了性腺功能减退和嗅觉缺失的临床关联。1944 年美国遗传学家 Kallmann 等首先提出该病并报道了性腺功能减退伴嗅觉缺失的 3 个家系。KS 约占孤立性促性腺激素释放激素缺乏症[isolated gonadotropin-releasing hormone(GnRH)deficiency, IGD]的 60%。该病在男性中发病率为 1/10 000,女性发病率为 1/50 000,且女性患者症状较轻。

（二）病因

在人胚胎发育过程中，GnRH 神经元从胚胎发育的第 6 周开始迁移，当端脑最初形成时，GnRH 神经元到达大脑的前中心区域，并与神经末梢的中枢突一起渗透到嗅球轮廓的尾部区域，紧接着 GnRH 细胞沿着大脑半球的内侧移动，到达下丘脑前部。嗅神经在胚胎发育时期有着与 GnRH 神经元相同的迁移过程。在 KS 患者的胚胎发育过程中，致病基因的变异干扰了 GnRH 神经元的迁移过程，同时影响了患者胚胎发育过程中嗅球和嗅束的形成，造成了患者 GnRH 分泌功能的异常，进而引起了性腺功能减退，并伴有嗅觉功能障碍。

约 60% 的 KS 患者存在基因变异，目前已知有 30 多个 KS 相关的致病基因，可通过 X 连锁隐性遗传（XR）、常染色体隐性遗传（AR）或常染色体显性遗传（AD）三种方式遗传。表 3-7-5 为部分常见的 KS 相关的致病基因，但仍有 30%～40% 的患者未能检测到致病基因变异。KS 多为散发，也可呈家族性。

（三）临床表现

KS 患者临床表现不一，其特征性的临床症状是性腺发育不良和嗅觉功能障碍。在生殖内分泌系统方面，男婴在出生时即可能出现小阴茎、隐睾（睾丸在腹腔或腹股沟，没有降入到阴囊）等表型，而女婴一般没有特征性表型。多数患者在青春期年龄阶段为无第二性征发育，内外生殖器均不成熟。男性患者睾丸体积小，阴茎短小，少精或无精，隐睾等；女性患者呈原发性闭经，无乳房发育。少数患者可能有过青春期启动，但是没有完整的性成熟过程。同时，缺乏性激素易引起肌肉能力下降，骨质疏松，骨骺愈合延迟，骨龄落后，患者多身材细长，指距超过身高 5mm 以上。在嗅觉功能方面，患者可以正常感知黏膜刺激物（如氨气等），但是不能感知芳香类刺激物。少数患者可能合并色盲、唇裂、腭裂、耳聋、先天性心脏病等疾病，极少数患者也会伴有银屑病、癫痫或智力不全等疾病。

现在普遍认为 KS 是终身性疾病，然而有 10%～15% 的患者也可自行恢复其激素分泌功能，机制尚不明确。这也暗示了 GnRH 神经元系统的可塑性。近来有研究发现基因速激肽 -3（tachykinin 3，*TAC3*）和速激肽受体 -3（tachykinin receptor 3，*TACR3*）的一些变异可能和这一现象有关。

（四）诊断

KS 的诊断主要依据性腺发育不良和嗅觉功能障碍的典型临床表现及实验室检查。但是需要排除营养不良等因素引起的器官功能性障碍，同时需要排除颅脑、垂体肿瘤史、相关部位放射性物质接触史、类固醇激素及化疗药物使用等特殊病史。临床可检测到患者血液 LH、FSH 和性激素（雌激素或雄激素）水平较低。HCG 刺激试验显示性激素水平（T、E_2）明显升高，GnRH 兴奋试验显示无 LH 脉冲，LH 分泌延迟。男性患者精液检查可发现精液无精子，但染色体核型正常，也可检测到骨龄落后。Tanner 分期评分可以用来评估患者性征。嗅觉诊断测试如 UPSIT（宾夕法尼亚大学嗅觉判定试验，the University of Pennsylvania Smell Identification Test）以及特殊病史可评估患者的嗅觉功能。头颅 MRI 检查可发现部分患者嗅球和嗅束缺乏或发育不良。

（五）鉴别诊断

1. 下丘脑 - 垂体分泌障碍 需要筛查多种激

表 3-7-5 部分已知的 KS 致病基因

基因名称	特点
KAL1	基因定位于 Xp22.3，X 连锁隐性遗传。编码嗅觉缺失素（anosmin），在 GnRH 神经元和嗅觉神经向下丘脑移动过程中起重要作用。*KAL1* 变异的患者可伴有肾发育不全和镜像运动
FGF8/FGFR1	*FGFR1* 基因定位于 8p12-11，编码 FGFR1。*FGF8* 基因定位于 10q24，编码 FGF8。均呈常染色体显性遗传
PROK2/PROKR2	*PROK2* 基因定位于 3p21.1，编码 prokineticin 2；*PROKR2* 基因定位于 20p13，常染色体隐性遗传，编码 prokineticin 受体 2（prokineticin receptor 2），可调节 GnRH 神经元的发育以及 GnRH 的分泌
CHD7	基因定位于 8q12.1，编码 CHD7，该基因变异可发生 CHARGE 综合征

FGF：成纤维细胞生长因子；FGFR：成纤维细胞生长因子受体；CHD：染色质解旋酶 DNA 结合蛋白；CHARGE 综合征：眼组织缺损（coloboma）、心脏异常（heart diaease）、后鼻孔闭锁（atreaia choanae）、生长发育迟缓（retardation）、泌尿生殖系异常（genital hypoplasia）及耳畸形（ear abnormalities and/or deafness）

素轴[如 PRL 轴、生长激素（GH）- 胰岛素样生长因子 1（IGF-1）轴、促甲状腺激素（TSH）- 游离甲状腺素（FT$_4$）轴、ACTH-F 轴]的功能。多种下丘脑 - 垂体疾病均可引起继发性低促性腺激素型性腺功能减退症（acquired hypogonadotropic hypogonadism, AHH），患者常常有特殊病史，如下丘脑 - 垂体肿瘤、炎症、创伤、手术、放射等导致下丘脑和垂体功能低下，一般无异常家族史。

2. 青春期发育延迟 即青春期发育落后于正常人群平均年龄 2～2.5 个年龄差。可分为体质性青春期发育延迟和功能性青春期发育延迟。营养不良也会引起低促性腺激素型性腺功能减退或两性青春发育延迟，过度节食、长期腹泻、神经性厌食是常见的病因。

3. 高促性腺激素型性腺功能减退症 各种原因导致的原发性性腺发育不良、功能障碍，或者激素抵抗，如特纳综合征（Turner 综合征，典型核型 45,XO）、努南综合征（Noonan syndrome）、克兰费尔特综合征（Klinefelter 综合征，典型核型 47,XXY）等，可能会导致高促性腺激素型性腺功能减退。

（六）治疗与预防

1. 治疗 本病目前尚无根治性治疗措施。KS 患者由于 GnRH 合成不足，其外周性腺组织（睾丸或卵巢）在成年后仍处于未成熟状态，但是原始性腺细胞仍可能有一定功能。对有生育要求的男性患者，建议 HCG + 尿促性腺激素（human menopausal gonadotropins, HMG）治疗。多数患者可以通过 HCG + HMG 的双促治疗使性腺发育，精液中出现精子甚至精液质量恢复正常。对于少数治疗后精液中仍没有精子的患者，可以考虑显微睾丸切开取精术，提取精子后行辅助生殖助孕治疗，或寻求供精等生育方式。对于无生育要求的男性，可终身使用雄激素替代 / 补充治疗，一般推荐经皮吸收剂型。

无生育要求的女性患者可选择雌孕激素替代治疗，有生育要求的女性患者可在临床医生的指导下进行促排卵治疗。外源性促性腺激素可能增加 IGD 患者多胎和卵巢过度刺激综合征的风险。

激素治疗可使大部分患者恢复生育功能和维持第二性征。对激素治疗不敏感的患者，如治疗后仅有少量精子发生的男性患者，或者是经过排卵诱导仍无法自发受孕的女性患者，可以考虑体外受精。患者在激素治疗期间需要监测性发育的情况和血糖、血脂水平，并且需要常规补充钙和维生素 D 来预防并发症。

2. 预防和遗传咨询 遗传咨询需要了解家族史，包括是否有小阴茎家族史、是否有肾发育不全家族史以及一些嗅觉相关家族史等。对于有明确致病变异的家系，需要对青春期前的家族成员进行基因测试，并进行临床评估。对于患有可疑性 KS 的儿童，可常规定期监测性成熟程度、骨龄、促性腺激素和性激素水平。对于确诊 KS 的儿童，需要定期监测骨质密度，并监测血清性激素水平来调整激素替代治疗方案。再发风险与家族史和相关基因诊断有关，产前诊断与胚胎植入前遗传学诊断可以对家系中已知致病基因进行检测。KS 患者需要在有效的遗传咨询之后，或者在搜集足够资料分析疾病预后之后，才能更有意义地进行遗传学筛查，现有的全基因组测序、全外显子测序或者目的基因筛查在临床上均可行。

（七）总结与展望

近几十年来，KS 的分子遗传学诊断不断进展，其发病机制的理解也不断深化，这为诊断与治疗提供更多了支持与潜在的策略。期待 KS 遗传学研究能够不仅改善患者的诊疗效果，提高生存质量，同时也为阻断 KS 向下一代传递提供更多有效方法，从而达到提高人口素质的目标。

二、努南综合征

（一）概述

努南综合征（Noonan syndrome, NS），又称女性假 Turner 综合征（female pseudo-Turner syndrome）、男性 Turner 综合征（male Turner syndrome），或正常染色体核型 Turner 表型（Turner phenotype with normal karyotype），是一种遗传性多系统疾病，主要临床表现为特殊面容、先天性心脏病、发育迟缓、身材矮小、学习障碍、骨骼异常、凝血功能障碍等。国外文献报道 NS 在活产新生儿中的发病率为 1/2 500～1/1 000，在伴有肺动脉狭窄的新生儿中，NS 发病率为 6%。国内尚无准确的流行病学数据，目前国内报道的 NS 多为散发患者，无阳性家族史。

（二）发病原因

NS 为常染色体显性遗传，若患者的父母是患者，其同胞或子女有 50% 可能性为患者；若患者父母不是患者，也不携带致病变异，其同胞患病的可能在 1% 以下，但仍高于正常人群。约有一半的患者为基因变异导致的散发患者。目前已知的致病基因包括 *PTPN11*［蛋白酪氨酸磷酸酶非受体型 11（protein tyrosine phosphatase non-receptor type 11）］、*SOS1*［SOS-Ras/Rac 鸟嘌呤核苷酸交换因子 1（SOS Ras/Rac guanine nucleotide exchange factor 1）］、*RAF1*（RAF 原癌基因丝氨酸 / 苏氨酸 - 蛋白激酶）、*KRAS*、*BRAF*、*NRAS*、*MAP2K1*、*RIT1*、*SOS2*［SOS-Ras/Rac 鸟嘌呤核苷酸交换因子 2（SOS Ras/Rho guanine nucleotide exchange factor 2）］、*LZTR1* 和 *A2ML1*［α2- 巨球蛋白样蛋白 1（alpha-2-macroglobulin like 1）］等。目前认为，NS 的发病与丝裂原激活蛋白激酶信号通路（RAS-MAPK）有关，该通路存在于大多数细胞内，与细胞增殖、分化、代谢等密切相关，NS 相关致病基因的变异会导致 RAS-MAPK 的信号上调，从而导致发育迟缓、骨骼异常等多种临床表型。其中，*PTPN11* 为首个被发现、最为常见的 NS 致病基因，约有 42.6% 的患者是由于该变异所致；约 16.4% 的患者是 *SOS1* 变异所致；*RAF1* 和 *RIT1* 变异分别占比 8%。NS 相关基因筛查阳性可协助该病诊断，但筛查阴性并不能排除该病。

（三）临床表现

NS 患者临床表型复杂，可累及多系统，疾病的表型及严重程度具有明显异质性，男女均可患病，主要见于男性。

1. 特殊面容 特殊面容主要见于婴幼儿，随着年龄增长，外貌特征越来越不典型。

婴幼儿：前额大、高额弓；眼距宽、上睑下垂；短鼻、鼻根宽；上唇饱满呈噘嘴样；小下颌、短颈、后发际线低。

儿童到青春期：倒三角脸型、头发卷曲、前额宽、颈蹼。

成人：倒三角脸型、前额发际线高、面部皮肤皱纹明显、鼻唇沟明显。

2. 先天性心脏病 在合并先天性心脏病的各种综合征中，NS 仅次于 21 三体综合征，是第二常见的综合征。约有 2/3 的 NS 患儿在出生时伴有先天性心脏病，包括肺动脉狭窄（50%～60%）、肥厚型心肌病（20%）、房间隔缺损（6%～10%）等。约 50% 的患者会出现心电图异常，如左心前导联 R/S 比值异常，电轴左偏，病理性 Q 波等。

3. 发育迟缓、矮小 患儿出生时体重、身长正常，也有因皮下水肿而体重增加者。大部分患儿伴有喂养困难，出生后逐渐出现衰减性生长，青春期时显著，可伴骨龄落后。50%～70% 的 NS 患者伴有身材矮小，成年男性患者平均身高为 162cm，成年女性患者平均身高为 152cm。

4. 泌尿生殖系统异常 约 60%～75% 的男性患者伴有隐睾，未及时治疗可导致不育，女性由正常性腺发育到性腺发育不良及闭经均有，可致不孕。泌尿系统畸形的发生率约为 10%～11%，如肾盂扩张、孤立肾、肾发育不良等。

5. 骨骼异常 多数患者会伴有骨骼异常，如鸡胸、漏斗胸，脊椎侧凸、后凸、侧弯，圆肩，肘外翻，全身骨密度减低等。

6. 凝血功能异常 部分患者存在凝血功能异常，如凝血因子Ⅺ缺乏，凝血因子Ⅷ、Ⅻ的活性降低，血小板减少及功能缺陷等。

7. 其他 运动发育迟缓，智力发育落后、视力听力障碍，中枢神经系统异常、脑积水，周围神经病变等。

（四）诊断

NS 的诊断以临床表现为主，目前仍采用 1994 年荷兰学者提出的诊断标准（表 3-7-6）。若存在典型特殊面容，还需满足 2A～6A 中的 1 条或 2B～6B 中的 2 条标准，则可诊断；若面容特殊但不典型，则需满足 2A～6A 中的 2 条或 2B～6B 中的 3 条标准，可诊断。

表 3-7-6 Noonan 综合征（NS）的诊断标准

特征	A＝主要标准	B＝次要标准
1. 面容	典型的特殊面容	特殊面容
2. 心脏	肺动脉狭窄、肥厚型心肌病，NS 典型的心电图改变	其他心脏缺陷
3. 身高	＜同龄同性别儿第 3 百分位	＜同龄同性别儿第 10 百分位
4. 胸廓	鸡胸、漏斗胸	胸廓宽
5. 家族史	一级亲属确诊 NS	一级亲属疑似 NS
6. 其他	同时存在智力落后、隐睾、淋巴管发育异常	存在以下表现之一：智力落后、隐睾、淋巴管发育异常

（五）鉴别诊断

1. Tuner 综合征 由 X 染色体异常导致，仅女性患病，是最常见的女性染色体病之一。女性患者表现为身材矮小、颈蹼、先天性心脏病等，与 NS 女性患者的临床表型相似。但该综合征患者缺乏正常的第二性征，几乎均无生育能力。染色体核型分析可以确诊。

2. Cardiofaciocutaneous(CFC)综合征 主要由 *BRAF*、*MEK1*、*MEK2* 以及 *KRAS* 基因变异所致。与 NS 患儿具有相似面部特征，如眼距宽、眼外角下斜、上睑下垂、先天性心脏病等。

3. Costello 综合征 主要与 *HRAS* 基因变异相关，其特征表现为严重的喂养困难、出生后生长迟缓，皮肤松弛、手足掌纹明显，面部及肛周可有乳头状瘤。多为散发，无家族史。

4. 神经纤维瘤病 少数患者会出现与 NS 相似的特征面容、矮小、颈蹼、学习障碍等，可能是由于两种疾病在同一个体中偶然发生，可能是 I 型神经纤维瘤病的一种表型，或者可能是由神经纤维瘤病 1 型（*NF1*）基因变异引起的单独疾病，但没有 NF1 的某些特征。*NF1* 基因变异分析可帮助确诊。

5. Leopard 综合征 与 NS 致病基因相同，是由于 *PTPN11* 和 *RAF1* 基因变异所致的常染色体显性遗传病。该综合征的特异性临床表现为多发皮肤雀斑样皮疹、神经性或传导性耳聋等。

（六）治疗与预防

目前本症尚无根治疗法，仍以对症治疗为主。尽早诊断，评估各系统器官受累情况并定期随访，给予早期干预治疗。对有家族史的家庭及个人提供遗传咨询及基因筛查建议。

1. 对症治疗 本症的预后主要与心脏病变相关，需注意特别预防心血管疾病。对于合并先天性心脏病的患者，定期随访并进行药物治疗或外科手术。对于患隐睾症的男性，可行手术治疗，预防不育；伴有凝血障碍的患者，需注意在术前或术中采取预防或支持措施，降低或控制异常出血的风险；重组人生长激素（rhGH）可显著改善 NS 儿童的近成年身高并改善骨龄，越早接受 rhGH 治疗效果越好，rhGH 治疗一般不会影响心脏的结构功能和糖代谢，但仍需密切监测心脏功能。

2. 预防与遗传咨询 对散发或有家系的患者均可建议行基因变异的检测，如果明确遗传诊断且患者有生育要求，可考虑进行产前诊断或者胚胎植入前遗传学检测，预防患儿出生。

（七）总结与展望

NS 临床表型复杂，特殊面容随着年龄增长逐渐趋于不典型。随着基础研究的深入，NS 的发病机制有望进一步得到明确，从而提高 NS 的诊断与治疗水平，改善患者生存质量。此外，子代健康也是 NS 患者关注的重点，随着 NS 分子遗传机制的研究深入与遗传阻断方法的进步，在明确临床与遗传诊断的基础上，让患者及家属了解并选择产前诊断与胚胎植入前遗传学诊断等遗传阻断方式，以提高健康子代的出生率。

（乔 杰）

第五节 典型病例：阴道内胚窦瘤

一、接诊场景

三甲医院妇产科诊室。女婴，4 个月，家长抱入诊室。

二、病史

患儿出生 4 天后出现少许阴道出血，约 1 周自然停止。就诊前 1 个月前再次出现阴道出血，较前次出血量多，色暗红；就诊前 1 周前阴道出血明显增多，约 30ml/d。曾在当地行超声检查，结果提示阴道内子宫颈下方探及范围约 3.0cm×2.8cm×2.2cm 低回声团块。患儿系其母第一胎，孕 40 周因羊水少行剖宫产分娩，出生体重 3 700g，孕期产检无其他异常。出生后纯母乳喂养，生长发育同同龄儿。

三、查体

外阴发育正常，阴道口可见暗红色血，阴道内肿物不可见。

四、首次面诊临床思路

4 个月女婴，以阴道出血为主要症状。出生 4 天后出现少许阴道出血，约 1 周自然停止。该出血可能是"假月经"，是新生儿的一种生理现象，其原因是在婴儿出生后，母体供应的雌激素中断引起的雌激素撤退性出血。但是，在阴道出血停止后，近 1 个月再次出现阴道出血，并且出血量明显增多，不能再用生理现象来解释。结合起病年龄、病程特点及外院超声结果，考虑为婴幼儿阴道或宫颈的肿瘤，因为阴道内胚窦瘤多发生于出生后 3 岁以内，阴道横纹肌肉瘤大多数发生在 2 岁以内，故以阴道内胚窦瘤和横纹肌肉瘤可能性大。下一步需行肿瘤标志物尤其是 AFP 检查，明确是否存在 AFP 的明显升高；行胸部、腹部、盆腔 CT 平扫检查了解肿瘤局部和全身是否存在转移的情况；完善血常规、肝肾功能等检查，评估全身一般状况。

五、检查结果

AFP 1 632.0ng/ml，CA12-5 12.8U/ml，神经元特异性烯醇化酶（NSE）19.1ng/ml，血红蛋白 89g/L，肝肾功能正常。

胸部、腹部、盆腔 CT 平扫检查：阴道区软组织影增厚，需结合临床；子宫饱满；其余 CT 平扫未见明显异常。

六、再次就诊临床思路

根据 AFP 升高，诊断考虑为阴道内胚窦瘤，但最终确诊需行病灶活检。

七、治疗过程及预后

行全身麻醉下宫腔镜阴道检查＋阴道内肿物切除术，切除阴道内直径约 3cm 肿瘤组织后，宫腔镜检查见宫颈及阴道穹窿外观光滑；阴道肿瘤的基底部位于阴道后壁距宫颈约 1cm 处，直径约 1cm。术中予以输血纠正贫血。术后病理：卵黄囊瘤。术后行 PEB（顺铂＋依托泊苷＋博来霉素）化疗 4 个疗程，化疗 2 个疗程后 AFP 降至正常。停化疗随诊 29 个月无瘤存活。

（王瑾晖）

参 考 文 献

[1] 田秦杰，葛秦生. 实用女性生殖内分泌学 [M]. 2 版. 北京：人民卫生出版社，2017.

[2] 田秦杰，张以文，陆召麟，等. 不完全型 17α 羟化酶／17,20 裂解酶缺乏症六例报道及分析 [J]. 中华妇产科杂志，2007，42（10）：670-674.

[3] 黄瑜，赵姝，田秦杰. 真两性畸形 14 例临床分析 [J]. 生殖医学杂志，2013，22（3）：181-184.

[4] 田秦杰，刘慧，郎景和. 完全型雄激素不敏感综合征的临床特征与变异 [J]. 中国实用妇科与产科杂志，2004，20（12）：723-725.

[5] 中华医学会妇产科学分会. 女性生殖器官畸形诊治的中国专家共识 [J]. 中华妇产科杂志，2015，50（10）：729-733.

[6] The American College of Obstetricians and Gynecologists. ACOG Committee Opinion No. 728: Müllerian agenesis: diagnosis, management, and treatment[J]. Obstet Gynecol, 2018, 131（1）: e35-e42.

[7] 朱兰，郎景和，宋磊，等. 关于阴道斜隔综合征、MRKH 综合征和阴道闭锁诊治的中国专家共识 [J]. 中华妇产科杂志，2018，53（1）：35-42.

[8] Zhao Q, Yang J, Cao D, et al. Tailored therapy and long-term surveillance of malignant germ cell tumors in the female genital system: 10-year experience[J]. J Gynecol Oncol, 2016, 27（3）: e26.

[9] Jiang X, Jin Y, Li Y, et al. Clear cell carcinoma of the uterine cervix: clinical characteristics and feasibility of fertility-preserving treatment[J]. Onco Targets Ther, 2014, 7: 111-116.

[10] Tao T, Yang J, Cao D, et al. Conservative treatment and long-term follow up of endodermal sinus tumor of the vagina[J]. Gynecol Oncol, 2012, 125（2）: 358-361.

[11] Yang J, Yang J, Yu M, et al. Clinical study on female genital tract rhabdomyosarcoma in childhood: changes during 20 years in one center[J]. Int J Gynecol Cancer, 2017, 27（2）: 311-314.

[12] Boehm U, Bouloux PM, Dattani MT, et al. Expert consensus document: European Consensus Statement on congenital hypogonadotropic hypogonadism--pathogenesis, diagnosis and treatment[J]. Nat Rev Endocrinol, 2015, 11（9）: 547-564.

[13] Stamou MI, Georgopoulos NA. Kallmann syndrome: phenotype and genotype of hypogonadotropic hypogonadism[J]. Metabolism, 2018, 86: 124-134.

[14] 刘晓亮，傅立军. Noonan 综合征的诊治进展 [J]. 临床儿科杂志，2016，34（1）：64-67.

[15] Roberts AE, Allanson JE, Tartaglia M, et al. Noonan syndrome[J]. Lancet, 2013, 381（9863）: 333-342.

第八章 内分泌代谢性罕见病

内分泌代谢学是研究激素及其相关物质的生物科学。英国生理学家 Ernest Starling 于 1905 年首次定义"激素",开启了内分泌学作为独立学科的新纪元。激素是由具有内分泌功能的细胞合成、分泌、释放的具有调节各种生理功能的化学物质。循环中的激素与靶细胞上的受体特异性结合,进而激活下游信号转导通路或调控相关的基因转录,最终维持机体的正常生理活动。随着分子生物学、免疫学、遗传学等学科的发展,对内分泌代谢疾病发生、发展的认识逐渐深入。与此同时,经典内分泌系统的概念不断扩大,具有内分泌功能的细胞、组织和器官不断被发现,如脂肪组织、骨骼等。而激素作用方式也从内分泌扩展到旁分泌、邻分泌、自分泌和胞内分泌等。

内分泌代谢疾病中罕见病的种类和患者数量不容小觑。罕见内分泌代谢疾病(rare endocrinology metabolism diseases, REMD)涉及各个内分泌器官,包括垂体、甲状腺、肾上腺、骨、性腺、胰腺、甲状旁腺、糖脂代谢和水盐代谢等,甚至多内分泌腺体受累。目前,已知 REMD 大约有 169 种主要疾病,含346 种亚型,其中约 90% 的疾病和遗传缺陷相关。

传统内分泌疾病的诊断和治疗主要围绕内分泌腺体的功能评价以及相关的病因判断,通常按照从定性诊断到定位诊断的临床思路,进而判断病变的性质,如增生、腺瘤或癌等。REMD 的诊断思路仍需要结合患者的临床表现、各种激素及代谢物的实验室检查和影像学检测进行严谨的定性定位诊断,REMD 患者通常需要进一步进行基因检测,其目的包括:①临床表现和实验室检查支持典型的 REMD 患者,基因检测发现已知基因突变,有利于进一步地明确诊断,并有利于患者及其家系的遗传咨询和相关疾病筛查。例如患有甲状旁腺功能亢进症的患者,如有多发性内分泌腺瘤病 1 型(MEN1)基因突变,需进一步对胰腺、

垂体等相关内分泌腺体进行功能或影像学的检查,避免漏诊多发性内分泌腺瘤病 1 型(multiple endocrine neoplasia type 1, MEN1),必要时要对亲属进行相关腺体功能或基因的筛查。②临床特点不典型的患者通过基因检测帮助确定临床诊断。③基因诊断结果对治疗方法的选择具有重要的指导意义,例如因 KCNJ11[钾离子内向整流通道蛋白 J 亚单位 11 号成员(potassium inwardly rectifying channel subfamily J member 11)]基因突变致病的新生儿糖尿病患者对磺脲类药物治疗有反应,可能可以脱离终身胰岛素治疗。④基因缺陷相关罕见病患者对研究基因功能和寻找潜在治疗靶点具有重要的意义。

因此,内分泌代谢疾病中的罕见病应该得到医务工作者、患者、家属乃至全社会的关注,重视患者的筛查、规范诊断和治疗,同时深入研究发病机制及相关的通路,对深入了解内分泌代谢疾病具有重要的临床意义。

(朱惠娟)

第一节 先天性肾上腺发育不良

一、定义及历史沿革

先天性肾上腺发育不良(adrenal hypoplasia congenital, AHC)是一种罕见的疾病,可以通过 X 连锁(OMIM #300200)或常染色体隐性遗传(OMIM #240200)方式遗传,前者为最常见的病因。大多数受累的患儿在新生儿期可能会因为肾上腺危象危及生命,表现为失盐、低血糖所致惊厥和皮肤色素沉着。盐皮质激素和糖皮质激素的水平明显下降,并且对促肾上腺皮质激素(adrenocorticotropic hormone, ACTH)刺激缺乏反应。除肾上腺皮质功能不全外,低促性腺激素型性腺功能

减退症（hypogonadotropic hypogonadism，HH）是 X 连锁 AHC 的常见特征，表现为青春期延迟并需要进行睾酮替代治疗。

自从 1855 年英国的 Thomas Addison 医生描述了以皮肤色素沉着、乏力、低血压、低钠血症为主要表现的原发性肾上腺皮质功能不全后，此后将这类疾病命名为"艾迪生病（Addison's disease，Addison 病）"，特指因各种病因导致肾上腺皮质不能合成足够的皮质醇，ACTH 反馈性升高的疾病。1930 年左右，Crosby EH 等报道了一些成人 Addison 病的病例，尸检结果找不到肾上腺，当时这些病例被认为是肾上腺未发育，但病因不详。而第 1 例明确的 AHC 病例报道来自 1948 年捷克 Sikl H 医生的研究，他报道了 1 例出生 33 天的男婴，出生时一切正常，但逐渐出现喂养困难、体重不增，就诊时有明显的皮肤色素沉着，患儿出现腹泻、肺炎等严重合并症去世。之后尸检结果提示患儿的肾上腺体积明显缩小，此后文献中出现了越来越多的 AHC 的病例报道。

二、病因、流行病学及发病机制

AHC 有广义和狭义两种概念，广义 AHC 的发病机制涉及垂体发育异常、ACTH 受体抵抗、原发性肾上腺发育缺陷、染色体异常和一些罕见

的综合征等（表 3-8-1），分子发病机制涉及广泛的细胞和生理层面的过程，包括代谢、核蛋白转运、氧化应激防御机制和细胞周期调控。

狭义 AHC 目前专指由 X 染色体短臂（Xp21）上的核受体亚家族 0 B 组成员 1（nuclear receptor subfamily 0 group B member 1，NR0B1）基因突变所致，该基因更常用的名称为位于 X 染色体上剂量敏感的性别反转 - 先天性肾上腺发育不良关键区域基因 1（dosage-sensitive sex reversal, adrenal hypoplasia congenita critical region on the X-chromosome, gene 1，DAX1）。狭义 AHC 也称为 X 连锁的 AHC（X-linked AHC，XLA）。NR0B1/DAX1 基因由 2 个外显子及 1 个内含子组成，编码蛋白为核受体超家族的一种孤儿蛋白 DAX1 蛋白，它在肾上腺皮质、性腺（睾丸间质细胞和支持细胞，卵巢的卵泡膜细胞和颗粒细胞）、下丘脑和垂体均有表达，在肾上腺和性腺的发育中起到了至关重要的作用。因此 AHC 的典型表现为原发性肾上腺皮质功能不全和 HH。

核受体家族在类固醇生成组织的建立和维持中起重要作用，是调节基因网络的转录因子，对生殖、发育和细胞内外信号转导起重要作用。DAX1 蛋白羧基端结构域与其他核受体的配体结合结构域具有高度相似性，而 DAX1 蛋白的氨基端区域

表 3-8-1　先天性肾上腺发育不良的广义病因分类

病因分类	受累基因及分子生物学机制
继发于垂体转录因子缺陷	如涉及垂体发育的转录因子 HESX1、LHX4、SOX3 缺陷，影响 ACTH 合成（TPIT）、加工和释放的转录因子缺陷（如 POMC 或 PC1）
ACTH 抵抗综合征	MC2R（编码 ACTH 受体）、MRAP、AAAS（3A 综合征）、StAR、CYP11A1、MCM4、NNT、TXNRD2、GPX1、PRDX3 突变
肾上腺自身发育的缺陷	● X 连锁遗传 NR0B1/DAX1 基因突变或缺失、常染色体隐性遗传 SF-1 基因突变或缺失、病因不明的常染色体隐性遗传性疾病 ● IMAGe 综合征（宫内发育迟缓，干骺端发育不良，生殖器异常，高钙血症，面部畸形，软组织钙化） ● MIRAGE 综合征（骨髓异常增生、感染、生长受限、肾上腺发育不良、生殖器异常和肠病） ● 因 SGPL1 缺陷导致的家族性糖皮质激素抵抗型肾病综合征伴肾上腺皮质功能不全
与肾上腺发育不良相关的罕见综合征	遗传方式为常染色体隐性遗传的综合征如 Meckel-Gruber 综合征、Pena-Shokeir 综合征、假性 13 三体综合征、脑积水综合征、Galloway-Mowat 综合征；遗传方式为常染色体显性遗传的综合征如 Pallister-Hall 综合征
与染色体异常相关	如四倍体、三倍体、18 三体、21 三体、5p 重复、7 号染色体单体和 11q 综合征，这些异常通常合并存在中枢神经系统异常

SOX3：Y 染色体性别决定区盒基因；ACTH：促肾上腺皮质激素；POMC：阿黑皮素原；MC2R：黑素皮质素受体 -2；StAR：类固醇激素合成急性调控蛋白；CYP11A1：细胞色素 P450 家族 11 亚家族 A 成员 1；NR0B1/DAX1：核受体 0 亚家族 B 组成员 1/ 位于 X 染色体上剂量敏感的性别反转 - 先天性肾上腺发育不良关键区域基因 1

是一个不典型的 DNA 结合域，由 66～67 个氨基酸序列重复 3.5 次组成。因此，DAX1 蛋白缺乏已知的配体，被命名为孤儿核受体。许多研究表明，DAX1 作为受其他核受体调节的类固醇生物合成途径的转录抑制因子来发挥作用，如抑制类固醇生成因子（SF1）介导的 StAR 基因、3β- 羟类固醇脱氢酶和胆固醇侧链裂解酶（P450scc）的转录激活途径；还作为其他核受体如雌激素受体、孕激素受体、糖皮质激素受体和雄激素受体等的抑制物；此外，DAX1 蛋白还被认为是一种与细胞核中的核仁蛋白和细胞质中的多核糖体相关的 RNA 结合蛋白的转运蛋白，提示其在转录后过程中可能发挥额外调节作用。综合以上作用，DAX1 在器官发育过程中抑制肾上腺干细胞的分化，从而在祖细胞分化为成熟的类固醇激素细胞之前，扩大祖细胞池。而 DAX1 功能丧失会导致祖细胞过早分化为成熟细胞，无法维持祖细胞池，从而导致在短暂的肾上腺功能过度活跃后出现肾上腺发育不良。

原发性肾上腺皮质功能不全的发生是因为受累胎儿肾上腺皮质除了胎儿带（fetal zone）以外缺乏皮质永久带（permanent zone），而正常生理状态下胎儿带在出生后逐渐萎缩，而永久带会持续存在，并发育为成人的肾上腺皮质。残余的胎儿带细胞空泡变、体积变大，组织学上被称为"巨细胞"。

本节重点讨论的就是狭义 AHC，也就是 XLA。AHC 为罕见疾病，关于其发病率缺乏相关数据，早期日本的研究推测发病率为 1/12 500 活产婴儿，而近期的研究估测发病率可能为 1/70 000 活产男婴。

三、临床表现

（一）肾上腺皮质功能不全

通常表现为急性呕吐、进食困难、脱水和由于失盐导致的休克。低血糖症伴癫痫有可能是首发症状。如果不及时治疗，肾上腺皮质功能不全可能导致高钾血症、代谢性酸中毒、低血糖、低血容量休克甚至死亡。ACTH 增加可导致不同程度的皮肤色素沉着，查体可见掌纹、口唇黏膜、舌黏膜和皮肤易摩擦部位色素沉着。

（二）性腺发育异常

婴幼儿期可能存在单侧或者双侧隐睾，受累男性患者通常因性腺功能减退而出现青春延迟、第二性征发育差或者不发育，并且不育。最常见的症状是男性青少年无青春期发育启动，第二性征发育差，部分迟发型患者青春发育正常，但在成年期表现为无精子生成导致不育。

此外，有报道 XLA 患者除了肾上腺皮质功能不全以外，其男性患者虽在青春期发育正常、下丘脑 - 垂体 - 性腺轴激素正常，但产生精子功能受损，出现孤立性不育，提示 DAX1 基因突变可能不依赖促性腺激素及睾酮水平而能导致睾丸功能逐渐恶化。

但值得注意的是，有些男性患儿早期表现为中枢性性早熟，包括阴毛早现、阴茎生长、睾丸体积增大、骨龄提前等，需要与先天性肾上腺皮质增生症的 21- 羟化酶缺陷症和 11β- 羟化酶缺陷症加以鉴别。随着时间的推移，性早熟的现象逐渐消失。出现性早熟的机制尚不明确，可能的原因包括 Leydig 细胞（睾丸间质细胞）功能自主、胎儿肾上腺皮质持续产生雄激素、ACTH 刺激睾丸组织中类固醇生成细胞合成性激素和性腺发育不全对性腺轴的负反馈等。

（三）女性携带者的性腺发育问题

虽然从遗传方式而言 XLA 仅男性患者发病，大多数 XLA 的女性携带者无症状，但女性携带者偶尔会出现肾上腺皮质功能不全或性腺功能低下的症状。第 1 例女性 XLA 病例报道为纯合无义突变，表现为孤立性 HH，这种基因改变被认为与基因转换有关。第 2 例女性患者为杂合错义突变，临床表现为迟发型 AHC，但她的半合子父亲和杂合携带姐妹并没有症状。在一些男性患者的家系中，女性携带者可能会出现青春期延迟。研究提示像其他 X 连锁疾病一样，女性携带者也出现症状的现象反映 X 染色体上的基因会有差异性表达或表达减少。

（四）其他

与 DAX1 基因邻近的其他基因异常相关临床表现可以与 XLA 同时出现，如甘油激酶缺乏症、进行性假肥大性肌营养不良、鸟氨酸氨甲酰基转移酶缺乏、精神发育迟缓等。

四、辅助检查

（一）实验室检查

1. **生化检查**　可以表现为低钠血症、高钾血症、代谢性酸中毒、低血糖等。

2. 肾上腺激素改变　低醛固酮、高肾素水平提示低钠的原因是盐皮质激素的缺乏，17- 羟孕酮浓度正常或降低。生命早期可能出现 11- 脱氧类固醇激素水平升高，如果出现这个现象需要和 11β- 羟化酶缺陷症鉴别。出生第一周的新生儿患者血清皮质醇浓度变异较大，可以从很低到很高，但年龄更大的婴儿或幼儿发病时血皮质醇水平明显降低，ACTH 水平明显升高，ACTH 兴奋试验可用于检测是否缺乏皮质醇。

3. 性腺激素改变　大多数青春期男性患者的睾酮水平降低，同时促性腺激素水平降低，为 HH。促性腺激素释放激素（GnRH）兴奋试验反映垂体促性腺激素的储备，最有可能显示促性腺激素分泌受损。人绒毛膜促性腺激素（HCG）兴奋试验评价睾丸产生睾酮的储备能力。但在病程中，也有可能在婴幼儿期出现类似于中枢性性早熟的表现，表现为睾酮水平明显升高伴随促性腺激素水平也升高，原因如上文所述，此时需要与先天性肾上腺皮质增生症鉴别。

（二）影像学检查

肾上腺 CT 或 MRI 检查通常显示肾上腺体积小，但也有患者的肾上腺体积正常或存在异位肾上腺。

（三）基因诊断

在排除了 21- 羟化酶缺乏、肾上腺脑白质营养不良和自身免疫性疾病以外，在原发性肾上腺皮质功能不全的男性患者中，58% 的患者可以检测到 DAX1 突变。1994 年 Muscatelli F 等鉴定出 XLA 的致病基因 NR0B1，之后学者们鉴定出数量众多的突变，目前有超过 200 种基因突变，三分之二为点突变，包括缺失、剪接位点的突变、错义突变、无义突变和移码突变等。错义突变约占 XLA 的四分之一，大多数错义突变倾向于聚集在 DAX1 的羧基端，表明配体结合域对 DAX1 蛋白生物学功能的重要作用。大片段缺失通常累及相邻的基因缺失，包括甘油激酶和进行性假肥大性肌营养不良基因，这些患者同时伴随智力发育迟缓。多重连接探针扩增（multiplex ligation-dependent probe amplification，MLPA）分析是检测 AHC 患者 NR0B1 和相邻基因缺失的一种有价值的工具，MLPA 具有识别女性携带者的优势。

五、诊断及鉴别诊断

XLA 的特征是约 60% 的受累个体在平均 3 周大时出现婴儿期急性肾上腺皮质功能不全。但有少数成人病例因为不育症而被诊断。对于 XLA 患儿，早期诊治是非常重要的，这是因为在婴儿期往往会出现肾上腺皮质功能不全的迅速恶化并危及生命，但可能之前并没有相应症状提示，因此应早期诊断并确保尽早开始使用盐皮质激素和糖皮质激素以防止肾上腺危象引起的死亡。

在进行基因诊断之前，因为 XLA 患者的性腺功能表现多样，因此，对婴幼儿期出现肾上腺皮质功能不全的患者需要进行的鉴别诊断疾病较多。

（一）肾上腺皮质功能不全伴高雄激素血症

如少部分 XLA 患者出现中枢性性早熟的表现，在肾上腺皮质功能不全的同时伴随有雄激素水平升高，需要和先天性肾上腺皮质增生症中的 21- 羟化酶缺陷症和 11β- 羟化酶缺陷症相鉴别，这两者虽然临床表现与 XLA 难以鉴别，但 CT 提示 21- 羟化酶缺陷症和 11β- 羟化酶缺陷症肾上腺都明显增粗，基因检测可以准确区分这些病因。

（二）肾上腺皮质功能不全伴性腺功能减退

多数 XLA 患者无明显青春发育或者青春发育差，需要与先天性肾上腺皮质增生症中的 17- 羟化酶缺陷症、3β- 羟类固醇脱氢酶缺陷症、17β- 羟类固醇脱氢酶缺陷症、P450 氧化还原酶缺陷症、胆固醇侧链裂解酶缺陷症（CYP11A1 基因缺陷）和类脂性先天性肾上腺皮质增生症（StAR 基因缺陷）的患者进行鉴别。

（三）孤立性肾上腺皮质功能不全

如患者就诊年龄未到青春期，此时尚未出现垂体 - 性腺轴激素的异常，针对孤立性肾上腺皮质功能不全需要鉴别的疾病较多，可进行血清极长链脂肪酸测定来排除肾上腺脑白质营养不良，最终是否为 XLA 需要基因检测以确诊。

六、诊断路径

临床疑诊肾上腺皮质功能不全的患儿，首先需明确是否为 XLA。

需要进行的初步检查如下：①电解质、血糖；②清晨血 ACTH、血皮质醇；③血浆肾素活性、醛固酮；④ 17- 羟孕酮；⑤卵泡刺激素（FSH）、黄体生成素（LH）、睾酮；⑥染色体核型；⑦肾上腺影像学（CT 或 MRI）检查。

如果诊断存在疑问，可以通过以下功能试验来评价：① ACTH 兴奋试验评价是否存在肾上腺皮质功能不全；② GnRH 兴奋试验评价垂体促性腺激素的储备；③ HCG 兴奋试验评价睾丸产生睾酮的储备能力。

尽可能进行基因检测来明确诊断。

七、治疗

（一）肾上腺皮质功能不全的治疗

XLA 导致肾上腺皮质功能不全与其他病因相似，大多数患者需要同时替代糖皮质激素（氢化可的松）和盐皮质激素（氟氢可的松）。氢化可的松常规替代剂量为 $10\sim15mg/(m^2 \cdot d)$，分 3 次服用。在肾上腺危象时，氢化可的松按照（$50\sim75mg/m^2$ 或 $1\sim2mg/kg$）作为初始剂量静脉注射，之后按照 $50\sim75mg/(m^2 \cdot d)$，每天分 4 次静脉注射。

（二）性腺功能减退的治疗

XLA 的性腺功能减退多数为 HH，可以采取睾酮替代疗法来保持男性第二性征。睾酮制剂有口服、肌内注射、贴皮剂和凝胶等多种剂型。也可采用 HCG 和人绝经期促性腺激素（HMG）来进行生精治疗，帮助患者获得生育能力。但 HCG + HMG 的双促治疗效果个体化差异较大，部分患者对双促治疗无反应。

八、临床诊治要点

1. 对于孤立性肾上腺皮质功能不全的男性婴幼儿，需要筛查 XLA。

2. 典型症状为男性原发性肾上腺皮质功能不全和 HH；女性携带者通常无症状，可能有青春发育延迟，极个别女性有上述类似症状。

3. XLA 性腺激素异常表现多样，典型表现为 HH，多于青春发育期被发现，但在青春发育前也可以有中枢性性早熟、周围性性早熟，容易误诊为先天性肾上腺皮质增生症中的 21- 羟化酶缺陷症。

4. 激素检查特点为皮质醇低，ACTH 水平明显升高，电解质可能有低钠和高钾；睾酮水平降低，促性腺激素水平低。

5. 基因检测是确诊的金指标。

（卢　琳）

第二节　自身免疫性垂体炎

一、定义及历史沿革

自身免疫性垂体炎（autoimmune hypophysitis, AH）是一类自身免疫介导的炎症侵犯垂体的罕见疾病，分为原发性和继发性自身免疫性垂体炎，后者常继发于局部生殖细胞肿瘤、免疫检查点抑制剂类药物。AH 的主要临床表现为垂体功能减低及因垂体增大所致的周围组织器官压迫症状，以头痛、视力下降和视野缺损最常见。近年随着对疾病认识的深入，以及影像学检查和经鼻蝶手术的广泛开展，该病的诊断率逐年增加。由于 AH 患者的临床表现、影像学特点异质性强，因此与无功能垂体腺瘤、鞍区生殖细胞肿瘤和朗格汉斯细胞组织细胞增生症（Langerhans cell histiocytosis, LCH）等其他鞍区占位性病变难以鉴别。此外，AH 的规范化治疗方法仍有争议。本节将概要叙述 AH 的发展史、病理类型、临床表现、诊断及治疗。

1953 年，Rupp 等报道 1 例全垂体功能减低患者的尸检结果，发现其垂体组织呈弥漫性纤维化、中度淋巴细胞、浆细胞浸润以及垂体萎缩的病理表现。1962 年，Goudie 和 Pinkerton 报道 1 例临床表现为产后闭经、甲状腺功能减退的患者，于产后 14 个月行阑尾切除术后因急性肾上腺皮质功能不全而去世，尸检发现其垂体以及甲状腺组织中广泛的淋巴细胞浸润以及肾上腺萎缩，并且提出了自身免疫相关的淋巴细胞垂体炎的理论。

二、病因、流行病学及发病机制

虽然近年来 AH 的诊断率有上升趋势，但仍然属于罕见病，患病率大约 1/900 万人年。而在垂体手术的患者中，淋巴细胞性垂体炎（AH 中最常见类型）约占 $0.24\%\sim0.88\%$。

原发性 AH 按其组织病理学特点分为：淋巴细胞性垂体炎（lymphocytic hypophysitis）、肉芽肿性垂体炎（granulomatous hypophysitis）、黄瘤病性垂体炎（xanthomatous hypophysitis）、坏死性垂体炎、IgG4 相关性垂体炎（IgG4 related hypophysitis）、混合性垂体炎。继发性垂体炎包含系统性疾病，如大动脉炎（Takayasu arteritis）、LCH、

结节病、肉芽肿性血管炎（Wegner 肉芽肿），以及梅毒、结核等疾病的垂体受累；或局灶性病变，如垂体瘤、鞍区生殖细胞肿瘤（germ cell tumor，GCT）、Rathke 囊肿破裂、颅咽管瘤、炎性假瘤等所致的垂体炎症；继发于细菌、病毒、真菌等感染性疾病的垂体炎；继发于药物治疗如干扰素、细胞毒性 T 淋巴细胞抗原 4（cytotoxic T-lymphocyte antigen-4，CTLA-4）抑制剂、程序性死亡蛋白 1（PD-1）/ 程序性死亡配体 1（PD-L1）抗体等的垂体炎。

淋巴细胞性垂体炎是一类最常见的自身免疫性垂体炎，由于淋巴细胞和浆细胞浸润造成垂体组织破坏，最终出现不同程度的垂体功能减低。淋巴细胞性垂体炎好发于女性，约 30%～70% 发生在妊娠晚期及产后女性，男女患病比例约为 1:5。近年来，淋巴细胞性垂体炎在围妊娠期外人群中报道比例明显增加，包括儿童及老年患者。肉芽肿性垂体炎于 1917 年由 Simmonds 首次描述，在 2 000 例尸检的垂体标本中发现 4 例呈现非结核和梅毒相关的肉芽肿性改变。肉芽肿性垂体炎比淋巴细胞性垂体炎更罕见，多为个例报道，无性别差异。垂体组织表现为弥漫性的多核巨细胞和组织细胞浸润，同时被以 T 细胞为主的淋巴细胞和浆细胞包绕。黄瘤病性垂体炎于 1998 年首次被报道，组织学显示垂体呈现囊性变伴液化，由富含脂质的泡沫细胞和淋巴细胞浸润。有学者认为黄瘤病性垂体炎是破裂的囊泡刺激产生的炎症反应。垂体是 IgG4 相关性疾病受累器官之一，IgG4 相关性垂体炎表现为表达 IgG4 的浆细胞浸润垂体和 / 或垂体柄。病因尚不清楚，可累及胰腺、甲状腺、垂体、肺、腮腺、泪腺、涎腺、大动脉、冠状动脉、肾脏、肝胆、前列腺、皮肤及淋巴结等多器官系统。最常见的表现为受累器官的瘤样肿大，影像学显示占位性病变，血清学以 IgG4 显著升高为特点，病理学表现为大量淋巴细胞、IgG4 免疫组化染色阳性浆细胞浸润以及纤维组织增生。免疫调节剂相关的垂体炎伴随着此类药物的广泛应用逐渐增加，特别是免疫检查点抑制剂（PD-1/PDL-1 抗体）的出现，近年来患者自身免疫相关疾病的发生率增加，其中药物相关自身免疫性垂体炎并非罕见。易普利姆玛（ipilimumab，Ipi）是第一个用于不能完全切除或者转移性黑色素瘤的免疫治疗药物，Ipi 是结合和抑制 CTLA-4 的 IgG1 单克隆抗体，又被称为 CTLA-4 抑制剂。Ipi 所导致的免疫相关不良事件中，垂体炎是被认识较多的累及内分泌系统的副作用，被称为 CTLA-4 相关垂体炎。其临床表现、影像学特点与淋巴细胞性垂体炎相似，常出现于 Ipi 应用 2～3 个月之后，可伴有不同程度的垂体功能减低。

三、临床表现

AH 患者的主要临床表现包括：鞍区占位效应、垂体功能减低（包含腺垂体功能减退症和中枢性尿崩症）、高泌乳素血症。鞍区占位效应是多数患者因增大的垂体对鞍区及周围结构（如视交叉、海绵窦等）造成压迫以及垂体本身炎症浸润出现的症状。最常见的表现为头痛和视力障碍。头痛被认为是增大的垂体对硬脑膜的刺激、向上压迫鞍膈所致。视功能异常包括视野缺损和视力下降，常继发于增大的垂体向上发展压迫视交叉。如影响到海绵窦中脑神经（主要是第Ⅲ、Ⅳ、Ⅵ对脑神经）会产生眼睑下垂、复视和眼球活动障碍等症状。最常见的内分泌表现是腺垂体功能减退，既往报道垂体轴系功能损害的顺序通常是垂体 - 肾上腺轴受损最早，其次为垂体 - 甲状腺轴、垂体 - 性腺轴、垂体 - 生长激素（GH）/ 类胰岛素样生长因子 1（IGF-1）轴。因此有学者将"AH 与垂体瘤造成的垂体功能损害的顺序相反"作为临床诊断及鉴别诊断的依据，因为后者常以垂体 - 性腺轴和生长激素轴受累最早，肾上腺轴受累较晚。但迄今为止最大样本量的德国多中心回顾性研究显示，AH 患者腺垂体功能受损的程度是：LH/FSH > 促甲状腺激素（TSH）>ACTH>IGF-1 轴。

北京协和医院曾对 18 年间 71 例 AH 患者进行回顾性分析，其中包括 50 例淋巴细胞性垂体炎患者。该研究发现，淋巴细胞性垂体炎患者最常见的非内分泌症状是头痛和视野缺损；最常见的内分泌功能异常的症状是中枢性尿崩症（77.5%），其次为腺垂体功能减退症。低促性腺激素型性腺功能减退症是最常见的腺垂体功能减退症表现，其次是甲状腺轴和肾上腺轴功能受损，与上述德国研究结果一致。AH 的中枢性尿崩症的总体发生率为 20%～82%，是炎症侵袭漏斗部 - 神经垂体或垂体柄受压导致抗利尿激素分泌及运输障碍所致。妊娠期女性易患淋巴细胞性垂体炎可能是雌激素刺激催乳素细胞导致垂体体积显著增大,垂体血供丰富,血管增生,抗原易进入循环,特别是产后胎儿来源的免疫抑制物质消失所致。

四、诊断及鉴别诊断

AH 诊断的"金标准"是垂体活检的组织学病理检查。越来越多的学者认为可通过临床表现、影像学和内分泌功能综合评价而做出临床诊断。目前 AH 的临床诊断依据如下:首先,妊娠期或产后女性出现垂体增大、垂体功能减低,在无其他病因下出现垂体迅速增大的患者,均应怀疑 AH。此外,如同时满足 3 个及以上下列情况时支持 AH 的临床诊断:①发病年龄轻,特别是小于 30 岁;②垂体 - 肾上腺轴和甲状腺轴受损孤立发生或出现较其他轴损害更早,腺垂体功能受损的程度与垂体 MRI 所示病变大小不成比例;③临床表现为急性起病的头痛、眼肌麻痹、视力下降和 / 或视野缺损、恶心、呕吐等;④患者同时存在中枢性尿崩症;⑤抗垂体抗体等自身免疫抗体阳性或伴有其他自身免疫疾病;⑥影像学(MRI 及 CT)显示弥漫、对称的鞍内占位和 / 或鞍上扩张,T_1 加权成像可见神经垂体高信号消失,鞍底完好,没有塌陷或破坏,可见硬脑膜尾征。

五、治疗

继发性 AH 通常以治疗原发疾病为主,而原发性 AH 的治疗主要以改善症状为目的,包括缩小鞍区病变或者给予必要的激素替代治疗。通常黄瘤病性垂体炎需要接受手术治疗。IgG4 相关性垂体炎患者规范接受糖皮质激素或 / 和免疫抑制剂治疗能够有效控制垂体炎。淋巴细胞性垂体炎患者缩小鞍区占位的治疗方法有糖皮质激素、手术、免疫抑制剂和放射治疗等。2005 年以前手术是较常用的方法,但手术是否为最佳治疗方式,一直存在争议。手术能提供组织病理学诊断,还能有效地缩小鞍区占位,从而有效改善头痛、视力受损等症状。但手术对垂体功能的影响也需要考虑。Caturegli 等推荐糖皮质激素作为一线治疗,对于没有进行垂体活检的患者,如果激素治疗能够显著缩小鞍区占位、改善垂体功能,那将有助于淋巴细胞性垂体炎的临床诊断。虽然也有研究给予患者大剂量甲泼尼龙和 / 或硫唑嘌呤等药物治疗,也能观察到垂体缩小、症状缓解。但作为罕见疾病,并没有随机对照研究比较口服中等剂量糖皮质激素(如泼尼松 0.5~1.0mg/kg 体重)和静脉冲击治疗之间的有效性、远期复发率和副作用的差异。在北京协和医院的回顾性分析中,除给予患者必要的垂体激素及去氨加压素替代治疗外,淋巴细胞性垂体炎的治疗方案共分为 3 种:中等剂量糖皮质激素口服治疗、单纯手术和手术后激素联合治疗。对患者治疗方案及预后关系的分析发现,单纯应用糖皮质激素治疗组患者腺垂体功能改善的比例显著高于单纯手术组及临床观察组。其中,1 例孕期出现头痛和视力下降的患者,视野检查发现左眼颞侧偏盲(图 3-8-1,彩图

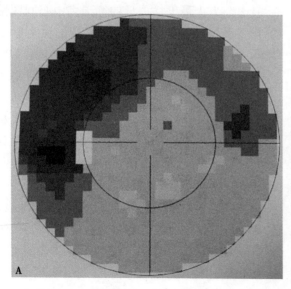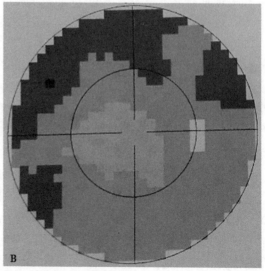

图 3-8-1 双眼视野检查结果,其中左眼颞侧偏盲(A),右眼视野基本正常(B)

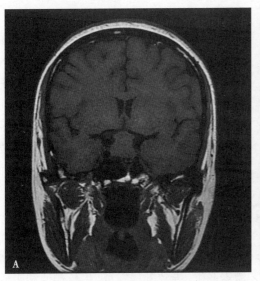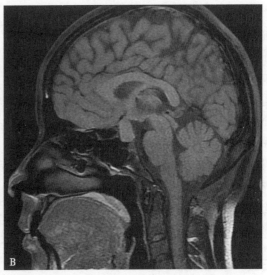

图 3-8-2　垂体磁共振平扫 T1 加权像示鞍区密度均匀占位性病变,神经垂体高信号消失,冠状位(图 3-8-2A),矢状位(图 3-8-2B)

见文末彩插),MRI 检查发现垂体增大(图 3-8-2),经过糖皮质激素治疗后症状完全缓解,垂体磁共振提示增大的垂体恢复正常(图 3-8-3),垂体功能恢复正常。

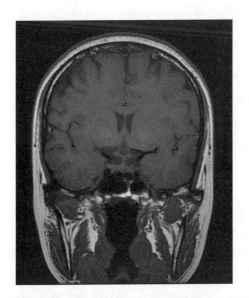

图 3-8-3　垂体磁共振平扫 T_1 加权像提示垂体形态正常,垂体上缘无隆起,垂体柄居中

总之,AH 作为罕见疾病需要得到内分泌科、神经外科、放射影像科、免疫科甚至肿瘤科医师的广泛关注,通过规范的诊断和治疗提高患者的治愈率、降低复发率,改善临床预后。

(朱惠娟)

第三节　McCune-Albright 综合征

一、定义及历史沿革

McCune-Albright 综合征(McCune-Albright syndrome,MAS)是一种罕见的先天性非遗传性疾病,患病率大约为 1/100 万～10/100 万。本病最初因多骨型骨纤维异常增殖症(fibrous dysplasia,FD,骨纤)、性早熟和皮肤牛奶咖啡斑三联征而得以诊断,随后逐渐发现还有其他类型的内分泌表现,包括甲状腺功能亢进症、肢端肥大症、库欣综合征和肾磷排泄过多等。

二、病因、流行病学及发病机制

MAS 是由于编码 G 蛋白 α 亚基(Gsα)的 *GNAS* 基因发生合子后激活性突变,破坏了 GTP 酶活性,GTP 无法分解为 GDP,使 α 亚基持续与 GTP 结合并激活下游的腺苷酸环化酶,导致环腺苷酸(cyclic adenosine monophosphate,cAMP)合成增多,引起下游效应因子的活化,最终导致 MAS 的临床表现。目前最常见的 2 种突变类型为 Arg201His 和 Arg201Cys。G 蛋白存在于包括来自外胚层、中胚层和内胚层的多种类型组织中,通常包括皮肤、骨骼和内分泌组织。*GNAS* 突变发生在胚胎早期,呈镶嵌状分布,临床表型有异质性,可从偶然发现无症状到新生儿致死型,取决于突变发生部位、范围和出现在胚胎发育的时期。cAMP增加,导致骨骼成骨细胞过度增殖而出现分化障碍,形成大量不成熟的编织骨,导致FD的发生,FD病变组织可过度分泌成纤维细胞生长因子23(fibroblast growth factor 23,FGF23),导致肾脏排磷增多。对皮肤的影响表现在通过α促黑素(α-MSH)刺激黑素的产生,引起牛奶咖啡斑的出现。对内分泌组织的影响表现在可引起多种激素的产生和分泌增加。

三、临床表现

(一)皮肤牛奶咖啡斑

皮肤牛奶咖啡斑在MAS较为常见,且通常是该病的首发表现,在出生时或出生后不久即被发现,因此可以作为早期诊断的线索。皮肤病变范围与疾病的病程无关,皮肤病变边缘不规则,大多沿中线分布而不跨过中线。

(二)骨纤维异常增殖症

与皮肤病变一样呈镶嵌性分布。骨骼病变通常在儿童时期出现,90%出现在15岁之前,逐渐进展,成年后病情可趋于稳定,罕见新发骨骼病变;这可能与突变的细胞逐渐凋亡有关。

病变可出现在颅面骨、中轴骨或四肢骨的任何部位,最常受累部位是颅骨和近端股骨。骨骼受累程度多种多样,可以是无症状、偶然发现的单骨型FD,或累及多个骨骼病变的多骨型FD,严重时可引起神经压迫症状和骨痛、骨折,取决于受累骨的部位和范围。四肢骨的病变常导致跛行、疼痛和病理性骨折。反复骨折和进行性骨骼畸形可导致活动障碍甚至丧失活动能力。颅面骨受累表现为面部不对称或无痛性"肿块",严重时会出现神经压迫症状,如视力受损和听力下降。FD脊柱受累常见,可能会导致脊柱侧弯,少数情况可能会因程度严重有生命危险。骨痛是其常见表现,虽在任何年龄均可发生,但一般青少年时期出现,成人后更为明显。

FD的病理表现为不规则的编织骨骨岛散乱排列在异常纤维组织中。其X线表现因发生位置而异。在四肢骨可表现为骨皮质变薄、"磨玻璃样"、囊性变、溶骨性改变,在颅骨可表现为膨胀

性和骨硬化表现。

在少见情况下,FD有恶变的可能,国内报道发生率为0.93%~4.2%,国外大约为2.5%~3.1%。恶变在多骨型FD中更为多见,有研究认为FD合并MAS或Mazabraud综合征(FD并发肌内黏液瘤或MAS并发肌内黏液瘤)时恶变率更高。可能的诱因有放射治疗、手术刺激和局部复发。当骨骼病变局部出现进行性疼痛、肿胀等病情变化时需高度警惕FD恶变可能。

(三)内分泌系统表现

1. 性早熟　外周性性早熟在MAS女性患者中较为常见。复发性卵巢囊肿会引起间歇性雌激素产生,导致乳房发育、生长加速和阴道出血。在卵巢囊肿形成的间歇期,乳腺组织退化、雌激素水平下降至青春期前水平。男性患者性早熟的发生率较低,临床表现为生长加速、阴毛和腋毛生长、痤疮等。因性激素的长期自主分泌会导致下丘脑-垂体轴的激活,可引起中枢性性早熟的发生。

2. 睾丸异常　大多数(约85%)男性MAS患者会出现睾丸异常,表现为单侧或双侧巨大睾丸,超声检查提示散在的高低回声病变和微结石,提示存在间质细胞和/或支持细胞增生。

3. 甲状腺疾病　约一半MAS患者甲状腺超声检查提示有混合囊性和实性病变。约10%~30%患者会因甲状腺激素分泌的增加出现甲状腺功能亢进症(简称甲亢)。甲亢通常为轻到中度,如未及时发现,麻醉手术时会有甲亢危象的发生。

4. 生长激素过度分泌　约15%~20% MAS患者在腺垂体组织中存在GNAS变异,导致生长激素过度分泌;约80%患者会同时合并高泌乳素血症。临床表现为线性生长加速,并可能会出现肢端肥大症表现。若未及时治疗,会使颅面部FD病灶扩大,神经压迫症状加重。

5. 高皮质醇血症　MAS患儿在少见情况下会因胎儿肾上腺分泌过多皮质醇出现库欣综合征。通常发生在新生儿期,病情严重时可致死亡。据报道一半患者因胎儿肾上腺退化,1岁前症状可自发缓解,3岁后出现高皮质醇血症的风险降低。

6. FGF23介导的肾磷排泄　在多数FD患者中,因病变骨组织中FGF23的过度分泌会导致肾小管磷酸盐排泄增多。而低磷血症在FD患者中

并不常见，部分原因是其骨组织中 FGF23 代谢过程改变，向非活性片段裂解增加所致。在 FD 患者中，FGF23 水平与疾病的严重程度和骨骼负荷相关，因此低磷血症仅出现在 FD 骨骼负荷严重的患者，在骨骼快速生长时会加重，而随着年龄的增加可逐渐缓解。低磷血症患者可能会出现佝偻病或骨软化症，导致骨折和骨痛风险增加。

7. 其他系统表现

（1）肝脏：婴儿期可能会出现肝炎和胆汁淤积，随着年龄增加病情逐渐缓解。另外也有因肝脏 GNAS 激活性突变导致肝腺瘤的报道。在成人 MAS 患者中尚无肝衰竭的报道。

（2）胃肠道：在儿童期可能出现严重的胃食管反流。近年发现，上消化道息肉在 MAS 患者中也高发。

（3）胰腺：约 15% MAS 患者会出现胰腺并发症，如胰腺炎、导管内乳头状黏液性肿瘤。

（4）黏液瘤：无症状性良性肌内黏液瘤可能会在偶然间被发现。

（5）血液系统：骨髓可能会被缺乏造血组织的异常纤维组织替代。MAS 患者可能会出现骨髓衰竭致全血细胞减少和髓外造血而需要切除脾脏。

（6）乳腺癌：与正常人相比，MAS 女性患者患乳腺癌的风险可能会增加，且发病年龄更轻。在乳腺病理组织中，约一半患者检出 GNAS 激活性变异。

四、辅助检查

（一）骨骼系统

临床评估有无脊柱侧弯；行骨显像、X 线或 CT 检查评估受累骨的部位和范围，行视力和听力检查评估颅骨受累的 FD 患者有无神经压迫症状。

（二）内分泌系统

1. **性腺** 评估性早熟的症状和体征（乳房发育、阴道流血、睾丸体积、生长曲线），测骨龄，测定黄体生成素、卵泡刺激素和睾酮水平，行盆腔及睾丸超声检查。

2. **甲状腺** 测定甲状腺功能，行甲状腺超声检查。

3. **生长激素轴** 评估生长速度曲线、骨龄，预测终身高，测定胰岛素样生长因子 1（insulin-like growth factor 1, IGF-1）、生长激素（growth hormone, GH）和泌乳素（prolactin, PRL）水平，必要时行口服葡萄糖生长激素抑制试验。

4. **肾上腺** 评估高皮质醇血症症状，若无相关提示 >3 岁后无需进一步评估，≤3 岁则每半年评估 1 次；若临床提示高皮质醇血症，则检测 24h 尿游离皮质醇、行小剂量地塞米松抑制试验，必要时评估并发症。

5. **肾脏** 测定血磷水平评估有无肾脏排磷增多。

6. **胃肠道** 询问有无胰腺炎、胃食管反流、糖尿病病史，测定肝功能；对于年龄 <10 岁者，应监测临床症状；对于年龄 ≥10 岁者，应在必要时完善腹部 MRI/MRCP 检查。

五、诊断及鉴别诊断

MAS 的诊断主要是基于皮肤牛奶咖啡斑、骨纤维化、内分泌系统异常这三个典型病变中的两个或两个以上病变。因本病是在体细胞中嵌合发生的，故外周血的细胞 GNAS 基因检测阴性并不能排除其他组织中存在基因突变的可能。本病主要与以下疾病进行鉴别诊断。

（一）神经纤维瘤病 1 型（neurofibromatosis type 1, NF1）

NF1 是由 NF1 基因的杂合突变引起的，呈常染色体显性遗传。临床表现与 MAS 有所重叠，包括皮肤牛奶咖啡斑和骨骼异常。NF1 患者常有 6 个或以上的牛奶咖啡斑，且边缘光滑。NF1 患者的骨骼病变包括脊柱后凸、蝶骨发育不全，长骨骨皮质变薄、弯曲和发育不良，尤其在胫骨，会出现假关节。NF1 患者的典型特征包括神经系统肿瘤，如神经纤维瘤和视神经胶质瘤、色素巩膜错构瘤和腋窝雀斑。

（二）皮肤 - 骨骼低磷血症综合征（cutaneous skeletal hypophosphatemia syndrome, CSHS）

CSHS 是因为 HRAS 和 NRAS 基因的体细胞激活性突变所致。可出现皮肤病变如表皮的巨大先天性黑素细胞痣，骨骼发育不良，FGF23 过度分泌引起佝偻病 / 骨软化症，以及眼、脑和血管系统的其他异常，病变亦呈镶嵌分布。

（三）其他类型骨损害

根据 FD 的影像学表现，需与其他影像学表现相似的骨骼疾病相鉴别。如单骨型 FD 需与单纯性骨囊肿、巨细胞瘤、纤维黄色瘤、成骨细胞瘤、血管瘤、骨纤维发育不良和畸形性骨炎相鉴别。多骨型 FD 需与甲状旁腺功能亢进症（棕色瘤）、内生软骨瘤病和嗜酸性肉芽肿相鉴别。起病年龄、骨骼病变部位、磨玻璃样的骨骼影像学表现和非侵袭性的特征可能有助于 FD 的诊断。若根据临床和影像学检查不能排除恶性肿瘤，骨活检可辅助诊断。

六、治疗

MAS 的治疗涉及多学科、多专业组医师的共同协作，包括内分泌科医师、整形外科医师、康复科医师、眼科医师、耳鼻喉科医师、外科医师和遗传学医师。目前尚无关于该病治疗的指南。

（一）骨纤维异常增殖症

目前没有有效药物治疗可以改变 FD 的病程，治疗的主要目的是保护功能、减少并发症。

绝大多数颅面部 FD 无需手术，首选观察。需每年评估视力和听力；每 5 年复查颅骨和 CT 检查，对年轻、病情严重或已经出现了视力和听力受损的患者应缩短复查间隔时间。视神经受压常见且大多无临床症状，是否需行预防性视神经解压尚存争议。对进行性视力下降、严重疼痛、严重畸形的患者可考虑行手术治疗。

对中轴骨和四肢骨 FD 受累的患者，应鼓励其进行对心血管系统影响较小的体力活动；可进行物理康复治疗，以优化功能、避免丧失活动能力；可用矫正鞋来弥补双下肢长度差异；监测脊柱侧弯的情况，若 Cobb 角大于 50°，需外科干预；若出现骨折和严重畸形，就诊骨科进行相应处理。

对急性或局灶性骨痛，评估有无急性骨折或植入骨折。对全身性、慢性疼痛，首先明确有无未治疗的低磷血症；可试用非甾体抗炎药；对持续性、中重度疼痛，可考虑应用双膦酸盐治疗，静脉应用帕米膦酸儿童剂量 0.5mg/kg，成人 60～90mg；或静脉应用唑来膦酸儿童 0.075mg/kg，成人 4～5mg，根据临床症状可重复用药。

对 FGF23 介导的低磷血症，予中性磷 15～60mg/（kg·d）分 4～5 次口服，骨化三醇 15～60ng/（kg·d）分 2 次口服，用药时应监测有无高尿钙、高血钙和胃肠道不适等副反应。

（二）内分泌系统疾病

1. **性早熟** 对于女性外周性性早熟，若骨龄提前 2 岁以上，则应通过药物干预来减少对终身高的影响，来曲唑、他莫昔芬等药物可用于性早熟的治疗。女性外周性性早熟患者如骨龄提前小于 2 岁，则每半年监测骨龄、生长速度、第二性征发育等，同时应监测有无中枢性性早熟，必要时给予长效促性腺激素释放激素类似物治疗。对于男性患者，同时应行睾丸超声检查，若有异常，应每 6～12 个月查体评估，每年复查睾丸超声，若可触及肿块或进行性变大需考虑活检明确病理。

2. **甲状腺功能亢进症** 可口服抗甲状腺药物，通常首选甲巯咪唑，不良反应及疗效的监测同一般甲亢的治疗。还可考虑行甲状腺手术切除，因残留的甲状腺组织有再次生长造成甲亢复发可能，故推荐行甲状腺全切。甲状腺全切术后需每年复查甲状腺超声。MAS 患者中出现的甲亢，不推荐行放射性核素治疗，因为病变的甲状腺组织暴露于放射性核素可能会增加甲状腺癌的风险。

3. **生长激素过量分泌** 治疗目标是将 GH 和 IGF-1 水平控制到同龄人正常水平内。长效生长抑素类似物及培维索孟（生长激素受体拮抗剂）单独或联合使用对大多数患者有效，多巴胺激动剂对少数患者有部分疗效。手术治疗是 MAS 合并肢端肥大症患者的重要治疗方法，这是因为颅底 FD 常需神经导航技术辅助提高经蝶手术的切除率。放疗可能增加颅面部 FD 病变组织肉瘤样变的风险，故在 MAS 患者中的应用尚存争议。

4. **高皮质醇血症** 缺乏有效的指标来预测患者的高皮质醇血症是否可自发缓解。国外对活动期患者的治疗包括甲吡酮（11β- 羟化酶抑制剂）、依托咪酯、米托坦、酮康唑等药物，但在 MAS 患者中的使用经验有限，因肝毒性需谨慎使用，必要时需行肾上腺切除手术缓解症状。

（三）其他方面

神经压迫症状、胃食管反流等消化道症状、胰腺炎等均应在专科就诊予以相应治疗。

七、预后

因该病是体细胞突变所致，故不会遗传给后代。亲属患病的风险与普通人群相似。

（王　鸥）

第四节 典型病例：淋巴细胞性垂体炎

一、接诊场景

三甲医院内分泌科诊室。女性，37岁。

二、主诉及病史

主诉：头痛3个月，加重伴产后无乳汁分泌2个月。

现病史：患者自然受孕，3个月前（孕28周）无诱因出现左颞部和头顶针扎样疼痛，伴恶心、呕吐，无视力下降，无多尿、多饮，无发热，发作持续1~3小时，休息后缓解。孕34周胎膜早破，行剖宫产分娩健康女婴。围生期无大出血。产后无乳汁分泌，头痛进行性加重，性质同前。产后未恢复月经，视力可，无显著视野缺损。乏力明显，畏寒，纳差，体重稳定。

否认面容改变、手足增大，否认外源性糖皮质激素应用史，否认皮疹、雷诺现象等。睡眠好，大小便正常。

既往史及家族史：否认肝炎、结核等传染病史，否认外伤及输血史，否认免疫系统疾病史。否认药物、食物过敏史。

月经史及生育史：12岁月经初潮，月经规律2~3天/28~30天，G1P1，产后无月经恢复。

个人史：生于原籍，无外地久居史。否认疫区、疫水接触史，否认特殊化学品及放射性物质接触史。无吸烟、饮酒等不良嗜好。

家族史：否认家族中有类似疾病史。

三、查体

体温37.2℃，脉搏60次/min，呼吸17次/min，血压100/60mmHg。发育正常，营养良好，神志清楚，自主体位，查体合作。全身皮肤黏膜未见皮疹、黄染等。全身浅表淋巴结未触及肿大。头颅无畸形，无压痛。眼睑无水肿、下垂，双侧瞳孔等大正圆，对光反射灵敏，粗测视野无缺损。口腔黏膜无溃疡、白斑，气管居中，甲状腺无肿大。胸廓正常，双肺呼吸运动对称，呼吸音清，未闻及干湿啰音及胸膜摩擦音，双乳Tanner V期。心前区无隆起及凹陷，心界正常，心率60次/min，律齐，各瓣膜听诊区未闻及病理性杂音。腹软，无压痛、反跳痛，阴毛Tanner V期，四肢关节活动自如，无凹陷性水肿，双足背动脉搏动正常。

四、实验室检查及影像检查结果

IGF-1 174ng/ml。甲状腺功能：FT_3 2.05pg/ml，FT_4 0.45ng/dl，TSH 0.331IU/L。血F（8am）<0.5μg/dl，ACTH 7.6ng/L。性激素：FSH 6.03IU/L，LH 0.49IU/L，E_2 10.0pg/ml，P 0.08ng/ml，PRL 0.3ng/ml。尿渗透压580mOsm/（kg·H_2O），血渗透压296mOsm/（kg·H_2O）。ESR 34mm/h。

垂体MRI检查：鞍区占位，大小约25mm×18.8mm×15.4mm，被显著均匀增强，视交叉受压抬高，神经垂体短T_1信号消失。

五、初步诊断

淋巴细胞性垂体炎可能性大。

六、诊疗经过

根据患者妊娠晚期起病，以头痛为主要临床表现，实验室检查提示肾上腺轴、甲状腺轴功能减低，影像学检查发现鞍区较大占位，且能被均匀增强，临床诊断淋巴细胞性垂体炎。给予口服泼尼松30mg（1次/d）、左甲状腺素50μg（1次/d）治疗。药物治疗1周患者头痛明显缓解，2周后食欲、体力明显改善，但出现多尿、烦渴和多饮，饮水量从2~3L/d增至6~8L/d，夜尿7~8次。复查甲状腺功能，结果提示FT_3 1.97pg/ml，FT_4 0.884ng/dl，TSH 2.614IU/L，血钠142mmol/L。尿渗透压298mOsm/（kg·H_2O），血渗透压311mOsm/（kg·H_2O）。垂体MRI复查，平扫提示鞍区占位，边界清晰，大小约11.1mm×21.1mm×11.9mm，视交叉略受压抬高，神经垂体短T_1信号消失。予口服去氨加压素0.05mg（3次/d）替代治疗，尿量显著减少至2L/d。泼尼松治疗6周后逐渐减量至20mg（1次/d），头痛完全缓解，视力可，食欲好，体力改善。复查垂体功能：IGF-1 319ng/ml，甲状腺功能恢复正常。性激素：FSH 5.73IU/L，LH 1.31IU/L，E_2 45pg/ml，PRL<0.25ng/ml。垂体MRI检查：鞍区占位，边界清晰，9.4mm×7.7mm×12.1mm，视交叉略受压抬高，神经垂体短T_1信号消失。

治疗 8 周后月经自然来潮。IGF-1 405ng/ml。甲状腺功能：FT_3 2.36pg/dl，FT_4 1.013ng/dl，TSH 1.466IU/L。性激素：FSH 5.24IU/L，LH 1.36IU/L，E_2 96pg/dl。此后随诊过程中逐渐减少上述各种激素的替代剂量，直至停用左甲状腺素和去氨加压素，月经规律来潮，未再诉怕冷、水肿，多尿、多饮缓解，监测甲状腺功能正常。继续维持泼尼松 3.75mg/d 治疗。

（朱惠娟）

参 考 文 献

[1] Lin L，Gu WX，Ozisik G，et al. Analysis of DAX1（NR0B1）and steroidogenic factor-1（NR5A1）in children and adults with primary adrenal failure: ten years' experience[J]. J Clin Endocrinol Metab，2006，91（8）：3048-3054.

[2] Muscatelli F，Strom TM，Walker AP，et al. Mutations in the DAX-1 gene give rise to both X-linked adrenal hypoplasia congenita and hypogonadotropic hypogonadism[J]. Nature，1994，372（6507）：672-676.

[3] Roucher-Boulez F，Mallet-Motak D，Tardy-Guidollet V，et al. News about the genetics of congenital primary adrenal insufficiency[J]. Ann Endocrinol，2018，79（3）：174-181.

[4] Suntharalingham JP，Buonocore F，Duncan AJ，et al. DAX-1（NR0B1）and steroidogenic factor-1（SF-1，NR5A1）in human disease[J]. Best Pract Res Clin Endocrinol Metab，2015，29（4）：607-619.

[5] Pereira BD，Pereira I，Portugal JR，et al. X-linked adrenal hypoplasia congenita: clinical and follow-up findings of two kindreds，one with a novel NR0B1 mutation[J]. Arch Endocrinol Metab，2015，59（2）：181-185.

[6] Partsch CJ，Viemann M，Peter M，et al. Congenital adrenal hypoplasia: clinical spectrum，experience with hormonal diagnosis，and report on new point mutations of the DAX-1 gene[J]. J Clin Endocrinol Metab，1998，83（8）：2666-2674.

[7] Falorni A，Minarelli V，Bartoloni E，et al. Diagnosis and classification of autoimmune hypophysitis[J]. Autoimmun Rev，2014，13（4/5）：412-416.

[8] Caturegli P，Lupi I，Landek-Salgado M，et al. Pituitary autoimmunity：30 years later[J]. A utoimmun Rev，2008，7（8）：631-637.

[9] Bellastella G，Maiorino MI，Bizzarro A，et al. Revisitation of autoimmune hypophysitis: knowledge and uncertainties on pathophysiological and clinical aspects[J]. Pituitary，2016，19（6）：625-642.

[10] Umehara H. A new clinical entity: IgG4-related disease（IgG4-RD）discovered in the 21st century[J]. Intern Med，2012，51（8）：821-822.

[11] Faje A. Immunotherapy and hypophysitis: clinical presentation，treatment，and biologic insights[J]. Pituitary，2016，19（1）：82-92.

[12] Wang S，Wang L，Yao Y，et al. Primary lymphocytic hypophysitis: Clinical characteristics and treatment of 50 cases in a single centre in China over 18 years[J]. Clin Endocrinol（Oxf），2017，87（2）：177-184.

[13] Weinstein LS. G（s）alpha mutations in fibrous dysplasia and McCune-Albright。syndrome[J]. J Bone Miner Res，2006，21 Suppl 2：P120-P124.

[14] Brown RJ，Kelly MH，Collins MT. Cushing syndrome in the McCune-Albright syndrome[J]. J Clin Endocrinol Metab，2010，95（4）：1508-1515.

[15] Tessaris D，Corrias A，Matarazzo P，et al. Thyroid abnormalities in children and adolescents with McCune-Albright syndrome[J]. Horm Res Paediatr，2012，78（3）：151-157.

[16] Vortmeyer AO，Gläsker S，Mehta GU，et al. Somatic GNAS mutation causes widespread and diffuse pituitary disease in acromegalic patients with McCune-Albright syndrome[J]. J Clin Endocrinol Metab，2012，97（7）：2404-2413.

第九章 免疫系统罕见病

免疫系统罕见病主要包括原发性免疫缺陷病和部分罕见病的风湿性疾病。免疫缺陷病（immunodeficiency disease，IDD）指因免疫细胞和免疫分子发生缺陷导致的免疫应答缺如、水平降低或调控失衡，导致机体抗感染免疫功能低下或免疫功能失调的一组临床综合征。免疫缺陷病可为遗传性，即由不同基因缺陷导致免疫系统功能损害的疾病，称为原发性免疫缺陷病（primary immunodeficiency，PID）。PID 属罕见病，1970 年，PID 专科医生和研究者们在世界卫生组织主持下进行了首次 PID 分类，以后每两年召开一次 PID 分类会议。而今，随着高通量测序技术的广泛应用，每年都有数量不菲的新 PID 病种被发现。2019 年召开了最近的一次 PID 分类会议。将 PID 分为联合免疫缺陷病（combined immunodeficiency disease）、具有综合征特点的联合免疫缺陷（combined immunodeficiency disease with associated or syndromic features）、抗体为主的缺陷（predominantly antibody deficiencies）、免疫调节失衡疾病（diseases of immune dysregulation）、吞噬细胞数量或功能先天缺陷（congenital defects of phagocyte number or function）、固有免疫缺陷（defects in intrinsic and innate immunity）、自身炎症性疾病（autoinflammatory disorder，AID）、补体缺陷（complement deficiencies）、骨髓衰竭（bone marrow failure）、免疫出生缺陷的拟表型（phenocopies of inborn errors of immunity）十大类。假设人类基因组中有 20 000 个编码基因，那么免疫出生错误即与 2% 的人类编码基因相关，目前已有 416 种特异性疾病，涉及 411 种基因导致的单基因缺陷病。

风湿性疾病（rheumatic disease）是泛指影响骨、关节及其周围组织（包括肌肉、滑膜、肌腱、韧带、软骨等）的一组疾病。自身免疫病（autoimmune disease）是指机体免疫系统紊乱导致对自身成分出现超常免疫反应，造成自身组织的损害。由于许多风湿性疾病与免疫系统相关，故又称为风湿免疫性疾病。该类疾病约有 200 种，根据病因分为十大类，包括弥漫性结缔组织病、脊柱关节病、退行性关节病、感染相关风湿性疾病、代谢和内分泌相关风湿性疾病、神经血管疾病、肿瘤相关疾病、骨和软骨疾病、关节周围疾病和其他有关节表现的疾病。

由于各国对罕见病的定义不同，风湿免疫相关罕见病包含的病种也有差异，纳入罕见病中的风湿性疾病较多，如系统性硬化症、复发性多软骨炎、系统性血管炎中的结节性多动脉炎、嗜酸性肉芽肿性多血管炎、Cogan 综合征、冷球蛋白血症性血管炎等均为罕见疾病。

PID 与风湿性罕见病也有部分重叠的病种。以固有免疫异常为基础的自身炎症性疾病（AID）是 PID 中的一大类，近 20 年才被定义 AID 临床多以发热、皮疹、关节炎、淋巴结肿大及炎症指标升高为特点，根据遗传方式、发病机制及临床表现可分为单基因 AID 和多基因 AID。单基因 AID 目前发现 40 余种，分为 I 型干扰素病、炎性小体病及非炎性小体病。多基因 AID 包括成人 Still 病、幼年特发性关节炎全身型、白塞综合征、痛风及滑膜炎、痤疮、脓疱病、骨肥厚和骨髓炎综合征（synovitis, acne, pustulosis, hyperostosis osteomyelitis syndrome，SAPHO 综合征）等。多基因自身炎症性疾病与传统风湿性疾病的分类有重叠，这是基于对发病机制研究的进展。随着医学的发展，越来越多新认识的疾病纳入风湿性疾病的范畴，其中大部分都是罕见病。21 世纪以来逐渐被人们认识并定义的 IgG4 相关性疾病亦是其中一个代表。随着对发病机制的不断研究，未来风湿性疾病的分类还将不断更新，亦会有更多的风湿性疾病为人们所认识。

（赵晓东　张　文　彭琳一）

第一节 先天性无丙种球蛋白血症

一、定义及历史沿革

先天性无丙种球蛋白血症（congenital agammaglobulinemia）是一组罕见的原发性免疫缺陷病。其中 X 连锁无丙种球蛋白血症（X-linked agammaglobulinemia，XLA）约占 80%～90%，为 Bruton 酪氨酸激酶（Bruton's tyrosine kinase，*Btk*）基因突变所致。先天性无丙种球蛋白血症临床特征为血清丙种球蛋白水平明显低下和早发、反复、严重的细菌感染，尤其是肺感染导致气道结构破坏。随着分子医学的进展及基因诊断在我国的广泛应用，越来越多的 XLA 和其他基因突变导致的先天性无丙种球蛋白血症患儿确诊。1952 年 Bruton 首先报道 XLA，故又称 Bruton 病。

二、病因、流行病学及发病机制

Btk 基因位于 Xq21.3-q22，长度为 37kb，包括 19 个外显子，编码的蛋白产物属于胞质酪氨酸激酶家族（BTK），该蛋白包含 PH、TH、SH2、SH3 和 TK 5 个功能区。BTK 蛋白是 B 细胞发育成熟过程中的重要信号蛋白，B 细胞通过 B 细胞受体（BCR）和其他共刺激分子如白细胞介素（IL）-5 受体、IL-10 受体、IL-6 受体、CD38 和 CD40 等接受抗原信息，BTK 的 Src 激酶家族（Lyn、Fyn、Blk、Hck）与 BCR 交联而被活化，并进一步活化 Syk，导致免疫球蛋白 α（immunoglobulin α，Igα）和免疫球蛋白 β（immunoglobulin β，Igβ）成分的免疫受体酪氨酸为主的活化主序和相关受体的磷酸化。已知磷脂酶 C-γ（phospholipase C-γ，PLCγ）磷酸化和活化所致的钙内流依赖于 BTK。BTK 分子缺陷导致 B 细胞系列发育和功能障碍，从而导致免疫球蛋白缺乏和特异性抗体产生障碍。患儿膜表面免疫球蛋白阳性（SmIg⁺）的循环 B 细胞减少，腺样体、扁桃体和外周淋巴结均发育不良，因此，即使经反复接种抗原物质，局部淋巴结仍无生发中心。在淋巴结和骨髓中不见浆细胞，骨髓中有正常数量的前 B 细胞，但成熟 B 细胞缺乏。

XLA 患儿的 *Btk* 基因突变形式为错义、无义、缺失、插入突变、剪切错误、移码突变等。BTK 缺陷引起的 B 细胞缺乏，除导致免疫球蛋白产生障碍外，B 细胞的其他功能也缺失，包括抗原递呈，释放免疫调节细胞因子（IFN-α，IL-6，IL-10）、影响调节性 T 细胞（Treg）数量和功能等。

XLA 在人群中发病率为 2/100 万～3/100 万（英国），我国 XLA 的发病率还不清楚。

三、临床表现

XLA 多见于男孩，约有半数患儿有阳性家族史。由于母体免疫球蛋白 G（immunoglobulin G，IgG）可通过胎盘进入胎儿血液循环，故患儿一般在出生后数月内可不出现任何症状。随着母体 IgG 的不断分解代谢而逐渐减少，患儿多于 4～6 月龄以后起病。

（一）细菌性感染

XLA 患儿最突出的临床表现是反复严重的细菌性感染，尤以有荚膜的化脓性细菌如肺炎链球菌、嗜血流感杆菌、金黄色葡萄球菌和假单胞菌属感染最为常见。最常见的为鼻窦炎、肺炎、中耳炎、疖、脑膜炎和败血症等，慢性下呼吸道感染可导致支气管扩张和肺脓肿等。对革兰氏阴性杆菌如致病性大肠埃希菌、铜绿假单胞菌、变形杆菌、沙雷菌等也明显易感，易发生各种急、慢性肠道感染、消化不良、腹泻等。若不合并中性粒细胞低下，则很少发生慢性霉菌感染，罕见肺孢子菌肺炎。

（二）病毒性感染

XLA 患儿 T 细胞功能基本正常，可抵御真菌和多数病毒，对一些常见的病毒感染如水痘、带状疱疹和麻疹的易感性不比正常儿童高。但对某些肠道病毒，如埃可病毒 11、柯萨奇病毒的抵抗能力甚差，这些病毒所致的感染可能威胁生命；少数患者尚可发生埃可病毒所致的皮肌炎样综合征及慢性脑膜脑炎。XLA 患儿口服脊髓灰质炎活疫苗可引起患儿肢体瘫痪，还可能长期带毒、排毒，并出现变异毒株。因此，许多国家用灭活脊髓灰质炎疫苗，以便减少此风险。

（三）其他表现

约 35% XLA 患者有胃肠道并发症，包括反复胃肠道感染及炎症性肠病。XLA 患儿可发生过敏性、风湿性和自身免疫性疾病，包括自身免疫性溶血性贫血、关节炎、免疫性中性粒细胞减少、脱发、蛋白质丢失性肠病、吸收不良综合征和淀粉样变性；常合并关节炎，受累关节多属较大的关节，可能为细菌、病毒或支原体直接感染关节，或为感染后变态反应所致，易被误诊为幼年特发性关节炎。静脉注射免疫球蛋白（IVIG）治疗可使关节炎症状得到控制。1.5%～6% 的 XLA 患者可能发生淋巴增生性疾病。

（四）体格检查

反复感染引起慢性消耗性体质，苍白、贫血、精神萎靡。扁桃体和腺样体很小或缺如，浅表淋巴结及脾脏均不能触及，鼻咽部侧位 X 线检查可见腺样体阴影缺乏或变小。

四、辅助检查

（一）常规检查

血清免疫球蛋白（包括 IgG、IgA、IgM 和 IgE）明显下降和外周血缺乏成熟 B 细胞是该病的主要实验室特征。

1. 血清免疫球蛋白量　患儿血清免疫球蛋白总量一般不超过 2.0～2.5g/L；IgG 低于 1.0g/L，IgM 和 IgA 微量或测不出，分析结果时注意了解检查前是否输注过丙种球蛋白及其输注量。

2. B 细胞数量和功能　外周血白细胞总数可在正常范围，淋巴细胞数量正常或轻度下降，成熟 B 细胞（CD19⁺，CD20⁺，SmIg⁺）缺如。骨髓 B 细胞和浆细胞缺如，可见少量前 B 细胞。新生儿和出生 3～4 个月婴儿因获得母体 IgG，而且此时自身产生的 IgM 和 IgA 也呈生理性低下，故 6 个月内不宜用免疫球蛋白和抗体反应来判断是否为 XLA。但正常新生儿外周血 B 淋巴细胞数量正常，而 XLA 患儿外周血 B 细胞缺乏（低于 2%），以此可助诊断。

XLA 患儿同族红细胞凝集素（抗 A 及抗 B 血型抗体）缺如，即使多次白喉类毒素注射，锡克试验（Schick test）也不能转为阴性。接种破伤风、百日咳菌苗后的抗体应答反应，以及对噬菌体ΦX174 的清除和抗体形成能力都显著低下或缺如，用ΦX174 进行应答试验对本病的早期诊断具有重要意义。

（二）基因检测及解读

本病的缺陷基因在 X 染色体的长臂，是由编码 *Btk* 的基因突变所致。采用一代或二代测序技术，对 *Btk* 基因进行测序分析发现突变，有助于本病诊断。目前国内外已可以分析 *Btk* 基因，对 XLA 进行基因诊断。国内的 XLA 患者 *Btk* 基因突变包括点突变、片段缺失和插入重复序列等不同突变类型，其中 BTK 激酶区发生突变的比例最高。对于大片段缺失及 *Btk* 基因缺失的诊断依赖于二代测序技术，但部分拼接点错误患者用 DNA 测序不能发现异常，需用 cDNA 测序确定是否有拼接错误产生的异常拼接产物。

五、诊断及鉴别诊断

（一）诊断标准

男性患儿，自 4～6 月龄起反复严重细菌性感染，血清免疫球蛋白显著低下，成熟 B 细胞缺乏，基因分析发现 *Btk* 基因突变，可做出 XLA 诊断。近年在新生儿微量血（足跟血纸片）中，用定量 PCR 分析 KRECs（kappa-deleting recombination excision circles）进行 XLA 的新生儿筛查，大大提前了 XLA 的诊断时间，在患儿出现症状前给予预防性替代用丙种球蛋白。

（二）鉴别诊断

XLA 应与其他原因引起的低丙种球蛋白血症相鉴别。

1. 婴儿暂时性丙种球蛋白缺乏症　本病血清总免疫球蛋白水平不低于 3.0g/L；IgG 不低于 2.0g/L，一般于生后 18～30 个月时自然恢复正常，B 细胞数量正常，故能与 XLA 相鉴别。

2. 重度联合免疫缺陷病　发病年龄较 XLA 更早，多于出生后不久即开始发病，病情严重，外周血 T 细胞和 B 细胞数量均显著减低，三种免疫球蛋白均甚低或检测不到。T 细胞功能发生严重缺陷，全身淋巴组织发育不良，胸腺甚小，且缺乏胸腺小体。预后较 XLA 更差。

3. X 连锁高 IgM 血症　较 XLA 发病更早，病情更重，IgG、IgA 较 XLA 更低，IgM 可增高或正常，外周血 T 细胞和 B 细胞数量均正常，浅表淋巴结及肝脾增大，预后较 XLA 更差。

4. 慢性吸收不良综合征和重度营养不良　患儿同时存在血浆低球蛋白血症和低白蛋白血症，而低免疫球蛋白血症的程度较轻，达不到 XLA 的程度，故较易相互区别。

5. 非 XLA 有 XLA 类似的临床表现,所有类别免疫球蛋白均降低,B 细胞缺乏,多数为常染色体隐性遗传,包括 μ 重链缺陷、λ5 缺陷、Igα 缺陷、Igβ 缺陷、B 细胞链接器(B cell linker,BLNK)缺陷、磷酸肌醇 3 激酶调节亚基 1(phosphoinositide-3-kinase regulatory subunit 1,PI3KR1)缺陷。仅核转录因子 47(E47)缺陷为常染色体显性遗传。这些抗体缺陷病的快速诊断多依靠二代测序技术。

六、治疗

目前先天性无丙种球蛋白血症患者的治疗主要用丙种球蛋白替代治疗,其目的是减少感染率及后续发生严重并发症的风险,维持与健康人一样的生活质量。尽早开始丙种球蛋白的替代疗法,能预防全身感染、改善预后及生存质量。对于已有感染患者给予静脉注射免疫球蛋白(intravenous immunoglobulin,IVIG)治疗可控制大多数 XLA 患儿的感染症状,使全身状况迅速改善,伴发病症如关节疼痛、吸收不良和贫血等也明显缓解。IVIG 治疗对预防和治疗肠道病毒感染,如预防急性或慢性柯萨奇和埃可病毒感染尤为重要。

使用 IVIG 治疗先天性无丙种球蛋白血症的总原则是早用比晚用效果好;较大剂量比小剂量好。如果 IVIG 治疗开始太晚,感染所致的器质性损害将是不可逆的。一般起始剂量 0.4~0.8g/kg,每 3~4 周 1 次,使 IgG 谷值水平(输注 IVIG 前的 IgG 水平)至少达到 5~6g/L,如 IgG 谷值水平达到 8g/L,则能更好地预防感染。IgG 水平目标谷值应个体化,达到预防感染、减少肺功能损害的目的。

七、预后

近年 XLA 的存活率大大提高,多数患者活到成年。侵袭性和威胁生命的感染,随着更及时的诊断和 IVIG 替代治疗而显著减少。另外,慢性肠道病毒感染率也变得非常罕见。凡未接受正规 IVIG 治疗者,大约 50% 伴发慢性肺部感染,且常有阻塞性肺部疾病或肺源性心脏病。伴发慢性播散性肠道病毒感染者也不少见。另有约 2% 的病例因伴发淋巴组织恶性肿瘤而死亡。

(赵晓东)

第二节 重度联合免疫缺陷病

一、定义及历史沿革

联合免疫缺陷病(combined immunodeficiency disease,CID)是一组以 T/B 细胞缺陷为主,同时伴有不同程度其他细胞缺陷的异质性疾病。目前发现至少 16 种不同基因突变可导致该病。国外流行病学研究显示,CID 患病率约为 1/10 万~2/10 万活产婴。CID 中最为严重的类型为重度联合免疫缺陷病(severe combined immunodeficiency disease,SCID),常常引起 T 细胞数量显著降低,B 细胞和 NK 细胞不同程度降低。临床常表现为生后 2~5 个月内出现生长发育停滞、持续性腹泻、明显细菌感染、鹅口疮、肺孢子菌肺炎和播散性卡介苗感染等。如不经早期诊断、严格隔离、防治感染、造血干细胞移植或基因治疗,绝大部分患者于 2 岁内死亡。在引起 SCID 的 16 种疾病中,以白细胞介素 2 受体 γ 链(interleukin-2 receptor common gamma chain,IL2RG)缺陷所致 X 连锁重度联合免疫缺陷病最为常见,约占所有 SCID 的 50%,因此本节主要阐述该病。

二、病因、流行病学及发病机制

X 连锁重度联合免疫缺陷病(X-linked severe combined immunodeficiency disease,X-SCID)是由 IL2RG 基因突变引起的细胞免疫和体液免疫联合缺陷。发病率约 1/60 000~1/50 000 活产婴。IL2RG 基因位于 Xq13.1,其编码的蛋白 γc 是 IL-2、IL-4、IL-7、IL-9、IL-15 和 IL-21 等细胞因子受体的共同组分。IL2RG 基因含 4 500 个核苷酸,由 8 个外显子组成,编码 389 个氨基酸构成的 γc 蛋白。γc 蛋白组成性表达于 T、B、NK 和髓红系祖细胞表面。IL-2 与 T 细胞的发育和活化有关,IL-4 与 B 细胞的类别转换和 Th2 细胞的分化密切相关,IL-7 与早期淋巴细胞系的发育有关,IL-15 和 IL-21 与 NK 细胞的发育有关。一旦 γc 与上述细胞因子结合,将通过下游的 Janus 激酶 3- 信号转导和转录激活因子 5(JAK3-STAT5)向细胞核传递活化信号,从而改变相关基因转录程序,控制免疫细胞的发育、活化和功能发挥。因此 *IL2RG* 基因突变将导致 T 细胞和 NK 细胞发育障碍、B 细胞功能障碍等免疫异常，典型的 X-SCID 表现为 T⁻B⁺NK⁻ 的表型。

三、临床表现

（一）感染

具有反复、严重、难治、机会致病、病原谱广等特点。典型的 X-SCID 患儿出生时往往没有明显临床表现，随着生后母源抗体迅速降低，患儿开始出现各种感染。通常在生后 2～5 个月起病，由于患儿存在细胞免疫异常，2 月龄前发生致命感染也不少见。感染部位及病原多种多样，包括反复口腔念珠菌病、持续性腹泻、中耳炎、呼吸道各种细菌和真菌感染、持续病毒感染（如呼吸道合胞病毒、EB 病毒、巨细胞病毒等）、肺孢子菌感染等。感染往往迁延难治。低致病性的条件致病菌感染率也较高。

（二）生长发育落后或停滞

生长发育落后或停滞是 X-SCID 的显著特征，与患儿反复感染、腹泻和相应基因缺陷均有关。也偶有患儿于生后 1 岁才出现生长发育落后的报道。

（三）疫苗病

X-SCID 免疫功能极度低下，接种减毒活疫苗可发生感染和播散。疫苗病是 SCID 诊断的重要线索。接种卡介苗可能造成 X-SCID 患儿发生严重播散性感染，造成移植困难。减毒脊髓灰质炎疫苗接种后患儿可发生小儿麻痹症，且长期排毒，可能造成病毒变异，危害公共卫生安全。SCID 患儿接种轮状病毒疫苗也可发生严重腹泻。

（四）其他

另外，X-SCID 患儿还可伴有皮疹、肝脾和 / 或淋巴结肿大、脂溢性皮炎、血细胞减少症、硬化性胆管炎等，可能与母体细胞植入引起移植物抗宿主病（MF-GVHD）有关。X-SCID 患儿根据突变位点不同可引起不典型的免疫表型，包括 T⁻B⁺NK⁺、T⁺B⁺NK⁺、T⁺B^low^NK⁺、T⁺B⁺NK⁻、T^low^B⁺NK⁻、T^low^B^low^NK^low^ 等，其临床表现也不尽相同，如可出现皮疹、脾大、肠道吸收不良、矮身材等。

四、辅助检查

（一）淋巴细胞计数

绝大部分患儿外周血淋巴细胞减少，绝对计数常常 $< 2.5 \times 10^9/L$，甚至 $< 1.5 \times 10^9/L$。如发生母体淋巴细胞植入，外周血淋巴细胞水平可正常。

（二）淋巴细胞分类

典型 X-SCID 患者 T 细胞、NK 细胞数量比例显著降低，B 细胞数量正常，比例显著上升，但存在功能异常，呈经典 T⁻B⁺NK⁻ 的免疫表型。X-SCID 患儿的 B 细胞是未成熟 B 细胞，缺乏高频突变，产生免疫球蛋白功能低下。正如上述，部分 X-SCID 也呈现非经典免疫学表型，这与基因突变类型和母体细胞植入等均相关。

（三）免疫球蛋白

免疫球蛋白常全面低下，由于母源性免疫球蛋白的存在，出生时 IgG 可正常，3 月龄后逐渐下降。需注意，进行血清 IgG 水平评估时，应除外丙种球蛋白输注的影响。

（四）细胞 / 体液免疫功能

T 细胞对植物凝集素（PHA）等丝裂原或抗 CD3 抗体增殖反应异常提示细胞免疫缺陷。疫苗和感染原的特异性抗体反应严重受损或缺乏提示体液免疫缺陷。

（五）T 细胞受体重排删除环

T 细胞受体重排删除环（T cell receptor rearrangement excision circle，TREC）是 T 细胞在胸腺发育过程中形成的 DNA 环，反映 T 细胞的胸腺输出功能，SCID 患儿 TREC 显著降低，通过定量 PCR 的方法进行 TREC 检测，可早期发现 SCID 患儿。该手段已经用于新生儿筛查，敏感性高。

（六）母源性细胞植入检测

X-SCID 患儿常常存在母源性淋巴细胞植入，对诊断有较大指示意义。可通过 HLA 分型、DNA 多态性标记检测 XX 核型，确定母源性细胞植入。如果采用敏感的方法，几乎所有的 X-SCID 患儿均可检测到母体细胞。

（七）γc 基因 mRNA 及蛋白表达

γc 基因 mRNA 及蛋白表达可显著降低，但部分患儿基因发生错义突变时，其 mRNA 表达无变化。外显子 7 和外显子 8 突变引起蛋白胞内段异常时，针对胞外段检测抗体可能仍正常结合 γc 蛋白而呈现正常表达，因此蛋白阳性并不能完全除外诊断，需要进行基因分析。

（八）*IL2RG* 基因分析

IL2RG 基因突变是 X-SCID 确诊依据。各外显子均有突变报道，外显子 5 最多，突变类型包括错义突变、无义突变、插入突变、缺失突变和剪切位点突变等，其中 c.690C > T、c.691G > A、c.684C > T、c.879C > T 和 c.868G > A 等突变频率最高。

（九）其他

胸腺是 T 细胞发育成熟场所，X-SCID 患者常常表现胸腺明显缩小及淋巴细胞缺如，淋巴结和扁桃体亦发育不良。病理检查提示胸腺基质存在分化不良，胸腺树突状细胞及上皮细胞异常。胸部 CT、X 线检查可发现胸腺影减小或缺如。

五、诊断

若临床考虑 SCID 的男性患儿，须首先考虑 X-SCID 可能。X 连锁的阳性家族史更有助于诊断，无家族史不能除外 X-SCID。诊断标准如下：

1. 早发（通常于生后 2～5 个月内）严重致死性感染，包括细菌、病毒、真菌或卡介苗感染。

2. 生长发育迟缓甚至停滞。

3. 母系亲属中有男性幼年夭折家族史。

4. 外周血淋巴细胞绝对计数 $< 1.5 \times 10^9$/L。

5. 淋巴细胞亚群示 T 细胞和 NK 细胞数量明显减少。

6. 如外周血中 T 细胞数量接近正常但仍怀疑 X-SCID 诊断者，应细致分析 T 细胞表型和遗传学特点，明确是否母源性。

7. *IL2RG* 等基因分析发现致病突变。

六、治疗

X-SCID 为儿科急症，一旦确诊，应迅速完成对患儿的评估，包括详细病史、生长发育状况、感染情况等。同时患者宜严格隔离，积极予以 IVIG 替代治疗、复方新诺明预防肺孢子菌感染、强有力抗生素清除感染，尤其注意真菌、结核、EB 病毒、巨细胞病毒、肺孢子菌、原虫的筛查和治疗。禁止接种一切减毒活疫苗，输注血液制品应经过辐照清除具有增殖能力的细胞。尽量延长患者寿命，保护脏器功能，尽可能为移植做准备。

本病唯一根治方法为造血干细胞移植（HSCT）。1968 年首例骨髓移植成功，并成为标准的免疫重建手段。宜采用同胞等遗传背景完全相同的供者，尽管部分患儿 B 细胞重建不理想，HSCT 成功率可高达 90% 以上。X-SCID 进行 HSCT 通常并不需要清髓预处理，有时可完全不用免疫抑制药物，移植后虽然可能仅为嵌合状态，但亦可保全患儿生命。

基因治疗越来越受到关注。X-SCID 基因治疗的优势在于不需要寻找 HLA 配型相合供者，也可避免 GVHD 的发生。2010 年以后，欧美国家进行了 X-SCID 基因治疗多组临床试验，总体取得了良好治疗效果，由于采用了自灭活病毒载体，新一代基因治疗也尚未发现致瘤副反应。

七、预后

SCID 几乎是最为严重的 PID，通常于生后 2～5 个月内出现生长发育停滞、持续性腹泻、呼吸道症状、鹅口疮、肺孢子菌肺炎、明显的细菌感染和播散性卡介苗感染等。如不经严格隔离、HSCT 或基因治疗，SCID 患儿几乎均于 2 岁内死亡。

八、诊疗路径

诊疗路径详见图 3-9-1。

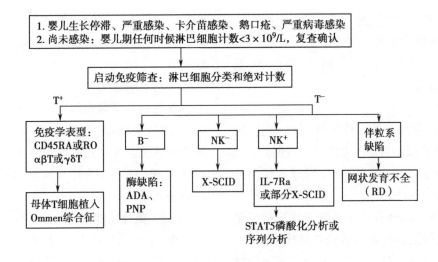

图 3-9-1　重度联合免疫缺陷病（SCID）诊疗路径
ADA：腺苷脱氨酶；PNP：嘌呤核苷磷酸化酶

（安云飞　赵晓东）

第三节　Wiskott-Aldrich 综合征

一、定义及历史沿革

1937 年德国医生 Alfred Wiskott 和 1954 年美国儿科医生 Robert Aldrich 分别描述了以湿疹、反复感染和因血小板减少而出血为三联征的疾病，后来被命名为 Wiskott-Aldrich 综合征（WAS，即威斯科特 - 奥尔德里奇综合征）。1994 年，本病的致病基因得以明确。WAS 是一种罕见的 X 连锁隐性遗传性疾病，以血小板减少、血小板体积减小、湿疹、免疫缺陷、易患自身免疫性疾病和淋巴瘤为特征。发病率约为 1/100 万～10/100 万新生儿。如不经造血干细胞移植，WAS 蛋白表达阴性患儿生存期仅约 15 年。WAS 轻至仅有血小板减少，可存活至成年期，重至生命早期出现危及生命的出血、免疫缺陷、自身免疫和恶性肿瘤。

二、病因、流行病学及发病机制

致病基因为 WAS 基因，定位于 Xp11.22，编码由 502 个氨基酸组成的 54kDa 的 WAS 蛋白（WASp），广泛表达于造血细胞。WASp 参与肌动蛋白多聚化和细胞骨架重构。WASp 可与特定胞质蛋白的 SH3 结构域相互作用，通过酪氨酸激酶磷酸化作用传递受体信号，如血小板与胶原结合后，WASp 即发生酪氨酸磷酸化而传递信号。T 细胞受体（T cell receptor，TCR）活化后导致 LAT 与 SLP-76 的酪氨酸残基磷酸化，引起 Nck 及 WASp 向细胞周边肌动蛋白富集区移动并参与肌动蛋白多聚化，上述过程与 TCR 极化对于 T 细胞活化信号转导、细胞骨架重塑、免疫突触形成、细胞的迁移等十分重要。由于 WASp 参与诸多固有和适应性免疫细胞的运动、变形和免疫突触形成，WASp 表达缺失的患者常具有广泛而严重的免疫功能缺陷。

三、临床表现

典型病例具有血小板减少、湿疹、反复感染的三联征表现，但仅有约 25% 的病例同时具有三联征表现。超过 80% 的 WAS 和 X 连锁血小板减少症（XLT）患儿有出血表现，包括血便、瘀点、瘀斑、咯血和血尿等。严重者可出现威胁生命的消化道大出血、颅内出血。血小板减少伴血小板体积减小是本病持续、显著的特点。造成血小板减少的原因尚不完全清楚。

（一）感染

由于 T 细胞、B 细胞、单核 / 巨噬细胞、树突状细胞和粒细胞功能缺陷，WAS 患儿易患各种感染，包括单纯疱疹病毒、严重水痘感染、肺炎链球菌、真菌等。单纯疱疹病毒发生于 12% 患者。肺孢子菌肺炎（PCP）发生于 9% 患者。白念珠菌感染发生率约 10%。XLT 患者常常无严重感染发生。低年龄 WAS 患儿免疫缺陷程度相对较轻，因而感染发生频次和程度常不重，多以上呼吸道感染为主，随年龄增大感染加重。国外报道感染发生率依次为中耳炎、鼻窦炎、肺炎、败血症、脑膜炎、感染性腹泻。

（二）湿疹

湿疹是 WAS 的另一大特征性表现，是有别于免疫性血小板减少症的一大特点。超过 80% 的患者均有湿疹表现，轻重不一，可以表现为典型急性或者慢性湿疹，可为一过性也可能为持久性。对于严重湿疹病例，由于迁延难治可持续至成年阶段。皮肤湿疹可继发传染性软疣、单纯疱疹病毒或细菌感染。XLT 患者一般仅仅有轻微湿疹或者一过性湿疹表现。

（三）出血倾向

由于血小板计数和功能异常，超过 80% 的 WAS 和 XLT 患儿呈现早发出血倾向，尤其是血便，大部分患儿在新生儿期即可出现。其他包括瘀点、瘀斑、血尿、咯血等。严重者可出现威胁生命的消化道大出血、颅内出血。

（四）免疫相关疾病

WAS 自身免疫主要发生于血液系统，也可发生器官特异性免疫性疾病，按发生率依次为溶血性贫血、血管炎、肾脏疾病、过敏性紫癜样表现及炎症性肠病。其他罕见情况包括粒细胞减少症、葡萄膜炎、复发性血管性水肿、皮肌炎等。XLT 患者也常发生自身免疫。IgM 升高为 WAS 及 XLT 患者发生自身免疫性疾病的危险因素，WAS 患儿移植后仍有发生自身免疫性疾病的可能。

（五）肿瘤

WAS 肿瘤发生随着年龄增加，风险增大。最常见为淋巴瘤、神经胶质瘤、睾丸癌等也有报道。WAS 患者发生肿瘤预后差，2 年存活率可能不超过 10%，移植后 WAS 患儿发生肿瘤概率明显降低，XLT 患者肿瘤发生率明显低于典型 WAS 患者。

四、辅助检查

（一）血常规检查

血小板减少及体积减小是 WAS 持续性的表现，部分错义突变患者血小板减少可呈间歇性，甚至在正常范围或上升，但血小板体积持续减小。细胞分裂周期蛋白42（Cdc42）结合区域突变患者可能表现为 X 连锁中性粒细胞减少症，并无血小板减少表现。WAS 患者贫血常见，与慢性失血导致缺铁性贫血、长期慢性感染、自身免疫等均相关。

（二）组织病理

淋巴结及胸腺组织减少，部分呈现胸腺发育不全，淋巴结、脾脏 T 细胞区小淋巴细胞减少，生发中心缺失。脾脏白髓区域缺失，包含 T 细胞依赖区及 B 细胞区，边缘带缺失，外周淋巴细胞表面微绒毛缺失。

（三）免疫功能

WAS 患儿血清 IgG 水平可正常或升高，大部分患儿血清 IgM 降低，而 IgA 和 IgE 水平正常或者升高。随年龄增长，许多患者逐渐出现淋巴细胞减少症和 T 细胞数量减少，年幼时数量可正常。T 细胞功能增殖、分化和活化均降低。

（四）WASp 分析

通过流式细胞术、免疫印迹分析外周血单个核细胞胞质内 WASp 表达，有确诊价值，且快速易行，不仅可在数小时内确诊 WAS，还可指导治疗及预后。如 WASp 完全缺失，患儿临床表现通常为典型 WAS，预后较差，一般需要尽早接受造血干细胞移植。XLT 患儿可有 WASp 表达，但表达水平较正常同龄儿低。携带者 WASp 表达正常。需注意，WASp 流式细胞术检测表达正常不能完全除外诊断。

（五）WAS 基因序列检测

为确诊依据，目前全球已报道 300 余种 WAS 基因突变，分布于整个 WAS 基因，主要分布于第 1～4、7、10 外显子。WASp 的表达与 WAS 的临床表型关系密切。发生于第 1～3 外显子的错义突变多为 WASp 阳性，常常表现为 XLT。而淋巴细胞不表达 WASp 或表达截短型 WASp 常常是典型 WAS。WASp 阴性者病情更重，更易发生自身免疫性疾病，往往预后较差。

五、诊断及鉴别诊断

（一）诊断标准

男性婴儿若出现早发出血倾向、血小板减少伴有血小板体积减小即应考虑 WAS 可能。若伴有不同程度的湿疹表现，则宜进入筛查流程。早期患儿感染及免疫功能缺陷可以程度各异。而淋巴细胞减少在婴幼儿期可能存在，但在儿童期间则多持续存在。流式细胞仪对于快速诊断 WAS 有重要意义，但部分患者可能存在 WAS 的表达，即使对于典型 WAS 患者，基因分析也必不可少，可协助患者临床评分和后续治疗策略的选择。

本病尚无国内诊断标准，一般沿用泛美免疫缺陷病组和欧洲免疫缺陷病协会于 1999 年发表的国际诊断标准。男性，先天性血小板较少（$<70 \times 10^9$/L），血小板体积小并且具备以下至少 1 项：① *WASP* 基因突变；② Northern 杂交证实淋巴细胞 *WASP* mRNA 缺失；③淋巴细胞不表达 WASP；④母系表亲具有血小板较少及血小板体积小。

（二）鉴别诊断

免疫性血小板减少性紫癜（ITP）为 WAS 最需要鉴别的疾病。该病可发生于婴幼儿儿童各期，男女均可患病，有或无明确出血性疾病家族史，一般无顽固湿疹，若无长期使用免疫抑制剂，一般无免疫缺陷，辅助检查提示血小板体积正常，部分患者可检测到抗血小板抗体。骨髓穿刺对二者鉴别价值有限。在治疗方面，ITP 对激素和大剂量 IVIG 治疗大多应答良好。个别 WAS 或 XLT 患儿在最初使用激素或 IVIG 时有一定疗效，但难以维持，后续治疗效果差。

六、治疗

（一）一般治疗

积极营养支持。可接种灭活疫苗，不应接种活疫苗，包括卡介苗和减毒脊髓灰质炎活疫苗等。所使用的任何血液制品均应经过辐照。

（二）湿疹治疗

严重湿疹需局部使用激素或短期全身激素治疗，局部使用他克莫司软膏等治疗有效。湿疹伴感染需局部使用抗生素制剂。如有其他过敏原及特应质证据，应避免相应抗原接触。

（三）IVIG 替代治疗

典型 WAS 患儿通常具有对多糖抗原的抗体产生缺陷、免疫记忆、抗体亲和力异常，且 IgG 抗体的代谢速度可高于正常同龄儿。应对典型 WAS 患儿给予足量 IVIG 输注，即每次 300～600mg/kg，每 3～4 周输注 1 次。规律足量使用 IVIG 替代治疗可显著延长 WAS 患儿生存期，减少器官损害，使其获得造血干细胞移植机会。

（四）感染防治

WAS 患儿对致病微生物广泛易感，对细菌、真菌、病毒、肺孢子菌等病原体易感性均增高。生后 2～4 年可使用复方新诺明预防感染。若因血小板水平难以维持，出血倾向明显而行脾切除的患儿应终身使用抗生素预防感染。感染发生时，应根据病原使用敏感杀菌剂。严重水痘感染病例需阿昔洛韦、大剂量 IVIG 或水痘特异性球蛋白输注。

（五）血小板输注

因可产生血小板自身抗体，血小板输注应尽量避免，仅在有颅内出血、消化道大出血等严重出血或手术前使用，不应以血小板水平作为判断是否进行血小板输注的指标，仅有皮肤瘀斑、瘀点、血便等出血情况也不应输注血小板。

（六）造血干细胞移植

造血干细胞移植为 WAS 的根治方法，婴儿期或儿童期进行造血干细胞移植成功率可高达 85% 以上。骨髓或脐带血干细胞均可采用，HLA 全相合同胞供体移植效果最佳。预处理方案一般采用环磷酰胺、白消安及抗胸腺细胞球蛋白。HLA 同型无关供体（MUDS）移植后 5 年存活率也可达 70% 以上，造血干细胞移植是否成功与患者年龄显著相关，5～8 岁后移植成功率明显下降。目前仍不推荐单倍体相合造血干细胞移植治疗 WAS。

（七）基因治疗

基因治疗已在 2 例 WAS 患者取得成功，但其中 1 例由于插入突变发生白血病，因而基因治疗的安全性还有待进一步提高。近来以自灭活型病毒载体介导的二代基因治疗正在进行临床试验，有望大幅度提高基因治疗的安全性。

七、预后

WAS 的预后根据临床严重程度、*WAS* 基因突变和 WASp 的表达情况而异。典型 WAS 患儿如未行根治治疗，最终多死于感染、出血和恶性肿瘤等并发症，平均生存期约 15 岁。

八、诊疗路径

诊疗路径详见图 3-9-2。

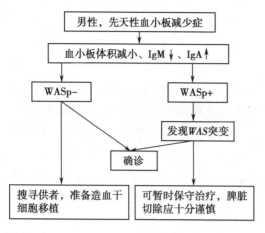

图 3-9-2 Wiskott-Aldrich 综合征(WAS)诊疗路径

（赵晓东）

第四节 慢性肉芽肿病

一、定义及历史沿革

慢性肉芽肿病（chronic grannlomatous disease，CGD）是常见的吞噬细胞功能障碍的原发性免疫缺陷病（PID）。由于基因突变引起吞噬细胞还原型辅酶Ⅱ（NADPH）氧化酶复合物缺陷，导致吞噬细胞呼吸爆发功能障碍，不能产生超氧化物，失去杀伤过氧化物酶阳性细菌与真菌的能力，导致反复的慢性化脓性感染，形成肉芽肿。

二、病因、流行病学及发病机制

CGD 是由于基因突变使吞噬细胞 NADPH 氧化酶复合物相应亚基缺陷或构象变化，导致 NADPH 氧化酶活性缺陷所致。NADPH 氧化酶复合物由 5 个 phox 亚基组成，其中 gp9lphox 和 p22phox 系细胞膜上的细胞色素 b558 成分；而 p47phox、p67phox 和 p40phox 是胞质蛋白，其编码基因分别为细胞色素 b245β 链（cytochrome b-245 beta chain，*CYBB*）、细胞色素 b245α 链（cytochrome b-245 alpha chain，*CYBA*）、中性粒细胞胞浆因子 1（neutrophil cytosolic factor 1，*NCF1*）、中性粒细胞胞浆因子 2（neutrophil cytosolic factor 2，*NCF2*）和中性粒细胞胞浆因子 4（neutrophil cytosolic factor 4，*NCF4*）。CGD 最常见的遗传方式是 *CYBB* 基因突变引起的 X 连锁隐性遗传（X-CGD），约占 70%；其次为常染色体隐性遗传（AR-CGD）中的

NCF2 基因突变，约占 20%，*CYBA* 和 *NCF1* 基因突变引起的 AR-CGD 各占 5%；而常染色体显性遗传（AD-CGD）的 *NCF4* 突变很少见。

CGD 在美国的发病率约为 1/200 000，其他国家报道的发病率在 1/450 000～1/110 000，我国的发病率尚不清楚。

三、临床表现

约 75% 的 CGD 患儿在 6 个月内起病。最典型的临床表现为反复感染，局部化脓性炎症，包括反复肺部感染、淋巴结炎、肝脓肿、骨髓炎、皮肤脓肿或蜂窝织炎。几乎所有 CGD 患儿均有肺部感染，包括反复肺炎、肺门淋巴结病、脓胸及肺脓肿，其中 50% 的肺炎为烟曲霉菌肺炎；皮肤、淋巴结的感染往往反复发生，经久不愈，出现组织坏死，形成瘢痕；35% 的 CGD 患者有肝脓肿，其中 90% 由金黄色葡萄球菌感染所致；胃肠道或泌尿道的肉芽肿形成可导致相应部位的梗阻，约 20% CGD 有炎症性肠病的表现；X-CGD 患儿结核感染的发生率较健康人群高 170 倍。

四、诊断及鉴别诊断

对于生长发育落后，自幼反复出现严重肺部、淋巴结、肝脾和皮肤等部位细菌或真菌感染，有肉芽肿形成，结肠炎及伤口愈合延迟，接种卡介苗后出现卡介苗感染或怀疑结核而抗结核治疗效果不好者，应高度怀疑 CGD。四氮唑蓝试验（nitroblue tetrazolium test，NBT）为常用的传统筛查方法（可测定胞内超氧化物的释放），CGD 患者 NBT 检测阳性 <5%（健康人 >95%）；而二羟罗丹明 123（dihydrorhodamine 123，DHR123）试验是用流式细胞术分析中性粒细胞在佛波酯（phorbol-12-myristate-13-acetate，PMA）刺激后，细胞内产生的过氧化氢将无荧光的 DHR123 氧化为有荧光的罗丹明的程度，此方法更敏感、准确，已逐渐替代 NBT 成为确诊 CGD 的主要手段，并能发现轻症 CGD 患者和携带者。基因突变分析可从分子水平明确 CGD 诊断。

以肺部结节为主要表现者应与引起同样表现的其他感染如真菌、结核等以及肿瘤性疾病相鉴别；另外还应该与其他中性粒细胞功能异常导致反复感染和肝脾大者相鉴别，例如葡糖 -6- 磷酸脱

氢酶缺乏症和白细胞谷胱甘肽过氧化酶缺乏症等。

五、治疗

CGD 患者均需长期用抗生素和抗真菌药物预防细菌和真菌感染，最常用复方磺胺甲噁唑和伊曲康唑。重组人 γ 干扰素作为免疫调节剂，可降低 CGD 患者感染率。CGD 患者有感染时，要尽可能明确病原后进行有针对性的治疗，有脓肿形成时经皮引流或切除脓肿是非常必要的，特别是骨骼和深部软组织的感染，最有效的治疗为外科手术与抗生素同时运用。免疫重建是目前唯一能根治 CGD 的方法。

（宋红梅）

第五节　家族性地中海热

一、定义及历史沿革

家族性地中海热（familial Mediterranean fever, FMF）（OMIM #249100）是一种常染色体隐性遗传病。最早于 1947 年由 Estren 等首先报道，可分为 1 型和 2 型。1 型表现为反复发作的短暂的炎症反应和浆膜炎，包括发热、腹膜炎、滑膜炎、胸膜炎以及较少见的心包炎和脑膜炎；其症状轻重不一，即使在同一个家族中的不同患者之间临床表现的轻重也不尽相同；最严重的并发症为淀粉样变，可导致肾衰竭。2 型 FMF 以淀粉样变为其首发表现，常致终末期肾病，需肾移植。

二、病因、流行病学及发病机制

1992 年，首次确认 FMF 的致病基因为地中海热固有免疫调节热蛋白（Mediterranean fever innate immunity regulator, pyrin, *MEFV*）位于染色体 16p13.3。*MEFV* 基因有 10 个外显子，全长约 10kb，信使 RNA（mRNA）为 3.7kb。到目前为止，已经发现了 365 个突变位点，近半数已被证明与疾病相关，其中 5 个最常见突变为外显子 10 上的 M680I、M694V、M694I 和 V726A，以及外显子 2 上的 E148Q（致病性争议较大）。FMF 传统上被认为是常染色体隐性遗传，但是最近越来越多的文章报道临床诊断为 FMF 的患者仅检测到一个突变，且认为单突变可能较以往认为的更

为常见，可占到 30%～62.3%；复合杂合突变占 25.6%，纯合突变仅有 15.2%。

FMF 发病机制尚未完全清楚。部分研究发现 *MEFV* 基因编码的热蛋白（pyrin），可竞争性与包含 CARD 结构域的凋亡相关斑点样蛋白（apoptosis-associated speck-like protein containing CARD, ASC）结合后抑制核苷酸结合寡聚化结构域（NOD）样受体（NLR）家族热蛋白结构域 3（NLR family pyrin domain containing 3, NLRP3）- 炎性复合体形成。*MEFV* 突变后，相应 mRNA 表达较正常人明显减少，导致 pyrin 数量减少或功能改变，对 NLRP3- 炎性复合体的抑制作用减弱，前炎症介质（主要为 IL-1β）合成增多，炎症反应持续。

FMF 大多见于地中海沿岸地区的人群（例如西班牙和葡萄牙的犹太人，亚美尼亚人，土耳其人，阿拉伯人），患病率从 1/1 000 至 1/200 不等；亚洲最早报道的病例来自日本，近年来韩国和我国也均有报道；报道的男女比例约为 1.2∶1；约 20% 的患儿首次发作在 2 岁前，2/3 的患者 10 岁前发病，90% 的患者在 20 岁前发病。

三、临床表现

FMF 常见的临床表现包括反复发热、腹痛及关节损害。

FMF 的发作也常有一些触发因素作为诱因，包括寒冷、高脂饮食、剧烈运动、外科手术、感染、情绪应激及月经等。50% 的患者在每次疾病发作前会有不适的前驱症状，可表现在躯体、情绪或神经心理等方面。其主要临床表现为反复发作的发热，持续 1～3 天后自行缓解；7%～40% 患儿可见皮疹，主要累及下肢伸侧或足背，呈丹毒样红斑；75% 的 FMF 有关节肌肉受累，出现关节炎、关节痛和肌痛；约 90% 的患儿可有突然发作的发热及全腹痛（无菌性腹膜炎所致），常被误诊为"急腹症"行剖腹探查手术；45% 的 FMF 会有胸部受累，多为突然急性发作的发热和单侧胸膜炎；心包炎较少见；约 30%～70% 患者可出现脾大。

淀粉样变为 FMF 的严重并发症，常导致肾衰竭及早期死亡，表现为持续大量的蛋白尿，可达肾病综合征水平，逐渐进展为终末期肾病。

急性发作期有非特异性炎症指标的升高，包括白细胞升高、C 反应蛋白和红细胞沉降率升高，

症状缓解后 1/3 患儿以上指标可降至正常。发作期可有一过性尿检异常,24 小时尿蛋白持续 >0.5g 提示肾脏淀粉样变。

四、诊断及鉴别诊断

FMF 的诊断主要是根据家族史、典型的发作特点、对秋水仙碱的反应,同时需要除外其他可以引起相似表现的原因。有提示意义的临床表现为:①发作性反复发热伴有腹膜炎、滑膜炎或胸膜炎;②复发性丹毒样红斑;③反复发生可疑急腹症剖腹探查但未发现明显病变;④未经治疗者 15 岁后发生的 AA 型淀粉样变,又称为系统性淀粉样变(systematic amyloidosis),即使没有明显复发性炎症表现的病史;⑤对持续秋水仙碱治疗效果明显;⑥一级亲属有 FMF 的病史;⑦高发地区的易感种族。

目前成人应用最普遍的标准为 Tel Hashomer 标准,即满足以下 2 项主要标准或者 1 项主要标准加 2 项次要标准即可诊断,可能诊断包括 1 项主要标准加 1 项次要标准。主要标准包括反复发热伴浆膜炎、继发性 AA 型淀粉样变和秋水仙碱治疗有效;次要标准为单纯反复发热、丹毒样红斑和 FMF 的家族史。但此标准对儿童患者的特异性较低,仅为 54.6%。所以,Yalçinkaya F 等提出并验证了适用于儿童的诊断标准,即符合以下 5 项标准中的 2 项即可诊断:①发热(腋下温度 >38℃);②腹痛;③咽痛;④滑膜炎;⑤ FMF 家族史。其中,发热、腹痛、咽痛、滑膜炎均持续 6~72 小时,发作 3 次以上。

FMF 需要与其他周期热综合征相鉴别,包括高 IgD 综合征(hyperimmunoglobulinemia D syndrome, HIDS)、基因突变相关的中性粒细胞减少症、Blau 综合征,以及其他病因导致的淀粉样变、腹痛、胸痛及关节痛等,详见本章其他小节部分。

五、治疗

FMF 治疗的原则为积极控制发作和亚临床的炎症反应,预防长期并发症,改善生活质量和预后。一线治疗药物为秋水仙碱,其能有效治疗 FMF,使发热、腹痛等症状减轻,可阻止 60% 的患者发作,使得 20%~70% 患者的发作减少;同时能抑制细胞内纤维样结构形成,预防淀粉样亚

单位的细胞外聚集为成熟淀粉样纤维,从而预防 FMF 最严重的并发症——肾脏淀粉样变的进展,秋水仙碱治疗可将淀粉样变的发生率从 48% 降至 1.7%。目前强调一旦诊断应尽可能早开始秋水仙碱的治疗,而且秋水仙碱的治疗并非一定要有基因的诊断。

FMF 的其他治疗药物有 ImmunoGuard、沙利度胺、肿瘤坏死因子 α(tumor necrosis factor-α, TNF-α)拮抗剂和柳氮磺胺吡啶,可用于对秋水仙碱耐药或过敏者;按医嘱服用最大耐受剂量的秋水仙碱仍无效者认为是秋水仙碱无反应或耐药,应考虑用生物制剂。目前推荐 IL-1 受体拮抗剂为 FMF 的二线治疗,也可选用 TNF-α 抑制剂。IL-1 受体拮抗剂——阿那白滞素治疗 FMF 安全有效,应用剂量为每天或隔日 100mg,不良反应轻微,包括注射部位疼痛和下呼吸道感染;非甾体抗炎药(non-steroidal anti-inflammatory drugs, NSAID)也可被用来控制发热和炎症。

最近欧洲抗风湿病联盟(EULAR)提出了 FMF 的管理指南,指出 FMF 最初的诊断和治疗方案的确定最好由具有 FMF 诊疗经验的医生进行。FMF 治疗的最终目标是达到完全控制发作,并能将 2 次发作间期的亚临床炎症反应减少到最小。EULAR 指出对于接受治疗的 FMF 患者应每 6 个月监测 1 次治疗的效果、不良反应和用药依从性;每次发作应寻找原因,发作期间应继续应用秋水仙碱和 NSAID;在受孕、妊娠或哺乳期间不应停止服用秋水仙碱,但不包括羊膜穿刺术;一般情况男性患者备孕期不需要停药,但是如有罕见的无精症或少精症考虑与秋水仙碱有关,可暂时减少剂量,或必要时停药;FMF 的慢性关节炎也需要加用其他治疗如改善病情抗风湿药(disease modifying antirheumatic drug, DMARD)、激素关节腔内注射或生物制剂;持续的纤维肌痛,激素可缓解症状,或选择 NSAID 和 IL-1 受体拮抗剂,NSAID 还可用于劳累性腿疼的治疗;如果患者病情平稳持续 5 年以上,且没有急性期蛋白(APR)的升高,通过专家会诊后可以考虑减少剂量,但仍需继续监测。

继发性淀粉样变为 FMF 最严重的并发症,可导致慢性肾衰竭。发生继发性淀粉样变的高危因素包括男性、M694V 纯合突变以及血清淀粉样蛋

白 A1（serum amyloid A1，SAA1）α/α 基因型。也有报道认为 FMF 患者体内的持续炎症状态，也使其成为发生动脉粥样硬化的危险人群。近年来由于秋水仙碱和生物制剂的应用，已经使 FMF 的预后有了很大的改善。

（宋红梅）

第六节 NLRP3 相关自身炎症性疾病

一、定义及历史沿革

NLRP3 相关自身炎症性疾病（NLRP3-associated autoinflammatory syndrome，NAAS），也称为冷炎素相关周期热综合征（Cryopyrin-associated periodic syndrome，CAPS），包括三种亚型：家族性寒冷性自身炎症综合征（familial cold autoinflammatory syndrome，FCAS）（OMIM #120100）、Muckle-Wells 综合征（Muckle-Wells syndrome，MWS）（OMIM #191900）、新生儿多系统炎性疾病（neonatal onset multisystem inflammatory disease，NOMID）/ 慢性婴儿神经皮肤关节综合征（chronic infantile neurological cutaneous and articular syndrome，CINCA）（OMIM #607115）。

二、病因、流行病学及发病机制

NAAS 为常染色体显性遗传，致病基因 *NLRP3* 也称为 *CIAS1*，位于染色体 1q44，编码细胞内 NALP3，即冷炎素（cryopyrin）。NLRP3 功能获得性突变（gain-of-function）导致编码蛋白 cryopyrin 聚合形成高度有序的蛋白寡聚体，并募集 ASC 及半胱天冬酶（caspase）形成复杂的炎性复合体，产生活化的 caspase-1（IL-1β 转化酶），将胞内不具活性的 IL-1β 前体裂解成活化的成熟 IL-1β 分泌到胞外而发挥作用。迄今已发现 *NLRP3* 的 60 多种基因突变与 NAAS 有关。

目前尚无确切的发病率，估计为 1/100 万人口～10/100 万人口（美国报道为 1/100 万～2/100 万，法国报道为 1/360 000）。

三、临床表现

NAAS 以北美及欧洲多见。其共同的临床特征是反复发作的多系统炎症，累及皮肤、肌肉、骨骼、关节、眼耳以及中枢神经系统（CNS），三种亚型的病情从轻到重分别为 FCAS、MWS 和 NOMID/CINCA；主要表现有发热、关节痛及荨麻疹。

FCAS 是一种轻症的 NAAS，发病年龄较早，95% 的患儿在 6 个月内发病，90% 在新生儿期，平均发病年龄 47 天（生后 2 小时至 10 岁）。为寒冷导致的多系统炎症反应，接触寒冷后出现症状的平均时间为 2.5 小时（10 分钟至 8 小时）；最常见的症状为荨麻疹（100%），以肢端多见，其他症状是关节痛（93%）、发热寒战、结膜炎、多汗、嗜睡、头痛等。

MWS 又称荨麻疹 - 耳聋 - 淀粉样变综合征，为中等严重程度的 NAAS，病情介于 FCAS 和 NOMID 之间；其发作并不一定是由寒冷所致，常无明显诱发因素。生后数周即可出现荨麻疹样皮疹，主要累及躯干；其他尚有发热（多出现在发病较早的儿童）、关节痛、结膜炎等；MWS 症状为慢性或间断发作，一般持续 2～3 天。

NOMID/CINCA 为 NAAS 最严重的表型，以反复发作的慢性炎症为特征，可累及皮肤、关节和 CNS。生后不久即出现慢性荨麻疹样皮疹为其主要临床表现（图 3-9-3，彩图见文末彩插）；肌肉骨骼受累表现为生长板和骨骺软骨过度生长，导致膝、踝、肘、腕以及手足小关节炎症和畸形；CNS 症状包括慢性无菌性脑膜炎、脑室扩大、大脑萎缩、头痛、惊厥以及认知和智力发育迟缓；其出现进行性感觉神经性耳聋较 MWS 更早；眼部病变包括葡萄膜炎、视盘水肿、结膜炎和视神经炎；其他尚可见肝、脾、淋巴结肿大，生长发育迟缓等；典型的新生儿外貌为矮小、头大、鞍鼻、肢

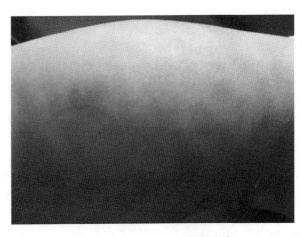

图 3-9-3 NOMID 的红斑样皮疹

体短小和杵状指,部分年长儿也可因前额突出及眼外凸而呈特殊面容。

四、辅助检查

NAAS 患儿实验室检查表现为全身炎症指标异常,包括红细胞沉降率(erythrocyte sedimentation rate,ESR)、C 反应蛋白(C-reactive protein,CRP)和血清淀粉样蛋白 A(serum amyloid a,SAA)升高,急性发作时血白细胞升高,脑膜炎时可有颅内压升高和脑脊液细胞数增多,常出现贫血和血小板增多。超声检查可见淋巴结和肝脾轻度肿大;膝部 X 线检查可见髌骨肥大 / 过度生长、骨骺过度生长和关节炎的表现。头颅影像学检查可见脑室扩大、脑萎缩等表现(图 3-9-4)。

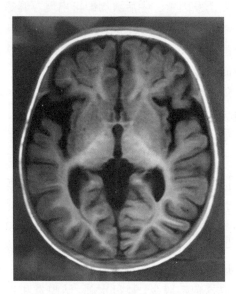

图 3-9-4 NOMID 患儿的头颅 MRI

五、诊断及鉴别诊断

本病诊断主要依据典型临床表现,对所有出现周期性发热、荨麻疹、不能解释的全身炎症反应和阳性家族史,特别是很早期发病的患儿均应怀疑本病的可能。国际儿童风湿病试验组织(Pediatric Rheumatology International Trials Organisation,PRINTO)和国际 AID 注册项目(Eurofever Project)分析总结了 1 880 例注册 AID 患者后提出了基于循证医学的临床分类标准(表 3-9-1)。许多 CINCA 病例为新发突变,故可无明确家族史。

约 50% 的具有典型临床特征的 CINCA 不能检测到 NLRP3 的突变,称为突变阴性的 CAPS,可

表 3-9-1 NLRP3 相关自身炎症性疾病(NAAS)临床分类标准

临床表现	得分
荨麻疹样皮疹	25
神经感觉性耳聋	25
结膜炎	10
无渗出性咽炎	25
无腹痛	15
诊断临界值	≥52

能是在致病性白细胞中存在体细胞嵌合体(somatic mosaicism),而致病细胞的比率太低(4.2%~35.8%),用常规一代测序的方法不能够测出,如将受累细胞克隆到载体中可提高检测的灵敏度;另外二代测序技术可以检测到低水平的体细胞嵌合体,将来可能成为常规筛查的手段。

CAPS 需要与其他周期热综合征相鉴别,包括肿瘤坏死因子受体相关周期热综合征(TNF receptor-associated periodic syndrome,TRAPS)、高 IgD 综合征(HIDS)、家族性地中海热(FMF)、周期性发热、口腔炎、咽炎、颈 - 腺炎综合征(periodic fever aphthous-stomatitis pharyngitis cervical-adenitis syndrome,PFAPA)、Blau 综合征等,以及其他的风湿性疾病如幼年特发性关节炎、白塞综合征等。

六、治疗

目前尚无特异治疗方法。欧洲儿童风湿病治疗项目(SHARE)最近提出了 CAPS 的治疗建议:IL-1 抑制剂可用于任何年龄及类型;为避免脏器损伤,对疾病活动的患者应尽早开始 IL-1 阻断剂的治疗;对症治疗可短期应用 NSAID 和糖皮质激素,但其不能作为初始基础治疗。目前可以应用的 IL-1 抑制剂有阿那白滞素(anakinra)、利洛纳塞(rilonacept)和卡那单抗(canakinumab)。目前常用的阿那白滞素的起始剂量为每天 1mg/kg 皮下注射。

七、预后

CAPS 三种亚型的病情和预后不尽相同,FCAS 是一种轻症的 CAPS,预后较好。而 MWS 患者约 60% 发生进行性感觉神经性耳聋,约 25% 的

患者发生淀粉样变导致肾衰竭。NOMID/CINCA为 CAPS 最严重的表型，死亡率很高，常在成人期前死亡。随着目前 IL-1 阻断剂的应用，CAPS患者的病情和进展得到了有效的控制，也减少了并发症的发生，但远期效果及其对预后的影响尚有待于长期的随访观察。

（宋红梅　王　薇）

第七节　Blau 综合征

一、定义及历史沿革

Blau 综合征（Blau syndrome，BS）（OMIM #186580）又称为早发性结节病（early onset sarcoidosis，EOS）、儿童肉芽肿性关节炎或肉芽肿性自身炎症性疾病，是一种罕见的自身炎症性疾病。1985 年由 Blau 首先描述，随后 Jabs 等报道了同样的家系。本病以高加索人种为多，我国和日本也有报道。男女发病无显著差异，多见于 5 岁以下，平均发病年龄 26.5 个月（2～168 个月）。典型表现为关节炎、皮疹和葡萄膜炎三联征，但部分患者可只表现部分典型症状。

二、病因、流行病学及发病机制

Blau 综合征为常染色体显性遗传性疾病，系胱天蛋白酶募集域蛋白 15（caspase-recruitment domain containing protein 15，CARD15）基因功能获得性突变所致。CARD15 基因定位于 16q12，编码核苷酸结合寡聚化结构域蛋白 2（nucleotide binding oligomerization domain protein 2，NOD2）。NOD2 属 NOD 蛋白家族，系胞质中的模式识别受体（pattern-recognition receptor，PRR），主要表达在单核细胞胞质中，识别大多数革兰氏阳性菌或革兰氏阴性菌肽聚糖（peptidoglycan of gram negative bacteria，PGN），触发天然免疫反应。迄今在家族性或散发 Blau 综合征患者中已发现基因突变位点均位于其第 4 外显子上，为编码 NACHT（NAIP、CIITA、HET-E 及 TP1）结构域的基因，其中最常见为 c.1000C>T，p.R334W 及 c.1000G>A，p.R334Q。

三、临床表现

BS 最典型的症状为慢性对称性关节炎、皮疹、虹膜睫状体炎三联征，但并非所有患者三联征都会全部出现，前两者多在 3～4 岁前发病，眼睛损害可于 7～12 岁才出现。

BS 的皮疹（图 3-9-5，彩图见文末彩插）多在生后第 1 年即出现，常为疾病的首发症状；典型表现初期为暗红色、轻度脱屑的斑丘疹，或呈湿疹样、苔藓性皮疹，分布于躯干或四肢；继而皮疹变为深褐色并出现皮肤干燥脱屑，活检特征性改变为非干酪性肉芽肿。

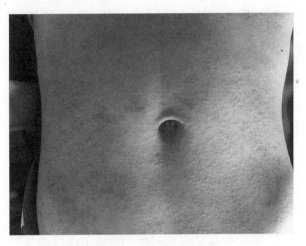

图 3-9-5　Blau 综合征皮疹

肉芽肿性关节炎是 BS 最常见的表现，2～4岁出现，见于 90% 以上的病例；约 40% 的患儿出现典型的肥厚性腱鞘炎。关节表现（图 3-9-6，彩图见文末彩插）为对称性多关节炎，大小关节均可受累，手足近端指/趾间关节（PIP）、膝、踝和腕关节最常见，掌指关节（MCP）及肘关节少见，髋、脊柱和下颌关节更罕见。受累关节急性期可出现红、热、痛，大关节的关节破坏并不多见，而且多能保持很好的活动性。

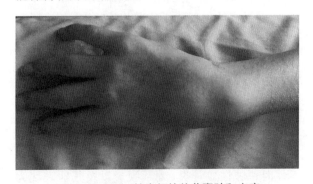

图 3-9-6　Blau 综合征的关节囊肿和皮疹

BS 特征性眼部病变为肉芽肿性后葡萄膜炎或全葡萄膜炎，为严重并发症，见于 60%～80%

的病例；累及眼部其他组织还可出现虹膜睫状体炎、伴有炎性物质沉积的带状角膜病以及玻璃体炎；严重病例可累及球后组织出现脉络膜视网膜炎、血管炎、黄斑区水肿伴视网膜玻璃体以及视神经炎；多累及双侧，呈慢性复发病程，逐渐进展为中重度视力丧失。

全身及其他系统损害包括反复发热、脑神经病、一过性面瘫和惊厥、间质性肺疾病、肾钙化导致的高血压、淋巴结肿大和脾大（常需脾切除）；有报道携带 p.R334W 和 p.G464W 致病基因的 BS 患儿可累及大血管致大动脉炎（Takayasu arteritis, TA），出现高血压等临床表现。其他表现还有神经性耳聋，涎腺炎、肉芽肿性腮腺炎（表现为腮腺肿大）；晚期可形成全身广泛肉芽肿，累及肝、肾、肠道、淋巴结和肺等，导致多器官功能衰竭。

BS 可有血白细胞、CRP、ESR 等炎性指标升高；基因检测可发现 NOD/CARD15 基因第 4 外显子上的位点突变，p.R334W 及 p.R334Q 最常见，其他还有 p.E383Q、p.M513T、p.H669R、p.R587C 等。滑膜和皮肤活检的组织病理学改变为伴有上皮样多核巨细胞的非干酪样肉芽肿，电镜下可见上皮细胞内的"逗号样小体（comma-shaped bodies）"；BS 的 X 线改变多为非侵蚀性改变；可见桡骨骨骺的双凹性改变、尺骨远端肥大、舟骨和半月骨发育不良；同时常见骨量减少和关节周围肿胀，以及 PIP、MCP、桡腕和桡尺关节的关节间隙狭窄。

四、诊断及鉴别诊断

BS 的诊断主要是根据起病年龄早（常在 1 岁内）、三联征的出现或反复发作的特点，如滑膜和皮肤活检病理有典型的组织学改变（非干酪样肉芽肿和上皮细胞内的逗号样小体）则可证实诊断。可疑病例应行 CARD15/NOD2 基因检测，家族史对诊断家族遗传的病例非常重要。

BS 应与以下疾病相鉴别：幼年特发性关节炎（JIA）、儿童结节病、表现为肉芽肿的各种感染、肉芽肿性血管炎、葡萄膜炎以及其他表现为肉芽肿的疾病，如慢性肉芽肿病（CGD）、淋巴瘤样肉芽肿病、异物性肉芽肿等，应根据病史、辅助检查以及基因检测除外。

五、治疗

BS 急性期常需使用大剂量糖皮质激素，以后可以小剂量维持；对于复发的病例，常需要同时应用免疫抑制剂，如氨甲蝶呤（MTX）、硫唑嘌呤（AZA）或吗替麦考酚酸酯（MMF）；肿瘤坏死因子 α（TNF-α）抑制剂联合糖皮质激素和 / 或 MTX 可以明显缓解关节、皮肤、眼睛及全身症状。

六、预后

随访资料表明，在关节受累患者中，约 1/3 患者关节功能正常，1/3 患者关节功能轻度受损，1/3 患者关节功能有中到重度的受损；在有眼部受累的患者中，73% 可维持正常视力，有 11% 视力中度受损，16% 的患儿进展到视力丧失。

（宋红梅 王 薇）

第八节 蛋白酶体相关自身炎症综合征

一、定义及历史沿革

蛋白酶体相关的自身炎症性疾病（proteasome-associated autoinflammatory syndrome，PRAAS）又称为蛋白酶体功能障碍综合征（proteasome disability syndrome），是一种慢性消耗性自身炎症综合征。该类疾病包括中条 - 西村综合征（Nakajo-Nishimura syndrome，NNS）、关节挛缩 - 肌肉萎缩 - 贫血 - 脂膜炎性脂肪萎缩综合征（joint contractures，muscular atrophy，microcytic anemia，and panniculitis induced lipodystrophy syndrome，JMP）以及伴发热和脂肪萎缩的慢性非典型中性粒细胞皮病（chronic atypical neutrophilic dermatosis with lipodystrophy and elevated temperature syndrome，CANDLE）。近年研究认为，这几种综合征可能是不同地区对于同一种疾病的不同命名。

二、病因及发病机制

自 2010 年 Agarwal 等人应用全基因组纯合子定位发现蛋白酶体 20S 亚基 β8（proteasome 20S subunit beta 8，PSMB8）基因（β5i 亚单位的编码基因）突变可能导致 JMP 后，PSMB8 基因突变也陆续在 CANDLE 综合征以及 NNS 综合征中被报道。随着测序技术的发展，人们对 PRAAS 基因型的认识逐渐深入。一般认为，PRAAS 遵循常染色体隐性遗传模式，但是近年来，有研究发现部分杂合突变个体也具有典型的 PRAAS 临床表现，甚至有部分患者在 *PSMB8* 乃至蛋白酶体相关基因筛查中均未发现突变。不仅如此，有研究发现 PRAAS 不仅与 *PSMB8* 基因突变有关，还与编码蛋白酶体其他亚单位及辅助分子的基因突变相关，并且同一患者在蛋白酶体不同亚单位上均携带突变。因此有人认为 PRAAS 亦可遵循常染色体显性遗传，或者二基因遗传模式（一个基因可能是另一基因的修饰基因或者上位基因，二者共同调控蛋白酶体的结构与功能）。这些观点的提出丰富了 PRAAS 基因学理论，并且为自身炎症性疾病的基因筛查提供了新思路。

PSMB8 发生突变，将破坏蛋白酶体的酶催化中心的空间结构，免疫蛋白酶体组装过程受阻，从而使免疫蛋白酶体总量减少，最终导致三种蛋白酶活性均降低，蛋白水解能力下降，抗原提呈功能受损、泛素化以及氧化蛋白质在细胞内累积，导致 I 型干扰素分泌增加，相应的炎症反应持续活化。

三、临床表现

以上三种疾病的临床表现不完全相同，几乎均有不同程度的发热、皮疹和关节异常。

（一）NNS

其最具特征性的临床表现为冻疮样皮疹或结节性红斑、长棒状手指、以上半身为主的局部脂肪进行性萎缩；所有患者均有反复发热，部分有关节挛缩畸形、向阳性皮疹、智力低下、身材矮小、肝脾大、肌炎、手足多汗及淋巴肿大等。实验室检查可有贫血、炎性指标升高、轻度脂代谢异常、肌酶升高、高丙种球蛋白血症；部分病例随着疾病进展可出现自身抗体，包括抗核抗体、抗双链 DNA 抗体、抗 SSB 抗体以及抗 U1RNP 抗体。心电图检查示传导阻滞以及缺血性改变。头颅 CT 可见基底节钙化，其对诊断有特征性的提示意义。

（二）JMP

JMP 患者较 NNS 以及 CANDLE 患者起病晚，临床特点包括不同程度的脂肪萎缩与肌肉萎缩、严重的多关节挛缩畸形、皮肤红斑，还伴有肝脾大、身材矮小、第二性征异常；也有全身性癫痫发作的病例，但智力均正常；几乎均有阳性家族史。实验室检查可有小细胞性贫血及高丙种球蛋白血症、轻度高甘油三酯血症、高密度脂蛋白胆固醇水平下降以及肌酶轻度升高。颅脑 CT 均显示基底节钙化。

（三）CANDLE

患儿生后数月起病，表现为反复发热与全身散在红斑、以上半身为主的进行性脂肪萎缩、向阳性皮疹，同时伴有全身多系统炎症，包括软骨炎、脑膜炎、肌炎、结节性巩膜炎、结膜炎以及附睾炎等，另有生长发育迟缓、肝脾大、淋巴肿大以及轻度关节痛等，患者智力正常。实验室检查示贫血、炎性指标升高，轻度肝酶升高。颅脑 CT 显示基底节钙化。

PRAAS 患者的皮肤活检病理均可见炎症细胞在表皮、真皮甚至皮下的血管周围、间质以及脂肪组织中浸润。JMP 综合征皮肤病理提示以淋巴细胞为主的炎性细胞在皮下脂肪以及胶原组织中浸润，符合脂膜炎表现；NNS 的皮肤病理则多样化，多显示淋巴细胞浸润为主；而 CANDLE 多以皮肤各层中性粒细胞浸润为主。

四、诊断及鉴别诊断

目前诊断 PRAAS 主要依赖其典型的临床特征，另基因筛查阳性有辅助诊断意义。其中 NNS 的初步诊断标准已推出（满足其中 5 条即可临床诊断为 NNS）：①常染色体隐性遗传（父母近亲结婚或者有家族史）；②手足冻疮样皮疹；③结节性红斑；④反复发热；⑤长棒状手指、脚趾挛缩畸形；⑥进行性局部脂肪肌肉萎缩与消瘦（主要上半身）；⑦肝脾大；⑧基底节钙化。

对于 CANDLE 与 JMP，尚缺乏相应的诊断标准，而主要是依靠临床特征进行诊断。

对于 PRAAS 中的三种综合征的鉴别，一般认为，JMP 有明显的关节挛缩以及肌肉萎缩，癫痫发作也可见，但无冻疮样皮疹以及反复发热，炎性指标一般不高，CANDLE 与 NNS 反之。而 CANDLE 与 NNS 临床表现非常近似，但 CANDLE 的组织学特征是活化的中性粒细胞在真皮大量浸润。此外，c.224C > T 突变在 JMP 与 CANDLE 患者中均可见，提示 JMP 可能是 CANDLE 的后期表现。

PRAAS 三种综合征具有相同的致病基因，却产生不同的临床表现，可能存在某些诱因或是其他基因诱导相应症状的发生。

由于 PRAAS 临床表现多样化，其还需与其他疾病鉴别，比如自身免疫性淋巴细胞增生综合征（autoimmune lymphoproliferative syndrome，ALPS）、慢性婴儿神经皮肤关节综合征（CINCA）、家族性脂肪萎缩、幼年皮肌炎、结节性红斑等。当然，基因筛查阳性有助于 PRAAS 与这些遗传性疾病鉴别。

五、治疗

现阶段缺乏有效的治疗方法。糖皮质激素能有效控制发热、皮疹、关节痛等症状，但是激素减量过程中上述症状易反复；部分报道显示 NSAID 能够缓解淋巴结肿大、肝脾大、溶血性贫血等症状；有个别观察发现氨甲蝶呤和沙利度胺能有效地改善发热、皮疹等症状，并可减少糖皮质激素的用量。与大多数自身炎症性疾病不同的是，PRAAS 对秋水仙碱及其他免疫抑制剂效果较差。关于生物制剂，IL-6 受体抑制剂在部分患者能缓解发热等临床症状，并能有效降低机体炎性指标；IL-1 受体抑制剂、TNF-α 受体拮抗剂效果较差，甚至有观察发现 TNF-α 受体拮抗剂使皮疹恶化。

基于干扰素通路参与 PRAAS 发病机制，有研究报道 JAK 抑制剂可以减轻 CANDLE 患者的炎症，减少糖皮质激素用量。

六、预后

由于目前缺乏有效、确切的治疗手段，PRAAS 患者预后极差。所以寻求有效的治疗方法，以改善 PRAAS 患者的生存质量与预后，是我们未来需要努力的方向。

（宋红梅 王 薇）

第九节 IgG4 相关性疾病

一、定义及历史沿革

IgG4 相关性疾病（IgG4-related disease，IgG4-RD）是新近认识的一种慢性炎症伴有纤维化的系统性疾病，绝大多数患者出现血清 IgG4 水平升高，受累器官组织可见大量 IgG4 阳性浆细胞浸润和纤维化。

二、病因、流行病学及发病机制

IgG4-RD 的病因和发病机制不清，病因方面可能与遗传和环境因素等相关。IgG4-RD 好发于中老年，男女比例约为 2:1～3:1，日本报道的 IgG4-RD 患病率为 0.28/10 万～1.08/10 万。目前认为免疫系统紊乱导致的炎症和纤维化是本病的主要机制，多种淋巴细胞和成纤维细胞参与发病。

（一）T 细胞在发病中的作用

初始 T 细胞可分化为辅助性 T 细胞 2（T helper 2 cell，Th2）、CD4 阳性细胞毒性 T 细胞（$CD4^+$ cytotoxic T cell，$CD4^+CTL$）、滤泡辅助性 T 细胞（follicular helper T cell，Tfh）及调节性 T 细胞（regulatory T cell，Treg）等，在 IgG4-RD 发病中起着重要作用。Th2 及其释放的细胞因子如 IL-4 等是促进初始 B 细胞向 $IgG4^+$ 浆细胞类别转换的主要炎症因子。IgG4-RD 患者的血液和受累组织中发现 $CD4^+CTL$ 的寡克隆扩增并表达 SLAMF7、IL-1β、TGF-$β_1$ 和 IFN-γ 等，可能促进纤维化的发生，同时 $CD4^+CTL$ 也可释放一些细胞毒性颗粒直接造成受累组织损伤；IgG4-RD 患者外周血和受累组织中 Tfh 细胞增多，其数目与血 IgG4 水平、器官受累个数及病情活动评分等呈正相关，Tfh 能有效促进初始 B 细胞向浆细胞转化，进而引起抗体类别转换及亲和力成熟；IgG4-RD 患者 Treg 细胞增多，其产生的 IL-10 可能促进 IgG4 类别转换，而产生的 TGF-β 则与组织纤维化密切相关。

（二）B 细胞和浆母细胞的作用

IgG4-RD 患者外周血记忆 B 细胞和浆母细胞显著升高，其中浆母细胞与血清 IgG4 水平呈正相关，且分泌较多 IgG4，经糖皮质激素或利妥昔单抗治疗后浆母细胞比例下降，因此浆母细胞是本病重要的标志。

三、临床表现

IgG4-RD 多为慢性或亚急性起病，临床表现为受累器官肿大或压迫症状。发热罕见，全身症状不突出，部分患者出现乏力、体重下降等。合并过敏性疾病较常见。少数轻症患者可有自发缓解，多数患者病情持续进展，或反复发作。

本病可累及全身多个器官和组织。最常见的受累组织/器官为唾液腺和泪腺、淋巴结、胰腺，其他包括肺、胆管、鼻窦、腮腺、腹膜后组织、大动脉、肾脏、皮肤、甲状腺、垂体、硬脑膜/硬脊膜、心包和纵隔等（表3-9-2）。

表3-9-2 文献报道的IgG4-RD不同器官受累发生率

受累组织/器官	发生率/%
淋巴结	14.0～76.0
颌下腺	28.0～52.6
泪腺/眶周	22.4～46.5
胰腺	19.2～60.0
肺	5.5～32.0
胆道	5.5～32.0
鼻窦	4.0～23.4
腹膜后	1.7～32.0
腮腺	14.5～21.7
前列腺	3.2～20.9
大动脉	1.7～24.0
肾脏	2.8～44.0
皮肤	1.6～6.4
胸膜增厚/胸腔积液	6.1
甲状腺	4.0～5.6
胃肠黏膜/肠系膜	2.6
垂体	2.3～8.0
硬脑膜/硬脊膜	1.4～1.6
心包积液/增厚	1.2～1.6
纵隔占位	0.3～1.6
颅内病变	0.3

唾液腺和泪腺：唾液腺炎在IgG4-RD最常见，典型表现为双侧或单侧颌下腺/腮腺无痛性肿大。泪腺受累较常见，表现为单侧或双侧无痛性泪腺肿大伴眼睑肿胀，部分患者眼外肌增粗。

淋巴结：淋巴结肿大在IgG4-RD很常见，多数IgG4-RD患者浅表或深部淋巴结肿大，常伴发于其他器官受累；浅表淋巴结肿大为无痛性，质地韧，边界清晰。

胰腺：胰腺是IgG4-RD最常受累的内脏器官之一，主要表现为1型自身免疫性胰腺炎（autoimmune pancreatitis，AIP）。患者多以无痛性梗阻性黄疸起病，部分出现上腹痛、脂肪泻及体重减轻，少数可表现为新发糖尿病。典型的影像学特征为胰腺弥漫性肿大。局灶性病变类似瘤样肿块，易与恶性胰腺肿瘤混淆。

胆道：IgG4-RD累及胆道是以胆管壁炎症、增厚、IgG4[+]浆细胞浸润和明显纤维化为特征的一种硬化性胆管炎，病变也可累及胆囊。约90%的患者同时合并AIP。主要临床表现为胆管酶升高为主的肝功能异常、梗阻性黄疸等。

腹膜后组织：IgG4-RD累及腹膜后组织可发生腹膜后纤维化、腹主动脉炎或腹主动脉周围炎。临床主要表现为腰腹部酸痛或钝痛。腹膜后纤维化典型影像学表现为腹膜后不规则的软组织病变，包绕腹主动脉、髂动脉、下腔静脉、输尿管及腰大肌等，可以出现肾盂积水甚至肾脏萎缩；部分出现腹主动脉瘤样扩张。

胸腔器官：肺、胸膜以及纵隔均可受累，患者可无症状，或出现咳嗽、哮喘、气短、胸闷或胸痛等。影像学表现为肺间质病变、肺内结节、支气管血管征、纵隔纤维化、胸膜病变等。

泌尿系统：泌尿系统受累包括肾小管间质性肾炎、肾小球肾炎、肾实质肿块或皮质多发结节、肾盂占位、肾盂或输尿管壁增厚等。前列腺炎主要表现为前列腺弥漫性增大，导致排尿困难、尿频等症状。

其他部位受累：IgG4-RD可累及鼻和鼻窦，主要表现为鼻塞、嗅觉减退、慢性鼻窦炎，在有过敏病史的患者中更为常见。累及甲状腺主要表现为甲状腺肿大，质地坚韧，严重者可导致呼吸困难、颈痛、吞咽困难，部分伴有甲状腺功能减退。IgG4-RD累及皮肤临床表现多样而无特异性，确诊需皮肤病理支持。IgG4-RD累及中枢神经系统少见，可引起IgG4相关性垂体炎、肥厚性硬脑膜/硬脊膜炎及颅内炎性假瘤。

四、辅助检查

（一）实验室检查

90%左右患者血清IgG4升高，是IgG4-RD的重要特征，也是该病诊断标准之一，血清IgG4对于评估病情活动性有一定意义。约2/3患者血清IgG升高，疾病活动期ESR、CPR等炎症指标升高；绝大多数患者总IgE水平升高。

此外，20%～30%患者外周血嗜酸性粒细胞增多。AIP和胆道受累者可出现胆管酶升高，部分间质性肾病或腹膜后纤维化导致肾盂积水者血清肌酐上升。血清抗核抗体（antinuclear antibody，ANA）、抗中性粒细胞胞质抗体（ANCA）、肿瘤标志物、免疫固定电泳等多为阴性。

（二）组织病理学

病理学检查是 IgG4-RD 诊断最重要的依据，其典型病理特征为：①受累组织中大量淋巴细胞和浆细胞浸润，IgG4$^+$ 浆细胞 >10 个 /HPF（高倍镜视野），IgG4$^+$/IgG$^+$ 浆细胞比例 >40%；②纤维组织增生，特征性表现为席纹状或轮辐状纤维化；③闭塞性静脉炎。另外，嗜酸性粒细胞浸润和管腔未闭塞的静脉炎对 IgG4-RD 的诊断也有帮助。由于其他一些病理改变如肿瘤、慢性感染等部位周边组织可出现反应性 IgG4$^+$ 浆细胞浸润，模拟本病的特征，因此，即使具备上述病理特征的患者亦需在排除其他模拟 IgG4-RD 的疾病后方能诊断 IgG4-RD。

五、诊断及鉴别诊断

（一）诊断

IgG4-RD 的综合诊断标准（2011）如下：①临床检查显示一个或多个器官存在典型的弥漫性 / 局限性肿大或团块，或存在脏器损伤证据。②血清学检查显示血清 IgG4 浓度增高（≥1 350mg/L）。③组织病理学检查显示，a. 显著的淋巴细胞和浆细胞浸润和纤维化；b. IgG4$^+$ 浆细胞浸润，IgG4$^+$/IgG$^+$ 浆细胞比例 >40% 并且 IgG4$^+$ 浆细胞 >10 个 /HPF。确诊：符合上述①＋②＋③；很可能：符合①＋③；可能：符合①＋②。对于很可能和可能的患者，如果满足器官特异性诊断标准，如 IgG4 相关性 Mikulicz 病、IgG4 相关性 AIP，亦可诊断 IgG4-RD，2019 年美国风湿病学会 / 欧洲抗风湿联盟更新了 IgG4-RD 的分类标准。

（二）鉴别诊断

1. 通过实验室检查进行鉴别 IgG4-RD 可累及全身不同脏器，临床需与其他累及该器官的疾病进行鉴别。血清 IgG4 升高可见于多种疾病，如恶性肿瘤、结缔组织病、系统性血管炎、慢性感染、过敏性疾病、Castleman 病、罗道病（Rosai-Dorfman disease）等。组织中 IgG4 阳性浆细胞浸润也可见于恶性肿瘤、慢性感染或肉芽肿性血管炎等疾病，需要结合患者临床表现和病理学特征加以鉴别。出现以下实验室检查异常时，诊断 IgG4-RD 需慎重：任何具有诊断特异性的自身抗体阳性，如抗蛋白酶 3（PR3）或髓过氧化物酶（MPO）阴性的 ANCA、抗 SSA 或 SSB、抗 dsDNA、RNP 或 Sm 抗体等阳性；丙型肝炎合并冷球蛋白血症；活动性人类疱疹病毒 8 型（HHV-8）感染；重度嗜酸性粒细胞增多（>1.5×10^9/L）；C 反应蛋白 >5 倍上限；一系以上的血细胞减少。

2. 通过影像学表现进行鉴别 以下影像学表现时诊断 IgG4-RD 需慎重：肿块坏死、空洞、出血，血管丰富或外凸的分隔性肿块，分隔性的腹 / 盆腔积液，病变跨越组织边界，成团或成块的淋巴结；4～6 周内快速进展的影像表现；非门静脉高压性脾大，>14cm；少见部位，如脑、骨骼、关节、胃肠道、肝脏、子宫、卵巢、输尿管、膀胱或前列腺的局部病灶，而无其他 IgG4-RD 器官受累；病变侵犯腺体周围组织、单侧腺体突出的肿块。

六、治疗

对于无症状性淋巴结病或轻度浅表腺体肿大，且疾病进展很缓慢的患者，可暂不用药。病情活动进展的患者均需要治疗，重要脏器受累需积极治疗，否则病变可能进展为慢性和不可逆的纤维化阶段，造成器官功能障碍，如胰腺炎、近端胆管狭窄、小管间质性肾炎、腹膜后纤维化、硬脑膜炎、心包炎以及主动脉炎等。

（一）糖皮质激素

糖皮质激素是 IgG4-RD 治疗的一线药物，常用起始剂量为中等剂量，即 0.5～0.6mg/（kg•d），病情严重可加大剂量，初始剂量应维持 2～4 周，以后逐渐递减至小剂量维持数年。临床症状较轻的患者，可以使用小剂量糖皮质激素。绝大多数患者治疗反应良好。

（二）传统免疫抑制剂

免疫抑制剂能起到辅助激素减量及维持疾病稳定的作用。联合免疫抑制剂患者复发较单用激素明显减少，特别是对于疾病活动度较高的患者。常用的免疫抑制剂包括环磷酰胺、吗替麦考酚酯、硫唑嘌呤、氨甲蝶呤、来氟米特、环孢素及他克莫司、艾拉莫德等。

（三）生物制剂

利妥昔单抗（rituximab）通过清除 B 细胞，在控制 IgG4-RD 疾病进展、降低血清 IgG4 水平及减轻受累器官损伤中均有显著疗效，可用于应用糖皮质激素有禁忌或传统治疗失败者。

（四）手术治疗

除药物以外，部分患者需外科治疗缓解症状。如输尿管或胆道梗阻时可置入 D-J 管或胆道支架；主动脉受累瘤样扩张破裂风险较高时，可选择主动脉置换术；甲状腺受累出现呼吸道压迫症状可进行甲状腺切除术等。此外，对于单器官肿大，有时很难与肿瘤性疾病鉴别，需外科手术活检。

七、预后

本病短期治疗反应佳，无重要脏器不可逆损伤者预后较好。由于对本病认识时间较短，患者长期预后还有待进一步观察。

（费允云　张　文）

第十节　系统性硬化症

一、定义及历史沿革

系统性硬化症（systemic sclerosis，SSc）为硬皮病的一种亚类，是一类以皮肤增厚变硬和多脏器受累为突出表现的自身免疫性疾病，在 2018 年 5 月列入中国《第一批罕见病目录》。SSc 为纤维化疾病的原型，加深对 SSc 的认识具有重要借鉴意义。早在公元前 400 年希波克拉底即对硬皮病进行了描述，而在 1836 年 Giovambattista Fantonetti 首先提出"scleroderma"这一命名，是源于希腊语词根"skleros"（坚硬）和"derma"（皮肤）的组合，用于描述一类皮肤颜色加深、增厚变硬呈皮革样改变，导致关节活动度下降的疾病。人们经过了漫长不懈的努力逐渐揭开了 SSc 的面纱，认识到这不单纯是一种皮肤病，更值得关注的是对患者内脏功能的潜在风险，严重威胁患者的生存和生活质量。为提高公众对硬皮病的认识，于 2009 年起将每年的 6 月 29 日设立为世界硬皮病日。提起世界硬皮病日的由来，不得不提到的是瑞士著名艺术家 Paul Klee（1879—1940），他极富天赋，毕生献给了绘画事业，遗憾的是，他同时也是一名硬皮病患者，精神和躯体都受到疾病的折磨，这段经历也影响了他的后期作品，Paul Klee 于 1940 年 6 月 29 日离世，因而欧洲硬皮病联盟将每年的这一天定为世界硬皮病日，以此纪念这位艺术家，以及同样与硬皮病抗争的患友们。

二、病因、流行病学及发病机制

目前 SSc 病因不明，研究认为具有遗传易感性的人群在环境因素的激发下机体稳态失衡，导致血管病变，自身免疫系统紊乱，成纤维细胞活化，成纤维细胞合成大量细胞外基质，造成组织广泛纤维化改变，原有结构破坏和器官功能丧失。参与 SSc 发病环节的重要介质包括转化生长因子 β（transforming growth factor-β，TGF-β）、血小板源性生长因子（platelet-derived growth factor，PDGF）、IL-6、IL-13、内皮素 1、血管紧张素 II、脂质炎症介质、自身抗体及活性氧自由基等。对发病环节重要靶点的深入研究有助于我们全面了解 SSc 发病机制，从而寻找有效治疗靶点。

全球报道的硬皮病年发病率为 2.3/100 万人～22.8/100 万人，患病率为 38/100 万人～660/100 万人。所报道的流行病学数据因地理位置、种族背景和研究方法学的不同具有较大差异，目前发现的患病率最高的人群为北美乔克托印第安人，他们的临床表现惊人地相似，92% 为弥漫皮肤型而 83% 抗拓扑异构酶 I 抗体阳性，几乎 100% 具有独特的 HLA 单体型，提示遗传背景在 SSc 的发病中可能起重要作用。

SSc 发病高峰在 45～65 岁阶段，儿童相对少见，女性好发，男女发病比例约 1:4～1:6，然而男性患者往往病情较重，更容易表现出弥漫皮肤病变、指端溃疡和肺动脉高压，预后也相对较差。近年来流行病学调查结果显示，SSc 生存率较前有所提高，由于血管紧张素转换酶抑制剂的广泛使用，肾危象得到及时控制，而间质性肺病和肺动脉高压目前成为威胁 SSc 患者生命的主要死因。

三、临床表现

SSc 最常见的初期表现是雷诺现象，可先于其他症状若干年出现或与其他症状同时发生，表现为肢端遇冷或紧张应激下出现变白 - 变紫 - 变红贯序变化，内在机制为局部血管刺激下收缩变白，继而出现局部血流淤滞而变紫，血管解痉后充血而变红。随着疾病进展，血管内皮细胞损伤导致组织缺血可出现肢端溃疡，甚至手（足）末节坏死及指骨缺血出现溶骨性改变。

SSc 最突出的临床表现是皮肤增厚变硬，临床上皮肤病变可经历肿胀期、硬化期和萎缩期。几乎所有 SSc 患者从手指皮肤增厚变硬开始，逐渐向近心端扩展，初始以手指肿胀为突出表现持续数月或数年，即肿胀期，可引起局部组织受压导致腕管综合征等，还可出现瘙痒和疼痛等不适。发展至硬化期皮肤呈蜡样光泽，紧贴于皮下组织，不易捏起。当纤维化延伸至深层组织，导致皮下脂肪组织消失（脂肪萎缩），皮肤变薄萎缩，呈现非炎症性束缚的外观，即萎缩期。受累皮肤可有色素脱失或沉着，毛发毛囊处没有色素，故呈现为"胡椒盐"征。长病程患者皮肤黏膜处可出现毛细血管扩张，表现为血管源性皮肤红色斑状损害，局部施压可以变白，它们由扩张的毛细血管后微静脉组成，无明显炎症。皮下钙化亦为晚期并发症，手指末端、肘、膝关节易受压部位是钙化好发部位。钙化不但可影响活动，还可穿破皮肤引起继发皮肤软组织感染。皮肤增厚的范围可采用改良 Rodnan 皮肤评分（modified Rodnan Skin Scale，mRSS）进行评估。

多关节痛和肌痛常为早期症状，也可出现关节炎，少数患者为侵蚀性关节炎，晚期可出现手指远端骨吸收、骨溶解和关节周钙化。关节挛缩最常见于近端指间关节和掌指关节。由于腱鞘纤维化，当受累关节活动时，可触及皮革样摩擦感，腕关节腱鞘广泛纤维化时可引起腕管综合征。SSc 早期可有肌痛、肌无力等非特异性症状，晚期可出现肌肉萎缩，当肌纤维被纤维组织代替而无炎症细胞浸润时，称为纤维化肌病，表现为弥漫性皮肤病变合并关节挛缩及肌酶升高。5%～10% 的患者可重叠炎症性肌病，表现为近端肌无力，血清肌酶增高，肌电图示肌源性损害，肌肉活检见炎症性肌病典型表现。

消化道受累为 SSc 常见表现。消化道的任何部位均可受累，其中食管受累最为常见（90%），肛门、直肠次之（50%～70%），小肠和结肠较少（40% 和 10%～50%）。食管病变最常见的是食管下 2/3 段的平滑肌萎缩、纤维化和扩张。临床上往往表现为食管动力不足和食管下端括约肌功能障碍所造成的吞咽困难和胃食管反流（gastro-esophageal reflux disease，GERD）。巴雷特（Barrett）食管炎伴腺癌的发生在 SSc 患者中明显增多。未控制的 GERD 会导致无症状微小误吸，这或许与间质性肺炎的发生和发展相关。胃窦血管扩张症（gastric antral vascular ectasia，GAVE）也是 SSc 特征性消化道改变。GAVE 在胃镜下表现具有特征性，内镜表现为扩张的血管呈红色条纹状沿黏膜皱襞顶部向幽门集中，即条状胃窦血管扩张（striped gastric antral vascular ectasia，S-GAVE），因其外观类似西瓜皮上的条纹，故也称"西瓜胃"。另外，还有一种表现为点状胃窦血管扩张（punctate gastric antral vascular ectasia，P-GAVE），内镜表现为扩张的血管是大小一致的红点，弥漫性分布于胃窦部。临床表现为长期消化道隐性出血，严重者可有黑便和呕血，部分患者有恶性贫血。GAVE 可早于 SSc 出现，在 SSc 患者中的患病率大约为 5.7%～14%。小肠病变主要可表现为以下几种情况：慢性假性肠梗阻（chronic intestinal pseudo-obstruction，CIPO）、小肠宽口憩室炎症、小肠细菌过度生长（small intestinal bacterial overgrowth，SIBO）、小肠血管扩张和较为少见的肠壁囊样积气（pneumatosis cystoides intestinalis）。结直肠受累时患者可表现为便秘、腹泻、大便失禁或直肠脱垂，严重影响患者生活质量。常见的肝脏合并症为原发性胆汁性胆管炎（primary biliary cholangitis，PBC），在 SSc 中的发生率约为 2%～18%，其中 80%～96.5% 的患者抗着丝点蛋白 B 抗体阳性，抗线粒体抗体、抗 sp100 抗体、肝脏的穿刺活检等有助于诊断。

肺部受累是目前 SSc 患者重要合并症。SSc 肺部受累形式主要有两种：间质性肺病（interstitial lung disease，ILD）和肺动脉高压（pulmonary arterial hypertension，PAH），两者占 SSc 相关死亡的 60%。SSc 的其他肺部并发症包括吸入性肺炎、胸膜病变、自发性气胸、药物诱发性肺炎、肺尘埃沉着病（尘肺）和肿瘤。间质性肺病变早期以炎症细胞肺浸润为主继而出现间质纤维化改变，根据组织病理学分类如下：①寻常型间质性肺炎（usual interstitial pneumonia，UIP）；②非特异性间质性肺炎（non-specific interstitial pneumonia，NSIP）；③弥漫性肺泡受损（diffuse alveolar damage，DAD）；④机化性肺炎（organizing pneumonia，OP）；⑤淋巴细胞肺浸润。NSIP 是 SSc-ILD 最常见的组织类型。SSc-ILD 患者起病隐匿，病初最常见的症状为活动后气促，活动耐受量减低；后期出现干咳，胸痛不常见，咯血罕见。常见的体征是双肺底 Velcro 啰音。肺高血压（pulmonary hypertension，PH）被定义为在海平面、平卧静息状态下，经右心导管测量肺动脉平均压（mean pulmonary artery pressure，mPAP）≥25mmHg 的肺动脉压力增高状态。PH 按病因可分 5 类，SSc 相关的 PH 多由原发病引起，属于第 1 类肺动脉高压（pulmonary arterial hypertension，PAH），具有肺动脉楔压（pulmonary artery wedge pressure，PAWP）≤15mmHg、肺血管阻力（pulmonary vascular resistance，PVR）>3WU 的血流动力学特征。但由于 SSc 患者常合并不同程度的 ILD 和心肌病变，因此由 ILD 所致的 PH（PH due to ILD，PH-ILD）（第 3 类）和左心疾病相关的 PH（PH due to left heat disease，PH-LHD）（第 2 类）也不容忽视。PAH 起病隐匿，部分患者可始终无症状，部分患者早期可出现劳力性呼吸困难，以及少见的胸痛和晕厥。无创性的超声心动检查有助于发现 PAH。右心导管可精确测定肺动脉压、肺动脉楔压和心输出量等，故为诊断 PAH 的"金标准"。

SSc 患者可合并心脏受累，常提示预后不良。SSc 可以影响心脏各个部位，临床表现为心包炎、心包积液、心力衰竭和不同程度的心律失常。病理检查 80% 患者有片状心肌纤维化。临床表现为气短、胸闷、心悸、水肿。超声心动图、心脏磁共振成像以及 PET 扫描等对早期筛选 SSc 相关心脏病变具较高敏感性。

SSc 肾脏损害的典型特征包括：突发高血压（恶性高血压）、血浆肾素水平升高和血清肌酐进行性上升，伴随头痛、乏力、高血压性视网膜病变、脑病和肺水肿等一系列症状，通常称为 SSc 肾危象（SSc renal crisis，SRC），发生率在 5%～10%，主要发生于弥漫皮肤型 SSc 患者。常发生在发病初期，晚期很少发生 SRC。肾危象时，实验室检查发现肌酐正常或增高、蛋白尿和 / 或镜下血尿，可有微血管溶血性贫血和血小板减少。肾危象的预测因素包括糖皮质激素或环孢素使用，病程小于 4 年，疾病进展快，以及抗 RNA 聚合酶Ⅲ抗体阳性等。

此外，SSc 还可出现甲状腺疾病、周围神经病、口干和 / 或眼干及男性勃起功能障碍等。SSc 相关的社会心理疾病也不容忽视。

根据皮肤累及范围可将 SSc 分为局限皮肤型（limited cutaneous SSc，lcSSc）和弥漫皮肤型（diffuse cutaneous SSc，dcSSc），皮肤增厚变硬通常由指端向近心端发展，如未超过肘、膝和锁骨时，则分类为 lcSSc；如超过以上解剖部位，甚至累及躯干，则称之为 dcSSc。部分患者可与其他弥漫性结缔组织病伴发，如类风湿关节炎、炎症性肌病和系统性红斑狼疮，这类患者可分类为重叠综合征（overlap syndrome）。部分患者缺乏典型皮肤病变，则称之为无皮肤硬化型系统性硬化症（systemic sclerosis sine scleroderma）。CREST 综合征亦为 SSc 亚型之一，表现为钙质沉着（calcinosis，C）、雷诺现象（Raynaud's phenomena，R）、食管运动功能障碍（esophageal dysmotility，E）、指端硬化（sclerodactyly，S）、毛细血管扩张（telangiectasis，T）。

四、诊断

目前以 2013 年美国风湿病学会（American College of Rheumatology，ACR）/ 欧洲抗风湿病联盟（The European League Against Rheumatism，EULAR）提出的 SSc 分类标准作为诊断标准（表 3-9-3）。

表 3-9-3 ACR/EULAR 系统性硬化症分类标准

项目	子项目	权重
双手手指皮肤增厚并延伸至邻近的掌指关节近端（充分条件）		9
手指皮肤增厚	手指肿胀	2
	指端硬化（掌指关节远端，指间关节近端）	4
指尖病变	指尖溃疡	2
	指尖凹陷性瘢痕	3
毛细血管扩张		2
甲襞毛细血管异常		2
肺动脉高压和间质性肺病	肺动脉高压	2
	间质性肺病	2
雷诺现象		3
SSc 相关的自身抗体	抗着丝点抗体	3
	抗拓扑异构酶Ⅰ抗体	3
	抗 RNA 聚合酶Ⅲ抗体	3

诊断要求：

（1）1个充分条件，即双手手指皮肤增厚并延伸至邻近的掌指关节近端。满足此充分条件即可分类为SSc。

（2）2个排他性标准，即不适用于皮肤增厚不累及手指的患者或临床表现能被SSc样疾病（如肾源性系统性纤维化、硬斑病、嗜酸性筋膜炎和移植物抗宿主反应等）解释的患者。

（3）总分值最高为19分，≥9分即可分类为SSc。

五、治疗

尽管近年来在SSc治疗上取得了诸多进展，然而至今尚无改变SSc进程的治疗方法。早期治疗的目的在于阻止进一步的皮肤和脏器损伤，而晚期治疗的目的在于改善已有的症状。主要根据靶组织和靶器官受累情况制定针对性治疗方案。包括免疫抑制与免疫调节治疗、针对血管病变的治疗及抗纤维化治疗三个方面。

（一）免疫抑制与免疫调节

1. **糖皮质激素**　糖皮质激素对延缓疾病进展效果不显著。由于糖皮质激素可能导致SSc肾危象，故应避免长期使用。临床中常用于皮肤病变的早期（肿胀期）、关节炎、腱鞘炎、肌炎、浆膜炎或间质性肺病的炎症期。需用糖皮质激素治疗的患者应使用最低有效剂量，且需要密切监测血压和肾功能。

2. **免疫抑制剂**　主要针对SSc早期患者的皮肤病变及间质性肺病，包括氨甲蝶呤（methotrexate，MTX）、环磷酰胺（cyclophosphamide，CTX）、吗替麦考酚酸酯（mycophenolate mofetil，MMF）。部分患者可考虑行自体造血干细胞移植（autologous haemopoietic stem cell transplant，ASCT），然而治疗相关不良反应不容忽视。近年来有临床试验数据显示抗IL-6受体单克隆抗体（托珠单抗）、抗CD20单克隆抗体（利妥昔单抗）等生物制剂对治疗SSc合并间质性肺病具有广阔前景。

（二）血管病变的治疗

1. **雷诺现象**　治疗目的在于减少雷诺现象的发生，改善症状。需注意保暖，避免情绪波动，戒烟等以减少诱发因素。对于病见严重者，钙离子通道拮抗剂是目前一线用药。静脉用前列腺素

类似物如伊洛前列素主要用于有严重指端缺血性病变的患者。磷酸二酯酶Ⅴ型抑制剂（phosphodiesterase type 5 inhibitor，PDE5I）如西地那非也能改善雷诺现象。氟西汀也可考虑用于治疗SSc雷诺现象的患者。

2. **指端溃疡**　指端溃疡一线用药包括PDE5I（如西地那非），前列腺素类似物和内皮素受体拮抗剂（ERA，如波生坦）。西地那非可促进指端溃疡愈合，经静脉用伊洛前列素也可用于治疗指端溃疡。若SSc患者使用钙离子拮抗剂、PDE5I或伊洛前列素治疗后仍有多处溃疡，应考虑使用波生坦以减少新发溃疡数。对于病情严重且顽固者，可考虑手指（手掌）交感神经切除术（可联合肉毒素注射）。

3. **肺动脉高压**　需要专业机构通过右心导管等进行诊断与评估。ERA（波生坦、安立生坦、马昔腾坦）、PDE5I（西地那非、他达拉非）、利奥西呱及前列腺素类似物可考虑用于SSc-PAH；静脉用依前列醇可考虑用于重度的SSc-PAH（WHO呼吸困难分级Ⅲ～Ⅳ）。前列环素受体（IP受体）激动剂塞莱西帕格（selexipag）可显著降低PAH患者发生临床进展或死亡等复合终点事件的比例，有望用于治疗SSc-PAH患者。此外，还需加强利尿吸氧等对症支持治疗。抗凝药仅用于有明确血栓形成者。尚无证据支持使用免疫抑制剂治疗SSc-PAH。

4. **SSc肾危象**　肾危象是SSc严重合并症，应早期识别，同时及时给予血管紧张素转换酶抑制剂治疗。其他降压药可联合用于治疗SSc的顽固性高血压。激素可增加SSc肾危象的风险，使用激素的患者应密切监测血压和肾功能。

（三）抗纤维化治疗

纤维化是SSc发病关键环节。近来研究结果显示吡非尼酮、尼达尼布等抗纤维化药物可以通过多靶点阻断纤维化活化信号通路，从而有望治疗SSc皮肤硬化及间质性肺病，然而，其有效性有待大规模临床试验结果的揭晓。

六、争议及未来研究方向

尽管近年来人们在SSc领域取得一系列进展，SSc患者总体生存率有所提高，治疗选择逐渐增多，但SSc仍为重要临床挑战，全面深入了解

SSc 发病机制和临床特征的异质性势在必行。基于器官并发症的治疗手段更为丰富,尤其是肺动脉高压和肾危象的患者获益明显,然而对于皮肤及肺纤维化,仍需进一步发现并论证潜在治疗方法。其他并发症如指端溃疡、消化道病变等虽短时间并不能威胁患者生命,然而严重影响患者生活质量,也值得广泛关注,多学科介入可更有效干预。根据遗传学和分子免疫学对患者进行分层,针对致病环节重要靶点进行干预,是未来 SSc 研究领域重要方向。

(邹和建　梁敏锐)

第十一节　复发性多软骨炎

一、定义及历史沿革

在医学文献中关于复发性多软骨炎(relapsing polychondritis,RP)的首次描述都源于 1923 年的一篇报道。然而,依据法国雕塑家奥古斯特·罗丹作品《塌鼻男人》的诞生年代可以推测:在 1864 年之前即有这个"未名"疾病。之后,诸多学者从不同的角度对类似的病例进行了报道和命名。1960 年美国学者 Pearson 等报道 2 例周期发作的多软骨部位受累患者,将此疾病命名为 RP 并沿用至今。

二、病因、流行病学及发病机制

病因不明。目前认为 RP 是以软骨为主要靶器官的自身免疫性疾病;细胞免疫及体液免疫均参与其中。尚未发现遗传易感基因。

西方国家报道的 RP 患病率为 0.71/100 万人年～4.5/100 万人年。男女患病率相等;好发年龄在 40～50 岁,但可发生在任何年龄。

三、临床表现

RP 临床表现异质性很强。

(一)全身症状

可有非特异的乏力、发热、食欲下降、体重减轻;通常在疾病复发期间症状明显。

(二)软骨受累症状

1. **耳部** ①耳郭软骨炎:为典型表现,首发者占 20%,病程中占 90%;除无软骨的耳垂外,耳郭的各个部分均可受累,单侧或双侧,表现为红、肿、热、痛及触痛。可自然缓解。反复发作可致软骨破坏、钙化或纤维化而呈"菜花"样畸形。②中耳受累:报道较少,表现为分泌性中耳炎、咽鼓管功能障碍及鼓膜异常。③内耳损害:耳蜗及前庭均可受累,单独或同时受累,表现为不同程度的感音性听力损伤及前庭功能受损。

2. **鼻部** 鼻软骨炎多累及鼻梁部分,通常症状不明显。首发者占 15%,病程中为 65%。鼻塞不常见。鼻中隔塌陷可致无痛性鞍鼻畸形。

3. **气道** 首发者占 10%,病程中占 50%。①喉软骨炎表现为甲状软骨部位的疼痛,声嘶及短暂失声。反复发作者将导致喉骨软化或喉狭窄而需要气管切开。②主气管和支气管软骨炎(伴或不伴喉软骨炎)表现为反复发作的干咳、气喘、呼吸困难及不同程度的下气道感染;反复发作者可致气道狭窄、软化及塌陷。严重的气道受累可危及生命。

4. **关节炎或关节痛** 首发症状约占 33%,病程中占 80%。四肢各关节受累常见,中轴关节受累较少。多关节或单关节受累,呈发作性、不对称性、游走性和非破坏性特点。胸肋软骨炎发生率为 35%,表现为受累部位的胸壁痛,而软骨肿胀不常见;很少为首发症状。

(三)非软骨受累症状

1. **炎性眼病** 眼睛各部位均可受累。首发者较少,病程中约占 60%。以浅巩膜炎和/或巩膜炎最常见,迁延反复。其他还有结膜炎、周边型角膜炎、各型葡萄膜炎、视网膜血管炎、突眼、眼睑肿胀、视神经病变及与疾病或激素相关的白内障,可导致失明。

2. **皮肤黏膜受累** 发生率约 20%～30%,包括阿弗他溃疡、阴部溃疡及诸多非特异性皮疹如红斑结节、网状青斑、荨麻疹及多型性红斑。

3. **神经病变** 外周及中枢神经均可受累,约占 3%,通常与所伴发的血管炎相关。以脑神经(第Ⅴ对、第Ⅻ对)受累最常见;还可见偏瘫、共济失调、脊髓炎、多神经病变、无菌性脑膜炎、脑膜脑炎、癫痫及颅内动脉瘤的报道。

4. **肾脏受累** 少见。可由原发性肾实质损害、血管炎或相伴随的自身免疫病所致。急性肾损伤很少见;肌酐增高仅见于 10% 的患者,而尿检异常占 26%。最常见的肾脏病理变化为轻度的系膜增生、局灶或节段坏死性新月体性肾小球肾炎；其他还有肾小球硬化、IgA 肾病、间质性肾炎。

5. 心血管系统受累 可见主动脉炎、心瓣膜反流（主动脉瓣反流占 4%～10%，二尖瓣反流占 2%）等。

四、诊断及鉴别诊断

（一）诊断标准

推荐 1986 年 Michet 等的诊断标准。分为 3 项主要标准（耳、鼻、气道）和 4 项次要标准（眼、关节、听力、前庭）。满足 2 项主要标准，或 1 项主要标准加 2 项次要标准可确诊。敏感性为 66.7%；尽管要求有"证据"，但缺乏对"证据"的标准化。软骨活检不是必需的。这一诊断标准促进了 RP 的临床研究，已被广泛接受。

2018 年德国学者将 Michet 标准改良为 4 项主要标准和 5 项次要标准，敏感性高达 88.9%。但该标准所依据的患者例数仅有 18 例，尚未经过临床验证。

（二）诊断依据的采集

1. 临床依据 RP 的诊断需要有至少 1 个相关症状作为基础。

2. 影像依据 ①CT 检查可较好显示喉、主气管、支气管及主动脉病变，且与 RP 的临床表现（而不是实验室指标）具有较好的一致性；②PET/CT 检查所见的对称性、2 个以上软骨部位的氟-18 脱氧葡糖高摄取可以作为一个新的诊断条件。

3. 病理依据 软骨活检对 RP 不典型临床表现的鉴别诊断有帮助，但为非特异性。结果阴性不能排除软骨炎。由于易加速气管塌陷，不鼓励进行气管软骨环活检。

4. 气管镜/喉镜依据 可直接观察声门下及气管软骨环的改变，有助于鉴别诊断。由于可导致严重的通气功能障碍，对于气道狭窄较重的患者不宜进行气管镜检查。

5. 器官功能依据 主要是耳功能学检查：①普通纯音测听；②前庭功能；③毛细胞功能（耳声发射检查）；④鼓室图。

6. 血清学依据 无特异性，主要用于检测伴发疾病。

（三）鉴别诊断

2012 年提出的 RP 相关鉴别诊断的框架（表 3-9-4～表 3-9-7）是 RP 发展史上的一个里程碑。

五、治疗

（一）病情评价

除临床和影像学资料外，对于 RP 病情整体评价可参考以下体系：①RP 病情活动指数（RPDAI），包含 28d 内、27 个可量化总体评价条目（表 3-9-6），但临床应用不多。②RP 损伤指数（RPDAM），包含 17 个项目的"全或无"式评价（表 3-9-7），RPDAM 所提示的是发生在 RP 诊断之后的、不可逆的、持续至少 3 个月、即使治疗亦不能获益的损伤。

表 3-9-4 复发性多软骨炎 5 个诊断标准的比较

诊断标准	标准内容	达标要求
McAdam 标准（1976）	①双侧耳郭软骨炎；②非侵蚀性血清阴性多关节炎；③鼻软骨炎；④眼炎；⑤气道软骨炎；⑥耳蜗及或前庭功能病变	符合至少 3 项
Damiani 和 Levine 标准（1979）	①符合 McAdam 标准，具备 McAdam 标准中的一条；+②病理学证实，或③激素/氨苯砜治疗有效	3 项中任意 1 项
Michet 标准（1986）	至少 3 项（有证据证实的耳郭、鼻、气道软骨炎）主要标准中的 2 项；或 1 项主要标准+至少 4 项（眼部症状、前庭功能异常、血清阴性关节炎、听力丧失）中的 2 项	2 项主要条件、1 项主要条件+2 项次要条件；不要求有软骨病理检查结果
Batsakis 和 Manning 标准（1989）	①至少 3 处软骨器官反复炎症发作临床证据；②眼受累；③病理学证据	满足 3 项标准
Modified Michet 标准（2018）	至少 4 项（耳郭、鼻、气道软骨炎、眼炎）主要标准中的 2 项；或 1 项主要标准+至少 5 项（前庭功能异常、血清阴性关节炎、听力丧失、皮损、心血管受累）中的 2 项	2 项主要条件、1 项主要条件+2 项次要条件；不要求有软骨病理检查结果

（二）治疗方案考量

治疗总目标为控制和/或缓解疾病发作（频率及严重性）、保存及恢复受累器官功能。因此，只有做到早期诊断和早期规范治疗才能预防不可逆的器官损害发生。

1. 诱导缓解期 原则是尽快使病情得到缓解。"积极治疗、达标治疗、个体化治疗"适用于RP的治疗。基本要求：合适的强有力药物、合适的药物种类及剂量、合适的治疗时机、合适的依从性。

表 3-9-5 需要与复发性多软骨炎（RP）进行鉴别诊断的疾病

RP临床表现	需要鉴别的非RP疾病
耳郭软骨炎	感染、创伤、虫咬、囊性软骨软化、太阳暴晒或冷冻、先天性梅毒
听力下降	老年性耳聋、药物性耳聋、耳部疾病、突聋相关听力下降、分泌性中耳炎
前庭疾病	后循环综合征、前庭炎、良性周围性眩晕、梅尼埃病
鼻软骨炎	可卡因成瘾、麻风、先天性梅毒、GPA、霉菌感染、副球孢子菌病
喉软骨炎（声嘶）	GPA、支气管哮喘、淋巴瘤、咽喉部溃疡
声门下狭窄	气管插管后声门下狭窄、淀粉样变、结节病
气道软骨炎	支气管哮喘、COPD、气道淀粉样变、结核病、结节病、GPA
肺实质受累	肺间质病变、结缔组织病相关疾病
关节炎	类风湿关节炎、反应性关节炎及脊柱关节病
胸痛	肋间神经痛、带状疱疹、不典型骨折、胸膜炎、心绞痛
心、血管受累	梅毒、风湿性心脏病、系统性血管炎、抗磷脂综合征
皮肤及黏膜受累	感染性、过敏性、血管炎性疾病所致皮肤及黏膜损害，白塞综合征、类天疱疮、系统性血管炎
中枢神经系统及视神经炎	视神经脊髓炎、自身免疫性脑炎、后循环综合征、弥漫性结缔组织病
巩膜炎	类风湿关节炎、反应性关节炎及脊柱关节病、结核病
突眼	IgG4相关性疾病、淋巴瘤、系统性血管炎
角膜炎	病毒性角膜炎、类风湿关节炎、干燥综合征
葡萄膜炎	各种血管炎、白塞综合征、抗磷脂综合征
血液系统受累	骨髓异常增生症、淋巴瘤、白血病
前庭疾病	后循环梗死，前庭炎，良性发作性眩晕，梅尼埃病
肾脏受累	各种肾炎

GPA：肉芽肿性血管炎；COPD：慢性阻塞性肺疾病

表 3-9-6 复发性多软骨炎病情活动指数（RPDAI）

项目	得分	项目	得分	项目	得分	项目	得分
发热（体温>38℃）	2	浅层巩膜炎	5	心包炎	9	C反应蛋白增高>20mg/L	3
关节炎	1	巩膜炎	9	心肌炎	17	紫癜	3
锁骨受累	3	葡萄膜炎	9	大、中血管炎	16	运动或感觉神经病变	12
胸骨受累	4	角膜溃疡	11	急性主动脉或二尖瓣	18	脑炎	22
肋骨受累	4	视网膜血管炎	14	血尿	4	不伴呼吸衰竭	14
鼻受累	9	前庭受累	8	蛋白尿	6	伴呼吸衰竭	24
耳郭受累	9	耳蜗受累	12	肾衰竭	17	其他（解释）	
RPDAI总分	265（最高）						

表 3-9-7 复发性多软骨炎损伤指数(RPDAM)

器官	项目	具体内容
耳	4项	①永久性耳郭软骨畸形；②感音性耳聋；③传导性耳聋；④永久性前庭综合征
鼻	1项	鼻梁塌陷或鼻中隔穿孔
眼	3项	①巩膜变薄；②失明(至少一只眼)；③眼眶壁破坏
气道	3项	①永久性胸壁畸形；②呼吸困难；③(喉、主气管、支气管)阻塞综合征
心血管系统	3项	①主动脉根部扩张；②左心室功能失常；③主要组织丢失
血液系统	1项	输血依赖型的骨髓异常增生综合征
治疗相关	2项	①骨折或椎体压缩的骨质疏松；②无血管性骨坏死
总分	17分	

每一项记1分

2. 缓解维持期 原则是保持病情稳定和 / 或延缓疾病进展。归属慢性病管理项目。定期随诊中的病情评估及治疗调整。以"最小药物剂量、最佳疾病控制"达到长期病情缓解。在挽救生命的同时，应关注器官功能的保存。

3. 治疗药物 糖皮质激素是无异议的主要治疗药物，免疫抑制剂及生物制剂的应用尚需进一步研究和规范。以"合理的适应证、合理的用药方案、合理的分层治疗"为关键点。

六、未来研究方向

(一)RP 的真实发病率可能高于预估

西方国家发病率的报道所采用的 RP 诊断标准以及标准中各项指标的界定并不统一。考虑到 RP 隐匿性器官受累的存在及检查手段的提高，RP 的实际发病率可能要远高于估算的水平。我国尚没有 RP 发病率的资料。

(二)早期诊断标准研究

广泛存在的诊断延误是不争的事实，此与疾病的罕见性、对 RP 诊治经验的缺乏、RP 临床表现多样性及患者的就诊趋向相关。在提高 RP 知识普及和筛查意识的同时，还应关注：①一个主要器官受累的病例；②久治不愈的五官疾病(尤其是眼、耳、鼻、喉)；③已经诊断的风湿病出现五官症状；④两个以上的 RP 非主要器官受累等可疑 RP 迹象。

(三)治疗学研究

RP 预后差，第一位的死亡原因是气道严重受累及与之相关的呼吸道感染。预后不良因素涉及年龄、受累器官(气道、心脏、血管)、伴发肿瘤或骨髓增生异常综合征(MDS)等。尽管目前仍缺乏 RP 治疗学的随机对照试验(RCT)研究、缺乏专家共识及指南，但是近 40 年来 RP 生存期的大幅度延长得益于治疗改进及手术干预，因此，应继续加强 RP 治疗学研究。

(四)应加强 RP 致残率的研究

死亡率的下降并不意味着 RP 致残率的改善。RP 的中枢神经系统受累、内耳(耳蜗)受累及气道狭窄者的可逆性很小；炎性眼病(如葡萄膜炎、视神经炎、角膜炎)导致失明的概率较大；上述器官损害均将导致不同程度的残疾。

(五)发病机制及血清标志物的研究

RP 发病机制的研究较困难。在靶细胞、靶分子及生物标志物方面的进展将会极大地推动 RP 诊治的现状。

(王振刚)

第十二节 SAPHO 综合征

一、定义及历史沿革

滑膜炎、痤疮、脓疱病、骨肥厚和骨髓炎综合征(synovitis, acne, pustulosis, hyperostosis osteo-myelitis syndrome, SAPHO 综合征)是以骨和皮肤受累为特征的一组特殊临床综合征。本病由法国学者于 1987 年首先提出，目前认为 SAPHO 综合征的核心是无菌性骨炎和骨髓炎造成的骨肥厚，可伴或不伴皮肤受累，所以慢性复发性多灶性骨髓炎(chronic recurrent multifocal osteomyelitis, CRMO)、慢性非细菌性骨髓炎(chronic non-bacterial osteomyelitis, CNO)、下颌骨硬化性骨髓炎也属本病范畴。本病临床上属罕见病范畴，2009 年全球文献报道 450 余例 SAPHO 综合征患者，2012年全球报道 <1 000 例。但近 10 年随着对疾病理解的不断深入，SAPHO 综合征被认为是一组被低估的疾病。

二、病因、流行病学及发病机制

目前关于 SAPHO 综合征的流行病学数据有限。该病在全球范围内均有分布，据报道估计，高加索人群年患病率低于 1/10 000，日本年患病率为 0.001 44/10 万。我国尚缺乏流行病学数据。

SAPHO 综合征的发病机制尚不清楚，目前主要认为是一种自身炎症性疾病。病因及发病相关因素包括遗传、环境（如感染）和免疫失调等。

（一）遗传因素

SAPHO 综合征的遗传基础尚未明确。有研究提出 SAPHO 综合征与某些人类白细胞抗原（human leukocyte antigen，HLA）包括 HLA-A26、HLA-B27、HLA-B39 和 HLA-B61 之间可能存在联系，但并未被公认。1 号与 18 号染色体上的某些基因（LPIN2、PSTPIP2 和 NOD2）也被发现与类似 SAPHO 综合征的症状有关，但均未被发现与 SAPHO 综合征有直接的致病关系。

（二）感染

部分 SAPHO 综合征患者的骨病变样本中可分离出细菌病原体，包括痤疮丙酸杆菌（Cutibacteriu macnes）、金黄色葡萄球菌（Staphylococcus aureus）、副流感嗜血杆菌（Haemophilus parainfluenzae）及放线菌属（actinomyces）等。

（三）免疫失调

相较自身免疫性疾病，SAPHO 综合征更具有自身炎症性疾病的特点，表现为多种促炎细胞因子水平的升高，包括 TNF-α、IL-1、IL-8、IL-18、IL-17 及 IL-23 等；也有研究认为 Th17 细胞也可能参与本病的发病。

三、临床表现

SAPHO 综合征临床特征主要包括皮肤损害和骨关节损害两部分。多数患者有皮肤表现，常见类型为掌跖脓疱病（palmoplantar pustulosis，PPP）和重度痤疮（severe acne，SA）。PPP 被认为是特殊类型的银屑病，表现为手足慢性复发性的无菌性小脓疱和囊泡。皮肤表现可以出现在病程的任何阶段，亦可无皮肤受累。但大多数文献认为 2 年内出现皮肤和骨关节受累的比例可达到 70%。在北京协和医院报道的 164 例中国患者中，90% 以上有皮肤受累，其中 PPP 为 92.3%、SA 为 16.1%，14.8% 伴有银屑病样皮疹，亦有患者伴有指甲改变。

骨关节受累可影响多个区域，以前胸壁最常见，其次可累及中轴骨（包括骶髂关节和脊柱）、四肢长骨、扁骨（下颌骨等）和外周关节等。65%～90% 的患者有前胸壁受累，是 SAPHO 综合征的典型特征。前胸壁常见受累部位包括胸肋和胸锁关节以及肋锁骨韧带，这些区域周围的软组织也可出现红肿、疼痛。约 32%～52% 的患者可出现中轴骨受累，表现为脊柱或臀区疼痛，这部分患者临床表现通常较重，需要更积极地治疗。四肢骨和扁骨受累常见于儿童，以慢性非细菌性骨髓炎和下颌骨硬化性骨髓炎多见。少数患者可出现周围关节受累。

其他少见的表现包括合并炎症性肠病（inflammatory bowel disease，IBD）、肺部受累、静脉血栓（最常累及锁骨下静脉）、肥厚性硬脑膜炎、葡萄膜炎等。

四、辅助检查

影像学检查是评估 SAPHO 综合征的重要手段。发病年龄、受累部位以及疾病发展阶段的不同，均可导致影像学表现上的差异。

X 线检查：传统 X 线平片及 CT 检查对于显示骨肥厚和骨侵蚀明显优于其他影像学检查，其主要影像学表现为骨骼形态不规则、骨皮质增厚、骨髓腔密度增高，伴或不伴病变区域内的低密度骨质破坏区。然而在疾病早期阶段，X 线平片检查的敏感性很低，病变的检出率仅为 13%，可能会延误早期诊断。

CT 检查：CT 检查因其较高的密度分辨率及其去除了重叠、遮挡的影响，可以很好地发现在 X 线平片上很难发现的不同类型骨关节病变，并且能明确骨质增生和骨化的程度及范围，尤其可以早期、清晰地显示肋锁韧带附着点处的骨质增生和骨桥形成。全脊柱 CT 三维重建可以很好地显示胸锁关节、脊柱及骶髂关节，能更好地发现骨侵蚀和骨硬化。

MRI 检查：MRI 在评估早期病变和活动性病变方面比 CT 更具优势，可用于指导临床治疗和随访。MRI 上的水肿信号提示病变处于活动状态，在 T_1WI 上呈低信号，在 T_2WI 和短时间反转恢复（STIR）序列上呈高信号，增强扫描呈明显强化。

骨扫描：全身骨扫描呈典型的"牛头征"形态，即"胸 - 肋 - 锁"关节及胸骨角区域示踪剂的高摄取，对于 SAPHO 综合征疾病谱有很高的特异性。"牛头征"对于不典型患者（如皮肤病变缺如或不典型）的确诊更有意义，有助于避免不必要的侵入性检查。同时，全身骨扫描还可以一次性显示多灶性的骨关节损害，以及发现临床上隐匿的病灶。但由于其特殊的成像原理，无论活动抑或慢性的病灶，都表现为图像上示踪剂的高摄取，因此，全身骨扫描无法判断病灶的活动情况。

PET/CT：PET/CT 可显示骨关节的炎症部位和分布。此外，目前多用于与肿瘤骨转移相鉴别，其对 SAPHO 综合征疾病活动性的判断还有待进一步研究确定。

疾病活动期可表现炎症水平升高，包括红细胞沉降率（ESR）和 C 反应蛋白（CRP）、补体水平升高，轻度白细胞增多和血小板增多等。同时可以出现骨代谢水平的异常，表现为破骨细胞标志物 β 异构 C 末端肽（β-isomerized C-terminal peptide，β-CTX）升高，成骨细胞标志物骨钙素的降低。HLA-B27 的频率较正常人未见明显升高。

五、诊断及鉴别诊断

（一）诊断标准

最早的 SAPHO 诊断标准于 1988 年由 Benhamou 等提出，满足 4 个条件之一即可确诊。1994 年 Kahn MF 和 Khan MA 提出了基于病理的 SAPHO 综合征诊断标准，包括了骨、关节或皮肤表现，其中 3 条标准满足 1 条即可诊断。2003 年，Kahn MF 又对诊断标准进行了修订，提出了 5 条诊断标准，符合其中任意 1 条并除外相应疾病即可诊断。这一诊断标准再次强调临床表现，避免了不必要的有创检查，也是目前应用最广泛的诊断标准（表 3-9-8）。

（二）临床分型

SAPHO 综合征是一组异质性的疾病，临床分型及分层管理十分重要。基于 164 例中国患者骨扫描骨关节受累的情况，目前考虑 SAPHO 综合征有 3 种主要亚型：胸锁关节型、肋骨型和脊柱型。胸锁关节型主要以双侧胸锁关节为主要受累部位，可以特征性地表现为"牛头征"；肋骨型主要以前侧肋骨受累为主，特别是第 1 前肋；脊柱型以相对高发的胸椎、腰椎受累为主。另一项基于 354 例中国患者的研究提示，中轴骨受累的患者发病年龄更大、病程更长，需要更积极的治疗。

（三）鉴别诊断

SAPHO 综合征是以皮肤和骨关节表现为主的多系统受累的自身炎症性疾病，在临床上需与

表 3-9-8　SAPHO 综合征诊断标准的具体变迁

诊断标准	具体内容	确诊要求
Benhamou 标准（1988 年）	1. 骨关节表现 + 聚合性痤疮和暴发性痤疮或化脓性汗腺炎； 2. 骨关节表现 + 掌跖脓疱病； 3. 骨肥厚（上胸壁、肢端骨、脊柱）伴或不伴皮肤损害； 4. 慢性多灶性复发性骨髓炎（CMRO），累及中轴或外周骨，伴或不伴皮肤损害	满足 4 个条件之一即可确诊
Kahn 标准（1994 年）	1. 多灶性骨髓炎，伴或不伴有皮肤表现； 2. 急、慢性无菌性关节炎，伴有脓疱性银屑病、掌跖脓疱病或痤疮； 3. 无菌性骨炎伴有一种特征性的皮肤损害	满足 3 个条件之一即可确诊
Kahn 标准修订版（2003 年）	1. 骨和 / 或关节病伴有掌跖脓疱病； 2. 骨和 / 或关节病伴有严重型痤疮； 3. 成人孤立的无菌性骨肥厚或骨炎（痤疮丙酸杆菌除外）； 4. 儿童慢性复发性多灶性骨髓炎； 5. 慢性肠病相关骨关节受累	满足 5 个条件之一并除外相应疾病（感染性骨炎、骨肿瘤、非炎性骨硬化）即可确诊

其他疾病相鉴别,例如类风湿关节炎、脊柱关节炎、感染性骨髓炎、骨肉瘤、乳头乳晕湿疹样癌(Paget 病)、Tietze 综合征、组织细胞增多症、各种恶性肿瘤骨转移等。对儿童患者,还需考虑与Majeed 综合征、白细胞介素 -1 受体拮抗剂缺乏症(deficiency of IL-1 receptor antagonist,DIRA)、尤因肉瘤、朗格汉斯细胞组织细胞增生症、白血病、低磷酸酯酶症、维生素 C 缺乏症等疾病鉴别。

六、治疗

目前本病主要为经验性治疗,尚无广泛接受的诊疗共识。由于血清类风湿因子阴性、相对高发的中轴关节和骶髂关节受累等特征,多数学者认为治疗上可以参照血清阴性脊柱关节病治疗方案。治疗原则包括:改善临床症状,如骨关节疼痛和皮疹;防止活动功能的下降,避免残疾。

1. **非甾体抗炎药**(non-steroidal anti-inflammatory drug,NSAID) 通常作为 SAPHO 综合征的一线治疗,主要用于缓解疼痛和炎症,但对于一些病例无效。

2. **改善病情抗风湿药**(disease modifying antirheumatic drug,DMARD) 通常作为二线治疗。氨甲蝶呤适合治疗外周关节炎和无中轴脊柱关节受累的患者,对于骨炎、骨髓炎和附着点炎疗效尚不确定。成人常用剂量是每周 1 次口服 10mg 至 25mg。其他 DMARD(包括柳氮磺吡啶、来氟米特、沙利度胺、秋水仙碱等)多数为个例报道,疗效不一。

3. **糖皮质激素** 肌内注射或口服糖皮质激素对于大多数患者有效,但长期应用会引起潜在的并发症,此外在减量或停药后易复发。

4. **雷公藤** 雷公藤总苷可以改善骨骼疼痛和皮疹,推荐用量为 1~1.5mg/(kg·d)口服,主要副作用包括肝功能异常、性腺抑制、血液系统改变、色素沉着。

5. **抗生素** 如米诺环素,主要用于伴有中度至重度痤疮的 SAPHO 综合征患者。

6. **双膦酸盐类药物** 目前多主张静脉给药,可以快速缓解疼痛症状,同时可以抑制炎症和改善骨髓水肿。

7. **生物制剂** TNF-α 抑制剂在 SAPHO 综合征中显示出良好的治疗效果,对骨关节症状的改善突出,但少数患者可能出现反常性皮疹。有研究表明,针对发病过程相关细胞因子的 IL-1、IL-17、IL-23 单抗对患者骨关节和皮肤的病变亦有不同程度的疗效。目前亦有 JAK 抑制剂和 PDE4 抑制剂改善 SAPHO 综合征病例报道。

七、预后

通常认为本病预后相对良好、进展缓慢,大多数患者表现为复发 - 缓解交替的慢性病程,但也有致残性及严重并发症的病例报道。

(李 忱 张 文)

第十三节 典型病例

一、CAPS(NOMID)

(一)接诊场景

三甲医院儿科诊室。

(二)主诉及病史

主诉:患儿男,14 月龄,因红斑样皮疹伴发热 14 个月,加重 3 个月,眼睛红肿 3 天就诊。

现病史:患儿于入院前 14 个月(生后 6 小时)即出现全身红斑样皮疹,无明显痒感及脱屑,当时体温正常,血常规示白细胞 13×10^9/L,C 反应蛋白(CRP)111mg/L;于他院住院治疗,行腰椎穿刺,脑脊液常规生化:白细胞 26×10^6/L,中性粒细胞 18×10^6/L,多核细胞 8×10^6/L,蛋白 7.39g/L,葡萄糖 2.94mmol/L,氯化物 123.9mmol/L;细菌培养阴性。同时,患儿出现间断发热,每天热峰 1 次,体温最高 38℃,可自行降至正常,多于夜间出现,伴 / 不伴白天发热,发热 2 天后体温正常,间隔 1~2 周再次出现,先后予头孢类抗生素、美罗培南及万古霉素抗感染约 15 天,效果欠佳,予 IVIG 及口服甲泼尼龙[约 1.5mg/(kg·d)]治疗后 CRP 降至正常,出院。患儿出院后仍有间断红斑样皮疹,发热大致同前。1 个月后,2 次因"脓血便伴白细胞及 CRP 升高"(未见具体实验室检查)就诊于另一儿童医院,予对症、抗感染并口服泼尼松治疗后好转出院,出院后激素逐渐减量至 3 个月左右停用,患儿皮疹仍如前,无明显好转。入院前 3 个月(11 月龄)时患儿发热加重,家长诉几乎每天均有发热,多于凌晨 2~3 点出现,体温最高

39.2℃，日间体温多正常，无热间隔仅1～2天，同时患儿皮疹持续存在，无明显消退，外院多次查血常规，结果示白细胞（25～30）×10⁹/L，CRP呈进行性升高（30～83mg/L），红细胞沉降率（ESR）50mm/h。入院前3天患儿"跌倒"后出现左眼眶红肿，且进行性加重，伴少量分泌物，睁眼受限，发热同前，遂就诊于某儿童医院，考虑左眼眶蜂窝织炎，给予治疗，但效果不佳，遂来我院就诊。

既往史：无特殊。

个人史：患儿为G3P1，G1P0为选择性人工流产，G2P0为"胚胎发育停滞"引产。孕37⁺⁶周顺产，出生体重3.3kg，否认窒息、抢救史，否认黄疸病史，生后主要奶粉喂养，6.5个月时添加辅食，目前普食及奶粉加餐，喂养可，3.5个月会抬头，6.5个月可独坐，9个月会爬，2周前（14个月）刚可独走，不稳；4个月会逗笑，10个月会拍手，目前尚不会主动叫"爸爸""妈妈"。因生后即起病未进行预防接种。

家族史：父母体健，否认类似疾病家族史。

（三）查体

体温37.3℃，脉搏120次/min，呼吸25次/min，血压85/45mmHg。体重9.3kg（位于同龄儿第10～25百分位），身长77cm（位于同龄儿第25～50百分位），头围50cm（位于同龄儿第97百分位以上）。神清，精神反应可，哭闹明显，查体不合作；颜面、躯干、四肢皮肤均可见片状淡红色斑样皮疹，形态不规则。浅表淋巴结未及肿大。前额稍突出，前囟大小2.5cm×2.5cm，平坦，张力不高；左侧上下眼睑轻度红肿，压痛，少量分泌物，左侧结膜轻度充血，右侧眼睑及结膜无明显异常，巩膜无黄染。口唇黏膜尚红润，咽稍红，扁桃体无明显肿大，甲状腺无肿大，颈部未闻及明显血管杂音。双肺呼吸音清，未及明显干湿性啰音及胸膜摩擦音。心前区无隆起，心音有力，律齐，未闻及病理性杂音。腹软，未闻及明显包块，肝脾未触及明显肿大，肠鸣音正常。四肢无畸形，肌张力正常，关节活动正常。跟膝腱反射正常无亢进，病理反射未引出。

（四）检查结果

1. 实验室检查　白细胞18.76×10⁹/L，中性粒细胞50.9%，血红蛋白96g/L，血小板538×10⁹/L；CRP 83mg/L；降钙素原（PCT）<0.5ng/ml；肝肾功能：ALT 43～15.2U/L，AST 52.7U/L，LDH 568U/L；各种感染指标均阴性；淋巴细胞亚群大致正常。送第三方检测公司检测细胞因子：IL-10 6.88ng/L（参考值：0～9.1ng/L），IL-8 7 304ng/L（参考值：0～62ng/L），TNF-α 46.2ng/L（参考值：0～8.1ng/L），IL-1B 21.6ng/L（参考值：0～5ng/L），IL-6 16.4ng/L（参考值：0～3.4ng/L），IL-2R 2 475U/ml（参考值：223～710U/ml）。心电图正常。

2. 影像学检查　腹部超声检查：双肾实质回声增强，脾脏饱满（厚约2.6cm），胰头部淋巴结增大（1.8cm×0.9cm，形态及回声正常）。超声心动图检查：左冠状动脉内径3.6mm，右冠状动脉内径2.3mm；射血分数74%（左冠状动脉内径增宽，右冠状动脉及各房室内径正常）。头颅MRI示双额颞叶脑外间隙增宽，脑沟弥漫增深，第三脑室及双侧脑室体部，后角增宽，穿窿间腔可见，垂体菲薄。

3. 基因检测　*NLRP3*基因检测显示G571R突变（图3-9-7，彩图见文末彩插），且为新生突变。

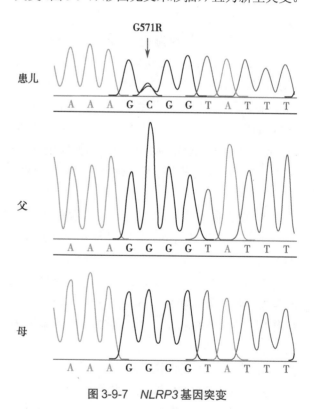

图3-9-7　*NLRP3*基因突变

（五）最终确诊

最终诊断为CAPS（NOMID）。

诊断依据：患儿生后即起病，表现为反复发作性全身红斑样皮疹伴发热，炎症指标升高、多种细胞因子升高；运动和智力发育稍落后；前囟增宽，头颅 MRI 提示脑萎缩表现；*NLRP3* 基因检测显示 G571R 的新生突变。

患儿诊断明确后到其他国家和地区进行 IL-1 拮抗剂阿那白滞素的治疗，初始每 4 周 1 次，目前维持每 8 周左右 1 次，未再反复发热和皮疹，炎症指标维持正常，体格发育正常，运动及智力发育较同龄儿落后 2 个月左右；现接近 30 月龄，前囟仍未闭合。

（宋红梅）

二、IgG4 相关性疾病

（一）接诊场景

三甲医院免疫科就诊。

（二）主诉及病史

患者男，52 岁，因颌下腺肿大 9 个月，腹部隐痛伴排尿困难 3 周入院。

9 个月前，患者无明显诱因出现双侧颌下腺无痛性肿大，质地较硬，并逐渐增大至核桃大小，伴轻度口干。3 周前出现上腹部隐痛，呈持续性，餐后腹胀感，无反酸、烧心、恶心及腹泻。同时感排尿困难。外院行超声检查，结果示：胰腺弥漫性肿大，前列腺肿大。腹部 CT 检查：胰腺肿大伴腹腔淋巴结肿大。发病以来感乏力，体重下降 4kg。无发热、皮疹、骨及关节痛等。既往史：过敏性鼻炎和荨麻疹病史 30 多年。

（三）查体

生命体征平稳，神志清楚，对答清晰。浅表淋巴结未扪及肿大。双侧颌下腺明显肿大，约 3.5cm×3.5cm，质地较硬，表面光滑。心肺查体未见异常，腹软，中上腹及左上腹轻度深压痛，无肌紧张及反跳痛。四肢肌肉未见异常。

（四）检查结果

1. 实验室检查　血常规检查：血红蛋白 123g/L，白细胞 $9.02×10^9/L$，嗜酸性粒细胞比例 29.7%，血小板 $210×10^9/L$；尿常规正常；肝肾功能：ALT 23U/L，AST 30U/L，GGT 56U/L，总胆红素 12.5μmol/L，肌酐 85μmol/L；ESR 43mm/h，CRP 6.14mg/dl；血清免疫球蛋白：IgG 25.9g/L，IgM 0.53g/L，IgA 1.88g/L；免疫电泳：未见单克隆免疫球蛋白；

IgG 亚类：IgG1 7 620mg/L，IgG2 3 480mg/L，IgG3 541mg/L，IgG4 24 700mg/L；IgE 450U/L（正常 <60U/L）。抗核抗体谱阴性；肿瘤标志物：癌胚抗原（CEA）、糖类抗原 19-9（CA19-9）均正常。

2. 影像学检查及病理检查　PET/CT：双侧颌下腺肿大，纵隔、腹腔淋巴结肿大，胰腺增大，腹主动脉周围包裹软组织，前列腺增大。上述病变部位 ^{18}F-FDG 摄取增高，标准摄取值（SUV）3.1～5.5（图 3-9-8A～D，图 3-9-8 彩图见文末彩插）。治疗后明显好转（图 3-9-8E～H）。行左侧颌下腺活检，病理显示：大量炎症细胞浸润，伴淋巴滤泡形成，腺体组织重度纤维化，呈席纹状。免疫组化：CD3（+），CD20（+），CD38（+），大量 IgG$^+$ 细胞，IgG4$^+$ 浆细胞 >50/HPF，IgG4/IgG >40%（图 3-9-8I～L）。

（五）诊断思路

患者为中年男性，慢性病程，多器官受累，包括淋巴结、颌下腺、胰腺、前列腺以及腹主动脉周围组织。器官受累的主要特点为对称性、弥漫性肿大。既往有过敏史。实验室检查的主要异常包括血嗜酸性粒细胞升高，炎性指标升高，多克隆免疫球蛋白，特别是 IgG4 亚类升高，同时伴有 IgE 升高。受累组织病理活检显示大量炎症细胞浸润，伴淋巴滤泡形成，腺体组织席纹状纤维化。免疫组化显示 IgG4$^+$ 浆细胞 >50/HPF，IgG4/IgG >40%。根据上述临床特征、实验室检查特点以及病理改变，符合 IgG4 相关性疾病。该病受累的器官病变为自身免疫性胰腺炎、颌下腺炎、前列腺炎和腹膜后纤维化。该病需要与胰腺癌、前列腺癌和淋巴瘤等疾病进行鉴别。

（六）最终诊断

最终诊断为 IgG4 相关性疾病（累及胰腺、颌下腺、淋巴结、前列腺和腹膜后组织）。

确诊后给予口服泼尼松 40mg（1 次/d）、环磷酰胺 50mg（1 次/d），同时补充碳酸钙和维生素 D_3。治疗后患者颌下腺、胰腺及前列腺肿大均恢复正常，肿大淋巴结消失，腹膜后主动脉周围软组织明显减少（图 3-9-8E～H）。泼尼松服用 4 周后逐渐减量，至每天 7.5mg 以下维持，环磷酰胺服用 6 个月后改为硫唑嘌呤维持。病情稳定。

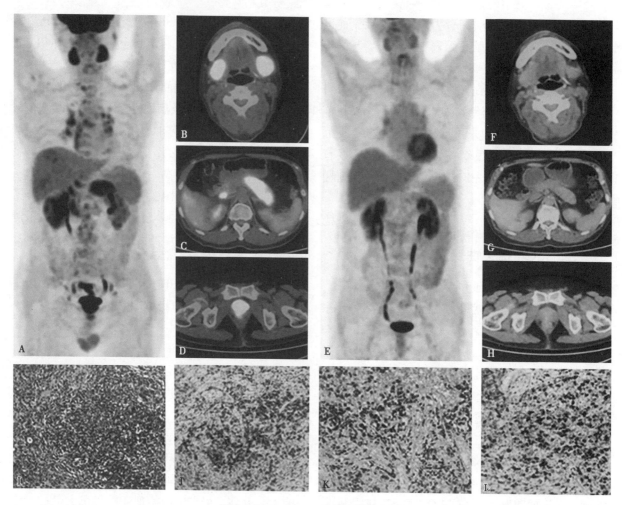

图 3-9-8 IgG4-RD 患者多器官受累

双侧颌下腺肿大（A，B），纵隔、腹腔淋巴结肿大（A，C），胰腺增大（C），前列腺增大（A，D）。上述病变部位 18F-FDG 摄取增高，标准摄取值（SUV）3.1～5.5。经治疗后病变明显改善（E～H）。行左侧颌下腺活检，病理显示：大量炎症细胞浸润，伴淋巴滤泡形成，腺体组织重度纤维化，呈席纹状（I）。免疫组化：CD3（+），CD20（+），CD38（+），大量 IgG+ 细胞（J），IgG+ 浆细胞 > 50/HPF（K），IgG4/IgG > 40%（图 3-9-8I～L）

（张 文）

参 考 文 献

[1] Picard C, Bobby Gaspar H, Al-Herz W, et al. International Union of Immunological Societies: 2017 Primary Immunodeficiency Diseases Committee Report on Inborn Errors of Immunity[J]. J Clin Immunol, 2018, 38(1): 96-128.

[2] Zhang X, Dai R, Li W, et al. Abnormalities of follicular helper T-cell number and function in Wiskott-Aldrich syndrome[J]. Blood, 2016, 127(25): 3180-3191.

[3] Ding Y, Zhou L, Xia Y, et al. Reference values for peripheral blood lymphocyte subsets of healthy children in China[J]. J Allergy Clin Immunol, 2018, 142(3): 970-973.

[4] Terreri MT, Bernardo WM, Len CA, et al. Guidelines for the management and treatment of periodic fever syndromes familial Mediterranean fever[J]. Rev Bras Reumatol, 2016, 56(1): 37-43.

[5] Yalçinkaya F, Ozen S, Ozçakar ZB, et al. A new set of criteria for the diagnosis of familial Mediterranean fever in childhood[J]. Rheumatology (Oxford), 2009, 48(4): 395-398.

[6] Federici S, Sormani MP, Ozen S, et al. Evidence-based provisional clinical classification criteria for autoinflammatory periodic fevers[J]. Ann Rheum Dis, 2015, 74(5): 799-805.

[7] Wouter CH, Maes A, Foley KP, et al. Blau syndrome, the prototypic auto-inflammatory granulomatous disease[J]. Pediatr Rheum, 2014, 12: 33-41.

[8] Torrelo A, Patel S, Colmenero I, et al. Chronic atypical neutrophilic dermatosis with lipodystrophy and elevated temperature (CANDLE) syndrome[J]. J Am Acad Dermatol, 2010, 62 (3): 489-495.

[9] Umehara H, Okazaki K, Masaki Y, et al. Comprehensive diagnostic criteria for IgG4-related disease (IgG4-RD), 2011[J]. Mod Rheumatol, 2012, 22 (1): 21-30.

[10] Lin W, Lu S, Chen H, et al. Clinical characteristics of IgG4-related disease: a prospective study of 118 Chinese patients[J]. Rheumatology (Oxford), 2015, 54 (11): 1982-1990.

[11] Khosroshahi A, Wallace ZS, Crowe JL, et al. International Consensus Guidance Statement on the Management and Treatment of IgG4-Related Disease[J]. Arthritis Rheumatol, 2015, 67 (7): 1688-1699.

[12] 张盼盼, 张文. IgG4 相关性疾病脏器损伤的临床特点、影像学及病理特征 [J]. 中华内科杂志, 2016, 55 (8): 657-661.

[13] Rose T, Schneider U, Bertolo M, et al. Observational study and brief analysis of diagnostic criteria in relapsing polychondritis[J]. Rheumatol Int, 2018, 38 (11): 2095-2101.

[14] Cantarini L, Vitale A, Brizi MG, et al. Diagnosis and classification of relapsing polychondritis. J Autoimmun, 2014 (48/49): 53-59.

[15] Arnaud L, Devilliers H, Peng SL, et al. The Relapsing Polychondritis Disease Activity Index: development of a disease activity score for relapsing polychondritis[J]. Autoimmun Rev, 2012, 12 (2): 204-209.

[16] Kemta Lekpa F, Kraus VB, Chevalier X. Biologics in relapsing polychondritis: a literature review[J]. Semin Arthritis Rheum, 2012, 41 (5): 712-719.

[17] 王振刚, 陈楠, 崔莉, 等. 复发性多软骨炎的隐匿性气道受累临床分析 [J]. 中华风湿病学杂志, 2018, 22 (7): 452-458.

[18] Mertz P, Belot A, Cervera R, et al. The Relapsing Polychondritis Damage Index (RPDAM): development of a disease-specific damage score for relapsing polychondritis[J]. Joint Bone Spine. 2019, 86 (3): 363-368.

[19] Nguyen MT, Borchers A, Selmi C, et al. The SAPHO syndrome[J]. Semin Arthritis Rheum, 2012, 42 (3): 254-265.

[20] Hayem G, Bouchaud-Chabot A, Benali K, et al. SAPHO syndrome: a long-term follow-up study of 120 cases[J]. Semin Arthritis Rheum, 1999, 29 (3): 159-171.

[21] Li C, Zuo Y, Wu N, et al. Synovitis, acne, pustulosis, hyperostosis and osteitis syndrome: a single centre study of a cohort of 164 patients[J]. Rheumatology (Oxford), 2016, 55 (6): 1023-1030.

[22] Depasquale R, Kumar N, Lalam RK, et al. SAPHO: What radiologists should know[J]. Clin Radiol, 2012, 67 (3): 195-206.

[23] Firinu D, Garcia-Larsen V, Manconi PE, et al. SAPHO syndrome: current developments and approaches to clinical treatment[J]. Curr Rheumatol Rep, 2016, 18 (6): 35.

第十章　骨与关节罕见病

罕见骨骼疾病是一类主要累及骨骼系统的罕见遗传性疾病。根据 2015 年发布的最新罕见骨骼发育遗传疾病分类，目前已发现 42 类骨骼发育不良疾病，共 436 种。由此产生的亚组（例如干骺端、骨骺、脊柱 - 骨骺和脊柱干骺端发育不良）仍包括许多不同形式的骨骼发育不良，但亚组分类有助于进一步确定疾病的具体诊断和潜在的遗传致病机制。这些罕见骨病多具有特殊的临床和影像学特征，以及分子和胚胎发育特点。Kornak 和 Mundlos 提出了一种基于分子病理学和胚胎学相结合的分类。他们将罕见骨骼疾病分为 4 个大类：①骨骼外观畸形（例如先天性脊柱侧凸，多指畸形，四肢缺失）；②骨骼前体结构的聚集 / 分化异常（例如短指，关节形成缺陷）；③骨骼生长障碍（例如干骺端软骨发育不良中软骨细胞增生受损，Ⅱ型胶原病和骨生成不全症中骨基质产生受损）；④骨代谢稳态失衡（例如骨矿化异常或成骨细胞功能受损的疾病）。在这些已经发现的罕见骨骼疾病中，有很多疾病的遗传因素和相关的致病基因突变已经被发现，比如研究发现 *TBX6* 基因无效变异需要联合一个亚效等位基因共同致病，该遗传模式可解释汉族人群约 10% 的先天性脊柱侧凸的发病机制。此致病模式在全世界 6 个中心、4 个人种中得到验证，初步阐明了 *TBX6* 基因导致先天性脊柱侧凸的全新复合遗传机制。在进行遗传咨询时，应考虑到明确患病家庭的遗传模式对后代患病风险评估的必要性，所以骨骼发育不良的准确诊断具有重要意义。此外，一个正确、具体的诊断将有助于患者的随访、治疗以及判断预后。

一代测序（Sanger 测序）是检测罕见疾病致病基因突变的经典方法。其可用于已知罕见疾病致病基因的验证，也可与家系连锁分析结合用于新致病基因突变检测。但是，该方法通量较低，耗时较长，连锁分析需要较大患者数量，因此不适用于这些致病基因突变未知的罕见骨病研究。近年来，由于二代测序（next-generation sequencing，NGS）的发展和可用性日益增加，疾病相关基因被发现的速度显著加快。该方法信息量大、效率高，适用于孟德尔遗传疾病的研究，并且不受家系大小及患病人数的限制，在罕见疾病致病基因的研究中有较大优势。

随着分子遗传学的发展，异常骨骼畸形表型被证实可以由一个特定基因的突变引起，当然这取决于突变类型和突变发生的位置。另一方面，不同基因的突变可能会导致相似的临床表型。遗传测序结合详细的临床评估以及全面的影像学检查是至关重要的。近年来，对罕见病的研究揭示了很多参与骨重建和骨代谢通路的重要分子，加深了对骨骼发育调节的认识。随着科学技术的进步，以及国内外专家对罕见骨病病因学和发病机制研究的重视，将会有越来越多的致病基因被鉴定和发现，这不仅利于阐明疾病的分子致病机制，还将推动疾病靶向精准治疗的发展。

（邱贵兴　吴志宏）

第一节　先天性脊柱侧凸

一、定义及历史沿革

先天性脊柱侧凸（congenital scoliosis，CS）指由胚胎期脊柱椎体发育异常引起的脊柱畸形，临床定义为由椎体结构异常导致的脊柱侧方弯曲超过 10°。脊柱发育的畸形异常源于母孕期 4～6 周椎体发育时期，目前被认为是一种高频罕见病，其发病率在活产婴儿约为 1/1 000。CS 可单独存在或与一些先天异常导致的器官综合征伴发。CS 具有进展快、畸形重、并发症多等特点，严重时可致患者瘫痪，是造成青少年残疾的主要疾病之一，给患者和家庭造成了沉重负担。目前临床治疗 CS 以支具矫形或手术治疗为主，缺乏病因学治疗手段。

二、病因及发病机制

CS 的致病机制目前尚未完全阐明，国内外主要集中于发育生物学水平的研究和基于此对脊柱发育异常的遗传学病因的探索。从发育生物学角度，脊椎动物脊柱的发育主要包括体节形成（somitogenesis）和成骨（osteogenesis）两个关键过程。体节形成是指三胚层形成后，轴旁中胚层（paraxial mesoderm）细胞从头端向尾端循序不断分裂成一对对形成未来中轴节段的细胞团块，称为体节（somite），体节细胞根据未来分化发育的趋势，可从空间上进一步划分为生骨节（sclerotome）、生肌节（myotome）和生皮节（dermatome），它们将形成脊柱椎体及椎间盘、椎旁肌肉、皮肤等重要组织。体节形成及体节分化发育的过程受到严格的分子节律调控。分节节律基因表达的紊乱会引起小鼠脊柱分节不良，进而导致椎体形成障碍、分节不良等脊柱畸形表型。近年来随着二代测序技术的发展，数个体节形成的关键基因先后在人类样本上发现致病突变，包括 *TBX6*、*DLL1*、*NOTCH1*。其中，近来解释 CS 的最大宗遗传学证据来自于 *TBX6* 突变的研究，该研究发现 *TBX6* 基因复合杂合突变（即一对等位基

因分别发生无效突变和亚效突变）可导致胸腰段半椎体畸形，该遗传模式可解释汉族人群约 10% 的 CS 发病机制（图 3-10-1，彩图见文末彩插）。随后，该结论得到来自美国、日本、法国的多人种验证，并成功在基因编辑小鼠上复制了表型。

除此之外，骨形成不良（skeletal dysplasia）也是引起脊柱侧凸的重要原因，但该类基因突变所导致的骨骼畸形可能涉及长骨、面颅骨等其他骨骼结构，脊柱侧凸多为全身骨骼畸形的一部分存在。譬如，成骨不全症（osteogenesis imperfecta）由 I 型胶原蛋白 α1 链（collagen type I alpha 1 chain，*COL1A1*）和 II 型胶原蛋白 α1 链（collagen type I alpha 2 chain，*COL1A2*）基因突变导致，这 2 种基因的单倍剂量不足可引起各型胶原蛋白结构功能异常，进而引起软骨内成骨和软骨组织的发育不良。患者除脊柱侧凸外还存在四肢畸形、骨量低、骨脆性增加等表型。

三、临床表现

CS 可按照其畸形类型被分为分节不良型、椎体形成不良型及混合型，其中，单纯分节不良或椎体形成不良者约占 80%，混合型约占 20%。分节不良主要由于上、下节段间骨性融合引起，可具有双侧融合（阻滞椎）、单侧融合（骨桥）等特征。阻滞椎（bony vertebrae）指双侧分节不良引起椎间隙完全融合；单侧骨桥形成可引起脊柱向融合侧弯曲，这是由于融合侧缺少生长板所导

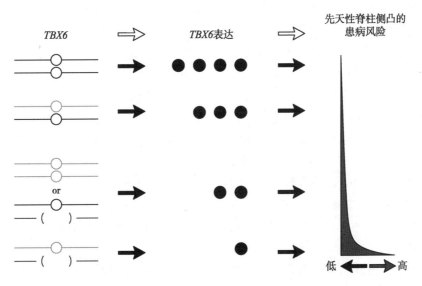

图 3-10-1　*TBX6* 相关先天性脊柱侧凸复合杂合突变模式图

致。椎体形成不良会产生异形椎体，如楔形椎、半椎体、蝴蝶椎等。楔形椎指椎体一侧形成不良但保留双侧椎弓根；半椎体指单侧椎体完全形成障碍。其中，半椎体又可根据邻近椎体是否融合（存在椎间盘）进一步分为完全分节型（65%）、半分节型（22%）和完全不分节型（12%）。完全分节型半椎体有着完整的上下终板和椎间盘结构，而部分分节半椎体在邻近节段的一侧与相邻骨性椎体融合，另一侧存在椎间隙。

在临床工作中，判断患者的脊柱畸形是否会继续进展对治疗决策至关重要。据统计，约有25%的CS患者在出生后不会再进展，25%进展缓慢，而另外50%的患者则进展迅速。侧凸的进展速度主要取决于畸形的类型、始发部位和患者年龄。总的说来，侧凸高发时间集中在5岁以前和青春期，且胸腰段进展快于上胸段。脊柱生长的本质是各个节段椎体上、下终板生长的总和，由于健康的椎间隙预示着该节段上下椎体有着充足的生长潜力，所以椎间隙的情况对预测脊柱不对称性生长有重要的意义，完全分节型半椎体有着完整的上、下终板和邻近椎间盘结构，具有近似正常椎体节段的生长潜力，因此该类侧凸会随着脊柱发育不断加重。双侧融合的椎体异常者通常很少出现侧凸进展。此外，临床还可见一种称为"半椎体代偿"现象（hemimetameric shift），指一侧半椎体引起的侧凸趋势，被另一位置对侧的半椎体中和，该现象多见于胸椎。尽管如此，该类患者仍有30%的进展风险。

人类脊柱胚胎发育的关键时期在孕周4～6周期间，恰好也是泌尿生殖系统、骨骼肌肉系统和心血管系统成形的重要时期。临床上CS常常与其他器官缺陷共同发生，其中多符合VACTERL综合征（脊柱椎体畸形、肛门闭锁、心脏畸形、气管食管瘘、肾脏畸形和四肢畸形共同发生的综合征）中的一项或多项。泌尿生殖道畸形并发率在20%～40%，主要是肾脏功能正常的结构畸形。心脏畸形并发率在18%～26%，最常见的为房间隔缺损。髓内畸形（包括脊髓纵裂、脊髓栓系、脊髓空洞等）并发率高达43%。值得注意的是，髓内畸形患者通常存在皮肤异常，包括腰背部局部毛发增多、色素沉积或皮肤凹陷。而且为了避免在手术矫正过程中引起脊髓损害，处理脊髓栓系

有一定的必要性，因此全脊柱MRI平扫是常规的术前检查。

四、诊断

CS的诊断主要通过体格检查、影像学检查和分子诊断。对于出现显著躯干侧凸的患儿，可通过站立位脊柱触诊观察脊柱序列是否异常。直立时两肩不等高、一侧腰部皱褶、腰前屈出现背部不对称（"剃刀背"）等都是脊柱侧凸的特征性表现。随着患者的生长发育，骨盆不对称、步态异常等会更显著。可通过X线、CT、MRI等影像学检查或术中观察判断是否存在椎体结构异常。遗传学检测手段可帮助进一步明确CS致病基因，实现分子诊断。全世界多中心的CS队列测序结果分析，发现TBX6基因无效突变或缺失联合亚效等位基因的遗传模式与胸腰段半椎体/蝴蝶椎的畸形高度相关，据此建立了基于表型-基因型关联分析的TBX6相关性先天性脊柱侧凸（TBX6-associated congenital scoliosis，TACS）的分子诊断体系，对此类患者在病因学上的阐释和疾病转归预测具有重大意义。

五、治疗

由于CS相较于其他类型的脊柱侧凸具有起病早、进展快、畸形重、并发症多等特点，多数CS患者需接受手术治疗。总体来说，CS手术预后良好，但需要定期随诊，有生长需求的患儿需进行生长棒置入手术，术后需定期撑开。近年来内固定器械的发展使CS的手术治疗取得了较大进展，其发展趋势是手术治疗的早期化、个体化和非融合技术的应用。目前临床上主要应用的手术方式包括如下几类：

1. **骨骺阻滞术** 原理是阻止畸形椎体凸侧的生长，使凹侧生长后自发矫形。适用于凸侧融合后凹侧有生长潜能的情况。骨骺阻滞后可通过短节段融合进行固定。文献报道骨骺阻滞术的治疗效果在20%～77%之间，侧凸进展比例为0～21%。目前认为对于年龄小（小于5岁）、脊柱平衡较好、脊柱外观畸形不严重的CS患者可采用此方法。

2. **半椎体切除术** 由于完全分节型半椎体具有正常的生长能力，半椎体畸形通常是具有进

展性的，需要早期手术治疗。切除半椎体能直接去除致畸因素，是理想的矫形方法。目前主要包括前后路联合和后路一期半椎体切除两种术式，均可获得较为满意的矫形效果。切除后可通过短节段融合进行固定。该类手术的风险较大，术中常见并发症为脊髓和神经损伤。

3. **非融合技术**　骨骺阻滞术和椎体切除术均需要行脊柱融合术，但对于低龄儿童，脊柱融合术会影响患儿的身高及胸廓发育，进而影响心肺功能，且由于融合节段运动功能丧失会引发邻近节段退变加速、脊柱失代偿等远期并发症。因此，非融合手术近年来成为治疗早发型脊柱侧凸的重要研究热点。目前应用于临床的非融合技术主要包括生长棒技术和胸廓扩大成形术。为达到良好矫形兼顾脊柱生长，该类术式通常需要多次手术撑开，且内固定并发症发生率高，因此还需要谨慎选择应用的临床病例，并进一步推陈出新。

（吴志宏　吴　南）

第二节　Klippel-Feil 综合征

一、定义及历史沿革

Klippel-Feil 综合征（Klippel-Feil syndrome，克利佩尔 - 费尔综合征）即先天性颈椎融合畸形，是一种较少见的先天性疾病，首先于 1912 年被 Maurice Klippel 和 Andre Feil 报道。系由短颈、颈后发际线低和颈部活动受限三大临床特点（三联征）所组成（图 3-10-2），但并非所有患者都具有上述特点，临床中仅有 50% 左右的患者同时具有这三种表现。

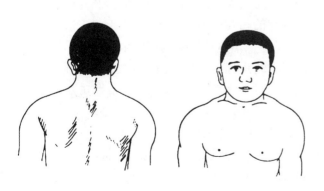

图 3-10-2　短颈畸形外观

二、病因、流行病学及发病机制

（一）流行病学

由于多半患者没有相关系统的明显异常及相应临床症状，所以本病的人群实际发病率目前尚不清楚。据文献估计，发病率为 1/42 000～1/40 000，男女患病率比例约为 3:4。先天性颈椎融合患者所出现的神经损害通常位于融合节段相邻的头尾侧未融合节段，这往往与相邻节段的潜在不稳相关，而这种潜在的危险因素会在轻微外伤后突然导致严重的神经功能受损甚至死亡。

（二）发病机制与生物力学效应

1. **发病机制**　正常情况下，在胚胎发育的第 8 周内，脊椎会暂时性地形成以软骨连接的较为稳定及坚韧的软骨柱，但其后如果椎间盘发生软骨化或部分发育甚至不发育，则将导致椎间隙逐步地骨性融合。先天性颈椎融合的发生是由于在妊娠期胚胎发育的第 1～2 个月时，胎儿颈部体节未能正常分节所致。而遗传因素、妊娠期母亲酗酒后的酒精作用也可能是致病因素。

2. **生物力学效应**　正常人体颈部的稳定性主要依靠全部颈椎椎体、附件及椎间盘的相连，同时借助附着在颈脊椎上的韧带和颈部肌肉群来综合协调颈部的正常活动。任何一个环节异常，均有可能引起整个颈椎的生物力学失衡，从而进一步导致颈椎退变性疾病的发生。Klippel-Feil 综合征患者由于颈椎的先天性融合，导致了相应融合节段的活动性消失，颈椎节段的刚度增加；也进一步导致了颈部可活动节段数目减少，并且影响了颈部活动的应力及旋转中心位置，从而使得邻近节段代偿了融合区域的活动度。

（三）分子遗传机制

到目前为止，在孟德尔遗传数据库中三个有关 Klippel-Feil 综合征的致病基因被报道，其中有显性致病基因也有隐性致病基因，依次为 Klippel-Feil 综合征（OMIM #148900）、Klippel-Feil 综合征伴发耳聋与先天阴道缺失畸形（OMIM #148860）、Klippel-Feil 综合征伴发耳聋与面部不对称畸形（OMIM #148870）。

相关资料显示存在与 Klippel-Feil 综合征相伴发生的病因明确的疾病，其中包括一类由成纤维细胞生长因子受体中基因异常突变所引起的临床表现为头颅骨性融合、肋骨及脊椎椎体发育异常及高位肩胛等症状及体征的常染色体显性遗传疾病。先天性颈椎融合患者所伴发的语音障碍或许与罹患者第 8 号染色体上着丝粒的同侧倒位相关，有文章提示第一个 Klippel-Feil 综合征基因或许位于 SGM1。

人类正常椎体分节的紊乱、肋骨及脊柱发育异常相关的基因，如 Notch 信号通路基因中 Dll3、JAG1，以及 PAX1（配对盒 1）、PAX9（配对盒 9）、HOX 基因突变相继被报道可能参与该病的发生发展。

三、临床表现

Klippel-Feil 综合征患者的临床表现通常随着不同患者颈椎融合位置、数量、严重程度及相关伴发畸形存在着较为显著的个体化差异。融合概率最高的节段为颈 2/3，其次为颈 5/6，最常见的是两节椎体融合。就融合范围而言，颈椎椎体及附件的同时融合更多见。虽然先天性颈椎融合是自出生时就与生俱来的，但大多数患者直到成年时出现颈部疼痛、神经根刺激以及颈部活动受限等相应症状后才能得到明确的诊断。其临床具体表现如下：

1. **外观畸形** 短颈、后发际线低和颈部活动受限是其特征性的三联征，但同时具备这三种特征的患者仅占 50%。其中，三联征中的颈短畸形多常见于颈椎多节段融合的患者，单运动节段的融合通常对患者的颈部外观并无明显影响。而由于颈部旋转运动主要由寰枢椎完成，所以在多节段先天性颈椎融合患者中通常表现为屈伸活动受限。另外，相关的外观畸形还包括了翼状颈蹼、斜颈、面部不对称等。

2. **神经症状** 除外部分寰枢关节直接受累的患者，Klippel-Feil 综合征患者所出现的神经损害一般不涉及融合区域，而在与融合节段毗邻的未融合区域。邻近未融合节段产生神经症状的常见原因一般而言是由于未融合节段的不稳定所导致，同时，这种不稳定是可以随着病程发展而逐渐进展并最终导致脊髓受压的。对成年患者而言，未融合节段所发生的退变性改变如骨质增生、骨赘形成以及椎管狭窄等，也是导致患者产生神经症状的成因。部分患者常在成年后才逐渐

出现神经症状，与此同时，约有半数的患者终身都未产生明显的神经症状。如果 Klippel-Feil 综合征患者已出现脊髓或者神经根受压，则前者可表现出从轻度的肌痉挛、腱反射亢进、肌肉萎缩到突然完全性截瘫等不同程度的体征；后者可具体体现为颈背部酸胀或不适，同时可伴有上肢麻木无力等症状。

3. **合并其他畸形** 包括很多并不容易觉察到的其他系统严重畸形。

（1）脊柱侧凸：先天性颈椎融合患者发病率最高的骨关节畸形为脊柱侧凸，约有 60% 的 Klippel-Feil 综合征患者伴发了范围在 15° 左右的脊柱侧凸或脊柱后凸。

（2）肾脏畸形：Klippel-Feil 综合征患者中约有 30% 伴发泌尿生殖系统的相关畸形，造成这种高伴发率的原因在于颈脊柱和泌尿生殖系二者均由同一部位在妊娠胚胎期第 4～8 周分化所形成。所以如果在这段时间内由于外界因素影响导致胚胎正常发育的受限，就存在一定概率伴发泌尿生殖与颈椎融合畸形。其中发病率最高的泌尿系畸形为单侧肾脏缺如，异位肾、马蹄肾、肾扭曲以及因梗阻所致的肾盂积水也是较常见的伴发畸形。

（3）心血管畸形：Klippel-Feil 综合征患者存在 4.2%～29% 的心血管畸形发病率，其中发病率最高者为单发或伴发室间隔缺损，导致患儿于生活过程中可存在不同程度的发绀以及呼吸困难等表现。

（4）呼吸系统畸形：Klippel-Feil 综合征患者所伴发肺部畸形种类广泛，其中包括了异位肺、肺叶发育失败以及脊柱侧凸、肋椎关节畸形和肋骨融合等原因所导致的限制性肺部疾病等。

（5）联带运动：双手存在不自主的成对运动，也可偶发于双臂。通俗的解释就是指在没有对侧手同样的相互运动情况下，一个手就无法完成独立运动，当然这种现象也可发生于年龄小于 5 岁的正常幼儿，而在罹患 Klippel-Feil 综合征的正常成年患者中大概有 20% 会伴发镜影运动。伴随年龄的不断增长镜影运动会逐渐变得不太显著，一般可在成年后逐渐消失。

（6）听力障碍：约有 30% Klippel-Feil 综合征患者存在不同程度的听力障碍。

（7）高位肩胛：又被称为 Sprengel 畸形，伴发

于 20% 左右的 Klippel-Feil 综合征患者,这种肩胛骨发育畸形可表现为单侧病变或双侧同时受累。此外,高位肩胛将导致患者外观存在的短颈畸形更加显著,亦将进一步地限制肩关节的活动范围。

(8)颈肋:伴发于 15% 左右的 Klippel-Feil 综合征患者,对该种病变最值得关注的地方在于区别其与胸腔出口综合征。

除以上几类较为常见的伴发畸形外,也存在一些发病率较低的相关先天性畸形,譬如胸椎管狭窄症、腰椎关节形成异常、畸形足等。

四、辅助检查

常规的颈椎正侧位 X 线平片即可掌握一般患者颈椎融合的情况,颈椎过伸过屈动力位 X 线片可以观察整个颈椎生理弯曲度及正常序列的变化,二者结合能更清楚地显示椎间隙的消失,进而从椎间隙高度的变化及椎管矢状位的狭窄程度间接了解颈椎退变状态。颈椎正侧位 X 线平片通常有以下特征:相应骨性融合节段一个或多个椎间隙消失或部分消失;椎体融合时可伴有附件的不同程度融合;椎体正位观可呈现出扁而宽的形态,甚至半椎体畸形;Klippel-Feil 综合征患者相应的邻近融合椎体节段可表现出程度不等的骨质增生亦或退行性改变;颈椎的椎管正中矢状径可有不同程度减小甚至发展成为颈椎管狭窄;少可合并其他畸形。但如果颈椎存在多水平的融合,或伴发其他先天性改变(如发育性半椎体),就使得 X 线平片的阅读变得困难起来。需借助 CT 平扫 + 冠状位 + 矢状位 + 三维重建来清楚地了解患者颈椎的解剖结构。

MRI 检查对于椎间盘退变的敏感性较高,因为其在退变过程中往往伴随着髓核含水量的逐步减少直至完全丢失,即使椎间盘成分仅发生微弱改变,MRI 检查也能清楚地发现。与此同时,由于 Klippel-Feil 综合征患者所出现的神经根及脊髓压迫症状通常都是建立在相应部位椎间盘明显退变的基础之上的,所以 MRI 检查在 Klippel-Feil 综合征患者的诊断、分期分型、预后评估上均起着不可或缺的作用。

五、诊断

由于 Klippel-Feil 综合征的发生率低,且大部

分 Klippel-Feil 综合征患者仅有轻微的临床症状或无任何临床症状,所以对本病的诊断首先要借助于影像学。常见检查方式有 X 线、CT、MRI 等检查。X 线检查为首选方法,其价格较低,易于普及,可发现颈椎椎体的不同程度融合及其他伴发脊柱畸形。不过对于部分因病变位置特殊或体位摆放欠佳导致无法获得满意 X 线片的患者,可通过 CT 薄层平扫后进一步的矢状位、冠状位及三维重建等后处理方法来明确患者颈椎的融合情况,并能更为客观地给出诊断。对于合并脑脊髓病变的患者 MRI 检查应为首项选择,虽然其对骨质敏感性不高,但 MRI 对于椎间盘退变、神经根及脊髓的高敏感可清楚地显示相关病变。

对于该病的分型,1919 年 Feil 根据 Klippel-Feil 综合征患者颈椎融合部位及范围的不同将该病细分为 3 种类型。1984 年 Nagib 等对神经系统的潜在危害依据神经损伤风险大小提出了风险分型。1998 年 Clarke 等在 3 个 Klippel-Feil 综合征家系研究的基础上,提出了一种涵盖颈椎融合部位、伴发畸形及遗传方式等多因素的分型标准。2006 年 Samartzis 等通过评估特定融合类型与颈椎融合相关症状的关系,以颈椎融合的影像学表现为基础进行分型。具体分型方法见表 3-10-1。

六、治疗

对于部分因颈椎节段融合相对稳定,从而在日常生活中并未表现出任何临床症状的 Klippel-Feil 综合征患者而言,一般并不需要接受任何外科治疗,只需完善定期的随访观察即可。

存在神经症状的 Klippel-Feil 综合征患者往往需要根据其具体病情的不同而采取不同的临床治疗措施。其中,对于颈椎动力位 X 线片未见明显颈椎不稳,同时颈椎 CT 及 MRI 检查亦未见明显颈椎管狭窄的患者,可先予以保守治疗,定期随访观察疾病进展情况。相应的保守治疗措施包括:改变长期工作中的不良习惯及姿势等,预防急性头颈肩部的创伤,缓解症状的药物治疗,正规理疗或热敷,对伴有颈椎不稳者可佩戴一定时间的支具予以保护,而在正规保守治疗的同时也应定期随诊。症状较轻者一般治疗均可获得良好的疗效,不适症状也能逐步好转。若保守治疗后症状未能逐渐好转,在必要时候考虑进行择期手

表 3-10-1 Klippel-Feil 综合征的分型方法

作者	脊柱融合类型	合并畸形	遗传方式
Feil	Ⅰ型：颈椎和 / 或上胸椎广泛融合；		
	Ⅱ型：1~2 个颈椎椎间隙融合；	可合并其他畸形	
	Ⅲ型：颈椎合并下胸椎或腰椎广泛融合		
Nagib 等	Ⅰ型：2 个融合节段间存在椎间隙；		
	Ⅱ型：枕颈部畸形、寰椎枕化、颅底凹陷；	可伴 Chiari 畸形和脊髓空洞	
	Ⅲ型：颈椎节段性融合	同时存在椎管狭窄	
Clarke 等	Ⅰ型：颈 1 椎体融合，可伴其他节段融合；	可伴超短颈，心脏、泌尿生殖、颅面、肢体、手指畸形，听力、视力发育缺陷等	AR
	Ⅱ型：颈 2、3 椎体融合为主，可伴其他节段融合；	可伴颅面、听觉、咽喉、骨骼、肢体发育缺陷等	AD（含 *SGM2* 基因突变）
	Ⅲ型：颈 3 椎体融合，可伴任意节段性孤立融合（不含颈 1 椎体）；	可伴颅面部发育缺陷等	AR、AD
	Ⅳ型：颈椎融合（Wildervanck 综合征）	同时存在听力受损、视觉发育异常	X 染色体
Samartzis 等	Ⅰ型：单一节段颈椎融合；		
	Ⅱ型：非连续、多节段颈椎融合；		
	Ⅲ型：连续、多节段颈椎融合		

AR：常染色体隐性遗传；AD：常染色体显性遗传

术以避免症状的进一步加重，造成不可挽回的严重后果。

然而，对于存在有进行性颈椎不稳或者因邻近节段退变加速而导致神经症状恶化的 Klippel-Feil 综合征患者，需要积极地进行手术治疗。积极手术的目的包括固定进行性不稳的异常颈椎关节脊髓的压迫等。对于多节段椎间盘突出，广泛后纵韧带肥厚、骨化，同时伴或不伴脊髓后方压迫的严重颈椎管狭窄的患者，首选术式为后路椎管扩大成形手术。而单节段退变所造成的突出椎间盘压迫神经根或颈脊髓者，首选术式为颈前路减压，随后根据患者具体病情选用人工椎间盘置换或植骨融合内固定。颈椎人工椎间盘置换术选择得当，对保留这类患者颈椎的活动度有良好的作用。手术治疗时需要注意的是减压一定要彻底、融合一定要确切，以期神经症状的逐步缓解。但对于 Klippel-Feil 综合征患者而言，手术治疗中也存在着矛盾性，尤其是颈前路减压融合术会在颈椎存在先天性融合的环境下再次扩大融合范围，引起融合邻近椎间盘所承受应力再次增加，从而导致颈椎退变加速进展。因此，这也要求骨科医师在术前一定要完善详细的体格检查工作，明确引起症状的相应责任节段，在最大程度缓解

症状的同时尽可能地减少人为融合节段，同时颈椎融合节段尽可能维持患者原有的正常生理弯曲度，并做好对患者康复有意义的术后指导工作。

（胡建华 陈 峰）

第三节 Poland 综合征

一、定义及历史沿革

Poland 综合征（波伦综合征）最早于 1841 年由 Alfred Poland 发现，彼时 Poland 仅是英国伦敦 Guys 医院解剖学系的一名学生，他在解剖时发现死者的胸壁、胸大肌和胸小肌发育不全，同侧肢体异常，表现为手部短、并指畸形。其他医学生将该标本绘制成解剖图，于次年出版，但这幅图并未包括手部，仅将畸形在文字上进行了描述。100 年后，Guys 医院资深手外科医生 Patrick Clarkson 在医院档案中找到了该患者手部畸形的病例资料，并对其进行了详细描述。

二、病因、流行病学及发病机制

文献报道 Poland 综合征的发病率为 1/20 000~1/3 000，根据美国国家人类基因组研究所（National

Human Genome Research Institute，NHGRI）的统计结果，在 Poland 综合征患者中，男性是女性的 3 倍，右侧发病占 60%～75%，其病因尚不清楚，未见确定的基因报道。目前被普遍接受的发病机制是血管损伤学说，一些学者推测，在妊娠第 6 周或第 7 周，中胚层分化异常导致锁骨下动脉发育畸变，引起一侧锁骨下动脉或其分支、胸廓内动脉等发育不良，从而造成胸肌及手部的畸形，假说表明环境因素可能导致了 Poland 综合征。在临床上，Poland 综合征多为散发的先天性疾病，国外有存在家族史的报道，但罕见。其遗传模式包括外显率不完全的常染色体显性遗传、常染色体隐性遗传和 X 性连锁遗传。2014 年 Vaccari 等人报道，患有 Poland 综合征的同卵双胞胎女孩，其表型一致性支持了这种疾病受遗传控制的假设。Vaccari 等人描述该同卵双胞胎患者共享一个杂合子染色体 11q12.3 缺失，其中包括通过 HRAS（Ras 家族的一种原癌基因）信号通路参与细胞生长、分化和凋亡的基因。由于 Poland 综合征是发育不良的结果，因此控制细胞生长和分化的基因可能是相关的致病基因。作者假设，这些基因一个拷贝的缺失可能是双胞胎女孩罹患 Poland 综合征的原因。北京积水潭医院手外科也曾诊断过一对母女均为 Poland 综合征的病例，母亲胸部及手部仅为轻微改变，女儿的手部及胸部畸形更为明显。另有学者假设，Poland 综合征起源于调节胚胎发育的基因，尤其是影响胸部肌肉和骨骼结构发育的基因，发生了有害突变。近年来也有报道 Poland 综合征的发生与嵌合体细胞突变有关，其畸形的严重程度与胚胎发育过程中体细胞发生突变的时间有关。

尽管大多数 Poland 综合征病例是偶发的，但出于遗传咨询考虑，有必要告知家属该疾病有家族遗传的可能性，以及患者有 Poland 综合征患儿的风险高于一般人群。并且应该让家人了解，即使在家族性病例中，临床表现也可能是可变的，并且迄今为止仍不可预测。

三、临床表现

Poland 综合征是一组以一侧胸肌缺如或发育不良，上肢（特别是手）短小，手指短指或短指并指为主要临床表现的先天性上肢畸形。通常 Poland 综合征表现为孤立存在的畸形，但也可与其他综合征如 Moebius 综合征、多发性硬化症、Klippel-Feil 和 Pierre-Robin 综合征等共同出现。

最常见的肌肉骨骼异常是胸大肌部分缺失或完全缺失，此外，还有肱三头肌异常、胸骨异常、肋骨缺如、腹部肌肉可能萎缩等。

患者上肢有不同程度发育不全，表现为短指、并指、手近端的上肢短小、发育不良、拇指发育不良，X 线检查多可见到中节指骨的短小或缺失。

也有文献报道，Poland 综合征伴下肢同侧臀肌发育不良、同侧脚趾短趾、脊柱 - 胸骨异常，如棘突畸形、漏斗胸，脊柱侧凸、右位心等。

近年来有关 Poland 综合征的临床特点及治疗方面的研究和报道不断增多，特别是手部畸形的形态学特征不断地得到充实。Gausewitz 和 Al-Qattan 在各自总结临床经验和文献的基础上，先后对 Poland 综合征手部畸形形态学特征进行了分类，并将其应用于临床治疗和研究中。北京积水潭医院手外科田文等在 2012 年提出另一种新的 Poland 综合征患者手部畸形的分类方法，将其分为典型手部畸形和非典型手部畸形。典型手部畸形根据患者手指大小、并联程度及手指完全程度又细分为 6 型（图 3-10-3～图 3-10-8），分别为：Ⅰ型，与对侧相比，手及手指的外形正常，仅大小与对侧有差别，但需仔细识别才可辨认出不同；Ⅱ型，与对侧相比，手及手指的外形略有不同，但大小有明显可见的差别，整个手包括手指均匀成比例短小，各手指之间发育不良程度相对同步；Ⅲ型，与对侧相比，手及手指在外形和大小上均有明显可见的差别，手指短小程度不均匀或不成比例，各手指之间发育程度不同步；Ⅳ型，与对侧相比，除短小外，部分手指的外形及结构大部分丧失，整个手包括手指短小程度不均匀或不成比例，部分手指呈肢芽样短小，或仅残留短小指甲的肢芽样软组织赘生物，肢芽样手指可与邻近手指并连，也可不并发并指畸形，多发生在中央列（示、中、环指）手指；Ⅴ型，与对侧相比，部分手指的外形及结构完全缺失，整个手包括手指短小，手指可部分缺如；Ⅵ型，手指全部缺如。非典型手部畸形则细分为 3 型，Ⅰ型合并多关节挛缩；Ⅱ型同侧尺侧纵列发育不良伴桡侧骨融合；Ⅲ型伴同拇指缩窄带畸形。随着分型的增加，其骨关

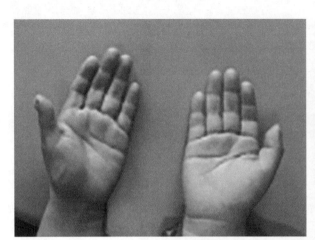
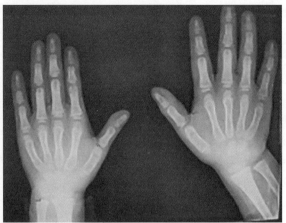
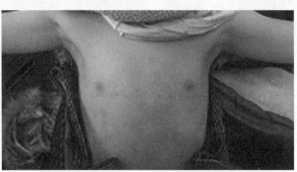

图 3-10-3 Poland 综合征典型手部畸形 I 型
右侧整个手包括手指均匀成比例短小，手指无并连，同侧胸大肌发育不良

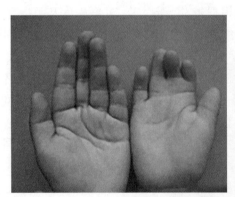
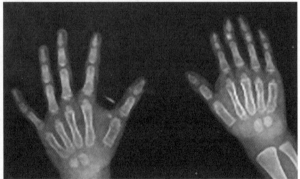
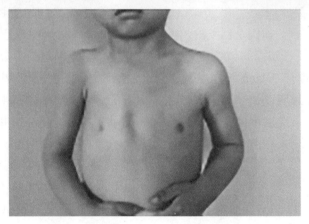

图 3-10-4 Poland 综合征典型手部畸形 II 型
右侧手指均匀成比例短小，手指部分并连，同侧胸大肌发育不良

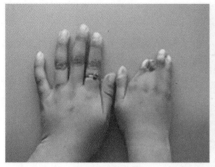
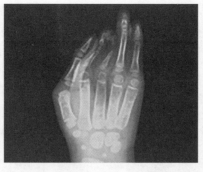
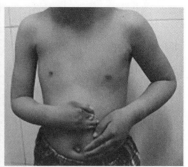

图 3-10-5 Poland 综合征典型手部畸形Ⅲ型
右侧手指完全并连伴同侧胸大肌发育不良

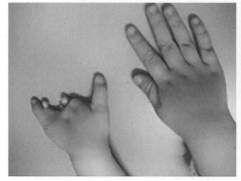
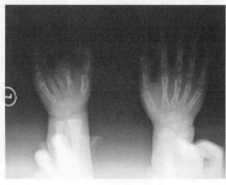
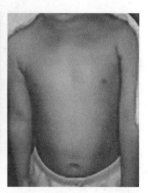

图 3-10-6 Poland 综合征典型手部畸形Ⅳ型
左侧肢芽样手指与邻近手指并连伴右侧胸大肌发育不良

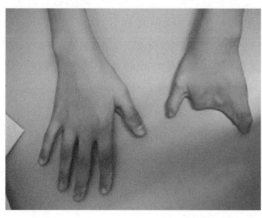
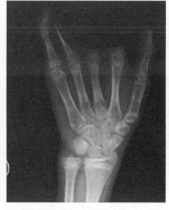
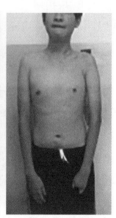

图 3-10-7 Poland 综合征典型手部畸形Ⅴ型
左侧手指短小,手指部分或全部缺如,同侧胸大肌发育不良

节结构的变化呈逐渐加重的趋势,骨关节畸形越重,手的整个畸形也越严重,功能损害也越大。同时,X 线所示骨关节畸形程度对预测患儿未来手生长发育的趋势也有一定帮助,骨关节畸形愈重者,未来手发育也愈差。

Romanini 等于 2016 年提出关于胸部缺陷的 TBN 分类:T 指胸部,分为 T1(仅胸肌缺损)至 T4(胸肌、胸骨、肋骨缺损),共 4 个亚型;B 指乳房(仅限女性),B1(乳房发育不全)或 B2(乳房缺如),共 2 个亚型;N 指乳头乳晕复合体(nipple-areola complex, NAC),从 N1(发育不全,移位 <2cm)到 N3(无 NAC),共 3 个亚型。据此,对于女性,胸部缺损共分为 24 亚型,男性则分为 12 亚型。"B" 是一个诊断参数,只能在青春期后的女性中进行评估。因此,需将 TBN 分类视为对患者在特定时间胸部缺陷的动态描述。

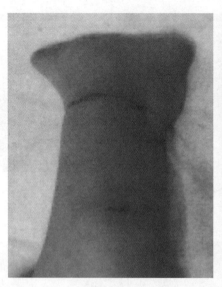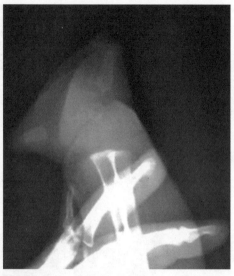

图 3-10-8 Poland 综合征典型手部畸形Ⅵ型
手指全部缺如

四、诊断

Poland 综合征多依据形态学进行诊断，因此要对患儿进行全身查体，不能以偏概全，胸肌发育不良是主要方面，其次多合并同侧上肢畸形，以短肢、短并指多见。可进一步行胸部、肢体 X 线片以明确骨骼畸形。

五、治疗

Poland 综合征的治疗时机及方式的选择取决于患者的性别、年龄、病情严重度和治疗需求等方面，对于手部畸形应尽早手术治疗，多在 1～1.5 岁进行，以促进患儿手功能发育。而针对胸部畸形，因性别不同、畸形程度不同，其治疗时机也不一致。

1. 手部及上肢 针对北京积水潭医院手外科田文等的分型，典型Ⅰ型：形态学改变轻微，X 线片其骨关节除较健侧成比例短小外，骨形态正常，且功能无影响，因此无需治疗，其日后生长发育也会相对乐观。典型Ⅱ、Ⅲ型：除形态改变上逐渐加重外，其治疗原则无明显区别，主要以分期分指为主要治疗手段，但典型Ⅲ型并发手指侧偏、屈曲畸形更为严重，分指手术完成后，尚需进一步纠正，从形态学和 X 线片表现推测，其生长发育预后将受严重影响。其手术多在 1～1.5 岁进行。典型Ⅳ型：手的外形大部分已缺失，肢芽样短小

手指，从功能和外形角度，保留价值已不大，可以切除，具备一定外形和功能的手指可分指，虽短小但不并连者，可暂不手术，待患儿发育到一定年龄时，行植骨延长术或手指重建术。典型Ⅴ型：如并发并指可先行手指并指分离术。典型Ⅵ型：对于手指缺如者待患儿发育成熟后进行重建。若患儿拇指、小指发育尚好，通过截骨手术尽量恢复其捏物及握物功能。其他型手畸形可先纠正并指畸形，然后对合并的其他严重畸形进一步矫正或同期进行手术治疗，如腋蹼行 Z 字成形、关节挛缩行挛缩松解、肢体短小行肢体延长等。

2. 胸部 Romanini 等认为，胸廓缺损需要根据 TBN 分类进行不同的治疗。Poland 综合征患者的手术计划应在生长期开始。手术计划必须考虑到这些异常的类型、功能和 / 或美学指标、年龄、发展和心理评估。显著的肋骨发育不全引起反常的呼吸，在吸气时，胸壁通过缺损区反常进入胸部，此种情况需尽早手术，目前尝试用可吸收或不可吸收的合成网或假体覆盖肋骨缺损，即使用硬性材料以恢复胸廓的完整性、坚固性和稳定性，3D 打印技术也已逐步应用于胸壁修补或胸廓成形术中。对于乳房发育不良或乳房缺如的患者，男女性的治疗策略不同。男性应在青春期前进行手术，以尽早地改善体态、功能及心理状态。通过有效的功能锻炼即可得到良好的胸部外形。而女性由于乳房发育，青春期后进行乳房再造和

整形手术可以获得更好的外形改善。乳房再造或修复常可采用自体脂肪移植、假体植入或皮瓣移植等。现有研究显示，Poland 综合征患者的自体脂肪移植治疗效果较为持久。乳房再造常用腹直肌皮瓣、腹壁下动脉游离皮瓣、背阔肌皮瓣等。

六、未来研究方向

Poland 综合征是一种罕见的先天性异常，表现为广泛的表型变异。因国内对其认识较晚，目前仍不乏晚期诊断的病例。对其病因机制的探索仍是目前的研究热点。对于其诊断及治疗，笔者建议组建多学科团队，包括儿科、胸外科、整形外科、手外科及矫形外科医生，以及遗传学家和心理学家，共同制定治疗计划，优化治疗时机及治疗方案，减少患儿心理问题，使之可以更好地融入社会。

（孙丽颖　田　文）

第四节　Apert 综合征

一、定义及历史沿革

Apert 综合征（Apert syndrome，阿佩尔综合征）是一种临床罕见的先天性畸形综合征疾病，在各个人种中均有发病。Wheaton 于 1894 年首次报道此种疾病。法国神经科医生 Apert 于 1906 年以"acrocephalosyndactly"为题报道了 9 例，并对该综合征进行了详细的介绍，特别是对其手、足畸形的形态学特点进行了系统描述，此后被称

为"Apert 综合征"。中文将"acrocephalosyndactly"译为"尖头并指（趾）畸形"。随着遗传学及基因学研究的不断发展，目前已发现 6 种同时具有尖头和/或短头畸形、中脸发育不良及肢体畸形的畸形综合征，其特征性的尖头或短头畸形是由于颅缝早闭所引起，因此此类畸形综合征又被称为"颅缝早闭综合征"。Apert 综合征是 6 种颅缝早闭综合征中最多见的一种，也被分类为颅缝早闭综合征 I 型。研究发现，颅缝早闭综合征每一种亚型均具有特定的遗传学和基因学规律，其形态学表现也有一定的差异。Apert 综合征的主要形态学特点包括特征性的颅面畸形（如不规则的颅缝早闭、中脸部发育不良），对称性、复杂性的并指（趾）畸形，宽大偏斜拇指（踇趾）畸形，骨关节其他畸形及内脏器官的畸形等。

二、病因、流行病学及发病机制

目前认为，Apert 综合征为常染色体显性遗传，由基因突变引起，致病基因是位于 10q25-q26 的 *FGFR2*。笔者在临床所见的病例多为散发（在近 30 例临床病例中，仅 1 例有来源于患者母亲的家族史），与国外报道一致。有研究认为，其发病可能与患者父亲大龄有关。患病率报道不一致，在活产婴儿中从 1/100 000 到 1/65 000 不等。

三、临床表现

（一）主要畸形

1. **头颅畸形**　颅缝早闭，囟门明显凸出，头颅横径明显大于前后径（图 3-10-9）。

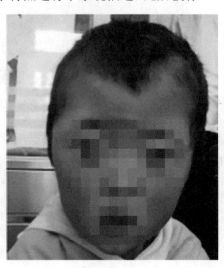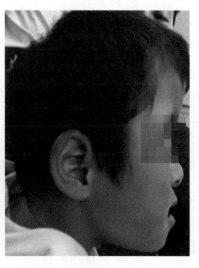

图 3-10-9　Apert 综合征患者头颅畸形及颜面畸形

2. **颜面畸形**　中脸发育不良,如中面部塌陷、鼻梁低平、眼眶间距增宽,突眼(眼眶浅),常合并腭裂及牙齿发育不良(图3-10-9、图3-10-10)。

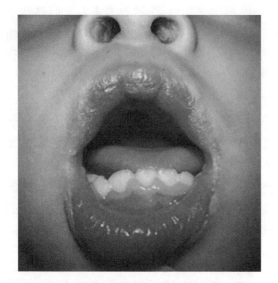

图3-10-10　Apert综合征患者腭裂及牙齿发育不良

3. **手及足部畸形**　双侧对称性复杂性并指(趾)及宽大偏斜拇指(踇趾)畸形为主要的手足畸形。根据笔者的临床经验,颅缝早闭综合征患者手足畸形的基本特点类似,但也有不一致性。为了便于进行临床治疗,笔者根据形态学畸形由轻到重的顺序,将颅缝早闭综合征手部畸形分为Ⅰ型~Ⅴ型。其中,Ⅲ型、Ⅳ型、Ⅴ型主要发生在Apert综合征。

(1)Ⅰ型:见图3-10-11~图3-10-13。

1)基本特点:部分手指不全皮肤性并连,手指短,部分手指可偏斜,拇指短、宽大、桡偏,拇指踺基本正常。

2)X线检查特点:中、远节指骨明显发育不良,尤以中节指骨明显,短粗或形状不规则,拇指指骨畸形严重,指间关节可脱位或半脱位。

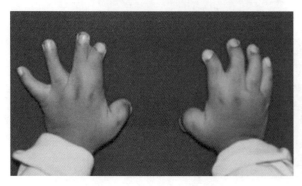

图3-10-11　手部畸形Ⅰ型

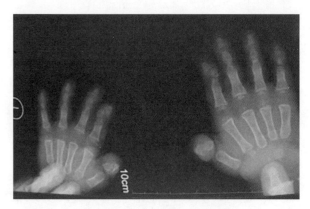

图3-10-12　双手正位X线检查

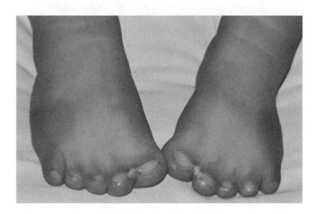

图3-10-13　双足畸形

(2)Ⅱ型:见图3-10-14~图3-10-16。

1)基本特点:部分手指大部分或完全皮肤性并连,甚至骨性并连,可有手指指甲融合,手指短,拇指短、宽大、桡偏,拇指踺狭窄,但程度较轻。

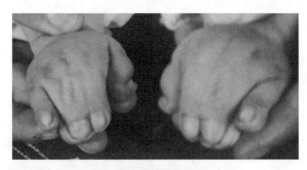

图3-10-14　手部畸形Ⅱ型

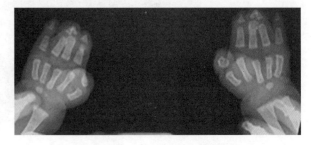

图3-10-15　双手正位X线检查

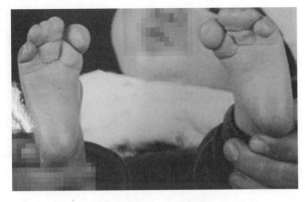

图 3-10-16　双足畸形

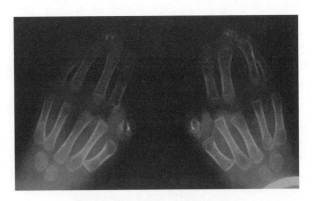

图 3-10-18　双手正位 X 线检查

2）X 线检查特点：末节指骨短粗，部分并连，手指末节指骨融合，中节指骨可缺如或发育不良，掌骨发育不良，指间关节、掌指关节发育不良或融合，拇指骨关节畸形同 I 型。

（3）Ⅲ型：见图 3-10-17～图 3-10-19。

1）基本特点：拇指独立，示、中、环、小指完全或大部分皮肤或骨性并连，部分手指指甲融合，手指短，拇指外形与 I、Ⅱ型相似，拇指蹼狭窄程度较Ⅱ型严重。

2）X 线检查特点：骨关节畸形基本同Ⅱ型，程度上更加严重，部分掌指骨纵列间隙增大。

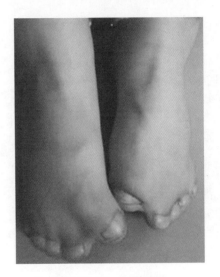

图 3-10-19　双足畸形

（4）Ⅳ型：见图 3-10-20～图 3-10-22。

1）基本特点：拇指至小指完全并连在一起，骨性或皮肤并指，示、中、环、小指并连于一个平面，拇指与示指并连平面与其他手指并连平面垂直，手掌卷曲在拇、示、中指之间，形成一个深的凹陷，除拇指外，其他并连手指指甲可完全融合或部分融合在一起，拇指畸形与其他型相似，拇指蹼消失。

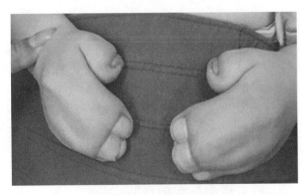

图 3-10-17　手部畸形Ⅲ型

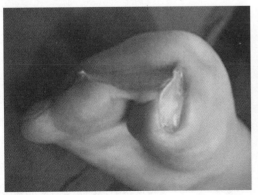

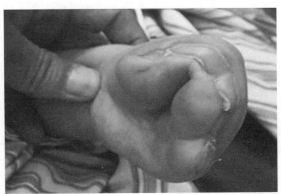

图 3-10-20　手部畸形Ⅳ型

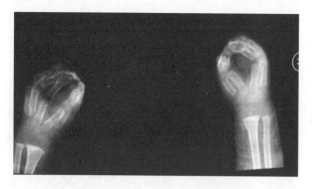

图 3-10-21 双手正位 X 线检查

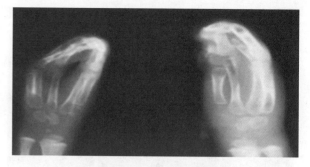

图 3-10-24 双手正位 X 线检查

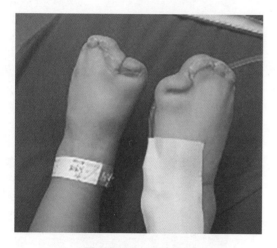

图 3-10-22 双足畸形

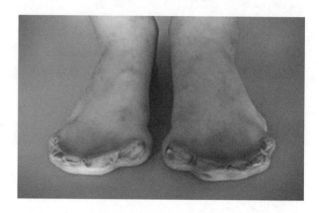

图 3-10-25 双足畸形

2）X 线检查特点：骨关节畸形基本同Ⅱ、Ⅲ型，末节指骨融合范围更大，甚至部分中节指骨也发生融合，掌指骨纵列间隙较Ⅲ型更大。

（5）Ⅴ型：见图 3-10-23～图 3-10-25。

1）基本特点：拇指至小指完全性骨性或皮肤并连，手指末端紧密地聚拢在一起，拇指进一步外展旋前，与其他手指甚至小指密切接触，手掌形成一个较深的近乎闭合的腔隙，所有手指指甲融合为一体，拇指畸形与其他型相似，拇指蹼消失。

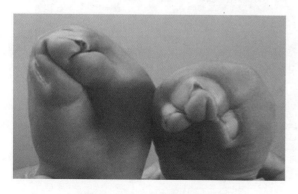

图 3-10-23 手部畸形Ⅴ型

2）X 线检查特点：骨关节畸形同Ⅲ、Ⅳ型，骨关节发育不良在各型中最为严重。

（二）**其他异常**

包括生长发育迟缓、脊柱融合（颈 5、6 椎体融合最为常见）、智力低下、中枢神经系统发育不良、精神或性格异常（如性格暴躁、易怒）、内脏及生殖系统及牙齿发育异常等，部分患者易患痤疮。

四、诊断及鉴别诊断

目前，临床医生主要依据特征性的形态学表现做出诊断（图 3-10-26）。然而，颅缝早闭综合征中不同的亚型形态学特点有不同程度的差异，只有通过基因检测方可区分、鉴别不同的亚型，进而做出精确的诊断。遗传学和基因学家目前尚难以准确解释该综合征及其他颅缝早闭综合征临床表型与基因型之间的对应关系，比如相同的基因型可出现不同的临床表现，或不同的基因型可出现相似的临床表现，未来更多的遗传学或基因学研究或可解释上述问题，进而为精确诊断和精准治疗奠定基础。

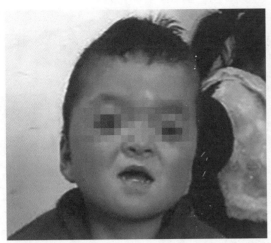
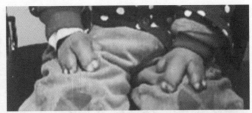
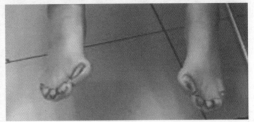

图 3-10-26　Apert 综合征患儿头部、手部及足部表型

五、治疗

Apert 综合征的手足畸形程度是各类先天畸形中所见到的最为严重者之一，加上严重的颅面畸形，往往需要经历多次、多个相关专业的手术治疗。从人体功能重要性的角度考虑，颅脑和颜面畸形可以优先考虑手术治疗，当然对于临床综合实力强和全面的综合医院，颅面畸形也可以和手足畸形同时手术治疗，或交叉分期进行。面对这样一类复杂的手足畸形，以现有的技术水平，即使经过精细的专业治疗，其手足功能和外形的恢复仍十分有限。总的来讲，其手足畸形的治疗标准可以设定得低一些，即通过分离手指，恢复手基本的抓、握、捏功能；再进一步通过对发育不良的指骨，尤其是拇指指骨进行截骨手术来重建更多的功能；另外，对于手指特别是拇指短小的情况，也可以通过延长器辅助适当延长。从笔者的临床研究结果看，绝大多数患者家长对手术后外形改善满意，但功能改善的满意度仍较低。因此，在改善手功能方面尚需做更多的探讨和研究。

对于足部畸形，理论上应该进行分趾手术，但笔者通过临床研究观察发现，虽然患者足部形态学畸形严重，但在术前均能完成基本的行走、跑动等功能，随访 6 例足趾分离手术的患者发现，其术后足部功能并没有明显改进。因此，目前针对足部畸形的手术治疗所起到的作用主要是一定程度上改善外形并减轻家长对足部畸形的心理负担。笔者认为，除非家长对足的外形改善有强烈要求，否则足部畸形可以暂不考虑治疗，或留待颅脑、颜面、手等急需解决的畸形治疗完毕以后再行治疗。当然，笔者的研究尚缺乏对患者足部形态学畸形和功能随生长发育动态变化规律的随访研究，因此尚不能证明现在推后或暂时放弃足畸形治疗的观点是完全正确的。

国外报道，Apert 综合征的分指（趾）手术时间从出生后 6 个月开始，3 岁完成，笔者也同意这种观点，原因是除手术治疗疗程长外，早期手术可以避免随生长发育引起的更为严重的继发畸形，同时也可使患者及早进行有针对性的功能训练，获得更好的功能结果。综合国内医疗机构的具体情况，考虑手术操作的难易、麻醉、术中及术后的监护和护理、患者本身对手术及意外情况的抵御能力等因素，笔者认为对于手足畸形的手术矫正，1 岁左右是可接受的外科介入时机。由于涉及众多器官的畸形，在手外科治疗开始前，应联合有关专科对患者相关畸形进行全面评估，特别是小儿神经科、麻醉科、整形科、心血管科等，制定完整、有序的总体治疗计划，并为手外科手术治疗制定详尽的术前、术中、术后监测和护理计划，以节约医疗资源，避免医疗意外发生。

六、未来研究方向

虽然患者经过治疗在功能和外形上有一定改善，但仍残留短拇畸形，指间关节、掌指关节发育不良，手指僵硬或侧偏畸形，以及肘关节发育不良等诸多问题，这些问题仍严重影响患者手功能的发挥。短拇畸形何时行骨延长术，手关节发育不良造成屈伸功能严重障碍者可否行关节成形或功能位截骨融合术,以及何时是最合适的手术时机等,均有待不断地研究和探讨。

(田 文)

第五节 典型病例

一、Klipple-Feil 综合征

(一)接诊场景

三甲医院骨科诊室,男,36 岁,由其母亲带来就诊。

(二)病史

颈部疼痛 5 年,加重伴左上肢、右下肢麻木无力半年。

(三)检测结果

1. 颈椎 X 线检查 $C_5 \sim C_7$ 椎体融合、发育性颈椎管狭窄(图 3-10-27)。

2. CT、MRI 检查 发育性颈椎管狭窄,C_4/C_5 水平(融合节段近端)椎间盘突出,压迫硬膜囊(图 3-10-28、图 3-10-29)。

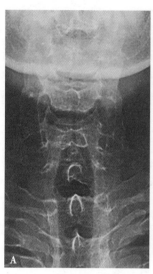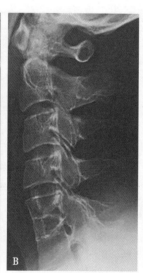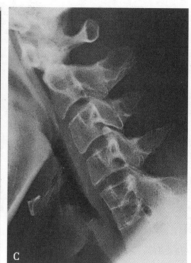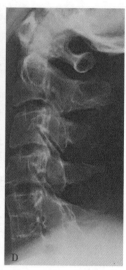

图 3-10-27 颈椎 X 线检查

A. 正位;B. 侧位;C. 前屈位;D. 后伸位

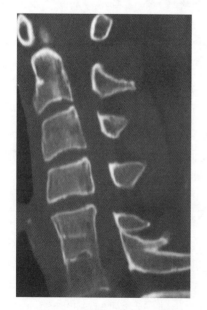

图 3-10-28 颈椎 CT 检查

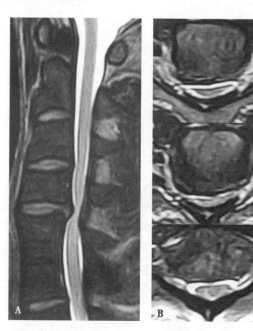

图 3-10-29 颈椎 MRI 检查

A. 矢状面;B. 横断面

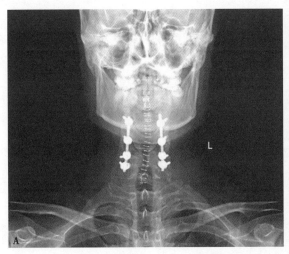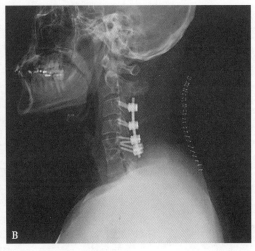

图 3-10-30　颈椎术后 X 线检查
A. 正位；B. 侧位

（四）最终确诊

主要诊断为 Klipple-Feil 综合征；颈椎病；发育性颈椎管狭窄。

（五）治疗建议

此患者接受后路 $C_3 \sim C_6$ 椎板切除椎管扩大减压、侧块螺钉内固定、植骨融合术，术后颈部疼痛、肢体麻木、无力缓解，随访过程中切口愈合良好，神经功能逐渐恢复。术后 X 线检查见图 3-10-30。

（陈　峰）

二、Poland 综合征

（一）接诊场景

三甲医院骨科诊室，女童，4 岁，因手部畸形由母亲带来就诊。

（二）病史

患者生后发现左手部并指畸形伴短小，患侧前臂及各指发育较对侧短小。功能较对侧明显受限。自发病以来，患者精神、食欲、睡眠可，大小便如常。患儿为足月顺产，非低体重儿，母亲妊娠中无羊水异常，生长发育无异常，智力可。否认既往史和家族史。

（三）查体

生命体征平稳，一般状况可，心肺腹查体无特殊，双下肢未见明显畸形，病理征阴性。左手短指并指畸形，分指术后表现，以中节短小为主，伴手指细小（图 3-10-31），患侧环小指间指蹼缘位于其余指蹼远端，患侧前臂及各指发育较对侧短小。肩、肘、腕外型及功能未见异常。远指间关节屈曲受限，肌力无明显减低。左侧胸部低平，右侧胸大肌存在，左侧发育较对侧呈发育不良表现（图 3-10-32）。

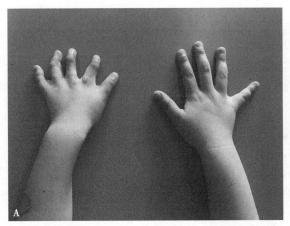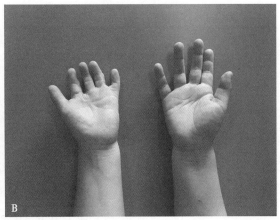

图 3-10-31　分指术后，手指短小，远指间关节屈曲

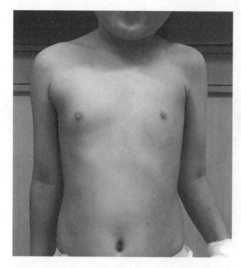

图 3-10-32 左侧胸部低平,胸大肌发育不良

(四) 检测结果

常规入院检查未见明显异常。超声心动未见明显异常。手部 X 线检查表现见图 3-10-33。锁骨下动脉彩色超声(图 3-10-34)提示患侧锁骨下动脉发育细小。全外显子基因检测未见异常。

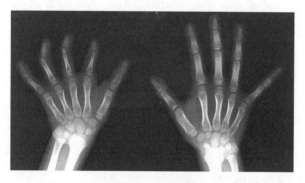

图 3-10-33 手部 X 线检查
可见中节指骨发育不良

(五) 最终确诊

患者先天性并指及胸大肌发育不良,形态学诊断考虑 Poland 综合征。

(六) 治疗建议

尽早行手部分指治疗,予分期分指手术。整形外科或胸外科随诊。术后行康复治疗。

(孙丽颖 田 文)

三、Apert 综合征

(一) 接诊场景

三甲医院骨科诊室,男童,2 岁,因出生后双手、双足畸形,由其父母带来就诊。

(二) 病史

患儿生后发现双手并指、双足并趾,手部功能明显受限。自发病以来,患儿精神、食欲、睡眠可,大小便如常。患儿为足月顺产,非低体重儿,母亲妊娠中无羊水异常,生长发育无异常,智力可,语言表达能力较同龄儿弱。否认既往史和家族史。

(三) 查体

生命体征平稳,一般状况可,心肺腹查体无特殊。四肢病理征阴性。颅面部囟门明显凸出,头颅横径大于前后径。中面部塌陷、鼻梁低平、眼眶间距增宽,突眼,触诊颅缝闭合(图 3-10-35)。双上肢等长。双手完全性并指畸形,拇指至环指呈卷曲状,四指甲板融合,与小指指端分离,手指短小,掌指关节屈曲,拇指发育不良,大鱼际肌欠饱满(图 3-10-36)。手部桡偏。肩、肘、腕外型及功能未见异常。双足五趾完全性并趾(图 3-10-37)。

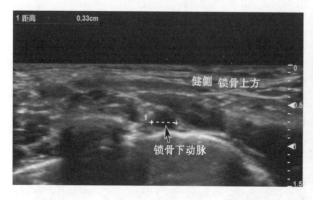

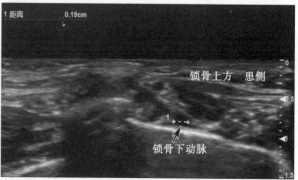

图 3-10-34 软组织彩色超声检查
在同一平面锁骨上方,健侧锁骨下动脉直径为 0.33cm,患侧为 0.19cm

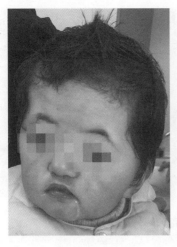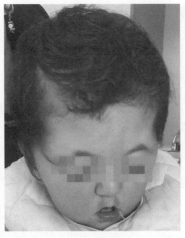

图 3-10-35　颜面部表现

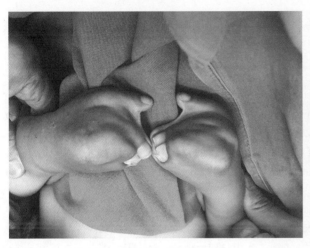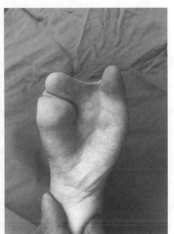

图 3-10-36　双手并指表现

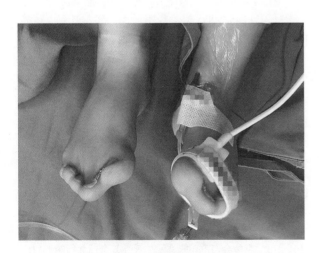

图 3-10-37　双足部完全性并趾

（四）检测结果

常规入院检查未见明显异常。超声心动提示房间隔左向右分流，三尖瓣轻度反流。全外显子基因检测显示 *FGFR2* 基因新发突变，NM_000141.4：c.758C＞G（p.Pro253Arg）。手部及足部 X 线检查（图 3-10-38）显示中节指骨短小，拇、示、中、环、小指中远节指骨融合，近节指骨部分融合，骨骺发育不良；足部骨骺发育不良。

（五）最终确诊

患者婴幼儿，先天性手部并指、足部并趾及颅面部发育不良，形态学诊断考虑 Apert 综合征，基因检测明确诊断。

（六）治疗建议

神经外科评估头颅发育及治疗情况。手部分指治疗，行分期分指手术。术后行康复治疗。

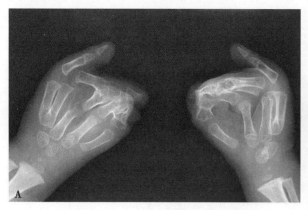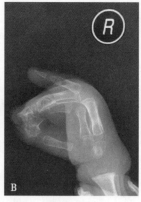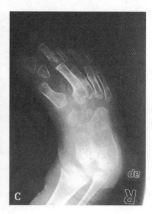

图 3-10-38 手和足部畸形 X 线检查

A. 双手部正位；B. 右手侧位；C. 右足斜位

（孙丽颖 田 文）

参 考 文 献

[1] Bonafe L, Cormier-Daire V, Hall C, et al. Nosology and classification of genetic skeletal disorders: 2015 revision[J]. Am J Med Genet A, 2015, 167A（12）: 2869-2892.

[2] Kornak U, Mundlos S. Genetic disorders of the skeleton: a developmental approach[J]. Am J Hum Genet, 2003, 73（3）: 447-474.

[3] Wu N, Ming X, Xiao J, et al. TBX6 null variants and a common hypomorphic allele in congenital scoliosis[J]. New Engl J Med, 2015, 372（4）: 341-350.

[4] Pahys JM, Guille JT. What's New in Congenital Scoliosis?[J]. J Pediatr Orthop, 2018, 38（3）: e172-e179.

[5] Liu J, Wu N, Deciphering Disorders Involving Scoliosis and COmorbidities（DISCO）study, et al. TBX6-associated congenital scoliosis（TACS）as a clinically distinguishable subtype of congenital scoliosis: further evidence supporting the compound inheritance and TBX6 gene dosage model[J]. Genet Med, 2019, 21（7）: 1548-1558.

[6] Yang N, Wu N, Zhang L, et al. TBX6 compound inheritance leads to congenital vertebral malformations in humans and mice[J]. Hum Mol Genet, 2019, 28（4）: 539-547.

[7] Hensinger RN, Lang JE, MacEwen GD: Klippel-Feil syndrome; a constellation of associated anomalies[J]. J Bone Joint Surg Am, 1974, 56（6）: 1246-1253.

[8] Gunderson CH, Greenspan RH, Glaser GH, et al. The Klippel-Feil syndrome: genetic and clinical reevaluation of cervical fusion[J]. Medicine（Baltimore）, 1967, 46（6）: 491-512.

[9] Clarke RA, Kearsley JH, Walsh DA. Patterned expression in familial Klippel-Feil syndrome[J]. Teratology, 1996, 53（3）: 152-157.

[10] Tracy MR, Dormans JP, Kusumi K. Klippel-Feil syndrome: clinical features and current understanding of etiology[J]. Clin Orthop Relat Res, 2004（424）: 183-190.

[11] Jones KL. SMITH 人类先天性畸形图谱——分类、判定标准与遗传咨询 [M]. 6 版. 傅松滨, 主译. 北京: 人民卫生出版社, 2007: 334-335.

[12] 马炜, 田文, 赵俊会, 等. Poland 综合征合并畸形的形态学特征及治疗策略 [J]. 中华手外科杂志, 2015, 31（4）: 245-248.

[13] Romanini MV, Torre M, Santi PL, et al. Proposal of TBN classification of thoracic anomalies and treatment algorithm for Poland syndrome[J]. Plast Reconstr Surg, 2016, 138（1）: 50-58.

[14] Romanini MV, Calevo MG, Puliti A et al. Poland syndrome: A proposed classification system and perspectives on diagnosis and treatment[J]. Semin Pediatr Surg, 2018, 27（3）: 189-199.

[15] Wheaton SW. Two specimens of congenital deformity in infants associated with fusion of the fingers and toes[J]. Trans Pathol Soc Lond, 1894, 45: 238.

[16] 田文, 赵俊会, 田光磊, 等. 先天性复合性并指畸形 [J]. 中华手外科杂志, 2007, 23（2）: 82-84.

[17] Taghinia AH, Yorlets RR, Doyle M, et al. Long-term

functional upper-extremity outcomes in adults with Apert syndrome[J]. Plast Reconstr Surg, 2019, 143（4）: 1136-1145.

[18] Dap M, Bach-Segura P, Bertholdt C, et al. Variable phenotypic expression of Apert syndrome in monozygotic twins[J]. Clin Case Rep, 2018, 7（1）: 54-57.

第十一章 皮肤罕见病

皮肤罕见病的种类相对较多,临床表现也各不相同。在历史记载和文学著作中,皮肤罕见病往往因为奇特的外观而被记录和演绎。比如希腊神话中海神普罗蒂斯(Proteus)因其性格的变化无常,而被用来描述变形综合征(Proteus syndrome)这样一类外形多变的罕见病。

一、皮肤罕见病的分类

皮肤罕见病总体上可分为以下三大类:

罕见的代谢性皮肤病:由于各种因素引起的代谢异常,导致卟啉或者类脂蛋白等沉积于皮肤,出现外观及功能上的改变,如卟啉症、皮肤类脂蛋白沉积症及硬化性黏液性水肿等。某些遗传性酶缺陷的疾病是由于脂肪、蛋白质和糖类等成分在合成、降解、排泄中出现紊乱、异常而发病。本章主要介绍红细胞酶促反应过程中因酶功能缺失或功能障碍所致的一组卟啉症。

罕见的遗传性皮肤病:病因与已知或未知的遗传基因突变有关,由致病基因影响相关的蛋白表达和酶学改变,出现异常的蛋白表达,最终导致特征性的皮肤表现,如角化异常性疾病、原发性免疫缺陷病、色素性疾病和发育畸形等。遗传性大疱性表皮松解症(epidermolysis bullosa, EB)是典型的机械性大疱病,以皮肤轻微外伤后出现大疱为特点,"蝴蝶宝贝"即是用来描述这类患者,因其皮肤像蝴蝶的翅膀一样脆弱而得名。本章将以遗传性EB为例,介绍罕见的遗传性皮肤病的表现。

罕见的皮肤肿瘤:由未明原因或者融合基因突变导致的罕见肿瘤类型,如朗格汉斯细胞组织细胞增生症、肥大细胞瘤等,最常累及皮肤。近来研究发现吸烟、病毒感染及遗传因素($BRAF^{V600E}$)与部分朗格汉斯细胞组织细胞增生症可能密切相关。该疾病不仅累及皮肤黏膜,也可累及中枢神经系统、消化系统、肺脏及甲状腺等多个系统或器官。本章以朗格汉斯细胞组织细胞增生症和原发性皮肤淋巴瘤为例,介绍以皮肤肿瘤为特征的罕见疾病。

二、皮肤罕见病的临床表现

皮肤罕见病的皮损表现各不相同。变形综合征中出现幻化无定的肢体肥大。卟啉症和类脂蛋白沉积症临床表现为面部出现较深的皱纹、沟壑及瘢痕,导致饱经风霜的早老面容。遗传性角化病可表现为先天性红斑和角化,如弥漫性表皮松解性掌跖角化症和非表皮松解性掌跖角化病最初表现为掌跖皮肤变红,然后发生厚的黄色角化过度,接着扩展累及手足侧面。Olmsted综合征患者在口周、腹股沟、生殖器和臀沟等部位出现红斑和角化,并伴有指(趾)畸形和收缩。朗格汉斯细胞组织细胞增生症临床表现多种多样,可表现为直径1~2mm大小粉红色或肤色播散分布的丘疹、脓疱、水疱,类似脂溢性皮炎;也可在口腔和外阴出现溃疡,甚至出现黄红色的丘疹和结节,甚至呈肿瘤样的外观。

三、皮肤罕见病的诊断

近年来,皮肤罕见病的诊断手段取得了巨大进展。早期的孟德尔遗传模式分析有助于遗传性皮肤罕见病的诊断,后来出现的PCR分子扩增技术,使得Sanger测序在此领域迅速发展。随着技术的进步和医学诊断的现实需求,更多的方法如多重连接探针扩增(multiplex ligation-dependent probe amplification, MPLA)、DNA微阵列(DNA microarray)等技术逐渐应用开来,由此更多与遗传、基因突变相关的皮肤罕见病得以诊断。这既扩大了表型的谱系和范围,也对传统的皮肤科医生提出了新挑战。尤其是近几年二代测序(next generation sequencing, NGS)技术和全外显子甚至全基因组测序的普及，皮肤科医生越来越需要和遗传学以及生物信息学的科学家合作，来揭示皮肤罕见病的遗传密码和病理生理机制。

总之，皮肤罕见病类型广泛，表现各异，部分疾病有特征性的表现，且可能伴随其他系统的改变，治疗尚缺乏有效的方法。因此，了解和掌握皮肤罕见病，了解罕见病的疾病谱有重要的意义。

（晋红中 王 涛）

第一节 卟 啉 症

一、卟啉症：一组罕见的代谢性疾病

卟啉症是罕见病中具有典型意义的一组卟啉代谢障碍性疾病。传统上，依据酶缺陷表达的主要部位，将卟啉症分为红细胞生成性原卟啉症和肝性红细胞生成性卟啉症两种。从皮肤科医生角度而言，将其分为皮肤卟啉症和非皮肤卟啉症更能直观地区分有无皮肤受累。但对于内科医生或者急诊科医生来讲，将卟啉症分为急性型和非急性型，则更能强调具有生命危险的急性神经系统发作的可能。

总体而言，皮肤科医生对卟啉症有着更为特殊的关注，因为多数类型的卟啉症，具有特征性的症状和体征，而且根据临床表现，皮肤科医生可以迅速做出可能的诊断，然后再通过实验室检查，就能明确诊断。

我国目前的卟啉症研究主要还处于个案报道及家系报道阶段，尚缺乏大规模的临床研究以及登记研究甚至前瞻性药物干预研究。一方面，是因为本病在国内罕见，主要好发于欧洲等国家；另一方面，大部分医院和科研机构缺乏诊断本病的手段和方式。目前本病的基因缺陷已经阐明，通过受累家系的分子诊断和基因咨询，能确立卟啉症的诊断。

二、卟啉症的历史

历史上，因人类认识的局限，对卟啉症曾有过错误的认识。最知名的卟啉症患者可能是被称为"疯王"的乔治三世（King George Ⅲ），历史上很多故事对此进行了演绎，比如"吸血鬼"题材，可能源于先天性红细胞生成性原卟啉症（congenital erythropoietic protoporphyria，CEP），并以此为故

事原型，演绎出了大量的文学和影视作品，甚至电脑游戏产品。以上均反映出大众对本病缺乏认识，并且从内心深处衍生出对此类疾病特殊容貌的好奇和恐惧。

而在医学世界里，乔治三世的遗传密码穿越了数百年的时光隧道，依然吸引着无数科研工作者的探讨和研究。现在已经明确乔治三世是1名典型的卟啉症患者，著名的医学杂志 *Lancet* 对此有过报道。19世纪末，Schultz描述了1例33岁男性，他自婴儿期便有皮肤光敏感，并有酒红色尿，这是文献报道的第1例卟啉症患者。1911年Gunther首次提出卟啉症可分为急性血卟啉症、先天性血卟啉症和慢性血卟啉症。1937年急性间歇性卟啉症和迟发性皮肤卟啉症命名出现。再后来的变异性卟啉症（1953）、遗传性粪卟啉症（1955）、红细胞生成性原卟啉症（1961）、肝性红细胞生成性卟啉症（1969）、δ-氨基-γ-酮戊酸（ALA）脱氢酶缺乏性卟啉症（1979）陆续被认识和发现。2008年Whatley等报道了X连锁显性遗传性原卟啉症，至此，卟啉症的疾病谱被描述完整。

三、卟啉症的认识和分类：揭开卟啉症的神秘面纱

尽管卟啉症的致病基因和发病机制基本被阐述清楚（表3-11-1），但到目前为止，没有一条通路能解释卟啉类物质经紫外线（UV）照射后引起光敏反应的机制。尿卟啉、粪卟啉和原卟啉强烈吸收 Soret 光谱（主要吸收峰介于400～410nm）。通过吸收辐射的能量，这些卟啉类分子进入激发

表 3-11-1 卟啉症的分类和基因标志

皮肤型	非皮肤型
迟发性皮肤卟啉症，*UROD*	急性间歇性卟啉症，*PBGD*
红细胞生成性原卟啉症，*FECH*	ALA脱氢酶缺乏性卟啉症，*ALAD*
变异性卟啉症，*PPOX*	
遗传性粪卟啉症，*CPO*	
先天性红细胞生成性卟啉症，*UROS*	
肝性红细胞生成性卟啉症，*UROD*	

UROD：尿卟啉原脱羧酶；*FECH*：亚铁螯合酶；*PPOX*：原卟啉原氧化酶；*CPO*：粪卟啉酶；*UROS*：尿卟啉原合成酶；*PBGD*：胆色素原脱氨酶；*ALAD*：δ-氨基-γ-酮戊酸脱水酶

状态，处于单态和三态的受激活卟啉类物质能够把吸收的能量转移给氧分子，因此产生活性氧。卟啉类物质的溶解性和在人体组织里的分布不同，决定了受损细胞的类型。水溶性的尿卟啉、粪卟啉和原卟啉积聚可引起皮肤大疱形成，大多数皮肤卟啉症出现此类表现，如迟发性皮肤卟啉症、变异性卟啉症和遗传性粪卟啉症。而亲脂原卟啉的蓄积，当暴露于紫外线照射后，引起皮肤烧灼感，曝光皮肤出现红斑和水肿，此现象常见于红细胞生成性原卟啉症。

四、警惕卟啉症急性发作

尽管大部分卟啉症患者都会出现损容性改变，但需要警惕的是急性间歇性卟啉症和 ALA 脱氢酶缺乏性卟啉症，没有皮肤损害，但却可以危及生命。这两种卟啉症功能失调的酶在血红素生物合成的早期起作用，其底物是非光毒性的卟啉前体。除急性间歇性卟啉症和 ALA 脱氢酶缺乏性卟啉症外，变异性卟啉症和遗传性粪卟啉症亦可出现危及生命的急性神经系统的发作。目前急诊科医生以及神经内科医生尚缺乏快速有效的手段使患者脱离险境。卟啉症急性发作确切的发病机制还不十分清楚，但在急性发作期，从肝脏分泌具有很强神经毒性的卟啉前体 ALA，胆色素原（porphobilinogen，PBG）大量增多，由于缺乏适当的屏障保护，在自主和周围神经系统很容易产生毒性作用。

五、卟啉异常都和遗传相关吗？

不一定。卟啉异常还可见于长期酗酒、农药中毒、铅中毒、铁粒幼细胞贫血和溶血性贫血、铁缺乏、肾衰竭、胆汁淤积、肝病及胃肠出血等。然而，仅在铁粒幼细胞贫血的患者中偶有伴发光敏感的报道。

六、为什么卟啉症的临床表现常常与"吸血鬼"相联系？

要回答这个问题，我们需要以最常见的两种卟啉症为例，描述卟啉症患者的临床表现，来揭示这一关联的内在原因。

（一）迟发性皮肤卟啉症

迟发性皮肤卟啉症（porphyria cutanea tarda，PCT）（OMIM #176090）是卟啉症中最常见的一种，

以曝光部位皮疹和皮肤脆性增加为特征性表现，通常是由于尿卟啉原脱羧酶（uroporphyrinogen decarboxylase，UROD）活性减低所致。PCT 可分为四型：Ⅰ型为散发型，非家族性，最为多见，约占全部 PCT 的 75%，其 UROD 的功能缺陷仅局限于肝脏；Ⅱ型为家族型，为常染色体显性遗传病，约占 PCT 的 25%，是由于 UROD 基因突变所致，所有组织器官的 UROD 功能均降低；Ⅲ型为中毒型，较为少见，遗传性酶缺乏仅限于肝脏，与急性或慢性接触肝毒性物质有关；Ⅳ型为红细胞生成型，是由于 UROD 的纯合缺陷导致。UROD 是血红素生物合成过程中的第 5 个酶，催化尿卟啉原转化为粪卟啉原。血红素的主要合成部位是红细胞和肝脏，UROD 的活性降低或缺乏会导致尿卟啉在各组织沉积，特别是在肝脏和皮肤，引起皮肤曝光处的光毒反应。PCT 的危险因素包括酒精、含雌激素药物、肝脏铁负荷过多、卤碳氢化合物、丙型肝炎病毒感染、HIV 感染、慢性肾衰竭和血液透析等。

各型 PCT 的临床表现基本相似。一般在 40～50 岁开始出现明显的症状，家族型患者可能发病较早，发病无明显性别差异。疾病发展有明显的季节性，夏季和秋季皮疹明显较其他季节加重。皮疹一般局限于曝光部位，如面部、颈部、手背和前臂等，也可出现在小腿和足部，表现为水疱、糜烂和溃疡（图 3-11-1，彩图见文末彩插）。皮肤脆性增加是本病最具特征性的表现，轻微的外伤即可导致局部皮肤出现糜烂和结痂（图 3-11-2，彩图见文末彩插），即 Dean 征阳性，创面处常出现继发感染。患者皮肤愈合缓慢，需要数周才可愈合，愈后遗留瘢痕、粟丘疹、色素沉着或色素减退。患者常出现多毛，一般位于面颊、耳部和上肢（图 3-11-3，彩图见文末彩插）。此外患者还可出现曝光部位色素沉着、皮肌炎样粉红色或紫红色斑和硬皮病样斑块（图 3-11-4，彩图见文末彩插）。本病还可导致眼病变，包括睑外翻、眼睑溃疡和色素脱失，巩膜软化、结膜和巩膜坏死、水疱，角膜瘢痕、溃疡和血管形成等。自觉症状有瘙痒和灼热感。尿呈暗红色。

（二）红细胞生成性原卟啉症

红细胞生成性原卟啉症（erythropoietic protoporphyria，EPP）（OMIM #177000）是一种由于

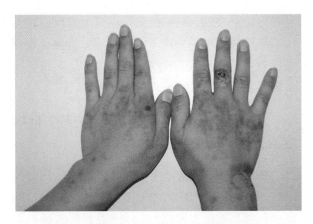

图 3-11-1 迟发性皮肤卟啉症患者手背出现水疱、糜烂和溃疡（Dean 征）

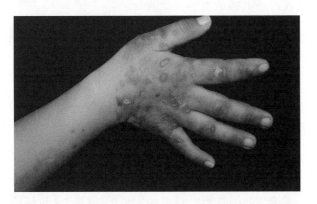

图 3-11-2 迟发性皮肤卟啉症患者皮肤脆性增加，轻微的外伤导致局部皮肤糜烂和结痂（Dean 征）

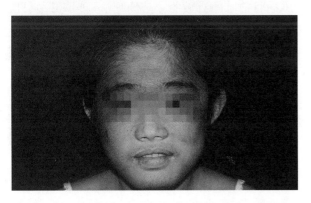

图 3-11-3 迟发性皮肤卟啉症患者出现的色素沉着和多毛

线粒体亚铁螯合酶（ferrochelase，FECH）活性部分缺乏导致的遗传性疾病，也是最常见的一种疼痛性光敏性卟啉症。EPP 患者 FECH 活性部分缺乏，而该酶是血红素合成的末端转移酶，其活性低导致大量合成的血红蛋白无原卟啉，也未与锌结合，此种红细胞较正常红细胞衰老快，且在紫外线照射下，原卟啉可从红细胞中释放出来，溶解入血浆并进入血管壁和组织，从而导致患者的皮肤对于波长 400nm 左右的光敏感（Soret 带，

血红素紫外线吸收带），原卟啉被光激发，产生能量，进而导致血管和组织的氧化损伤。

患者一般在婴儿期和儿童期发病，患儿曝光 5～30 分钟后即出现症状，表现为曝光部位的刺痛、烧灼感和瘙痒，局部皮肤红斑、肿胀，而水疱较为少见，症状严重程度与曝光时间和强度有关，部分患者疼痛感可持续数小时甚至数天。反复发作者，皮疹呈湿疹样、苔藓化、皮革样或饱经风霜样改变，口周出现萎缩性沟纹（图 3-11-5，彩图见文末彩插）。极少数患者可出现手部角化（图 3-11-6，彩图见文末彩插），这类患者通常有 *FECH* 基因突变。EPP 患者一般无全身症状，少数可有畏寒、发热和恶心等。卟啉类物质被肝脏吸收，经胆汁排泄，胆囊内卟啉类物质沉积可导

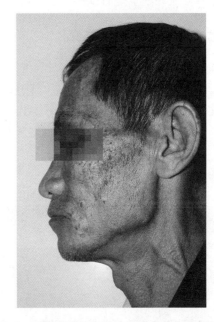

图 3-11-4 酗酒所致的迟发性皮肤卟啉症患者面部色素沉着和硬皮病样改变，并见多毛和瘢痕

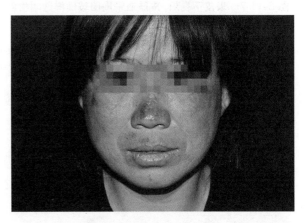

图 3-11-5 红细胞生成性原卟啉症患者面部皮肤苔藓化、皮革样改变，口周出现萎缩性沟纹

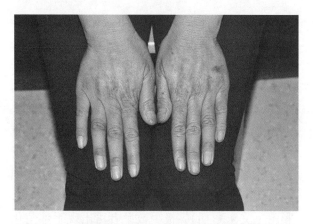

图 3-11-6 红细胞生成性原卟啉症患者手背呈显著苔藓化

致胆石症和肝功能损伤,症状较轻者仅表现为肝酶异常,严重者可出现肝内胆汁淤积。此外本病还可伴有贫血和维生素 D 缺乏。

七、卟啉症的病理改变

各型卟啉症在组织病理上均可表现为受累皮肤血管周围玻璃样透明物质沉积(图 3-11-7,彩图见文末彩插),PAS 染色阳性(图 3-11-8,彩图见文末彩插)。轻型病例仅局限于真皮乳头层,严

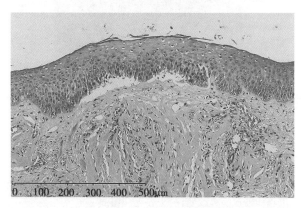

图 3-11-7 表皮下裂隙,皮肤血管周围玻璃样透明物质沉积(HE 染色)

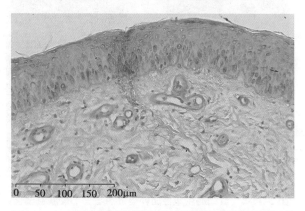

图 3-11-8 PAS 染色可清楚显示血管周围玻璃样物质沉积

重者可达真皮深部,并在血管周围形成板层样结构。部分病例可见表皮下水疱形成。直接免疫荧光检查可见表皮真皮交界处 IgG 沉积,真皮乳头血管周围 IgG、C3 和纤维蛋白原环形沉积。

八、乔治三世有可能重写历史吗? 卟啉症治疗的"前世今生"

在乔治三世时期,人们对卟啉症的认识尚不清楚,更谈不上治疗。不过在传说和影片中,卟啉症都和"血液""黑夜""圆月"等有着神秘的关联,在某种程度上似乎印证了一个观点:避光能改善卟啉症患者的症状或处境。

尽管目前卟啉症的治疗仍然是医学界的难题,但卟啉症发病的生物学机制尤其是突变基因的突破性研究进展,给卟啉症的治疗带来了希望。

针对 PCT 的治疗,首先应尽可能消除一切可能诱发或加重病情的危险因素,比如控制酒精摄入、停用雌激素类药物、补充铁剂等。同时应严格做好紫外线防护,外出需外用遮光剂,穿防晒衣,戴帽子和手套。治疗机制主要是降低铁负荷和增加卟啉排泄。目前最主要的治疗方法包括放血疗法和小剂量氯喹或羟氯喹口服治疗,前者是本病目前唯一有效的非药物疗法,能够减少肝脏铁含量,建议每周或隔周放血 450~500ml,直至血清铁蛋白低于 25ng/ml;后者可与卟啉形成络合物,增加卟啉的尿排泄,并抑制卟啉合成,用法是口服氯喹每周 2 次,每次 125mg,6~12 个月后病情可完全缓解,或口服羟氯喹每周 2 次,每次 200mg。以上两种方法联用疗效更佳。此外,对于丙型肝炎病毒感染的患者,抗病毒疗法也有一定的疗效,有报道称,合并丙型肝炎的患者通过雷迪帕韦 - 索非布韦(ledipasvir-sofosbuvir)治疗 5 个月后,皮疹基本消退。西咪替丁和干扰素治疗丙型肝炎病毒后,PCT 也能改善。

针对 EPP 光敏症状在治疗上应首先避光,戴墨镜,外用防晒霜,治疗原则主要为减少原卟啉产生和促进其在胆汁的排泄而达到治疗作用。以往建议口服 β- 胡萝卜素(每天 60~180mg)1~3 个月,可使 80% 的患者降低光敏,然而目前其有效性受到质疑,且 β- 胡萝卜素有导致皮肤黄染的副作用。口服半胱氨酸(500mg,每天 2 次)也有一定的疗效。大剂量西咪替丁(每天 30~40mg/kg)

对于部分儿童患者有一定疗效。针对 EPP 肝脏病变，可试用考来烯胺及其类似物，严重者可考虑血浆置换和肝脏移植。最新研究显示阿法诺肽（afamelanotide）对于治疗 EPP 的有效性和安全性俱佳。

（王　涛　晋红中）

第二节　遗传性大疱性表皮松解症

一、命名及由来

遗传性大疱性表皮松解症（congenital epidermolysis bullosa，CEB）是一组罕见的遗传性皮肤疾病。该病最先由 von Hebra 于 1870 年提出，目前的名称"大疱性表皮松解症"是由 Koebner 于 1886 年命名的。由于基因突变，患者的皮肤和黏膜结构有缺陷，皮肤受到轻微外伤后即可出现大疱，国际医疗组织称之为"蝴蝶宝贝"。发生突变的结构蛋白在皮肤的分布决定 EB 大疱的位置。EB 可分为四大类型：单纯型大疱性表皮松解症（epidermolysis bullosa simplex，EBS）、交界型大疱性表皮松解症（junctional epidermolysis bullosa，JEB）、营养不良型大疱性表皮松解症（dystrophic epidermolysis bullosa，DEB）以及 Kindler 综合征（Kindler syndrome，KS）。据文献数据记载，美国 EB 的患病率为 8.22/100 万，其中单纯型、交界型、显性遗传营养不良型及隐性遗传营养不良型 EB 的患病率和发病率分别为 4.60/100 万和 10.75/100 万，0.44/100 万和 2.04/100 万，0.99/100 万和 2.86/100 万，0.92/100 万和 2.04/100 万，且发病率和患病率无显著的地域和种族差异。据统计，在 1986—1990 年的 5 年期间，每百万个成活的新生儿中约有 19.60 个 EB 患者。

二、病因及发病机制的研究进展

所有类型的 EB，其特征性的表现为皮肤对机械力脆性增加。原因可能涉及 10 多个编码结构蛋白的基因突变，这些蛋白通常位于真皮、真表皮交界处或者真皮乳头上层。大多数 EB 患者的致病基因突变都是来自父母遗传，有少数患者是自身发生了基因突变（新生突变）。EB 有两种遗传方式：显性遗传和隐性遗传。显性遗传通常

为父母一方患病，其后代都有 50% 的可能性患病。隐性遗传为父母双方各自携带一个隐性致病基因（表现为健康），其后代均有 1/4 患病的可能性。目前没有发现任何一种 EB 伴性遗传，也就是说，胎儿是否患病与性别没有关系。

绝大多数 EBS 是常染色体显性遗传，由于角蛋白 5（keratin 5，K5）或角蛋白 14（keratin 14，K14）基因的显性负性突变所致表皮中角蛋白及其他结构蛋白缺陷。这些角蛋白主要位于表皮的基底细胞层。在日本人群中，K5 基因的突变比 K14 基因的突变更为常见。单纯型 EB 主要分为 4 种亚型：Weber-Cockayne 型、Koebner 型、Dowling-Meara 型和伴肌肉营养不良型。临床比较严重的 Dowling-Meara 型是由于 K5 或 K14 基因高度保守的 α 螺旋头区发生突变所致。

所有 JEB 均为常染色体隐性遗传，是由于基因突变所致表皮和真皮交界处的蛋白缺陷引起的。该型的发生与 LAMB3 [层粘连蛋白 332（laminin 332，LM332）β3 亚单位] 基因的突变有关。临床上主要分为 3 种亚型：Herlitz 型、非 Herlitz 型和伴幽门闭锁型。其中 Herlitz 为严重型，是由于编码层粘连蛋白 332 的 3 个蛋白亚单位中的一个发生杂合突变所致。非 Herlitz 型为良性型，是由于层粘连蛋白 332 或 BPAg2（也称ⅩⅦ型胶原）的基因突变所致。伴有幽门闭锁的交界型 EB 是由于编码 α6β4 整合素亚单位 2 个基因中的一个突变所致。

DEB 分为常染色体显性遗传型（dominant dystrophic epidermolysis bullosa，DDEB）和常染色体隐性遗传型（recessive dystrophic epidermolysis bullosa，RDEB），均为真皮质中Ⅶ型胶原缺陷引发。DDEB 型是由于Ⅶ型胶原基因的显性负性突变所致，通常该突变发生在甘氨酸的编码位，不引起Ⅶ型胶原分子的截短，该型皮损的免疫组化染色无法与正常皮肤区分。RDEB 型通常是由于编码Ⅶ型胶原的基因杂合突变所致。最严重的 RDEB 亚型——Hallopeau-Siemens 型的突变特点是出现了提前终止密码，这导致Ⅶ型胶原蛋白缩短。以Ⅶ型胶原抗体的免疫组化检查可以发现患者皮肤组织中锚状纤维缺如，同时抗Ⅶ型胶原蛋白分子主要表位的抗体也不能在免疫组化中被检测到。一般显性遗传患者的症状较轻，隐性遗传患者的症状较重。

Kindler 综合征最为罕见，为隐性遗传，由编码 Fermitin 家族同源蛋白（FERMT1）的基因缺陷引发肌动蛋白和细胞外基质失去紧密连接所致。

三、临床表现多样性

各型 EB 的原发性损害为大小不等的紧张性水疱，继发性损害包括糜烂、结痂、色素沉着、粟丘疹、萎缩、瘢痕和甲营养不良等。

（一）单纯型大疱性表皮松解症（EBS）

1. **局限性 EBS（OMIM #131800）** 是最轻型且最常见的 EB 类型。局限性 EBS 患者在婴儿期至 29 岁发病，主要表现为局限于手掌和足底的创伤或摩擦诱发性水疱，常伴随掌跖多汗、掌跖角化，热天或走路多时可使病情加重。通常毛发和牙齿正常，甲营养不良的情况少见，且通常程度较轻。水疱愈合后不留瘢痕和粟丘疹。

2. **泛发性重度 EBS** 是 EBS 最严重的类型。该病患者在出生时即表现为创伤或摩擦诱发的播散性水疱，躯干、上肢或颈部可能自发出现成群的弧形"疱疹样"排列的水疱。口腔黏膜受累较常见。婴儿期常出现手掌和足底的角化过度，并可继续进展为融合性皮肤角化病。皮损外表现，包括甲与毛发异常、眼部受累、口腔糜烂、牙釉质发育不全、食管狭窄、胃食管反流和尿道梗阻等全身多系统受累。

3. **泛发性中间型 EBS** 水疱从出生时或婴儿期开始出现，通常较轻，多累及手、足和四肢。毛发、牙齿和甲的发育正常。皮损愈合后常留有炎症后色素沉着。

（二）交界型大疱性表皮松解症（JEB）

1. **泛发性重度 JEB** 患者在出生时表现为泛发性皮肤黏膜水疱、广泛表皮剥脱、糜烂，即使积极治疗后也可能发生早期死亡。反复组织受创后发生的继发性皮损包括萎缩性瘢痕、蹼化（手指或脚趾间瘢痕形成）、挛缩（通常是腋窝）和粟丘疹。可伴有大片毛发脱失、甲脱落、牙釉质发育不良、吞咽困难、声音嘶哑、排尿困难和眼部翼状胬肉等。此外，牙釉质发育不全是所有 JEB 亚型口腔内疾病的一个特征性表现。

2. **泛发性中间型 JEB** 大多数患者出生时即出现泛发性水疱，反复起疱及愈合会造成皮肤萎缩伴皮肤异色性外观、色素沉着和星状瘢痕。成人泛发性中间型 JEB 的特征是浆液性或出血性水疱，主要发生在暴露于摩擦、创伤或高温的部位。皮损可发展形成浅表或深部溃疡、结痂性病灶和裂纹。皮肤外的表现包括脱发、甲营养不良或甲缺失、牙釉质发育不全、龋齿及 EB 痣等。其中乳牙和恒牙的釉质缺陷和萎缩性秃发具有特征性。

（三）营养不良型遗传性大疱性表皮松解症（DEB）

1. **显性遗传型（OMIM #131750）** 患者大多在出生后出现小腿伸侧至足部皮肤水疱、大疱，尤其是关节部位多见，尼科利斯基征（Nikolsky sign）常阳性。水疱愈合后，多数留有皮肤萎缩和瘢痕（图 3-11-9A，彩图见文末彩插）。大多数患者无皮肤外表现，通常健康状况良好。

2. **隐性遗传型（OMIM #226600）** 患者表现为皮肤脆性明显增加，出现泛发性水疱、萎缩性瘢痕、粟丘疹、明显的甲营养不良和多系统器官受累。通常皮肤外病变严重，可出现指（趾）屈曲挛缩甚至并指（趾）（图 3-11-9B，彩图见文末彩插）、张口幅度变小、食管狭窄出现吞咽困难、便秘或

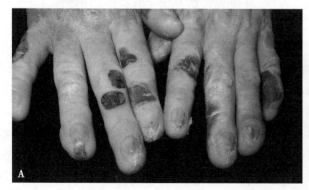
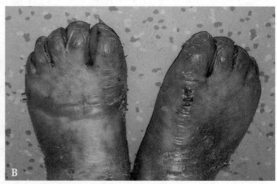

图 3-11-9　营养不良型遗传性大疱性表皮松解症（DEB）
A. 水疱愈合后留有皮肤萎缩和瘢痕；B. 皮肤外病变严重，趾屈曲挛缩甚至并指

肛门反复出血、眼部异常增生物等。此外，患皮肤肿瘤（如鳞状细胞癌）的概率也相对增高。严重病例可因大面积表皮剥脱致体液丧失、继发感染、败血症、肺炎或由于食管收缩致严重营养不良而死亡。

（四）Kindler 综合征（OMIM #173650）

在出生时或婴儿期早期表现为创伤诱发的皮肤水疱形成，主要累及肢端部位，愈合后呈萎缩改变。在儿童期晚期，水疱逐渐减轻，转而出现局限于阳光暴露部位的进行性皮肤异色症和皮肤萎缩，如手背和足背。大多数患者可发生不同程度的光敏感。黏膜受累往往随年龄增长而增多。患者在成年期发生非黑色素瘤性皮肤癌的风险增高。

四、并发症：后果严重需关注

（一）器官黏膜受累

EB 可累及眼结膜、口腔、消化道和生殖道等多处黏膜，表现为大疱、糜烂、溃疡、瘢痕，病变导致相应器官功能受损，如眼部假膜、食管狭窄、幽门梗阻、泌尿系统梗阻等。

（二）营养不良和贫血

营养不良可能会导致难治性贫血、低白蛋白血症、生长迟滞及青春期延迟伴继发性性腺功能减退症。贫血的主要原因是铁缺乏，这是由于摄取和吸收减少、皮肤和黏膜慢性损伤所致失血以及皮肤细胞丢失造成的。慢性炎症状态还会抑制红细胞生成。贫血对总体健康状况有重大影响，可导致乏力、呼吸急促、运动耐量下降、伤口愈合不良和厌食。

（三）感染

皮肤感染在 EB 所有亚型中均常见，可能使泛发性重度亚型患者病情恶化。其中，金黄色葡萄球菌和化脓性链球菌是常见的致病菌。在大多数病例中，脓毒症由皮肤感染引起，为 JEB 和 RDEB 患儿发生并发症的常见病因。

（四）皮肤肿瘤

多发性皮肤鳞癌是主要的合并症之一，通常发生在 RDEB。肿瘤经常出现于长期未愈合伤口和角化过度的皮损周围，边界通常不清，难以完全切除，易复发导致局部或远处转移。多发性皮肤鳞癌是中年 EB 患者的主要死因。另外，少数

RDEB 的儿童患者可出现恶性黑色素瘤，因此在儿童期早期需要密切观察。

五、诊断思路及鉴别诊断

（一）疑诊大疱性表皮松解症：拨开云雾见天日

若个体存在婴儿期或儿童期起病的，反复发作的水疱或糜烂病史，应怀疑 EB。有 EB 相似表现的家族史也支持该病的诊断。皮肤改变往往局限于创伤部位，但病变严重程度与创伤的程度不平行。如果新生儿出现水疱和/或糜烂，并且不能用其他可能病因（如感染、蚊虫叮咬和吮吸性水疱等）解释，应考虑患有 EB 可能。对于年龄较大的儿童和成人，瘢痕、粟丘疹、甲营养不良、口腔受累或其他器官受累有助于对 EB 亚型的判断。

（二）有助于诊断的检查

1. **病理学** EB 病变的常规组织学表现通常为非炎症性表皮内或表皮下水疱（图 3-11-10，彩图见文末彩插），普通光镜下很难区分水疱具体位置，对确定 EB 类型没有帮助。但常规的组织学检查可能有助于排除大疱性或糜烂性皮肤损伤的其他病因，尤其对于新生儿。

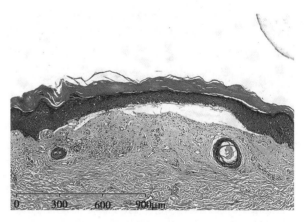

图 3-11-10　EB 组织病理：乏细胞浸润的表皮下水疱，无特异性（HE 染色×50）

2. **免疫荧光显微镜** 对于疑诊的 EB，诊断的第一步通常是皮肤活检并进行免疫荧光显微镜（immunofluorescence microscopy，IFM）检查，这是目前 EB 的首选诊断方法。通过 IFM 技术对 EB 患者水疱裂隙进行定位，这一过程需使用针对基底膜抗原的几种数量有限的抗体，这些抗

原包括：大疱性类天疱疮抗原 1（BP 230）、层粘连蛋白 332、Ⅳ型胶原、Ⅶ型胶原和角蛋白 14。这些抗体可对与水疱有关的相应抗原进行定位，可以诊断 4 种主要 EB 类型中的 3 种：单纯型 EB 患者，其水疱位于表皮内，所有抗体都仅能对水疱底部进行染色；交界型 EB 患者，其水疱位于透明层内，抗层粘连蛋白 332 的抗体和抗 BP 230 的抗体可对水疱顶部进行染色，而抗Ⅳ型胶原的抗体可对水疱底部进行染色；营养不良型 EB 患者，所有抗体均仅能对水疱顶部进行染色，表明裂隙位于致密层以下。疑似 Kindler 综合征的患者应进行基因突变分析。

若 IFM 检查结果正常或无法确定裂隙的位置和 / 或亚型，可以通过透射电子显微镜（transmission electron microscopy，TEM）或突变分析进行确诊。

3. **透射电子显微镜** 对于一些较轻型的 EB，尤其是显性遗传的 EB，IFM 检查结果可能正常，而 TEM 可在真表 - 表皮交界处发现微小裂隙和其他超微结构异常。TEM 可放大 3 000～30 000 倍，可观察到皮肤裂隙所在的位置，以及真皮 - 表皮交界处结构性成分的形态，包括角蛋白中间丝、半桥粒和锚原纤维。TEM 对诊断严重泛发性单纯型 EB（曾被称为 Dowling-Meara 型）尤其有用，其为单纯型 EB 的一个亚型，对于这种亚型的 EB，TEM 可显示基底层角质形成细胞中角蛋白中间丝的特征性聚合。

4. **基因诊断** 推荐通过突变分析来证实确切的 EB 诊断。突变分析的敏感性取决于受累基因以及所使用的分析技术，范围为 60%～95%。进行突变分析的指征：突变分析通常在经 IFM 和 / 或 TEM 确定候选基因后，作为确证性检查。疑似 KS 的患者，突变分析可能作为初始评估的一部分。由于 IFM 对于 Kindlin-1 蛋白的检测不可靠，确定 *FERMT1* 基因突变是 KS 诊断的"金标准"。若新生儿为家族中的第一个受累成员，由于 EB 亚型和遗传方式不明确，并且精确诊断对评估预后和进行遗传咨询非常重要，所以需要进行突变分析。在较轻的 DEB 患者中，基于临床表型和 TEM 或 IFM 结果，无法区分局部的隐性遗传性 DEB 和新发突变显性 DEB 时，需要进行突变分析。曾生产严重 EB 患儿的家庭，如果此患儿的父母有再次生育

的计划，希望进行产前诊断或胚胎植入前遗传学诊断（preimplantation genetic diagnosis，PGD）时，需要进行突变分析。

（三）鉴别诊断

EB 很难与其他大疱性疾病相鉴别，尤其是对于新生儿。对于年龄较大的儿童和成人，水疱发作的时间有助于鉴别 EB 与其他自身免疫性大疱性疾病。在某些病例中，可通过临床或实验室检查特征排除 EB（如吮吸性水疱和感染），但通常需皮肤活检才可确诊为其他疾病。

对于新生儿和小婴儿，在 EB 的鉴别诊断中应当考虑的先天性或获得性疾病包括：表皮松解性鱼鳞病（先天性大疱性鱼鳞病样红皮病）、色素失调症、先天性皮肤发育不全、局灶性真皮发育不全、先天性红细胞生成性原卟啉症、大疱性肥大细胞增生症、大疱性类天疱疮、新生儿寻常型天疱疮和妊娠性类天疱疮、病毒和细菌感染（包括单纯疱疹、大疱性脓疱病和葡萄球菌性烫伤样皮肤综合征）、吮吸性水疱等。

对于年龄较大的儿童和成人，某些自身免疫性大疱病可能与 EB 具有相同的临床特征，如线状 IgA 大疱性皮病、大疱性类天疱疮、寻常型天疱疮。这些获得性疾病的水疱通常出现于患者就诊前不久。相比之下，EB 的水疱通常在出生时出现，或始于婴儿期早期。

六、治疗现状及发展趋势: 难以治愈，护理重要

目前对于 EB 没有治愈的方法，需综合治疗，加强营养支持，同时需注意皮损护理、瘙痒及疼痛的管理。另外，对于 EB 目前有基因分子层面的治疗。

（一）皮损护理: 因"皮损"制宜

皮损护理应为 EB 患者和医护人员关注，主要包括伤口愈合、屏障功能恢复、防止感染以及减轻疼痛等。应以预防为首，嘱患儿及家属注意保护易碰撞部位，避免摩擦，防止伤口进一步扩展。在已有伤口护理前，需评估伤口累及范围、皮损形态、皮损是否处于急性期等。

1. 针对非渗出性或轻微渗出性伤口，可选择水凝胶或水胶体敷料。为伤口提供湿润环境，有部分吸收渗液的能力，不易黏附、易于去除，但容

易渗漏，不适于大量渗出的伤口。

2. 当渗出液较多时，可选用泡沫敷料或海藻酸钙敷料。此二者具有强大而快速吸收渗液的能力；且可在伤口表面形成凝胶，起到保护创面的作用，促进伤口愈合。

3. 当皮损护理不当继发感染时，可选用外用抗生素软膏包扎以预防继发感染。如条件允许，可使用银离子敷料，银离子能够直接杀死细菌，控制感染。目前有大量伤口敷料可供选择，需同时结合敷料特点及疾病本身的特点如 EB 表型、受累范围及患者的年龄、经济情况、个人偏好等来选择。

4. 当上述方式无效时可选择人工皮肤。人工皮肤可作为细胞迁移的支架，同时产生内源性基质，其优点是它们引起免疫反应的机会较低，但人工皮肤价格昂贵，应结合患者的经济情况进行选择。

5. 有时揭除敷料会对皮肤造成额外的机械性损伤，建议用生理盐水对伤口进行浸泡，能最大限度地减少对伤口的创伤。对新发水疱，可用无菌针头挑破水疱顶端，预防真表皮进一步分离，同时残留的水疱也为伤口提供了天然的生物敷料，减少感染风险。

（二）疼痛与瘙痒管理：注重生活质量

疼痛是 EB 患者常见症状之一，其程度与疾病的严重程度成正比。疼痛主要来自皮肤糜烂面、继发感染、换药、洗澡或其他日常活动等。

以治疗原发病、心理疏导和对症处理为主。口服对乙酰氨基酚、曲马多、吗啡和加巴喷丁等药物均可缓解疼痛，局部外用 2% 利多卡因凝胶，含有吗啡的水凝胶制剂也可减轻 EB 患者伤口处的疼痛。洗澡和反复换药可能会导致患者疼痛加重，使用盐水浴是一种无创、低成本、有效的治疗选择，可显著减少洗浴疼痛，预防皮肤感染。

除了疼痛，瘙痒也是影响 EB 患者生存质量的重要因素。瘙痒可导致入睡困难、皮损加重、注意力不集中、影响日常活动、引发不良情绪、降低生活质量等。原因可能与异常的持续性皮肤炎症、长时间敷料覆盖、局部致敏物质等相关。口服抗组胺药是目前最常用的治疗。局部用药包括薄荷脑、樟脑、钙调磷酸酶抑制剂、糖皮质激素等，对应皮损不同形态进行使用，可有效减少瘙痒，但需注意长期使用糖皮质激素可抑制下丘脑垂体轴，儿童的用药风险较高。

（三）治疗发展趋势：未来的希望

分子疗法目前主要包括从基因到以细胞为基础的治疗策略，新兴的治疗方式包括蛋白质替代和诱导多潜能干细胞的应用等，这些为 EB 的治疗提供了新的思路。以细胞为基础的治疗包括成纤维细胞、间充质干细胞的应用及骨髓移植。关于基因置换，目前尽管多项研究在体内外基因矫正或基因敲除等方面显示出了显著的成果，但仍有许多问题存在，其中最主要的是基因载体的安全性，同时基因治疗策略受载体限制，如转导效率差或转基因表达不稳定等。目前需集中于寻找更安全、更高效的基因载体，从而避免肿瘤的潜在风险。此外，局部移植转基因的表皮培养物可以产生功能良好的表皮，从而修复 JEB 患者的受损皮肤，但由于修复的面积小，作用非常局限。目前已有转基因皮肤干细胞移植技术成功修复 EB 患者全身大部分皮肤的报道。其原理为从患者体内获得干细胞，通过反转录病毒载体将健康完整的基因转入患者的干细胞，然后进行培养扩增，当形成转基因移植物后开始进行移植。

综上所述，目前仍然没有标准化、广泛适用、特异性及安全性均较高的可治愈 EB 的治疗方式，主要还是多学科综合治疗，而这需要患者本人及其家庭成员、医生、护理人员，甚至科学家与社会共同来完成，携手提高 EB 患者的生活质量，降低病死率。

七、遗传性大疱性表皮松解症的产前诊断

对于显性遗传的患者进行产前诊断，可以避免下一代患病。对于有隐性遗传患儿的父母，也可通过产前诊断避免下一胎患病。

产前诊断主要检测患者及其父母的基因突变位点，因需要较长时间，建议怀孕前完成。有些患者通过基因检测可直接判断出后代不会遗传该病，则不需再行羊水穿刺检测。患者通常于孕 9~11 周行绒毛膜穿刺或孕 16~20 周进行羊水穿刺并抽取孕妇外周血进行对照进一步检测。如怀孕时发现胎儿患病，可选择终止妊娠。

（李　丽　晋红中）

第三节 朗格汉斯细胞组织细胞增生症

朗格汉斯细胞组织细胞增生症（Langerhans cell histiocytosis, LCH）（OMIM #604856）是一种树突状细胞骨髓瘤。每20万名小于15岁的儿童中可能有1名患有LCH，成人患病率较儿童低。该病病变几乎可以累及任何器官系统，但最常累及骨骼、皮肤、肺和脑垂体。LCH的临床表现差异很大，从单一病变到多系统病变均可出现。皮肤组织病理中可见大量的表达CD1a+、CD207+（Langerin+）的树突状细胞，以及嗜酸性粒细胞、淋巴细胞等炎症细胞。虽然LCH细胞和朗格汉斯细胞（Langerhans cell, LC）的表达模式相似（例如均含有Birbeck颗粒、CD1a+、CD207+），但朗格汉斯细胞和未成熟的树突状细胞比LCH细胞要成熟得多。

一、历史

20世纪初，Alfred Hand、ArturSchüller和Henry A. Christian描述了韩-许-克病（Hand-Schüller-Christian disease, HSC），即患者同时患有多尿症、眼球突出症和肝脾大。Erich Letterer和Sture A. Siwe描述了莱特勒-西韦病（Letterer-Siwe disease, LSD），该病临床进展迅速，当病变累及除骨骼以外的器官（尤其是皮肤、肝脏和脾脏）时，可迅速出现威胁儿童生命的急性淋巴母细胞白血病。Louis Lichtenstein和Henry L.Jaffe描述了嗜酸细胞肉芽肿（eosinophilic granuloma, EG），即以单独骨损伤为特征，病变由含有折叠核的苍白组织细胞组成，伴有嗜酸性粒细胞和多核巨细胞浸润。1953年，Lichtenstein认为以上三种疾病是同一类疾病，合称为组织细胞增生症X（histiocytosis X, HX）（X代表不确定的细胞来源）。

随着电子显微镜的应用，Nezelof及其同事在组织细胞增生症X病灶中发现了一种独特的细胞器，即伯贝克颗粒（Birbeck granule，即Birbeck颗粒）。Birbeck颗粒被认为是皮肤单核吞噬细胞系统中表皮朗格汉斯细胞所独有，由此组织细胞增生症X更名为朗格汉斯细胞组织细胞增生症，并认为LCH细胞是来自异常激活的表皮朗格汉斯细胞。

近年研究发现，LCH病变中$BRAF^{V600E}$突变导致大鼠肉瘤-细胞外调节蛋白激酶（Ras-ERK）通路不断激活造成LCH细胞高度增殖，促使大部分学者认为LCH细胞更可能是来源于骨髓前体细胞的分化或募集失调，而不是来自异常激活的表皮朗格汉斯细胞。

二、研究历程

目前，LCH的发病机制仍不完全清楚。最初认为，病毒感染和免疫异常可能是其致病原因，尽管没有发现LCH患者有原发的免疫异常，也没有在病变中发现明确的病毒基因，但有研究发现，一些细胞因子水平在LCH患者中升高，包括TNF-α、γ干扰素、粒细胞巨噬细胞集落刺激因子、IL-1、IL-2、IL-4和IL-10等，虽然这些细胞因子在疾病发生中的具体作用尚不明确，但被认为与疾病相关症状有关。此后，多个研究发现LCH病变中有表达CD1a的单克隆组织细胞存在，使得部分学者认为LCH是一种有不同生物学行为的单克隆性肿瘤。

随着二代测序技术出现，进一步的研究发现Ras-ERK通路的病理性激活是LCH发病的关键，该途径通过将细胞外信号传递到细胞膜、细胞质和细胞核，调节细胞发育、细胞周期、细胞增殖和分化、细胞存活和凋亡以及许多其他重要的生理过程。BRAF是Ras-ERK信号转导通路的中枢激酶，57%的LCH病变中发现$BRAF^{V600E}$体细胞突变，该突变导致Ras-ERK通路不断激活，造成LCH细胞高度增殖。另外，$BRAF^{V600E}$体细胞突变还可见于7%的恶性肿瘤及部分良性肿瘤患者中，如白血病、黑色素瘤、大肠癌、甲状腺癌和非小细胞肺癌等。许多其他编码Ras-ERK通路组分的基因突变也可能会激活Ras-ERK途径，包括编码MEK1（BRAF下游）的$MAP2K1$突变、$MAP3K1$突变、$ARAF$中的双等位基因突变等。由于缺乏LCH的体外细胞培养模型，目前尚未证实Ras-ERK通路激活在细胞培养中的直接影响。

三、临床表现的多样性

目前已不再尝试对LCH进行严格的区分，而是认为LCH是一个临床表现多样、累及单系统或多系统、病程各不相同的病谱性疾病。

LCH 最常见的临床表现是皮疹或骨病变。约34% 的 LCH 患者可出现皮肤受累，婴幼儿尤为常见。皮肤病变呈多形性，包括红斑、丘疹、结节、瘀斑、水疱、结痂等（图 3-11-11，彩图见文末彩插）。在新生儿期，通常表现为水疱、脓疱或两者均有，亦可为单个或多个红褐色结节，或类似血管瘤的鲜红色皮损。在婴儿期，多表现为头皮干燥的鳞屑或结痂、间擦区红色斑片、弥漫分布于躯干及四肢的红色至紫色的丘疹，似脂溢性皮炎样。成人 LCH 患者较少见，常见头皮受累，表现为多发的红色斑丘疹、瘀点或糜烂、鳞屑、结痂，几乎不伴有瘙痒，但可伴有头皮疼痛、弥漫性脱发，脱发在愈合后恢复。成人间擦区亦可出现红斑、丘疹、痛性裂隙等。另外，婴幼儿和成人 LCH 还可累及任何黏膜组织，口腔黏膜损害可以表现为牙龈的复发性溃疡，胃肠道黏膜受累可以出现慢性腹泻、低蛋白血症或体重减轻等症状。

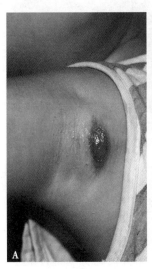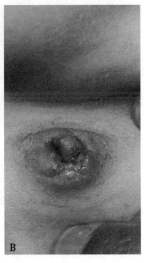

图 3-11-11　朗格汉斯细胞组织细胞增生症
A. 腋窝红斑；B. 脐部渗出性红斑

LCH 的系统性受累通常包括骨、骨髓、肝脏、脾脏、中枢神经系统等。其中骨受累最常见，约75% 的患者有骨病变。骨病变最常见的部位是颅骨，也可以累及其他任何骨骼。在颅骨缺损处常可扪及结节，X 线检查表现为单发或多发溶骨性病变，伴有相关的软组织肿胀。自觉有或无疼痛感，易被误诊为外伤。乳突和颞骨受累可能会导致永久性听力丧失。血细胞减少通常反映骨髓受累，骨髓活检提示骨髓增生异常、骨髓纤维化、嗜血细胞增多和朗格汉斯细胞浸润。肝大、脾大或肝功能异常提示 LCH 预后较差，可能会进展为严重的硬化性胆管炎以及需要肝移植的终末期肝病。脑垂体受累可导致中枢性尿崩症，尿崩症和神经退行性病变是最常见的与 LCH 相关的永久性后遗症。

LCH 的预后差别很大。小于 2 岁的患儿，伴有多系统受累，如造血系统、肝、肺或脾脏受累，死亡率在 38%～54%，即使给予积极的治疗。不伴多脏器受累的患者预后相对较好。然而，疾病进展和持续存在很常见。最近发现 *BRAF*^V600E 突变与发病年龄 <3 岁、病情严重、多系统受累、伴有永久性后遗症、对一线系统治疗抵抗以及 5 年复发率高有统计学相关性。

四、鉴别诊断

临床上需要与 LCH 鉴别的疾病很多，例如脂溢性皮炎、毛囊角化病、念珠菌病、淋巴瘤、白血病、多发性骨髓瘤、色素性荨麻疹、幼年性黄色肉芽肿、蕈样肉芽肿、非朗格汉斯细胞组织细胞增生症等。LCH 的组织学特点为真皮弥漫性淋巴细胞、组织细胞、嗜酸性粒细胞浸润，大量呈嗜酸性的 LCH 细胞浸润（图 3-11-12，彩图见文末彩插）。LCH 免疫组化表现为 CD1a、S-100、Langerin 阳性表达（图 3-11-13，彩图见文末彩插）。组织学特点结合免疫组化可以明确本病的诊断。非朗格汉斯细胞组织细胞增生症的细胞不含 Birbeck 颗粒，除了未定类细胞组织细胞增生症和 Rosai-Dorfman 病外，其他非朗格汉斯细胞组织细胞增生症也不表达 CD1a 和 S-100，但可表达各种巨噬细胞标记。当 LCH 表现为肉芽肿、黄瘤样或纤维化改变时，需要结合临床表现及影像学检查来明确诊断。

五、是炎症性疾病还是肿瘤性疾病？

LCH 是炎症性疾病还是肿瘤性疾病是一个已经争论了几十年的问题。在过去，LCH 明显的炎症特征导致人们认为感染和免疫失调是其发病的关键，例如：LCH 可以自发消退；LCH 病变中 LCH 细胞仅占 8%，其余大部分由多种炎症细胞组成，如淋巴细胞、嗜酸性粒细胞和巨噬细胞

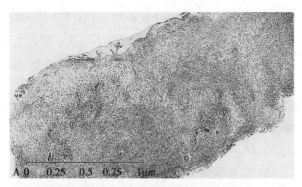

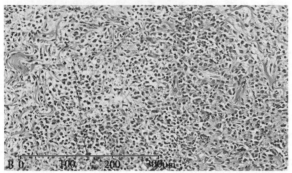

图 3-11-12 朗格汉斯细胞组织细胞增生症组织病理表现
A. 棘层萎缩,真皮全层弥漫性淋巴细胞、组织细胞、嗜酸性粒细胞浸润,呈嗜酸性的 LCH 细胞浸润(HE,100×);
B. 真皮弥漫性淋巴细胞、组织细胞、嗜酸性粒细胞浸润,胞质呈嗜酸性的 LCH 细胞浸润(HE,200×)

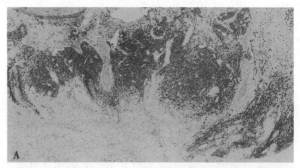

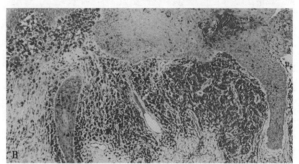

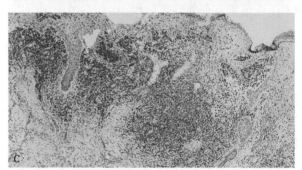

图 3-11-13 朗格汉斯细胞组织细胞增生症免疫组化表现
A. LCH 细胞显示 CD1a 阳性;B. LCH 细胞显示 CD68 阳性;C. LCH 细胞显示 Langerin 阳性(免疫组化)

等;LCH 细胞与正常的表皮朗格汉斯细胞具有一些共同特征,包括高水平的 CD207 和 CD1a 阳性表达,且 LCH 细胞还具有活化的表皮朗格汉斯细胞的特征,包括 T 细胞共刺激分子和促炎细胞因子的表达,从而形成"细胞因子风暴"。虽然 LCH 病变具有上述许多炎症特征,但目前炎症对 LCH 临床表现的作用仍有待确定,感染或自身免疫是否参与疾病的发生仍有待证实。长春碱联合泼尼松,作为一线抗炎治疗方法,虽明显提高了 LCH 总生存期,但治疗失败率仍然很高。

后来,人们逐渐发现许多 LCH 病变具有恶性肿瘤的特征。例如,LCH 存在细胞克隆性扩增、免疫逃逸与丰富的调节性 T 细胞亚群、肿瘤相关促炎因子增加,金属蛋白酶的表达促进 LCH 细胞侵袭,以及 *BCL2L1* 的过度表达抑制 LCH 细胞死亡等。近年发现,Ras-ERK 途径病理性激活导致 LCH 高度增殖,为 LCH 作为肿瘤的分类提供了更明确的支持。为此,LCH 作为一种肿瘤的解释,可能会促进更多新的治疗选择。

六、治疗方式的选择

建议所有 LCH 患者进行血液系统、呼吸系统、肝、肾和骨骼的检查,必要时需行中枢神经系统和骨髓检查来评估疾病严重程度和进展。目前对于 LCH 的治疗疗效尚不理想。治疗方案取决于患者器官受累的数目和严重情况。仅有皮肤受累的患者通常在没有干预的情况下皮损可以自发消退,但需要对患者进行密切随访,因为可能会发展为多系统受累的 LCH。对于皮损分布广泛者,局部应用糖皮质激素或氮芥可能有效。局部结节性病变可考虑手术切除或刮除。对于顽固性皮肤病变的系统治疗方案,目前没有循证医学支持,尽管系统应用糖皮质激素、低剂量氨甲蝶呤、沙利度胺、窄谱中波紫外线 B(narrow band ultraviolet B, NB-UVB 可使部分患者有所改善。

局限性骨病变刮除即可，对于反复复发、有骨折危险、功能受损或有术后后遗症的患者，可采用放射治疗。对于病变不严重的骨肿瘤，口服非甾体抗炎药和皮损内糖皮质激素注射有效。

多系统损害传统上采用系统药物治疗的办法。一线治疗推荐长春碱联合泼尼松，该方案持续治疗 1 年比持续 6 个月更能降低疾病复发率，但高风险患者的无进展生存率仍低于 50%，且长春碱联合泼尼松对成人患者基本无效。尽管使用高剂量核苷类似物进行补救治疗可能有效，但它也具有高毒性，最佳剂量仍有待确定。同种异体造血干细胞移植通常用于难治性 LCH。克拉屈滨（cladribine）和 MACOP-B（氨甲蝶呤、多柔比星、环磷酰胺、长春新碱、泼尼松和博来霉素）化疗方案可能对疾病有一定的改善作用。

由于 Ras-ERK 通路病理性激活是 LCH 发病的关键因素，该通路的抑制剂已成为新的治疗选择。维罗非尼（vemurafenib）是一种 $BRAF^{V600E}$ 抑制剂，应用于传统系统药物疗法、手术或放射治疗无效的 LCH 患者，治疗后经代谢检测、组织病理学或影像学检查发现，所有患者临床症状和疾病活动均明显减轻。尽管维罗非尼对治疗 LCH 有令人鼓舞的疗效，但使用 $BRAF^{V600E}$ 抑制剂并非没有风险，因其尚未进行严格的随机临床试验，且已观察到不容忽视的副作用，如皮疹、关节痛、发热、恶心、呕吐、腹泻、疲劳以及继发皮肤鳞状细胞癌等。因此，未来仍需要进一步的研究来确定单药治疗与联合 Ras-ERK 抑制剂的安全性和有效性。

七、治疗展望

研究发现，LCH 病变中 $BRAF^{V600E}$ 突变强烈抑制 $CCR7$ 的表达，而 CCR7 编码树突状细胞迁移所需的趋化因子，且 $BRAF^{V600E}$ 突变促进 $BCL2L1$ 的表达，进而抑制细胞凋亡。这一结论说明 Ras-ERK 通路病理性激活抑制树突状细胞的迁移和凋亡，促进了 LCH 细胞侵袭及对凋亡的抵抗。根据此研究结果，靶向树突状细胞迁移和凋亡的治疗策略可能是未来有希望的治疗方法。

在正常情况下，树突状细胞与 T 细胞相互作用以刺激抗原特异性反应。尽管 LCH 细胞表达高水平的程序性死亡配体 1（PD-L1），浸润性 T 细胞表达高水平的程序性死亡蛋白 1（PD-1），但 LCH 细胞与浸润性 T 细胞的相互作用尚不清楚。将来，若 T 细胞募集和激活的机制被阐明，则针对炎症驱动因素的治疗可能会提高临床疗效，给 LCH 患者带来福音。

（王　涛　晋红中）

第四节　原发性皮肤淋巴瘤

原发性皮肤淋巴瘤（primary cutaneous lymphoma, PCL）为非霍奇金淋巴瘤的一种，在诊断时仅有皮肤表现，无皮肤外系统受累证据，因此，PCL 在目前淋巴瘤分类中作为独立的整体。PCL 是包括原发性皮肤 T 细胞淋巴瘤（primary cutaneous T cell lymphoma, PCTL）和原发性皮肤 B 细胞淋巴瘤（primary cutaneous B cell lymphoma, PCBL）的一组异质性疾病，其中 PCTL 约占 PCL 的 75%～80%。不同类型 PCTL 和 PCBL 有非常特异性的临床和组织病理学特征，常有完全不同的预后及治疗方案。过去十几年中，世界卫生组织 - 欧洲癌症研究与治疗组织（WHO-EORTC）分类共识被认为是 PCL 诊断和分类的"金标准"。2018 年 8 月，在第 4 版 WHO 皮肤肿瘤蓝皮书中，WHO-EORTC 更新了 PCL 的分类（表 3-11-2），对部分 PCL 类型进行了增加和修改。本章节着重介绍 PCL 的几种常见亚型及其临床特点。

一、蕈样肉芽肿

蕈样肉芽肿（mycosis fungoides, MF）（OMIM #254400）是皮肤 T 细胞淋巴瘤（CTCL）中最常见的亚型。MF 是原发于皮肤成熟 T 细胞的非霍奇金淋巴瘤，典型皮损表现为局限性或泛发性的斑片、斑块，晚期可以形成肿瘤或红皮病，也可能累及淋巴结、血液和内脏。

（一）发病机制

MF 的病因尚不完全清楚。目前有关本病发病机制的假说包括遗传学异常和表观遗传学异常。虽然某些化学制剂的暴露被提及与 MF 发病相关，但现有的病例对照研究并不支持这一假说。感染因素在本病发病中的作用尚未得到证实，有报道称在部分 MF 患者的外周血或皮损中发现了

表 3-11-2 2018 年 WHO-EORTC 原发性皮肤淋巴瘤分类

皮肤 T 细胞淋巴瘤

蕈样肉芽肿

　　蕈样肉芽肿亚型

● 亲毛囊性蕈样肉芽肿

● Paget 样网状细胞增生症

● 肉芽肿性皮肤松弛症

Sézary 综合征

成人 T 细胞白血病 / 淋巴瘤

原发性皮肤 CD30⁺ T 细胞淋巴增生性疾病

● 原发性皮肤间变大细胞淋巴瘤

● 淋巴瘤样丘疹病

皮下脂膜炎样 T 细胞淋巴瘤

结外 NK/T 细胞淋巴瘤,鼻型

慢性活动性 EB 病毒感染

原发性皮肤外周 T 细胞淋巴瘤,罕见亚型

● 原发性皮肤 γ/δ T 细胞淋巴瘤

● 原发性皮肤侵袭性亲表皮 CD8⁺ T 细胞淋巴瘤(暂定)

● 原发性皮肤 CD4⁺ 中小型 T 细胞增生性疾病(暂定)

● 原发性皮肤肢端 CD8⁺ T 细胞淋巴瘤(暂定)

原发性皮肤外周 T 细胞淋巴瘤,非特指型

皮肤 B 细胞淋巴瘤

原发性皮肤边缘区淋巴瘤

原发性皮肤滤泡中心淋巴瘤

原发性皮肤弥漫性大 B 细胞淋巴瘤,腿型

EB 病毒阳性皮肤黏膜溃疡(暂定)

血管内大 B 细胞淋巴瘤

Ⅰ型人嗜 T 淋巴细胞病毒(human T-lymphotropic virus type Ⅰ, HTLV-Ⅰ),但也有数量相当的研究不支持 HTLV-Ⅰ 与 MF 发病相关。目前已经在肿瘤细胞中发现了克隆异常,主要为涉及若干不同染色体或染色体片段的缺失和易位。其中 MF 患者中可出现 1、5、9、13 号染色体片段增加和 7、17 号染色体片段缺失,Sézary 综合征(SS)可见 10 号染色体片段增加和 8、17 号染色体片段缺失。越来越多的来自基因表达分析及微 RNA 分析的证据表明,MF 和 SS 可能是具有不同发病机制的独立病种。关于 MF 基因组学的发病机制仍待进一步研究。

（二）临床表现

MF 通常表现为持续性、缓慢进展的,大小不一,形状各异的皮损。皮损可能为局限或泛发的斑片、斑块、肿瘤甚至红皮病,多伴有瘙痒。患者

的生活质量可严重下降。系统表现包括机会性感染、脱发以及其他器官受累。

经典型 MF 具有典型的三期表现,即斑片期、斑块期和肿瘤期,病程可达数年至数十年。以往发病初期就表现为斑块和肿瘤,具有侵袭性病程且预后差的病例被认为是突发肿瘤型,随着免疫表型分型的进展,这些病例中大多数在目前被归为其他类型皮肤 T 细胞淋巴瘤或皮肤 B 细胞淋巴瘤。

斑片期:表现为大小不一的红斑,无明显浸润,表面少量细碎鳞屑,任何部位都可能受累,好发于"游泳裤"区和其他非曝光部位。弹力纤维的缺失和表皮萎缩可以使皮损具有典型的皱褶样外观,也被称为"羊皮纸样"或"香烟纸样"(图 3-11-14,彩图见文末彩插)。

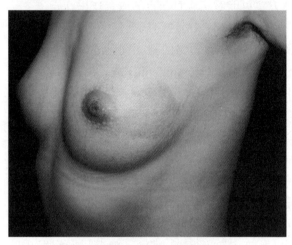

图 3-11-14 斑片期蕈样肉芽肿表现
躯干散发红色斑片,边界清楚,覆有少量细碎鳞屑

斑块期:随着病情进展,斑片可能发展为分布更为广泛的浸润性斑块,伴有不同程度的鳞屑,多为红棕色,边界清楚,形状不规则,同时伴有典型的斑片期损害(图 3-11-15,彩图见文末彩插)。

肿瘤期:常常可以看到斑片、斑块和肿瘤同时存在,肿瘤可以单发,但较为常见的是局限性或者泛发性肿瘤。常见溃疡,往往伴有剧烈疼痛。肿瘤可以累及黏膜部位、掌跖,可有显著的甲营养不良。本病呈惰性病程,大部分病例并不发展至肿瘤期(图 3-11-16,彩图见文末彩插)。

（三）组织病理学特征

MF 组织病理显示小至中等大小的非典型单一核细胞(呈脑回状核)侵犯真皮浅层和表皮,称

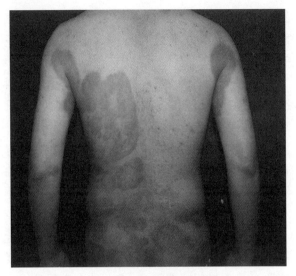

图 3-11-15 斑块期蕈样肉芽肿表现

躯干泛发红色斑块，表面少许细碎鳞屑，部分斑块中央消退，边界清晰

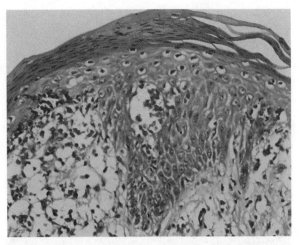

图 3-11-17 蕈样肉芽肿组织病理表现

可见嗜表皮现象及 Pautrier 微脓疡形成，真皮和表皮交界不清，真皮内可见肿瘤细胞浸润（HE，200×）

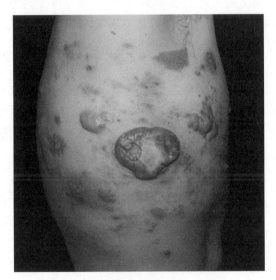

图 3-11-16 肿瘤期蕈样肉芽肿表现

躯干散发红色斑片，边界清楚，覆有少量细碎鳞屑

为亲表皮性，或在表皮内形成聚集灶，即 Pautrier 微脓疡，Pautrier 微脓疡具有诊断特异性（图 3-11-17，彩图见文末彩插）。一般不伴有海绵形成。

具有诊断价值的组织病理表现包括：带有透明晕的淋巴细胞、Pautrier 微脓疡（见于 38% 的 MF 病例）、细胞外渗、亲表皮性、表皮内淋巴细胞较真皮内淋巴细胞大、脑回状核的表皮内淋巴细胞、淋巴细胞在基底层内呈线性排列。

MF 肿瘤细胞免疫表型可能出现成熟 T 细胞标记物 CD2、CD3、CD5 和 CD7 中一种或多种表达缺失，表明为不成熟的 T 细胞，提示为淋巴瘤。

也可能出现以上标记物在表皮和真皮的表达不一致，局限于表皮的淋巴细胞抗原表达缺失，但真皮层内的淋巴细胞抗原表达正常。40%~50% 发生大细胞转化的 MF 中出现 CD30 表达。真皮层内 CD30 阳性细胞的比例随着疾病分期的增加而增加，并且是预后不佳的独立预测因素。临床表现高度提示 MF，而组织学和免疫表型分型结果不明确时，T 细胞受体（T cell receptor，TCR）基因重排检测有助于诊断。

（四）临床变异类型和亚型

1. 亲毛囊性蕈样肉芽肿（folliculotropic mycosis fungoides，FMF） 该类型约占所有 MF 病例的 10%。不同于传统的 MF，其表现为毛囊性浸润，常伴有表皮受累。皮损好发部位为头颈部，表现为（成组）毛囊性丘疹及痤疮样皮损，伴有脱发。组织病理可见淋巴细胞侵犯毛囊，毛囊之间的表皮可以正常或被累及，毛囊内有或无黏蛋白沉积，毛囊周围淋巴细胞浸润（图 3-11-18，彩图见文末彩插）。

2. Paget 样网状细胞增生症 表现为局限的鳞屑性红斑或斑块，常发生于四肢，组织病理可见表皮显著增生和 T 淋巴细胞嗜表皮性浸润。一般预后良好，无脏器受累，少数病例可发展为经典型 MF。

3. 肉芽肿性皮肤松弛症 发病年龄较小，好发于皱褶部位的大片皮肤松弛、脱垂，是 MF 的罕见变异类型。组织病理亲表皮性浸润不如经

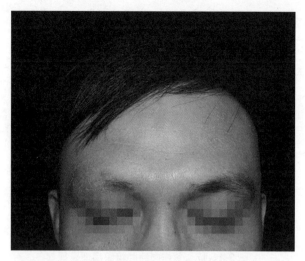

图3-11-18 亲毛囊性蕈样肉芽肿临床表现
额部、右眉部红色斑块，伴轻微角化脱屑，可见右眉部毛发脱落

典型MF明显，浸润累及真皮及深层组织，可见含有数十个细胞核的多核巨细胞，弹力纤维广泛破坏，多核巨细胞内可见吞噬的弹力纤维片段（图3-11-19，彩图见文末彩插）。

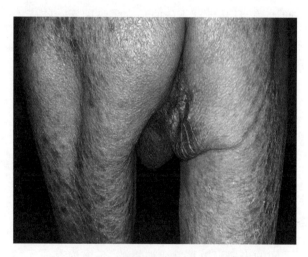

图3-11-19 肉芽肿性皮肤松弛症临床表现
皱褶部位可见肿物，皮肤松弛、脱垂

4. **红皮病型MF** 发病初期表现为典型的MF，随着病情发展形成红皮病，偶有淋巴结肿大和外周血肿瘤细胞，组织病理表现和免疫表型同经典型MF，治疗缓解后还可以出现斑片、斑块和肿瘤期损害。

5. **皮肤异色病样MF** 好发于乳房和臀部等易受摩擦部位，表现为红褐色斑片，伴有色素沉着及色素减退，干燥，轻度萎缩及毛细血管扩张。

组织病理表现为表皮萎缩，皮突消失，基底层空泡化变性，真皮浅中层带状淋巴细胞浸润，较多嗜色素细胞。

6. **色素减退性MF** 表现为边界不清的色素减退性斑片或斑块，多数病例同时伴有红斑、斑块及肿瘤期损害，是儿童MF最常见的变异类型。

7. **色素增加性MF** 表现为色素增加性损害，伴有经典型皮损，组织病理可见明显的亲表皮性浸润，真表皮交界结构破坏，可见大量胶样小体和噬黑素细胞。

8. **色素性紫癜样MF** 表现为紫癜样损害，组织病理可见红细胞溢出，组织病理与苔藓样紫癜和金黄色苔藓鉴别困难，需要结合病程及临床表现明确诊断。

9. **大疱性MF** 患者出现水疱、大疱性损害，后期出现大而浅表的糜烂，邻近部位可见典型的MF损害，组织病理可见真表皮交界处分离或表皮内水疱融合。

（五）诊断

国际皮肤淋巴瘤学会以及欧洲癌症研究与治疗组织的皮肤淋巴瘤小组提出早期MF诊断方法，当总分大于或等于4分时，即可做出MF的诊断。

1. **临床标准** 患者存在持续性和/或进行性的斑片和斑块，并且出现下述情况（每出现一种积1分）：非暴露部位的病变；病变的大小、形状各异；皮肤异色症。

2. **组织病理标准** 存在浅表淋巴细胞浸润，并且出现下述两种情况则积2分，只出现其中一种情况则积1分：不伴海绵形成的亲表皮现象；淋巴细胞异型性。

3. **分子生物学标准** 如果存在 *TCR* 基因克隆性重排，则积1分。

4. **免疫病理学标准** 出现下述任意情况积1分：少于50%的T细胞表达CD2、CD3或CD5；少于10%的T细胞表达CD7；表皮细胞和真皮细胞在CD2、CD3、CD5或CD7的表达上存在不一致。

（六）分期

MF的分期标准按照TNMB分期系统，该系统是基于对皮肤（T）、淋巴结（N）、内脏（M）和血液受累（B）的评估（表3-11-3、表3-11-4）。标

表 3-11-3 皮肤 T 细胞淋巴瘤 TNMB 分期

分期	定义
皮肤（T）	
T_1	局限斑片、丘疹和 / 或斑块累及 <10% 体表面积，可以进一步分为 T_{1a}（仅有斑片）及 T_{1b}（斑块 +/− 斑片）
T_2	斑片、丘疹和 / 或斑块累及 ≥10% 体表面积，可以进一步分为 T_{1a}（仅有斑片）及 T_{1b}（斑块 +/− 斑片）
T_3	一个或一个以上肿瘤（直径≥1cm）
T_4	红斑融合，覆盖≥80% 体表面积
淋巴结（N）	
N_0	无临床异常的淋巴结，无需活检
N_1	临床异常淋巴结，组织病理 Dutch 分级 1 或 NCL $LN_{0\sim2}$
N_{1a}	克隆阴性
N_{1b}	克隆阳性
N_2	临床异常淋巴结，组织病理 Dutch 分级 2 或 NCL LN_3
N_{2a}	克隆阴性
N_{2b}	克隆阳性
N_3	临床异常淋巴结，组织病理 Dutch 分级 3～4 或 NCL LN_4，克隆阴性或阳性
N_x	临床异常淋巴结，无组织病理证据
内脏（M）	
M_0	无内脏受累
M_1	内脏受累（必须是组织病理确诊，并且器官受累必须是特异性的）
血液（B）	
B_0	无明显血液受累：≤5% 的 Sézary 细胞，作为临床试验，B_0 可以定义为 Sézary 细胞 <250/ml；流式细胞检测 $CD4^+CD26^-$ 或 $CD4^+CD7^-$ 细胞或 $CD4^+CD26^-$ 和 $CD4^+CD7^-$ 细胞 <15%
B_{0a}	克隆阴性
B_{0b}	克隆阳性
B_1	低度血肿瘤负荷，不够 B_0 或 B_2 的标准
B_{1a}	克隆阴性
B_{1b}	克隆阳性
B_2	高度血肿瘤负荷。阳性克隆及以下一项：Sézary 细胞≥1 000/ml；CD4/CD8≥10；$CD4^+CD7^-$ 细胞≥40%；或 $CD4^+CD26^-$ 细胞≥30%。作为临床试验，B_2 可能被定义为 $CD4^+CD26^-$ 或 $CD4^+CD7^-$ 细胞 >1 000/ml

表 3-11-4 蕈样肉芽肿临床分期系统

临床分期	TNMB 分期			
ⅠA	T_1	N_0	M_0	B_0 或 B_1
ⅠB	T_2	N_0	M_0	B_0 或 B_1
ⅡA	T_1 或 T_2	N_1 或 N_2	M_0	B_0 或 B_1
ⅡB	T_3	N_0 至 N_2	M_0	B_0 或 B_1
ⅢA	T_4	N_0 至 N_2	M_0	B_0
ⅢB	T_4	N_0 至 N_2	M_0	B_1
ⅣA$_1$	T_1 至 T_4	N_0 至 N_2	M_0	B_2
ⅣA$_2$	T_1 至 T_4	N_3	M_0	B_0 或 B_1
ⅣB	T_1 至 T_4	N_0 至 N_3	M_1	B_0 或 B_1

准的分期评估包括：对皮肤进行检查并进行皮肤活检、全血细胞计数与 Sézary 细胞分析、包括乳酸脱氢酶检测在内的生化筛查，以及胸部 X 线检查。对于有更晚期临床表现的患者，需要进行 CT 或 PET 检查。因为淋巴结受累会影响分期和预后，所以如果出现淋巴结肿大，要进行淋巴结活检。骨髓活检可能对证实内脏病变有帮助。

（七）治疗

MF 治疗原则需根据疾病分期，决定治疗方案。

1. ⅠA 期治疗　ⅠA 期包括斑片、斑块累及 <10% 的体表面积，且无淋巴结或内脏受累的患者。首选皮肤定向治疗（skin-directed therapy，SDT），包括外用糖皮质激素、局部化疗（氮芥或卡莫司汀）、外用维 A 酸、局部放疗及光疗（中波紫外线或 PUVA）等。全身皮肤电子束治疗（total skin electron beam therapy，TSEBT）应仅用于有进行性和广泛性皮损的患者。

2. ⅠB/ⅡA 期治疗　ⅠB 期包括斑片、斑块或丘疹累及 ≥10% 体表面积，且不伴淋巴结或内脏受累的患者；ⅡA 期指有任何大小的斑片、斑块或丘疹病变，并且组织学上有反应性的可触及的淋巴结（N_1）或淋巴结中存在孤立的和散在的肿瘤细胞（N_2）（淋巴结结构尚完整），且不伴内脏受累。ⅠB/ⅡA 期患者主要治疗为 SDT，可单独采取这种治疗方法或联合其他 SDT。广泛性 SDT 的选择包括局部化疗（氮芥或卡莫司汀）、外用糖皮质激素、TSEBT 或光疗，治疗反应不佳的皮损可以使用局部放疗。如果 SDT 无效，或皮肤症状广泛，或患者存在不良预后危险因素（例如，亲毛囊性 MF、大细胞转化或早期血液受累），则需考虑全身治疗，例如维 A 酸、干扰素、组蛋白去乙酰化酶抑制剂或低剂量氨甲蝶呤。

3. ⅡB 期及更晚期治疗　治疗目的是长期控制病情，迅速缓解症状和延长生存期。针对局限性肿瘤给予局部放疗加 SDT；泛发肿瘤给予 TSEBT 及系统治疗。红皮病不伴有血液受累给予 SDT 和维 A 酸（贝沙罗汀），伴有血液受累者给予系统治疗。伴有淋巴结和内脏受累时使用罗米地辛，系统化疗加局部放疗。对于侵袭性病例使用单剂化疗（氨甲蝶呤、聚乙二醇化阿霉素脂质体、吉西他滨），联合化疗 [CHOP（环磷酰胺、阿霉素、长春新碱、泼尼松）、CVP（环磷酰胺、长春新碱、泼尼松）、CAVE（环己亚硝脲、阿霉素、长春新碱）、COMP（环磷酰胺、长春新碱、甲氨喋呤、泼尼松）等方案]，组蛋白脱乙酰酶抑制剂（罗米地辛、伏立诺他），阿伦单抗（抗 CD52 单克隆抗体），同种异体造血干细胞移植。

4. 严重瘙痒　可以使用多塞平、加巴喷丁和米氮平等。

随着 CTCL 分子生物学研究的发展，目前多个针对 CTCL 的分子靶点及其靶向药物正在研究中并已经运用于临床，主要包括单克隆抗体、免疫偶联物、组蛋白脱乙酰酶抑制剂及免疫检查点抑制剂，如 mogamulizumab、brentuximab vedotin 等，分别作用于不同的靶分子发挥作用。

（八）预后

MF 的预后因疾病的分期不同而异。具有局限性斑片 / 斑块疾病的患者预后极佳，总体寿命与年龄、性别和种族匹配的对照人群相近。具有广泛性皮肤斑片 / 斑块疾病的患者预后也相对较好，中位生存期为 10 年以上。有皮肤肿瘤或广泛性红皮病的患者，中位生存期降至大约 4 年。对于就诊时累及淋巴结或内脏的患者，中位生存期为 13 个月。

二、Sézary 综合征

Sézary 综合征（Sézary syndrome，SS）是一种红皮病型皮肤 T 细胞淋巴瘤，伴恶性 T 细胞白血病样改变，血液中恶性 T 细胞克隆与皮肤恶性 T 细胞克隆相匹配。SS 通常表现为红皮病和全身淋巴结病，病情进展较快，充分发展仅需数周至

数月，多伴有明显瘙痒，一般情况差。其他临床表现包括机会感染、脱发等。

（一）发病机制

虽然少数 SS 病例与 HTLV-Ⅰ或 HTLV-Ⅱ相关，这部分患者来自日本南部、加勒比海和中东地区，具有地方流行性特征，但大多数 SS 的病因不明。肿瘤细胞来源于皮肤 CD4$^+$ T 细胞或中心记忆 T 细胞，通常表达皮肤淋巴细胞相关抗原（CLA）和高水平趋化因子 CCR4 和 CCR7，能够通过趋化因子应答出入皮肤。SS 患者具有免疫缺陷，部分由于恶性克隆产生的 Th2 细胞因子所致。表现为 T 细胞对抗原和有丝分裂原反应降低，细胞介导免疫受损，血清 IgE 水平增加和外周血嗜酸性粒细胞增加。

近期研究发现了新的生物标志物，包括 PD-1（CD279）和 KIRDL2（CD158k），它们在皮肤和外周血中均可帮助鉴别 SS 和红斑炎症性皮肤病。外周血中 Sézary 细胞的基因表达具有特异性，即 *PLS3*、*Twist1*、*DNM3*、*EPH4*、*CD158k/KIRDL2* 和 *NKp46* 表达升高，*STAT4* 表达降低。这些突变基因组合可用于鉴别 SS 和红斑炎症性皮肤病，但尚未在日常临床工作中使用。

（二）临床表现

皮损表现为泛发红斑，细碎鳞屑，皮肤粗厚，通常没有斑片期和斑块期，发病即为弥漫性损害（图 3-11-20，彩图见文末彩插）。常常出现毛囊角化性损害、脱发、眼睑外翻、皮肤角化、苔藓样

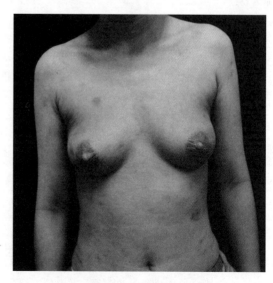

图 3-11-20　Sézary 综合征临床表现
全身泛发红斑、鳞屑，皮肤粗厚

变、糜烂、继发感染和甲板肥厚。淋巴结肿大常见。少数患者出现脾大和骨髓受累。其他脏器，如肝、肺、胃肠道在诊断时一般都无累及，但是在疾病末期，多种治疗无效时出现脏器受累。

SS 患者多伴有显著瘙痒，抗组胺药治疗无效。由于 SS 具有免疫功能紊乱和泛发皮损，患者病毒及细菌等继发感染概率增加。另外，SS 患者继发其他恶性肿瘤的概率增加，特别是淋巴瘤，包括霍奇金淋巴瘤、非霍奇金淋巴瘤、恶性黑色素瘤、泌尿系肿瘤等。

（三）组织病理

SS 皮损组织病理表现与 MF 很难区分（图 3-11-21，彩图见文末彩插）。通常真皮内稀疏异型淋巴细胞浸润，可以伴有亲表皮现象，伴或不伴 Pautrier 微脓疡形成。真表皮明显水肿和非特异性炎症 T 细胞浸润，给诊断带来困难。SS 肿瘤细胞典型的免疫表型为 $CD3^+$、$CD4^+$、$CD7^-$、$CD26^-$、$CD8^-$。如皮损 PCR 检测存在 *TCR* 克隆性重排，且与血液一致，则更支持 SS 的诊断，但不是诊断依据。

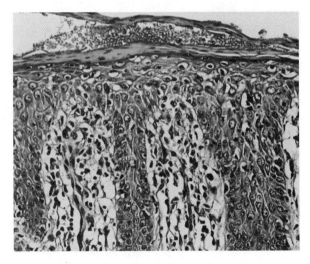

图 3-11-21　Sézary 综合征临床表现
真皮浅层可见异型淋巴细胞浸润，少量移入表皮（HE，200×）

SS 患者常常伴有外周淋巴结肿大，直径大于 1.5cm，因 SS 淋巴结病变分级与淋巴结结构改变相关，活检时需要切取完整淋巴结，而不是针吸。异常淋巴细胞的数量和大小，以及淋巴结结构破坏的程度与分期相关。PCR 检查可能发现淋巴结内 *TCR* 克隆性重排，并与皮肤和血液一致。

外周血可见大量异型单一核细胞，具有中、重度沟槽（脑回状）核，称为 Sézary 细胞。

（四）诊断

任何红皮病患者都要考虑 SS 可能，诊断需要结合皮肤活检组织病理、免疫表型和浸润细胞克隆性增殖的结果。如果皮肤活检支持皮肤 T 细胞淋巴瘤，需要进行外周血的检查如血涂片、流式细胞技术和 *TCR* 克隆性检测来明确诊断。SS 明确的诊断分级能够帮助确定恰当的治疗方案，具体诊断标准如下：

1. 红皮病定义为红斑累及 80% 以上体表面积。

2. PCR 或 Southern 印迹法检测到血液中克隆性 *TCR* 重排。

3. 血液绝对 Sézary 细胞计数≥1 000/ml，或以下两项中的一项。

（1）$CD3^+CD4^+$ 与 $CD3^+CD8^+$ 细胞比例≥10；

（2）异常表型的 $CD4^+$ 细胞数量增加（如 $CD4^+CD7^-$≥40% 或 $CD4^+CD26^-$≥30%）。

在近年更新的共识中，定义流式细胞计数肿瘤细胞绝对数量 >1 000/ml，指 $CD4^+CD7^-$ 或 $CD4^+CD26^-$ 的淋巴细胞。

（五）治疗

SS 的治疗与进展期 MF 相似，但也有不同之处，特别是使用体外光分离置换疗法（extracorporeal photopheresis，ECP）和低剂量阿仑单抗，以及控制瘙痒的辅助治疗。鉴于 SS 会出现白血病样的血液受累，一般需要进行系统治疗。系统治疗可以单独给予、联合 SDT，或与其他系统治疗联合使用。

1. 对于大多数 SS 患者，推荐使用一种系统治疗加或不加 SDT。SDT 是重要的辅助治疗，当与系统治疗联用时能够提高临床疗效。国外推荐 ECP 治疗，并且可以与其他全身疗法（如干扰素、维 A 酸）和 SDT 联合应用。

2. 对于内脏受累的ⅣB 期患者，建议应用罗米地辛或系统化疗。联合化疗可能会获得更快的治疗反应，但在进展期疾病的治疗中，早期积极的联合治疗与保守的序贯疗法相比没有优势。局部放疗可联合某些系统治疗使用，用于局部控制皮肤肿瘤。

3. 低剂量阿仑单抗在 SS 患者中的疗效比 MF 患者中更好，并且低剂量阿仑单抗的感染并发症比传统方案少。

4.对于多种全身治疗方法失败的 SS 患者,可以进行同种异体造血干细胞移植。

三、原发性皮肤间变性大细胞淋巴瘤

(一)临床表现

原发性皮肤间变性大细胞淋巴瘤(primary cutaneous anaplastic large cell lymphoma,PC-ALCL)比较少见,中位诊断年龄为 61 岁,儿童也可发病,无明显性别倾向。多数患者表现为孤立或群集的结节(图 3-11-22,彩图见文末彩插),经数周至数月生长,达到几厘米直径,常常形成溃疡。50% 病例能部分消退,但很少完全消失。诊断时多发病灶较少见,复发时 13% 出现皮肤外转移。

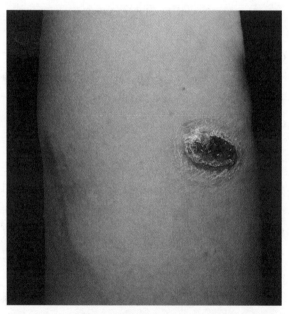

图 3-11-22 原发性皮肤间变性大细胞淋巴瘤临床表现
右上肢孤立红色肿物,上覆结痂

(二)组织病理

特征为真皮致密细胞浸润,表皮受累少见,浸润的细胞由成片粘连的大 CD30⁺ 肿瘤细胞组成(图 3-11-23,彩图见文末彩插),细胞呈圆形或多形性,胞质丰富,嗜酸性,马蹄形胞核,核仁明显。肿瘤周围可见反应性淋巴细胞、组织细胞、嗜酸性粒细胞和中性粒细胞,溃疡性损害可见表皮增生。

组织化学染色可见 75% 肿瘤细胞表达 CD30。多数病例表达 CD4,伴有部分 CD2、CD3 和 CD5

抗原表达缺失,多数病例表达皮肤淋巴细胞相关抗原(cutaneous lymphocyte-associated antigen,CLA),不表达上皮细胞膜抗原(epithelial cell membrane antigen,EMA)和间变性淋巴瘤激酶(anaplastic lymphoma kinase,ALK)。多数病例可见 *TCR* 克隆性重排。

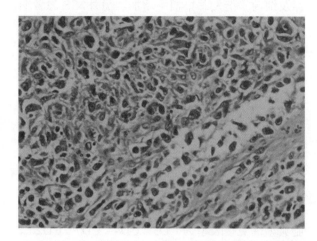

图 3-11-23 原发性皮肤间变性大细胞淋巴瘤组织病理表现
真皮内可见致密成片的大细胞浸润,部分细胞核异型性明显,还可见嗜酸性粒细胞(HE,200×)

(三)诊断

诊断需结合临床表现,组织病理表现和免疫表型。明确诊断后需要进行临床分期,了解有无系统累及。系统检查包括体格检查、血液实验室检查及放射检查。建议使用 PET/CT 或胸腹盆 CT 检查、骨髓涂片及活检。

(四)治疗

本病进展缓慢,应注意避免过度治疗。

1. **单发损害** 可以进行手术切除或放疗,多数病例可以获得完全缓解,部分病例会复发,需要进一步治疗。

2. **复发病例** 根据病情来选择治疗手段。多发局限的复发病例可以进行再次手术,或放疗。由于部分皮损有自发缓解倾向,也可以在不影响患者生活的情况下定期随访观察。

3. **多次复发、皮损泛发的病例** 可以选择系统治疗。首选单一口服氨甲蝶呤,初始剂量 15mg/周,最大剂量一般不超过 25mg/ 周,皮损得到有效控制后可以减量,维持治疗不超过 3 年,病情再次复发时可以再次使用氨甲蝶呤。另外,也可以使用维 A 酸类药物(如贝沙罗汀)或干扰素。

4. 对于以上治疗无效的患者 可以采用生物制剂（如本妥昔单抗），序贯化疗，联合化疗或同种异体造血干细胞移植。

（刘　洁　晋红中）

第五节　典型病例：红细胞生成性原卟啉症

一、接诊场景

三甲医院皮肤科，女性患者，就诊时头面部包裹严密，因持续腹痛坐轮椅进入诊室。

二、主诉及病史

患者女，19岁。日晒后曝光部位皮肤红肿、灼痛及瘢痕10余年，腹痛、皮肤巩膜黄染4年，再发加重1个月。

现病史：患者自3岁左右开始出现阳光暴露部位皮肤红肿、灼痛，严重时出现水疱，水疱退后遗留瘢痕。4年前发现巩膜黄染、腹痛、肝功能异常。1年前患者因心情烦躁，离家出走1个月上述症状加重。其间饮食及睡眠均受影响，双下肢光照后出现红肿及明显的灼痛感，并出现右上腹部持续性疼痛，背部间断刺痛，视觉模拟评分法（VAS）为10分。

既往史、个人史、家族史：家属诉患者近半年性格改变。近1个月饮食可。由于背部疼痛不能入睡，小便黄，大便2～3次/d，为黑色成形软便。月经稀发，光照后曝光部位皮肤红肿，灼痛感明显。

三、查体

肝病面容，巩膜黄染。心肺检查无特殊，腹部稍膨隆，未见胃肠型及蠕动波，未见腹壁静脉曲张，腹软，拒按，全腹压痛（+），无肌紧张，肝右侧锁骨中线肋下5指，正中线剑突下5指，质硬，脾脏肋下1指，Murphy征拒查，肝区叩痛（+），肾区叩痛（+）。全身皮肤黏膜可见黄染、色素沉着，面部皮肤呈蜡样，鼻背及口周见橘皮样和放射状瘢痕，手背粗糙，呈鹅卵石样增生肥厚（图3-11-24，彩图见文末彩插）。四肢散在陈旧瘢痕，左侧大腿可见2cm×2cm新鲜瘢痕。

血常规检查：白细胞 $8.7×10^9$/L，中性粒细胞

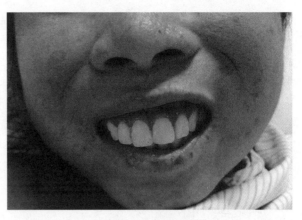

图3-11-24　鼻背及口周见橘皮样和放射性瘢痕

$4.15×10^9$/L，血红蛋白（Hb）105g/L，血小板 $86×10^9$/L。血生化检查：白蛋白38.8g/L，ALT 216U/L，AST 212U/L，碱性磷酸酶（ALP）296U/L，γ-谷氨酰转肽酶（GGT）1 299U/L，总胆红素313μmol/L，结合胆红素235μmol/L。甲肝、乙肝、丙肝、戊肝抗体（-）。C反应蛋白（CRP）72.5mg/L。抗核抗体（ANA）1:100（+）。抗核抗体谱：抗双链DNA（dsDNA）、抗nRNP、抗Sm、抗SSA、SSB、抗Ro52、抗Scl70、抗Jo-1抗体等均阴性。尿卟啉（-），尿卟胆原（-），细胞内锌卟啉49.8μg/gHb。腹部超声检查示肝大、脾大，行肝穿刺组织病理显示肝细胞浊肿及点状坏死，脂肪变性，肝细胞内及小胆管明显淤胆，汇管区及肝细胞间可见散在淋巴细胞浸润。

本例患者临床特征为幼年发生光敏性皮损，反复发作，曝光部位皮肤粗糙，伴有瘢痕和色素沉着；黄疸，结合胆红素升高为主；肝功能异常；影像学检查提示肝脾大，肝活检提示肝内淤胆；腹痛；无神经精神症状；尿卟啉（-），尿卟胆原（-）。根据上述临床特征诊断为红细胞生成性原卟啉症（erythropoietic protoporphyria，EPP）。经基因检测确诊为EPP。

EPP是由于亚铁血红素合成障碍，导致原卟啉在红细胞、血浆、皮肤、肝细胞积累所致。多在儿童期发病，主要表现为光敏性皮炎，日光照射数分钟至数小时内，皮肤即出现疼痛、发痒、烧灼感、红斑和水疱等。反复发作或病程较长者，皮损部位皮肤增厚，常伴有瘢痕和色素沉着。成人期有特殊外观，表现为面部呈蜡样，鼻部呈橘样，口周呈放射性裂痕，手背呈卵石样。肝胆系统受

累可表现为胆石症、肝硬化、肝衰竭，甚至死亡。常表现为上腹痛、黄疸、恶心、呕吐。血液系统方面表现为小细胞低色素性贫血。血浆、红细胞中原卟啉增加，游离红细胞原卟啉比例增加，尿卟啉正常是诊断本病相对特异性的指标。

药物、饮酒、饥饿、感染、创伤、精神刺激可诱发本病发作，患者本次发病前情绪不佳、月经稀发，可为本次发作的诱发因素。

四、鉴别诊断

患者光敏，肝脾大，肝功能异常，需与以下疾病鉴别。

1. 日光性皮炎　日光性皮炎是对日光过敏所致，出现曝光部位的苔藓化、瘙痒。本例患者主要的症状是日晒后出现烧灼感，严重时出现水疱，并且合并严重的肝胆病变，因此，可以基本排除日光性皮炎。

2. 肝豆状核变性（Wilson 病）　患者无神经系统症状，无 K-F 环，该诊断可能性小。必要时可查血铜、铜蓝蛋白。

3. 血色病　常染色体隐性遗传疾病；由于肠道铁吸收的不适当增加，过多的铁储存于肝脏、心脏和胰腺等实质性细胞中，导致组织器官退行性变和弥漫性纤维化、代谢和功能失常。主要临床特点为皮肤色素沉着、肝硬化、继发性糖尿病。该患者皮肤色素沉着继发于光敏性皮炎，无糖尿病、心脏病变，肝普鲁士蓝染色（-），该诊断可能性小。

五、治疗

EPP 的治疗包括特效治疗和对症治疗。特效治疗为输注正铁血红素，减少原卟啉产生，目前国内该药难以获取。对症治疗主要包括：严格避光，应用 β 胡萝卜素降低皮肤对日光的敏感性；应用考来烯胺可部分阻断卟啉肠肝循环，使红细胞和血浆中原卟啉浓度下降，改善原卟啉引起的肝损害；应用维生素 E 可减少氧化应激的损伤，从而保护肝细胞。肝损害严重者可行保肝、降酶等综合治疗，必要时可行人工肝治疗或肝移植。

（王　涛）

参 考 文 献

[1] 王涛，董琦，徐晨琛，等. X 连锁显性遗传性原卟啉症一家系及 ALAS2 基因突变分析 [J]. 中华皮肤科杂志，2016，49（10）：702-705.

[2] Macalpine I, Hunter R. The "insanity" of King George 3d: a classic case of porphyria[J]. Br Med J, 1966, 1(5479): 65-71.

[3] Cox TM, Jack N, Lofthouse S, et al. King George Ⅲ and porphyria: an elemental hypothesis and investigation[J]. Lancet, 2005, 366(9482): 332-335.

[4] Langendonk JG, Balwani M, Anderson KE, et al. Afamelanotide for erythropoietic protoporphyria[J]. N Engl J Med, 2015, 373(1): 48-59.

[5] Has C, Liu L, Bolling M, et al. Clinical practice guidelines for epidermolysis bullosa laboratory diagnosis of epidermolysis bullosa[J]. Br J Dermatol, 2020, 182(3): 574-592.

[6] EL-Darouti M, Fawzy M, Amin I, et al. Treatment of dystrophic epidermolysis bullosa with bone marrow non-hematopoeitic stem cells: A randomized controlled trial[J]. Dermatol Ther, 2016, 29(2): 96-100.

[7] Hirsch T, Rothoeft T, Teig N, et al. Regeneration of the entire human epidermis using transgenic stem cells[J]. Nature, 2017, 551(7680): 327-332.

[8] Allen CE, Merad M, McClain KL. Langerhans-cell histiocytosis[J]. N Engl J Med, 2018, 379(9): 856-868.

[9] Tran G, Huynh TN, Paller AS. Langerhans cell histiocytosis: A neoplastic disorder driven by Ras-ERK pathway mutations[J]. J Am Acad Dermatol, 2018, 78(3): 579-590.

[10] Willemze R, Cerroni L, Kempf W, et al. The 2018 update of the WHO-EORTC classification for primary cutaneous lymphomas[J]. Blood, 2019, 133(16): 1703-1714.

[11] Swerdlow SH, Campo E, Pileri SA, et al. The 2016 revision of the World Health Organization（WHO）classification of lymphoid neoplasms[J]. Blood, 2016, 127(20): 2375-2390.

[12] Willemze R, Jaffe ES, Burg G, et al. WHO-EORTC classification for cutaneous lymphomas[J]. Blood, 2005, 105(10): 3768-3785.

[13] Swerdlow SH, Campo E, Harris NL, et al. World Health

Organization Classification of Tumours of Haematopoi-
etic and Lymphoid Tissues[M]. Lyon: IARC Press, 2008.

[14] Senff NJ, Noordijk EM, Kim YH, et al. European
Organization for Research and Treatment of Cancer and
International Society for Cutaneous Lymphoma consen-
sus recommendations for the management of cutaneous
B-cell lymphomas[J]. Blood, 2008, 112(5): 1600-1609.

第十二章 眼、耳鼻喉、口腔罕见病

一、眼科罕见病

遗传性眼病是一组临床表现多样且危害严重的致盲性眼病，具有高度临床和遗传学异质性。遗传性眼病种类繁多，病程及临床表现各有特征，可以累及眼部的各结构，如眼睑、角膜、晶体、虹膜、房角、玻璃体、视网膜、视神经等。近20年来分子遗传学技术发展迅速，已经发现数百个基因与遗传性眼病相关。由于遗传性眼病大多只致盲不致死，并且容易识别，因而并不十分罕见，在各器官单基因遗传病患病率排第一；在致残遗传病方面，遗传性眼盲仅次于遗传性耳聋，排第二。

以遗传性视网膜疾病为例，不同疾病临床表现差别明显。①视网膜受累细胞先后及轻重不同：视网膜色素变性（retinitis pigmentosa, RP）（OMIM #268000），视杆细胞首先受损且重，逐渐累及视锥细胞；而锥细胞或锥杆细胞营养不良（cone/cone rod dystrophy, COD/CORD）（OMIM #120970）则以视锥细胞首先受损，视杆细胞受累较晚。②受累部位不同：卵黄样黄斑营养不良（vitelliform macular dystrophy, VMD）（OMIM #153700）和Stargardt病（OMIM #248200）主要累及黄斑，而RP首先累及中周部视网膜。③起病时间差异大：Leber先天性黑矇（Leber congenital amaurosis, LCA）（OMIM #204000）出生后即表现出明显视力低下，而多数RP在成年后中心视力才受损。④疾病进程不同：先天性静止性夜盲（congenital stationary night blindness, CSNB）与全色盲（achromatopsia）病情稳定，而大多RP、CORD及黄斑变性病情则进行性发展。还有一些其他遗传性视网膜疾病以综合征的形式表现，如Usher综合征表现为RP合并感音神经性耳聋；Alström综合征表现为CORD合并感音神经性耳聋、肥胖、胰岛素抵抗和肝肾功能异常，Bardet-Biedl综合征表现为RP合并肥胖、多指（趾）畸形、性腺发育不良和肾功能异常，通常都会严重影响患者视力。

遗传性眼病的复杂之处还表现在，不同疾病的致病基因和临床表现有交叉和重叠。一方面，同一种疾病临床严重程度及眼底表现差异很大，如已有20多种基因发现与LCA相关，不同致病基因导致的眼底差异非常明显（图3-12-1，彩图见文末彩插）。另一方面，同一个致病基因不同的突变可对应几种有显著临床区别的视网膜变性，如鸟苷酸环化酶2D（GUCY2D）基因（OMIM #600179）不同的突变既可以导致常染色体隐性遗传（LCA），也可导致常染色体显性遗传（CORD）（图3-12-2，彩图见文末彩插）。低密度脂蛋白受体相关蛋白5（LRP5）基因（OMIM #603506）所致临床表现差异最大，可以是典型家族性渗出性玻璃体视网膜病变，也可以表现为斜视、弱视、屈光参差、高度近视、青少年视网膜脱离等。一些常见眼科疾病，其中相当一部分是由单基因突变所致，如早发高度近视、原发性开角型青光眼、视网膜脱离等。遗传性眼病是眼科难治性致盲眼病的重要原因。

目前多种测序方法，如Sanger测序、二代测序、三代测序、基因芯片、MLPA、array CGH等，使人们能够更高效、更全面地检测基因突变情况，提高了基因诊断效率和准确性。致病基因的确定不仅能够有助于解释这类病的发病机制，同时也给遗传性眼病的治疗提供了新的思路。眼球结构相对封闭，基因载体可以只转染到眼特定的靶细胞，视网膜下腔具有高度的免疫赦免性，是基因载体注射的理想部位，这提示遗传性视网膜疾病是基因治疗的理想对象。正在进行的多项临床试验也证明了基因治疗的安全性与有效性。另外干细胞以及新药研发等领域也有可能给遗传性眼病的治疗带来曙光。但就目前水平而言，我国

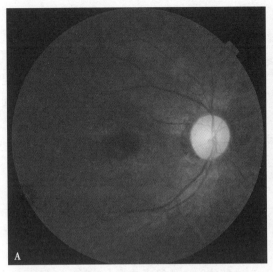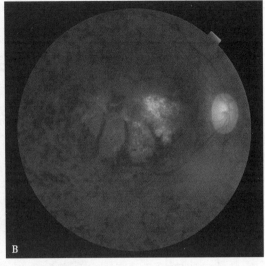

图 3-12-1　LCA 患者不同的眼底表现

A. *RPE65* 突变所致 LCA；B. *RDH12* 突变所致 LCA

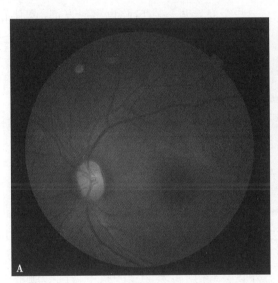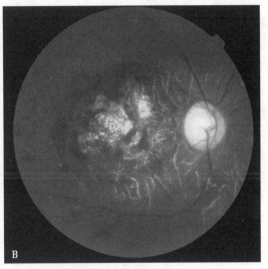

图 3-12-2　*GUCY2D* 基因不同的突变导致不同的临床表现

A. *GUCY2D* 突变所致 LCA；B. *GUCY2D* 突变所致 CORD

在遗传性眼病的研究进展方面与国外还存在一定差距。因此，我们应该重视此种疾病的基础和临床研究，为遗传性眼病患者带来更多的光明和希望。本章第一节和第二节为眼科罕见病内容。

（睢瑞芳　邹　绚）

二、耳鼻喉相关罕见病

2018 年我国发布的《第一批罕见病目录》中，已收录非综合征性耳聋（以下文大前庭水管综合征为例）。此外，还有一批急需得到临床充分认知的耳聋相关罕见疾病（以下文听神经病、Treacher-Collins 综合征、Waardenburg 综合征为例）。本章通过阐明罕见疾病诊断模式（采集病史、临床检查、特殊检查、训练、直觉、灵感、疑似患者病情发展、经验技巧等），突破读者对罕见聋病的认知局限，力求实现精准干预和有效咨询指导。

耳科罕见疾病可具有典型临床表现（如伴随有特征性颅、面、眼、肾、皮肤、四肢、神经系统，以及内分泌代谢异常等），但患者的主要症状往往为听力损失。及时实行听觉干预，如助听器佩戴、人工耳蜗植入、语训康复等手段，可取得较为满意的治疗效果。众所周知，罕见病约 90% 为遗传病，遗传模式多样，涉及细胞遗传学和染色体异常、单基因遗传、多基因遗传、非传统遗传方式（如线粒体遗传）等，因此已知靶基因的分子诊断和未知遗传机制的甄别，是耳科罕见病诊治的有力工具。从既往遗传标记连锁分析确定疾病相关基因，到现如今通过高通量测序鉴定疾病相关基因，基因检测在耳科罕见病的诊治中一直承担重要角色，可协助临床预测听力走向，优化治疗方案、提供减轻、避免听力下降的手段、预警除耳聋外其他系统症状（某些伴随症状可导致残疾甚至威胁生命），提供优生优育选择，避免家族成员风险再现等。

虽然目前已明确超百种基因与耳聋发生相关，但尚有基因的致聋机制未能明确。目前耳科罕见病听力治疗的研究热点集中于内耳感音细胞的再生和病毒载体介导的基因治疗。在研项目包括：探索诱导内耳前体细胞/多能干细胞向哺乳动物内耳毛细胞转化，促发其再生的关键途径，以期将诱导出的功能性毛细胞移植入内耳，重获听力；在小鼠动物模型上利用反义寡核苷酸（antisense oligonucleotide）造成基因沉默或改变RNA代谢介导转录后过程，重新获得正确剪切的基因和正常表达的功能蛋白，已成功实现部分听力恢复；除此之外，科学家也在致力寻找可以经鼓膜或经耳蜗路径注射的新药物，很多动物模型包括斑马鱼、小鼠都被应用于药物的临床前实验，但截至目前，并无FDA批准上市的有效药物。

近年来基因测序技术的蓬勃发展使得对罕见病基因组研究发生了革命性改变，在致病模式、疾病分类、指导治疗和随访、预测预后等方面取得了重大突破。目前针对存在耳科罕见病的家庭，一旦明确携带的耳聋致病基因，已经能够通过胚胎植入前遗传学诊断技术，将出生缺陷干预前移到基因环节，避免常规产前诊断可能面临的选择性流产带来的巨大身心伤害，防止遗传性耳聋的垂直传递。2015年我国大陆首例成功阻断重度遗传性耳聋的第三代试管婴儿顺利诞生，标志着胚胎植入前遗传学诊断技术应用于遗传性耳聋领域取得了重要进展，建立的可复制的孕前阻断遗传性耳聋的技术流程和模式，适合推广应用。除此之外，基因技术的发展为遗传缺陷的精确纠正提供了强有力的科学工具，2017年 *Nature* 杂志在线发表了基因编辑成功实现修复贝多芬小鼠的内耳致聋基因突变，在显著延缓该小鼠听力损失的基因干预方面取得了突破。随着我国医学界各个学科的迅速发展，我们正走进一个能够应用基因组进行罕见病临床实践的新医学时代。本章第三节至第六节为耳鼻喉相关罕见病。

（王秋菊　高儒真　陈晓巍）

三、口腔罕见病

口腔罕见病是罕见病的组成部分，是一类遗传性、发病率相对较低的口腔疾病，口腔罕见病多造成患者牙、颌面发育畸形和功能障碍，罕见病伴随终身，严重影响生长发育、牙颌面形态、牙生理功能等，影响患者的生理心理、生存信心与生存质量。同时，口腔作为人体重要组成部分，一些全身罕见病在口腔也出现表征，常伴有牙、颌面的改变。因此，了解口腔罕见病以及全身罕见病在口腔的表现，对罕见病的早期诊断与治疗具有重要的意义。本章第七节和第八节为口腔相关罕见病。

口腔罕见病主要分为牙发育异常，颌骨、骨异常及口腔黏膜、皮肤及软组织异常三种类型，以下简要介绍各类型中的主要疾病。

（一）牙发育异常罕见病

1. 外胚层发育不良（ectodermal dysplasias，ED） 是一组由外胚层结构异常所引起的超过150种遗传性疾病的总称。ED是两个及以上的外胚层结构，如牙、毛发、指甲、汗腺、唾液腺、颅面部、足趾或身体其他部位出现的遗传性发育异常。牙胚发育过程中出现的异常导致牙齿数目异常，出现先天性缺牙、牙形态及大小异常、牙釉质、牙本质发育不良等。部分患者可出现唾液分泌减少、唾液缓冲能力下降以及口腔微生物增多等，增加多发性龋损发生。

2. 威廉姆斯综合征（Williams syndrome，WS） 是由遗传基因异常所引起的多系统性疾病，常由第7号染色体长臂近端（7q11.23）区域丢失所致，此病多为散发病例。WS患者的典型特征包括不同程度的智力缺陷、特殊面容、心血管疾病以及过激的社会人格，而心血管疾病是该病的主要致死性并发症。WS患者具有特征性的"小精灵特征"面容，前额宽大，鼻子短小，鼻灯翻，脸颊丰满，下颌较小，嘴巴宽大，下唇大而松弛，耳垂肥大。口腔症状为乳牙小而畸形、先天缺牙、牙排列稀疏、牙釉质缺损或发育不良，常伴牙颌畸形。

3. 先天性红细胞生成性原卟啉症（congenital erythropoietic protoporphyria，CEP） 又称 Gunther 病，是一种由位于人类第 10 号染色体 q25.2-q23.3 区域的尿卟啉原合成酶基因纯合性缺陷引起的常染色体隐性遗传病，可导致卟啉Ⅰ和粪卟啉的过量生成和积累。CEP 患者最常见的症状是由皮肤中大量卟啉积累所引起的皮肤光敏性，表现为表皮下水疱与炎性细胞浸润，反复的皮肤损伤和骨吸收可造成严重的面部结痂和瘢痕，加之耳郭和鼻软骨的吸收，面颊、嘴唇和前额的缺损，形成较为特殊的面容。由于在牙发育过程中出现卟啉沉积，患者牙呈红棕色改变，边界清晰。

4. 低碱性磷酸酶症（hypophosphatasia，HPP） 是一种由组织非特异性碱性磷酸酶（tissue non-specific alkaline phosphatase，TNSALP）基因的突变引起的骨代谢异常性显性遗传疾病。TNSALP 是一种由 ALPL 基因编码的膜结合糖基化酶，主要参与细胞外基质矿化和碱性磷酸酶水解，其缺失或活性降低会导致骨基质中无机焦磷酸盐增加，抑制羟磷灰石形成，导致牙发育异常。牙型 HPP 的患者仅表现出牙发育异常，出现乳牙早失、牙髓腔大、牙本质发育不全。

5. 低磷性佝偻病（hypophosphatemic rickets，HR） 是一种 X 染色体连锁显性遗传的佝偻病，又称为 X 连锁低磷血症（X-linked hypophosphatemia，XLH）。XLH 是由 X 连锁的磷酸调节内肽酶基因的功能丧失型突变导致成纤维细胞生长因子 23（fibroblast growth factor 23，FGF23）过度活化所引起，外周血中过量的 FGF23 可抑制肾脏对维生素 D 的 1α-羟化和磷酸盐的重吸收，造成低磷血症、骨矿化不良，进而促进佝偻病和骨软化症的发生发展。XLH 的口腔表现主要是牙齿迟萌、牛牙症和牙槽嵴发育不全等，好发于前牙。多因牙本质的钙化不全融合、牙本质小管缺陷及牙釉质发育不良易引发牙髓感染和坏死。

（二）颌骨、骨异常相关罕见病

1. 成骨不全症（osteogenesis imperfecta，OI） 是一组主要影响骨及结缔组织的遗传性疾病，可导致骨骼脆性增加，也称脆骨症。85%～90% 的 OI 是由 COL1A1 或 COL1A2 基因突变导致Ⅰ型胶原的缺乏所引起的，这种突变具有遗传性和家族性，也有少数散发病例。OI 患者的显著特征是骨发育障碍，表现为骨脆性增加，长骨弯曲畸形，胸廓畸形，骨生长发育缺陷如巨头畸形等；影像学或组织学检查可见广泛性的骨质减少和部分融合的纤细肋骨，长骨弯曲以及椎骨压缩。患者还可表现出蓝灰色巩膜、牙本质发育不全、韧带松弛等症状。

2. 马方综合征（Marfan syndrome，MFS） 是因编码细胞外基质蛋白原纤蛋白-1 的人原纤维蛋白-1（human fbrillin-1，FBN1）基因突变引起的一种常染色体显性遗传性结缔组织病。MFS 累及骨骼、心血管和眼等多种器官，骨骼系统症状常出现于儿童时期，并在青春期加重，表现为四肢细长、蜘蛛指（趾）、脊柱和胸壁畸形。患者的牙、颌面发育畸形，颅骨长而窄、腭盖高拱、面中部和颧骨发育不良、下颌后缩、牙列拥挤等。

3. McCune-Albright 综合征（MAS） MAS 是由鸟嘌呤核苷酸结合蛋白 α 亚基（guanine nucleotide-binding protein Gs subunit alpha，GNAS）基因突变引起的一种非遗传性疾病。患者出现皮肤咖啡色沉着、骨纤维异常增殖症及自发性内分泌功能亢进，颅颌面则表现为牙、颌面畸形、面部不对称、错合畸形等，还可伴有牙本质发育不良、牛牙症和高患龋等。

4. 卡尔曼综合征（Kallmann syndrome，KS） 是一组游离促性腺激素释放激素（gonadotropin-releasing hormone，GnRH）缺乏性疾病（isolated GnRH deficiency，IGD）。KS 患者出现颅面部中线区的缺损，如唇裂、腭裂及腭盖高拱等，牙发育异常，如先天缺牙和畸形牙，掌骨短小，脊柱侧凸，神经性听力丧失，小脑共济失调，眼球运动障碍，色盲和单侧肾发育不全等。

（三）口腔黏膜、皮肤及软组织异常相关罕见病

1. 遗传性大疱性表皮松解症（congenital epidermolysis bullosa，CEB） 是一种引起皮肤脆性增加的罕见遗传性疾病，表现为皮肤异常脆弱，受到搔刮等轻微机械刺激即可出现口腔黏膜和皮肤水疱或糜烂。EB 引起口腔黏膜的病变，轻者表现为口腔黏膜散在大疱，愈合时间短且不留瘢痕；而重型患者的整个口腔黏膜均可受累，多个大疱且愈合后有瘢痕形成，广泛的口腔内瘢痕形成可引起舌系带缩短和口腔前庭闭塞。EB患者可出现牙釉质发育不全和龋病。患者由于舌头及颊的活动度减小，口腔自洁能力下降并且只能进食软质食物，也出现猖獗龋。

2. 黑斑息肉综合征（Peutz-Jeghers syndrome，PJS） 是一种由位于 19 号染色体 pl3.3 区的 *LKB1* 基因发生突变引起的常染色体显性遗传病。PJS 的典型症状是肠道良性错构瘤性息肉伴间歇性腹痛，口腔症状是患者在儿童期口腔黏膜（牙龈、硬腭黏膜、颊黏膜）、唇、皮肤出现直径 1～5mm 的色素沉着斑点，并在青春期后逐渐消退，但无痛性的口腔黏膜病变往往伴随终身。

3. 黏多糖贮积症（mucopolysaccharidosis，MPS） 是一种由酸性水解酶缺乏或功能失调引起的代谢紊乱性疾病。不同类型的 MPS 可有多种相同临床表现，但症状的严重程度各有差异，主要包括骨骼发育不全、神经系统发育障碍、运动功能障碍以及其他躯体症状（如呼吸窘迫、肝大），MPS 患者也有明显的面部受累，表现为皮肤粗糙、舌体增大、牙龈增生、前牙开合、腭盖高拱、牙槽突肥大、牙发育延迟及牙迟萌，以及前额突出、鼻梁凹陷、嘴巴宽大、嘴唇肥厚等。

4. Mikulicz 病（Mikulicz's disease，MD） 由 Mikulicz 在 1892 年首次定义该疾病为一种泪腺和唾液腺的肿胀性疾病，是一种 IgG4 相关性疾病。MD 患者的主要临床表现为眼干、眼球突出、累及腮腺、颌下腺、舌下腺和小唾液，出现口干。MD 亦可与其他 IgG4 相关性疾病同时发生，如自身免疫性胰腺炎、Riedel 甲状腺炎、慢性硬化性颌下腺炎（Kiittaer 瘤）和其他涎腺及泪腺病变等。

5. 原发性轻链型淀粉样变（primary light-chain amyloidosis，AL） 是由异常蛋白纤维（如错误折叠的游离免疫球蛋白或 X 轻链等）的淀粉样沉积所引起，可导致心脏、肾脏等不同器官的结构和功能损伤。原发性 AL 患者的首发症状多为口腔黏膜、皮肤紫癜、瘀点、瘀斑和大疱性皮损，巨舌症、下颌下腺肿胀、脱发和肩关节疼痛等症状相对少见，但一旦出现往往表示病情已进展至严重程度。AL 患者多伴有心力衰竭、体重减轻、严重疲倦感等。

（四）口腔其他罕见病

1. 快乐木偶综合征（Angelman syndrome，AS） 是一种由来自母代第 15 号染色体上包含泛素蛋白连接酶 E3A（ubiquitin-protein ligase E3A，*UBE3A*）基因和眼皮肤白化病 II 型（oculocutaneous albinism II，*OCA2*）基因的 qll-ql3 区域发生缺失或印记缺陷而引起的遗传性疾病。AS 的典型特征为儿童期癫痫，伴或不伴精神发育。随着年龄的增长，部分患者还可出现足部的屈曲拘缩和外翻畸形、脊柱侧凸和手部功能不全等症状。AS 患者亦可以出现牙颌面畸形症状，包括舌外伸、下颌前突、嘴宽大、牙排列稀疏、枕部扁平等。

2. 朗格汉斯细胞组织细胞增生症（Langerhans cell histiocytosis，LCH） 属于组织细胞增生综合征之一，主要表现为与抗原呈递相关朗格汉斯细胞具有相似免疫表型和超微结构（CDla 抗原）的朗格汉斯型细胞过度增殖。LCH 的临床表现多样，局限型 LCH 的症状为不累及内脏器官的单纯性皮疹，以及单纯性骨损害或多发性骨损害，头皮、皮肤皱褶、耳后区等处的溢脂性皮炎样皮疹。患者口腔黏膜及生殖器溃疡、结痂或肉芽肿，伴有疼痛肿胀。骨损伤主要累及颅骨（眼眶、颞骨、下颌骨）、盆骨和脊柱等中轴骨。LCH 的骨骼病变往往兼有骨破坏和邻近的软组织肿胀。颅骨表现为典型的穿凿样外观，边缘呈扇形或不规则，最常见的病变部位为眶和鼓室的额侧以及上外侧、乳突和颞骨鳞部等区域。下颌骨损害多为多发性，早期表现为牙周囊性肉芽肿，牙龈坏死、牙移位和牙槽骨破坏。

（周学东）

第一节 视网膜色素变性

一、定义

视网膜色素变性（retinitis pigmentosa，RP）是遗传性致盲性视网膜变性中最常见的一类，以视杆细胞首先受累为主、同时或之后合并视锥细胞变性为特征，具有显著临床及遗传异质性。世界范围内 RP 患病率为 1/7 000～1/3 000，在我国约为 1/3 784。RP 可分成两大类：非综合征性 RP 和综合征性 RP（约占 20%～30%）。前者仅局限于眼部异常，后者与其他遗传综合征相关。与 RP 有关的综合征包括 30 余种疾病，如 Usher 综合征、Bardet-Biedl 综合征、Alstrom 综合征、雷夫叙姆综合征（Refsum 综合征）、科凯恩综合征（Cockayne 综合征）、Hunter 综合征等。本节重点介绍非综合征性 RP。

二、病因及发病机制

RP 的遗传方式多种多样，主要包括常染色体显性遗传（15%～25%）、常染色体隐性遗传（5%～20%）及 X 染色体连锁遗传（10%～15%），此外还有 40%～50% 为散发（其中多为隐性遗传或新发显性遗传）。极少数可能为线粒体基因遗传或双基因遗传。已发现有超过 80 个基因的突变可以导致 RP。这些基因在许多截然不同的生物学通路中起作用，包括光信号转导、视黄醇（维生素 A）循环、基因转录、RNA 剪切、胞内物质运输、CO_2 和碳酸氢盐的平衡、光感受器结构、吞噬和细胞间互相作用等。

三、临床表现

大多 RP 患者青少年时期起病，以夜盲及周边视野缩窄为首发症状，逐渐发展为中心视力下降，视野进一步缩窄，多数在 40 岁左右成为法定盲人。其典型的眼底特征为视盘蜡黄、视网膜血管变细、中周部视网膜色素异常（包括骨细胞样色素沉积、毯层样变性、椒盐样变性、斑驳样色素脱失、点状或片状色素萎缩等）（图 3-12-3）。部分类型可合并黄斑变性，晚期多累及黄斑区且易发生后囊下白内障。

四、诊断标准

以下条件符合 1+（2 或 3）+4（3 条中符合 2 条）即可诊断 RP。

1. **视力** 患者在出现视力下降之前首先表现夜间或暗处视力差。

2. **视野** 周边视野缺损。

3. **视网膜电图（ERG）** 国际标准 ERG 表现为暗视反应显著降低，较明视反应严重。晚期患者波形记录不到。

4. **眼底** ①视盘颜色蜡黄；②视网膜血管细；③异常色素：骨细胞样色素沉着、椒盐样色素变性、毯层样变性或色素脱失。

五、治疗与预后

在过去很长一段时间中，RP 被认为是眼科的不治之症，没有切实有效的方法可以缓解或治疗患者的症状。但是近年来，随着对 RP 病因和发病机制认识的不断深入，不同类型的治疗方式在积极研究中，包括神经保护、基因治疗、干细胞治疗以及人工视网膜等。基因治疗的进展是近年来成果最为显著的，临床上已开展多种 RP

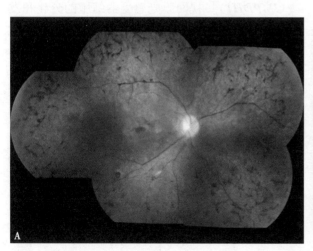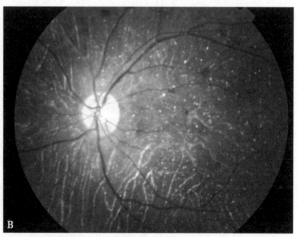

图 3-12-3 视网膜色素变性眼底表现

A. *RPGR*（视网膜色素变性 GTP 酶调控因子）基因突变所致的 X 连锁视网膜色素变性眼底表现：中周部可见较多骨细胞样色素沉着，黄斑受累；B. 我国最常见视网膜色素变性类型——Bietti 结晶样视网膜变性眼底表现：后极部可见大量黄白色结晶样点，部分伴有斑片样色素，合并脉络膜硬化征

相关基因的临床治疗研究：针对 Mer 受体酪氨酸激酶（*MERTK*）（OMIM #604705）相关的 RP 的基因治疗已完成 I 期临床试验，初步结果显示良好的安全性，注射眼较对侧眼治疗后视力有所提高。视网膜色素变性 GTP 酶调控因子（retinitis pigmentosa GTPase regulator，*RPGR*）（OMIM #312610）相关基因治疗也公布了 I 期 / II 期试验结果：大约一半患者有较明显的视功能改善，而且将推动后期的临床试验。对于常染色体显性遗传 RP，一个双基因治疗策略（siRNA 抑制 RDS 的基因治疗和携带有 siRNA 的 AAV 载体进行的基因替代治疗）通过向视网膜下腔注射治疗视网膜色素变性模型 rds 小鼠，抑制了小鼠视网膜中 *rds* 基因的表达，减缓了光感受器细胞的退化。然而，基因治疗、干细胞治疗、基因编辑以及人工视网膜等，作为临床有效的治疗措施的路程尚远，大多尚需继续探索改进。

六、遗传咨询与产前诊断

视网膜色素变性遗传异质性较大，多数需要确定致病基因后，才能确定遗传方式、计算再发风险并提供可靠遗传咨询。进行孕前或早孕期基因突变检测的前提是确定家系中先证者的致病基因及其致病突变。①对于常染色体显性遗传 RP 患者，部分父母双方中有一个亦为患者，部分父母双方均正常。对于父母一方携带突变的常染色体显性遗传 RP 患者，其兄弟姐妹及后代均有 50% 的可能性为患者。②对于常染色体隐性遗传 RP 患者，其父母均为杂合子，各携带一个突变等位基因。在常染色体隐性遗传 RP 中，携带者一般临床表型与正常人无差别，因此这类患者常常主诉无眼遗传病家族史，部分有近亲婚配史。常染色体隐性遗传 RP 患者，其弟弟和妹妹均有 25% 的可能性为患者、50% 的可能性为携带者，而患者后代均为携带者（其配偶不是携带者的情况下）。③X 连锁隐性遗传 RP 以男性患者多见，男性患者的女性后代 100% 为携带者；男性后代不患病。女性携带者生男婴有 50% 为患者，生女婴有 50% 为携带者。女性携带者多无临床表现，部分可表现出特征性的眼底色素改变和异常的视网膜电图，多数表型也较男性患者轻。

（睢瑞芳　邹　绚）

第二节　Leber 先天性黑矇

一、定义

Leber 先天性黑矇（Leber congenital amaurosis，LCA）是最严重的一类致盲性遗传性视网膜疾病，多数患者呈常染色体隐性遗传，占所有遗传性视网膜疾病的 5%。目前共确定了至少 25 个致病基因（RetNet: https://sph.uth.edu/retnet/），这些基因编码的蛋白在视网膜发育和视网膜生理功能中起到多种作用。LCA 是第一个在人类中进行基因治疗的疾病，目前针对视网膜色素上皮细胞 65kDa 蛋白（*RPE65*）基因突变所致 LCA 的基因治疗已经获批进入临床应用。

二、病因及发病机制

目前已知的 25 个 LCA 致病基因，大约可以在 70% 的家系检测到致病突变。这些基因中的部分也可以导致其他类型视网膜变性，部分涉及相关综合征（如 Senior-Loken 综合征）。LCA 基因编码的蛋白具有多种视网膜功能，涉及视网膜光电信号的传导过程 [芳烃受体结合蛋白样 1（*AIPL1*）、鸟苷酸环化酶 2D（*GUCY2D*）]、视网膜内维生素 A 在光信号中的代谢循环 [*RPE65*、视网膜脱氢酶 *12RDH12*、卵磷脂视黄醇酰基转移酶（*LRAT*）]、鸟嘌呤的合成 [次黄嘌呤核苷酸脱氢酶 1（*IMPDH1*）]、视网膜光感受器细胞的分化和发育 [Crumbs 同系物 1（*CRB1*）、视锥 - 视杆同源盒基因（*CRX*）]、蛋白转运和正常分布 [*AIPL1*、视网膜色素变性 GTP 酶调节相关蛋白 1（*RPGRIP1*）]、光感受器纤毛转运过程 [*CEP290*、Leber 先天性黑矇 5（*LCA5*）、*RPGRIP1*、Tubby 样蛋白 1（*TULP1*）] 和锥细胞外节的吞噬作用（*MERTK*）。其中，在西方人群中最多见的为 *CEP290*（15%）、*GUCY2D*（12%）和 *CRB1*（10%）。而笔者的统计结果显示 *CRB1* 是最常见类型，具体比例见图 3-12-4（彩图见文末彩插）。

三、临床表现

LCA 由德国眼科医生 Theodor Leber 在 1869 年命名，其诊断标准包括：在出生时或出生不久即有严重的视力丧失，可伴有眼球震颤（游走样运动或扫视样运动为主）、瞳孔对光反射迟钝、畏光等，视网膜电图（electroretinogram，ERG）表现为熄灭型或者严重降低。LCA 的眼底表现可从轻微异常到明显视网膜变性，包括轻度的血管扭曲、假性视盘水肿、黄斑萎缩、假性黄斑缺损、色素沉着（骨细胞样、椒盐样、缗钱样等）、周边黄色融合病灶、白色点状病变、大理石样眼底等（图 3-12-5，彩图见文末彩插）。LCA 患者存在一定的基因型 - 表型相关性，这些相关性主要表现在眼底形态和视力变化方面。

部分 LCA 患者存在屈光不正（远视或近视），部分基因突变（如 *CRB1*）患者常常伴高度远视。眼窝深陷、指眼征（图 3-12-6，彩图见文末彩插）及圆锥角膜是 LCA 患者的重要面部特征。指眼征为用手指使劲反复按压眼球，没有基因特异性。其具体的分子机制还不明确，可能与此动作产生的幻视及闪光感使患者得到安全感有关。这种运动持续推压眼球，会导致眶脂肪萎缩，进而引起眼窝凹陷。部分 LCA 的患者合并圆锥角膜。

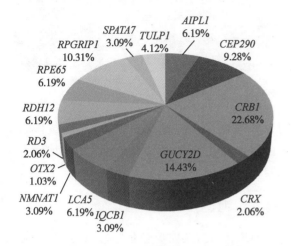

图 3-12-4　我国 Leber 先天性黑矇（LCA）各种基因突变构成比

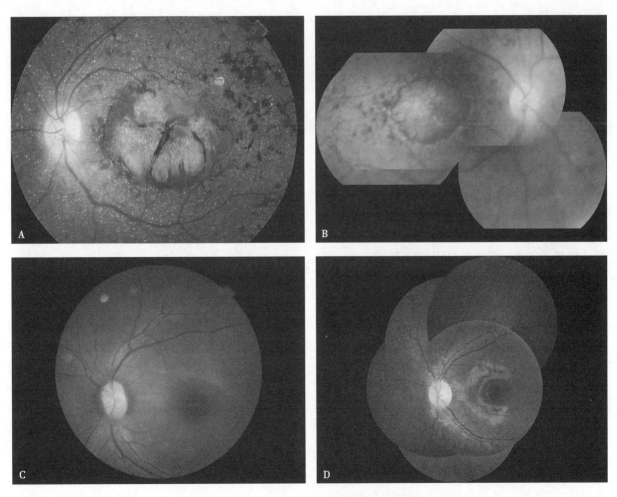

图 3-12-5　Leber 先天性黑矇患者的眼底表现

A 为 *RDH12* 基因突变，B 为 *CRB1* 基因突变，C 为 *GUCY2D* 基因突变，D 为 *RPE65* 基因突变

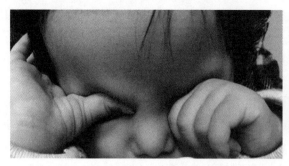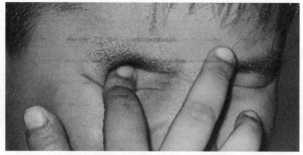

图 3-12-6　指眼征

四、诊断标准

1. 1 岁前出现严重视力低下或盲，可伴有眼球震颤、指眼征、黑矇瞳孔等。

2. ERG 熄灭型或严重降低。

3. 眼底有视网膜变性相关改变，可伴或不伴有其他系统的先天发育异常。

五、治疗与预后

LCA 现有的治疗方式多数还在探索当中。LCA 的致病基因多、发病机制复杂，因此治疗需要有基因针对性。主要的治疗方向包括光感受器和视网膜色素上皮细胞移植或干细胞移植，基因替代治疗和药物治疗。目前研究较多、最前沿的是 LCA 的基因替代治疗。

LCA 基因治疗主要以视网膜色素上皮细胞和光感受器细胞为靶向。前者包括 RPE65 基因和 LRAT 基因，后者包括 RPGRIP 基因、GUCY2D 基因、AIPL1 基因以及 CEP290 基因的治疗。2001 年，Acland 将包含有 RPE65 cDNA 的 AAV 载体转导入 RPE65^{-/-} Briard 犬的视网膜下腔，结果显示在转染的视网膜中，视网膜色素上皮层和神经上皮层均有野生型 RPE65 基因的表达，治疗眼 ERG、瞳孔对光反应、视觉行为均较未治疗眼有所改善，这是 LCA 基因治疗临床前期研究的首次报道。而今，RPE65 的基因治疗药物已经上市，但是价格极其昂贵，还不能广泛应用到我国患者中。除了针对 RPE65 基因的治疗，针对 LRAT、AIPL1、GUCY2D 等基因的治疗也进入了临床前期研究，在动物实验中取得了显著的效果。将来的基因治疗可能在儿童时期的患者中效果更好，因为其能够维持更多的光感受器细胞结构和功能。但是基因治疗还存在很多难以解决的问题和挑战，如治疗时机的选择、基因载体的安全性和转染效率等，还需要研究者不懈地努力和探索。

六、遗传咨询与产前诊断

如遗传方式为常染色体隐性遗传，患者父母再生育患儿的概率为 1/4；如遗传方式为常染色体显性遗传，患者后代患病的概率为 1/2。但是单纯计算概率对患者及其家庭缺乏实际意义。由于 LCA 严重致盲且有遗传异质性，每个患者都应接受基因检测以确定致病原因，在此基础上才可以为亲属提供明确的遗传咨询和患病风险预测。对于家中已有患儿且基因诊断明确的家庭，如需再次生育可在孕前或孕早期进行基因突变检测与咨询，减少再生育患儿的风险。

（睢瑞芳　邹　绚）

第三节　听神经病

一、定义及历史沿革

听神经病（auditory neuropathy，AN）是一种特殊的听觉功能障碍性疾病，它描述了一种内毛细胞、带状突触、螺旋神经节和 / 或听神经本身功能不良所致的听觉信息处理障碍。临床主要表现为患者可以听到声音却不能理解其语义，患者的听觉时域处理功能下降，言语识别率与纯音听阈不成比例地下降；外毛细胞的功能正常——耳声发射（otoacoustic emissions，OAE）和 / 或耳蜗微音电位（cochlear microphonic，CM）可引出，而听神经功能异常——听性脑干反应（auditory brainstem response，ABR）异常或全部消失，同时多伴有中枢或周围神经病变。

听神经病是 20 世纪 90 年代以来逐渐被认识和发现的疾病。1992 年，我国学者顾瑞将其称之为"中枢性低频感音神经性听力减退"。1996 年，美国学者 Arnold Starr 等随访追踪了他们在 1991 年报道的 1 例患者（他们称其为 EVE，夏娃），同时总结了 10 例类似临床表现的患者的听力学特征，将此类疾病命名为"听神经病"。听神经病是导致婴幼儿及青少年听力言语交流障碍的常见疾病之一，约 1/7 000 的新生儿存在听神经功能异常，占儿童永久性听力损失的 10%。根据 WHO 定义的罕见病发病率范畴（0.65‰～1‰），听神经病属于罕见病范畴。

二、临床表现及诊断

（一）听觉生理学诊断

1. ABR 均引不出或波形严重异常。

2. OAE 或 CM 可引出。

3. 声导抗 鼓室图正常，镫骨肌反射消失或阈值升高。

4. 纯音测听或行为测听 可表现为轻度至重度听力损失程度。

5. 言语识别率 言语识别率与纯音听力不成比例地下降。

6. 耳蜗电图 发现特异性复合动作电位（compound action potential，AP）振幅降低，而导致总和电位（summating potential，SP）与其比值异常（-SP/AP 大多 > 1）。

7. 多频稳态反应 反应阈值与纯音听力不成比例。

（二）影像学诊断

颞骨 CT 和 / 或颅脑及内听道 MRI 影像学检查未见占位病变，但有些患者可发现听神经纤细或发育不良情况。

（三）遗传学诊断

应用二代测序技术筛选合适的致病基因，已发现了 20 余种与听神经病相关的致病基因，遗传方式主要包括常染色体隐性遗传、常染色体显性遗传、X- 连锁遗传及线粒体遗传。其中，非综合征型听神经病相关基因包括：*OTOF*、*PJVK*、*DIAPH3*、*DIAPH1* 基因，相关基因座包括：AUNA2；综合征型听神经病相关基因有 *AIFM1*、*ATP1A3*、*CABP2*、*CACNA1D*、*PMP22*、*MPZ*［髓鞘蛋白零（myelin protein zero）］、*NARS2*、*NF-L*、*NDRG1*、*GJB1*［缝隙连接蛋白 β1（gap junction protein beta 1）］、*GJB3*、*OPA1*、*ROR1*、*TMEM126A*、*TIMM8A*、*WFS1* 和 *FXN* 基因，相关基因座包括：OPA8；线粒体基因 12S rRNA（T1095C）突变与 11778mtDNA 突变也被证实与听神经病相关。其中，*OTOF* 和 *AIFM1* 基因分别是婴幼儿及青少年 / 成人听神经病的最常见的致病基因。随着疾病亚型的不断清晰和完善，以及全外显子测序和全基因组测序的应用，越来越多的相关基因不断被发现和证实。

三、发病部位

随着对听神经病的听觉生理与遗传学病因的研究进展，可将听神经病分为 5 种类型。①内毛细胞型：累及内毛细胞本身的突触前病变；②突触型：累及内毛细胞带状突触的突触前病变；③树突型：累及无髓鞘听神经树突的突触后病变；④节细胞型：累及螺旋神经节细胞的突触后病变；⑤轴突型：累及有髓鞘神经轴突的突触后病变。

四、临床分型

根据上述累及的病变部位及发病机制，临床诊断可分为三种。

1. 听突触病（曾经称之为Ⅱ型听神经病） 涵盖上述①②部位，为突触及突触前型病变，累及耳蜗内毛细胞和 / 或内毛细胞带状突触，而听神经纤维正常。

2. 听神经病（曾经称之为Ⅰ型听神经病） 涵盖上述③④⑤部位，为突触后型的听神经病变。累及无髓鞘听神经树突、螺旋神经节细胞、有髓鞘神经轴突、髓鞘等听神经纤维，而内毛细胞及其突触正常。其中明确由遗传基因导致的听神经病变称为遗传性听神经病。

3. 非特异性听神经病 突触前后均受累的病变称为非特异性听神经病。

五、遗传机制

随着听神经病患者的临床遗传学研究和听觉生理学的分析以及动物模型的机制研究进展，导致疾病的相关基因及功能也逐渐明晰。在此，主要针对与听突触病密切相关的 *OTOF* 基因（otoferlin）、

SLC17A8（VGluT3）基因以及与听神经及周围神经病变相关的 *OPA1*、*AIFM1*、*MPZ*、*PMP22*、*PJVK* 及 *DIAPH3* 等基因的发病机制和临床意义简要总结，见表 3-12-1。

（一）听突触病

由 *OTOF* 基因导致的听突触病，*OTOF* 的无义或截短突变导致内毛细胞（inner hair cells，IHCs）中 Ca^{2+} 触发的胞吐作用几乎停止，错义突变会降低毛细胞中的 otoferlin 蛋白水平，且囊泡补充的缺陷几乎完全损害了内毛细胞突触的声音编码功能。携带 *OTOF* 基因错义突变的患者的心理物理学和生理学测试提示传入信号渐进性减弱，产生听觉疲劳现象。*OTOF* 基因在成人及婴幼儿中的突变频率及临床表型特征以及温度敏感性患者的突变特征研究发现 *OTOF* 基因致病变异是婴幼儿听神经病的主要病因之一。

由 *SLC17A8* 基因变异也可导致听突触病。缺乏由 *SLC17A8* 基因编码的 VGluT3 蛋白的 IHCs 表现为毛细胞带状突触中囊泡摄取功能障碍，使囊泡含有的谷氨酸水平降低，进而释放到突触间隙的谷氨酸水平下降，不足以在一级神经元中产生动作电位，没有兴奋性传入突触信号传递到螺旋神经节（spiral ganglion neurons，SGNs），听觉通路的声诱发活动也检测不到，最终导致毛细胞突触信号传递缺陷。在患者听力损失的致病机制方面，听力障碍的发生机制中有两个观点：一个观点是单倍体剂量不足可能会导致出现一个无功能的 *SLC17A8* 等位基因；另一个观点是功能增强型突变会导致信号传导增强，这会使内毛细胞突触由于囊泡谷氨酸负荷增加而出现兴奋毒性突触损失。另外，携带 *SLC17A8* 基因突变的个体中观察到听力障碍伴有精神和运动发育迟缓，认为与 *SLC17A8* 基因突变有关的听力障碍也可能是综合征型的一种表型。

（二）听神经病

由 *OPA1* 基因变异导致遗传性听神经病，OPA1 蛋白 C 末端的截短突变主要是由于单倍剂量不足导致非综合征型常染色体显性视神经萎缩（DOA）；错义突变可能通过突变蛋白的显性负效应而导致综合征型常染色体显性视神经萎缩（DOA⁺）。DOA⁺ 相关的听力障碍主要由 *OPA1* 基因 Arg445His 错义突变导致，该突变可引起视神经和听神经脱髓鞘及突触丢失。

由 *AIFM1* 基因变异导致听神经病，为笔者课

表 3-12-1 听突触病和听神经病遗传特征

分型	基因名称	蛋白名称	染色体位置	基因座	遗传方式	已报道的基因变异数量
听突触病变型	*OTOF*	耳畸蛋白（otoferlin）	2p23.3	DFNB9	AR	数据库收录变异位点 457 个，其中致病位点 95 个
	SLC17A8	囊泡膜谷氨酸转运体 3（vesicular glutamate transporter 3，VGluT3）	12q23.1	DFNA25	AD	数据库收录变异位点 81 个，其中可疑致病位点 1 个，致病位点 5 个
听神经病变型	*OPA1*	视神经萎缩 1（optic atrophy 1，OAP1）	3q29	3q29	AR/AD	数据库收录变异位点 319 个，其中致病位点 102 个
	AIFM1	凋亡诱导因子（apoptosis-inducing factor，AIF）	Xq26.1	AUNX1	XLR	数据库收录变异位点 230 个，其中致病位点 151 个
	MPZ	髓鞘蛋白零（myelin protein zero）	1q23.3	1q23.3	AR/AD	数据库收录变异位点 214 个，其中致病位点 95 个
	PMP22	外周髓鞘型蛋白质 22（peripheral myelin protein 22）	17p12	17p12	AR/AD	数据库收录变异位点 184 个，其中致病位点 109 个
	PJVK	pejvakin	2q31.2	DFNB59	AR	数据库收录变异位点 86 个，其中致病位点 30 个
	DIAPH3	diaphanous homolog 3	13q21.2	AUNA1	AD	数据库收录变异位点 79 个，其中致病位点 43 个

AR：常染色体隐性遗传；AD：常染色体显性遗传；XLR：X 连锁隐性遗传；数据库来源：https://www.ncbi.nlm.nih.gov/clinvar/

题组克隆的致病基因，其结构包括两个黄素腺嘌呤二核苷酸（FAD）结构域、一个还原型烟酰胺腺嘌呤二核苷酸（NADH）结合区和一个具有凋亡前活性的 C 末端结构域。在 N 末端还有一个线粒体定位序列（MLS）。在第一个 FAD 结构域和 MLS 之间，存在一个潜在的跨膜结构域（TM）。此外，凋亡诱导因子 AIF（apoptosis inducing factor，AIF）还含有两个 DNA 结合位点，以及热激蛋白70（HSP70）、亲环素 A（CypA）的结合区。AIF 蛋白功能主要是诱导细胞凋亡，参与调控线粒体的结构和氧化代谢过程，影响呼吸功能。AIF 是作为 caspase- 非依赖性凋亡效应分子被发现的，在凋亡损伤时由线粒体转运至细胞核，诱导细胞凋亡。在听觉通路中，无论是内毛细胞，神经通路中的胶质细胞，还是螺旋神经节细胞等，正常的能量代谢是其维持其生理活性的关键。

由 MPZ 基因导致听神经病的发病机制是 MPZ 的杂合突变可以通过功能丧失减少正常蛋白的总体数量，或通过显性负性作用破坏 MPZ 复合体的形成或正常功能。纯合型突变通过功能丧失机制导致 MPZ 的完全缺失，从而产生周围神经的脱髓鞘病变。听觉神经纤维突触丢失与脱髓鞘通过减少传入及减缓动作电位的传导而导致听觉信号时间编码紊乱。

由 PMP22 基因导致听神经病是由于 PMP22 点突变导致严重的髓鞘发育不全或脱髓鞘。变异的 PMP22 蛋白常常会在内质网或高尔基复合体中形成蛋白质聚积体。这些变异蛋白质聚积体还可能阻断正常 PMP22 蛋白向细胞膜的运输。

由 PJVK 基因导致听神经病的病理机制是 PJVK 基因编码的蛋白 pejvakin 主要表达于耳蜗 Corti 器、螺旋神经节细胞以及前三级听觉传入通路（耳蜗核、上橄榄复合体、下丘）的神经元细胞中，所致听神经病的病变部位主要位于听觉传导通路，影响动作电位的传导及细胞内物质交换，而内毛细胞功能不受影响，导致的听神经病以突触后型为主。

由 DIAPH3 基因导致听神经病的可能机制是既可导致突触前病变也可引起突触后病变。Diaphanous 蛋白既存在于果蝇的神经肌肉接头处的突触前成分，也存在于其突触后成分。DIAPH3 基因可调控突触前肌动蛋白，维持细胞及静

纤毛形状、囊泡转运，调控微管细胞骨架的活动，故 DIAPH3 基因突变时可导致突触前病变。DIAPH3 基因也可上调基因表达，使听神经纤维末梢树突形态发生改变，影响螺旋神经节细胞树突棘的功能，产生迟发性的毛细胞功能损伤，导致突触后病变。

六、临床干预

（一）改善信噪比

理论上，任何能够提高信噪比的方法都可以提高听神经病患儿的言语识别和语言学习能力，所以在结构性或自然语言学习过程中，可以通过减少环境噪声、利用扩音器增加说话者音量、使用 FM 系统等方法实现信噪比的优化，帮助婴幼儿听神经病患者改善交流能力，但实际效果较为有限。

（二）验配助听器

临床上听神经病患者的干预手段主要以助听器和人工耳蜗植入为主。但助听器对听神经病患者的康复效果存在个体差异，是否能使患者最终受益尚有争论。尽管有些学者认为儿童听神经病患者佩戴助听器的受益与耳蜗植入后平均受益水平相当，但目前仍然缺乏更有力的证据。

（三）人工耳蜗植入

人工耳蜗植入治疗听神经病已有较长时间，听神经病患者的耳蜗植入效果具有多样性。有些学者认为，耳蜗植入可使大部分语前聋的听神经病患儿言语识别能力有显著提高，但也有一些学者指出部分（约 25%）听神经病患者耳蜗植入术后效果不佳，未获得有效的听力改善。耳蜗植入的效果与病变部位密切相关。根据现有研究，突触前听神经病患者显示出和普通感音神经性聋相似的术后获益。突触后病变的患者手术效果各异，但平均差于突触前患者的术后效果。另外，听神经病患者耳蜗植入前详细的 MRI 和 CT 检查非常必要，以确定患儿是否存在听神经发育不良和耳蜗神经缺如的情况，从而判断术后的效果，研究表明仅有不到 10% 的蜗神经缺如病例可通过人工耳蜗植入获得言语感知能力改善。

（四）药物治疗

除了助听器和人工耳蜗植入，目前关于药物治疗听神经病仍处于探索阶段。婴幼儿听神经病

和青少年的发病类型和机制不同,针对听突触功能恢复和修复听神经髓鞘的药物,以及未来的基因治疗将成为一种可期待的解决方案。

七、未来展望

基因治疗是未来对特定类型听神经病的可行的治疗方式。Akil 等通过基因治疗使小鼠成功恢复听觉,这是耳聋基因治疗方面的重大进展。Wan 等研究表明,编码耳蜗类神经胶质支持细胞中神经营养因子 3(neurotrophin 3, *Ntf3*)基因的过表达促进噪声引起损伤后突触数目和功能的恢复。Cunningham 等也进一步验证了噪声引起的突触病变是可恢复的,甚至提高了其在暴露于破坏性噪声后进行治疗的可能性。虽然这些研究结果很乐观,但是还需要更多的时间才能将这些治疗方法应用于听神经病患者。而我们在临床上发现的 *OTOF* 基因突变患者(先天性)以及 *AIFM1* 基因突变患者(迟发型),后者拥有更好的时间窗来进行未来基因治疗的研究与尝试,具有可期待的治疗前景。

听神经病从发现到渐入精准经历了 20 多年,取得了 20 年前无法想象的进展,但仍然还有诸多机制有待挖掘和发现,对听神经病的毛细胞声音编码与突触功能的研究以及未来的基因治疗研究仍然是今后的主要方向;推广基于精准医学的分子分型定位诊断以及个性化康复干预是目前有效的方法与途径。

(王秋菊)

第四节 大前庭水管综合征

一、定义及历史沿革

前庭水管扩大是最常见的内耳畸形。临床上将只有前庭水管扩大畸形合并感音神经性听力损失,不伴有其他内耳发育异常和其他器官系统异常的患者诊断为大前庭水管综合征(large vestibular aqueduct syndrome,LVAS 或 enlarged vestibular aqueduct syndrome,EVAS)。Valvassori 和 Clemis 在 3 700 例听觉或前庭功能障碍患者的颞骨连续断层 X 线摄片中发现前庭水管(vestibular aqueduct,VA)存在异常扩大的畸形现象,并于 1978

年首次描述并正式命名。前庭水管是一骨性管道,起于前庭内侧壁,位于前庭与内淋巴囊之间,内淋巴管经前庭导水管注入岩锥后部内听道口外下方的内淋巴囊。内淋巴囊表皮有许多皱襞,称皱纹部,含有大量的小血管及结缔组织,骨管内的皱纹部是吸收内淋巴的重要场所,VA 及内淋巴管、内淋巴囊作为一个整体对维持内耳微小的压力平衡起着重要的作用。

1996 年,Griffith 等发现 EVAS 具有家族聚集倾向,表现为隐性遗传的性状,首次提出大前庭水管为遗传性疾病。1997 年,Abe 等根据 EVAS 患者家族系谱推断,该病为常染色体隐性遗传性疾病。1999 年,Abe 等把 EVAS 的相关基因定位在 7q31,与 Pendred 综合征的致病基因 *PDS*(又名 *SLC26A4*)位于同一区域,该基因还可以导致常染色体隐性遗传性耳聋 4 型(DFNB4)听力损失。同年,Usami 等对 EVAS 患者的 *SLC26A4* 基因进行筛查,发现 6 个 EVAS 家系中,5 个发生了该基因的突变,进一步确定了 *SLC26A4* 基因突变与 EVAS 有关。

关于该病的治疗,既往曾有学者尝试行骨性前庭水管软组织填塞来缩小已扩大的内淋巴管,术后观察此类手术对于维持听力稳定或改善听力无确切疗效。因该病听力终归会发展成极重度耳聋,目前观点提倡在听力下降早期达到重度耳聋程度后、言语识别率尚好时进行人工耳蜗植入,这对于恢复患儿听力和言语能力非常必要。

二、临床特征及诊断

EVAS 是一种先天性疾病,发病率占儿童和青少年感音神经性聋的 1%~12%(不同人种比例不同),属于常染色体隐性遗传病。该病因具有明确的表型特征和遗传特征,是耳科疾病中可进行精准诊治干预的典型种类。

(一)表型特征

1. **症状特点** EVAS 患者在出生时听力损失可能并不存在或尚未出现,临床表现为波动性和进行性感音神经性听力损失,约 4%~29% 的患者可有前庭功能异常,表现为发作性眩晕和不稳感,小儿缺乏良好的运动协调能力,容易摔跤。

发病年龄为从出生后至青春期任何年龄段,但多数为出生后几年内发病,可表现为学语后听力损失。听力损失多数是在很长的一段时间内以渐进性的方式出现，程度可表现为从接近正常到极重度聋，双耳听力可不对称。发病突然或隐匿，发病前常有感冒、发热、轻微颅外伤、气压性创伤或其他使颅内压增高的诱因。听力下降的程度与前庭水管的外口大小似无相关性，与内淋巴囊 MRI 信号特征之间亦未见相关。

2. **影像学特点** 颞骨 CT 表现为前庭水管扩大（图 3-12-7）。前庭水管扩大的诊断标准为前庭水管的外口与总脚或峡部间中点处直径大于 1.5mm。头颅 MRI 表现为异常肿大的内淋巴囊，也可以伴有外淋巴液疝入前庭导水管骨性裂隙中（图 3-12-7）。颞骨高分辨率 CT 检查和头颅 MRI 检查是诊断前庭水管扩大的"金标准"。MRI 可以辅助 HRCT 诊断前庭水管扩大，两者相互补充。

3. **听力学特点** 虽然 EVAS 的听力损失类型属于感音神经性耳聋，却具有两个显著特点——声诱发短潜伏期负反应和低频骨气导差，使得 EVAS 在听力学诊断上容易被识别出来。

（1）纯音测听：表现为高频听力损失为主的感音神经性听力损失，多数患者在低频具有混合性听力损失成分，即在 250Hz、500Hz 气导与骨导听阈差值常大于 15dB HL，亦称之为低频传导性耳聋或低频骨气导差。在中耳功能正常情况下，若发现明显的低频骨气导差，可有 66.2%～81.8% 的概率提示患儿存在前庭水管扩大。

（2）声导抗测试：鼓室曲线多数呈现"A"型，部分声反射可引出，中耳结构及功能正常；中耳共振频率测试提示共振频率减低。

（3）听性脑干反应：多数患者可记录到一个特殊的短潜伏期反应，称之为声诱发短潜伏期负反应（acoustically evoked short latency negative response, ASNR）。其特点为在高刺激强度（≥90dB nHL）时，潜伏期（3.26±0.57）ms 处可见一负相波，此负相波可重复出现并随刺激声强度减低潜伏期延长，可伴有 V 波的存在或消失。在常规进行 ABR 检查时发现的 ASNR 有 76% 的可能提示患者存在前庭水管扩大。

（二）诊断

大前庭水管综合征的诊断主要依据影像学，颞骨 CT 检查和头颅 MRI 检查可以相互补充。CT 上见到明确的前庭水管扩大、MRI 上见内淋巴囊扩大能够确诊。患者耳聋诱发因素、症状、听力学检查特征及基因诊断结果能提示大前庭水管综合征的诊断，但确诊需要依据上述影像检查手段。

三、中国人群 EVAS 基因诊断概况

解放军总医院聋病分子诊断中心建立的 EVAS 患者数据库包含 1 668 例患者，经基因诊断发现 91.3% 的患者可以检测出携带 SLC26A4 基因双等位基因突变，4.7% 携带单等位基因突变，4.0% 的患者未发现携带 SLC26A4 基因突变。通过对 131 例未明确分子诊断的 EVAS 患者（携带 SLC26A4

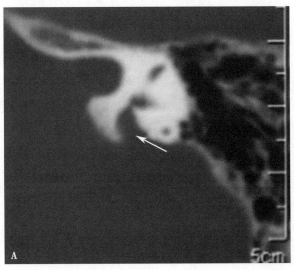
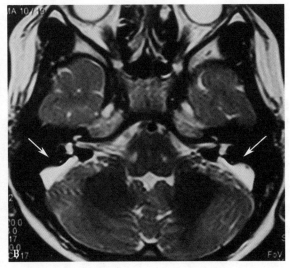

图 3-12-7 EVAS 患者影像学特点
A. 颞骨 CT，箭头所指为扩大的前庭水管；B. 头颅 MRI，箭头所指为扩大的内淋巴囊

基因单等位基因突变或未携带 *SLC26A4* 基因突变的患者）进行 *SLC26A4* 基因全序列检测，发现了 49 例（37.40%）EVAS 患者的 12 种致病拷贝数变异（CNV），提示 *SLC26A4* 基因序列变异和结构变异均可导致 EVAS。

四、致病机制

EVAS 致病与 *SLC26A4* 基因突变密切相关。*SLC26A4* 基因属于离子转运体 26A 家族（solute carrier family 26A, SLC26A），该家族基因编码离子转运相关蛋白。*SLC26A4* 基因最早由 Everett 通过位置克隆的方法发现，位于人类染色体 7q31，含有 21 个外显子，编码含有 780 个氨基酸的蛋白质 pendrin。在内耳中，pendrin 蛋白维持内淋巴液的离子平衡，介导 Cl^-/HCO_3^- 的转运，这种离子交换功能似乎在胚胎早期和出生后早期的内耳发育中至关重要。Pendrin 介导 HCO_3^- 进入内淋巴液，Pendred 综合征患者可能由于内淋巴液中 HCO_3^- 的缺乏而造成 pH 偏低影响听力。有假说认为 pendrin 蛋白功能受损将造成以下功能障碍：①促进内淋巴液体积逐渐增加，随后是膜迷路和周围骨结构的扩大；②内耳感觉细胞变性，表现为重度感音神经性耳聋，且耳聋的严重程度可能与 *SLC26A4* 等位基因突变数量相关。研究发现，在哺乳动物 *SLC26A4* 基因突变导致的功能异常的 pendrin 蛋白滞留于胞质内质网，正常的蛋白胞膜定位过程受阻可能是 Pendred 综合征的主要发病机制。Pendrin 蛋白定位异常，碘离子转运功能完全或部分丧失是甲状腺表型的原因。

五、分子流行病学

SLC26A4 基因突变表现出广泛的等位基因异质性，目前报道的 *SLC26A4* 基因突变已达 300 余种，其中以错义突变最为常见，还包括无义突变、剪切点突变、移码突变等形式。不同种族人群的 *SLC26A4* 基因突变谱不同。其大部分突变导致的氨基酸变化位于 12 个跨膜区 pendrin 蛋白模型中的 C 末端，提示这一区域是 pendrin 的重要功能域。

Reardon 等报道，在家族性前庭水管扩大的患者中 *SLC26A4* 基因突变检出率高于散发病例。在前庭水管扩大或 Mondini 畸形患者中，82% 多发患者家庭和 30% 单发患者家庭能检测到 *SLC26A4* 基因突变。Tsukamoto 对日本人群中的 42 个家系研究发现，在 10 个典型 Pendred 家系中的 9 个（90%）和 32 个 EVAS 家系中的 25 个（78.1%）发现了突变。

SLC26A4 基因的热点突变区域（外显子 7、8、19、3、10）突变检出率在中国大陆不同种族和地区间的耳聋患者中有所不同。河南省位居第一，检出率为 31.58%，甘肃、河北、湖北、陕西和黑龙江省的检出率分别为 26.32%、25%、18.75%、18.37% 和 16.67%，广西壮族自治区、西藏自治区和贵州省的 *SLC26A4* 突变检出率最低，分别为 3.3%、5.08% 和 5.4%。在广西壮族自治区 90 例入组患者中没有发现双等位基因 *SLC26A4* 突变，西藏自治区仅在汉族患者中检测到双等位基因 *SLC26A4* 突变。

Yazdanpanahi 对伊朗 121 个家系进行研究，包括 60 个无关联的散发耳聋患者和 61 个无关联的常染色体隐性遗传性耳聋家系。61 个耳聋家族中的 7 个（11.5%）与 *SLC26A4* 基因突变相关。此外，60 例无关联的散发耳聋患者中有 5 例（8.3%）被诊断为 *SLC26A4* 基因突变致聋。

对遗传性非综合征型耳聋的荟萃分析显示：*SLC26A4* 的双等位基因突变在白种人耳聋患者中占 2%～3.5%，但在东亚患者中占 5.5%～12.6%。在前庭水管扩大患者中，*SLC26A4* 基因突变检出率分别为：中国 96%，日本 78.1%，韩国 92.31%；高加索人的检出率为 40%。*SLC26A4* 基因目前被认为是仅次于 *GJB2* 基因、第二位非综合征型耳聋致病基因。

SLC26A4 基因 p.H723R 和 c.919-2A>G 突变是亚洲人群中 *SLC26A4* 基因最常见的突变类型。在 EVAS 患者中，日本（51.0%）和韩国（60.2%）p.H723R 突变检出率最高；蒙古国 c.919-2A>G 的检出频率为 62.5%。在中国的 EVAS 患者中，大陆和台湾 c.919-2A>G 的检出频率分别为 61.6% 和 76.7%。对 c.919-2A>G 突变位点周围的单核苷酸多态性（SNP）分析表明该突变来自共同的祖先，为创建者突变，但也不排除此位点是热点突变的可能性。p.V239D 是土耳其（33.3%）和巴基斯坦（35.6%）EVAS 患者最常见的突变。然而，上述突变在白种人群体中没有检测到或非常少见。

c.1001＋1G＞A、p.V138F、p.T416P、p.L236P 和 p.G209V 突变在白种人群中普遍。c.1001＋1G＞A 突变是欧洲国家最多见的突变。p.V138F 突变在白种人为主的国家中最为普遍：德国 66.7%、捷克斯洛伐克 18.0% 和丹麦 17.3%。p.T416P、p.L236P 和 p.G209V 突变主要在丹麦（20.0%）、英国（23.1%）和法国（14.3%）中发现。在白种人群体中发现的大多数突变在亚洲或中东人群中没有发现。显然，亚洲人群中发现的 *SLC26A4* 突变谱与白种人群体中的 *SLC26A4* 突变谱完全不同。

六、治疗及预防

根据 EVAS 患者听力损失程度和时期选择有效的治疗方案。在语言形成的关键期，尽量保护残余听力，帮助患儿形成良好的听觉和言语能力。患者突然听力下降后尽早按照突发性聋治疗，治疗原则是改善内耳循环、应用糖皮质激素和神经营养药物，多数患者经过及时的治疗，听力可恢复到或接近下降之前的水平。对于听力达到中度或中重度的 EVAS 患者，可用助听器辅助听力，助听器效果不佳者应早期考虑人工耳蜗植入。对于听力已达重度或极重度的 EVAS 患者，尚无有效的治疗方法，早期人工耳蜗植入对于语言学习期的 EVAS 患儿言语的发育形成十分重要。不建议在听力下降后反复药物保守治疗而错过耳蜗植入良好时机。微创人工耳蜗植入术可以保护残余听力。

多数 EVAS 患者的听力具有波动性，听力下降前有感冒、发热、头部轻微碰撞等诱发颅内压增高的因素。因此，一旦 EVAS 的诊断成立，即应告诉患者或其家长，尽可能减少或避免感冒、发热、头部碰撞，避免参加竞赛性体育项目，尤其避免举重、潜水等，避免用力擤鼻、吹奏乐器等。

七、未来展望

EVAS 是遗传性疾病，*SLC26A4* 基因异常是其致病原因。该病影像学具有鲜明特征，听力学具有两个特征性线索。针对此病，除了明确临床诊断、早期通过助听器或人工耳蜗植入等辅助听力，并通过生活指导延缓听力下降的发生外，应尽早实施分子诊断，明确致病突变，进而通过遗传咨询、胚胎植入前或产前诊断预防患儿出生。

遗传性疾病的基因治疗一直是学者们努力的方向。目前，*SLC26A4* 基因治疗尚无突破。出生后 6 天的小鼠内耳相当于出生前的人类内耳，人 EVAS 的听力下降通常是出生后数月到数年，而且有波动性和进行性的特点，这种延迟发病的情况给予了治疗的时间窗。Nishio 利用在产后第 6 天用多西环素诱导表达 *Slc26a4* 的模型小鼠，在 100ml 水中加入 0.2g 多西环素和 5g 糖喂养小鼠，证明 *Slc26a4* 的再表达可使表现为 EVA 的小鼠听力波动得到控制。致病机制的全面揭示将有助于解决 EVAS 基因治疗的时机选择、基因修正方案制定、导入途径等关键问题。

综上，目前 EVAS 诊断的"金标准"仍是 CT 及 MRI 检查，特征性的听力学表现将有助于早期发现疾病，基因诊断将有助于明确发病原因、早期给予科学的生活指导从而延缓听力下降的发生，遗传咨询将有利于降低发病率，积极治疗将有助于听力维持。相关基因治疗还在研究过程中。

（袁永一　戴 朴）

第五节　Treacher Collins 综合征

一、定义及历史沿革

Treacher Collins 综合征（Treacher Collins syndrome，特雷彻·柯林斯综合征，TCS）（OMIM #154500），又称 Franceschetti-Klein 综合征，是最常见的下颌面骨发育不全（mandibulofacial dysostosis，MFD）。Thompson 和 Toynbee 分别于 1846、1847 年首次报道这一疾病；George Andreas Berry 于 1889 年将其描述为一种伴下眼睑缺损的先天性新生儿畸形；1900 年英国医生 Treacher Collins 首次描述本病为颧骨 - 下眼睑缺损综合征；1949 年 Franceschetti 系统描述本病特征，并将其命名为下颌面骨发育不全。近 20 余年未有大规模 TCS 流行病学调查，通常认为其发病率为 1/50 000。

TCS 由一、二鳃弓发育不全导致，多表现为常染色体显性遗传，由 Treacle 核糖体合成因子 1（treacle ribosome biogenesis factor 1，*TCOF1*）（71%～93%）、RNA 聚合酶Ⅰ亚基 D（RNA polymerase Ⅰ subunit D，*POLR1D*）或 RNA 聚合酶Ⅰ亚基 C（RNA polymerase Ⅰ subunit C，*POLR1C*）（8%）基

因突变引起，约 1% 的病例属于常染色体隐性遗传，致病基因为 *POLR1C*。约 60% 的 TCS 患者无家族史，可能由新生突变引起。*TCOF1* 最早由 M.J.Dixon 等于 1991 年通过对患者的细胞遗传学分析及多位点连锁分析定位于 5 号染色体长臂的 5q31-q34 区段。该团队在后续研究中利用短串联重复序列（STR）缩小范围至 5q32-q33.1 区段。1996 年，J.Dixon 等人利用定位克隆技术首次于该区段内分离出致病基因 *TCOF1*，并利用个体突变检测和家族遗传分析验证了该基因与 TCS 的相关性。*POLR1D* 和 *POLR1C* 突变与 TCS 的相关性由 Dauwerse 等人于 2010 年首次提出。该团队利用全基因组拷贝数分析在无 *TCOF1* 突变的患病个体中发现了位于 13q12.2 的 *POLR1D* 基因的缺失，并在 252 例患者中验证了其致病性。该团队随即推测与 *POLR1D* 共同编码 RNA 聚合酶Ⅰ、Ⅲα- 亚基的 *POLR1C*（6p21.1）也具有 TCS 致病性，3 例患者 *POLR1C* 复合杂合突变的检出验证了这一猜想。

目前尚未发现基因突变类型及位置与临床表现、畸形程度有明确相关性。基于临床表现的相似性，TCS 的诊断需与 Nager 综合征、Miller 综合征、Glodenhar 综合征、皮埃尔·罗班综合征（Pierre Robin 综合征）等疾病鉴别，明确诊断需进行基因检测。TCS 患者的管理是一个长期、需多学科合作的过程，分阶段、有计划地对患者进行治疗干预至关重要。

二、临床表现及诊断

TCS 的临床诊断主要依靠典型临床症状，确诊需要基因检测。产前诊断可以通过三维超声显像和羊膜穿刺进行。TCS 管理是一个多学科协作的长期过程，需要根据患者的畸形程度制定不同年龄阶段的干预方案。

（一）临床表现

TCS 由一、二鳃弓发育不全引起，主要表现为颅面部畸形，轻者只有轻微畸形，重者可阻塞气道致死，这可能与遗传背景、环境因素和随机事件相关。TCS 的常见症状包括颧骨及下颌骨发育畸形（面中部发育不全 89%、小颌或缩颌 78%）、外耳畸形（77%）、下眼睑畸形（缺损 69%，睫毛稀疏、部分或完全缺如 53%）（图 3-12-8，彩图见文末彩插）。次要临床特征包括外耳道狭窄或闭锁（36%）、传导性听力损失（40%～50%）、眼部缺陷（视力缺陷 37%、弱视 33%、屈光不正 58%、两眼屈光不正 17%、斜视 37%）、腭裂（28%）、耳前毛发生长、气道异常（气管造口、单侧或双侧鼻后孔狭窄或闭锁）等。阻塞性睡眠呼吸暂停综合征（obstructive sleep apnoea syndrome，OSAS）也常见于 TCS 患者，总体发生率为 46%（儿童 54%，成人 41%），其严重程度与表型严重程度无明确相关性。

为了便于对 TCS 患者的畸形程度进行评估，学者们先后提出了一系列畸形程度评分，如 Teber 评分、Vincent 评分、Hayashi 评分、O.M.E.N.S 评

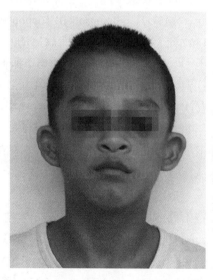
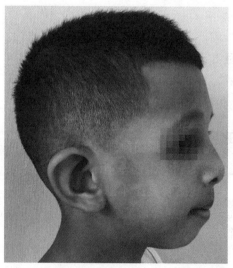

图 3-12-8 Treacher Collins 综合征患者，表现为颧骨及下颌骨发育畸形、下眼睑外中 1/3 缺损，睫毛稀疏，双侧传导性听力损失

分等。目前广泛采纳的是 Teber 等于 2004 年提出的 TCS 畸形程度评分。在 Teber 评分系统中，主要特征（睑裂下斜、下眼睑缺损、颧骨发育畸形、下颌骨发育畸形、小耳畸形）每项计 2 分，次要特征（传导性耳聋、后鼻孔狭窄/闭锁、外耳道闭锁、腭裂、附耳、气管造口、智力低下）每项计 1 分，总分 17 分，8 分及以下为轻度畸形，9 分为中度畸形，10 分及以上为重度畸形。

（二）鉴别诊断

TCS 的临床表现与其他综合征有重叠之处，需进行鉴别诊断。Nager 综合征具有和 TCS 类似的面部特征，但 Nager 综合征同时合并轴前性肢体畸形，常见桡骨畸形（包括桡骨发育不全或缺如、桡尺关节脱位）、拇指畸形（发育不全或缺如、三指节畸形）、短肢畸形（上肢多于下肢），且下颌骨发育不全通常更重，而下眼睑缺损罕见。Miller 综合征均有下眼睑外翻，常合并轴后性肢体畸形，可见四肢 4、5 指（趾）发育不全，伴或不伴尺/腓骨发育不全，而唇裂比 TCS 略少。合并眼部及双侧耳郭畸形者需与 Glodenhar 综合征鉴别，合并小颌畸形、舌后坠和腭裂者需与 Pierre Robin 综合征鉴别。大部分病情严重的病例，出生时即可诊断；典型的面部发育不良可以通过超声进行产前诊断。病变较轻的患者在出生时可能难以诊断。

（三）基因检测

TCS 的诊断主要依靠典型临床表现，而明确诊断则需检测相关致病基因。目前公认的基因检测一般策略如下：对于具备两个以上主要特征或三个以上次要特征的患者，应当进行基因检测以明确诊断。散发病例以及具有 TCS 家族史且按照常染色体显性模式遗传者应当首先进行 *TCOF1* 基因检测；若未检测到突变，下一步应当进行 *POLR1D* 基因检测。若 *TCOF1* 及 *POLR1D* 基因均未检测到突变，或者家系中有多个受累同胞及近亲时，则应考虑进行 *POLR1C* 基因检测。

三、治疗方案

TCS 治疗需耳鼻喉科、整形科、眼科、颌面外科、头颈外科、口腔正畸科、心理科等多学科协作，根据患者的年龄、临床症状制定针对性的治疗方案。TCS 的治疗是一个长期过程，可以划分为若干阶段，有计划地对患者进行手术治疗及心理疏导。

1. **气道梗阻** TCS 患儿可能存在鼻后孔闭锁、舌后坠、小颌畸形、喉软骨软化等发育畸形，导致不同程度及不同部位的气道阻塞，需要有针对性地评估阻塞原因并尽早解除。对于没有明显解剖狭窄的轻症患儿可采取清除气道分泌物或留置鼻咽通气管等保守措施治疗；气道阻塞更为严重的患儿可考虑早期行舌唇粘连术（tongue-lip adhesion，TLA）或下颌骨前徙术（mandibular advancement）；最严重的阻塞则需紧急行气管插管或气管切开。若产前评估发现胎儿气道严重梗阻，可考虑实施子宫外产时处理（ex-utero intrapartum treatment，EXIT），即剖宫产中胎儿尚未完全娩出时，在不剪断脐带的情况下迅速实施手术。TCS 新生儿经阴道分娩或剖宫产后若发生呼吸疲劳，需尽快行气管切开术或机械通气以建立有效通气。

气管切开术是为口咽部梗阻及面部畸形患儿建立安全气道的"金标准"，需在患儿颈部做一切口，暴露气管并切开，留置气切套管，从而绕过阻塞部位建立人工气道。气管切开术的并发症包括气道瘢痕和狭窄、言语发育延迟、吞咽困难、复发性气管炎和猝死等，新生儿行气管切开有一定死亡率。患儿一旦放置气管套管，往往难以在 5 岁之前摘掉。

舌唇粘连术通过将舌向前缝合至下唇，可以暂时缓解由舌后坠造成的气道梗阻。患儿在术后常出现一过性喂养和吞咽困难；此外，为保证乳牙正常萌出，患儿 1 岁前需再次手术以解除粘连。据报道，通过此种方法解除气道阻塞的成功率在 36%～100%。

2. **吞咽和喂养困难** 吞咽和喂养困难在 TCS 患儿中颇为常见，可表现为牙齿咬合不正（94%）、喉咽缩窄（84%）、进食困难（68%）、开颌异常（63%）、口腔黏膜干燥（42%）。半数以上的患者唾液腺无分泌功能，腮腺导管开口不可见。当吞咽功能严重受损时，通常需采用鼻饲喂养。

3. **眼球暴露** 若新生儿眼球过分暴露，应考虑及早行睑缘缝合术防止角膜瘢痕形成、溃疡产生和失明，待新生儿情况稳定后再分步进行手术畸形矫正。

4. **听力干预** TCS 常伴内耳结构、听小骨功能异常，导致大多数患者有双侧重度传导性聋或混合性聋，需要耳科进行听力学干预。听力学干预方式多样，主要包括：软带或植入式骨导助听装置（bone-anchored hearing devices，BAHD），如 BAHA、Ponto、骨桥等；植入振动声桥（vibrant soundbridge，VSB）；外耳道成形，听骨链重建等。婴幼儿期是言语发育的关键时期，应当尽早对患儿进行听力干预。

患者可以选择软带骨导助听装置，也可以进行单侧或双侧骨导助听装置植入。骨导助听装置可以通过颅骨将声音振动传给对侧耳蜗，因此单侧植入理论上可以使双侧耳道闭锁患者获益。相比其他几种手术方式，骨导助听装置植入的术后并发症相对较少，因此是国内外学者对 TCS 患者进行手术听力干预的常用选择。TCS 患者最早可于 3.5 月龄开始佩戴软带骨导助听装置，4 岁后颅骨皮质厚度达 3.0mm 以上时可以植入钛钉。患者术后可能出现皮肤敏感（3.8%）、变薄（1.9%）、植入体松动或脱落、周围皮肤感染和炎症等并发症。此外，振动声桥在 TCS 患者中也显示出良好的治疗效果。

5. **腭裂修复** 约有三分之一的 TCS 患者存在腭裂。气道状况稳定后即可行腭成形术，目的是封闭裂隙、延长软腭、恢复软腭生理功能。腭裂一般在 8～18 月龄期间手术，除非合并气道异常无法手术。咽弓高、口咽小、上下前齿轴倾斜角小、软组织萎缩等特点使得 TCS 患者的腭裂比一般的腭裂处理起来更具挑战性，术后瘘管形成的风险也更高。由于腭黏骨膜血运并不丰富，实施腭成形术时应尽量减少皮瓣破坏。

6. **耳郭整形** 约 85% 的 TCS 患者可表现出耳部畸形，轻者可仅表现为耳郭畸形，重者可无耳结构。Marx 分级是最常用的分类方法，对治疗有指导意义。Ⅰ、Ⅱ度为轻度畸形，耳郭结构可辨认或部分可辨认；Ⅲ度为耳郭结构几乎不可辨认；Ⅳ度则为无耳畸形。耳郭再造术为多阶段手术，目前多采用自体肋软骨移植耳郭再造术。手术多分三期完成，第一期行耳后皮肤软组织扩张器植入，二期时行自体肋软骨移植，三期时行再造耳郭修复。耳再造术通常在 6 岁以后、身高大于 128cm 时进行，此时耳部大小已达成人水平的 80%，且有足够的肋软骨供移植之用。

7. **下颌、颏部、鼻再造术** 青少年及成人可进行正颌手术以建立正常咬合关系，术后齿列及下颌骨长期稳定性良好。正颌术前应对患者面部结构和比例进行测量，将其与标准值进行比较，以此作为手术参考。颏部重建可通过手术改变颏部位置，从而实现颅面结构的协调，其中颏延长成形术可以纠正下颌后缩，最为常用。如患者下颌骨量不足以供移植之需，可以考虑使用异体材料如多孔聚乙烯。鼻再造术可根据个体需求在正颌手术完成后进行。

8. **眼睑再造** 下眼睑畸形和睑裂下斜是 TCS 的特征性表现。眼睑再造术利用多余的上睑部皮肤重建下眼睑缺损部位，同时将下斜的外眦向上方固定。这一手术通常延至青春期方进行，因为在此之前通常难以获得足够用于再造下眼睑的组织。

9. **贯穿全程的心理干预** TCS 患者的心理问题也是多学科治疗中的重要考量因素。与正常人相比，TCS 患者对患病部位（耳、面部轮廓、眼睑等）满意度更低，此类先天性面部畸形者更难找到伴侣及拥有后代，更容易出现内向行为问题。成年患者的长期心理功能相对正常，大部分患者可以完成教育，进行正常社会生活。合并小耳畸形和下颌发育不良的患者出现认知、学习方面问题的风险较高。患者心理状况长期预后的指标包括对面部外形的负面评价、自尊心、对负面评价的恐惧等，而畸形的严重程度并不能预测患者对畸形的接受程度或者长期心理功能。目前对于 TCS 患者心理问题的研究较少，不足以形成证据支持；但心理干预是 TCS 多学科治疗的重要组成部分，值得重视。

四、预防策略

遗传咨询是向患病个人及家庭阐明疾病本质、遗传方式、患者表现等信息的过程，对患者医疗决策和生育计划等起重要的指导作用。进行遗传咨询时，应将临床经验与对先证者家系的分子遗传学检测相结合。合理的咨询、计划及手术干预对患者治疗效果的优化至关重要。

五、未来展望

随着人们对遗传背景了解的深入，近年来学

界也在积极地探索基因编辑技术应用于治疗的可行性。在动物实验中，子宫内基因治疗已经起到一定效果。例如向小鼠子宫内递送 P53 活性特异性抑制剂至 *TCOF1*^+/- 胚胎，可以抑制神经上皮凋亡，使颅骨重新发育。向子宫内递送间隙连接蛋白 30 可以恢复与 TCS 相关的听力损失。值得注意的是，小鼠的听力发育在出生后第 2 周才开始，而人类胚胎在孕 6～9 个月时即开始听力发育，因此小鼠模型得到的结果并不能直接应用于人体，仍需大量研究证实安全性和有效性。而且，考虑到 P53 是一种抑癌因子，抑制其表达水平可能存在潜在的致瘤风险，因此通过干预 P53 进行 TCS 基因治疗的设想一时还难以投入临床应用。

（范欣淼 陈晓巍 霍 红）

第六节 Waardenburg 综合征

一、定义及历史沿革

Waardenburg 综合征（Waardenburg syndrome，WS）又称瓦登伯革综合征或听力 - 色素综合征，是一种以感音神经性耳聋及组织器官色素异常改变为主要临床表现的遗传病，临床上少见。1951 年由荷兰医师 P.J. Waardenburg 首次报道了该疾病，故以其名字命名。WS 在世界范围内均有病例报道，没有性别和种族间差异。总发病率约为 1/50 000～1/42 000，在聋哑人群中发病率为 0.9%～2.8%，占先天性耳聋的 2%～5%。目前暂无该病在中国人群中发病率的流行病学报道。

二、病因学

在众多学者提出的导致 WS 的临床特征假说中，以神经嵴发育不全理论，目前最被认可。神经嵴（neural crest，NC）由神经嵴细胞（neural crest cell，NCC）组成，是一类起源于背神经管的多潜能细胞群。在胚胎发育早期沿背神经管迁徙的过程中逐渐分化为黑素细胞、交感神经节的神经元细胞、周围神经与肠道神经系统的神经胶质细胞、颅面骨的骨和软骨细胞以及内分泌细胞等，参与许多组织器官的发育。包括色素系统、肌肉骨骼系统、循环系统、内分泌腺和周围神经系统。当 NCC 在增殖、生存、迁徙和分化的过程中，任

何阶段或空间上发育异常都会导致相应细胞、组织和器官出现异常而致病，统称为神经嵴病。WS 即为其中之一，是由于 NCC 发育异常而导致的一组临床综合征。

研究表明，由神经嵴分化而来的黑素细胞主要表达于全身真皮、表皮、眼睛的脉络膜，而黑素细胞最主要的功能是产生黑素以确保毛发、皮肤和眼睛等组织器官的色素沉着。在内耳发育过程中，黑素细胞迁移至内耳形成中间细胞，与边缘细胞共同发育成血管纹结构，并相互之间形成致密连接。其包含的钾离子通道为耳蜗内电位的产生提供主要能源。因此黑素细胞的存活、增殖和分化缺陷，直接导致 WS 患者的色素异常和耳聋。同时由于颅面骨、四肢骨骼肌肉以及肠壁神经节均来源于胚胎的 NCC，因此也可能会导致这些组织和器官的发育异常，从而产生了 WS 的一系列伴随症状。

目前较为认可的 WS 发病机制有两种学说——单倍体剂量不足学说和显性负效应学说，但二者只能解释部分 WS 发病机制。其中单体倍剂量不足学说认为突变蛋白可能仍有功能，但其剂量不足以实现细胞完全发育，不同个体症状严重程度的差异可能是由于残留的正常野生蛋白量的不同以及不同个体不同器官中细胞发育所需野生蛋白量不同所致，显性负效应学说认为，在两个等位基因中如果一个基因突变，另一个基因保持野生型，即使突变的基因完全失去功能，理论上这一对等位基因仍应保留 50% 功能。但某些情况下突变的蛋白质不仅自身不能发挥正常生理功能，还使正常蛋白质也不能发挥功能，这种蛋白质相互作用中的干扰现象称为显性负效应。而由于 WS 致病基因多，且各基因表达产物之间相互作用影响，导致 WS 的发病机制十分复杂，仍需要大量研究来进一步明确各基因之间的作用机制。

三、临床表现

1. 非进展性先天性感音神经性耳聋，耳聋可为单耳或双耳，损失程度不等，同一患者的双耳听力损失程度也可不等。

2. 虹膜异色，其特征包括：①完全性虹膜异色，双眼虹膜可分别为不同颜色，或一侧虹膜正常而另一侧异常；②部分性虹膜异色，单眼或双

眼为片断性蓝色或褐色;③表现为发育不良的蓝虹膜(即亮蓝色虹膜),但不伴视力下降。

3. 毛发色素改变,包括白额发、早白发,以及眉毛和体毛的色素缺乏等。

4. 内眦异位,或称内眦距离过宽,即双眼的内眦向外移位,但瞳孔间距离正常。

5. 全身皮肤表面色素缺乏或沉着,包括脱色斑、沉着斑、雀斑等。

6. 其他面部特征,包括高而宽的鼻根、连眉、眉心毛发旺盛及鼻翼发育不全等。

7. 肢体肌肉、骨骼的发育畸形或异常,肘(指)关节挛缩,该症状仅出现在Ⅲ型中。

8. 长期便秘,甚至同时罹患先天性巨结肠症或胃肠道闭锁,该症状仅出现在Ⅳ型中。

9. 部分患者可出现唇腭裂、脊柱裂、周围神经病变等症状。

10. 由于 WS 的外显不全,很少有患者能表现上述所有的全部症状和体征。在不同患病家族的个体之间,甚至是同一患病家族的不同个体之间的临床表现都会有差异。

四、分型及诊断标准

根据 WS 具有的不同特征性临床表现进行定义分类,WS 共可分为四型,而Ⅱ型和Ⅳ型根据致病基因或突变的不同可进一步划分亚型(表 3-12-2)。临床上以Ⅰ型(图 3-12-9,彩图见文末彩插)及Ⅱ型(图 3-12-10,彩图见文末彩插)最为常见。1992 年 Farrer 等提出了 Waardenburg 综合征Ⅰ型的诊断标准(表 3-12-3):被诊断为 Waardenburg 综合征Ⅰ

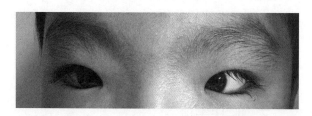

图 3-12-9 Waardenburg 综合征Ⅰ型

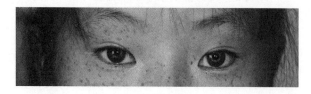

图 3-12-10 Waardenburg 综合征Ⅱ型

表 3-12-2 Waardenburg 综合征各型遗传特征

临床分型	亚型	致病基因	染色体定位	遗传方式
Ⅰ型	—	PAX3	2q36.1	AD
Ⅱ型	2A	MITF	3q13	AD
	2B	—	1p21-p13.3	AD
	2C	—	8p23	—
	2D	SNAI2	8q11.21	AD
	2E	SOX10	22q13.1	AD
Ⅲ型	—	PAX3	2q36.1	AD/AR
Ⅳ型	4A	EDNRB	13q22	AD/AR
	4B	EDN3	20q13.2-13.3	AD/AR
	4C	SOX10	22q13.1	AD

PAX3:配对盒 3(paired box 3);MITF:小眼畸形相关转录因子(microphthalmia-associated transcription factor);SNAI2:Snail 家族转录抑制因子 2(Snail family transcriptional repressor 2);SOX10:性别决定区盒 3(sex determining region Y-box 10);EDNRB:内皮素受体 B(endothelin receptor type B);EDN3:内皮素 3(endothelin 3);AD:常染色体显性遗传;AR:常染色体隐性遗传

型的患者必须符合两条及以上主要标准,或者符合一条主要标准与两条次要标准。其他三型依据不同的伴随症状或体征,在Ⅰ型基础上做出分型诊断。

表 3-12-3 Waardenburg 综合征Ⅰ型诊断标准

主要标准

1. 先天性感音神经性耳聋。
2. 虹膜色素分布异常,包括:
   (1)虹膜完全异色:双眼虹膜颜色不同;
   (2)部分虹膜异色:一只虹膜中存在两种颜色;
   (3)发育不全的蓝虹膜:双眼虹膜呈亮蓝色。
3. 头发低色素改变:白/灰额发。
4. 内眦异位:W 指数>1.95(所有家庭内患病成员 W 指数的平均值)*。
5. 存在已确诊 Waardenburg 综合征的一级亲属。

次要标准

1. 先天性白斑病(部分皮肤低色素改变)。
2. 连眉或眉心毛发旺盛,眉头毛发朝向鼻侧生长。
3. 鼻根高或宽。
4. 鼻翼发育不全。
5. 早白发(<30 岁)。

*W 指数的计算:a=内眦间距,b=瞳间距,c=外眦间距,W 指数 $= X + Y + a/b$,$X = (2a - 0.2119c - 3.909)/c$,$Y = (2a - 0.2749b - 3.909)/b$

Waardenburg 综合征Ⅱ型的诊断标准 1995 年由 Liu 等提出，在Ⅰ型的 5 项主要诊断标准中去除内眦异位，加入早发白发，符合 2 项及以上主要标准才可被诊断为 Waardenburg 综合征Ⅱ型。

Waardenburg 综合征Ⅲ型又称 Klein-Waardenburg 综合征，在 Waardenburg 综合征Ⅰ型基础上合并上肢肌肉骨骼发育异常。表现为肢体肌肉发育不良或肘部、手指关节挛缩。

Waardenburg 综合征Ⅳ型又称 Waardenburg-Shah 综合征或 Waardenburg-Hirschsprung 病，其临床表现与Ⅱ型相似，主要特征是合并有 Hirschsprung 病，表现为先天性巨结肠或胃肠道闭锁。另外部分Ⅳ型患者可出现包括周围神经病变、智力迟钝、小脑共济失调等神经症状。

五、遗传学特征

WS 具有高度的遗传异质性，其遗传方式主要是常染色体显性遗传，部分也可表现为常染色体隐性遗传。已证实有 6 种基因与该病有关，即 MITF、PAX3、SOX10、SNAI2、ENDRB、EDN3，其中 PAX3、MITF、SNAI2 和 SOX10 为转录调控因子，EDN3 和 ENDRB 为信号分子（表 3-12-3）。WS 多是由这些基因单独发生突变所致。这些基因之间相互作用以及与其他基因的相互作用构成复杂的调控网络，调控神经嵴源性细胞和组织尤其是黑素细胞的发育，表现为以 MITF 为中心的调控与被调控的功能性联系。研究显示，MITF 在黑素细胞中特异性表达是调节黑素细胞发育的关键转录因子和总调控因子，参与黑素细胞生存、迁徙、增殖和分化的发育过程，可直接调控黑色素生成的三个关键酶的表达，即酪氨酸酶（tyrosinase，TYR）、酪氨酸酶相关蛋白 1（tyrosinase related protein 1，TYRP1）和多巴色素互变异构酶（dopachrome tautomerase，DCT）。PAX3 与 SOX10 可单独或二者协同激活并上调 MITF 表达。MITF 对 DCT 的转录激活需要与 SOX10 协同作用，而 PAX3 则拮抗 MITF 对 DCT 的转录激活作用。此外，SOX10 还能够直接调控 EDNRB 的表达，而 EDNRB 又可通过信号传导通路调控 MITF 转录表达。除了基因突变外，遗传背景、基因修饰、环境、个体差异、起病时间等多种因素都能够影响其临床表型。因此，不同的基因突变在不同家族间、同一基因突变在不同家族或同一家族内不同个体都会产生较大的临床表型差异。

六、预防与筛检

家族中有出现上述相关临床表现的成员，所有同血源亲属均应接受临床专科检查和基因检测以明确诊断。该病患者的后代应被视为先天性耳聋的高危人群，出生后应行听力全面检查，早期明确诊断，早期干预。已明确诊断的患者孕育下一代前可进行产前咨询，评估下一代患病风险。如已知致病基因，还可进行产前基因检测了解胎儿是否遗传该病，但由于该病的外显不全，无法预测症状的严重程度。

七、治疗

尚无特异的针对病因治疗方法，临床上主要针对患者相关症状进行对症治疗：对于伴有先天性感音神经性耳聋的患者，可尽早行佩戴助听器干预；耳聋程度较重者，可考虑行人工耳蜗植入手术。其他如神经系统病变、肢体畸形及先天性巨结肠等其他症状的治疗主要以对症支持治疗为主，必要时行手术治疗。

八、研究进展与未来展望

随着科学研究手段的不断丰富，国内外研究小组针对 WS 的遗传突变检测、发病机制等进行了大量研究工作，并取得了较大的研究进展。然而 WS 致病基因较多，且各致病基因之间相互作用形成网络，机制复杂，至今尚未完全研究清楚。临床上仍有部分 WS 患者的致病基因没有发现，且 WS 具有高度的临床异质性，这些因素给该病的分型诊治造成了很大的困难。在治疗方面，人工耳蜗植入对于 WS 感音神经性聋患者是目前唯一有效的干预手段。但由于国内外对于 WS 各型人工耳蜗植入术后的疗效尚无全面研究和评估，术后效果仍然存在不确定性。近年来，已有学者探索采取诸如基因打靶、基因转染等基因工程技术尝试实施基因治疗，但均未应用于临床。希望在今后的相关研究中能进一步加强对 WS 遗传突变鉴定、发病机制、治疗等方面的研究，为临床上早期预防和诊治 WS 提供理论和实验依据。而随着发病机制的明确以及基因筛查、基因诊断和基因治疗技术的进一步发展和完善,将为更多的WS患者及家庭提供帮助。

（冯　永　宋　剑）

第七节　以口腔颌面表现为主的罕见病

口腔颌面处于机体的特殊位置,其组织发生、胚胎发育具有一定的时空规律;同时口腔颌面具有多种复杂的组织成分,其承担的各项生理功能也都十分重要,因此涉及口腔颌面的罕见病通常都有一些鲜明的特点,如:①异常表型较直观、易被早期发现;②多伴发全身症状;③存在不同类型、不同程度的功能障碍,如咀嚼、发声障碍等。在这些罕见病中,有些是以口腔颌面异常为主要特征,数量不少,常具有独特的口腔颌面临床表现;另一些罕见病同时具有口腔颌面以及其他器官或组织的特征性表现,其中口腔颌面的异常表型显著,易被医生或患者自己关注到,成为诊断该病的要点;还有很多系统性罕见病,特别是遗传因素相关的罕见疾病,约三分之一都伴有不同程度的口腔颌面部的表现。本小节主要介绍第一类。

一、以口腔颌面表现为主的罕见病概述

根据口腔颌面部特有的组织结构,发生于口腔颌面部的罕见病分为以下几类:①与牙密切相关的罕见病,主要涉及牙釉质、牙本质、牙骨质、牙体形态、牙数目异常、牙萌出或脱落、咬合等;②涉及口腔及口周软组织的罕见病,主要包括发生于牙龈、牙周、口周皮肤及黏膜、面部软组织、舌、唾液腺、颌面部动静脉、神经等的罕见病;③颅颌面骨组织相关的罕见病;④面裂等多发畸形等。

（一）以牙的异常为主要表现的罕见病

由于牙和牙周所处解剖位置特殊,且具有特殊的组织结构,这些部位发生的罕见病通常具有很鲜明的临床表现,较易被发现。很多不同类型的罕见病可能表现出相似或相近的临床表型,如牙釉质发育不全和牙本质发育不全均会表现出牙颜色异常;有的牙釉质发育不全伴发牙釉质矿化程度下降,这些病变组织容易罹患龋坏;牙本质发育不全可导致牙过度磨耗,从而显得牙"变短变小";一些外胚层发育不全可导致牙齿数目的减少,而颅骨锁骨发育不全则会伴发多生牙,牙总数达到50～60个,甚至更多;有的罕见病也会导致乳牙延缓脱落或乳/恒牙不萌出或者萌出次序紊乱,如软骨外胚层发育不良、尖头并指畸形、颅骨锁骨发育不全、唐氏综合征、Goltz综合征、低磷酸盐血症、佝偻病、色素失调症、眼-下颌面骨综合征、骨硬化症、早老症、假性甲状旁腺功能过低等。正常上下颌牙按照一定的规律排列,某些罕见病可导致牙的排列紊乱,即错𬌗畸形,例如很多遗传性骨病(骨硬化症、致密性成骨不全)是导致牙齿排列紊乱的重要原因,而这一点常常容易被忽略。

本节特别选择了和牙相关的两类罕见病,牙釉质发育不全和牙本质发育不全,并以此为重点,来讲述其疾病的临床特征、致病机制以及我国学者在此方面的研究贡献。

（二）以口腔及口周软组织异常为主要特征的罕见病

涉及牙龈和牙周的罕见病会导致牙龈颜色和外形的改变,也会导致牙齿的松动、脱落、移位等,主要包括遗传性牙龈纤维瘤病、Papillon-Lefèvre综合征等。

发生于舌的罕见病也很多,包括地图舌和裂纹舌或沟纹舌(OMIM #137400)、巨舌脐膨出巨大内脏综合征又称为脐膨出-巨舌-巨大躯体综合征(OMIM #130650)。其他罕见病也会出现多种多样的舌部异常表征,如舌粘连(van der Woude综合征)、秃舌(Zinsser Engman Cole综合征)、舌裂和分叶舌(Meckel综合征、Robinow综合征)、舌乳头缺失(Riley-Day综合征、大疱性表皮松解症)、裂纹舌(Cowden综合征、EEC综合征)、错构瘤(口面趾综合征Ⅰ、Ⅱ型)、舌过长(Ehlers-Danlos综合征)、巨舌(Urbach-Wiethe综合征)、舌正中深沟(Coffin-Lowry综合征)、舌残损(先天性无痛觉症)、舌肌强直(Steinert综合征)、舌狭窄(Bourneville Pringle综合征)、舌部神经纤维瘤(Froboese综合征)、舌乳头状瘤(Danbolt Closs综合征)、舌瘫(Moebius综合征)、舌突出(Zellweger综合征)和舌毛细血管扩张(Osler Rendu综合征)等。

涉及唇、口腔黏膜的罕见病包括：双唇综合征（OMIM# 109900）又称 Laffer-Ascher 综合征或 Ascher 综合征（OMIM# 109900）、巨唇或唇增厚（Froboese 综合征、黏多糖贮积症 I H 型）、唇残损（先天性无痛觉症）等；口腔黏膜白色病变或白斑（白色海绵痣、先天性角化障碍、先天性甲肥厚、遗传性上皮内角化不良症）等。

唾液腺相关的罕见病包括：唾液腺发育异常或先天性唾液腺缺失（OMIM #180920）又称为泪腺和唾液腺发育不良（OMIM #180920）、唾液腺导管异常等，有些头颈部发育畸形疾病常伴有唾液腺发育异常。

（三）颅颌面骨组织相关的罕见病

此类罕见病也是口腔罕见病最为突出的一类。口腔颌面和颅骨组织具有骨组织的一般生物学特征，但由于其还具有特殊的窦腔等结构，并与牙和牙周等特殊结构相邻，因此发生于颅颌面骨的遗传性疾病也有别于其他骨骼遗传性疾病的一些特征。本节特别选择了颅骨锁骨发育不全和巨颌症；前者具有特殊的颅骨、面型和牙的表征，同时锁骨也具有一定的异常特征；后者以颌骨特异的表现为主，以这两个病为主要讲述点，主要是为了突出以口腔颌面骨组织为主要病变部位的罕见病特征。此外，还有一些遗传性骨骼疾病，如骨硬化症、致密性成骨不全等，其颅颌面也具有特定的面型，认识这些特征，有助于对这些疾病进行诊断和鉴别诊断。

（四）面裂等多发畸形或综合征

单独的只发生于口腔颌面部的面裂较少，多数的面裂是伴有不同全身症状的综合征，比较突出的是 van der Woude 综合征（OMIM #119300），van der Woude 综合征又称为范德伍综合征，呈常染色体显性遗传疾病，发病率约 1/100 000～1/35 000，约占综合征型唇腭裂总数的 1%～2%，其特征表现有：①下唇部凹陷或瘘管；②唇裂和 / 或腭裂；③腭垂裂；④牙发育不全。患者的表型差异较大，可只有一种体征或几种体征同时出现。

与其他罕见病近似，导致以上这些口腔颌面罕见疾病发生的病因 80% 与遗传因素有关，其他因素涉及感染、中毒等多种因素。本节重点讲述遗传因素导致的相关罕见病。

二、以口腔颌面异常为主要表现的罕见病

牙釉质发育不全 / 牙本质发育不全最直接的表现为牙的颜色、硬度和外形改变，是发生于牙的最典型的罕见病。由于其具有独特的临床特征，即便对于非口腔专业的人来讲，如果观察足够仔细的话，这两种病也较为容易被发现。

从口腔专业的角度来看，这两种病是截然不同的。牙釉质发育不全主要罹患部位在牙冠最外层的这一硬组织——牙釉质，而牙本质发育不全的主要罹患部位在牙釉质内层的牙本质。由于牙釉质和牙本质在组织发生、结构功能等方面存在多种差异，牙釉质发育不全和牙本质发育不全的临床表现不尽相同，两者均包括非综合征型和综合征型，前者的主要临床表现在牙，而后者通常伴随全身多器官、组织的结构或功能异常。各种类型的非综合征型牙釉质发育不全和牙本质发育不全容易被混淆，需要鉴别诊断；由于牙釉质和牙本质分别起源于上皮和间充质，因此对于综合征型的牙釉质发育不全和牙本质发育不全来说，其全身症状差别很大，这一点也有利于鉴别诊断（图 3-12-11，彩图见文末彩插）。

（一）牙釉质发育不全

牙釉质发育不全（amelogenesis imperfecta, AI）的提出可追溯至 1938 年，特指临床出现一系列牙釉质异常的遗传性疾病，这些异常包括牙釉质颜色异常、牙釉质变薄或完全缺失、牙釉质出现点窝样或水平沟样缺损、牙釉质钙化程度降低等，其发病率可低至 1/14 000，属于非常典型的口腔罕见病。主要包括以牙釉质异常为主要临床特征的非综合征型 AI 和同时伴发牙釉质异常和其他脏器结构或功能异常的综合征型 AI，这些 AI 的临床表型呈现高度异质性。

牙釉质的临床表型通常可以分为发育不全型、钙化不全型、成熟不全型以及复合型。①发育不全型（hypoplastic）：牙釉质的硬度和颜色在多数情况下正常，但牙釉质通常变薄甚至缺无。牙釉质表面或者光滑，或者出现一些点窝或凹陷、水平沟槽，有的情况下可出现牙形态异常，如前牙切缘形变、长冠牙（taurodontism）等，有的类型的牙釉质发育不全有时伴有开𬌗。②钙化不全型

（hypocalcified 或 demineralized）：牙釉质矿化程度低，表面粗糙，质地较软，容易碎裂；牙釉质色暗。③成熟不全型（hypomaturation）：牙釉质的厚度和硬度基本正常，但颜色呈现一定变化，如色素沉着、白灰样的改变等。有的资料将成熟不全型和钙化不全型统一归为成熟不全型。④复合型：指

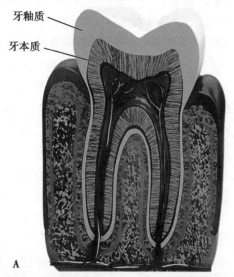

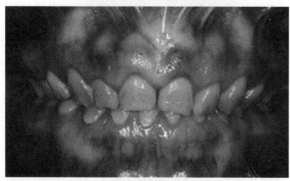

B 牙釉质发育不全

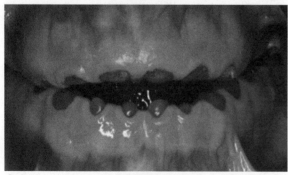

C 牙本质发育不全

图 3-12-11 牙釉质发育不全和牙本质发育不全的区别示意图

A. 牙结构示意图；B. 牙釉质发育不全患者的口腔正面照，牙釉质变薄，表面有小凹陷，颜色发黄，但牙冠相对完整；C. I 型牙本质发育不全患者的口腔正面照，牙冠重度磨损，剩余牙体组织少，磨耗断面呈半透明的棕黄色

在临床病例中，在全口牙或部分牙甚至同一颗牙出现发育不全型、成熟不全型或钙化不全型。

牙釉质发育不全遗传模式包括 X 连锁的显性或隐性遗传，或者常染色体显性或隐性遗传，与多个基因参与牙釉质发育不全的发生有关。根据 2017 莱顿基因变异开放数据库（Leiden Open Variant Database）数据和新近研究结果，目前已经肯定的 AI 致病基因至少有 19 个，涉及釉基质蛋白、蛋白酶、细胞黏附分子、离子通道和发育调控分子等。

在众多的牙釉质发育不全致病基因之中，最为突出的是编码釉原蛋白（amelogenin）的基因。人釉原蛋白的编码基因定位于 X 染色体，以及相应的 Y 染色体区域，分别标注为 *AMELX* 和 *AMELY*，其中 *AMELX* 和牙釉质发育不全关系密切，其基因突变所导致的牙釉质发育不全表现出 X 连锁显性和隐性遗传特征。

人类 *AMELX* 定位于 Xp22.31-p22.1。在人类男性，90% 的釉原蛋白编码基因转录体来源于 X 染色体的基因拷贝，另外 10% 来源于 Y 染色体的基因拷贝。即使是在同一个细胞，*AMELX* 和 *AMELY* 的基因拷贝的加工过程也不同。由于 *AMELX* 的第 1 内含子较 *AMELY* 的第 1 内含子缺少 6 个碱基，因此，可通过针对特定第 1 内含子区域的 PCR 技术对不明样本进行性别鉴定。

AMELX 突变导致的牙釉质发育不全存在一定的临床异质性，受累男性患者（半合子）、女性携带者（杂合子）和女性纯合子的临床表现差异很大。男性患者的牙釉质薄而光滑，类似于女性纯合子患者的牙釉质表现，而女性杂合子的牙釉质局部较厚，有垂直向的沟纹，与 Lyon 现象有关。

根据笔者最新统计数据，导致 AI 的 *AMELX* 变异至少有 27 种，类型多样，包括缺失（缺失的基因片段可以从 9bp 到 5kb 不等）、单碱基突变和移码突变等，其中 c.185Cdel 是笔者课题组报道的首个中国人罹患 AI 的 *AMELX* 突变，这些变异导致的结果多为功能丧失。突变多发于 2、5、6 号外显子，第 2 外显子为信号肽编码区，第 6 外显子位于终止密码子所在的第 7 外显子之前。发生于第 2 外显子的突变或长片段的缺失可导致编码蛋白 C 末端的缺失或全长缺失，此种临床特征为发育不全型 AI。如果基因突变导致单个氨基酸

编码错误,主要导致牙釉质的成熟不全,有时也会表现为发育不全。

(二)牙本质发育不全

牙本质发育不全(dentinogenesis imperfecta,DGI)分为综合征型和非综合征型,前者对应于Shields分类的Ⅰ型,后者对应于Shields分类的Ⅱ型和Ⅲ型。Ⅰ型牙本质发育不全是指成骨不全(osteogenesis imperfecta,OI)伴发的牙本质发育异常。在未特指的情况下,一般意义上的牙本质发育不全即指Ⅱ型牙本质发育不全(OMIM #125490),俗称乳光牙,其发病率约1/8 000~1/6 000,乳牙、恒牙皆可受累,病变严重程度和牙不同发育阶段有关,其遗传模式呈常染色体显性遗传。Ⅲ型牙本质发育不全仅见于美国马里兰州少数地区,除了早期关于该病的报道之外,目前已经鲜有报道,在此不赘述。

以上三种类型的牙本质发育不全具有相似的牙齿表型。新萌出的牙形态正常,呈灰蓝色、棕色、琥珀色或乳光色,有半透明样改变。表层牙釉质由于缺乏内层正常牙本质的支持,在外力作用下极易折断剥脱,导致深层的牙本质暴露,而后者硬度不足、易被磨耗,最终引起牙冠变短甚至接近牙槽嵴。与此同时,长期磨耗会持续刺激髓腔内部的成牙本质细胞形成修复性牙本质,后者过度堆积,可引起牙髓腔狭窄或闭塞,异常牙本质还易导致根折和反复的根尖周感染。

根据牙特有的浅黄褐色、易磨耗,X线片的髓腔缩小或完全堵塞,可做出诊断。该病临床诊治的难点在于鉴别诊断,正如前面讲述的,牙本质发育不全具有三种类型,彼此之间需要鉴别诊断。由于Ⅰ型牙本质发育不全通常具有不同程度的全身症状,其严重程度依赖于成骨不全的类型和候选致病基因,比较容易的鉴别点在于:Ⅱ型牙本质发育不全不会出现蓝色巩膜和全身症状。此外,根据Shields的分类,遗传性牙本质发育异常分为牙本质发育不全和牙本质发育不良(dentin dysplasia,DD)两大类,因此牙本质发育不全还需要与牙本质发育不良进行鉴别诊断。DD-Ⅰ的特征在于:牙的颜色正常,或呈乳白色、蓝色或棕色;受累牙可出现牙根几乎缺如或呈小根畸形,较早出现松动;X线检查发现,乳牙受累严重,牙髓腔狭窄、结构不清晰,牙根明显缩短或缺

如。DD-Ⅱ的特征在于:受累的乳牙表现极似牙本质发育不全,呈蓝色、琥珀色、半透明棕色或黄褐色,磨损迅速。恒牙颜色正常或呈灰褐色,冠部外形和牙釉质正常。X线片可见患牙呈球形牙冠、颈部缩窄、根管细,牙髓腔早期关闭。有的髓腔明显扩大,并向根尖延伸,这种牙髓腔在解剖上呈火焰状,髓腔内可见髓石。

Ⅱ型牙本质发育不全属于常染色体显性遗传,具有遗传异质性,其致病基因为定位于4号染色体长臂的牙本质涎磷蛋白(dentin sialophosphoprotein,DSPP)基因。DSPP合成两个蛋白即牙本质涎蛋白(dentine sialoprotein,DSP)和牙本质磷蛋白(dentine phosphoprotein,DPP)。DSPP具有5个外显子,DSP由1~4外显子和少部分第5外显子编码,大部分DSPP的第5外显子编码DPP。在正常牙中,DPP的含量在牙本质非胶原蛋白中占50%,DSP仅占5%。由于DPP高度磷酸化,能结合钙,因此,DPP表达减少或缺失可严重影响牙本质的矿化程度。

DSPP基因突变导致Ⅱ型牙本质发育不全的相关研究与我国学者的原创发现密不可分。2001年,我国沈岩研究团队和孔祥银研究团队在同一期的《自然遗传》杂志分别展示了两项独立的研究结果,他们首次且同时提出DSPP基因是Ⅱ型牙本质发育不全的候选致病基因,同期杂志就此发表述评文章。沈岩课题组的研究涉及1个Ⅱ型牙本质发育不全五代家系,该家系中的患者存在DSPP第3号外显子的无义突变,第45位谷氨酰胺突变为终止密码子,突变产物仅含极少部分DSP蛋白,丢失了全部DPP蛋白和大部分的DSP蛋白。在孔祥银课题组的研究中,3个伴随牙本质发育不全特征的家系被逐一分析,家系A存在DSPP基因一个剪接位点的改变,可能导致3号外显子的缺失,家系B和家系C分别存在DSPP第17位和第18位密码子的错义突变(Pro17Thr,Val18Phe)。此外,他们发现DSPP基因在小鼠内耳中也有mRNA的表达,并认为一些牙本质发育不全家系伴随的进行性感音神经性高频听力损失(progressive sensorineural high-frequency hearing loss)可能与DSPP基因调控内耳发育有关。在此之后,国内和国外多个团队先后报道了多个伴随DSPP基因突变所致的牙本质发育不全家系或散

发病例,在已知60个Ⅱ型牙本质发育不全家系的40个突变中,19个错义突变或无义突变发生在DSP结构域,21个移码突变发生在DPP结构域。

虽然牙本质发育不全的主要病变在牙本质,但由于其病变牙本质的结构发生改变,导致釉牙本质界(牙釉质和牙本质的交界)结构异常,失去其原有的凸凹曲线形态,变得更为平直,有时甚至会有裂隙,可直接导致牙釉质的剥脱,据报道约有三分之一的Ⅱ型牙本质发育不全患牙伴有牙釉质的异常,在这种状况下,需要与牙釉质发育不全鉴别诊断。

(三)颅骨锁骨发育不全

颅骨锁骨发育不全(cleidocranial dysplasia,CCD)(OMIM #119600)分别由Meckel和Martin于17世纪提出,1897年Marie和Sainton详细报道了该病的临床特征,即单侧或双侧锁骨发育异常,颅骨横径过大、囟门闭合延迟。该病的发病率约百万分之一,属于具有特定头颅面型的罕见病,具有常染色体显性遗传特征。

颅骨锁骨发育不全主要临床特征如下:

1. **颅颌面骨骼特征** 颅骨短宽,头颅指数超过80%。多数患者颅缝表面有沟形成,前囟关闭延迟。额顶部突出、面型圆短、小脸,上颌骨颧骨发育不全、鼻根宽、鼻梁塌陷,眼距宽。腭盖高拱,可伴有腭裂、腭黏膜下裂,下颌骨联合延迟。

2. **全身骨骼特征** 患者身材矮小,双肩有异常活动;锁骨单侧或双侧缺如,肩峰末端缺损。单侧缺损常出现在右侧。长颈窄肩,骨缺损引起肩活动范围受限,只适于向前运动。与锁骨相关的胸锁乳突肌、斜方肌、三角肌、胸大肌等肌肉的大小、起始端及附着部位发生改变,肌肉功能基本正常。其他骨骼特征还包括常见耻骨联合闭合延迟、假内翻、假外翻、脊椎隐裂和骨盆直径减小等。

3. **牙表型** 乳牙萌出正常,但其牙根吸收缓慢或不吸收,导致乳牙不脱落、多数恒牙不能正常萌出,通常只有第一恒磨牙和个别牙可以萌出,导致乳牙和恒牙共存,出现多生牙的现象;此外,有的恒牙牙冠形成后,牙板可以再次形成牙,这些牙为"真正的"多生牙,在上颌中切牙和尖牙部多发。

除此以外,少数患者伴发传导性听力损害。

*RUNX2*是锁骨颅骨发育不全的主要致病基因,其基因突变在锁骨颅骨发育不全患者中的检出率为65%~80%,在家系患者中的检出率高于散发病例。*RUNX2*定位于6p21,又称为*CBFA1*(core-binding factor alphal 1)基因,是成骨细胞分化相关的关键转录因子。

(四)巨颌症

巨颌症(cherubism)(OMIM #118400)由Jones于1933年首先报道,其主要特征为上、下颌骨对称性无痛性肿大,眼球突出,向上凝视,这种面型使人联想起文艺复兴时期绘画艺术中凝视天堂的小天使,故又称"小天使脸样病"。

本病较为罕见,约80%的病例有家族史,呈常染色体显性遗传。一般情况下,患者于2~5岁开始发病,最初2年表现为颌骨的快速膨隆;青春期后进展速度减慢,病变开始消退,并逐渐稳定下来,因此有人认为巨颌症具有一定的自限性。

巨颌症在临床表现上差异很大。病变主要侵犯下颌骨,特别是下颌角区,常表现为颌骨对称性肿大。下颌牙槽突过度膨胀可抬高舌体,影响言语、咀嚼、吞咽和呼吸。病变还可波及上颌骨甚至眶底,将眼球抬高,露出巩膜。上颌受累者常伴有下颌骨的广泛受累。病变颌骨表面光滑或呈不规则形,乳牙移位,牙列不齐,牙间隙增大或牙缺失,有时伴有牙萌出障碍。X线表现为颌骨对称性膨胀,多囊性密度减低区,边界清楚,早期病变仅限于下颌磨牙区或下颌角,继而可向升支及喙突发展,骨皮质变薄甚至消失。常见多个未萌牙或移位牙位于囊性透射区。少数情况下病变还可累及股骨和腓骨。

一般可根据临床表现、X线特点以及家族史等方面的资料确定巨颌症的诊断。需要与以下疾病进行鉴别,如Ramon综合征及Noonan综合征等。Ramon综合征患者身材矮小,智力低下,牙龈肿大;Noonan综合征患者身材矮小、心脏缺陷、面部畸形显著。其他需要鉴别诊断的疾病包括巨细胞瘤、巨细胞肉芽肿、骨化纤维瘤、骨纤维异常增殖症、动脉瘤性骨囊肿、甲状旁腺功能亢进性棕色瘤、成釉细胞瘤和角化囊肿等。

巨颌症的手术时机对预后十分重要。有观点认为应在青春期过后甚至成年后待病情稳定到一定时期再进行手术,有些患者由于误诊而过早手术,不仅导致后期病变复发,并且掩盖了巨颌症典型的临床和病理特征，为后期的正确诊断和治疗带来很大困难。

巨颌症的候选基因有多个，较常见为 *SH3BP2*（SH3 domain binding protein 2）基因。SH3BP2 是 *C-Abl* 致癌基因的调节蛋白，包括 561 个氨基酸，其基因含有 13 个外显子，目前所发现的点突变多数位于 9 号外显子，如 418 位的脯氨酸突变为亮氨酸、精氨酸、组氨酸等。

（段小红）

第八节　具有典型口腔表现的罕见病

一、具有典型口腔表现的罕见病概述

大多数罕见病与遗传和代谢相关，其中影响头面部发育的就会有口腔表现。这些疾病的口腔表现多种多样，有的口腔表现非常典型，容易辨认，甚至以口腔表现为首发的临床症状。掌握和认识罕见病的典型口腔表现有助于早期发现和鉴别诊断相关疾病。

（一）具有典型的特殊面容的罕见病

特殊面容表征临床容易辨认，例如粗糙面容、早老面容、胎儿面容、鸟嘴面容、口哨面容、假矮妖面容等特殊面容以及面部表情呆滞等异常。

唐氏综合征（21 三体综合征）患者的临床特征性表现为小颅畸形，枕部扁平，睑裂小，眼距宽，小鼻伴鼻梁扁平，上颌窄而短，下颌相对前突等。

黏多糖贮积症可以造成骨骼的病变，也可累及神经、血管、皮肤及内脏等。这类患者多具有特殊的粗糙面容，其中黏多糖贮积症ⅠH 型（Hurler 综合征）的面容特点为鼻梁塌陷、鼻尖鼻孔宽、瞳距宽、颊部丰满、耳垂厚、嘴唇厚且常呈开口状态，3 岁后面容特征更为明显，尤其 5 岁后唇舌增大明显。黏多糖ⅠS 型虽然 5 岁以后才开始出现面部特征，而且特征不明显，但随着年龄增长，面容逐渐变得粗糙，面型宽、中部高、下颌前突、嘴角下垂、舌体增大，偶见宽鼻。黏多糖贮积症Ⅱ型（Hunter 综合征）患者面容虽有别于Ⅰ型患者，且与家人相似，但仍保持着典型的粗糙特征。其他各型黏多糖贮积症患者虽面容各有特点，如Ⅲ型患者面容呆滞、头发粗而密，Ⅳ型患者颈部较短、颜面下部被动前突、头颈伸展过度，有的Ⅵ型患者也会表现为头颈伸展过度或头发粗而密，但这些患者都具有与黏多糖贮积症Ⅰ型类似的粗糙面容。

很多遗传疾病都具有特殊面容，如高前额或扁平额、鼻梁塌陷鼻尖鼻孔宽大或鼻梁高鼻翼突出、眼距过宽或过窄、下颌过短或前突、人中长面扁平或短人中厚唇、小嘴或巨嘴以及面部发育不对称等。

特殊的面容是筛查和诊断罕见疾病的重要依据，一旦发现面型特殊，要引起高度警觉。有些疾病具有特征面型，对于诊断很有帮助，例如马方综合征特征性的细长头、颧骨发育不全、突眼、颌后缩和睑裂下垂。

（二）具有典型的口腔黏膜及牙龈病损的罕见病

口腔黏膜与牙龈病损也是很多罕见病诊断的重要依据。正常黏膜牙龈的颜色淡红、质软，有光泽，表面光滑无增生。在一些罕见病中，会出现口腔黏膜及牙龈的增生、角化、着色和溃疡等病变。

牙龈增生是很多遗传病的典型表现，往往伴有毛发、皮肤等发育异常。牙龈纤维瘤病是全身多毛症（Ambras 综合征）最常见的伴发表现。牙龈纤维瘤病伴青春期玻璃样病（Murray-Puretic-Drescher 综合征）患者在出生 1 年内即可出现广泛的牙龈肥厚，甚至覆盖牙齿咬合面。牙龈纤维瘤病患者会出现耳、鼻、骨和指甲缺陷，肝脾大（Laband 综合征、Zimmermann-Laband 综合征），牙龈纤维瘤病和感觉神经性听力丧失（Jones 综合征）以及牙龈纤维瘤病和角膜营养不良（Rutherfurd 综合征）都存在或轻或重的牙龈增生情况。

在一些遗传病中，可以看到牙龈的过度角化、淀粉样变性以及较重的牙周组织的破坏，从而造成牙列早失，包括乳牙，很早就脱落了。

在一些遗传病中，还可以看到各型大疱性表皮松解症患者的口腔黏膜表现，根据类型的不同，可以在口腔中发现黏膜小水泡或大泡，大泡十分容易破裂出血，形成溃疡或大疱，患者的口周可出现诊断性的颗粒状出血病损。

（三）具有典型的牙齿异常表现的罕见病

牙齿的发育和形态异常是很多遗传病的伴发表现，其中有的表现非常典型。牙齿发育和形态异常有些容易辨认，例如数目异常，尤其是大量的

少牙和无牙异常，多发锥形牙冠，诞生牙等。有的发育异常则不太容易辨认，需口腔专业医师会诊。

少汗性外胚叶发育不良综合征患者口腔恒定表现为大部分乳牙及恒牙缺失，上颌切牙及尖牙常表现为锥形牙冠，偶见上颌或下颌或全口无牙表现。

诞生牙为婴儿出生时即萌出的乳牙，在正常人群中发生率约为 1/3 000～1/2 000。在涉及多重皮脂腺囊肿、舌分叉、动脉管未闭和汗腺腺瘤的遗传病中，都可有单发或多发的诞生牙。

有些牙齿发育和形态的异常虽然非常典型，毛发 - 牙 - 骨综合征（tricho-dentoosseous syndrome，简称 TDO 综合征）患者的乳、恒、磨牙均可表现为牛型牙，牙髓腔宽大、牙根相对短小、釉质薄，在眼 - 面 - 心 - 牙综合征（oculo-facio-cardio-dental syndrome，OFCD 综合征）中，最稳定的特征就是巨型尖牙，尖牙根尖闭锁迟缓，形成巨大牙根，这些虽然可以作为诊断的典型表现，但因口内异常不是非常明显，往往需要专业口腔医师检查才能确认。

（四）具有口面裂表现的罕见病

口面裂包括唇腭裂发生率很高，一般已经不作为罕见病来研究，但在很多遗传病中，各类口面裂包括唇腭裂是典型的表现之一。口面裂的分类有很多方法，常用 Tessier 分类法。Tessier 分类是解剖学描述性的，分为单侧或双侧的面横裂、很少发生的面斜裂以及单独或合并发生的各类唇腭裂等。

二、黑斑息肉综合征的口腔表现

黑斑息肉综合征（Peutz-Jeghers syndrome，PJS）是一种遗传性常染色体显性疾病，有明显的外显性，但很大一部分患者没有明确的家族史，目前认为丝氨酸 - 苏氨酸激酶 11/ 肝激酶 B1（STK11/LKB1）基因突变与该病的发生密切相关。PJS 是特征性的临床综合征，主要临床表现是黏膜皮肤黑斑状色素沉着，胃肠道多发息肉和家族遗传性。PJS 严重影响患者的生活质量并显著增加了患者罹患肿瘤的风险。

（一）黑斑息肉综合征的病因和临床表现

目前研究认为，大约 35% 的 PJS 患者发生基因突变，定位在染色体 19p13.3，这是肿瘤抑制基因，基因突变可影响编码蛋白对其灭活作用，不同的基因突变与临床症状及预后相关。胃肠道息肉是 PJS 最重要的临床表现，息肉来源于错构瘤，任何分泌黏液的部位都可能发生息肉，患者往往因肠梗阻或肠套叠而就诊，通常认为其中 10%～20% 的患者可发生恶性肿瘤，比普通人高出近 20 倍。大约 50% 的 PJS 患者皮肤可见多发散在的褐色、蓝色和黑色斑点，一般存在于体腔的开口处，例如口周、肛周、眶周及阴道周围的皮肤。部分患者可有卵巢肿瘤及尿道腺癌、睾丸肿瘤和其他肿瘤。

（二）黑斑息肉综合征的诊断和治疗

PJS 的诊断依据前文已有详细介绍，与口腔有关的主要是口周皮肤黏膜的色斑，多并发息肉增生。

PJS 患者的皮肤黏膜色斑一般不影响生活且极少恶变，可以不予处理，对于胃及大肠内的息肉可通过胃十二指肠镜及结肠镜进行切除。对于小肠息肉的治疗比较困难，目前主要采用气囊辅助内镜（balloon assisted enteroscopy，BAE）技术在诊断探查的同时予以息肉摘除，其他治疗包括外科肠段剖开息肉切除术和部分肠段切除术以及药物治疗方法。

（三）黑斑息肉综合征的口腔病损特点

PJS 在口腔黏膜的发生率很高，有学者报道 117 名患者中，98% 有唇黏膜的色素斑点，88% 有颊黏膜色素斑，累及腭及牙龈黏膜少见，口底黏膜更少累及。其中口唇黏膜尤其是下唇黏膜最常见，色素斑呈圆形、卵圆形或不规则形，散在多发，很少融合，为蓝灰色斑点状色斑，密度不一，面积变化大，直径 1mm 至 12mm 不等。有报道指出，唇的色素斑可在青春期后趋于消退，颊黏膜的斑块消退不明显。也有报道发现患者有色素性口腔乳头状瘤。

鉴别诊断如下：

1. **与正常人群口腔黏膜色素斑块的鉴别** 正常人群口腔黏膜色素沉着多发生于牙龈黏膜或口腔前庭及口腔黏膜，很少发生于口唇黏膜，另外 PJS 色斑有散在、不融合的特点。

2. **与其他罕见病色素斑块的鉴别** Laugier-Huntziker 综合征的特征也是口腔黏膜黑色素斑块，其斑块是获得性的，可发生于唇、口腔黏膜、甲床和生殖器。艾迪生病也常见口腔黏膜色素斑块,但发生部位一般不在唇黏膜,而在口腔内黏膜,另外其皮肤色素斑的分布不是在开口处而是沿皱褶和瘢痕分布。在息肉相关的综合征中,PJS特征性唇黏膜散在多发色素斑对于鉴别诊断非常有帮助。

(四)黑斑息肉综合征口腔表现的研究方向

正常人群中会有一定比例人的唇黏膜有散在色素斑存在,因人种不同有很大差异,在黄种人中发生率的研究对患者的筛查很有意义。例如,如果患者出现唇黏膜色素斑块,是否、何时需进行排除PJS的检查?对色素斑的大小、形状及分布是否需进一步定义?

PJS早期往往没有症状,口唇色素斑块出现一般早于肠梗阻及肠套叠的症状,这也是很多PJS病例由口腔医师发现并报告的原因,这在遗传病和罕见病的研究中是不多见的。如何通过口腔医师的首诊检查,更早发现PJS病例,更早诊断和监测,协助评估预后以及对肿瘤及时治疗,改善患者生活质量和延长寿命,是非常有意义的,研究前景广阔。

三、结节性硬化症的口腔表现

结节性硬化症(tuberous sclerosis complex,TSC)的特点是在多器官中错构瘤的发生,临床表现多种多样,典型症状包括癫痫、智力迟缓和血管纤维瘤,TSC几乎可以影响全身的任何器官。最常见的临床表现是皮肤、脑、肾、肺和心脏的病变和功能障碍。TSC自150多年前被报道以来,一直以临床诊断为主,诊断指标包含11项主要诊断依据和6项次要诊断依据,总计达17项之多。自20世纪90年代以来,对TSC的基因检测相关研究快速发展,对*TSC1*或*TSC2*中致病突变的鉴定已经成为一个独立的诊断标准,用作预测和对临床诊断的补充。

(一)结节性硬化症的口腔病损特点

在2012年更新的结节性硬化症诊断标准中有2项口腔表现作为次要诊断依据纳入其中,其中一项是牙釉质点状凹陷(dental enamel pits)(图3-12-12,彩图见文末彩插),数量≥3个,另一项是口腔黏膜纤维瘤(intraoral fibromas)(图3-12-13,彩图见文末彩插),数量≥2个,2018版的诊断标准对于口腔的诊断依据没有做修改。

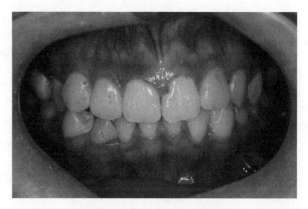

图3-12-12 牙釉质点状凹陷

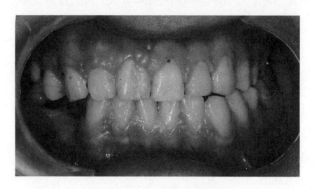

图3-12-13 口腔黏膜纤维瘤

在1998年诊断标准中,牙釉质点状凹陷以前作为次要诊断依据,描述为"牙釉质中多个随机分布的凹陷",2018版的诊断标准再次被作为次要诊断依据,名称简化为"牙釉质点状凹陷",增加了数量要求,≥3个。釉质凹陷在TSC患者中比一般人群更常见,会议引用文献报道100%成人TSC患者($n = 50$)患有点状凹陷,而250名成人对照组中发生率仅为7%。因为此类病损在正常人群中相对常见,所以被列为次要诊断依据。

在1998年的诊断标准中,牙龈纤维瘤被列为次要诊断依据,在TSC患者中发生率约为20%~50%,成人发生率高于儿童。

由于在TSC患者的颊或唇黏膜甚至舌上也可以观察到纤维瘤,因此这一依据2012年被修改为"也包括口腔其他部位黏膜的纤维瘤",同时增加了数量要求,≥2处,这是因为在正常人群中可能发生孤立的口腔黏膜纤维瘤,尤其是在沿咬合线反复发生咬合创伤的舌或颊黏膜上。

颌骨囊肿也被列入1998年诊断标准中的次要诊断依据,但由于缺乏对TSC的特异性,尤其在没有其他TSC临床症状的情况下很少发现该症状，因此决定从诊断依据中删除"骨囊肿"一项。

（二）结节性硬化症患者口腔表现的具体表征和存在的问题

1. 有关釉质点状凹陷　牙釉质点状凹陷是TSC的常见口腔表现，这一点是没有争议的，但相关研究并不充分，表现为发生率统计的巨大差异，包括TSC患者恒牙和乳牙以及正常人群的发生率。

牙釉质点状凹陷表现为釉质表面散在的点状凹陷，大小不等，小的类似针尖，大的呈碎冰锥样，直径一般不超过3mm，唇颊面较大的釉质点状凹陷很容易被发现，较小的甚至只有在放大镜的协助下才能看到。病损一般出现在不易患龋的区域，很容易与龋损区分，当使用细探针探查病损时，发现无论颜色还是质地均与周围牙釉质无差别，如果同时伴有早期脱矿的龋齿则点状凹陷周围的牙釉质呈现白垩色，成年患者常因口腔环境而导致点状凹陷着色，表现为黑色的麻点样缺损。

不同学者研究报道的TSC患者釉质点状凹陷的发生率从48%到100%不等。在正常人群或对照组的发生率从0.88%到7%。对于乳牙的发生率也存在着巨大的分歧。有研究报道，在23例TSC患者中，恒牙发生釉质点状凹陷的有11例（48%），病变最少3个，最多9个，平均为4.6个。在6例儿童患者的乳牙中，没有发现釉质点状凹陷。对照组563例中有5例发现了类似的釉质病损，占比0.89%。但是在2012年会议引用的论文中，TSC患者的牙釉质点状凹陷发生率为100%，正常对照组为7%。还有学者检查了20例6～14岁TSC患者的87颗脱落乳牙，发现87颗乳牙全部都有釉质点状凹陷。但是对照组142例患者的253颗乳牙中未发现釉质缺陷。另外，在一项包括58例TSC患者的研究中，釉质点状凹陷的发生率也达到了97%。釉质点状凹陷会造成牙釉质发育不全，导致患龋风险的增高，如何认定已经患龋的点状凹陷未见文献报道。

2. 有关口腔黏膜纤维瘤　口腔黏膜纤维瘤作为TSC患者常见的口腔表现，这一点也是没有异议的，但对比牙釉质点状凹陷的研究，口腔黏膜纤维瘤存在更多的争议和不确定性。具体表现

在如何定义病损的临床特征、发生率、发生部位，如何除外药物影响以及组织活检的意义等。

有学者对58例23～69岁的TSC患者进行了研究，其中有40例（69%）存在无症状的口腔黏膜纤维瘤，多发于但不仅限于牙龈。口腔纤维瘤多发于附着龈或牙间牙龈，58例患者中30例（52%）有牙龈纤维瘤，23例（40%）有其他口腔部位纤维瘤。附着龈处的纤维瘤是圆球状的，与牙龈颜色一致或轻微发白。有些表现为多发的、独立的、小而粉或粉白色簇状乳头瘤样丘疹。牙间纤维瘤为从牙龈乳头向外突出的、有时表面伴有不规则的丘疹。非牙龈处的口腔纤维瘤多发生在颊黏膜和唇黏膜，与口腔黏膜颜色一致或微黄色，某些肤色深的患者可表现为浅蓝色。病损表面是反光的，就像面部毛细血管扩张症表现的脸红一样，基底部延伸到尖端。5例患者存在中线上唇系带处的非连续的黏膜丘疹。舌部的纤维瘤很少，表现为直径约5mm的圆球或卵圆形丘疹。其中3例患者做了四处活检，包括左侧下唇内侧、硬腭和左右颊黏膜。病理结果显示为：纤维瘤，伴有良性鳞状上皮和形成血管纤维基质。此外，1例患者还做了孤立的咽部病损的活检，病理为口腔黏膜基底膜淋巴浸润及滤泡增生，这是否与TSC相关还不清楚。

在普通人群中也可出现孤立的口腔纤维瘤，尤其是在反复损伤的舌部或颊部沿咬合线部位。曾有报道，美国35岁以上正常白种人群口腔黏膜纤维瘤发生率为1.2%。

有些学者表示这些增生可能继发于这些患者常用的药物。不同文献报道TSC患者口腔纤维瘤的发生率不同，为20%～50%，成年人较儿童多发。平均直径为5mm。病损因不同部位局部情况不同从而造成不同的影响。

3. 口腔其他表现　除颌骨囊肿因缺乏特异性而在2012年国际大会上决定从诊断依据中剔除外，还有少量报道TSC患者伴有颌骨纤维增生血管瘤、悬雍垂裂、唇腭裂、腭弓高拱、巨舌、颌骨增厚以及颌骨的假性囊肿病损。

（三）口腔表现对于结节性硬化症诊断的意义

1. 口腔表现对诊断TSC，尤其是做出疑似诊断的意义重大。

TSC诊断标准首次制定于1972年，第一届

国际 TSC 共识大会于 1998 年进行了修订，此后十多年来，对 TSC 的认识和治疗有了很大的进步，但其诊断标准自 1998 年以来一直未进行修订和更新。2012 年第二届国际 TSC 共识大会在美国华盛顿召开，会议组织全球 14 个国家和地区的 79 位 TSC 医学专家，分为 12 个委员小组，对 TSC 诊疗指南进行了修订。2012 年更新的 TSC 诊断标准仍是以临床特征为诊断依据，包括临床诊断标准和基因诊断标准，2018 年修改版对于口腔指征的纳入没有变动。

TSC 临床诊断标准包括 11 项主要诊断依据和 6 项次要诊断依据，简化为 2 个层次，以便于临床应用。次要诊断中包括口腔表现 2 项，即牙釉质点状凹陷和口腔黏膜纤维瘤。明确诊断 TSC 应至少满足 2 项主要诊断依据，或 1 项主要诊断依据加 2 项次要诊断依据。疑似诊断 TSC 需满足 1 项主要诊断依据，或 2 项次要诊断依据。所以，只要有 1 项主要诊断依据加 2 项口腔表现的次要诊断依据即可确诊 TSC，即使单独明确了 2 项口腔表现的临床指征，亦可做出疑似诊断的判断。

2. TSC 口腔表现特征明显，容易辨认、发生率高。

牙釉质点状凹陷特征明显，变化少，与其他釉质病损不易混淆，对于专业口腔医师来说极易辨认，即使其他专业的临床医师，经过对比示例照片，也可做出正确判断。其发生率报道虽差异很大，但多数接近 90% 以上。

口腔黏膜纤维瘤虽然特征性没有牙釉质点状凹陷明显，临床表现多样，且需与炎症、水肿等鉴别，但与正常牙龈表现仍差别明显，对于专业口腔医师来说做出正确判断也不存在太大困难，虽对于其他专业临床医师来说辨认存在一定难度，但若是典型的纤维瘤病变，临床医师通过对比示例照片还是可以做出判断的，尤其是大部分病变发生于前牙的唇侧，这就更加便于其他专业临床医师进行检查了。口腔黏膜纤维瘤的发生率文献报道远低于牙釉质点状凹陷且差异较大，但也有超过 90% 的报道，相关领域还有较大研究空间。

3. 牙釉质病损形成早，有利于早期诊断或预测。

所有乳牙的釉质均是在胎儿期形成的，所以一旦发现乳牙的典型牙釉质点状凹陷病损，即使未出现其他系统症状，也应该引起足够重视。即便是恒牙，门牙的釉质形成也是在胎儿期或出生 1 年内形成的，越是靠前的牙齿，釉质形成得越早，目前研究表明，牙釉质点状凹陷恰恰是高发于前牙区。

TSC 的各项临床诊断标准都是跟年龄相关的，早期诊断非常重要，详细的皮肤检查是非常敏感的，其中脱黑色素痣是最早和最常见的，通常出生时就存在，但有时只有在 Wood 灯下才能观察到，如果能同时检查是否具有牙釉质点状凹陷的表征，将对早期诊断有极大帮助。

（四）结节性硬化症患者口腔表现的研究方向

有关 TSC 口腔表现的研究总体不多，多是早期文献，以个案或小样本统计居多，超过 50 例的样本很少。国内尚未见系统的病历资料分析，依托国内丰富的患者资源进行系统的口腔检查及分析是很有前景的研究方向。

牙釉质点状凹陷特征非常明显，发生率也非常高，之所以没有入选主要诊断依据是因为在正常人群中相对常见，会议引用文献达 7%，但正常人群中的釉质凹陷是否为创伤所致，以及是否为多个牙同时存在并未提及，假设通过修改诊断依据中评判釉质点状凹陷的条件，除外正常人群中非遗传因素造成的釉质点状凹陷，从而提高特异性，甚至将此表征纳入主要诊断依据，将对 TSC 的诊断具有巨大推动作用。

基因的检测已经作为一个独立的诊断标准，如何将口腔表现和基因检测结合起来进行疾病的预测也是很好的研究方向。

另外，如何指导非口腔专业医师评判口腔表现，进行辅助诊断也具有很好的发展前景。

（万　阔）

第九节　典 型 病 例

一、X 连锁视网膜色素变性

（一）接诊场景

三甲医院眼科诊室。中年男性患者，40 岁，自行进入诊室。

（二）病史

自幼夜间视力差，自患者记事起晚上就不敢

在光线暗的地方行走。但白天视力好，曾就诊查双眼视力 0.8，可以正常生活、上学，可以正常进行课外活动，家长未予重视。但自 20 岁起，患者自觉视力逐渐下降、视野明显变小，只能看到正前方模糊的影像，经常出现磕碰，影响正常的生活。尤其近 2 年视力下降尤为明显，近期曾查双眼视力 0.05。其弟弟和 2 个舅舅有类似眼病，其母亲为高度近视，约 -8.00D。

（三）眼科查体

双眼视力 0.05，眼压 15mmHg。双眼角膜清，角膜后沉着物（KP）（-），前房无活动性炎症，虹膜纹理清，无前后粘连，晶状体中央后囊下混浊，眼底检查可见视盘色蜡黄，血管细，视网膜色泽发灰，中周部可见骨细胞样色素沉积。

（四）首次面诊临床思路

儿童期隐匿起病，逐渐进展。开始是夜间视力受到影响，而后白天视力下降、视野减小。眼科查体可见并发性白内障存在，视盘色蜡黄，血管细，视网膜色泽发灰，中周部可见骨细胞样色素沉积。其弟弟和 2 个舅舅有类似眼病，其母亲为高度近视。结合起病年龄、病程特点、家族遗传方式，病因首先考虑 X 连锁视网膜色素变性。

下一步需查光学相干断层成像（OCT）、视网膜电图、眼底自发荧光、视野确定视网膜结构和功能的改变。

（五）检查结果

OCT 表现为双眼视网膜外层结构明显变薄，尤其椭圆体带除中心凹区域，几乎萎缩消失。视网膜电图呈熄灭型。眼底自发荧光显示视网膜中周部广泛低荧光，黄斑区可见高荧光环。视野提示双眼中心透亮区，中心视野 <5°。

（六）再次就诊临床思路

OCT 以及自发荧光提示视网膜退行性改变，视野和视网膜电图提示视网膜病变范围受累广泛，大部分视网膜功能丧失，仅残留中央视力。就男性患者而言，结合患者家族史，要首先考虑 X 连锁视网膜色素变性，其在视网膜色素变性中发病率较高。鉴别诊断需考虑临床特点类似于 X 连锁视网膜色素变性的疾病，如常染色体显性遗传视网膜色素变性、常染色体隐性遗传视网膜色素变性等。确诊 X 连锁视网膜色素变性的途径为基因检测。建议患者行包含 *RPGR* 和 *RP2* 基

因以及其他遗传性视网膜疾病基因的高通量基因包（panel）检测，有效提高一次确诊率。

（七）最终确诊

基因检测结果提示 *RPGR*（NM_001034853）：exon15:c.2662_2663del;p.E888fs，确诊为 X 连锁视网膜色素变性。

（睢瑞芳　邹　绚）

二、听神经病

（一）接诊场景

三甲医院耳鼻喉科诊室。男性患者，25 岁。

（二）病史

患者自 14 岁开始出现听力下降，虽能听到声音，但不理解含义，听不清手机。伴有耳鸣、头晕，听力无波动。无助听器佩戴史，否认耳毒性药物用药史，否认伴随症状。

（三）查体

神清，查体配合。鼓膜完整，标志清，可见光锥，外耳道无异常。韦伯试验（Weber tes，WT）居中。

（四）首次面诊临床思路

患者双耳听力下降，外耳道、鼓膜正常，WT 居中，无中耳炎病史，首先考虑双耳感音神经性耳聋。下一步需查纯音测听、声导抗、听性脑干反应（ABR）潜伏期、畸变产物耳声发射（distortion product otoacoustic emission，DPOAE）进一步确定。

（五）检查结果

纯音测听：双耳感音神经性听力损失，上升型听力曲线。左耳听阈：250Hz 为 70dB nHL，500Hz 为 60dB nHL，1kHz 为 65dB nHL，2kHz 为 35dB nHL，4kHz 为 30dB nHL，8kHz 为 15dB nHL；右耳听阈：250Hz 为 65dB nHL，500Hz 为 60dB nHL，1kHz 为 65dB nHL，2kHz 为 55dB nHL，4kHz 为 25dB nHL，8kHz 为 20dB nHL。

声导抗：双耳鼓室图 A 型，镫骨肌反射消失。

ABR：双耳 100dB nHL 均未引出反应。

DPOAE：双耳所有频率均可引出。

（六）诊断思路

ABR 双耳未引出反应，DPOAE 双耳所有频率引出，并结合纯音听力图上升型听力曲线，首先考虑为听神经病。下一步需行 CT、MRI 检查，

以鉴别诊断蜗后占位病变。此外，患者需做言语识别率测试、耳蜗电图测试。建议患者行基因检测，应用二代测序技术筛选看是否携带致病基因（目前共发现 17 个与听神经病发病相关基因：OTOF、PJVK、DIAPH3、AIFM1、TIMM8A、WFS1、PMP22、MPZ、NF-L、NDRG1、GJB1、GJB3、OPA1、TMEM126A、FXN、12S rRNA（T1095C）、MTND4（11778mtDNA）。

（七）最终诊断

言语识别率测试，阈上 30dB 给声强度下，左耳 16%，右耳 20%。耳蜗电图 SP/AP：左耳 0.88，右耳 1.02。基因检测结果提示携带致病基因 AIFM1。

临床诊断为听神经病。综合上述结果得出的临床精准诊断为：遗传性听神经病，AIFM1 基因突变型。

（王秋菊）

三、大前庭水管综合征

（一）接诊场景

三甲医院耳科诊室。男婴，10 月龄。

（二）病史

家长发现患儿对声音没有反应 2 个月余。追问病史，患儿出生时听力筛查未通过。因孩子对声音有反应，家长未予重视，一直未行听力诊断。约 3 个月前孩子曾坠床，后发现听力变差直至对声音没反应。

（三）查体

生长发育良好，心肺腹查体未见异常。外耳无畸形，双耳道内少许耵聍，鼓膜完整，标志可，未见充血及内陷。皮肤无异常色素沉着及色素缺失，耳前、颈部无瘘管。眼睛虹膜、巩膜无异色。

（四）临床思路

1. 明确听力状况　儿童听力学检查（声导抗、畸变产物耳声发射、ABR 骨导气导阈值 + 潜伏期、40Hz 听觉相关电位、多频稳态诱发电位）显示：双耳重度感音神经性耳聋，ABR 记录到声诱发短潜伏期负反应，声导抗 A 型曲线。

2. 颞骨 CT 检查　患儿出生时听力筛查未通过，外伤后（坠床）被发现对声音无反应的病史提示大前庭水管综合征可能，故检查颞骨 CT 检查，结果显示双侧前庭水管扩大。

3. 基因诊断明确病因　针对前庭水管扩大的致病基因 SLC26A4 行全序列测序分析，结果显示患儿携带 SLC26A4 基因 c.919-2A＞G 纯合突变。该突变是明确的致聋突变。经家系验证患儿父母分别携带 SLC26A4 基因 c.919-2A＞G 杂合突变。

至此，明确患儿的临床及分子诊断。

（五）治疗

根据患儿听力损失程度，建议尽早行人工耳蜗植入手术。该患儿于 12 月龄时接受双耳人工耳蜗植入手术，术后 1 个月开机进行语言训练。

（六）预后

目前患儿 3 岁半，言语发育良好，已进入幼儿园学习。

（七）遗传咨询

患儿为先天性耳聋，在外伤后听力进一步减退，符合前庭水管扩大综合征的临床表型特征，进一步经颞骨 CT 检查及基因诊断确诊。该病为常染色体隐性遗传，先证者父母为 SLC26A4 基因突变携带者，虽携带有基因突变，但不发病，再生育耳聋下一代的风险为 25%。先证者后代 100% 携带突变。如先证者配偶同为 SLC26A4 基因相关性耳聋，后代耳聋风险可达 100%；如先证者配偶为 SLC26A4 基因突变携带者，后代耳聋风险可达 50%；如先证者配偶基因型及表型均正常，后代发生遗传性耳聋的风险极低。

（袁永一　戴　朴）

四、Treacher Collins 综合征

（一）接诊场景

三甲医院耳科诊室。男患儿，4 岁，家长带入诊室。

（二）病史

患儿先天性颌面发育畸形伴双侧小耳畸形。追问病史，患儿出生时因呼吸困难于新生儿重症监护病房（NICU）住院，双侧听力筛查未通过。曾于当地医院就诊，客观听力检查诊断为"双侧小耳畸形伴外耳道闭锁，双侧重度传导性耳聋"，未行听力干预。现患儿言语发育差，吐字不清晰，患儿家属为求进一步治疗来院就诊。

（三）查体

患儿生长发育稍迟缓，颧骨发育不全，下眼睑外侧 1/3 缺损伴下斜，小下颌，双侧耳郭畸形伴

外耳道狭窄。无四肢畸形，无皮肤异常色素沉着或缺失，无耳前或颈部瘘管，无虹膜异色。

（四）临床思路

根据患儿典型的临床特征，考虑为 Treacher Collins 综合征。询问家族史，母亲曾生育一子，与此患儿临床表型相似，出生后因呼吸困难夭折。此患儿父亲表型可疑，自幼双耳听力差，未行特殊诊治。下一步诊治思路为：

1. **明确听力状况** 听力学检查（骨气导 ABR，游戏测听）显示双侧重度传导性听力下降（平均骨导阈值 15dB HL，平均气导阈值 70dB HL）。

2. **颞骨 CT 检查** 颞骨 CT 三维重建结果显示双侧颧骨及下颌骨发育不良，外耳道骨性狭窄，双侧听骨链畸形，锤砧关节融合，镫骨畸形，双侧板障型乳突，乳突空间尚可。

3. **基因诊断明确病因** 针对 Treacher Collins 综合征的致病基因 *TCOF1*、*POLR1D*、*POLR1C* 行全序列测序分析，结果显示患儿携带 *TCOF1* 基因杂合突变 c.2478＋5G＞A。该基因是明确的 Treacher Collins 综合征相关的基因，此突变位于剪接区。经家系验证患者父亲携带此突变，考虑此患儿检出位点来源于父亲，为常染色体显性遗传，父亲的临床表型为不全外显。

（五）治疗

根据患儿听力损失程度，综合评估患者的颞骨 CT 检查结果，中耳乳突发育条件差，考虑到外耳道重建存在再闭锁风险，建议尽早佩戴软带骨桥助听器，于患儿 6 岁时行骨导助听装置植入。考虑到患者及家属术后护理及对美观的需求，此患儿于 6 岁时选择了骨桥植入手术，术中压低乙状窦，保护硬脑膜，植入过程顺利，术后 2 周开机。

（六）预后

目前患儿 8 岁，已使用骨桥 2 年余，定期随访调试骨桥，现言语发育良好，于正常小学学习，能够很好地融入集体。

（七）遗传咨询

患儿为先天性颌面发育不良伴双侧传导性耳聋，面部特征符合 Treacher Collins 综合征的临床表型特征，进一步经基因诊断确诊。该病为常染色体显性遗传，先证者父亲携带此突变，考虑为常染色体显性遗传，此父母再生育下一代患病的

风险为 50%。如先证者配偶基因型及表型均正常，后代为患者的概率为 50%。

（范欣淼　陈晓巍）

五、Waardenburg 综合征

（一）接诊场景

三甲医院耳鼻咽喉科诊室。男患儿，2 岁 4 个月，家长带入诊室。

（二）病史

自出生起，家长发现患儿双眼虹膜异色，对声音刺激反应差。患儿出生时听力筛查未通过，之后未再复查。至 1 岁 6 个月时，患儿一直不能言语，且不喜与人交流。家长担心其智力发育异常，遂就诊于当地医院儿科。完善相关检查后（具体检查结果不详），诊断考虑为双耳重度感音神经性耳聋，建议其佩戴助听器干预治疗，但效果不佳，至今仍不能言语。患儿生长发育与同龄儿童无明显异常。其父母及兄弟听力和言语能力正常。

（三）查体

两侧眼球运动良好，虹膜异色，呈蓝色样外观。两侧瞳孔等大同圆，直径约 2mm。对光反应灵敏。粗测视力无明显异常。双眼内眦间距增宽（异位）。双侧外耳对称无畸形。双侧外耳道通畅，双侧鼓膜完整，无穿孔、钙化、萎缩。乳突区无压痛。口、鼻及咽喉部检查均无明显异常。背部皮肤可见一片状色素缺失，大小约 5cm×6cm。余全身毛发未见明显色素异常表现。四肢骨骼、肌力、肌张力及活动均正常。腹软，腹部无异常膨隆及凹陷。

（四）首次面诊临床思路

根据患儿家长描述，耳聋症状出生时即发生，考虑为先天性耳聋。目前不能正常言语，耳聋影响患儿言语交流。询问家族史，发现患儿哥哥与父亲均有双眼内眦间距异位表现，但听力正常。患儿父亲青少年时即出现早白发，有毛发色素异常表现。查体发现患儿双眼虹膜异色，内眦增宽（异位）的伴随症状。结合患者耳聋起病年龄、病程特点、临床表现等，病因首先考虑先天性综合征型耳聋，色素相关可能性大。下一步需完善视力视野检查、听力检查（声导抗、ABR、耳声发射等）、颞骨 CT 检查、儿童智力发育检查等，进一步明确耳聋情况及可能伴随的相关症状。

（五）检查结果

1. **视力视野检查** 双眼视力视野未见异常。

2. **听力学检测** ①ABR：双耳 97dB nHL 未引出反应；②40Hz：双耳阈值 97dB nHL；③多频稳态诱发电位：双耳仅残余少量听力；④耳声发射：双侧各频率未引出反应；⑤声导抗：右耳鼓室 As 型、左耳鼓室 A 型曲线。

3. **颞骨 CT 检查** 未见明显异常。

4. **儿童智力发育检查结果** 适应性能力、大运动能力和精细动作能力均表现为轻度低下，语言能力重度低下，个人社交能力轻度低下。

5. **腹部彩色超声检查** 未见明显异常。

（六）再次就诊临床思路

听力检查综合提示双耳极重度感音神经性耳聋，耳乳突 CT 检查排除中、内耳畸形或炎症性病变存在。结合双眼虹膜异色及内眦异位及皮肤色素缺失的合并症状，首先考虑 Waardenburg 综合征。鉴别诊断需考虑临床特点类的，色素系统疾病、非综合征型耳聋，或其他色素相关综合征型耳聋，如 Noonan 综合征等。建议选择基因检测确诊，患儿可行 Waardenburg 综合征高通量测序基因包（panel）检测，其中包含了 *PAX3*、*MITF*、*SOX10* 等 Waardenburg 综合征已知致病基因，有效提高一次确诊率。如未发现目前已知致病基因的相关突变，可考虑行全外显子测序。

（七）最终确诊

基因检测结果提示 *PAX3* 基因（NM_181459.2）第二外显子内存在如下突变：c.232A>G（p.Val78Met, exon2），诊断为 Waardenburg 综合征。排除合并上肢肌肉和 / 或骨骼发育异常表现，根据 Waardenburg 综合征诊断指南，临床确诊为 Waardenburg 综合征 I 型。考虑到患儿目前佩戴助听器效果差，在确定患儿家长了解患儿情况并对人工耳蜗植入术效果有适当的期望值，以及了解患儿后续治疗、康复训练等并有适当准备的条件下，建议患儿在排除手术禁忌后，尽早进行人工耳蜗植入，帮助患儿提高听力。术后可进行言语康复训练。

（冯 永）

六、结节性硬化症

（一）主诉及病史

患者因发作性抽搐 10 年余于我院内科就诊，经完善相关检查后确诊 TSC，后转诊口腔科进行专科相关检查。

（二）口腔检查

查体配合。

双侧面部对称。面部皮肤多发性暗红大小不等小结节，口鼻周为著。

开口度及开口型正常。口腔卫生状况一般，牙石（±），少量软垢。

口内个别牙轻度釉质发育不全。口内多数牙齿牙面可见散在分布的点状凹陷，大小数目不等，多有着色，探诊质硬，以前牙和双尖牙区唇颊侧为著。

游离龈、附着龈、龈乳头及牙间牙龈可见散在分布大小不等的凸起或斑块，与牙龈颜色相近，质地稍韧，以前牙和双尖牙区唇颊侧为著（图 3-12-14，彩图见文末彩插）。

下唇黏膜多发暗红色半透明黏膜凸起，大小不等，多呈半圆型或扁圆形，质地柔软（图 3-12-15，彩图见文末彩插）。

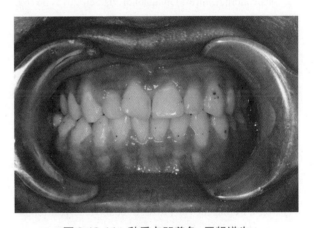

图 3-12-14 釉质点凹着色，牙龈增生
以前牙和双尖牙区唇颊侧为著

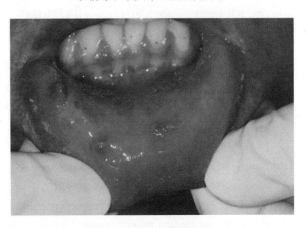

图 3-12-15 下唇黏膜增生

全口曲面断层片检查未见明显异常。

（三）口腔诊断

慢性牙龈炎；

釉质发育不全（轻度）；

TSC 口腔改变：牙釉质点凹；

牙龈增生；

下唇黏膜增生。

（四）诊断临床思路

患者釉质点凹、牙龈增生及下唇黏膜增生等临床表现，均与 TSC 诊断相符。

（张　洁）

参 考 文 献

[1] Zeitz C, Robson AG, Audo I. Congenital stationary night blindness: an analysis and update of genotype-phenotype correlations and pathogenic mechanisms[J]. Prog Retin Eye Res, 2015, 45: 58-110.

[2] Xu Y, Xiao X, Li S, et al. Molecular genetics of Leber congenital amaurosis in Chinese: New data from 66 probands and mutation overview of 159 probands[J]. Exp Eye Res, 2016, 149: 93-99.

[3] Wang H, Wang X, Zou X, et al. Comprehensive molecular diagnosis of a large Chinese Leber congenital amaurosis cohort[J]. Invest Ophthalmol Vis Sci, 2015, 56(6): 3642-3655.

[4] Yang H, Li S, Xiao X, et al. Identification of FZD4 and LRP5 mutations in 11 of 49 families with familial exudative vitreoretinopathy[J]. Mol Vis, 2012, 18: 2438-2446.

[5] Zou X, Fu Q, Fang S, et al. Phenotypic variability of recessive RDH12-associated retinal dystrophy[J]. Retina, 2019, 39(10): 2040-2052.

[6] Zaneveld J, Wang F, Wang X, et al. Dawn of ocular gene therapy: implications for molecular diagnosis in retinal disease[J]. Sci China Life Sci, 2013, 56(2): 125-133.

[7] Testa F, Maguire AM, Rossi S, et al. Three-year follow-up after unilateral subretinal delivery of adeno-associated virus in patients with Leber congenital Amaurosis type 2[J]. Ophthalmology, 2013, 120(6): 1283-1291.

[8] MacLaren RE, Groppe M, Barnard AR, et al. Retinal gene therapy in patients with choroideremia: initial findings from a phase 1/2 clinical trial[J]. Lancet, 2014, 383(9923): 1129-1137.

[9] Hu DN. Prevalence and mode of inheritance of major genetic eye diseases in China[J]. J Med Genet, 1987, 24(10): 584-588.

[10] Hartong DT, Berson EL, Dryja TP. Retinitis pigmentosa[J]. Lancet, 2006, 368(9549): 1795-1809.

[11] Daiger SP, Bowne SJ, Sullivan LS. Perspective on genes and mutations causing retinitis pigmentosa[J]. Arch Ophthalmol, 2007, 125(2): 151-158.

[12] Bakondi B, Lv W, Lu B, et al. In Vivo CRISPR/Cas9 Gene Editing Corrects Retinal Dystrophy in the S334ter-3 Rat Model of Autosomal Dominant Retinitis Pigmentosa[J]. Mol Ther, 2016, 24(3): 556-563.

[13] Burnight ER, Gupta M, Wiley LA, et al. Using CRISPR-Cas9 to generate gene-corrected autologous iPSCs for the treatment of inherited retinal degeneration[J]. Mol Ther, 2017, 25(9): 1999-2013.

[14] Ghazi NG, Abboud EB, Nowilaty SR, et al. Treatment of retinitis pigmentosa due to MERTK mutations by ocular subretinal injection of adeno-associated virus gene vector: results of a phase I trial[J]. Hum Genet, 2016, 135(3): 327-343.

[15] Gasparini SJ, Llonch S, Borsch O, et al. Transplantation of photoreceptors into the degenerative retina: Current state and future perspectives[J]. Prog Retin Eye Res, 2019, 69: 1-37.

[16] Dawkins HJ, Draghia-Akli R, Lasko P, et al. Progress in rare diseases research 2010-2016: an IRDiRC perspective[J]. ClinTransl Sci, 2018, 11(1): 11-20.

[17] Halai TN, Stevens C. Ectodermal dysplasia: a clinical overview for the dental practitioner[J]. Dent Update, 2015, 42(8): 779-790.

[18] Krooks J, Minkov M, Weatherall AG. Langerhans cell histiocytosis in children: diagnosis, differential diagnosis, treatment, sequelae, and standardized follow-up[J]. J Am Acad Dermatol, 2018, 78(6): 1047-1056.

[19] Sarmento DJ, de Araujo TK, Mesquita G, et al. Relationship between occlusal features and enzyme replacement therapy in patients with mucopolysaccharidoses[J]. J Oral Maxillofac Surg, 2018, 76(4): 785-792.

[20] Akintoye SO, Boyce AM, Collins MT. Dental perspectives in fibrous dysplasia and McCune-Albright syndrome[J]. Oral Surg Oral Med Oral Pathol Oral Radiol, 2013, 116(3): el49-el55.

[21] Melbouci M，Mason RW，Suzuki Y，et al. Growth impairment in mucopolysaccharidoses[J]. Mol Genet Metab，2018，124（1）：1-10.

[22] 段小红. 口腔遗传病学 [M]. 北京：人民卫生出版社，2012.

[23] 段小红. 口腔单基因遗传病与罕见病的遗传研究策略 [J]. 中华口腔医学杂志，2015，50（3）：442-444.

[24] Hennekam RC，Allanson JE，Krantz ID，et al. Gorlin's Syndromes of the Head and Neck[M]. 5th ed. New York：Oxford University Press，2010.

[25] Krueger DA，Northrup H，International Tuberous Sclerosis Complex Consensus Group. Tuberous sclerosis complex surveillance and management：Recommendations of the 2012 International tuberous sclerosis complex Consensus Conference[J]. Pediatr Neurol，2013，49（4）：255-265.

[26] 王秋菊，陈晓巍. 关注聋病遗传咨询中的罕见病 [J]. 临床耳鼻咽喉头颈外科杂志，2019，33（9）：799-803.

[27] Xiong WP，Wang DY，Gao Y，et al. Reproductive management through integration of PGD and MPS-based noninvasive prenatal screening/diagnosis for a family with GJB2-associated hearing impairment[J]. Sci China Life Sci，2015，58（9）：829-838.

[28] Gao X，Tao Y，Lamas V，et al. Treatment of autosomal dominant hearing loss by in vivo delivery of genome editing agents[J]. Nature，2018，553（7687）：217-221.

[29] 王秋菊，Arnold Starr. 听神经病：从发现到渐入精准 [J]. 中华耳鼻咽喉头颈外科杂志，2018，53（3）：161-171.

[30] Constantina Georga，et al. Recommended Procedure Assessment and Management of Auditory Neuropathy Spectrum Disorder（ANSD）in Young Infants. The Electrophysiology Special Interest Group（EPSIG）and the Professional Guidance Group，2019.

[31] 王秋菊，Tobias Moser. 听神经病及亚型听突触病：声音编码与突触研究进展 [J]. 中华耳科学杂志，2019，17（1）：1-8.

[32] 戴朴，袁永一. 耳聋基因诊断与遗传咨询 [M]. 北京：人民卫生出版社，2017.

[33] Hall AC，Kenway B，Sanli H，et al. Cochlear implant outcomes in large vestibular aqueduct syndrome-should we provide cochlear implants earlier?[J]. Otol Neurotol，2019，40（8）：e769-e773.

[34] 吴皓，杨涛. 我国聋病基因的基础研究与临床应用 [J]. 中华耳鼻咽喉头颈外科杂志，2013，48（12）：969-972.

[35] Wang P，Fan X，Fan Y. The research progress of Treacher Collins Syndrome[J]. Lin Chuang Er Bi Yan Hou Tou Jing Wai Ke Za Zhi，2016，30（4）：333-338.

[36] Fan X，Wang Y，Fan Y，et al. TCOF1 pathogenic variants identified by Whole-exome sequencing in Chinese Treacher Collins syndrome families and hearing rehabilitation effect[J]. Orphanet J Rare Dis，2019，14（1）：178.

[37] Sakai D，Dixon J，Achilleos A，et al. Prevention of Treacher Collins syndrome craniofacial anomalies in mouse models via maternal antioxidant supplementation[J]. Nat Commun，2016，7：10328.

[38] Nayak CS，Isaacson G. Worldwide distribution of Waardenburg syndrome[J]. Ann Otol Rhinol Laryngol，2003，112（9 Pt 1）：817-820.

[39] Chen HX，Zhang W，Feng Y. Research progress on Waardenburg syndrome[J]. J Audiol Speech Dis，2013，21（3）：306-311.

[40] Pingault V，Ente D，Dastot-Le Moal F，et al. Review and update of mutations causing Waardenburg syndrome[J]. Hum Mutat，2010，31（4）：391-406.

[41] 段小红，代表中华口腔医学会口腔遗传病与罕见病专业委员会. 口腔罕见病名录（第 1 版）[J]. 中华口腔医学杂志，2020，55（7）：494-500.

第十三章　罕见病相关危急重症诊治

罕见病相关危急重症的临床表现复杂多样，可能是原发病的恶化进展，也可能是合并了其他的急性疾病，除了会导致单一器官受累外，还可能累及多个器官系统，包括呼吸、循环、消化、泌尿、中枢神经、血液系统等，导致上述器官系统出现功能障碍甚至多脏器功能衰竭，严重者可发生心脏骤停导致患者死亡。众所周知，去除病因是疾病治疗的关键所在，但对于很多罕见病患者来说，很难短时间内立即去除病因，对于急性起病首次就诊的罕见病患者来说，更是难以在短时间内明确病因，这就导致了罕见病相关危急重症的临床处理难度很大，治疗手段不多，治疗效果欠佳。虽然病因治疗有困难，但罕见病相关危急重症的处理和常规危急重症诊疗相似，可以遵循危急重症诊疗的一般原则。

对于危急重症患者来说，首先要遵循"时间就是生命"的原则。如果患者突发心脏骤停，10秒左右即可昏迷，1分钟左右脑干功能停止，2~4分钟无氧代谢停止、不再产生ATP，4~6分钟ATP消耗殆尽，出现不可逆的脑损伤，所以对于心脏骤停的患者要在4~6分钟内进行抢救，而且越早越好，每延误1分钟，救治成功率就下降10%左右。其他危急重症的情况均有一定的救治时间窗，超过时间窗就有可能导致不可逆的损害。

对于危急重症患者的抢救还要遵循"救人治病"或"先救命、后辨病"的原则，其目的就是要在"黄金时间"内抢救生命、控制病情发展、保护器官功能、争取良好的临床预后。由于危急重症患者病情复杂，第一时间很难明确临床诊断，在这种情况下最重要的是先稳定生命体征，稳定生命体征的同时或稍后再去积极地查明病因，进行针对病因的治疗。

对于任何危急重症患者来说，要想达到救命或稳定生命体征的目的，都要把气道、呼吸、循环的稳定放在首要位置，时刻遵循"维持ABC（即气道、呼吸、循环）稳定"的原则。第一时间要评估气道是否通畅、呼吸和循环是否稳定，对于存在气道梗阻、呼吸窘迫、呼吸停止的患者要建立人工气道进行人工通气来稳定气道和呼吸；对于循环不稳定的患者要立即建立通畅的静脉通路，如果无法建立外周静脉通路，应该建立中心静脉通路或骨髓腔通路，积极补液治疗以恢复充足的组织灌注，必要时考虑应用血管活性药物，甚至应用人工辅助循环装置来维持循环的稳定。

总之，对于罕见病相关危急重症患者来说，要把积极稳定气道、呼吸、循环放在首要位置，在生命体征稳定的基础上积极明确病因进行病因的治疗。

（徐胜勇　朱华栋）

第一节　意识障碍

意识障碍是指患者对周围的事物反应迟钝、意识模糊或完全无反应、丧失知觉。完全丧失知觉又称昏迷或神志不清，是意识障碍最严重的程度。意识障碍分为嗜睡、昏睡和昏迷三个等级，还包括以兴奋性增高为主的特殊类型谵妄。意识障碍是急诊危重患者中的常见主诉，占10%以上。

病因可分为颅内疾病和全身性疾病。颅内疾病有脑血管性疾病、颅内占位性疾病、颅脑外伤性疾病、颅内感染性疾病、脑水肿、脱髓鞘疾病、癫痫、脑萎缩、脑变性；全身性疾病有严重感染、休克、肝性脑病、肺性脑病、尿毒症脑病、糖尿病昏迷、各种内分泌危象、严重酸碱平衡紊乱、严重水电解质失衡，还包括脑严重缺血缺氧、中毒、中暑、低体温、电击伤等。

罕见病相关的意识障碍可能是原发病进展所致，也可能是合并导致意识障碍的其他疾病如脑血管疾病、感染性疾病、药物中毒等所致，所以要想明确病因，必须依靠详细的病史询问和查体以及相关的实验室和影像学检查，但针对意识障碍的相关检查需要在患者生命体征稳定的同时或之后进行。

因此，不管任何原因，所有意识障碍的患者的急诊处理思路都是首先稳定生命体征，维持气道、呼吸和循环的稳定。意识障碍患者需要进行格拉斯哥昏迷量表（GCS）评分，GCS 评分在 8 分或以下的患者通常需要气管插管以保护气道。如果存在低氧血症（氧饱和度 <90%）、近期呕吐、咳嗽或咽反射较弱，也需要进行气管插管。对于低血压（平均动脉血压 <65mmHg）的患者，要进行补液治疗和 / 或应用血管活性药物维持循环稳定。

如果患者发生昏迷且原因不明，在无法立即获得血糖结果时，可考虑在等待血液检查结果时给予静脉推注 20g 葡萄糖（40ml 的 50% 葡萄糖溶液）。对于任何可能存在营养不良的患者，在给予葡萄糖时或之前，应给予 100mg 维生素 B_1 肌内注射，以治疗或防止诱发急性 Wernicke 脑病（韦尼克脑病）。如果临床上有明显的脑疝综合征或 CT 结果提示即将出现脑疝综合征，可考虑给予 20% 甘露醇 250ml 在 30~60 分钟内快速静脉滴注进行脱水降颅压治疗。对于体温过高的患者（>38.5℃），可考虑给予退热药物和 / 或降温毯以降低体温。如果患者出现过癫痫发作，则考虑在保持气道和呼吸稳定的基础上静脉应用苯二氮䓬类、苯妥英、巴比妥类以及丙泊酚等进行治疗。

病因的治疗非常重要，在维持患者气道、呼吸和循环稳定的基础上，需要积极查明病因，进行相应的治疗。其中病史询问对于明确病因尤为重要，病史应包括发病情况、基础情况、既往史、用药史 / 毒物接触史、病程等，非常奇怪的疾病需要考虑中毒和精神疾病。①发病情况：需要询问发病地点、有无创伤的证据、家中的环境情况、有无发现特殊药物或毒物、发病前的前驱症状（发热、头痛等）、伴随症状、摄食情况等。②基础情况：包括饮食、睡眠、大小便、说话、穿衣等日常生活情况以及工作情况。③既往史：包括有无各种慢性疾病如糖尿病、慢性肾病、肝病、慢性阻塞性肺疾病（COPD）、高血压、慢性心力衰竭、肿瘤、癫痫等疾病及治疗情况，有无免疫抑制，有无酗酒史，有无躯体、精神、智力残疾，最近住院情况，最近手术史，最近有无抑郁或自杀倾向等。④用药史 / 毒物接触史：包括是否有酒精和毒物滥用，是否存在酒精或镇静药物的突然戒断，是否应用精神疾病治疗药物，新增加的药物或药物的剂量改变，是否存在水杨酸类药物的滥用，营养药物或替代治疗药物治疗情况，是否有意或无意接触过农药、重金属、植物毒素，是否有意或无意暴露在极端温度的环境下。⑤病程：急性病程提示脑血管疾病，亚急性病程提示中枢神经系统感染、复发性脑血管疾病、毒物、代谢性脑病等。

除了详细的病史询问之外，还应进行系统的体格检查，包括：生命体征（体温、呼吸、脉搏、心率、氧饱和度等），全身一般情况包括有无水肿、脱水、黄疸、皮疹、发绀、头部外伤以及呼出气体的气味等，神经系统检查包括瞳孔、眼球运动、脑膜刺激征、各种反射以及眼底检查。

对于意识障碍患者进行的常规实验室检查包括血常规、尿常规、血糖、肝肾功能、血气分析，以及血钾、血钠、血氨检查等；如果需要除外中毒，需要进行血、尿毒物分析，血一氧化碳定性等检查；如果考虑颅内疾病引起者需要根据情况进行头颅 CT、MRI、脑电图、脑血管造影、脑脊液检查。

绝大部分意识障碍患者通过特定病史和体格检查、常规实验室检查，联合头颅 CT 或 MRI 检查，以及腰椎穿刺脑脊液检查都可以得到病因学上的迅速明确诊断或大致倾向性判断；但有部分可能存在诊断困难，如无中毒病史的中毒、以意识障碍为首发表现的全身性疾病和精神心理疾病；还有一些意识障碍病因短时间难以明确，应考虑为罕见病所致，如血栓性血小板减少性紫癜和抗 N- 甲基 -D- 天冬氨酸受体（NMDAR）脑炎，这些疾病必须进行相关的特异性检查方能明确病因。

一、血栓性血小板减少性紫癜

血栓性血小板减少性紫癜（thrombotic thrombocytopenic purpura，TTP）首先由 Moschowitz 在 1924 年报道，又称 Moschowitz 病，以广泛的多脏器微血管血栓形成为病理特征，其微血栓以血小板和血管性血友病因子（vWF）为主要成分，临床表现上典型五联征是血小板减少、微血管病性溶血性贫血、神经系统症状、发热和肾脏损伤。现在典型的五联征已经较少见了，只要具有血小板减少和微血管病性溶血性贫血这二联征即应该考虑 TTP。TTP 分为遗传性和获得性，后者又分为原发性和继发性，多为原发性，继发性的原因有感染、肿瘤、免疫、怀孕、移植、抗肿瘤药物、免疫抑制剂等。TTP 绝大部分伴有神经精神症状，可为一过性或持续性，包括失语、偏瘫、抽搐、谵妄、嗜睡甚至昏迷。

致病机制：TTP 患者在各种刺激作用下，血管内皮细胞产生大量超大分子量的 vWF，但患者体内缺乏裂解 vWF 的蛋白酶——血管性血友病因子裂解酶（a disintegrin-like and metallopeptidase with thrombospondin type 1 motif 13，ADAMTS13），由于基因缺陷产生过少或者体内产生了针对该酶的抑制性抗体，使得大量 vWF 不能被裂解，形成强大的吸附血小板的能力，在微血管中形成大量血小板 -vWF 微血栓，从而发病。TTP 的典型表现是五联征，核心表现是二联征即血小板减少和微血管病性溶血性贫血，在实验室检查中表现为血小板计数减少和血涂片镜检发现大量破碎红细胞，ADAMTS13 活性 <10% 和 / 或抑制因子阳性具有诊断意义。

治疗：因为认识和诊断水平的提高，TTP 在国外被明确诊断的越来越多，已经不属于罕见病，但在国内仍属于罕见病。在 20 世纪血浆置换被用于 TTP 的救治之前，TTP 预后极差，死亡率 >90%，在早期识别、诊断以及血浆置换应用之后，其生存率提高到了 90%。最首选的治疗手段就是血浆置换，其次是血浆输注、肾上腺皮质激素，对于血浆治疗反应差的部分患者还可以考虑使用免疫抑制剂和新型的生物制剂，免疫球蛋白也可能有一定疗效。

未来我们可以用基因工程的办法大量生产重组 vWF 裂解酶 ADAMTS13 来治疗 TTP，这将是一个非常理想的治疗手段。此外，未来还可以对 *ADAMTS13* 基因位点缺陷的患者进行基因治疗，从而可以从根本上治愈遗传性 TTP。

二、自身免疫性脑炎

免疫介导的脑炎包括经典的副肿瘤性脑炎以及与神经元细胞表面 / 突触蛋白抗体相关的脑炎，后者通常称为自身免疫性脑炎，占所有脑炎病例的 10%～20%。其中抗 NMDAR 脑炎是最主要的类型。世界上第一例抗 NMDAR 脑炎在 2007 年被报道，国内第一例抗 NMDAR 脑炎是 2010 年报道的，此后全世界报道越来越多，目前占自身免疫性脑炎的 80%。

抗 NMDAR 脑炎的起病症状和别的脑炎类似，常见发热、头痛等非特异症状，常易合并畸胎瘤。然后，逐渐在数天、数周或数月内出现各种神经或精神症状，包括精神行为异常、认知障碍、记忆力下降、癫痫发作、言语障碍、运动障碍、不自主运动、自主神经功能障碍、意识水平下降与昏迷等。不自主运动在抗 NMDAR 脑炎中比较常见，可以非常剧烈，包括口面部的不自主运动、肢体震颤、舞蹈样动作，甚至角弓反张。自主神经功能障碍包括窦性心动过速、泌涎增多、窦性心动过缓、低血压、中枢性发热、体温过低和中枢性低通气等，还可出现睡眠障碍，神经肌肉兴奋性增高等表现。由于很多表现类似于精神心理疾病，在该病未被充分认识时，患者容易被误诊为精神病。

诊断首先要在充分认识该病的基础上，结合患者的临床表现、脑脊液、神经影像学和脑电图检查，再结合特异性的血液和脑脊液抗体检查，合理排除其他疾病后予以确诊，特异的抗体检查在诊断中具有重要价值。

治疗上，除了对合并畸胎瘤的治疗、癫痫的控制、精神症状的控制、并发症的处理、对症支持治疗和康复治疗外，最主要的治疗是免疫治疗。一线免疫治疗方案是大剂量糖皮质激素和反复使用免疫球蛋白，还有血浆置换；对于上述治疗效果欠佳者可以使用利妥昔单抗和静脉使用环磷酰胺，还有吗替麦考酚酯和硫唑嘌呤可以作为长程免疫治疗药物用于效果不佳的患者。

抗 NMDAR 脑炎诊断困难，治疗时间长，平均重症监护治疗时间可达 2 个月，部分患者治疗时间达 2 年以上，并发症多，病情易波动和多次复发，复发概率是 12%～31%，平均复发时间是 5 个月，总体花费巨大，但最终预后尚可，80% 恢复良好，病死率在 10% 以内。

（徐胜勇　朱华栋）

第二节　急性心力衰竭

急性心力衰竭（acute heart failure，AHF）是指各种原因引起心肌收缩力明显降低和／或舒张受限，亦或心脏节律异常或前后负荷不匹配，致使心脏在短时间内心排血量急剧下降，肺循环和／或体循环压力急剧上升并伴有血（浆）利钠肽水平升高的临床综合征。AHF 既可以是急性起病，也可以表现为慢性心力衰竭急性失代偿（acute decompensated heart failure，ADHF），其中后者更为多见，约占 70%～80%。尚需注意的是，少数情况下的心力衰竭其心输出量是增加的即高输出量性心力衰竭，其特征为心输出量增加、静息时心脏指数升高超过正常范围[2.5～4L/(min•m^2)]、全身血管阻力降低、耗氧量增加（反映代谢需求增加）以及动脉 - 静脉血氧含量差异减小。

AHF 是常见急症，危及生命，住院病死率为 3%，必须快速诊断和紧急抢救治疗。AHF 预后很差，6 个月的再住院率约 50%，5 年病死率高达 60%。

不论是对院前的或是医院急诊的疑似 AHF 患者，首要的是紧急评估循环和呼吸状态，完善心电图，检测血利钠肽与血气分析，行无创监测包括脉搏血氧饱和度（SpO$_2$）、血压、呼吸频率及连续心电监测等，确定有无呼吸衰竭与心源性休克，并给予必要的支持治疗。

若 SpO$_2$<90% 或动脉血氧分压（PO$_2$）<60mmHg，需及时进行氧疗，常规氧疗方法包括鼻导管吸氧、面罩吸氧、无创正压通气（non-invasive positive pressure ventilation，NIPPV）和气管插管辅助机械通气。对于有 NIPPV 适应证而又不能良好耐受 NIPPV 的患者也可应用高流量鼻导管给氧（nasal high flow oxygen，NHFO），后者是通过无需密封的鼻塞导管，持续提供超过吸气峰流速的高流量的加温（37℃）加湿（44mg/L，100% 相对湿度）的空氧混合气体。若有低血压等组织低灌注者，可先在 15～30 分钟内给予 200～250ml 晶体液输注观察机体的容量反应性，并酌情应用正性肌力药物，临床上应用的正性肌力药物主要包括多巴胺和多巴酚丁胺、磷酸二酯酶抑制剂、新型钙增敏剂（左西孟旦）；若需要应用升压药，首选去甲肾上腺素。因血管收缩药物可致心律失常、心肌缺血，除常规监测心电图等外，最好监测动脉血压。随后在保障循环与呼吸相对稳定的情况下，采取进一步的综合措施评估病情严重程度，以及识别出较常见的致命性病因导致的心力衰竭（如急性冠脉综合征、高血压危象、严重心律失常、急性肺栓塞等）及需要紧急处理的促使心功能恶化的各种可逆性因素。

常规的检查有全血细胞计数、尿常规、尿素氮（BUN）、血清肌酐（SCr）、电解质、肝肾功能、血糖、甲状腺功能与促甲状腺激素（TSH）、钠尿肽（NPs）、心肌肌钙蛋白 I（cTnI）或心肌肌钙蛋白 T（cTnT）、动脉血气分析、乳酸、心电图（ECG）、胸部 X 线、超声心动图与急诊肺部超声等。心血管磁共振（cardiovascular magnetic resonance，CMR）、冠状动脉造影、左心室造影、心肌核素扫描等可根据患者的临床拟诊酌情选择。

伴有肾功能不全的 AHF 或是 AHF 治疗中出现急性肾损伤是预后不良的危险因素，与血清肌酐相比，半胱氨酸蛋白酶抑制剂 C（cystatin C，简称胱抑素 C）能更好地反映肾小球滤过率以及敏感地反映早期肾损害，是有前景的理想标志物；中性粒细胞明胶酶相关脂质运载蛋白（NGAL）也是急性肾损伤的早期标志物，有良好价值。此外，还有反映心肌和基质重构的生物标志物如可溶性生长刺激表达基因 2 蛋白（soluble growth stimulation expressed gene 2，sST2）、半乳糖凝集素 -3（galectin-3）和肽素（copeptin）等，研究证实对 AHF 的诊断和预后评估有一定价值，部分已应用于临床。

AHF 常见的病因或诱因包括急性心肌梗死（AMI）、心动过速（心房颤动、室性心动过速等）或心动过缓、高血压危象、感染（肺炎、病毒性心肌炎、感染性心内膜炎、脓毒症等）、钠盐过量摄入、过多或过快输注液体、中毒（酒精、毒品、化学毒物等）、药物（如非甾体抗炎药、负性肌力药物、具心脏毒性的化疗药物等）、慢性阻塞性肺疾病急性加重、肺栓塞、外科手术或围手术期并发症、代谢／激素水平变化（如甲状腺功能亢进、糖尿病酮症酸中毒、肾上腺皮质功能不全、妊娠、围生期、严重贫血等）、肾衰竭、脑卒中、胸部外伤、心脏介入等。

临床上有一些情况如甲状腺功能亢进、肢端

肥大症等会增加心输出量,但这种高输出状态很少单独引起心力衰竭,只是在部分具有潜在基础心脏异常的患者中,引起心室储备功能下降的情况下诱发了心力衰竭,如甲状腺功能亢进患者出现心力衰竭,其基础心脏病变可能部分归因于甲状腺功能亢进性心肌病,而另一个原因则可能是快室率的心房颤动。

本节讨论可表现为急性心力衰竭的少见或罕见的应激性心肌病、左心室致密化不全、淀粉样心肌病、巨细胞性心肌炎。

一、应激性心肌病

(一)概述

应激性心肌病(stress cardiomyopathy)又称心尖球形综合征(apical ballooning syndrome)、章鱼壶心肌病(takotsubo cardiomyopathy),其中的"takotsubo"一词,源自日语名词"章鱼壶",因该病最常见和典型的表现是心脏收缩期时,左心室心尖呈球形外观类似于章鱼壶的形状)、心碎综合征(heartbreak syndrome)以及应激相关性心肌病(stress-related cardiomyopathy),是一种以左心室的短暂性局部收缩功能障碍为特征的综合征,临床表现为 AHF 或类似于 AMI,但没有阻塞性冠状动脉病变或斑块破裂的血管造影证据。

1990 年,应激性心肌病首次由日本学者报道,其后对其认识不断积累。一项纳入 3 265 例肌钙蛋白阳性的急性冠脉综合征(acute coronary syndrome,ACS)患者的注册研究中,应激性心肌病患病率为 1.2%。另一项系统评价的结果相近,在疑似 ACS 或 ST 段抬高型心肌梗死(STEMI)患者中有 1.7%~2.2% 存在应激性心肌病。应激性心肌病在女性中常见,且主要发生在年龄较大的成人。欧洲和美国的 26 个医疗中心的国际章鱼壶心肌病登记研究纳入了 1 759 例应激性心肌病患者,89.9% 是女性,其平均年龄为 66.4 岁。一项系统评价纳入 10 项小型前瞻性病例研究,女性占全部病例的 80%~100%,平均年龄为 61~76 岁。

应激性心肌病发病机制尚不清楚,已提出的机制或假设包括儿茶酚胺过量、冠状动脉痉挛以及微血管功能障碍等,也有可能是存在心腔中部或左心室流出道(left ventricular outflow tract,LVOT)动力性梗阻所导致心尖功能障碍。

(二)临床表现

应激性心肌病的临床表现类似于 AHF 或 AMI,最常见的症状为急性胸痛、呼吸困难或晕厥,一些患者会出现快速性心律失常(包括室性心动过速和心室颤动)、缓慢性心律失常,或显著二尖瓣关闭不全的症状和体征,少数患者会出现心源性休克甚至以猝死为首发表现。

应激性心肌病的发作通常由但并非总是由强烈的情绪应激(如哀伤/失落、惊恐/害怕/焦虑、人际冲突、愤怒/沮丧、经济或就业问题)或躯体应激(如急性呼吸衰竭、术后/骨折、中枢神经系统疾病或感染)所触发。在国际章鱼壶心肌病登记研究的患者中,36% 有躯体触发因素,27.7% 有情绪触发因素(如哀伤/失落、惊恐/害怕/焦虑、人际冲突、愤怒/沮丧、经济或就业问题),7.8% 同时有躯体和情绪触发因素。一项系统评价纳入 19 项研究共 1 109 例患者,39% 存在情绪应激,35% 是躯体应激。

心电图:ST 段抬高常见,在约半数的患者中出现,多表现在胸前导联,通常与 STEMI 所见相似,ST 段压低较少见(出现在 7.7% 的患者中)。其他包括 QT 间期延长、T 波倒置、异常 Q 波等。

心脏生物标志物:在大多数应激性心肌病患者中,血清心肌肌钙蛋白水平升高,但多为轻度,而血浆 B 型钠尿肽(B-type natriuretic peptide,BNP)或 N 末端 B 型钠尿肽前体(NT-proBNP)的水平多明显升高,其升高的水平也往往超过 AMI 患者配对队列的 NT-proBNP 水平,呈现 NT-proBNP 与肌钙蛋白分离的状态。研究提示,以 NT-proBNP/TnT 比值可鉴别应激性心肌病与 AMI,当 NT-proBNP(ng/L)/TnT(μg/L)比值以 2 889 为临界值(cut-off),鉴别应激性心肌病与 STEMI 的敏感性为 91%、特异性为 95%,而 NT-proBNP(ng/L)/TnT(μg/L)比值取 5 000 为界值,鉴别应激性心肌病与 NSTEMI 的敏感性为 83%、特异性为 95%。

超声心动图:对诊断评估应激性心肌病有关键意义。

CMR:对应激性心肌病的诊断和评估很有帮助,特别是当超声心动图在技术上欠佳和/或同时存在冠状动脉疾病时。

冠状动脉造影:应激性心肌病者通常显示血管正常或显示轻到中度的粥样硬化。但应注意,约有15.3%的应激性心肌病患者合并冠状动脉疾病。

左心室造影：通常是应激性心肌病确诊的依据，可见左心室心尖部呈球状改变（或左心室中部室壁运动减低）。

（三）诊断与鉴别诊断

对表现为AHF或疑似AMI的成人，特别是绝经后女性，应怀疑应激性心肌病。

美国梅奥（Mayo）诊所提出4条诊断标准：①暂时性左心室收缩功能障碍（运动功能减退、运动不能或动力障碍）。室壁运动异常通常是节段性的，且延伸超过心外膜单支冠状动脉供血范围。②无阻塞性冠状动脉疾病，或血管造影无斑块破裂的证据，但如果发现冠状动脉疾病，仍可做出应激性心肌病的诊断，前提是室壁运动异常不在冠状动脉病变的范围内。已如上述，约15.3%的应激性心肌病患者合并冠状动脉疾病。③心电图出现新的异常（ST段抬高和/或T波倒置），或心肌肌钙蛋白轻度升高。④无嗜铬细胞瘤或心肌炎。

（四）治疗

使用儿茶酚胺类药物治疗应激性心肌病患者，死亡率约为20%，钙离子增敏剂左西孟旦安全有效。β受体拮抗剂可改善左心室流出道梗阻，但应注意禁忌证。

ST段抬高的患者，如果有再灌注治疗的指征，而没有条件进行急诊冠状动脉造影和经皮冠状动脉介入治疗（PCI）的情况下，可采用溶栓治疗。对于这样的病例，疑似应激性心肌病的诊断并非是不给予纤溶疗法的一个充分理由，毕竟绝大多数急性STEMI患者存在严重的冠状动脉病变，即使随后可能通过冠状动脉造影显示无严重狭窄，也不足以完全除外AMI，因其有可能反映早期纤维蛋白溶解成功。

引起QT间期延长的药物应在急性期谨慎使用，因为有诱发尖端扭转型室性心动过速或心室颤动的危险。严重的左心室功能障碍有发生左心血栓和随后的系统性栓塞的风险，宜皮下注射低分子肝素，出院后可继续口服抗凝或抗血小板药物治疗。

二、左心室心肌致密化不全

（一）概述

左心室心肌致密化不全（left ventricular non-compaction，LVNC）又称孤立性左心室心肌致密化不全，是一种罕见的未分类的心肌病。由于LVNC的形态学标准在不断演变，并且在不同人群中的特异性可能也有所差异，目前尚不清楚一般人群中LVNC的患病率。在接受超声心动图检查的患者中，LVNC的患病率估计为0.014%～1.3%，但在心力衰竭患者中，LVNC的患病率为3%～4%。

（二）临床表现

LVNC的主要临床表现有心力衰竭、心律失常、心脏骤停，以及包括脑卒中在内的血栓栓塞事件。一些患者可表现为胸痛、晕厥、心脏杂音、心电图或超声心动图异常。

一项单中心研究纳入242例经超声心动图诊断为LVNC的患儿，确诊时平均年龄为7.2岁，其最初的主要表现和转诊原因为：心力衰竭25%，心脏检查异常19%，心电图或胸片异常16%，超声心动图筛查异常14%（所有患者在后续评估中经超声心动图诊断为LVNC），心律失常10%，胸痛9%，晕厥5%，心脏骤停2%。一项系统评价纳入5项研究共241例成人LVNC，基线特征包括：呼吸困难60%，胸痛15%，心悸18%，晕厥9%，既往脑卒中3%，纽约心脏协会（NYHA）心功能分级为Ⅲ级或Ⅳ级心力衰竭31%。

（三）诊断与鉴别诊断

LVNC通常经由超声心动图检查确诊。若超声心动图结果不确定，CMR也有助于诊断。

目前最为广泛接受的超声心动图标准是Jenni标准：①左心室壁增厚，包括两层，一层较薄的致密化心外膜层和一层显著增厚的非致密化心内膜层，内层有数目众多的突出小梁形成和深陷的小梁间隐窝，并且胸骨旁短轴切面上收缩末期非致密化心肌与致密化心肌（non-compacted to compacted，NC∶C）的最大比值大于2∶1；②彩色多普勒成像可见深陷的小梁间隐窝内血流的证据；③左心室下壁和侧壁的心尖段或中段有明显的小梁网状组织。其他非特异性表现包括左心室整体收缩功能下降、舒张功能障碍、左心室血栓和乳头肌结构异常。

虽然上述超声心动图标准在来源的数据组中具有特异性，但后续的研究发现，将此标准用于其他患者人群如非洲裔黑种人和健康对照人群

（如运动员）时，诊断的特异性就较为有限。因此，对于特定人群的 LVNC 诊断应谨慎。

（四）治疗

治疗 LVNC 的资料有限，目前尚无针对 LVNC 的特异性治疗。根据患者的临床表现、左心室射血分数（left ventricular ejection fraction，LVEF）、心律失常的类型、是否存在血栓栓塞的风险，LVNC 的治疗也会有所不同。

对于 LVEF 降低、收缩性心力衰竭的 LVNC 患者，可根据相关指南进行治疗。

有持续性室性心动过速病史或心脏骤停史的患者应接受植入型心律转复除颤器（ICD）治疗。LVEF≤35% 且 NYHA Ⅱ～Ⅲ级心力衰竭的 LVNC 患者需植入 ICD 作为一级预防。

三、淀粉样心肌病

（一）概述

淀粉样变性是指由多种血清蛋白的低分子量亚单位（5～25kD）构成的原纤维以 β- 折叠结构在细胞外沉积，导致特征性组织学改变。淀粉样物可沉积在各种器官中，累及心脏的 3 种最常见淀粉样变性是轻链型（AL）、老年性系统性，以及继发型（AA）淀粉样变性。AL 型淀粉样变性是一种浆细胞病，其淀粉样蛋白由一种单克隆轻链组成，高达 50% 的 AL 型淀粉样变性患者存在心脏受累的临床证据。AA 型淀粉样变性是一种罕见的慢性炎症性疾病并发症，其心脏受累的发生率低于 5%。老年性系统性淀粉样变性是由野生型（非突变）的甲状腺素运载蛋白（transthyretin，TTR）所致，主要特征为浸润性心肌病，而淀粉样心肌病的主要原因则是突变的 *TTR* 导致（TTR 是一种小的蛋白四聚体，几乎完全在肝脏生成），这两类常被统称为淀粉样甲状腺素运载蛋白型淀粉样变性（ATTR 型淀粉样变性）。累及心肌的淀粉样变性也称淀粉样心肌病。

（二）临床表现

AL 型心脏淀粉样变性患者通常在≥40 岁时发病，老年性心脏淀粉样变性患者通常在≥60 岁时发病，最常见的发病年龄是 70 岁以上。

淀粉样心肌病最常表现为心力衰竭，以呼吸困难和水肿为特征，偶尔可能以心绞痛、晕厥起病。肾功能异常较常见，其因除心输出量低导致

肾低灌注外，在 AL 型淀粉样变性中，肾脏本身因淀粉样沉积可能已受到损害。存在眶周紫癜提示存在毛细血管受累；若不明原因心力衰竭患者有此表现，强烈提示存在淀粉样变性，且几乎总是 AL 型。跛行提示血管淀粉样变性，可能伴发心绞痛，但冠状动脉造影结果常正常或仅有轻微异常。晕厥虽不常见，但存在劳力性晕厥是预后不良的征兆，因为提示患者可能不能适应性增加心输出量。尽管心脏传导系统可广泛受累，但在 AL 型淀粉样变性中，高度房室传导阻滞少见，症状性窦房结功能障碍也不常见；相较之下，进行性传导系统疾病常发生于 ATTR 型淀粉样变性患者，且往往需要植入起搏器。

淀粉样心肌病尤其是 AL 型淀粉样变性合并心房颤动的患者，存在极高的血栓栓塞风险。一项纳入 116 例尸检或移植切除的淀粉样心脏的报道显示，33% 的淀粉样心脏存在心脏内血栓（主要在心房）。尽管 AL 型淀粉样变性患者比其他类型淀粉样变性患者更年轻且心房颤动更少发生，但 AL 组的心脏内血栓形成率（51% *vs.* 16%）和致死性栓塞事件发生率（26% *vs.* 8%）显著更高。

TTR 突变型淀粉样变性由 *TTR* 基因中 100 多种突变的任何一种引起，其中最常见的是由 Val122Ile 突变造成的，这种突变在非洲裔美国人群和加勒比黑种人中占 3%～4%，临床表现以晚发性淀粉样心肌病所致的渐进性心力衰竭为特征。野生型 *TTR* 所导致的称为老年性系统性淀粉样变性。一项研究从共有 52 370 例尸检的病例系列中确认了 136 例 60 岁以上的心脏淀粉样变病例，发现心脏淀粉样沉积患病率随着年龄的增加而增加，且黑种人的患病率更高，在 70～79 岁年龄组中，黑种人与白种人的患病率分别为 1.6% 和 0.1%。心房淀粉样变性与心房颤动有关，心室若存在大量淀粉样沉积，将导致心脏扩大和心力衰竭。

体格检查：颈静脉充盈或怒张，低血压（可能是由心输出量低或外周血管不恰当扩张所致），充血性肝大，下肢水肿，严重者有腹水。心力衰竭合并眶周紫癜对心脏淀粉样变性具有诊断意义（几乎总是 AL 型）。

心电图：最常见的异常是低电压和类似心肌梗死（分别占 46% 和 47%），其他包括房室传导阻滞、心房颤动、室性心动过速等。

超声心动图：是诊断心脏淀粉样变性的首选初始无创性检查。早期的异常是左心室壁增厚伴舒张功能障碍，心肌回声增强。晚期病变可有如下表现：渐进性左心室壁增厚造成非扩张性或较小的左心室腔和心脏收缩受损；心房扩大且舒缩活动减低；少量心包积液；也可见右心室壁增厚和右心室增大。心内血栓在 AL 型心脏淀粉样变性患者中较常见。

CMR：对于检测心脏淀粉样沉积比超声心动图更为敏感，尤其是左心室钆剂延迟增强（late gadolinium enhancement，LGE）这一独特模式罕见于其他心肌病。然而，对比剂钆禁用于中重度肾脏病患者。

放射性核素显像：^{99m}Tc-DPD（锝 -3,3- 二膦酰基 -1,2- 丙醇二羧酸）是一种在欧洲应用的核素，利用其显像可区分 AL 型与 ATTR 型心脏淀粉样变性。在最初的报道中，所有 15 例 ATTR 型淀粉样变性患者的心脏都摄取了 ^{99m}Tc-DPD，而 10 例 AL 型淀粉样变性患者均无此现象。在随后的一项纳入了 63 例 ATTR 型淀粉样变性患者的研究中，所有 40 例淀粉样心肌病患者的心肌都摄取了 ^{99m}Tc-DPD。焦磷酸锝成像在美国应用，初始经验显示，其对诊断 ATTR 型淀粉样心肌病的敏感性高，与 ^{99m}Tc-DPD 的结果相似。

单克隆副蛋白：有典型超声心动图表现的情况下血清或尿液存在单克隆副蛋白，提示 AL 型淀粉样变性，但仅有单克隆副蛋白不能确立诊断。

（三）诊断与鉴别诊断

对于存在不明原因心力衰竭且超声心动图显示心室壁厚度增加但左心室腔未扩张的任何成人，尤其当伴有心电图低电压时，应考虑心脏淀粉样变性。

虽然一些 CMR 表现有助于支持所有类型淀粉样心肌病的诊断，且焦磷酸锝或 ^{99m}Tc-DPD 显像对诊断心脏 ATTR 型淀粉样变性很敏感，但确诊仍需心肌或其他组织学检查证实。淀粉样心肌病的鉴别诊断包括各种原因的左心室肥厚和各种其他原因的限制型心肌病。

（四）治疗

淀粉样心肌病伴心力衰竭的治疗遵循一般性原则。应注意的是，AL 型淀粉样变性的心力衰竭常比 ATTR 型淀粉样变性更难充分治疗，因为低血压或肾脏低灌注可能限制了利尿剂和血管紧张素转换酶抑制剂（ACEI）的使用。

四、巨细胞性心肌炎

（一）概述

巨细胞性心肌炎（giant cell myocarditis，GCM）是一种罕见且迅速进展的、以心肌内存在多核巨细胞为特征的心肌炎症病变。早年间，英国和日本尸检发现的 GCM 发病率分别为 23.4/10 万和 6.6/10 万；近年尸检减少，报道的 GCM 发病率较前降低，年发病率在 0.13/10 万左右。

GCM 多见于中青年，病因不明，可能与遗传、感染、自身免疫、酒精、药物高敏反应、毒物接触及代谢异常等有关。约 20% 的患者合并炎症性肠病、系统性红斑狼疮、干燥综合征、重症肌无力等自身免疫性疾病。

（二）临床表现

GCM 主要表现为进展迅速的心力衰竭，少数类似于急性心肌梗死甚或心脏性猝死。多中心 GCM 研究中，75% 的患者表现为心力衰竭，14% 为室性心动过速，6% 表现类似心肌梗死，5% 为房室传导阻滞。

（三）诊断与鉴别诊断

既往 GCM 常为尸检的诊断，随着心内膜活检技术的应用，移植心脏、心室辅助设备放置时的组织学检查亦可明确诊断，视为"金标准"。GCM 典型的组织学表现为心肌内弥漫或多灶性淋巴细胞浸润、心肌细胞坏死，伴多核巨细胞形成，其中多核巨细胞为单核细胞吞噬心肌细胞形成。此病理学特点，也是 GCM 与嗜酸性粒细胞性心肌炎和病毒性心肌炎的主要鉴别之处，嗜酸性粒细胞性心肌炎的心肌组织中以嗜酸性粒细胞为主，而病毒性心肌炎则以淋巴细胞浸润为主，巨细胞少见。单次心肌活检的诊断率为 60%～70%，重复心肌活检可提高诊断率至 80% 以上。

（四）治疗

GCM 尚无特效药物治疗。临床表现主要为心力衰竭者，可行 ACEI、利尿剂等治疗；但地高辛、β 受体拮抗剂需慎用，因其可能诱发或加重房室传导阻滞。GCM 因病情进展迅速，死亡率极高，研究显示未接受心脏移植的 GCM 患者，中位生存时间仅为 5.5 个月。多中心 GCM 研究和小型回顾性研究表明，以环孢素为基础的免疫抑制剂联合激素治疗能减轻心肌炎症，改善临床结果，平均生存期可延长达 12.3 个月。机械循环支持装置如左心室辅助装置、双心室辅助装置、人工心脏及体外膜氧合（extracorporeal membrane oxygenation，ECMO）可以作为心脏移植的桥梁，后者仍然是目前唯一有效的长期治疗方法。

（张新超）

第三节　急性呼吸衰竭

呼吸衰竭是由于肺通气不足、弥散功能障碍和/或肺通气/血流比失调等因素，使静息状态下吸入空气时出现低氧血症和/或二氧化碳潴留，从而引起一系列生理功能和代谢障碍的临床综合征。诊断标准为在海平面大气压下，于静息条件下呼吸室内空气，并排除心内解剖分流和原发于心排血量降低等情况后，动脉血氧分压（PaO_2）低于 60mmHg（Ⅰ型呼吸衰竭），或伴有二氧化碳分压（$PaCO_2$）高于 50mmHg（Ⅱ型呼吸衰竭），即为呼吸衰竭。急性Ⅰ型呼吸衰竭的常见病因有肺实质性病变（如肺部感染、淹溺）、肺水肿、肺栓塞、急性呼吸窘迫综合征（ARDS）等，晚期严重者也可出现Ⅱ型呼吸衰竭。急性Ⅱ型呼吸衰竭常见于气道梗阻、神经肌肉疾病、中枢性疾病。

在临床上，根据起病的急缓、病程长短可分为急性和慢性呼吸衰竭两型。但两者之间并无确切的时间界限。一般而言，急性呼吸衰竭在数秒或数小时内迅速发生，是指患者原有呼吸功能正常，由于某种突发原因，例如气道阻塞、溺水、药物中毒、中枢神经肌肉疾病等抑制呼吸，机体往往来不及代偿，如不及时诊断、尽早采取有效控制措施，常可危及生命。

现场急救：急性呼吸衰竭多突然发生，应在现场及时采取抢救措施，其原则是保持呼吸道通畅，吸氧并维持适宜的肺泡通气量，以达到防止和缓解严重缺氧、二氧化碳潴留和酸中毒，为病因治疗赢得时间和条件。常规氧疗效果不好可应用经鼻高流量氧疗或无创通气等手段。如果发生呼吸停止，先应用球囊面罩进行通气，同时尽早气管插管或气管切开建立人工气道，进行机械通气。伴心脏停搏时应同时进行有效的胸外心脏按压，为进一步抢救争取时间。

保持呼吸道通畅：对痰液黏稠的患者可应用乙酰半胱氨酸、盐酸氨溴索等祛痰药物。无力咳痰者可插鼻导管或纤维支气管镜协助吸痰。已建立人工气道时，气道内应定时滴入生理盐水或雾化吸入，并定时吸痰。对卧床者及年老体弱者应协助翻身拍背，促使咳痰。鼓励饮水，适当补液，以利于排痰。有气道痉挛者可酌情选用茶碱或 β 受体兴奋剂及糖皮质激素。

氧疗：根据病情选用鼻导管、鼻塞、鼻面罩或经鼻高流量氧疗。对于急性肺炎的肺实变、肺水肿及肺不张致肺内分流增加所引起的缺氧，吸入高浓度氧可以缓解缺氧。但给氧浓度 >40% 的时间不宜过长，以防氧中毒导致肺损伤。给氧时还需注意氧的湿化。Ⅱ型呼吸衰竭一般采用低浓度（<35%）持续给氧，使 $PaO_2 > 60mmHg$，$SaO_2 > 90\%$。

无创正压通气：对于大多数无需紧急插管且已知无创正压通气对其疾病有效的患者，如果没有禁忌证，可尝试无创正压通气。已知无创正压通气有效的情况包括 COPD 急性加重、心源性肺水肿、急性低氧性呼吸衰竭等。

机械通气：如果患者为严重缺氧或/和二氧化碳潴留，上述措施无效时应尽快建立人工气道进行机械通气。

针对基础病因的治疗：如果患者的气道和循环稳定，应该给予针对基础病因的经验性治疗。对于大多数病例，经验性治疗包括：在需要时逆转镇静剂的作用；用支气管扩张剂和糖皮质激素治疗 COPD 急性加重；或者对神经肌肉疾病患者使用抗生素和补液治疗肺炎和脱水。在许多情况下，可仅给予这些治疗，也可联合无创或有创机械通气，同时进行病因的确定。

可导致急性呼吸衰竭的病因很多，除了很多常见疾病外，还有一些罕见病可导致急性呼吸衰竭或慢性呼吸衰竭急性加重，这类疾病以先天性畸形、内分泌代谢及神经系统疾病为主，严重者可导致患者因呼吸衰竭而死亡。

一、淋巴管肌瘤病

淋巴管肌瘤病（lymphangioleiomyomatosis，LAM）是一种罕见的以肺部弥漫性囊性病变为特征的多系统肿瘤性疾病，临床症状包括呼吸困难、气喘、咳嗽，反复自发性气胸、乳糜性积液和咯血，以呼吸困难最常见。早期多为活动后气促，随着病情的进展，逐渐出现进行性呼吸困难，甚至呼吸衰竭。几乎所有 LAM 均发生于女性，尤其以育龄期女性为主。LAM 早期症状轻微，部分患者在查体时被发现，或因为呼吸症状或其他原因检查胸部高分辨率 CT（HRCT）时发现。

LAM 患者的体格检查和一般实验室检查指标并无特殊提示。肺功能评估对于了解 LAM 患者病情变化非常重要，早期肺功能并无明显受损。弥散功能下降出现较早，随着病情进展可以出现阻塞性通气功能障碍、肺总量下降、残气量增加等。最具有诊断提示性的表现是在 HRCT 上显示双肺弥漫性薄壁囊性改变。但要与其他导致弥漫性囊性肺疾病（diffuse cystic lung disease，DCLD），如肺朗格汉斯细胞组织细胞增生症、Birt-Hogg-Dubé（BHD）综合征、淋巴细胞间质性肺炎等鉴别。LAM 典型肺部影像改变通常表现为分布均匀的薄壁气囊。轻者散在分布，严重者全肺弥漫分布。

治疗上，有呼吸困难症状者可考虑使用吸入支气管扩张剂。如静息状态下 $PaO_2 \leq 55mmHg$ 或 $SaO_2 \leq 88\%$，推荐家庭氧疗。在合并肺动脉高压、心功能不全或红细胞增多时，$PaO_2 \leq 60mmHg$ 即建议开始进行氧疗。由于气胸和乳糜胸发生的风险概率较高，需要告知患者气胸和乳糜胸发生时的症状以及就诊的建议。LAM 患者气胸发生率和复发率高，首次发生气胸即推荐行胸膜固定术，以降低再次发生气胸的风险。胸膜固定术虽然增加了未来肺移植手术时肺剥离的困难，但不应列为肺移植手术的禁忌。

二、热纳综合征

热纳综合征（Jeunesyndrome，JS）是一种罕见的常染色体隐性遗传病，主要表现为骨骼发育不良伴多器官受累。JS 的主要临床特征为小而狭窄的胸腔、短肋骨、四肢短小、骨盆形状异常，伴因胸腔受限导致的肺发育不良及不同程度的呼吸困难。

所有 JS 病例均存在胸腔狭窄、小而僵硬，易引起呼吸窘迫。根据胸廓类型和潜在的肺发育不良的程度不同，呼吸功能不全严重程度不同，发病年龄也不同。呼吸功能不全的严重程度与 JS 诊断年龄呈负相关。对于存在严重的限制性胸廓和钟形胸廓的婴儿，更多见急性呼吸系统疾病，在新生儿早期可出现严重和致命的呼吸衰竭。肋骨短小、畸形引起肋间肌无力、呼吸受限，进而出现呼吸衰竭。多数患儿于 2 岁内死亡，其中约有半数患儿于生后 6 个月内死亡。

JS 治疗的重点是密切关注呼吸功能衰退的迹象，维持和支持呼吸功能。压力支持模式可以有效的克服气道阻力。患有严重肺发育不全的婴儿可能需要高频通气以避免气压伤。另外应控制呼吸道感染，给予患者抗菌治疗。

三、先天性肌无力综合征

先天性肌无力综合征（congenital myasthenic syndrome，CMS）是以疲劳性肌无力为特征的一组遗传性疾病。CMS 好发于青少年、儿童和婴幼儿。主要临床特征包括四肢近端无力、延髓麻痹、呼吸衰竭。CMS 可于出生后出现症状，也可于婴幼儿期至成年早期起病。主要表现为波动性肌肉无力，不耐疲劳，多分布于眼外肌、面肌、延髓、四肢和呼吸肌，婴儿期甚至可能出现危及生命的呼吸暂停发作。

所有亚型的先天性肌无力综合征均可发生通气不足，因此，呼吸管理是治疗 CMS 的一个重要方面。

四、特发性肺纤维化

特发性肺纤维化（idiopathic pulmonary fibrosis，IPF）是一种病因和发病机制尚不明确的、慢性进行性纤维化性间质性肺疾病。病变主要局限于肺部，好发于中老年男性。

IPF 一般起病隐匿，可以是在查体时偶然发现。其临床表现与多种弥漫性肺部疾病具有相似性，主要表现为干咳、劳力性呼吸困难，典型体征有杵状指（趾）和双下肺分布为主的爆裂音。终末期可以出现发绀、肺动脉高压、肺心病、右心功能不全的相关临床表现。

在静息状态下 $PaO_2 < 55mmHg$ 或 $SaO_2 < 88\%$ 的 IPF 患者应该接受长程氧疗，使达到治疗目标 $SaO_2 > 90\%$。无创呼吸机辅助呼吸可能改善终末

IPF 患者的低氧、呼吸困难，延长寿命。不常规推荐有创性机械通气支持用于终末期 IPF 患者的治疗，但是对于合并可能逆转的疾病所导致的呼吸衰竭，如新近合并的肺栓塞、急性缺血性心肌病（不稳定心绞痛、急性心肌梗塞等）等，建议可以予以短期、积极的机械通气支持。机械通气支持还用于 IPF 患者等待肺移植过程中的呼吸支持。

（魏　捷　燕小薇）

第四节　急性肝衰竭

急性肝衰竭（acute liver failure，ALF）的特征是急性肝损伤、肝性脑病和凝血酶原时间 / 国际标准化比率（INR）升高，它也被称为暴发性肝衰竭、急性肝坏死、暴发性肝坏死和暴发性肝炎。未经治疗的 ALF 患者预后差，因此及时识别和管理 ALF 患者至关重要。除常见的病毒性肝炎、对乙酰氨基酚中毒，还有很多罕见病包括肝豆状核变性（Wilson 病）、进行性家族性肝内胆汁淤积症、瓜氨酸血症、高鸟氨酸血症 - 高氨血症 - 同型瓜氨酸尿症（hyperornithinaemia-hyperammonaemia-homocitrullinuria syndrome，简称 HHH 综合征），以及各种其他类型病毒感染、某些毒物的急性中毒（如蘑菇中毒、四氯化碳中毒等）、Budd-Chiari 综合征、HELLP 综合征及自身免疫性疾病等，也可引起 ALF。

在一个研究 ALF 定义的系统评价中，Wlodzimirow 等发现目前全世界使用的 ALF 定义超过 40 种，但许多现代的定义都认识到 ALF 分型主要根据症状发作与脑病发展之间的时间间隔来区分。现在认可最广泛的定义来自美国肝病研究协会（AASLD）：ALF 是指在没有肝硬化或既往肝病的患者中，发生严重的急性肝损伤、伴脑病和肝合成功能受损（INR≥1.5），疾病持续时间 <26 周。在未确诊的 Wilson 病、垂直传播获得性乙型肝炎病毒或自身免疫性肝炎的患者中，虽然这些患者可能已有潜在的肝硬化，但如果该疾病被识别 <26 周，也可诊断 ALF。另外，患有急性严重酒精性肝炎的患者，因为大多数人长期饮酒过量，即使认为发病 <26 周，也认为是慢性肝衰竭急性发作。

急诊医生很难在第一时间内明确 ALF 的原因，并且该类患者通常病情危重，实际临床工作中治疗和寻找病因往往同时进行。临床处置的要点是识别出哪些紧急情况可能危及患者的生命，并立即进行干预，此刻的对症治疗也有可能就是对因治疗，因此绝不可延误抢救的黄金时间。早期的急诊抢救处理可能显著改善患者病情，为下一步的检查和治疗争取时间。如果患者存在危及生命的情况，应立即实施针对性的治疗，稳定基本的生命体征。

由 O'Grady 及其同事开发的 ALF 分类系统仍然是成人 ALF 最常使用的分类系统。该分类根据出现黄疸与脑病发作之间的时间间隔、初始肝损伤后脑病和意识改变对预后的重要影响，将临床表现细分为三组：超急性、急性和亚急性。见表 3-13-1。

表 3-13-1　ALF 亚型的分类、临床特征和预后

临床特征	超急性	急性	亚急性
从黄疸进展到脑病的时间	0～1 周	1～4 周	4～12 周
凝血功能受损严重性	严重	中度	轻微
黄疸严重程度	轻微	中度	严重
颅内压升高程度	中度	中度	轻微
无紧急肝移植的存活率	好	中度	差
典型的病因	对乙酰氨基酚、甲型肝炎合并戊型肝炎	乙型肝炎	药物导致

近年来研究发现，不同分期的并发症和预后不同。在超急性或急性肝衰竭的患者中，脑水肿很常见，而在亚急性肝衰竭中很少见；另外，亚急性肝衰竭患者更常见门静脉高压和肾衰竭。虽然分期与预后相关，但病因才是预后的决定因素。例如，超急性肝衰竭患者预后比亚急性肝衰竭的患者预后更好，这是因为诱发超急性肝衰竭的病因是对乙酰氨基酚中毒或缺血性肝病；而导致亚急性肝衰竭的多数病因是 Wilson 病等，疾病预后差。

是否存在肝性脑病及处理是比较重要的一个方面。肝性脑病分为 I～IV 级。I 级或 II 级脑病患者的脑水肿并不常见，但在 III 级脑病患者中占 25%～35%，在 IV 级脑病患者中约占 75%；瞳孔改变是颅内压增高的一个标志。患者的病情可能从

正常反应（典型的Ⅰ级脑病）、高反应性（Ⅱ级至Ⅲ级脑病）至缓慢反应（Ⅲ级至Ⅳ级脑病）发展。随着意识障碍恶化，瞳孔可能变得固定和扩张。颅内压增高的其他临床特征可包括系统性高血压、心动过缓、呼吸抑制、癫痫发作和脑干反射异常（例如，睫状脊髓反射、角膜反射、颌反射、对气管支气管抽吸的咳嗽反应等）。

虽然尚未完全了解肝性脑病的发病机制，但可以确定炎症介质和循环神经毒素（如氨）会改变脑血流量和血脑屏障通透性。ALF引起全身炎症和大脑局部炎症，细胞因子和神经毒素的释放，导致星形胶质细胞肿胀，引起脑水肿和脑病。另外，氨（氮化合物分解代谢的副产物）在高血清浓度下是有毒的，在脑内星形胶质细胞通过利用谷氨酸将氨代谢到较小程度，然后谷氨酸转化为谷氨酰胺。在ALF中，血液中氨和其他有毒含氮化合物水平的增加导致大脑中氨的暴露增加，从而增加在星形胶质细胞中谷氨酰胺的产生。由于谷氨酰胺具有渗透活性，水会进入星形胶质细胞，引起脑水肿和脑病。同样，ALF患者会出现癫痫发作，导致脑缺氧，加剧脑水肿和颅内高压（ICH）。但如果患者插管并接受镇静药物，可能难以发现。

肝性脑病的治疗：乳果糖常用于慢性肝病引起的肝性脑病患者，但其在ALF中的应用存在争议。研究发现，接受乳果糖治疗的ALF患者的生存时间略有增加，然而脑病的严重程度和总体预后并无差异；使用乳果糖的一个问题是，它可能导致肠胀气，从而导致肝移植期间的技术困难。不推荐常规使用乳果糖治疗ALF患者，晚期（Ⅲ级或Ⅳ级）脑病患者如果使用乳果糖应在给药前进行气管插管。因新霉素存在肾毒性，应避免使用。虽然利福昔明已被研究用于治疗慢性肝病患者的肝性脑病，但其在ALF患者中的作用尚不清楚，不推荐使用利福昔明治疗ALF患者的肝性脑病。

脑水肿的治疗：肝移植是唯一确定的治疗脑水肿的方法。对Ⅳ级脑病患者或进展迅速的Ⅲ级脑病患者可进行颅内压（ICP）监测。对于ICP升高的患者，治疗的目标是将ICP降到低于20～25mmHg，并将脑灌注压维持在60mmHg以上。降低ICP的方法包括使用高渗药物（如甘露醇）和过度通气，尽管这些治疗益处往往是短暂的。

如果治疗严重ICP升高的其他措施失败，应使用戊巴比妥或硫喷妥钠诱发巴比妥昏迷；糖皮质激素不应用于治疗ALF患者的ICP升高。预防或治疗脑水肿和ICP升高的新疗法仍在研究中，包括低体温诱导和吲哚美辛治疗。如果有癫痫发作，建议使用苯妥英钠治疗，对苯妥英钠耐药的患者应接受短效苯二氮䓬类药物治疗。

急性肾衰竭的治疗：一旦发生肾衰竭，通常呈进行性发展，且未进行肝移植者预后较差。保护肾功能的措施包括确保动脉灌注，及时发现和治疗感染，避免使用肾毒性药物，还有进行连续性肾脏替代治疗。

人工肝支持治疗：人工肝则是通过体外机械、化学或生物性装置对人体进行血液净化，能将大部分有害代谢产物排出人体，并稳定机体内环境。研究表明人工肝治疗可提高患者短期生存率，但其长期疗效尚未证实。

糖皮质激素、胰岛素和胰高血糖素、血液灌流、前列腺素E等，均无明显效果，不推荐使用。

一、病因

1. **肝豆状核变性** 肝豆状核变性（hepatolenticular degeneration，HLD）是一种常染色体隐性遗传病，由位于第13号染色体的*ATP7B*基因突变导致体内铜离子转运及排泄障碍，铜在肝脏、神经系统、角膜、肾脏等脏器蓄积，出现一系列临床表现，可表现为无症状的转氨酶持续升高、慢性肝炎、肝硬化和急性肝衰竭。患者具有锥体外系症状或肝病表现，K-F环（Kayser-Fleischer ring）阳性，血清铜蓝蛋白低于0.2g/L，24小时尿铜>100g（儿童24小时尿铜>40g），可临床诊断为肝豆状核变性。对不符合以上诊断指标的患者，应进一步行*ATP7B*基因突变检测，发现2个等位基因致病突变具有确诊价值。

肝豆状核变性导致的急性肝衰竭通常需要肝移植，尽管血浆置换去铜可能是一种暂时的措施，血液透析、腹膜透析和血液滤过也被采用，但由于血浆置换可以在较短的时间内去除大量的铜，因此常首选新鲜冷冻血浆置换。在Wilson病引起的ALF的治疗中，螯合疗法没有治疗作用。由Wilson病引起的大多数ALF患者需要肝移植，终末期肝病评分系统可以帮助确定是否有必要进行肝移植,该系统提供 88% 的阳性预测值,并结合血清胆红素、INR、天冬氨酸氨基转移酶和白细胞计数。肝移植治疗具有良好的预后,据报道,Wilson 病肝移植后成人的 1 年和 5 年生存率分别为 88% 和 86%。

2. 高鸟氨酸血症 - 高氨血症 - 同型瓜氨酸尿症(HHH 综合征) HHH 综合征是由位于 13q14 染色体上编码线粒体鸟氨酸转运蛋白的溶质载体家族 25 成员 15(solute carrier family 25 member 15,SLC25A15)基因突变引起的一种常染色体隐性遗传病。因鸟氨酸转移蛋白 1(ornithine transporter 1,ORNT1)缺乏,导致尿素循环功能障碍。HHH 综合征是一种具有高度临床变异性的异质性疾病,轻型临床表现为学习困难和轻微神经系统受累症状,重型表现为昏迷、嗜睡、肝脏体征和癫痫发作,出现肝衰竭。新生儿期发病的患者具有严重的临床表现,除此之外,没有证据表明发病年龄与疾病严重程度之间存在直接关系。根据本病在相应年龄阶段出现的症状、体征,结合实验室检查结果,依靠阵发性或餐后高氨血症、持续性高鸟氨酸血症和同型瓜氨酸尿排泄的代谢三联征可诊断。肝脏或皮肤成纤维细胞内 ORNT1 活性水平检测以及 SLC25A15 基因分子检测是本病最终诊断的"金标准"。

对于 HHH 综合征患者的急性治疗和长期管理需要由包括代谢学专家在内的医疗团队进行综合管理。高血氨的处理及饮食控制具体如下:①急性高氨血症的处理,停止蛋白质摄入;静脉注射含有电解质的 10% 葡萄糖溶液;每 2 小时监测血氨、血糖、血电解质、二氧化碳浓度和神经系统症状及体征;输注精氨酸、苯甲酸钠、苯乙酸钠等;口服广谱抗生素治疗或抗生素灌肠,以抑制肠道细菌产生氨;上述治疗未能降低血氨时,应立即进行腹膜透析或血液透析。在血液净化治疗期间应继续输注精氨酸、苯甲酸盐和苯乙酸盐。②饮食控制,限制蛋白质摄入,能量供给以糖类和脂肪为主,但也注意适当补充其他必需氨基酸摄入。可补充瓜氨酸或精氨酸,因为两者都是尿素循环底物,可促进氮产物排出。促进氨旁路代谢,可采用氨清除剂(苯乙酸钠和苯甲酸钠),使得内源性氨以马尿酸和苯乙酰谷氨酰胺的形式从尿中排出,从而促进氨排泄。

3. 中毒

(1)毒蕈(毒蘑菇)中毒:毒蕈中毒可导致 ALF,最常见的毒素是鹅膏菌肽,全世界 90% 以上蘑菇中毒都因为鹅膏菌肽所致。鹅膏毒肽类毒素是由 7~8 个氨基酸组成的环肽化合物,目前已经分离的天然鹅膏肽类毒素有 22 种,根据氨基酸的组成和结构分为鹅膏毒肽(amatoxins)、鬼笔毒肽(phallotoxins)和毒伞素(virotoxins)。鹅膏毒肽类毒素很容易从胃肠道吸收,肝脏是主要的靶器官,通过有机阴离子转运多肽(organic anion transporting polypeptide,OATP)和钠离子 - 牛磺胆酸协同转运蛋白(sodium taurocholate co-transporter,NTCP)等肝细胞膜蛋白的主动运输,使鹅膏毒肽在肝细胞浓集。鹅膏毒肽在体内不进行代谢,在摄入的第 1 天以原型经肾脏大量排泄,少量可通过胆汁排泄,并可通过肝肠循环再吸收。鹅膏毒肽通过抑制肝细胞 RNA 聚合酶 II 活性,阻止 mRNA 的转录,从而抑制蛋白质的合成,最终导致细胞的死亡。同时可通过 P53 和 capese-3 途径诱导细胞凋亡。鹅膏毒肽还可以进入细胞,导致超氧化物歧化酶(superoxide dismutase,SOD)活性增加和过氧化氢酶活性的抑制,导致活性氧的产生,促进细胞的坏死。这些作用都不可逆地损害肝脏和肾脏,从而引发细胞坏死。毒素不会被烹饪破坏,并且低剂量(0.1mg/kg)就致命。

毒蕈中毒的治疗:与单独的支持性治疗相比,早期使用活性炭可提高生存率,报道称早期积极治疗可以降低 20% 的死亡率。尽管一旦发生急性肝衰竭,活性炭是否有益尚不清楚,但大剂量的活性炭可以实现增强毒素的消除以减少其肠道循环,建议中毒 24 小时内,每 4 小时给予 0.5g/kg 的活性炭,持续 4 天,最大剂量为 50g。早期可使用血液净化技术,包括血液灌流、血液透析、血浆置换等。因泻药会产生胃肠道副作用,应避免使用。其他治疗包括使用早期液体复苏和青霉素 G。在鹅膏毒肽中毒的人类和动物模型中,大剂量静脉使用青霉素 G 可抑制有机阴离子转运多肽 1B3(organic anion transporting polypeptide 1B3,OATP1B3)摄取鹅膏毒肽并预防细胞毒性,但效果较差,推荐剂量为青霉素 G 每天 30 万~100 万 U/kg,最大剂量为 4 000 万 U。

(2)其他中毒:四氯化碳中毒以及某些非甾

体抗炎药、抗惊厥药、草药和膳食补充剂中毒也偶尔会出现急性肝衰竭。中草药制剂在我国使用广泛，导致中毒的中草药根据主要毒性物质和毒理主要分为以下几类：生物碱、萜类、苷类、毒性植物蛋白、鞣质、矿物药等。中草药导致的药物性肝损害可包括肝实质性损害及肝血管性损害，药物的直接毒性通过自由基或代谢介质使细胞膜脂质过氧化，改变细胞膜或细胞内分子结构，激活凋亡途径等方式导致肝细胞损伤。药物还可致不可预测的过敏特异体质导致的肝损害，主要表现为免疫介导，因有新抗原形成及过敏反应的存在而导致。中草药导致血管性病变以肝小静脉闭塞症（hepaticveno-occlusive disease，HVOD）最有代表性且临床报道较多，该病症近些年又称为肝窦状隙阻塞综合征（sinusoidal obstruction syndrome，SOS）。

4. 特异性药物反应 与剂量相关的对乙酰氨基酚引起的急性肝衰竭不同，由于特异性药物反应引起的急性肝衰竭称为药物性肝损伤（drug-induced liver injury，DILI），与剂量无关，通常在药物开始后 6 个月内发生。通常涉及 DILI 病例的药物包括抗生素、非甾体抗炎药和抗惊厥药，草药和膳食补充剂也与急性肝衰竭有关。目前已发现近 1 000 种药物与肝损伤有关。在美国，超过 50% 的急性肝衰竭由药物引起，最常见的药物是对乙酰氨基酚，抗结核药物也是主要药物。

5. 其他原因 导致 ALF 其他原因包括：酒精性肝炎、肝脏低灌注、静脉闭塞性疾病、恶性浸润（最常见的是乳腺癌、小细胞肺癌、淋巴瘤、黑色素瘤或骨髓瘤）、部分肝切除术、败血症、中暑、噬血细胞性淋巴组织细胞增生症（主要是儿童疾病）等。

二、新型治疗方法及展望

治疗最重要的方面是及时诊断 ALF。诊断是临床医生最重要的管理步骤，因为延误诊断可能导致死亡率增加。虽然目前还没有特效的方法治疗 ALF，但一些新型的治疗方法也在积极探索中。

1. 生物人工肝支持系统 生物人工肝支持系统作为 ALF 的治疗替代品正在获得认可，生物人工肝使用细胞材料来解毒血液并增加合成肝功能；而体外肝脏辅助装置使用源自人肝母细胞瘤的永生化人肝细胞进行解毒；另一种生物人工肝支持系统通过用猪肝细胞解毒，虽然猪肝细胞比人肝细胞更容易获得，但是人们担心寄生虫病的传播，因此很少应用。ALF 的病因和严重程度以及移植时间极大地影响了生物人工装置的结果，需要更多的研究来确定哪些患者可以从这些方法中受益。

2. 肝细胞异种移植 肝细胞异种移植是一个有吸引力的治疗选择。该方法通常使用猪肝细胞，其与人肝细胞具有代谢相似性。然而，用这种方法存在猪反转录病毒传播的理论风险。目前，美国食品药品监督管理局的政策规定，异种移植应保留给"患有严重或危及生命的疾病并且无法获得足够安全和有效的替代疗法的患者"。

3. ALF 的其他潜在的未来治疗方法 包括抗氧化剂和潜在的靶向治疗，而不是移植。由于可用的人体器官稀缺，这些疗法很有吸引力。但目前很少有研究，大多数只在动物模型中应用。

最后，目前正在研究肝支架的再细胞化是 ALF 研究的热点。这涉及从供体肝脏中去除组织并用去污剂去细胞化，以产生缺乏所有细胞但保持天然细胞外基质结构的肝脏支架，然后将正常肝细胞引入支架中进行再细胞化。Hassanein 等最近的一项研究使用脱细胞的大鼠肝脏支架，通过引入人肝细胞通过胆管进行再次细胞化。总之，肝脏支架的再细胞化可能具有生物工程肝脏的潜力，再细胞化是 ALF 中一种有吸引力的替代方法，因为它不需要供体器官或使用免疫抑制剂。尽管如此，还需要做更多的工作来确定去细胞化和再细胞化的最佳方法，以创建可移植的生物工程肝脏，并使其成为一种实用的方法。

（周毅武 曹 钰）

第五节 急性肾损伤

急性肾损伤（acute kidney injury，AKI）是指肾功能突然下降，导致尿素和其他含氮废物潴留以及细胞外液容量和电解质失调。AKI 这一术语已很大程度上取代了急性肾衰竭（acute renal failure，ARF），表明人们已经认识到那些不导致明显器官衰竭的肾功能小幅下降具有重大临床意

义,并且与并发症发生和死亡率增加相关。AKI
作为一种常见的临床症候,不仅见于肾脏科,也
多见于急诊和重症监护病房。

目前改善全球肾脏病预后组织(Kidney Disease:
Improving Global Outcomes,KDIGO)定义和分期
系统是最新且优选的定义。符合下列标准之一即
可诊断 AKI:①48 小时内血清肌酐上升≥0.3mg/dl
(≥26.5μmol/l);②过去 7 天内血清肌酐增高超过
极限值的 1.5 倍;③6 小时内尿量<0.5ml/(kg·h)。
KDIGO 指南制定者根据文献报道的 AKI 相关患
者对应的需要肾脏替代治疗风险和死亡风险,将
AKI 分为三期(表 3-13-2)。

一、病因

AKI 的病因可分为肾血流减少(肾前性)、肾
实质损坏(肾性)及尿路梗阻(肾后性)(图 3-13-1)。
在临床上,65%~70% 的 AKI 病例是由肾前性疾
病或急性肾小管坏死(acute tubular necrosis,ATN)
引起的。病因需结合病史、体格检查以及辅助检

查进行判断,当常见病因不能解释时,需考虑某
些罕见病可能如溶血性尿毒症综合征。在对症治
疗的基础上,当病因明确后需尽早对因治疗。

二、主要诊断和病情评估指标

1. 尿量和血清肌酐 目前对于 AKI 的预测、
诊断和评估指标中主要的生物学标志物还是尿
量和血清肌酐水平。理论上讲,尿量比血清肌酐
可能更敏感。因为在 AKI 发生早期,肾小球滤过
率(GFR)急剧下降,肾脏尿液产生迅速减少,甚
至出现连续数小时无尿,这可以很快被临床监测
到,但是肌酐的上升往往要在数小时后的生化指
标监测中才能发现。尿量的监测虽然简便,但是
在非重症监护病房,尤其是没有进行留置导尿的
患者中,也很难连续数小时观察到尿量的细微变
化。如单独用肌酐评估,在临床中会漏诊部分病
例。因此,目前临床上还是将尿量变化和肌酐升
高联合起来进行 AKI 的预测和诊断。

2. 新型尿液生物标志物 由于血清肌酐往

表 3-13-2 KDIGO 关于急性肾损伤(AKI)的分期

AKI 分期	血清肌酐	尿量
1 期	升高达基线值的 1.5~1.9 倍,或者升高≥0.3mg/dl(≥26.5μmol/L)	6~12h 内<0.5ml/(kg·h)
2 期	升高达基线值的 2.0~2.9 倍	超过 12h<0.5ml/(kg·h)
3 期	升高超过基线 3.0 倍,或者升高≥4.0mg/dl(≥353.6μmol/L),或者开始肾脏替代治疗,或者 18 岁以下患者估算的肾小球滤过率(eGFR)<35ml/(min·1.73m²)	超过 24h<0.3ml/(kg·h),或超过 12h 无尿

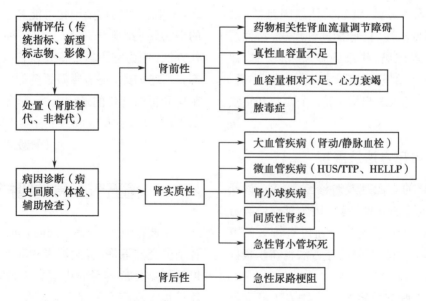

图 3-13-1 急性肾损伤病因分类

HUS:溶血性尿毒症综合征;TTP:血栓性血小板减少性紫癜;HELLP:溶血、肝
酶升高、血小板减少综合征

往不能及时和精确地反映 AKI，所以目前的研究侧重于寻找可以在损伤早期准确预测 AKI 的生物标志物。新的生物标志物，如中性粒细胞明胶酶相关脂质运载蛋白（neutrophil gelatinase-associated lipocalin，NGAL）、肾损伤分子 -1（kidney injury molecule-1，KIM-1）、白细胞介素 -18（interleukin-18，IL-18）、血清胱抑素 C，在 AKI 的诊断和预后效用方面均很有前景，使得人们可在血清肌酐升高、严重代谢紊乱和液体过剩出现之前进行早期干预。有研究发现，在新生儿 AKI 中，尿 NGAL、IL-18 会明显升高。在心血管手术后 AKI 患者中，尿中 NGAL、IL-18、胱抑素 C 均有明显上升。另有研究发现，脓毒症患儿血和尿中的 NGAL、KIM-1 均升高明显，并可能发生 AKI，且上述这些指标较肌酐更为敏感，因为儿童尤其是婴儿的肌酐水平很低，如果单纯依靠肌酐升高，会漏诊 AKI。

研究证实一些分子标志物与 GFR 下降存有联系，甚至与患者预后、多器官功能衰竭患者死亡率之间存在关系。但是，由于 AKI 的组织形态学研究并不十分清楚，因此，这些标志物与具体的形态学改变之间的关联还在研究中。近来有研究发现，N- 乙酰 -β-D- 氨基葡萄糖苷酶（NAG）、肝型脂肪酸结合蛋白（L-FABP）、KIM-1、NGAL 可能与肾小管急性损伤有关。

3. **肾影像学检查** 最常用于 AKI 患者的放射影像学技术是肾脏超声检查。超声检查安全、操作容易，对梗阻较为敏感。近年来，功能磁共振成像（functional magnetic resonance imaging，fMRI）已经被广泛用于器官功能和病理生理改变的研究和临床诊断。随着腹部 MRI 技术的进步，一些 fMRI 技术已经应用于评估肾脏组织灌注、肾组织氧合、肾间质弥散以及细胞代谢和分子表达等，比如磁共振弥散加权成像（diffusion-weighted imaging，DWI）、弥散张量成像（diffusion-tensor imaging，DTI）、血氧水平依赖成像（blood oxygen level dependent，BOLD）和磁共振弹性成像（magnetic resonance elastography，MRE）等。Tewes 等在动物模型中发现，fMRI 可以识别 AKI 肾脏的灌注情况和组织水肿。国内也有研究报道，应用 DWI，可以早期识别模型动物 AKI 的发生。但是，这些研究还没有在患者中得到有效的证实和临床应用。

三、治疗

（一）非肾脏替代治疗

1. **保持液体平衡** 容量缺失的肾前性少尿患者应补充液体以恢复血管内容量。给予液体的量和补液速度应以明确的终点为目标，如平均动脉压。补液一般使用不含钾的晶体液（如生理盐水），而不是胶体液。对于容量超负荷患者可使用利尿剂，但不应将利尿剂作为替代透析的长期治疗，在 GFR < 30ml/（min·1.73m^2）时，袢利尿剂可能比噻嗪类利尿剂更有效。

2. **高钾血症的治疗** 根据高钾血症严重程度以及伴随体征（如心电图改变或外周神经肌肉异常）决定治疗方式，包括药物治疗和透析。高钾血症特异性治疗的目的是拮抗钾的细胞膜作用、驱动细胞外的钾进入细胞内，或者去除体内过量的钾。

3. **代谢性酸中毒的治疗** 代谢性酸中毒的常用治疗方法包括透析和给予碳酸氢盐。一般来说，对容量超负荷且 pH < 7.1 的 AKI 患者进行透析治疗，对于该类患者，透析优于碳酸氢盐，因为碳酸氢盐会带来大量钠负荷，这可能引起或促进容量超负荷。对于没有容量超负荷且没有其他急性透析指征的 AKI 患者，碳酸氢盐可用于腹泻相关的阴离子间隙正常型酸中毒患者，或等待透析的重度有机酸中毒患者。

4. **纠正高磷血症和低钙血症** 治疗取决于高磷血症的严重程度及是否存在低钙血症症状。对于伴有中度至重度血清磷酸盐浓度升高（即 > 6mg/dl）的 AKI 患者，应采用膳食磷酸盐结合剂进行治疗。对于轻度高磷血症（即 4.5～6mg/dl）的患者，可不进行治疗。对于出现症状的低钙血症患者则应通过静脉补钙来进行积极的治疗。

（二）肾脏替代治疗

在 AKI 的治疗中，肾脏替代治疗（renal replacement therapy，RRT）占据重要地位。可供使用的 RRT 的模式有多种，包括间歇性血液透析（intermittent hemodialysis，IHD）、连续性肾脏替代治疗（continuous renal replacement therapy，CRRT），以及混合型治疗，其也被称为长期间歇性肾脏替代治疗（prolonged intermittent renal replacement therapy，PIRRT），如持续性低效血液透析（sustained low-efficiency dialysis，SLED）和延长性透析（extended duration dialysis，EDD）。

AKI 患者需急诊 RRT 的合理指征通常包括：①难治性液体过剩；②重度高钾血症（血浆钾浓度＞6.5mmol/L）或钾水平快速升高；③尿毒症征象，如心包炎、脑病或其他原因无法解释的精神状态衰退；④重度代谢性酸中毒（pH＜7.1）；⑤明确的酒精和药物中毒。

（聂时南）

第六节　典型病例：非典型溶血性尿毒症综合征

一、接诊场景

三甲医院急诊科，患者男，31 岁，因二次肾移植术后 2 个月余，维持性血液透析 2 个月入院。

二、病史

患者于 6 年前在外院行第 1 次同种异体亲属肾移植术，术后肌酐降至正常。因移植肾功能不全，约 2 个月前在外院行第 2 次同种异体肾移植术，术后移植肾功能未恢复，肌酐无明显下降，尿量每天大约 400ml，开始行血液透析治疗每周 1～2 次，患者抗排斥治疗方案为：他克莫司 6mg 口服＋吗替麦考酚酯 1g 口服＋泼尼松 7.5mg 口服。

三、主要检查结果

移植肾各级动脉阻力指数偏高，移植肾达峰时间延迟。血常规检查：血红蛋白 70g/L，血小板计数 96×10⁹/L；血生化检查：肌酐 7.04mg/dl，乳酸脱氢酶 942U/L；尿常规：白细胞（+），隐血（+++）。

入院后初步处置：予输注红细胞纠正贫血；继续行血液透析治疗；为明确病因在局部麻醉下行右侧移植肾活检穿刺术。

四、病因诊断

经典三联征（溶血性贫血、血小板减少症和急性肾损伤）结合病理结果（血栓性微血管病变），考虑患者病因为非典型溶血性尿毒症综合征（atypical hemolytic uremic syndrome，aHUS）。

五、鉴别诊断

1. **典型溶血性尿毒症综合征（HUS）**　由产志贺氏毒素大肠埃希菌感染所致，主要累及 5 岁以下的儿童，但罕见于 6 个月以内，半数发生于夏季 6～9 月。约 90% 的患者在 HUS 发生前 5～10 天有腹痛、腹泻、呕吐等消化道症状。该患者发病前无腹泻，疾病诱发极可能与药物因素相关（他克莫司），考虑为 aHUS。

2. **血栓性血小板减少性紫癜（TTP）**　由先天性或获得性血管性血友病因子裂解酶（ADAMTS13）严重缺乏所致。临床表现为血栓性微血管病性溶血及血小板降低，常伴中枢神经系统症状，如癫痫、意识障碍、脑血管病等，肾脏受累相对轻，严重肾衰竭需要透析较少见。该患者发病过程中无神经系统症状，急性移植肾功能损伤需透析治疗，有条件可行 ADAMTS13 活性检测进一步加以排除。

六、进一步处置

溶血性尿毒症综合征发病与感染、妊娠、药物等诱因导致补体旁路异常激活有关。该患者发病极有可能与他克莫司有关，遂停用，增加雷公藤总苷 60mg，3 次 /d 口服；血浆置换是溶血性尿毒症的有效治疗手段，可以帮助清除有缺陷的突变补体蛋白及自身抗体，并补充功能正常的补体蛋白。该患者给予单膜血浆置换 3 次，置换液为新鲜冰冻血浆，每次 1 500～1 800ml，置换后尿量增加明显；3 次血浆置换结束后患者无明显诱因出现左侧第 1 次移植肾疼痛伴压痛，伴高热，给予头孢他啶及甲硝唑抗感染，效果欠佳，后给予亚胺培南及伏立康唑抗感染，体温下降，疼痛及压痛缓解；患者出现血钾升高，行 CRRT 治疗纠正电解质紊乱。

七、转归

经上述治疗后，患者尿量每天在 1 000ml 以上，血清肌酐降至 3.9mg/dl，乳酸脱氢酶 310U/L，血红蛋白 97g/L，血小板 127×10⁹/L，电解质水平稳定。患者经住院 20 余天治疗，病情明显好转，给予出院，出院后定期门诊随访监测血常规、血生化指标变化。

（聂时南）

参 考 文 献

[1] 于学忠. 协和急诊医学 [M]. 北京：科学出版社，2011.

[2] 中华医学会神经病学分会. 中国自身免疫性脑炎诊治专家共识 [J]. 中华神经科杂志，2017，50（2）：91-98.

[3] 中国医师协会急诊医师分会. 中国急性心力衰竭急诊临床实践指南（2017）[J]. 中华急诊医学杂志，2017，26（12）：1347-1357.

[4] Templin C，Ghadri JR，Diekmann J，et al. Clinical features and outcomes of Takotsubo（stress）cardiomyopathy[J]. N Engl J Med，2015，373（10）：929-938.

[5] Brescia ST，Rossano JW，Pignatelli R，et al. Mortality and sudden death in pediatric left ventricular non-compaction in a tertiary referral center[J]. Circulation，2013，127（22）：2202-2208.

[6] Bhatia NL，Tajik AJ，Wilansky S，et al. Isolated non-compaction of the left ventricular myocardium in adults：a systematic overview[J]. J Card Fail，2011，17（9）：771-778.

[7] 胡建林，杨和平. 呼吸疾病鉴别诊断与治疗学 [M]. 北京：人民军医出版社，2007.

[8] Tim M，Alex K，Brit L. Acute liver failure：A review for emergency physicians[J]. Am J Emerg Med，2019，37（2）：329-337.

[9] Audimoolam VK，McPhail MJ，Wendon JA，et al. Lung injury and its prognostic significance in acute liver failure[J]. Crit Care Med，2014，42（3）：592-600.

[10] Bernal W，Wendon J. Acute liver failure[J]. N Engl J Med，2013，369（26）：2525-2534.

[11] Palevsky PM，Liu KD，Brophy PD，et al. KDOQI US Commentary on the 2012 KDIGO Clinical Practice Guideline for Acute Kidney Injury[J]. Am J Kidney Dis，2013，61（5）：649-672.

[12] Garlo KG，White WB，Bakris GL，et al. Kidney biomarkers and decline in eGFR in patients with type 2 diabetes[J]. Clin J Am Soc Nephrol，2018，13（3）：398-405.

[13] RENAL Replacement Therapy Study Investigators，Bellomo R，Cass A，et al. An observational study fluid balance and patient outcomes in the Randomized Evaluation of Normal vs. Augmented Level of Replacement Therapy trial[J]. Crit Care Med，2012，40（6）：1753-1760.

[14] Jokiranta TS. HUS and atypical HUS[J]. Blood，2017，129（21）：2847-2856.

[15] 黎磊石，刘志红. 中国肾脏病学 [M]. 北京：人民军医出版社，2008.

第十四章 儿童罕见病

遗传代谢病（inherited metabolic diseases，IMD）或称为先天性代谢缺陷（inborn errors of metabolism，IEM），是于 1908 年由 Garrod 首先描述并提出的概念。遗传代谢病的病因是基因变异，造成酶（蛋白质）的生物合成障碍、受体缺陷、细胞膜功能异常等，使体内代谢过程不能正常进行而致病。综合发病率 1/3 000～1/1 000。

随着诊断技术的飞速发展，如应用串联质谱技术（MS/MS）进行代谢物检测，应用二代测序技术进行全基因分析等，能做出精确诊断的 IEM 病种和数量不断增加。目前已知的疾病种类超过 7 000 种，多为单基因遗传病，符合孟德尔遗传或线粒体遗传方式。根据受累代谢物和细胞器不同，进一步分为氨基酸代谢病（disorders of amino acid metabolism）、有机酸代谢病（defects in organic acid metabolism）、尿素循环障碍及高氨血症（urea cycle defects and hyperammonemia）、碳水化合物代谢病（disorders of carbohydrate metabolism）、类固醇代谢病（disorders of steroid metabolism）、核酸代谢病（disorders of nucleic acid metabolism）、代谢性骨病（metabolic bone diseases）、金属代谢病（disorders of metal metabolism）、线粒体病（mitochondrial disorders）、过氧化物酶体病（peroxisomal disorders）和溶酶体贮积症（lysosomal storage diseases）等。

在基因变异致代谢受阻的情况下，底物及其衍生物在体内贮积，产物缺乏，引起一系列代谢紊乱的临床症状。本类疾病的共同特点是任何器官、组织均可受累，临床表现多样，重者在新生儿期有急性症状，轻者在成人晚期发病。儿童期发病的遗传代谢病多进行性发展，如果不给予干预治疗，可致早期死亡、残疾和生活质量严重受影响等。早期诊断和积极治疗多可以明显改变病程，改善预后。本节重点介绍 3 种儿童期起病为主的遗传代谢病。

（邱正庆）

第一节 甲基丙二酸血症

一、定义及历史沿革

甲基丙二酸血症（methylmalonic acidemia）是遗传代谢病的代表病种，也是我国最常见的有机酸代谢病。1967 年，英国科学家 Oberholzer 等首次报道甲基丙二酸血症病例，两名来自英国的患者婴儿期就发现存在智力运动发育迟滞及慢性代谢性酸中毒，就诊多年均被当作肾小管酸中毒治疗，直到十余年后通过检测到患者尿中异常升高的甲基丙二酸才得以诊断。这两个病例让医生们第一次认识了这一可致残、致死的先天代谢性疾病。1968 年，人们注意到有些甲基丙二酸血症患者维生素 B_{12} 治疗有效。1969 年，Morrow 等从酶学角度进一步证实了甲基丙二酸血症是由于甲基丙二酰辅酶 A 变位酶缺陷或其辅酶钴胺素代谢缺陷，甲基丙二酰辅酶 A 不能代谢为琥珀酰辅酶 A，使得甲基丙二酸、3-羟基丙酸、甲基枸橼酸在体内过度堆积导致疾病。

随着病例的积累和诊断技术的普及，迄今已发现 8 种甲基丙二酸血症亚型，包括甲基丙二酰辅酶 A 变位酶缺陷型（甲基丙二酰辅酶 A 变位酶功能完全缺陷 mut^0 或部分缺陷 mut^-）及 6 种钴胺素代谢障碍类型，即钴胺素病 F 型（cobalamin F disease，CblF）酶缺陷、钴胺素病 J 型（CblJ）酶缺陷、钴胺素病 C 型（CblC）酶缺陷、钴胺素病 D 型（CblD）酶缺陷、钴胺素病 A 型（CblA）酶缺陷，以及钴胺素病 B 型（CblB）酶缺陷。其中，CblC、CblD、CblF、CblJ 为胞质和溶酶体钴胺素代谢酶，其活性缺陷导致羟基钴铵素转运、转化障碍，患者生化表现除甲基丙二酸血症外还可见同型半胱氨酸明显升高，临床称为甲基丙二酸血症合并高同型半胱氨酸血症。甲基丙二酰辅酶 A 变位酶缺陷及 CblA、CblB 酶缺陷仅引起甲基丙二酸升高，称为单纯型甲基丙二酸血症。这 8 种甲基丙二酸血症亚型均为常染色体隐性遗传。

二、流行病学及发病机制

（一）流行病学

甲基丙二酸血症是我国最常见的先天性有机酸代谢病，世界患病率约为 1/50 000，不同国家的患病率有所差异，美国患病率为 1.3/10 万，德国为 0.4/10 万，日本为 2/10 万，我国大陆地区新生儿筛查甲基丙二酸血症患病率为 1/29 000，其中河南省 2013—2016 年新生儿筛查甲基丙二酸血症患病率为 1/6 032，明显高于其他地区。在我国临床发现的甲基丙二酸血症患者中，60%～80% 为甲基丙二酸血症合并高同型半胱氨酸血症，其中以 CblC 酶缺陷最为常见。

（二）发病机制

异亮氨酸、缬氨酸、甲硫氨酸、苏氨酸四类生糖氨基酸及胆固醇和奇链脂肪酸在体内分解代谢过程中均会生成甲基丙二酰辅酶 A 这个中间代谢产物，其经甲基丙二酰辅酶 A 变位酶的作用转化为琥珀酰辅酶 A 进入三羧酸循环进行能量代谢。由于基因变异导致甲基丙二酰辅酶 A 变位酶活性降低或其辅酶钴胺素代谢障碍时，体内甲基丙二酰辅酶 A 异常堆积，造成甲基丙二酸血症。

MUT［甲基丙二酰辅酶 A 变位酶（methylmalonyl-CoA mutase）］基因编码甲基丙二酰辅酶 A 变位酶，定位于常染色体 6p12.3，该基因致病变异导致酶活性缺失或明显降低，甲基丙二酰辅酶 A 不能正常代谢，在体内堆积形成甲基丙二酸。

钴胺素（维生素 B_{12}）是甲基丙二酰辅酶 A 变位酶的重要辅酶，细胞内钴胺素代谢障碍可引起甲基丙二酸血症。维生素 B_{12} 经肠道摄取后在细胞内进行代谢转化，通过 CblF、CblJ、CblC、CblD、CblA、CblB、CbE、CblG 等基因所表达的多种酶作用生成腺苷钴胺及甲基钴胺，其中腺苷钴胺素在线粒体中与甲基丙二酰辅酶 A 变位酶结合参与甲基丙二酰辅酶 A 代谢，二甲基钴胺素则留在胞质中参与同型半胱氨酸代谢。MMAA

［甲基丙二酸尿症 A 型（methylmalonic aciduria type A）］、MMAB［甲基丙二酸尿症 B 型（methylmalonic aciduria type B）］基因变异分别导致 CblA、CblB 酶缺陷，导致腺苷钴胺素合成障碍，从而引起甲基丙二酸血症。MMACHC［钴胺素代谢相关基因 C（metabolism of cobalamin associated C）］、MMADHC［钴胺素代谢相关基因 D（metabolism of cobalamin associated D）］、LMBRD1、ABCD4［ATP 结合盒亚家族 D 成员 4（ATP binding cassette subfamily D member 4）］等基因变异，分别引起 CblC、CblD、CblF、CblJ 酶缺陷，导致钴胺素转化或转运异常，腺苷钴胺及甲基钴胺合成均受阻，导致甲基丙二酸、同型半胱氨酸均升高，患者出现甲基丙二酸血症合并高同型半胱氨酸血症。

我国甲基丙二酸血症合并高同型半胱氨酸血症，其中 85% 为 CblC 缺陷。其编码基因 MMACHC 位于常染色体 1p34.1，基因变异导致 CblC 蛋白功能障碍，氰钴胺还原脱氰反应中断，导致腺苷钴胺及甲基钴胺合成障碍，从而导致疾病。目前已知 MMACHC 基因 c.609G＞A 变异为我国 CblC 缺陷患者的热点变异。

三、诊断

甲基丙二酸血症患者临床表现复杂多样，个体差异大，发病年龄从新生儿期至成年期。患者临床表现可为慢性进展性病程，亦可表现为在感染、高蛋白饮食、疲劳或预防接种等诱因下出现的急性发作。病变累及多个脏器系统，神经系统、血液系统、呼吸系统、消化系统、心血管系统、肾脏系统、免疫系统均可受累，其中以神经系统损害较为常见，临床表现包括呕吐、喂养困难、嗜睡、发育落后或倒退、抽搐发作、肌张力异常等，头颅 MRI 检查常见对称性基底节损害、脑白质脱髓鞘改变。成年期发病患者可伴有精神症状。肾小球疾病、血栓性微血管病、贫血、血小板减少、心肌病、肺动脉高压、深静脉血栓等肾脏、血液、心血管系统损害也可见于此病，特别是甲基丙二酸血症合并高同型半胱氨酸血症患者，全身多脏器系统损害更为明显，临床表现多样，可无神经系统受累表现，患者常常因为贫血、肾功能不全、间质性肺炎或肺动脉高压首次就诊。

甲基丙二酸血症从症状及体征上难以识别，

临床诊断困难,诊断需依赖实验室检查。常规实验室检查包括血尿常规、肝肾功能、血气分析、血糖、血氨、乳酸等检查,可见代谢性酸中毒、贫血、血氨升高、乳酸升高。诊断关键是血液及尿液代谢物分析,需利用色谱、质谱分析技术进行检测。

质谱法是利用电场和磁场将运动的离子按它们的质荷比分离后进行检测的方法,而色谱分析是指按物质在固定相与流动相间分配系数的差别而进行分离、分析的方法。色谱 - 质谱联用可有效地将复杂混合物中的化合物成分进行分离、定性鉴定及定量分析。1966 年 Tanaka 应用气相色谱 - 质谱联用分析仪首次发现了异戊酸尿症,开启了色谱 - 质谱联用技术在遗传代谢病的筛查及诊断中的应用。串联质谱法是将多个质谱串联在一起,一级质谱将化合物按不同质荷比进行分离并对化合物进行修饰,二级质谱再对目标离子进行分析,是一种高特异性的定性定量分析技术。1990 年 Millington 等首次将串联质谱技术应用于新生儿筛查,检测干燥滤纸血斑中的 20 余种不同的脂酰肉碱水平。这两种方法可一次性检测多种物质,大大提高了遗传代谢病的诊断效率,也极大地推动了人们对遗传代谢病的认识。目前,对于遗传代谢病的筛查及诊断多依赖于气相色谱 - 质谱联用分析尿液中的有机酸谱,以及应用串联质谱分析技术检测干燥滤纸血斑中的脂酰肉碱谱。

采集甲基丙二酸血症患者尿液及血液,应用上述两种技术,进行化合物检测和半定量分析。甲基丙二酸血症患者尿中检测出异常升高的甲基丙二酸、甲基枸橼酸、3- 羟基丙酸,血脂酰肉碱谱见异常升高的丙酰肉碱,伴或不伴游离肉碱降低。

此外,总同型半胱氨酸浓度在甲基丙二酸血症合并高同型半胱氨酸血症患者中明显升高,检测血浆及尿液中总同型半胱氨酸对于疾病早期筛查、分型至关重要,可通过免疫荧光偏振法、高效液相色谱法进行定量测定。

基因突变分析是甲基丙二酸血症确诊及分型的可靠依据,*MUT*、*MMAA*、*MMAB*、*MMADHC*、*MMACHC*、*LMBRD*、*ABCD4* 基因复合杂合变异或纯合变异,结合典型的生化表现可明确甲基丙二酸血症诊断及其亚型。

随精准医学的发展,除上述 7 种基因外,逐渐发现其他基因变异亦可导致不典型甲基丙二酸血症,如琥珀酰辅酶 A 连接缺陷和丙二酰辅酶 A 异构酶缺陷亦可引起轻度甲基丙二酸血症。*SUCLA2*[琥珀酰辅酶 A 连接酶 ADP 组成亚单位 2(succinate-CoA ligase ADP-forming subunit beta)]、*SUCLG1*[琥珀酰辅酶 A 连接酶 GDP/ADP 组成亚单位 1(succinate-CoA ligase GDP/ADP-forming subunit alpha)]、*RRM2B*[TP53 诱导的核糖核苷酸还原酶调节亚单位 M2B(ribonucleotide reductase regulatory TP53 inducible subunit M2B)]基因变异引起琥珀酰辅酶 A 连接酶缺陷,导致线粒体 DNA 耗竭,引起线粒体脑肌病伴轻度甲基丙二酸血症,患者尿中甲基丙二酸仅轻度升高,但临床表现严重,多于婴儿期起病,表现为肌张力低下、喂养困难、抽搐、听力障碍、肝衰竭、凝血功能障碍等多脏器损害,病情进行性加重,致死率高。患者头颅 MRI 表现类似 Leigh 综合征。高乳酸血症、轻度甲基丙二酸血症是其主要生化特征。丙二酰辅酶 A 异构酶缺陷为 *MCEE* 基因变异所致。此病患者可无明显临床症状或在婴儿期出现智力运动发育落后、肌张力不全症状,尿中可出现轻度甲基丙二酸升高。

另外,诊断甲基丙二酸血症需注意鉴别继发性甲基丙二酸血症,如患者母亲长期素食或患有慢性消化道疾病、营养障碍可导致患者胎儿期维生素 B_{12} 缺乏,或纯母乳喂养婴儿母亲缺乏维生素 B_{12},患者尿中可检测出轻度升高的甲基丙二酸,给予短期维生素 B_{12} 补充治疗即可恢复正常。

四、治疗

对于新生儿筛查或临床发现的甲基丙二酸血症患者,因尽早开始治疗,以免造成不可逆脏器损伤。甲基丙二酸血症需终身治疗,中断或停止治疗可导致疾病复发及加重。

甲基丙二酸血症的治疗需根据不同时期、疾病类型及合并症情况选择进行不同的治疗方案。

在疾病急性失代偿期,治疗原则为去除感染诱因,减少甲基丙二酸的产生,促进甲基丙二酸的排泄。

甲基丙二酸血症患者出现急性失代偿表现时常可追问出诱因,如感染、手术、外伤等,急性期治疗的同时应积极控制诱因,保证患者的正常代谢内环境。此病患者抗生素的应用没有特殊的禁忌证。

为减少甲基丙二酸的产生，单纯型甲基丙二酸血症患者需立即停止天然蛋白摄入，予无异亮氨酸、甲硫氨酸、缬氨酸、苏氨酸的特殊配方奶粉喂养，同时补充碳水化合物及中链脂肪酸以保证能量摄入。甲基丙二酸血症患者在急性期每天的能量摄入量应高于正常生理需要量 20%～25% 以促进合成代谢。若静脉滴注含糖液导致血糖过高，可同时泵入胰岛素控制血糖，促进合成代谢。注意：限制天然蛋白一般不超过 48 小时，48 小时后需逐渐开始少量天然蛋白摄入，与特殊配方奶粉联用。长时间禁食天然蛋白可造成必需氨基酸缺乏，导致代谢障碍性肢端皮炎。

甲基丙二酸血症合并高同型半胱氨酸血症患者病因为钴胺素代谢障碍，治疗不需限制蛋白，治疗原则为补充维生素 B_{12}，同时添加叶酸、甜菜碱促进同型半胱氨酸代谢。目前维生素 B_{12} 首选羟钴胺，剂量 1 000μg/d 肌内注射，需肠外给予（肌内注射或皮下注射），文献报道口服维生素 B_{12} 治疗通常无明显效果。部分单纯型甲基丙二酸血症（如 CblA 酶缺陷和部分 CblB 酶缺陷）对维生素 B_{12} 有效，在急性失代偿期除限制蛋白外亦可使用羟钴胺治疗。

促进甲基丙二酸的排泄需补充足量液体和左卡尼汀（左旋肉碱），肉碱可与甲基丙二酸结合，形成水溶性代谢物，从尿液排出体外，急性期静脉滴注左卡尼汀剂量为 100～300mg/(kg·d)，病情平稳后可改为口服 50～200mg/(kg·d)。

患者若合并明显的代谢性酸中毒，可予碳酸氢钠静脉滴注纠酸治疗。病情稳定后，可改口服碳酸氢钠或口服联合静脉滴注维持碳酸氢根正常水平。

对于血氨明显升高，且予限制蛋白、补充肉碱、纠酸、降血氨治疗后临床症状仍无明显好转的患者，有严重的电解质紊乱、昏迷、脑水肿表现，需进行血液透析治疗。

病情稳定后，单纯型甲基丙二酸血症（维生素 B_{12} 无效型）需长期坚持饮食治疗，即限制天然蛋白质摄取、补充特殊氨基酸配方奶。为避免必需氨基酸缺乏，需根据个体耐受情况少量添加天然蛋白，以保障患者生长发育需要，并定期监测尿甲基丙二酸水平调整治疗。甲基丙二酸血症合并高同型半胱氨酸血症患者不必限制饮食，但需终身维生素 B_{12} 治疗，剂量较急性失代偿期降低，可隔日或每周 1～2 次肌内注射治疗，定期监测尿甲基丙二酸水平调整治疗。

五、遗传咨询及产前诊断

甲基丙二酸血症的遗传咨询按照常染色体隐性遗传进行指导。如果患者父母为缺陷基因携带者，再次生育时每胎有 1/4 概率为患儿，1/2 概率为表型正常的携带者，1/4 概率为基因型正常儿。甲基丙二酸血症诊断明确的患者父母再次妊娠需进行产前诊断，避免再次生育甲基丙二酸血症患儿。患者母亲再次妊娠第 11～14 周时可行绒毛穿刺，或第 16～22 周时行羊膜腔穿刺，通过胎儿细胞基因分析或结合羊水代谢物检测可进行胎儿诊断。

六、未来展望

自 2000 年我国杨艳玲教授等报道了首例大陆地区甲基丙二酸血症患者以来，我国已陆续报道了来自各个省、市、自治区的上千名甲基丙二酸血症患者。基于科学技术的进步，对于甲基丙二酸血症的致病机制方面，已有非常深入的研究，越来越多的亚型逐渐被发现，对临床疑似病例的诊断愈加精准。但在治疗方面，仍然面临孤儿药的问题。羟钴铵是甲基丙二酸血症合并高同型半胱氨酸血症患者的首选药物，目前国内尚无上市的国产剂型，而国外生产的羟钴胺注射液也未经批准进口。维生素 B_{12} 无效型患者饮食治疗用的甲基丙二酸血症特殊氨基酸配方奶粉目前也没有批准进口。

《第一批罕见病目录》中包括了甲基丙二酸血症，期待甲基丙二酸血症患者能够有更多药物选择以及更健全且更有针对性的医疗保障制度。

（王嵘 巩纯秀）

第二节 高胰岛素血症性低血糖症

一、定义及历史沿革

高胰岛素血症性低血糖症（hyperinsulinism hypoglycemia，HH）是胰岛 B 细胞过量分泌胰岛素或分泌失调所致的以顽固的低血糖为主要临床表现的一组疾病，也是新生儿和婴儿时期持续反复发作低血糖的主要病因。由于婴儿时期神经系统的快速发育，对葡萄糖的需求大，持续、反复发作的低血糖如不能得到及时有效的干预，极易造成永久性脑损害，发生癫痫、脑瘫，甚至死亡。由于胰岛素的作用是促进葡萄糖进入骨骼肌、脂肪组织等胰岛素敏感部位，同时可以抑制糖原分解和糖异生，抑制脂肪酸释放和酮体合成，因此过多分泌的胰岛素导致葡萄糖和酮体功能被抑制，使得循环中维持正常脑活动所需的能量来源（葡萄糖和酮体）减少。据报道，由于诊断延迟和治疗不足，HH 患儿的永久性脑损伤风险仍高达25%～50%。

1937 年，美国圣路易斯儿童医院的 Hartmann 和 Jaudon 对一些低血糖患儿回顾性分析后，提出 HH 是某些患儿低血糖的原因。Irvine McQuarrie 于 1953 年在美国儿科协会的演讲中首次详细描述了"特发性自发性婴儿低血糖症"。McQuarrie 强调由于诊断延迟或治疗不足，患儿遭受不可逆的脑损害，应当引起儿科医生的密切关注。不久后，多伦多的 Cochrane 等人描述了由高蛋白质饮食或亮氨酸引起的低血糖，后来被称为"蛋白质敏感性低血糖症"或"亮氨酸敏感性低血糖症"。20 世纪 60 年代，随着胰岛素检测技术的开发，"婴儿期特发性低血糖"的病因之一被证实为胰岛素过度分泌。与此同时还发现二氮嗪可以治疗 HH；胰腺大部切除术是二氮嗪无反应性 HH 的儿童控制低血糖症的唯一选择。在 20 世纪 70～80 年代，有学者提出胚胎期导管上皮细胞的异常增殖导致了本病的发病，称为"胰岛母细胞增殖症"（nesidioblastosis）。后来的研究否定了这个假说，"胰岛母细胞增殖症"这个名词被摒弃。1995 年，首次发现了 HH 由 ATP 敏感性钾离子通道基因突变导致。在最近 20 年中，与 HH 相关的 11 种基因被发现，诊断和治疗方法也被极大地改进。

二、病因、流行病学及发病机制

HH 可以是具有基因缺陷的先天性高胰岛素血症（congenital hyperinsulinism，CHI），也可以继发于某些风险因素如宫内发育迟缓、围生期窒息、Rh 溶血等，某些综合征如 Beckwith-Wiedemann 综合征、先天性糖基化异常（congenital disorders of glycosylation，CDG）综合征等也与 HH 有关（表 3-14-1）。西方国家估计发病率为 1/50 000 活产婴儿（散发型）。在近亲结婚率高的人群中，估计发病率为 1/2 500（家族型）。国内尚缺乏统计资料。遗传方式可为隐性、显性或散发。

（一）病因与分类

目前根据病因不同可将 HH 分为 3 类：①先天性高胰岛素血症（CHI）；②类先天性高胰岛素血症性低血糖症（congenital HH-mimickers）；③后天获得性高胰岛素血症性低血糖症（acquired HH）。各型 HH 的病因见表 3-14-1。

（二）病理类型

CHI 目前主要分为三大类型：局灶型、弥漫型、嵌合型。手术资料显示局灶型和弥漫型所占比例大致相当。典型的弥漫型 CHI 病理特征为胰岛 B 细胞的细胞核增大，不同胰岛细胞之间的细胞核大小不一，高尔基体中的胰岛素原增加。弥漫型 CHI 多数为钾离子通道基因 ABCC8 和 KCNJ11 突变。局灶型表现为胰腺某一区域腺瘤样增生，多数病例肉眼可见增生直径约为 2～10mm。

三、临床表现

低血糖症状可以表现为喂养困难，嗜睡，易激惹、惊厥、昏迷等。轻者通过喂养即可改善，重者需要持续静脉滴注葡萄糖维持。部分患儿为巨大儿。有文献报道部分患者表现为心肌肥厚和肝大。

四、实验室检查

HH 的实验室诊断存在争议，目前仅有美国和日本儿科内分泌协会提出了诊治指南。指南一致推荐所有实验室检查均应在低血糖时进行。由于胰岛素的半衰期短（6 分钟），实验室测量可能不准确，错过了胰岛素分泌的峰值。因此游离脂肪酸、β- 羟丁酸水平有助于诊断。当患者血糖低于 3.0mmol/L 时，游离脂肪酸 <1.7mmol/L，β- 羟丁酸 <1.8mmol/L；血浆胰岛素、C 肽可以检测到；胰高血糖素刺激试验阳性（血浆葡萄糖升高大于 1.7mmol/L）可考虑诊断为 HH。氟 -18 标记左旋多巴 - 正电子发射计算机断层扫描（[18]FDOPA-PET）是目前公认的术前定位"金标准"。这一技术的特异性达到 100%，敏感性为 88%～94%。

表 3-14-1　高胰岛素血症性低血糖症(HH)的病因分类

分类			致病基因	染色体定位	遗传形式
先天性高胰岛素血症	单基因形式高胰岛素血症	1　ATP 敏感性钾离子通道	*ABCC8*	11p15.1	AR/AD/LOH
		2	*KCNJ11*	11p15.1	
		3　谷氨酸脱氢酶	*GDLU1*	10q23.3	AD
		4　葡萄糖激酶	*GCK*	7p13	AD
		5　3 羟基丁酰辅酶 A 脱氢酶	*SCHAD*	4q25	AR
		6　线粒体解偶联蛋白 2	*UCP2*	11q13.4	AD
		7　肝细胞核因子 4A	*HNF4A*	20q13.12	AD
		8　肝细胞核因子 1A	*HNF1A*	12q24.31	AD
		9　单羧酸转运蛋白 -1	pyruvate transporter(*MCT1*)	1p13.2	AD
		10　己糖激酶 1	*HK1*	10q22.1	AD
		11　肝细胞核因子 3β	*FOXA2*	20p11.21	散发
	综合征形式高胰岛素血症	1　Beckwith-Wiedemann 综合征	*IGF2/H19/CDKN1C/KCNQ1*	11p15.4	AD 或散发
		2　歌舞伎(Kabuki)综合征	*KMT2D/KDM6A*	12q13.12/Xp11.3	AR 或散发
		3　Turner 综合征	*KDM6A* 单倍型剂量不足	Xp11.3	散发
		4　先天性糖基化障碍(congenital disorder of glycosylation，CDG)			
		CDG1a	*PMM2*	16p13.2	AR
		CDG1b	*MPI*	15q24.1	AR
		CDG1t	*PGM1*	1p31.3	AR
		5　Sotos 综合征	*NSD1*	5q35	AD
		6　Costello 综合征	*HRAS*	11p15.5	AD 或散发
		7　Timothy 综合征	*CACNA1C*	3p21.1	AD 或散发
		8　Perlman 综合征	*DIS3L2*	2q37	AR
	新生儿暂时性 HH：糖尿病母亲婴儿，足月小样儿，感染应激因素等				
类先天性高胰岛素血症性低血糖症(congenital HH-mimickers)		1　MORFAN 综合征	*AKT2*	19q13.2	散发
		2　MPPH 综合征	*AKT3*	1q43-q44	散发
		3　胰岛素受体失活	*INSR*	19p13.2	AD
后天获得性高胰岛素血症性低血糖症(acquired HH)：倾倒综合征，胰岛素瘤，胰岛素自身免疫综合征(Hirata disease)，药物诱导的低血糖等					

　　ABCC8：ATP 结合盒亚家族 C 成员 8；*AKT*：丝苏氨酸蛋白激酶；*FOXA2*：肝细胞核因子 3β；*GCK*：葡萄糖激酶；*GDLU*：谷氨酸脱氢酶；*HK1*：己糖激酶 1；*HNF4A*：肝细胞核因子 4A；*HNF1A*：肝细胞核因子 1A；*INSR*：胰岛素受体；*KCNJ*：内向整流型钾离子通道亚家族 J；*UCP*：线粒体解偶联蛋白

五、治疗

治疗的目的是在正常的饮食下使血糖维持在正常范围内。

1. 持续喂养　对于高胰岛素血症伴高氨血症患者，需限制蛋白质摄入；静脉滴注葡萄糖，维持血糖在 3.0mmol/L 以上。

2. 药物治疗　二氮嗪是治疗 CHI 的首选药物。它与 ATP 敏感性钾通道的磺酰脲类受体 1

(SUR1)亚单位结合，使钾通道处于开放状态，抑制胰岛素的分泌。二氮嗪用量为 5~15mg/(kg·d)，分 2~3 次口服。其他药物包括奥曲肽、胰高血糖素、硝苯地平等。

3. 手术治疗　对于药物治疗无效者应选择手术治疗，手术前需行 ^{18}F-DOPA 核素扫描确定病灶类型和位置。局灶型 CHI 可通过切除病灶使 CHI 得到治愈。弥漫型 CHI 患者如药物治疗无效，需行胰腺大部切除术(95%~98%)。约 1/3

弥漫型患者可通过手术治疗改善血糖。随访结果提示在接受胰腺大部切除患者中，47%的患者在10~20岁出现糖尿病。其他来自欧洲的研究显示，胰腺大部切除手术导致91%以上患者发生糖尿病。发生胰腺外分泌功能障碍者约占39%~49%，此类患者应补充胰酶。

六、预后

疾病预后与患者病情严重程度，治疗开始早晚有关。目前文献统计约半数患者存在脑损伤。部分患者在儿童期或青春期可能演变为糖尿病，目前其机制尚不完全明确。

七、未来展望

关于CHI诊断及治疗的研究正在不断进步，基因诊断已经成为CHI临床诊疗决策中不可或缺的一部分。但全外显子组测序只能找到50%患者的致病基因突变，仍有约50%患者病因不明。推测内含子区和5′非翻译区（5′-UTR）基因突变也与本病有关，但全外显子组测序无法检测到。进一步寻找CHI的致病基因和对胰岛功能的深入研究是未来CHI发病机制研究的一个主要发展方向。另外，在ABCC8基因突变的CHI患者中，仍有50%内科治疗无效，不得不进行胰腺大部切除。多项临床研究着眼于开发新的药物以治疗ATP依赖钾通道相关高胰岛素血症（ATP-sensitive potassium channel hyperinsulinism，KATP-HI），避免胰腺大部切除术带来的副作用。由于ATP敏感性钾通道的活性受到镁离子等其他因素影响，理想的ATP敏感性钾通道开放剂的筛选成为难点。更理想的药物、新的简便的影像学检查方法以及发现更多致病基因是下一步的研究方向。

（苏　畅　巩纯秀）

第三节　肝豆状核变性

一、定义及历史沿革

肝豆状核变性（hepatolenticular degeneration，HLD）（OMIM #277900），1912年由Samuel Wilson医生首先报道，故又称为Wilson病（Wilson disease，WD），是一种常染色体隐性遗传病，由于ATP7B基因突变导致体内铜离子转运及排泄障碍，铜在肝脏、神经系统、角膜、肾脏等脏器蓄积，出现一系列临床表现。

二、流行病学及发病机制

肝豆状核变性在人群中的发生率为1/30 000~1/5 000，ATP7B基因突变携带率为1/90，近年来不同研究表明，其实际发病率可能更高。如果不治疗，疾病发展可致命；如果早期诊断和治疗，患者可有正常的生活和寿命。

ATP7B基因位于13q14.3，全长80kb，含21个外显子，cDNA长4 233bp，编码1 411个氨基酸。基因产物即ATP7B酶，为铜转运β多肽ATP酶，主要在肝脏和肾脏中表达。

人体每天从饮食中摄入1~2mg铜，其中约25%的铜在胃和小肠上部被吸收，通过门静脉转运至肝细胞。在肝细胞内，85%~95%的铜离子在铜转运β多肽ATP酶的介导下，直接从胆小管分泌排出体外；少量铜离子与铜伴侣蛋白结合，被转运至高尔基体，在铜转运β多肽ATP酶的作用下，与前铜蓝蛋白结合生成铜蓝蛋白（ceruloplasmin，CER），进入血液，转运至各组织细胞发挥生理作用。

ATP7B基因突变可导致铜转运β多肽ATP酶功能障碍，造成铜离子在肝细胞内既不能通过胆汁排出体外，又不能与前铜蓝蛋白结合形成铜蓝蛋白。大量铜离子在肝细胞溶酶体内堆积，损害溶酶体使其内大量氧化酶直接破坏肝细胞膜导致铜离子外溢进入血液。肝脏是本病最早受累的器官，而血液中游离铜增高还可造成中枢神经系统、肾脏、骨关节、血液、心脏、眼睛和内分泌等系统受损。

实验室检查可有肝功能异常、头颅MRI改变、铜蓝蛋白降低、24小时尿铜（24 hours urine copper，24hUCu）升高和ATP7B基因致病变异等。

三、临床表现

肝豆状核变性可累及全身多个脏器，临床表现多样。发病年龄多为3~60岁，也有8个月及70多岁发病的患者报道。儿童患者多以肝脏受累为首发表现，青少年及成人患者以神经系统受累为首发症状的较多。通常以确诊时患者受累的脏器不同，在临床上分为肝脏型、神经型或混合型肝豆状核变性。

（一）肝脏

肝脏是铜代谢的重要脏器，也是 ATP7B 基因表达的主要器官。肝脏受累的表现主要包括 4 种。①无症状转氨酶升高：患者常因为健康查体或外伤等疾病检查偶然发现转氨酶升高，学龄前期确诊的患者大多表现为无症状转氨酶升高；②慢性活动性肝炎：患者可因乏力、恶心、腹痛、黄疸、关节痛或皮疹等就诊，进一步检查发现肝功能异常；③肝硬化：患者可表现为脾大、门静脉高压、双下肢水肿、腹水、血三系（外周血红细胞、白细胞、血小板）减少、低白蛋白血症和凝血功能异常等；④急性肝衰竭：患者表现为肝性脑病、血氨增高、肝酶中度升高，常进行性发展为肝衰竭等。

（二）神经系统

以神经系统症状为首发的患者一定有肝脏受累，少数可表现为无症状或隐匿型肝脏损害。

神经系统受累主要表现为锥体外系、小脑或小脑相关的症状。假性延髓麻痹表现为说话困难、吞咽困难、流口水等；锥体外系受累可表现为肢体肌张力障碍、步态改变、书写异常等；小脑受累表现包括步态不稳、动作不协调、急性头部和四肢抖动等；构音障碍可由共济失调、发声弱、肌强直等多种原因造成；精神行为异常可表现为多动、注意力不集中、多疑、抑郁、淡漠、强迫、怪异行为和学习或工作表现异常等。

（三）肾脏

肾脏受累早期没有任何临床表现，当有大量蛋白尿时，可出现水肿和腹水等，肾衰竭时可有高血压、少尿等表现。

（四）血液

血液系统受累可表现为非免疫性溶血性贫血，继发于肝硬化门静脉高压的脾功能亢进和血三系减少时，可出现皮下出血等凝血功能异常表现。

（五）其他

其他相对少见的表现还包括骨关节炎、代谢性骨病、幼年多关节炎、心律失常、皮肤色素沉着、甲状腺功能亢进或减退、月经失调、反复流产或胚胎停育、妊娠期黄疸性肝炎等。角膜 K-F 环

是过量铜离子在脏器沉积的表现之一，不会给患者造成不适感觉。

（六）症状前患者

症状前患者是指患者被诊断时没有任何症状和体征，仅 ATP7B 基因检出 2 个等位基因致病变异，其他实验室检查均正常。症状前患者可因为家族史阳性而被早期诊断或因为其他疾病行基因二代测序分析时偶然发现被诊断，也有在产前诊断时宫内即被确诊。

四、辅助检查

（一）实验室检查

1. **常规检查** 肝功能检查可见肝酶、胆红素及胆汁酸水平升高，低蛋白血症，凝血功能异常和血氨升高等。肾脏受累可表现为尿 β_2 微球蛋白和 α_1 微球蛋白升高，微量白蛋白尿、血尿或蛋白尿，血清肌酐及尿素氮升高等。血液系统受累可出现溶血性贫血，肝硬化脾功能亢进时可有白细胞减少、血小板减少和贫血等。

2. **铜代谢相关检查** 直接反映体内铜代谢的实验室检查包括血铜、24 小时尿铜、肝脏铜含量和皮肤成纤维细胞培养铜含量等。间接反映 ATP7B 酶缺陷的检查包括铜蓝蛋白和铜氧化酶吸光度等。

临床上常用的实验室检查主要是铜蓝蛋白和 24 小时尿铜。绝大多数患者血铜蓝蛋白低于 0.2g/L（正常值为 20～58g/L），如果低于 0.1g/L 强烈提示肝豆状核变性。24 小时尿铜在成人患者中大于 100μg 为诊断标准之一，在儿童患者中大于 40μg 为诊断标准之一。

3. **铜代谢指标的影响因素** 其他可以导致铜蓝蛋白降低的原因包括家族性铜蓝蛋白缺乏症、Menkes 综合征（ATP7A 基因缺陷）、维生素 C 过量、铜缺乏、新生儿及 6 个月以下婴儿、肾病综合征、严重营养不良、失蛋白肠病。

ATP7B 基因 1 个突变携带者在人群中发生率约 1/90，约 50% 的携带者铜蓝蛋白水平低于正常下限，24 小时尿铜可达正常上限，青霉胺负荷试验 24 小时尿铜可升高超过正常上限，肝脏活检铜含量低于肝豆状核变性患者而较正常人增高。

可以造成铜蓝蛋白升高的疾病包括急慢性感染、淋巴瘤、妊娠和类风湿关节炎等免疫性疾病。

可致 24 小时尿铜增高的疾病包括慢性活动性肝炎、胆汁淤积和肝硬化等。

（二）影像学检查

1. 腹部超声、CT 或 MRI 检查　可表现为肝脏密度不均、肝增大、结节样改变、脾大等。

2. 头颅 MRI 检查　约 85% 神经型患者头颅 MRI 显示异常，主要累及基底节，也可出现中脑、脑桥、丘脑、小脑及额叶皮质等部位的异常信号，还可有不同程度的脑沟增宽、脑室扩大等。在神经系统症状出现之前，部分患者也可出现头颅 MRI 的异常改变。

3. 眼科裂隙灯检查　由于铜沉积于角膜后弹力层，在角膜与巩膜的内表面上出现绿色或金褐色的角膜色素环，即 K-F 环。有研究提示，肝脏型肝豆状核变性患者中 K-F 环阳性率为 55%，在神经型患者中 K-F 环阳性率高达 90%。在儿童无症状肝酶升高患儿中，K-F 环阳性率较低。其他可致角膜 K-F 环阳性的疾病包括自身免疫性肝炎、胆汁淤积性肝病等。

4. 肝脏活检病理学检查　肝脏最早的组织异常包括轻度脂肪变性、肝细胞内糖原化和局灶性肝细胞坏死。伴随着病程进展，可出现纤维化、肝硬化。

5. ATP7B 基因突变分析　点突变是最常见的突变形式，约 90% 的肝豆状核变性患者可以检出 2 个等位基因的致病变异；少于 5% 的患者存在外显子缺失。对于临床表现典型的患者，首选 Sanger 测序检测；表现不典型需要鉴别诊断的患者，可以选择全外显子分析等二代测序检测；通过测序分析仅检出一个变异的患者，建议行基因 MLPA 分析，以明确是否存在外显子缺失。

五、诊断与鉴别诊断

（一）诊断标准

肝豆状核变性的诊断主要依靠临床表现、辅助检查及基因分析。

根据国内 2008 年肝豆状核变性的诊断与治疗指南，患者具有锥体外系症状或肝病表现，同时满足 K-F 环阳性、血清铜蓝蛋白低于正常下限、24 小时尿铜大于 100μg（儿童 24 小时尿铜大于 40μg），可临床确诊为肝豆状核变性。对不符合以上诊断指标的患者，应进一步行 ATP7B 基因

突变检测，发现 2 个等位基因致病突变具有确诊价值。

（二）鉴别诊断

对于肝脏受累为主的患者，应与慢性病毒性肝炎、自身免疫性肝炎、非酒精性肝硬化、药物性肝损、原发性硬化性胆管炎、部分遗传性血色病、α_1 抗胰蛋白缺乏症和酒精性肝病等鉴别。

对于神经系统受累为主的患者，应与帕金森病、肌张力障碍、亨廷顿病、原发性震颤、神经退行性病变、中枢神经系统肿瘤及其他遗传代谢病鉴别。

六、治疗

治疗目的是通过减少铜摄入，阻止铜吸收，排出体内多余的铜，维持体内铜代谢平衡，避免肝移植或推迟肝移植的时间。一经诊断，应及早治疗，在医生指导下终身低铜饮食和药物治疗。

（一）铜螯合剂

可使血液和组织中过量游离铜从尿液中排出。

1. 青霉胺　首选一线治疗药物之一，可用于所有临床类型的肝豆状核变性患者，成人剂量为 750~1 000mg/d，最大剂量为 1 500mg/d，儿童剂量为 10~30mg/（kg·d），分 2~3 次服用，应从小剂量开始，每 3~4 天递增，维持治疗期建议 24 小时尿铜维持在 200~500μg。两餐之间服药，勿与锌剂或其他药物混服。青霉胺早期副作用主要表现为发热、皮疹、白细胞或血小板降低；在部分肝豆状核变性患者中，有可能出现神经系统症状或在原有基础上加重神经系统症状；远期副作用主要表现为肾损害、皮肤损害、味觉异常、多毛、药物性狼疮和骨髓抑制等。在急性期出现高热、剥脱性皮炎、严重中性粒细胞或/和血小板下降、神经系统症状明显加重，或在远期出现持续高滴度抗核抗体阳性或免疫病、大量蛋白尿时，建议暂停用药，对症治疗，综合评估药物副作用的控制状况和原发病进展程度，以决定是否继续用药。绝大多数青霉胺的副作用是可以通过密切监测而被发现的，及时发现，正确处理后是可以完全恢复的。

服用青霉胺时应补充维生素 B_6，剂量为每次 10mg，每天 2~3 次，可与青霉胺同服。

2. 曲恩汀　常作为青霉胺不耐受的二线用药。

国内尚无此药，国外推荐剂量为 900～2 700mg/d，分 3 次服用，维持量为 900～1 500mg/d。儿童剂量为 20mg/(kg·d)，分 2 次或 3 次，饭前 1 小时或饭后 3 小时服用。副作用与青霉胺相同，但发生率较低。

3. 二巯丁二酸胶囊　在国内常作为青霉胺不耐受的二线口服药。成人每次 0.5g，3 次 /d；儿童每次 10mg/kg，1 次 /8h。常见副作用包括恶心、呕吐、腹泻、食欲减退、稀便等胃肠道反应；偶见皮疹、血清转氨酶一过性升高和中性粒细胞减少等。

4. 二巯丙磺酸钠注射液　5mg/kg 溶于 5% 葡萄糖溶液 500ml 中缓慢静脉滴注，1 次 /d，6d 为 1 个疗程，2 个疗程之间休息 1～2d，连续注射 6～10 个疗程。副作用主要是食欲减退、轻度恶心、呕吐和发热，部分患者于治疗早期发生短暂神经系统症状加重。

（二）金属硫蛋白诱导剂

金属硫蛋白在小肠黏膜细胞中和铜结合，从而阻止铜离子进入血液循环，使铜通过粪便排出。

1. 锌剂　目前常用的锌制剂包括硫酸锌、葡萄糖酸锌、醋酸锌等。根据年龄和体重服用不同的剂量（元素锌）：成人（18 岁以上）剂量为 150mg/d，分 3 次口服；<5 岁者 50mg/d，分 2 次服用；5～15 岁者 75mg/d，分 3 次服用，应空腹服用，不与青霉胺同服。维持治疗时期 24 小时尿铜需 <100μg。副作用包括胃肠道刺激症状，无症状血清脂肪酶和 / 或淀粉酶升高，缺铁性贫血等。

2. 四硫钼酸盐　改善肝豆状核变性症状的作用与青霉胺相当，副作用则较青霉胺明显减少，国内尚无此药，国外多为实验用药，尚未商品化。

（三）不同临床分型用药

无症状肝酶升高患者的治疗或神经系统症状患者的维持治疗建议应用铜螯合剂或 / 和锌剂，单独应用锌剂治疗时需密切监测肝功能、24 小时尿铜、尿蛋白、尿微量蛋白等指标。有症状的患者的初始治疗选择铜螯合剂（青霉胺、曲恩汀）和锌剂。因为青霉胺在治疗过程中，有可能出现神经系统症状或在原有基础上加重神经系统症状，国外该比例为 10%～20%，国内该比例为 37%～50%，因此用药时，需从小剂量开始，缓慢加量，1～2 个月加至足量。如神经系统症状明显加重，需减量或停药，由青霉胺导致的神经系统症状多

数具有可逆性。如患者神经系统症状较重，可首选二巯丙磺酸钠注射液治疗。

1. 肝移植　当患者出现暴发性肝衰竭、失代偿性肝硬化、药物治疗无效或药物治疗不耐受时可考虑肝移植。有文献报道，肝移植可缓解难以控制的严重的神经系统症状。

2. 对症治疗　对于出现了神经、血液等系统症状的患者，可分别予对症治疗。

七、预后

肝豆状核变性是少数可被控制的遗传代谢病之一。如果早期诊断和正规治疗，患者可有正常的生活和寿命。若诊断或治疗不及时，可出现致死性肝硬化、肝衰竭等，或遗留严重的不可逆的神经系统后遗症。

八、遗传咨询与产前诊断

肝豆状核变性是常染色体隐性遗传病，通常父母均是致病变异的携带者，患者的同胞有 25% 可能性为患者。若患者的父母拟再次生育，建议妊娠前进行遗传咨询。产前诊断的必要条件是患者有明确的 ATP7B 基因 2 个等位基因致病变异。少数情况下，父母本人为肝豆患者，胎儿为患者的风险为 50%。罕见家庭父母双方均为肝豆患者，则胎儿 100% 为患者。通常在孕 11～13 周行绒毛穿刺或孕 17～22 周行羊水穿刺获取胎儿 DNA，针对家系中已知的 ATP7B 基因 2 个等位基因变异进行胎儿基因分析。

患者可以结婚，在准备生育之前，应行遗传咨询。同一家系中的其他患者和突变携带者，应进行遗传咨询。

（邱正庆）

第四节　典型病例：肝豆状核变性

一、接诊场景

三甲医院儿科。女，9 岁，家长带入诊室。

二、病史

患儿 5 个月前无明显诱因出现双下肢可凹性水肿，晨轻暮重，颜面部、眼睑等处不肿，伴乏力，

无尿中泡沫增多，无尿量减少，无心慌气短，无发热，无易怒、淡漠等性格改变。1个月前行血常规检查，未见异常。2天前行尿常规、甲状腺功能检查，结果均正常。

患儿既往无其他特殊疾病，无药物过敏史，未接触有毒有害物质，无特殊药物服用史，家里也没有人患类似疾病。

三、查体

体重30kg，身高133cm。生命体征平稳，发育正常，营养中等。全身皮肤偏暗，无明显黄染、皮疹及出血点，浅表淋巴结未及。无肝掌，颜面及双眼睑无水肿，眼球无凸出及凹陷，甲状腺无肿大。心肺查体未见异常。腹稍膨隆，无腹壁静脉曲张，无压痛，肝肋下2cm，质中，脾肋下未及，移动性浊音阴性。双小腿水肿，压之可凹。

四、首次面诊临床思路

学龄期女童，慢性病程。主要表现为双小腿对称可凹性水肿，伴乏力。查体：全身皮肤偏暗，腹部稍膨隆，肝脏肋下2cm。血常规、尿常规、甲状腺功能正常。水肿的病因需考虑以下因素：①肾脏疾病，如肾病、肾炎；②肝脏疾病致低白蛋白血症；③心脏疾病，如心力衰竭、缩窄性心包炎；④营养不良；⑤内分泌疾病，如甲状腺功能低下致黏液性水肿，皮质醇增多等；⑥变态反应；⑦静脉梗阻、淋巴回流受阻。故需完善相关检查，查找是否存在以上原因。

尿常规+沉渣、肾功能均未见异常。

心脏彩色超声检查：心脏结构及功能未见异常。

双下肢静脉彩色超声检查未见异常。

凝血功能检查：凝血酶原时间（PT）26.9s（参考值10.4～12.6s），活化部分凝血活酶时间（APTT）68.0s（参考值22.7～31.8s），INR 2.30，纤维蛋白原（Fbg）1.47g/L（参考值1.8～3.5g/L）。

肝功能检查：谷丙转氨酶55U/L，谷草转氨酶73U/L，总胆红素16.6μmol/L，结合胆红素12.4μmol/L，总胆汁酸61.7μmol/L，白蛋白18g/L。

血氨检测：53μmol/L。

腹部超声检查：肝剑突下2.2cm，肋下2cm，右肝斜径11.5cm，肝回声增粗。胆囊大小4.2cm×1.1cm，壁毛糙、增厚，厚0.4cm，胆囊内仅见少量胆汁液性暗区；胆囊未充盈，需考虑为肝功能异常所致。胆总管内径0.4cm，门静脉主干内径0.9cm。脾厚3.6cm，肋下及边，长11.3cm。双肾、肾盂、肾盏未见异常。

五、再次就诊临床思路

辅助检查提示肝功能异常，考虑水肿主要由于肝功能异常所致。肝功能异常的原因需考虑感染性，淤血性，药源性或中毒性，血液病或肿瘤，自身免疫性疾病，遗传代谢性疾病。该患儿无发热，血常规正常，无感染表现，血管超声无血栓提示，未接触有毒有害物质，无特殊药物服用史，目前考虑遗传代谢性疾病可能性大。首先想到的是肝豆状核变性。其他鉴别诊断还需完善骨髓穿刺、甲胎蛋白检测，以及自身免疫性肝炎抗体检测，以除外自身免疫性疾病。根据中国2008年肝豆状核变性的诊断与治疗指南，该病临床诊断需有锥体外系症状或肝病症状，同时K-F环阳性，血清铜蓝蛋白降低，24小时尿酮>100μg（儿童>40μg）。如果不能满足临床诊断标准，可以行基因分析，检出2个致病变异即可确诊。进一步完善眼科检查、铜蓝蛋白、24小时尿铜及*ATP7B*基因检测。

六、最终确诊

眼科检查未见K-F环，铜蓝蛋白0.02g/L，24小时尿铜592.6μg。头颅MRI未提示异常。尿β_2微球蛋白升高。*ATP7B*基因发现2个等位基因致病突变。诊断肝豆状核变性，肝硬化，肝功能失代偿，低白蛋白血症，凝血功能异常，胆汁淤积，肾小管受累。给予低铜饮食，硫酸锌和青霉胺药物治疗，并长期随诊。

（邱正庆）

参 考 文 献

[1] 刘怡,刘玉鹏,张尧,等. 中国 1003 例甲基丙二酸血症的复杂临床表型、基因型及防治情况分析 [J]. 中华儿科杂志, 2018, 56(6): 414-420.

[2] 中华预防医学会出生缺陷预防与控制专业委员会新生儿筛查学组, 中华医学会儿科学分会临床营养学组, 中华医学会儿科学分会内分泌遗传代谢学组, 等. 单纯型甲基丙二酸尿症饮食治疗与营养管理专家共识 [J]. 中国实用儿科杂志, 2018, 33(7): 481-486.

[3] 中华医学会神经病学分会帕金森病及运动障碍学组. 肝豆状核变性的诊断与治疗指南. 中华神经科杂志, 2008, 41(8): 566-569.

[4] Ala A, Walker AP, Ashkan K, et al. Wilson's disease. Lancet, 2007, 369(9559): 397-408.

[5] Bandmann O, Weiss KH, Kaler SG. Wilson's disease and other neurological copper disorders[J]. Lancet Neurol, 2015, 14(1): 103-113.

[6] Abuduxikuer K, Li LT, Qiu YL, et al. Wilson disease with hepatic presentation in an eight-month-old boy. World J Gastroenterol, 2015, 21(29): 8981-8984.

[7] Roberts EA, Schilsky ML, American Association for Study of Liver Diseases (AASLD). Diagnosis and treatment of Wilson disease: an update[J]. Hepatology, 2008, 47(6): 2089-2111.

[8] European Association for Study of Liver. EASL Clinical Practice Guidelines: Wilson's disease. J Hepatol, 2012, 56(3): 671-685.

[9] Fraser JL, Venditti CP. Methylmalonic and propionic acidemias: clinical management update. Curr Opin Pediatr, 2016, 28(6): 682-693.

[10] Senniappan S, Shanti B, James C, et al. Hyperinsulinaemic hypoglycaemia: genetic mechanisms, diagnosis and management. J Inherit Metab Dis, 2012, 35(4): 589-601.

[11] Stanley CA. Perspective on the genetics and diagnosis of congenital hyperinsulinism disorders. J Clin Endocrinol Metab, 2016, 101(3): 815-826.

[12] Galcheva S, Demirbilek H, Al-Khawaga S, et al. The genetic and molecular mechanisms of congenital hyperinsulinism. Front endocrinol (Lausanne), 2019, 10: 111.

[13] Galcheva S, Al-Khawaga S, Hussain K. Diagnosis and management of hyperinsulinaemic hypoglycaemia. Best Pract Res Clin Endocrinol Metab, 2018, 32(4): 551-573.

[14] Yorifuji T, Horikawa R, Hasegawa T, et al. Clinical practice guidelines for congenital hyperinsulinism. Clin Pediatr Endocrinol, 2017, 26(3): 127-152.

[15] Kharade SV, Nichols C, Denton JS. The shifting landscape of KATP channelopathies and the need for 'sharper' therapeutics. Future Med Chem, 2016, 8(7): 789-802.

中英文名词对照索引

Ⅳ型胶原蛋白 α1 链	collagen type IV alpha 1 chain，*COL4A1*	239
17α- 羟化酶和 17,20- 裂解酶缺乏症	17 alpha-hydroxylase/17,20-lyase deficiency，17OHD	319
21 三体综合征	trisomy 21 syndrome	79
22q11 缺失综合征	22q11 deletion syndrome，22q11 DS	88
3′ 非翻译区	3′-untranslated region，3′-UTR	119
5′ 非翻译区	5′-untranslated region，5′-UTR	18，119
Apert 综合征	Apert syndrome	399
C3 转化酶衰变加速因子	decaying accelerating factor，DAF（CD55）	305
C 显带	C-banding	148
DNA 复制	DNA replication	118
DNA 交联剂	DNA cross-linking agent	310
DNA 结合蛋白	DNA-binding protein	22
DNA 纤维荧光原位杂交	DNA fiber-FISH	149
DNA 元件百科全书	The Encyclopedia of DNA Elements，ENCODE	16
GT-AG 法则	GT-AG rule	117
GTP 酶激活蛋白结合结构域	GTPase-activating protein binding domain，GAP domain	226
G 显带	G-binding	146
Ham 试验	Ham test	306
IgG4 相关性疾病	IgG4-related disease，IgG4-RD	370
Kindler 综合征	Kindler syndrome，KS	415
Klinefelter 综合征	Klinefelter syndrome	84
Klippel-Feil 综合征	Klippel-Feil syndrome	391
Leigh 综合征	Leigh syndrome，LS	109
MRKH 综合征	Mayer-Rokitansky-Küster-Hauser syndrome	319，324
Muckle-Wells 综合征	Muckle-Wells syndrome，MWS	365
NLRP3 相关自身炎症性疾病	NLRP3-associated autoinflammatory syndrome，NAAS	365
N 显带	N-banding	148
Prader-Willi 综合征	Prader-Willi syndrome，PWS	89，138
QQ 图	QQ plot	196
RNA 干扰	RNA interference，RNAi	19
R 显带	R-binding	147
Sanger 测序	Sanger sequencing	126

Sézary 综合征	Sézary syndrome，SS	428
SLCO2A1 基因相关慢性肠病	chronic enteropathy associated with the SLCO2A1 gene，CEAS	269
TBX6 相关性先天性脊柱侧凸	TBX6-associated congenital scoliosis，TACS	390
Treacher Collins 综合征（特雷彻·柯林斯综合征）	Treacher Collins syndrome，TCS	449
Turner 综合征	Turner syndrome	82
Waardenburg 综合征	Waardenburg syndrome，WS	453
X 连锁的 AHC	X-linked AHC，XLA	341
X 连锁无丙种球蛋白血症	X-linked agammaglobulinemia，XLA	354
X 连锁显性遗传	X-linked dominant inheritance，XLD	94
X 连锁隐性遗传	X-linked recessive inheritance，XLR	94
X 染色体失活	X chromosome inactivation	101
Y 连锁遗传	Y-linked inheritance，YL	94

A

癌症组学	canceromics	13
鞍区生殖细胞肿瘤	germ cell tumor，GCT	345

B

靶向测序	gene panel sequencing	125
白细胞介素 -18	interleukin-18，IL-18	487
百慕大原则	Bermuda Rules	15
摆动假说	wobble hypothesis	119
"半椎体代偿"现象	hemimetameric shift	390
半保留复制	semiconservative replication	118
半不连续复制	semidiscontinuous replication	118
半合子	hemizygote	93
伴发热和脂肪萎缩的慢性非典型中性粒细胞皮病	chronic atypical neutrophilic dermatosis with lipodystrophy and elevated temperature syndrome，CANDLE	368
伴皮质下梗死和白质脑病的常染色体显性遗传性脑动脉病	cerebral autosomal dominant arteriopathy with subcortical infarcts and leukoencephalopathy，CADASIL	237
胞嘧啶	cytosine，C	117
胞外 RNA	extracellular RNA，exRNA	19
胞质磷脂酶 A$_2$-α	cytoplasmic phospholipase A$_2$-α，cPLA$_2$-α	270
保护素	protectin	305
贝克肌营养不良	Becker muscular dystrophy，BMD	138，228
比较基因组杂交	array comparative genome hybridization，array CGH	150
变性高效液相色谱	denaturing high performance liquid chromatography，DHPLC	143
标记染色体	marker chromosome	77

表观基因组	epigenome	18
表现度	expressivity	97
表型	phenotype	93
表型组	phenome	13
表型组学	phenomics	13
丙酸血症	propionic acidemia，PA	37
病原基因组学	pathogenomics	20
波伊茨 - 耶格综合征	Peutz-Jeghers syndrome	37
卟啉症	porphyria	37
补体调节蛋白	complement regulatory protein	304
补体抑制剂	complement inhibitor	304
哺乳动物雷帕霉素靶蛋白	mammalian target of rapamycin，mTOR	36，226
不平衡结构变异	unbalanced structural variation	122
不完全外显	incomplete penetrance	64，97
不完全显性	incomplete dominance	100

C

草图	draft map	23
插入	insertion	78
产前筛查	prenatal screening	54
产前诊断	prenatal diagnosis	54
长链非编码 RNA	long non-coding RNA，lncRNA	19
长期间歇性肾脏替代治疗	prolonged intermittent renal replacement therapy，PIRRT	487
肠 - 脑轴线	gut-brain axis	20
常见或复杂疾病	common or complex diseases	24
常染色体显性遗传	autosomal dominant inheritance，AD	94
常染色体显性遗传多囊肾病	autosomal dominant polycystic kidney disease，ADPKD	286
常染色体隐性遗传	autosomal recessive inheritance，AR	94
常染色体隐性遗传多囊肾病	autosomal recessive polycystic kidney disease，ARPKD	286
常染色质	euchromatin	70
成簇的规律间隔的短回文重复序列 / CRISPR 相关	clustered regularly interspaced short palindromic repeats/ CRISPR-associated，CRISPR/Cas	200
成纤维细胞生长因子 23	fibroblast growth factor 23，FGF23	348
迟发性皮肤卟啉症	porphyria cutanea tarda，PCT	412
持续性低效血液透析	sustained low-efficiency dialysis，SLED	487
齿龈炎	gingivitis	314
重叠基因	overlapping gene	19
重叠克隆	clone-by-clone	15
垂体瘤卓越诊疗中心	pituitary tumor centers of excellence，PTCOE	37
纯合子	homozygote	62，93

从性性状	sex-influenced trait	64
促肾上腺皮质激素	adrenocorticotropic hormone，ACTH	340
错构瘤蛋白	hamartin	226
错义突变	missense mutation	120

D

大肠埃希菌	*Escherichia coli*，*E. coli*	16
大规模平行高通量测序技术	massively parallel high-throughtput，MPH	20
大前庭水管综合征	large vestibular aqueduct syndrome，LVAS 或 enlarged vestibular aqueduct syndrome，EVAS	446
大数据	big data	14
代谢物组	metabolome	13
代谢物组学	metabolomics	13
带	band	148
单纯型大疱性表皮松解症	epidermolysis bullosa simplex，EBS	415
单泛素化	monoubiquitinated	310
单分子测序	single molecule sequencing	177
单核苷酸多态性	single nucleotide polymorphism，SNP	20，180
单核苷酸多态性微阵列	single nucleotide polymorphism array，SNP array	150
单基因病	monogenic disease	59，63，93
单基因缺陷	single gene defect	36
单亲二体	uniparental disomy，UPD	63，102
单体型	haplotype	180
胆盐排泄泵	bile salt export pump，BSEP	265
蛋白酶体相关的自身炎症性疾病	proteasome-associated autoinflammatory syndrome，PRAAS	368
倒位	inversion	77，122
等臂染色体	isochromosomes	76
等位基因	allele	93
等位基因脱扣	allele drop-out，ADO	182
等位基因异质性	allelic heterogeneity	105
低促性腺激素型性腺功能减退症	hypogonadotropic hypogonadism，HH	340
地球生物基因组学计划	The Earth Biogenome Project	24
第二代测序	new generation sequencing，NGS	22
第三代测序	third generation sequencing	177
颠换	transversion	120
典型孟德尔病	typical Mendelian disorder	63
点突变	point mutation	120
淀粉样变	amyloidosis	211
调控组	regulatome	14，22
定位克隆	positional cloning	181
定位克隆鸟枪法	mapped-clone shotgun	15
动态突变	dynamic mutation	64，102，121

毒伞素	virotoxins	484
端粒	telomere	19
短臂	p	148
短串联重复序列	short tandem repeat，STR	180
断裂基因	split gene	117
对数优势比	logarithm of the odd score 或 LOD score，LOD 值	182
多发性内分泌腺瘤病 1 型	multiple endocrine neoplasia type 1，MEN1	340
多基因病	polygenic diseases	59，190
多态性	polymorphism	93，180
多态性信息量	polymorphism information contents，PIC	180
多学科团队	multiple disciplinary teamwork，MDT	35
多因子病	multifactorial disease	190
多重连接探针扩增	multiplex ligation-dependent probe amplification，MLPA	136，229，343，410

E

鹅膏毒肽	amatoxins	484
二次打击	second hit	64
二代测序	next-generation sequencing，NGS	229
二级预防	secondary prevention	54

F

翻译	translation	118
翻译组分析	translatome analysis	22
反向斑点杂交	reverse dot blot，RDB	145
反向遗传学	reverse genetics	181
反应性溶血膜抑制物	membrane inhibitor of reactive lysis，MIRL	305
范科尼贫血	Fanconi anemia	37
放射自显影	autoradiography	21
非编码 RNA	non-coding RNA，ncRNA	19
非典型孟德尔病	atypical Mendelian disorder	63
非甾体抗炎药肠病	NSAID enteropathy	271
非致密化心肌与致密化心肌	non-compacted to compacted，NC：C	477
肺动脉高压	pulmonary arterial hypertension，PAH	219
肺泡蛋白沉积症	pulmonary alveolar proteinosis，PAP	247
肺炎	pneumonia	314
分子克隆	molecular cloning	21
风湿性疾病	rheumatic disease	353
枫糖尿症	maple syrup urine disease，MSUD	37
父亲年龄效应	paternal age effect	98
复发性多软骨炎	relapsing polychondritis，RP	377
复合杂合子	compound heterozygote	62，93
复杂性疾病	complex disease	59

复制显带	replication banding	148

G

钆剂延迟增强	late gadolinium enhancement，LGE	479
改善全球肾脏病预后组织	Kidney Disease: Improving Global Outcomes，KDIGO	486
干扰 RNA	interfering RNA，iRNA	19
肝豆状核变性	hepatolenticular degeneration，HLD	37，483
肝窦状隙阻塞综合征	sinusoidal obstruction syndrome，SOS	485
肝小静脉闭塞症	hepaticveno-occlusive disease，HVOD	485
高 IgD 综合征	hyperimmunoglobulinemia D syndrome，HIDS	364
高分辨显带	high resolution-binding	147
高流量鼻导管给氧	nasal high flow oxygen，NHFO	475
高鸟氨酸血症 - 高氨血症 - 同型瓜氨酸尿症	hyperornithinaemia-hyperammonaemia-homocitrullinuria syndrome	482
高通量测序	high-throughput sequencing	123
高温需求丝氨酸蛋白酶 A1	high temperature requirement serine peptidase A1，*HTRA1*	239
高胰岛素血症性低血糖症	hyperinsulinism hypoglycemia，HH	493
公正	justice	31
功能失去突变	loss-of-function mutation	226，231
共济失调毛细血管括张症	ataxia telangiectasia	310
共显性	codominance	100
古 DNA 组学	ancient-DNA-omics，或 aDNA	14
骨髓衰竭	bone marrow failure	309，353
骨髓移植	bone marrow transplantation，BMT	307
骨髓造血衰竭	bone marrow failure	304
骨髓增生异常综合征	myelodysplastic syndrome，MDS	309
瓜氨酸血症	citrullinemia	37
寡基因病	oligogenic disease	64
关节挛缩 - 肌肉萎缩 - 贫血 - 脂膜炎性脂肪萎缩综合征	joint contractures, muscular atrophy, microcytic anemia, and panniculitis induced lipodystrophy syndrome，JMP	368
鬼笔毒肽	phallotoxins	484
国际癌症基因组计划	International Cancer Genome Project，ICGP	16，24
国际癌症基因组协作组	International Cancer Genome Consortium，ICGC	24
国际千人基因组计划	International 1000 Genomes Project，G1K 计划	16
国际人类基因组测序协作组	International Human Genome Sequencing Consortium，IHGSC	15

H

韩 - 许 - 克病	Hand-Schüller-Christian disease，HSC	420
罕见病	rare diseases	57

核基因组	nucleic genome	59
核内复制	endoreduplication	74
核内有丝分裂	endomitosis	74
核仁小 RNA	small nucleolar RNA，snoRNA	19
核受体亚家族 0 B 组成员 1	nuclear receptor subfamily 0 group B member 1，*NR0B1*	341
核糖体保护	ribosome protection，RP	22
核小体	nucleosome	70
核心家系	nucleic family	175，182
核型分析	karyotype analysis	146
黑斑息肉综合征	Peutz-Jeghers syndrome，PJS	462
黑腹果蝇	*Drosophila melanogaster*	16
亨廷顿病	Huntington disease，HD	20
亨廷顿舞蹈症	Huntington chorea	20
红细胞生成性原卟啉症	erythropoietic protoporphyria，EPP	412
宏基因组	metagenome	13
宏基因组学	metagenomics	13
互助	solidarity	32
滑膜炎、痤疮、脓疱病、骨肥厚和骨髓炎综合征	synovitis，acne，pustulosis，hyperostosis osteomyelitis syndrome，SAPHO 综合征	353，380
化学降解末端终止法	sequencing by chemodegradation	21
环境中游离微生物	environmental/ecological DNA	23
环腺苷酸	cyclic adenosine monophosphate，cAMP	347
环氧合酶 -2	cyclooxygenase-2，COX-2	270
环状染色体	ring chromosomes	76
黄疸	jaundice	306
黄瘤病性垂体炎	xanthomatous hypophysitis	344
获得性血友病	acquired hemophilia	302

J

肌萎缩侧索硬化	amyotrophic lateral sclerosis，ALS	233
肌阵挛癫痫伴破碎红纤维综合征	myoclonic epilepsy with ragged red fibre，MERRF	109
基因	gene	57
基因变异	gene variation	59
基因表达	gene expression	118
基因的"沙漠"区	gene-poor region	18
基因定位克隆	positional cloning	179
基因多效性	gene pleiotropism	106
基因分型	genotyping	14
基因间序列	intergenic sequences	18
基因密集区	gene-rich region	18
基因突变	gene mutation	120
基因型	genotype	62，93

基因治疗	gene therapy	163
基因组	genome	59
基因组病	genomic disorders	87
基因组印记	genomic imprinting	103
基因座异质性	locus heterogeneity	105
急性肝衰竭	acute liver failure，ALF	482
急性冠脉综合征	acute coronary syndrome，ACS	476
急性肾衰竭	acute renal failure，ARF	485
急性肾损伤	acute kidney injury，AKI	485
急性髓细胞性白血病	acute myelogenous leukemia，AML	308
急性心力衰竭	acute heart failure，AHF	475
疾病组	diseasome	13
疾病组学	diseasomics	13
加 A 位点	polyadenylation site	18
加 A 信号	polyadenylation signal	18
加帽	capping	119
加尾	tailing	119
家系基因检测	pedigree genetic testing	36
家族性地中海热	familial Mediterranean fever，FMF	363
家族性高胆固醇血症	familial hypercholesterolemia，FH	215
家族性寒冷性自身炎症综合征	familial cold autoinflammatory syndrome，FCAS	365
甲基化特异性 MLPA	methylation-specific MLPA，MS-MLPA	136
甲状腺素运载蛋白	transthyretin，TTR	478
假基因	pseudogene	19
假肿瘤	pseudotumor	301
间变性淋巴瘤激酶	anaplastic lymphoma kinase，ALK	430
间歇性血液透析	intermittent hemodialysis，IHD	487
减数分裂	meiosis	72
剪接	splice	119
剪接供体位点	5′ splicing donor site	117
剪接受体位点	3′ splicing acceptor site	117
剪接体	spliceosome	119
剪接组	splicome	18
简并性	degeneracy	119
简单序列重复	simple sequence repeat，SSR	180
碱基对	base pair，bp	117
降低的外显率	reduced penetrance	97
交界型大疱性表皮松解症	junctional epidermolysis bullosa，JEB	415
结构变异	structural variation	122
结节性硬化症	tuberous sclerosis complex，TSC	225，463
姐妹染色单体	sister chromatid	70
界标	landmark	148
近亲婚配	consanguineous marriage	101
进行性肌萎缩	progressive muscular atrophy，PMA	233

进行性家族性肝内胆汁淤积症	progressive familial intrahepatic cholestasis, PFIC	37, 265
进行性假肥大性肌营养不良	Duchenne muscular dystrophy, DMD	138, 228
进行性延髓麻痹	progressive bulbar palsy, PBP	233
经典型 PNH	classical PNH	306
精细图	fine map	24
静脉注射免疫球蛋白	intravenous immunoglobulin, IVIG	356
巨颌症	cherubism	460
巨细胞性心肌炎	giant cell myocarditis, GCM	479
聚丙烯酰胺凝胶电泳	polyacrylamide gel electrophoresis, PAGE	21

K

咖啡牛奶斑	*café au lait spots*	308
卡尔曼综合征	Kallmann syndrome, KS	334
抗中性粒细胞自身抗体	anti-neutrophil autoantibodies	315
拷贝数变异	copy number variation, CNV	20, 87, 122, 180
可变表现度	variable expressivity	64, 97
可读框	open reading frame, ORF	121
克罗恩病	Crohn's disease, CD	269
肯定携带者	obligate carrier	100
快乐木偶综合征	Angelman syndrome, AS	91

L

莱昂化	Lyonization	63
莱特勒 - 西韦病	Letterer-Siwe disease, LSD	420
朗格汉斯细胞组织细胞增生症	Langerhans cell histiocytosis, LCH	344, 420
酪氨酸血症	tyrosinemia	37
雷帕霉素	rapamycin	227
冷炎素相关周期热综合征	Cryopyrin-associated periodic syndrome, CAPS	365
厘摩	centimorgan, cM	15, 180
粒细胞集落刺激因子	granulocyte colony-stimulating factor, G-CSF	313
粒细胞 - 巨噬细胞集落刺激因子	granulocyte-macrophage colony stimulating factor, GM-CSF	247
连接组	connectome	13
连接组学	connectomics	13
连锁不平衡	linkage disequilibrium, LD	196
连锁分析	linkage analysis	179
连锁相	linkage phase	182
连续性肾脏替代治疗	continuous renal replacement therapy, CRRT	487
联合国教育、科学及文化组织	United Nations Educational, Scientific and Cultural Organization, UNESCO	23
联合免疫缺陷病	combined immunodeficiency disease	356
镰状细胞贫血	sickle cell anemia	20

良性复发性肝内胆汁淤积	benign recurrent intrahepatic cholestasis，BRIC	266
临床基因组学	clinicogenomics	13
临床组	clinicome	13
淋巴管肌瘤病	lymphangiomyomatosis，LAM	36
淋巴细胞性垂体炎	lymphocytic hypophysitis	344
磷脂酰肌醇聚糖 A 基因突变	*PIGA* gene mutation	304
颅骨锁骨发育不全	cleidocranial dysplasia，CCD	460
卵巢睾丸性性发育异常	ovo-testicular disorders of sex development，OT-DSD	320
伦理	ethics	25
伦理责任	ethical responsibility	33
罗伯逊易位	Robertsonian translocation	77

M

马铃薯球蛋白	tuberin	226
曼哈顿图	Manhattan plot	196
慢性非特异性多发性溃疡性小肠病	chronic nonspecific multiple ulcers of the small intestine，CNSU	269
慢性肉芽肿病	chronic grannlomatous disease，CGD	362
慢性心力衰竭急性失代偿	acute decompensated heart failure，ADHF	475
慢性婴儿神经皮肤关节综合征	chronic infantile neurological cutaneous and articular syndrome，CINCA	365
猫叫综合征	cri du chat syndrome	86
毛细管	capillary	20
孟德尔病	Mendelian disorder	93
泌乳素	prolactin，PRL	349
免疫组	immunome	13
膜攻击复合物抑制因子	membrane attack complex inhibition factor，MACIF	305

N

内含子	intron	117
纳米孔测序	nanopore sequencing	22
钠离子 - 牛磺胆酸协同转运蛋白	sodium taurocholate co-transporter，NTCP	484
囊性纤维化	cystic fibrosis	255
囊性纤维化跨膜传导调节因子	cystic fibrosis transmembrane conductance regulator，*CFTR*	255
拟常染色体配对区	pseudoautosomal paired regions	94
拟南芥	*Arabidopsis thaliana*	16
酿酒酵母	*Saccharomyces cerevisiae*	16
鸟氨酸氨甲酰胺基转移酶缺乏症	ornithine trans-carboxylase deficiency，OTCD	37
鸟嘌呤	guanine，G	117
鸟枪法	shotgun sequencing	15
尿卟啉原脱羧酶	uroporphyrinogen decarboxylase，UROD	412
尿激酶型纤溶酶原激活剂受体	urokinase plasminogen activator receptor，uPAR	305

| 尿液相二次离子质谱法 | liquid secondary ion mass spectrometry，LSIMS | 267 |
| 努南综合征 | Noonan syndrome，NS | 336 |

P

胚（或种）系突变	germline mutation	59
胚胎型横纹肌肉瘤	embryonal rhabdomyosarcoma	333
胚胎植入前遗传学诊断	preimplantation genetic diagnosis，PGD	53
皮肤定向治疗	skin-directed therapy，SDT	427
皮肤 - 骨骼低磷血症综合征	cutaneous skeletal hypophosphatemia syndrome，CSHS	349
皮肤淋巴细胞相关抗原	cutaneous lymphocyte-associated antigen，CLA	430
皮肤脓肿	skin abscesses	314
平衡结构变异	balanced structural variation	122
破碎红纤维	RRF	111

Q

脐炎	omphalitis	314
启动子	promoter	117
起始密码子突变	initiation codon mutation	121
嵌合体	mosaic	75
嵌合现象	mosaicism	63，72
亲本印记	parental imprinting	103
亲毛囊性蕈样肉芽肿	folliculotropic mycosis fungoides，FMF	425
区	region	148
躯体畸形	somatic malformations	308
全肺灌洗术	whole lung lavage，WLL	250
全基因组关联分析	genome-wide association study，GWAS	190
全基因组鸟枪法测序	whole genome shotgun sequencing，WGSS	24
全基因组扫描	genome-wide screening	181
全身皮肤电子束治疗	total skin electron beam therapy，TSEBT	427
全外显子组测序	whole exome sequencing	22
全血细胞减少	pancytopenia	305
缺失与重复	deletion and duplication	76
群落生态学	microbiota	23

R

染色体病	chromosomal disease	59
染色体不分离	chromosomal nondisjunction	74
染色体不稳定综合征	chromosome instability syndrome	310
染色体步查	chromosome walking	181
染色体跳查	chromosome jumping	181
染色体微阵列分析	chromosome microarray analysis，CMA	150

人工智能	artificial intelligence, AI	36
人类白细胞抗原	human leukocyte antigen, HLA	22
人类表型术语集	Human Phenotype Ontology, HPO	172, 187
人类基因突变数据库	Human Gene Mutation Database, HGMD	173
人类基因组计划	Human Genome Project, HGP	14, 123
人类基因组计划宣言	Proclamation of the Human Genome Project	15
人体共生微生物组群	metagenome, META	20
人文	humanity	25
妊娠肝内胆汁淤积症	intrahepatic cholestasis of pregnancy, ICP	266
溶血性疾病	hemolytic disease	304
溶质载体家族 25 成员 15	solute carrier family 25 member 15	484
肉芽肿性垂体炎	granulomatous hypophysitis	344

S

三核苷酸重复突变	tri-nucleotide repeat expression mutation	20
三级预防	tertiary prevention	54
上皮细胞膜抗原	epithelial cell membrane antigen, EMA	430
上市许可人制度	Marketing Authorization Holder, MAH	48
蛇毒因子溶血试验	Cobra Venom factor-initiated hemolysis test	306
深部组织脓肿	deep tissue abscesses	314
神经肌肉血管性错构瘤	neuromuscular and vascular hamartoma, NMVH	269
神经纤维瘤病 1 型	neurofibromatosis type 1, NF1	349
肾衰竭	renal failure	306
肾损伤分子 -1	kidney injury molecule-1, KIM-1	487
生长迟缓	growth retardation	315
生长激素	growth hormone, GH	349
生命至上	human life is priceless	31
生物感应器组	biosensorome	13
生物库	BioBank	14
生殖腺嵌合	gonadal mosaicism	59, 98
适合度	fitness	98
嗜酸细胞肉芽肿	eosinophilic granuloma, EG	420
数字化表达谱	digital expression profiling, DEP	22
数字化分型	digital phenotyping	14
双雌受精	digyny	74
双基因遗传	digenic inheritance	104
双脱氧末端终止法	dideoxy nucleotide termination method	21
双雄受精	diandry	74
双重杂合子	double heterozygote	62, 105
双着丝粒染色体	dicentric chromosome	77
酸溶血试验	Ham test	304

T

唐氏综合征	Down syndrome	79
糖基磷脂酰肌醇	glycosylphosphatidylinositol，GPI	304
糖原贮积症	glycogen storage disease，GSD	37
特发性肺纤维化	idiopathic pulmonary fibrosis，IPF	37，251
体外光分离置换疗法	extracorporeal photopheresis，ECP	429
体细胞嵌合	somatic mosaicism	59
体细胞突变	somatic mutation	120
替代治疗	replacement therapy	302
天使综合征	Angelman syndrome，AS	138
听神经病	auditory neuropathy，AN	442
通量	throughput	22
同义突变	same-sense/silent/synonymous mutation	120
脱氧核糖核酸	deoxyribonucleic acid，DNA	117

W

外排体	exosomes	19
外显率	penetrance	97
外显子	exon	117
外显子测序	exon-seq	22
晚发	late-onset	97
微 RNA	microRNA，miRNA	19
未折叠蛋白反应	unfolded protein response，UPR	313
位于 X 染色体上剂量敏感的性别反转 - 先天性肾上腺发育不良关键区域基因 1	dosage-sensitive sex reversal, adrenal hypoplasia congenita critical region on the X-chromosome, gene 1, *DAX1*	341
无创产前检测	non-invasive prenatal testing，NIPT	22，153
无创正压通气	non-invasive positive pressure ventilation，NIPPV	475
无义突变	nonsense mutation	120
物理距离	physical distance	180
物理图	physical map	15

X

系谱图	pedigree	93
系统性淀粉样变	systematic amyloidosis	364
系统性硬化症	systemic sclerosis，SSc	373
细胞周期	cell cycle	71
先天性代谢缺陷	inborn errors of metabolism，IEM	490
先天性胆汁酸合成障碍	inborn errors of bile acid synthesis，IEBAS	37，267
先天性骨髓衰竭综合征	congenital（inherited）bone marrow failure syndrome，CBMFS 或 IBMFS	308
先天性脊柱侧凸	congenital scoliosis，CS	388

先天性肾上腺发育不良	adrenal hypoplasia congenital，AHC	340
先天性肾上腺皮质增生症	congenital adrenal hyperplasia，CAH	319
先天性无丙种球蛋白血症	congenital agammaglobulinemia	354
先证者	proband	93
纤维性骨营养不良综合征	McCune-Albright syndrome	37
显性的	dominant	60
线粒体 DNA 基因组	mitochondrial DNA genome，mtDNAome	19
线粒体病	mitochondrial disease	107
线粒体基因组	mitochondrial DNA genome，mtDNAome	59
线粒体脑肌病伴高乳酸血症和卒中样发作	mitochondrial encephalomyopathy with lactic acidosis and stroke-like episode，MELAS	109
限制性片段长度多态性	restriction fragment length polymorphism，RFLP	144，180
腺嘌呤	adenine，A	117
腺相关病毒	adeno-associated virus，AAV	232
相互易位	reciprocationl translocation	77
镶嵌体	chimeric	75
镶嵌现象	mosaicism	310
小鼠	*Mus musculus*	16
携带者筛查	carrier screening	52，65
心尖球形综合征	apical ballooning syndrome	476
心碎综合征	heartbreak syndrome	476
锌指核酸酶	zinc finger nuclease，ZFN	203，232
新生儿多系统炎性疾病	neonatal onset multisystem inflammatory disease，NOMID	365
新生儿筛查	newborn screening，NBS	55，66
新生突变	*de novo mutation*	59，98
信使 RNA	messenger RNA，mRNA	119
性发育异常	disorders of sex development，DSD	319
胸腺嘧啶	thymine，T	117
雄激素不敏感综合征	androgen insensitivity syndrome，AIS	322
熊脱氧胆酸	ursodeoxycholic acid，UDCA	267
修饰基因	modifier gene	64，104
秀丽线虫	*Caenorhabditis elegans*，C. elegans	16
序列图	sequence map	15
选择性剪接	alternative splicing	119
血管内皮生长因子 D	vascular endothelial growth factor D，VEGF-D	36
血管内溶血	intravascular hemolysis	304
血管性血友病	von Willebrand disease，vWD	302
血管性血友病因子裂解酶	a disintegrin-like and metallopeptidase with thrombospondin type 1 motif 13，ADAMTS13	474
血红蛋白尿	hemoglobinuria	305
血栓形成	thrombosis	304
血栓性血小板减少性紫癜	thrombotic thrombocytopenic purpura，TTP	473
血友病	hemophilia	300

血友病 A	hemophilia A	300
血友病 B	hemophilia B	300
蕈样肉芽肿	mycosis fungoides，MF	423

Y

牙本质发育不全	dentinogenesis imperfecta，DGI	459
牙釉质发育不全	amelogenesis imperfecta，AI	457
亚临床型 PNH	sub-clinical PNH	306
亚铁螯合酶	ferrochelase，FECH	413
延长性透析	extended duration dialysis，EDD	488
演化	evolution	13
样本标签	Indexing	23
药物组	pharmacogenome	13
药物组学	pharmacogenomics	13
野生型转甲状腺素蛋白淀粉样变	wild type transthyretin amyloidosis，ATTRwt	212
液体活检	liquid biopsy	19
一级预防	primary prevention	52
依维莫司	everolimus	228
胰岛素样生长因子 1	insulin-like growth factor 1，IGF-1	349
移码突变	frameshift mutation	121
遗传标记	genetic marker	15，179
遗传病	genetic disease	58
遗传代谢病	inherited metabolic diseases，IMD	490
遗传复合体	genetic compound	62
遗传距离	genetic distance	180
遗传密码	genetic code	119
遗传图	genetic map	15
遗传性大疱性表皮松解症	congenital epidermolysis bullosa，CEB	415
遗传异质性	genetic heterogeneity	105
遗传印记	genetic imprinting	63，103
遗传早现	genetic anticipation	102
异染色质	heterochromatin	70
异源嵌合体	chimera	63
异质性	heterogeneity	23，35
抑制物滴度	inhibitor titer	302
易普利姆玛	ipilimumab，Ipi	345
易栓性疾病	thrombophilia	305
易位	translocation	77，122
隐性的	recessive	60
隐源性多灶性溃疡性狭窄性小肠炎	cryptogenic multifocal ulcerous enteritis，CMUSE	269
应激性心肌病	stress cardiomyopathy	476
荧光原位杂交	fluorescence in situ hybridization，FISH	148
营养不良型大疱性表皮松解症	dystrophic epidermolysis bullosa，DEB	415

影像组	imageome	13
影像组学	imageomics	13
有机阴离子转运多肽	organic anion transporting polypeptide, OATP	484
有丝分裂	mitosis	71
诱导多能干细胞	induced pluripotent stem cell, iPSC	232
原发性侧索硬化	primary lateral sclerosis, PLS	233
原发性免疫缺陷病	primary immunodeficiency, PID	353
原发性皮肤 B 细胞淋巴瘤	primary cutaneous B cell lymphoma, PCBL	423
原发性皮肤 T 细胞淋巴瘤	primary cutaneous T cell lymphoma, PCTL	423
原发性皮肤间变性大细胞淋巴瘤	primary cutaneous anaplastic large cell lymphoma, PC-ALCL	430
原发性皮肤淋巴瘤	primary cutaneous lymphoma, PCL	423
云计算	cloud computing	187
运动神经元病	motor neuron disease, MND	233

Z

杂合性丢失	loss of heterozygosity	226
杂合子	heterozygote	62, 93
再生障碍性贫血	aplastic anemia	304
在线人类孟德尔遗传	Online Mendelian Inheritance in Man, OMIM	58, 93
造血干细胞移植	hematopoietic stem cell transplantation, HSCT	316
增强子	enhancer	117
章鱼壶心肌病	takotsubo cardiomyopathy	476
兆核酸酶	meganucleases	232
蔗糖水溶血试验	sucrose solution hemolysis test	306
真两性畸形	true hermaphrodtism 或 intersex	320
阵发性睡眠性血红蛋白尿症	paroxysmal nocturnal hemoglobinuria, PNH	304
症状组	symptome	13
脂加氧酶	lipoxygenase, LOX	270
直读法	direct reading	21
智力发育障碍	intellectual developmental disorder	310
中条 - 西村综合征	Nakajo-Nishimura syndrome, NNS	368
中心法则	central dogma	118
中性粒细胞弹性蛋白酶	neutrophil elastase, NE	313
中性粒细胞明胶酶相关脂质运载蛋白	neutrophil gelatinase-associated lipocalin, NGAL	487
终止密码子	termination codon	18
终止密码子突变	termination codon mutation	121
肿瘤易感	cancer prone disorder	308
种系突变	germline mutation	120
重度联合免疫缺陷病	severe combined immunodeficiency disease, SCID	356
重型先天性中性粒细胞缺乏症	severe congenital neutropenia, SCN	313
转换	transition	120
转录	transcription	118

转录激活因子样效应物核酸酶	transcription activator-like effector nuclease，TALEN	203，232
转录起始位点	transcription start site，TSS	18
转录图	transcription map	15
转录终止位点	transcription termination site，TTS	18
转录组	transcriptome	198
着丝粒	centromere	70
自身免疫病	autoimmune disease	353
自身免疫性 PAP	autoimmune PAP，APAP	247
自身免疫性垂体炎	autoimmune hypophysitis，AH	344
自身免疫性中性粒细胞缺乏症	autoimmune neutropenia	315
自身炎症性疾病	autoinflammatory disorder，AID	353
组织细胞增生症 X	histiocytosis X，HX	420
尊重	respect	32
左心室流出道	left ventricular outflow tract，LVOT	476
左心室射血分数	left ventricular ejection fraction，LVEF	478
左心室心肌致密化不全	left ventricular noncompaction，LVNC	477
左心室心肌致密化不全心肌病	left ventricular non-compaction cardiomyopathy，LVNC	209

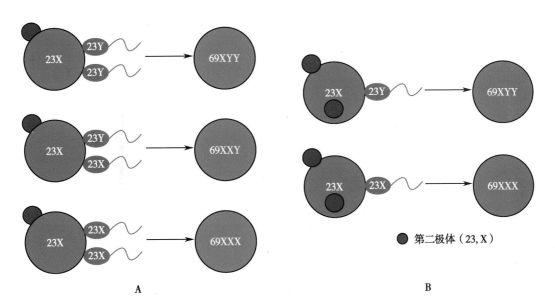

间期　　　　　　前期　　　　　　中期　　　　　　后期　　　　　　末期

图 2-2-2　有丝分裂示意图

图 2-2-4　双雄受精与双雌受精
A. 双雄受精；B. 双雌受精

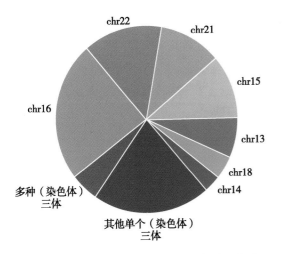

图 2-2-9　流产组织中常染色体的三体发生频率

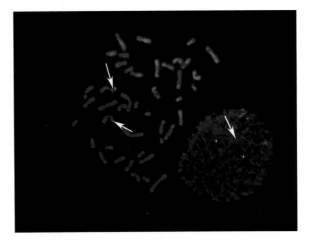

图 2-2-11　22q11.21 微缺失综合征 FISH 检测

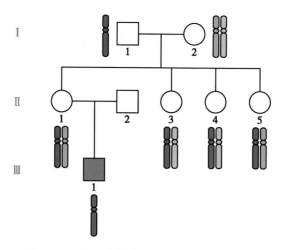

图 2-3-10　Ⅲ-1 所携带的新生突变的可能来源

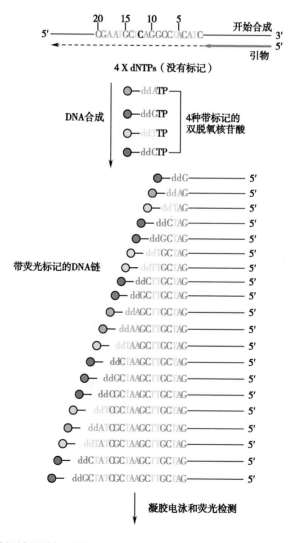

图 2-5-7　Sanger 测序的原理

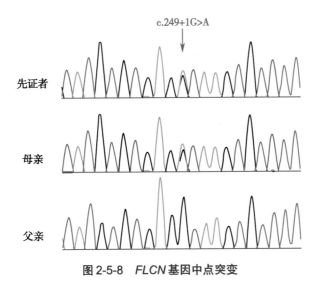

图 2-5-8　*FLCN* 基因中点突变

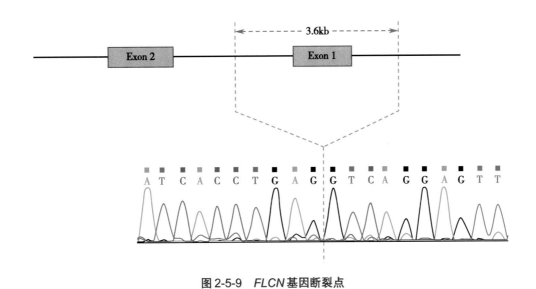

图 2-5-9　*FLCN* 基因断裂点

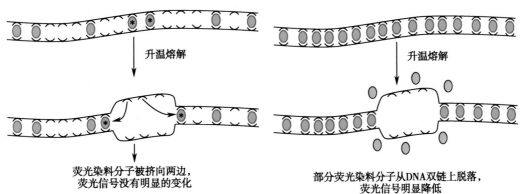

图 2-5-11　饱和荧光染料的作用原理

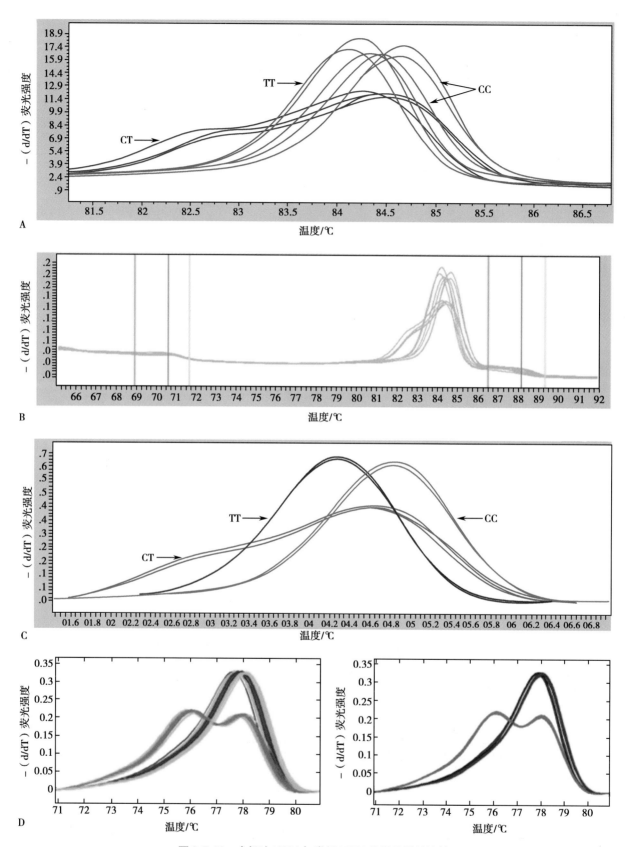

图 2-5-12 内标法 HRM 与常规 HRM 分析结果的比较

A. 常规 HRM 分析的结果,除了基因型 CT 区分较明显外,其他两种基因型区别不明显;B. 内标法 HRM 设置高低温内标的过程,低温内标 T_m 值为 70.62℃,高温内标 T_m 值为 88.15℃;C. 内标法 HRM 分析 C→T 的结果,可见实验样本清晰地分为三种基因型 CC、TT 和 CT;D. 内标法 HRM 分析 A→T 的结果,左侧是未加内标的结果,AA 和 TT 纯合子难以有效区分,右侧为加了内标的结果,可区分 AA 和 TT 纯合子

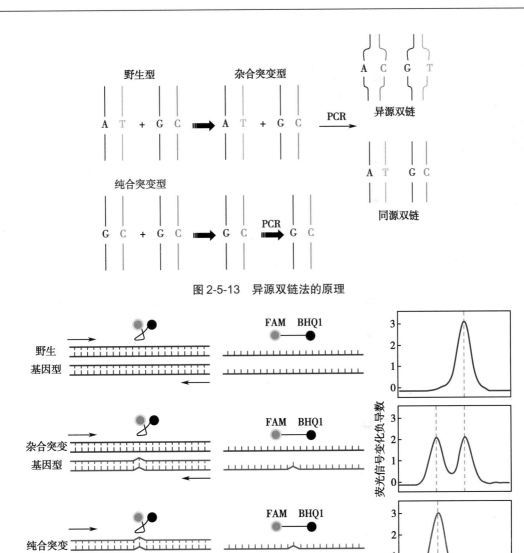

图 2-5-13 异源双链法的原理

图 2-5-15 基于双标记自淬灭探针的熔解曲线分析原理

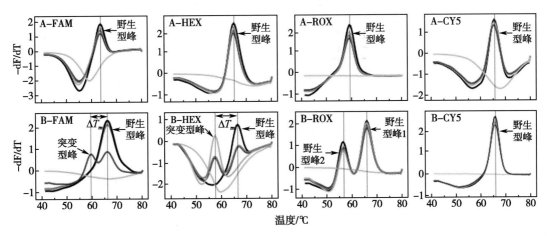

图 2-5-16 MMCA 技术用于 β- 珠蛋白基因突变检测

其中 A-FAM、A-HEX、A-ROX 和 A-CY5 为 PCR 体系 A 在对应通道的检测结果；B-FAM、B-HEX、B-ROX 和 B-CY5 为 PCR 体系 B 在对应通道的检测结果。图中黑色线：正常人对照；绿色线：c.124_127delTTCT 杂合突变型样本；蓝色线：c.124_127delTTCT 纯合突变型样本；红色线：c.124_127delTTCT 和 c.79G>A 复合杂合突变型样本；灰色线：阴性对照

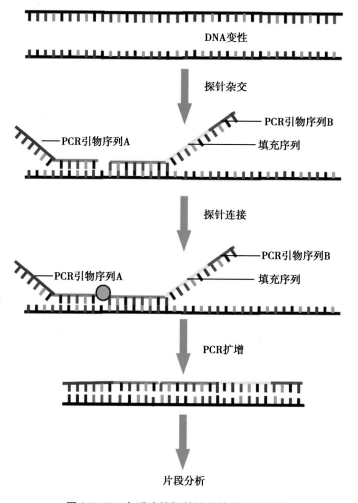

DNA变性

探针杂交

PCR引物序列A

PCR引物序列B
填充序列

探针连接

PCR引物序列A

PCR引物序列B
填充序列

PCR扩增

片段分析

图 2-5-17　多重连接探针扩增技术工作原理

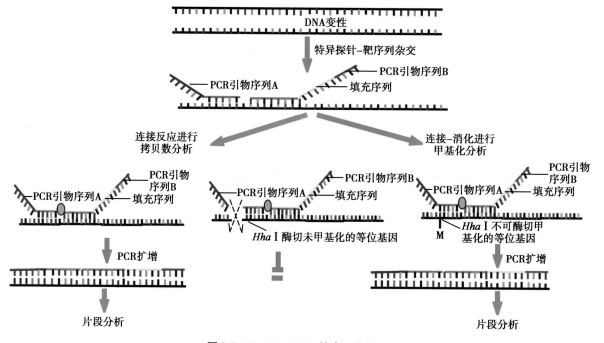

图 2-5-18　MS-MLPA 技术工作原理

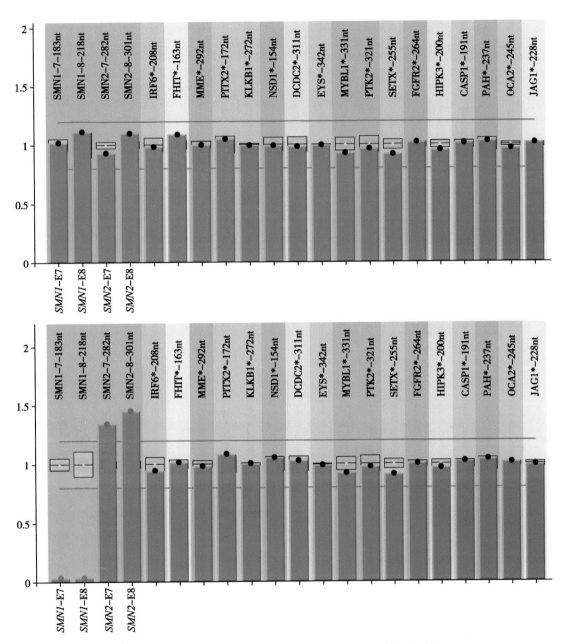

图 2-5-19 应用 MLPA 技术分析 *SMN1* 和 *SMN2* 基因拷贝数

本实验分析使用 SALSA MLPA kit P060 试剂盒，上图为正常对照样品，下图为受检样品。结果显示：正常对照样品 *SMN1* 和 *SMN2* 探针峰的比值均位于 0.8～1.2 之间（拷贝数均为 2），受检样品 *SMN1* 基因外显子 7 和 8 探针峰比值均为 0（拷贝数为 0），而 *SMN2* 基因外显子 7 和 8 探针峰的比值均在 1.30～1.65 之间（拷贝数为 3）

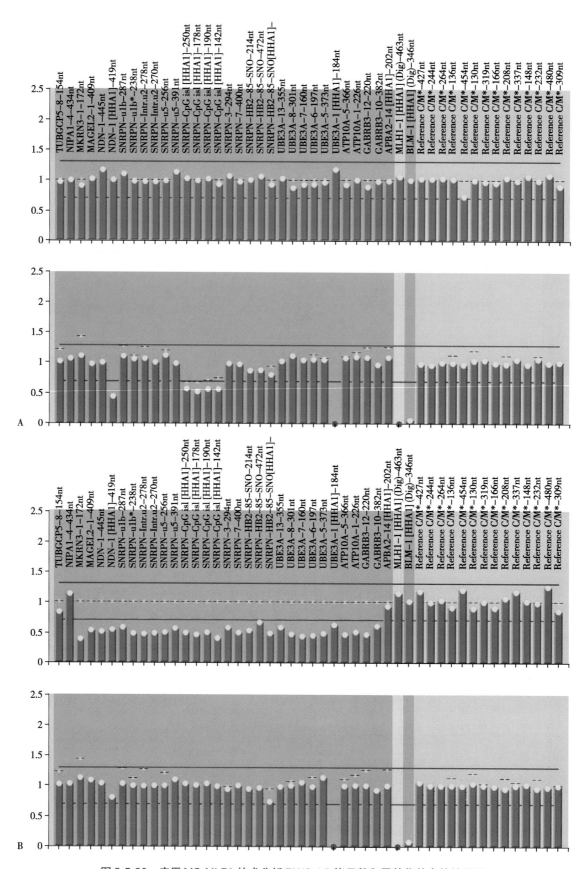

图 2-5-20 应用 MS-MLPA 技术分析 PWS-AS 拷贝数和甲基化状态的结果图

图 A（正常个体）和图 B（缺失型 PWS）的上方图从左向右第 1～32 柱为 15q11-q13 区域探针，用于判断该区域的拷贝数；下方图第 6 和第 13～16 柱的 5 个探针位点（其中 1 个针对 NDN 基因，另外 4 个针对 SNRPN 基因）显示 15q11-q13 甲基化状态；下方图第 27 和第 33～34 柱为酶切消化是否完全的对照探针位点。其他探针位点均为对照探针

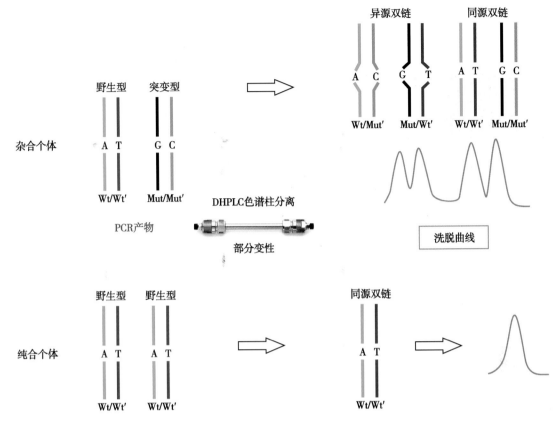

图 2-5-21　DHPLC 分析基因序列变异的模式图

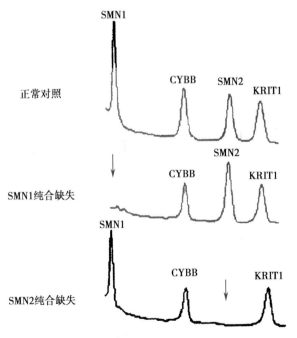

图 2-5-22　等位基因特异性 PCR 联合 DHPLC 技术检测 SMN 基因
海绵状血管瘤致病基因（KRIT1）和细胞色素 a、b 亚单位（CYBB）为内参基因，根据 SMN1 和 SMN2 基因外显子 7 的差异位点设计特异性的引物，特异性地扩增 SMN1 基因和 SMN2 基因，多重 PCR 同时扩增以上 4 个基因（扩增片段长度不同），PCR 产物通过 DHPLC 在 50℃条件下分离，根据峰高或峰面积进行拷贝数计算

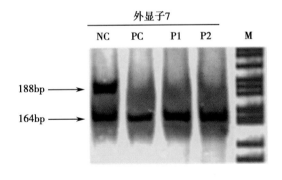

图 2-5-23　应用 PCR-RFLP 技术检测 SMN1 基因外显子 7 纯合缺失
扩增后的 SMN 基因外显子 7（含 SMN1 和 SMN2 基因）片段大小为 188bp，应用 Dra I 内切酶消化后，由于 SMN2 基因含有该酶切位点，被切成 164bp 和 24bp 两个片段，而 SMN1 基因不含该酶切位点不被消化，仍然为 188bp。NC 为正常对照；PC 为 SMN1 外显子 7 纯合缺失的阳性对照；P1 和 P2 为两个病例，均为 SMN1 纯合缺失，诊断为 SMA；M 为 DNA 分子量标记物

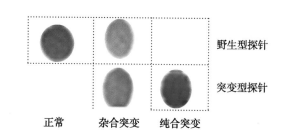

图 2-5-24　RDB 进行基因型分析结果图

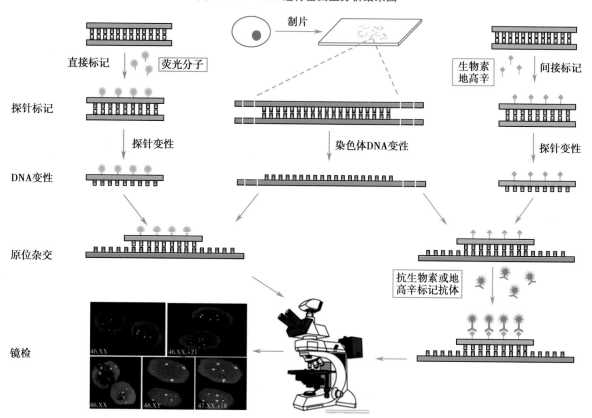

图 2-5-26　常规 FISH 原理示意图

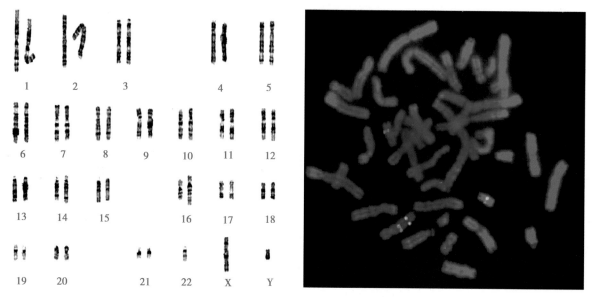

图 2-5-27　分裂期 FISH 检测染色体易位

45,XY,t(16;22)，红色杂交信号为 16 号着丝粒，绿色杂交信号为 22 号着丝粒

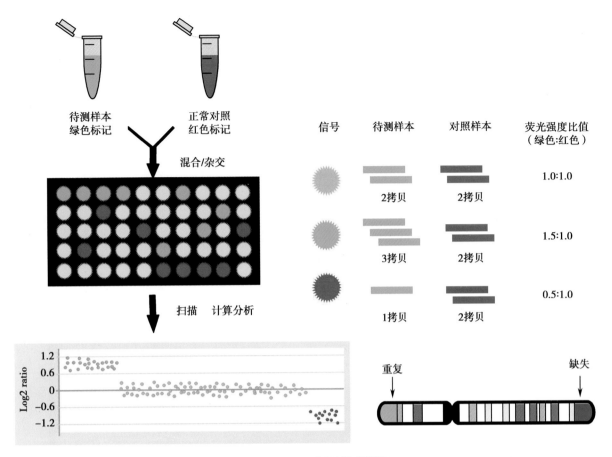

图 2-5-28 array CGH 技术原理

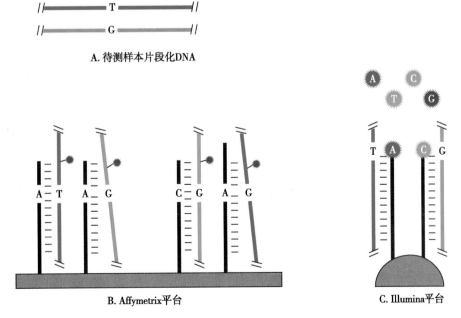

图 2-5-29 SNP array 技术原理

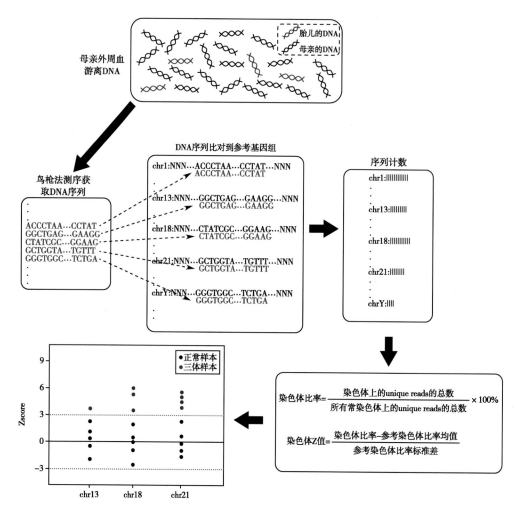

图 2-5-30 s-MPS 分析过程

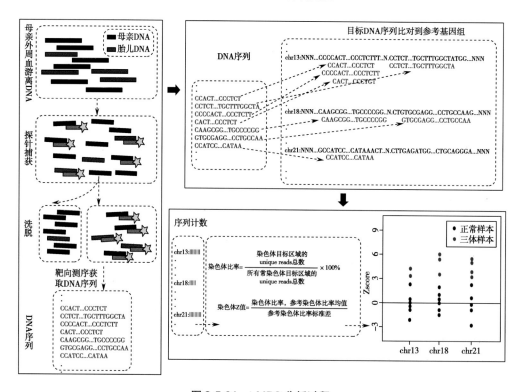

图 2-5-31 t-MPS 分析过程

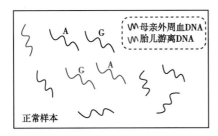
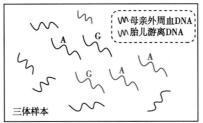

图 2-5-32 SNP-MPS 原理示意图

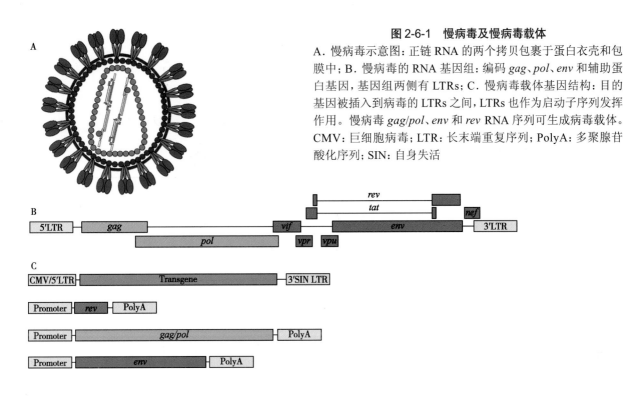

图 2-6-1 慢病毒及慢病毒载体

A. 慢病毒示意图：正链 RNA 的两个拷贝包裹有蛋白衣壳和包膜中；B. 慢病毒的 RNA 基因组：编码 *gag*、*pol*、*env* 和辅助蛋白基因，基因组两侧有 LTRs；C. 慢病毒载体基因结构：目的基因被插入到病毒的 LTRs 之间，LTRs 也作为启动子序列发挥作用。慢病毒 *gag/pol*、*env* 和 *rev* RNA 序列可生成病毒载体。CMV：巨细胞病毒；LTR：长末端重复序列；PolyA：多聚腺苷酸化序列；SIN：自身失活

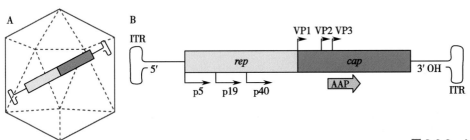

图 2-6-2 AAV 及 AAV 载体

A. AAV 示意图：一个由蛋白衣壳包裹的单链基因组；B. AAV 的 DNA 基因组：编码 *rep*、*cap* 和 *aap* 可读框的 4.7kb 基因组两侧有 ITRs；C. AAV 载体基因结构：目的基因同相关的启动子及聚腺苷酸化序列被插入到病毒 ITRs 之间。AAV 的 *rep* 和 *cap* 以及腺病毒的 E2A、E4 和 VA RNA 序列可生成载体。AAP：组装激活蛋白；AAV：腺相关病毒；ITR：倒末端重复序列；PolyA：聚腺苷酸化序列；VA：病毒相关

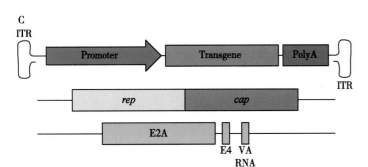

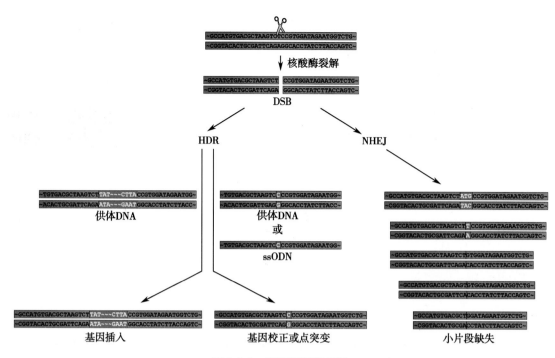

图 2-6-3 基因修复模式图

核酸酶诱导 DSB 后，可在提供供体 DNA 或 ssODN 的条件下，通过 HDR 的修复方式实现目的序列插入，核苷酸校正或更换；也可以通过 NHEJ 的修复方式引入插入和缺失突变。DSB：双链断裂；HDR：同源定向修复；NHEJ：非同源末端连接；ssODN：单链寡核苷酸

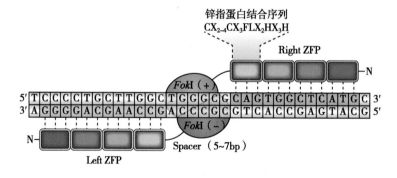

图 2-6-4 ZFN 技术示意图

ZFN 系统主要由 ZFP 的氨基端与 *Fok* I 核酸酶的羧基末端组成。ZFP 中的 X 代表任何氨基酸。ZFN 技术对应靶序列的长度通常为 18～36bp。ZFN：锌指核酸酶；ZFP：锌指蛋白

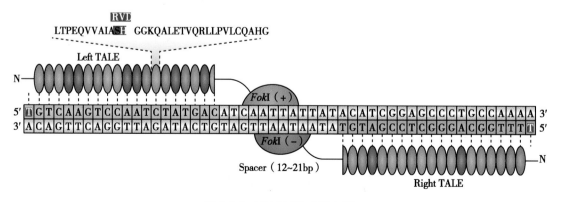

图 2-6-5 TALEN 技术示意图

TALEN 系统主要由 TALE 的氨基端与 *Fok* I 核酸酶的羧基末端组成。每个 TALE 由 33～35 个氨基酸组成，由第 12 及 13 号氨基酸组成的 RDV 可识别一个碱基对。TALEN 技术对应靶序列的长度通常为 30～40bp。TALEN：转录激活因子样效应物核酸酶；TALE：转录激活因子样效应物

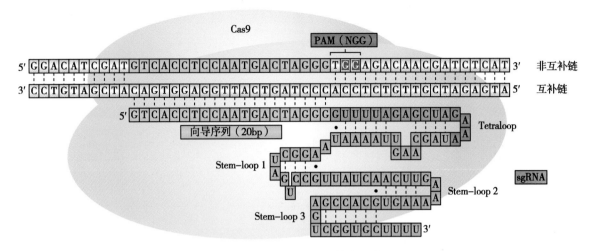

图 2-6-6　CRISPR/Cas9 技术示意图

CRISPR/Cas9 系统主要由识别结合特异性 DNA 序列的 sgRNA 和 Cas9 核酸酶构成。sgRNA 中与靶基因特异性互补的 20bp 序列，称为前间区序列，该序列邻近区域存在 PAM（5′-NGG-3′，N 代表任何核苷酸）。CRISPR：成簇的规律间隔的短回文重复序列；Cas9：CRISPR 相关蛋白 9；sgRNA：单链向导 RNA；PAM：前间区序列邻近基序

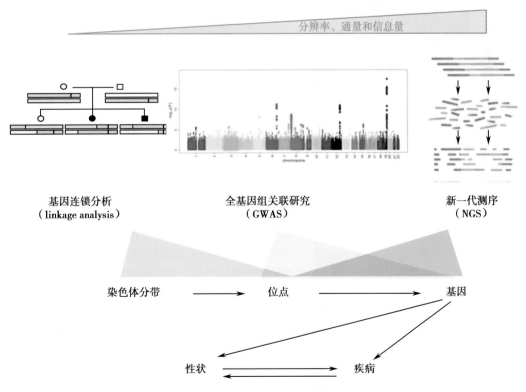

图 2-7-4　复杂疾病基因组研究策略的发展历程

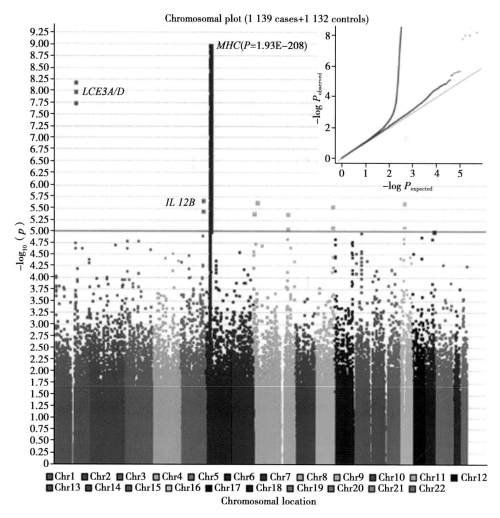

图 2-7-8　中国汉族人群 GWAS 研究的曼哈顿图（Manhattan plot）和 QQ 图（QQ plot）
Chromosomal plot：染色体图；Chromosomal location：染色体位置；MHC：主要组织相容性复合体；LCE3A/D、IL12B 表示基因

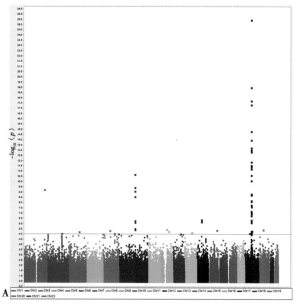

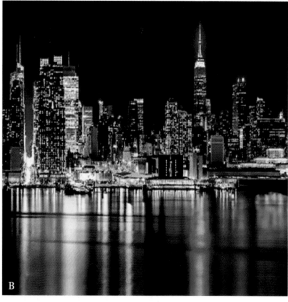

图 2-7-10　曼哈顿图示例和曼哈顿夜景

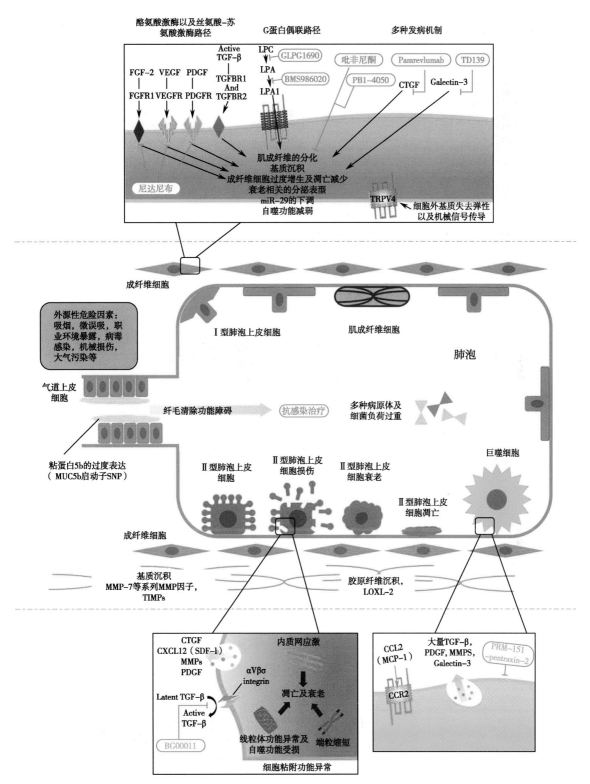

图 3-3-4 IPF 发病机制的模式图

多种因素导致上皮细胞损伤、肺泡上皮细胞老化，在促纤维化因子作用下导致基质肌成纤维细胞聚集、大量致纤维化因子释放，从而导致 IPF；其中，绿色字体的内容是阻断 IPF 的潜在治疗靶点。CTGF：结缔组织生长因子；CCL2：趋化因子 CC 配体 2；CCR2：趋化因子 CC 受体 2；CXCL12：CXC 趋化因子配体 12；FGF2：成纤维细胞生长因子 2；FGFR1：成纤维细胞生长因子受体 1；LOXL2：赖氨酰氧化酶样蛋白 2；LPA：溶血磷脂酸；LPA1：1 型溶血磷脂酸受体；LPC：溶血磷脂酰胆碱；MCP-1：单个核细胞趋化蛋白 1；MMP：基质金属蛋白酶；PDGF：血小板源性生长因子；PDGFR：血小板源性生长因子受体；SDF-1：基质细胞源性因子 1；SNP：单核苷酸多态性；TGF-β：转化生长因子 β；TGFBR1：1 型转化生长因子 β 受体；TIMP：基质金属蛋白酶的组织抑制剂；TRPV4：瞬时受体电位阳离子通道亚家族 V 成员 4；VEGF：血管内皮生长因子；VEGFR：血管内皮生长因子受体

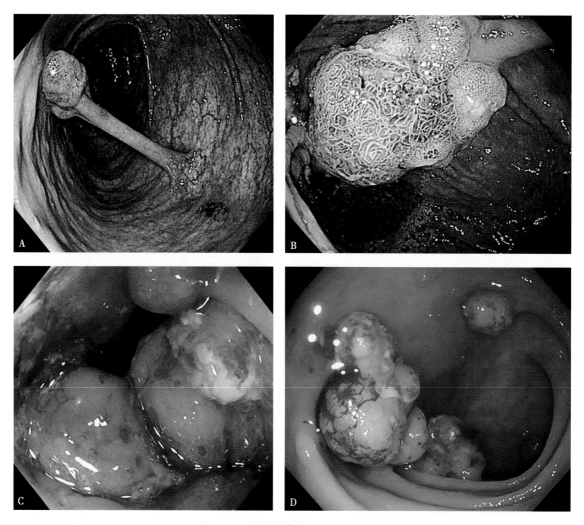

图 3-4-1　结肠镜检查（2014 年 10 月）

循腔进镜至末端回肠约 20cm 见一带蒂息肉；全结肠散在数十枚大小不等息肉，窄带成像（NBI）观察为 Sano Ⅱ 型（A），部分为 Ⅲ 型（B），其中较大者阻塞肠腔（C）；直肠距肛门 7cm 有一枚直径 2cm 带蒂息肉（D）

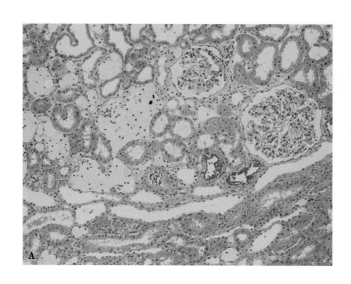

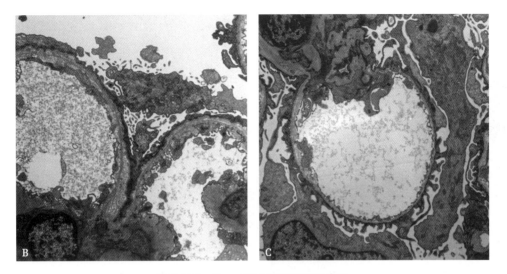

图 3-5-5　Alport 综合征肾脏病理表现

A. 光镜下肾间质泡沫细胞（HE, 200×）; B. 电镜示肾小球基底膜（GBM）厚薄不均、分层、网篮样改变（18 000×）; C. 电镜示 GBM 弥漫变薄（18 000×）

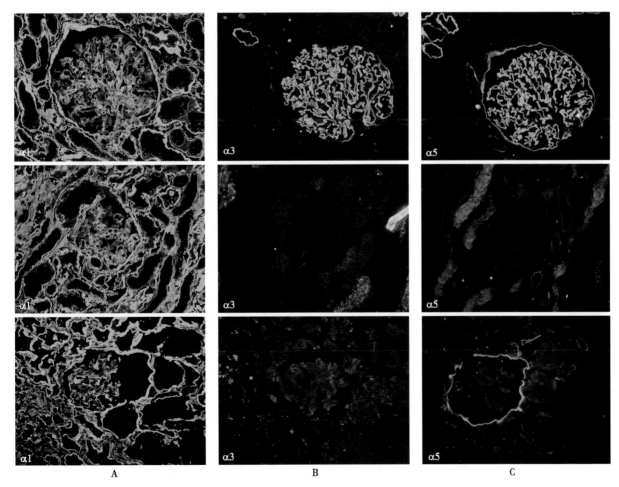

图 3-5-6　Alport 综合征肾组织Ⅳ型胶原不同 α 链检测结果

A. α1（Ⅳ）链; B. α3（Ⅳ）链; C. α5（Ⅳ）链（免疫荧光染色, 400×）

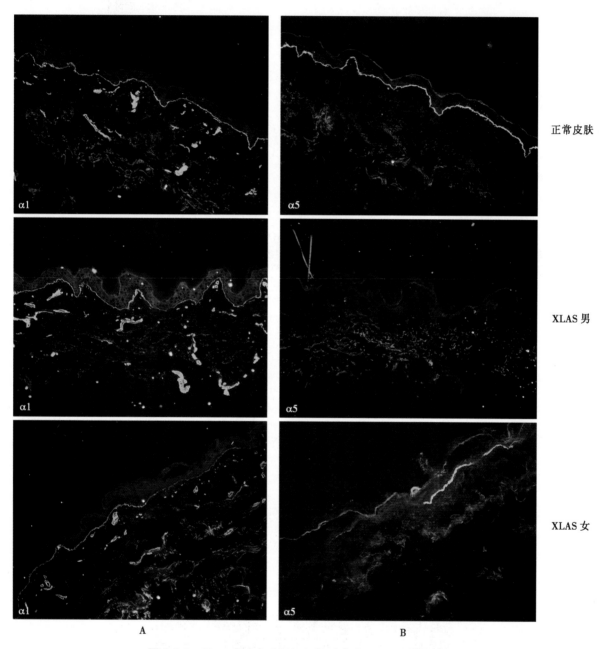

正常皮肤

XLAS 男

XLAS 女

图 3-5-7　Alport 综合征皮肤组织Ⅳ型胶原不同 α 链检测结果
A. α1（Ⅳ）链；B. α5（Ⅳ）链（免疫荧光染色，200×）

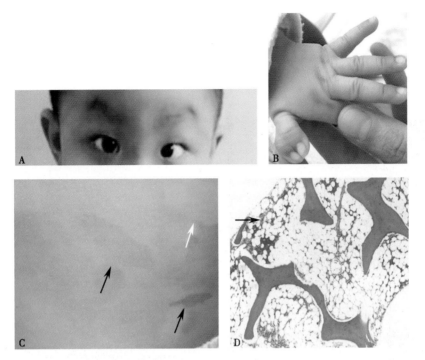

图 3-6-1　范科尼贫血的发育畸形、皮肤改变及骨髓病理显示的脂肪化（临床病例）
A. 眼距增宽、内斜视、皮肤色素沉着；B. 并指畸形；C. 白色箭头为牛奶斑（色素脱失），黑色箭头为咖啡斑（色素沉着）；D. 骨髓病理显示脂肪髓（箭头区域）

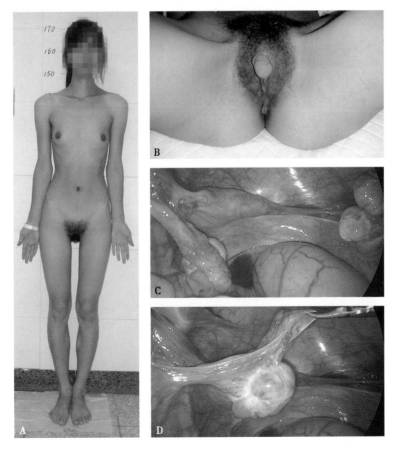

图 3-7-1　真两性畸形患者的临床表现与腹腔镜下发现
A. 21 岁，女性表型，身材高，有自发乳房发育，阴毛女性分布；B. 外阴表现：阴蒂增大，长约 4cm，直径 2.5cm；C. 腹腔镜下见双侧卵睾，左侧发育子宫；D. 左侧性腺，上部分白色为卵巢部分，可见增大的卵泡，左下方可见灰黄色组织，为睾丸成分

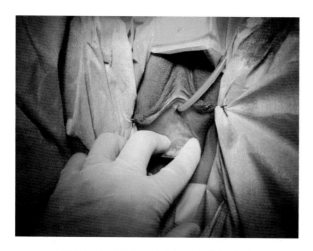

图 3-7-2　MRKH 综合征患者阴道浅凹

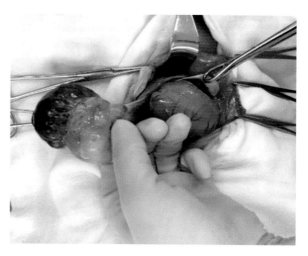

图 3-7-4　一岁半幼女,左卵巢卵黄囊瘤

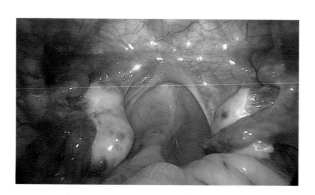

图 3-7-3　MRKH 综合征患者腹腔镜检查

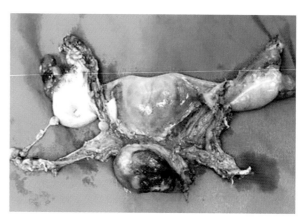

图 3-7-5　宫颈肿瘤

14 岁少女,阴道出血 2 年,查体宫颈肿瘤,手术后病灶位于左侧 12 点至 5 点,大小 3cm,左侧穹窿受累,伴有左侧髂血管淋巴结转移,患者虽然接受了放疗及化疗,但在 1 年后仍发生了肺转移,死于肿瘤

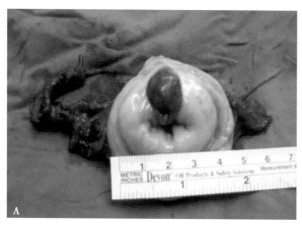

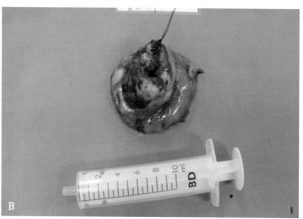

图 3-7-6　宫颈肿瘤

A. 患者 1,查体宫颈 12 点息肉样肿瘤,行保留生育功能的宫颈广泛切除手术,病灶位于 12 点;B. 患者 2,病灶先期化疗后宫颈呈糜烂状,质硬,也接受了保留生育功能的手术

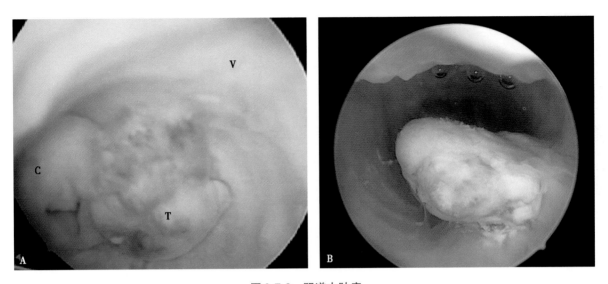

图 3-7-8　阴道内肿瘤

A. 阴道内胚窦瘤的外观（宫腔镜下的阴道检查及活检），C 为宫颈，T 为肿瘤，V 为阴道壁；B. 阴道中段肿瘤

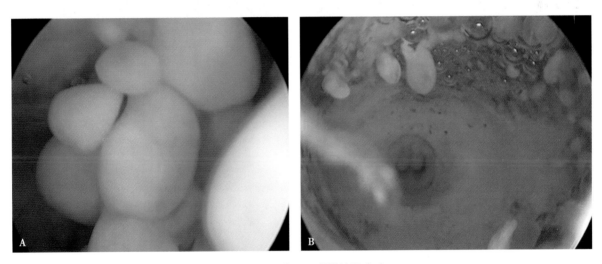

图 3-7-10　小儿阴道横纹肌肉瘤

A. 小儿宫腔镜妇科检查阴道内充满葡萄样肿瘤；B. 化疗后病灶减少，再次切除后巩固化疗

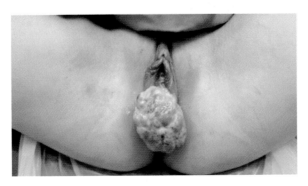

图 3-7-11　外阴胚胎型横纹肌肉瘤

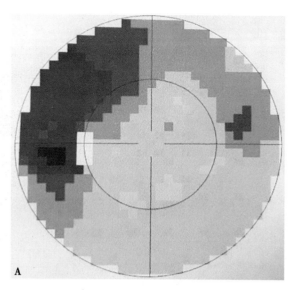
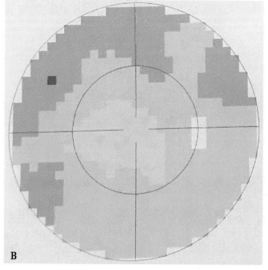

图 3-8-1　双眼视野检查结果，其中左眼颞侧偏盲（A），右眼视野基本正常（B）

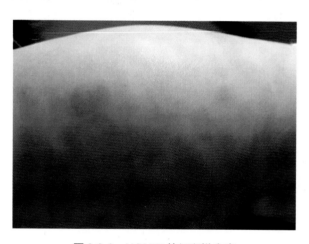

图 3-9-3　NOMID 的红斑样皮疹

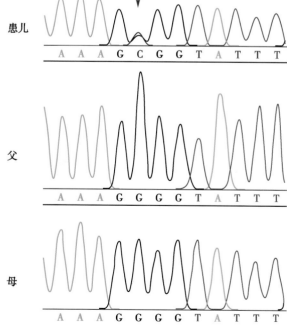

图 3-9-6　Blau 综合征的关节囊肿和皮疹

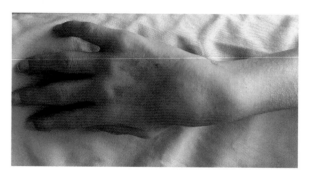

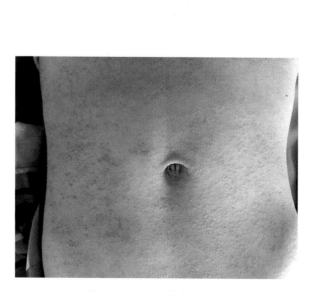

图 3-9-5　Blau 综合征皮疹

图 3-9-7　*NLRP3* 基因突变

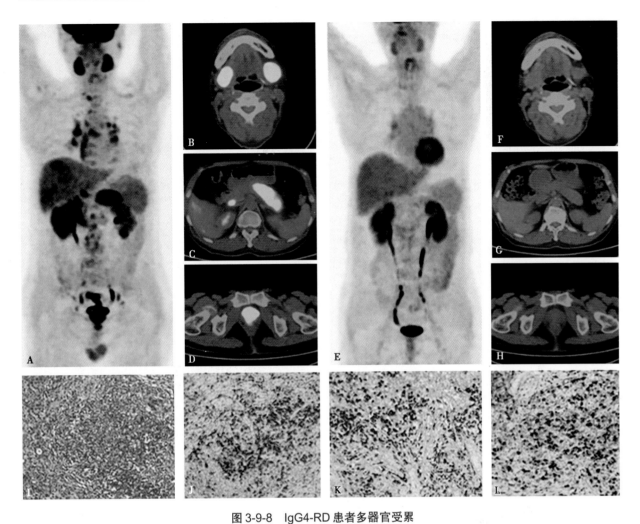

图 3-9-8　IgG4-RD 患者多器官受累

双侧颌下腺肿大（A，B），纵隔、腹腔淋巴结肿大（A，C），胰腺增大（C），前列腺增大（A，D）。上述病变部位 18F-FDG 摄取增高，标准摄取值（SUV）3.1～5.5。经治疗后病变明显改善（E～H）。行左侧颌下腺活检，病理显示：大量炎症细胞浸润，伴淋巴滤泡形成，腺体组织重度纤维化，呈席纹状（I）。免疫组化：CD3（+），CD20（+），CD38（+），大量 IgG + 细胞（J），IgG + 浆细胞 > 50/HPF（K），IgG4/IgG > 40%（图 3-9-8I～L）

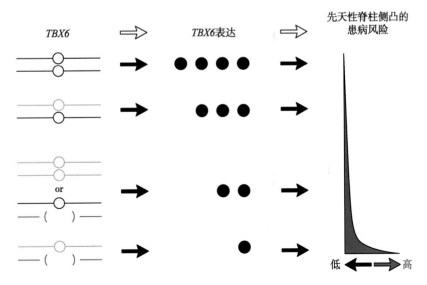

图 3-10-1　*TBX6* 相关先天性脊柱侧凸复合杂合突变模式图

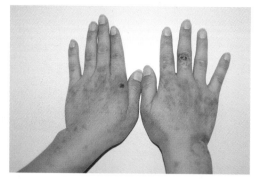

图 3-11-1　迟发性皮肤卟啉症患者手背出现水疱、糜烂和溃疡（Dean 征）

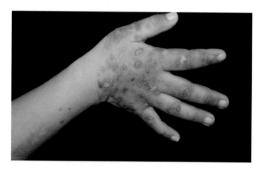

图 3-11-2　迟发性皮肤卟啉症患者皮肤脆性增加，轻微的外伤导致局部皮肤糜烂和结痂（Dean 征）

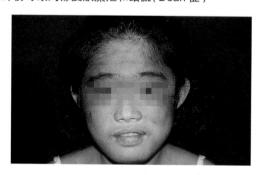

图 3-11-3　迟发性皮肤卟啉症患者出现的色素沉着和多毛

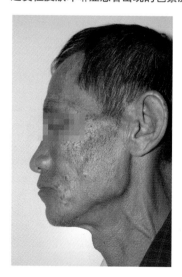

图 3-11-4　酗酒所致的迟发性皮肤卟啉症患者面部色素沉着和硬皮病样改变，并见多毛和瘢痕

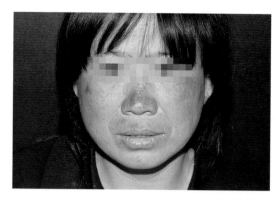

图 3-11-5　红细胞生成性原卟啉症患者面部皮肤苔藓化、皮革样改变，口周出现萎缩性沟纹

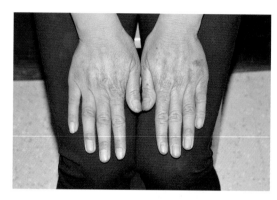

图 3-11-6　红细胞生成性原卟啉症患者手背呈显著苔藓化

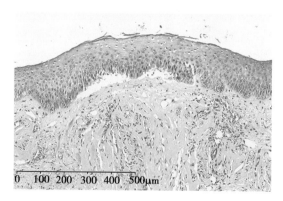

图 3-11-7　表皮下裂隙，皮肤血管周围玻璃样透明物质沉积（HE 染色）

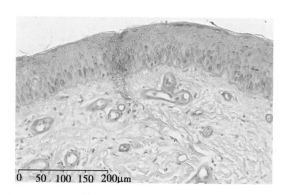

图 3-11-8　PAS 染色可清楚显示血管周围玻璃样物质沉积

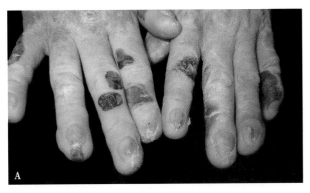

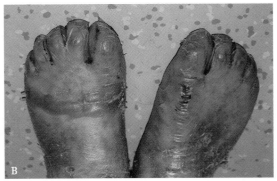

图 3-11-9　营养不良型遗传性大疱性表皮松解症（DEB）
A．水疱愈合后留有皮肤萎缩和瘢痕；B．皮肤外病变严重，趾屈曲挛缩甚至并指

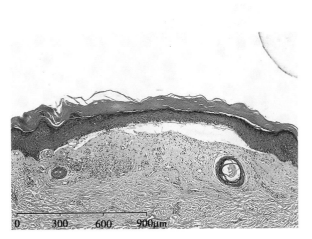

图 3-11-10　EB 组织病理：乏细胞浸润的表皮下水疱，无特异性（HE 染色 ×50）

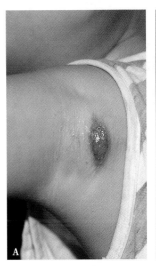

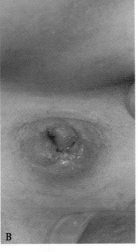

图 3-11-11　朗格汉斯细胞组织细胞增生症
A．腋窝红斑；B．脐部渗出性红斑

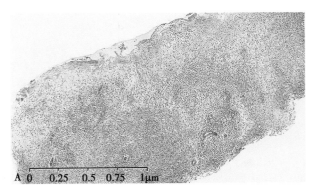

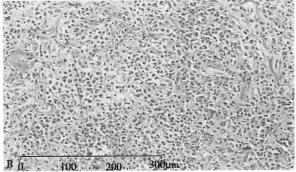

图 3-11-12　朗格汉斯细胞组织细胞增生症组织病理表现
A．棘层萎缩，真皮全层弥漫性淋巴细胞、组织细胞、嗜酸性粒细胞浸润，呈嗜酸性的 LCH 细胞浸润（HE，100×）；B．真皮弥漫性淋巴细胞、组织细胞、嗜酸性粒细胞浸润，胞质呈嗜酸性的 LCH 细胞浸润（HE，200×）

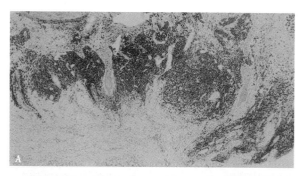

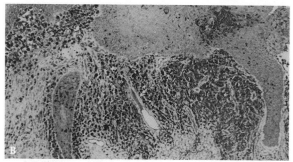

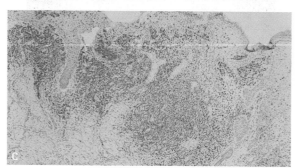

图3-11-13　朗格汉斯细胞组织细胞增生症免疫组化表现
A. LCH细胞显示CD1a阳性；B. LCH细胞显示CD68阳性；C. LCH细胞显示Langerin阳性（免疫组化）

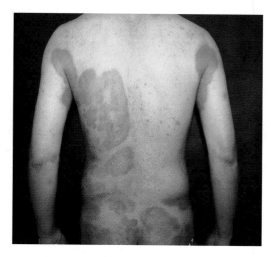

图3-11-15　斑块期蕈样肉芽肿表现
躯干泛发红色斑块，表面少许细碎鳞屑，部分斑块中央消退，边界清晰

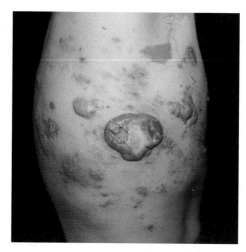

图3-11-16　肿瘤期蕈样肉芽肿表现
躯干散发红色斑片，边界清楚，覆有少量细碎鳞屑

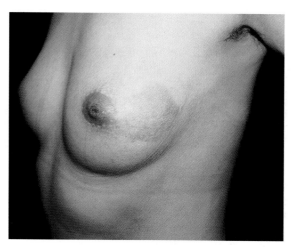

图3-11-14　斑片期蕈样肉芽肿表现
躯干散发红色斑片，边界清楚，覆有少量细碎鳞屑

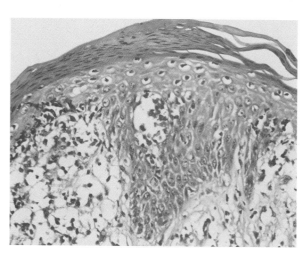

图3-11-17　蕈样肉芽肿组织病理表现
可见嗜表皮现象及Pautrier微脓疡形成，真皮和表皮交界不清，真皮内可见肿瘤细胞浸润（HE，200×）

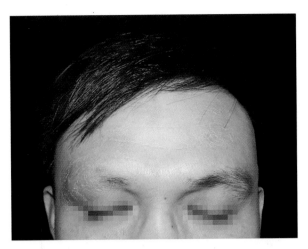

图 3-11-18　亲毛囊性蕈样肉芽肿临床表现
额部、右眉部红色斑块，伴轻微角化脱屑，可见右眉部毛发脱落

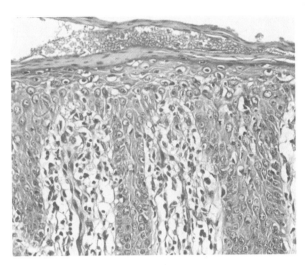

图 3-11-21　Sézary 综合征临床表现
真皮浅层可见异型淋巴细胞浸润，少量移入表皮（HE，200×）

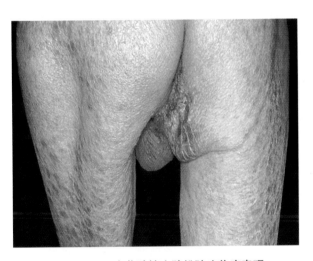

图 3-11-19　肉芽肿性皮肤松弛症临床表现
皱褶部位可见肿物，皮肤松弛、脱垂

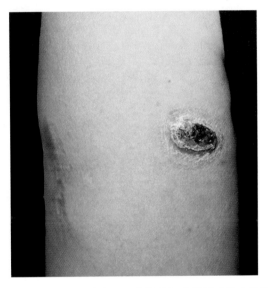

图 3-11-22　原发性皮肤间变性大细胞淋巴瘤临床表现
右上肢孤立红色肿物，上覆结痂

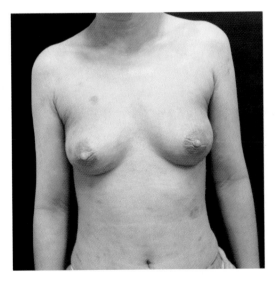

图 3-11-20　Sézary 综合征临床表现
全身泛发红斑、鳞屑，皮肤粗厚

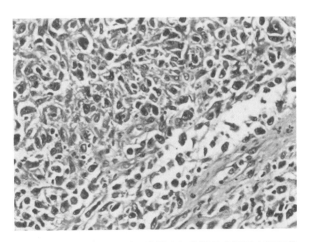

图 3-11-23　原发性皮肤间变性大细胞淋巴瘤组织病理表现
真皮内可见致密成片的大细胞浸润，部分细胞核异型性明显，还可见嗜酸性粒细胞（HE，200×）

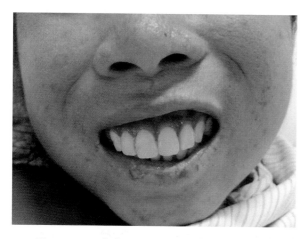

图 3-11-24 鼻背及口周见橘皮样和放射性瘢痕

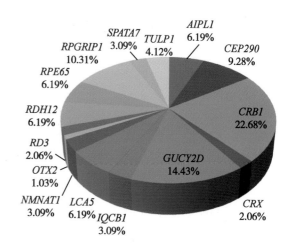

图 3-12-4 我国 Leber 先天性黑矇（LCA）各种基因突变构成比

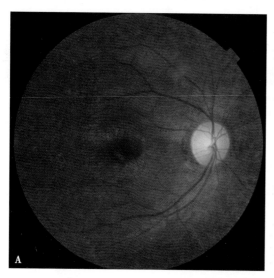

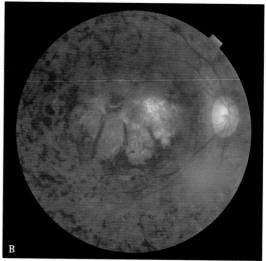

图 3-12-1 LCA 患者不同的眼底表现

A. *RPE65* 突变所致 LCA；B. *RDH12* 突变所致 LCA

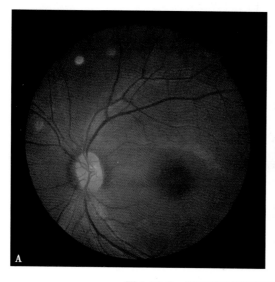

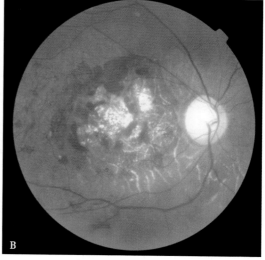

图 3-12-2 *GUCY2D* 基因不同的突变导致不同的临床表现

A. *GUCY2D* 突变所致 LCA；B. *GUCY2D* 突变所致 CORD

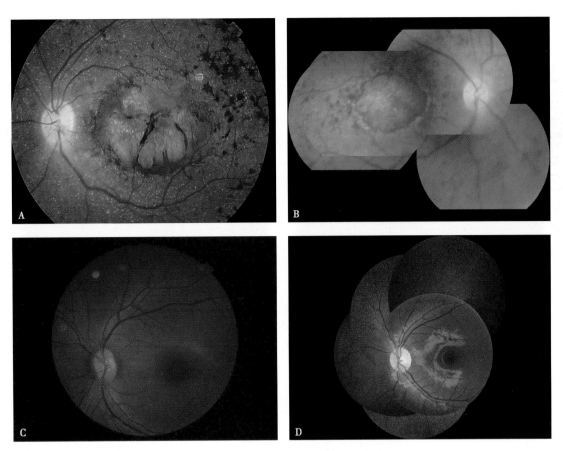

图 3-12-5　Leber 先天性黑矇患者的眼底表现

A 为 *RDH12* 基因突变，B 为 *CRB1* 基因突变，C 为 *GUCY2D* 基因突变，D 为 *RPE65* 基因突变

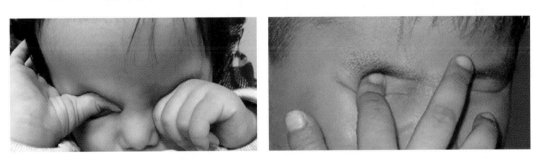

图 3-12-6　指眼征

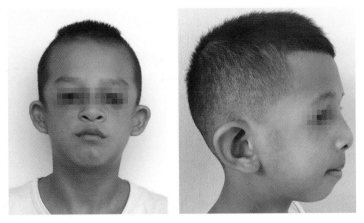

图 3-12-8　Treacher Collins 综合征患者，表现为颧骨及下颌骨发育畸形、下眼睑外中 1/3 缺损，睫毛稀疏，双侧传导性听力损失

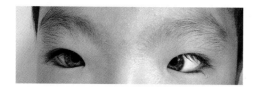

图 3-12-9　Waardenburg 综合征 I 型

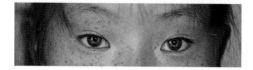

图 3-12-10　Waardenburg 综合征 II 型

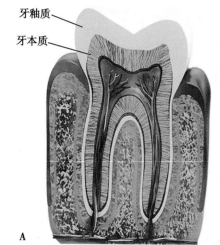

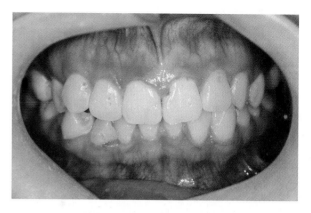

图 3-12-12　牙釉质点状凹陷

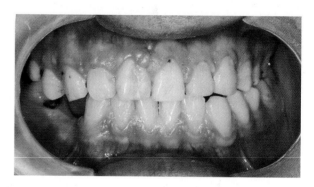

图 3-12-13　口腔黏膜纤维瘤

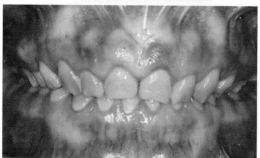

B　牙釉质发育不全

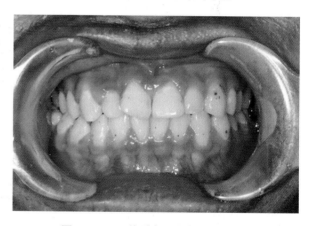

图 3-12-14　釉质点凹着色，牙龈增生
以前牙和双尖牙区唇颊侧为著

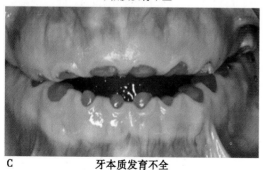

C　牙本质发育不全

图 3-12-11　牙釉质发育不全和牙本质发育不全的区别示意图

A. 牙结构示意图；B. 牙釉质发育不全患者的口腔正面照，牙釉质变薄，表面有小凹陷，颜色发黄，但牙冠相对完整；C. I 型牙本质发育不全患者的口腔正面照，牙冠重度磨损，剩余牙体组织少，磨耗断面呈半透明的棕黄色

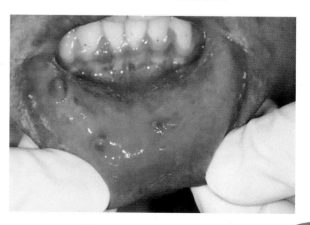

图 3-12-15　下唇黏膜增生

08